Inhalt

D1995021

J. Braun, A. J. Dormann (Hrsg.)

Klinikleitfaden Innere Medizin

Klinikleitfaden
Innere Medizin

14. Auflage

Herausgeber:
Prof. Dr. med. Jörg Braun, Großhansdorf
Prof. Dr. med. Arno J. Dormann, Köln

Weitere Autoren:
Prof. Dr. med. Christian Arning, Hamburg; Dr. med. Matthias Braun, Cuxhaven; Wolfgang Clemens, Hamburg; Dr. med. Wolfgang Ehses, Köln; Prof. Dr. med. Hans-Björn Gehl, Bielefeld; Prof. Dr. med. Stefan Kahl, Berlin; Dr. med. Erdmute Knop-Braun, Großhansdorf; Dr. med. Martin Lindig, Lübeck; Prof. Dr. med. Dirk Müller-Wieland, Lindlar; Sara Nasser, Köln; Dr. med. Jens Niehaus, Hamburg; Dr. med. Wolfgang Neukirchen, Köln; Dr. med. Reinhard Saß, Hamburg; Dr. med. Cord Schneuzer, Hamburg; Prof. Dr. med. Ulrich Stierle, Lübeck; Annette Stute, Köln; Dr. med. Tanja Toermer, Köln; Dr. med. Stephan Weise, Köln

ELSEVIER

ELSEVIER
Hackerbrücke 6, 80335 München, Deutschland
Wir freuen uns über Ihr Feedback und Ihre Anregungen an books.cs.muc@elsevier.com

ISBN 978-3-437-22184-2 (bereits erschienen unter der ISBN 978-3-437-22194-1)
eISBN 978-3-437-18360-7

Alle Rechte vorbehalten
14. Auflage 2019
© Elsevier GmbH, Deutschland

Wichtiger Hinweis für den Benutzer
Ärzte/Praktiker und Forscher müssen sich bei der Bewertung und Anwendung aller hier beschriebenen Informationen, Methoden, Wirkstoffe oder Experimente stets auf ihre eigenen Erfahrungen und Kenntnisse verlassen. Bedingt durch den schnellen Wissenszuwachs insbesondere in den medizinischen Wissenschaften sollte eine unabhängige Überprüfung von Diagnosen und Arzneimitteldosierungen erfolgen. Im größtmöglichen Umfang des Gesetzes wird von Elsevier, den Autoren, Redakteuren oder Beitragenden keinerlei Haftung in Bezug auf jegliche Verletzung und/oder Schäden an Personen oder Eigentum, im Rahmen von Produkthaftung, Fahrlässigkeit oder anderweitig, übernommen. Dies gilt gleichermaßen für jegliche Anwendung oder Bedienung der in diesem Werk aufgeführten Methoden, Produkte, Anweisungen oder Konzepte.

Für die Vollständigkeit und Auswahl der aufgeführten Medikamente übernimmt der Verlag keine Gewähr.
Geschützte Warennamen (Warenzeichen) werden in der Regel besonders kenntlich gemacht (®). Aus dem Fehlen eines solchen Hinweises kann jedoch nicht automatisch geschlossen werden, dass es sich um einen freien Warennamen handelt.

Bibliografische Information der Deutschen Nationalbibliothek
Die Deutsche Nationalbibliothek verzeichnet diese Publikation in der Deutschen Nationalbibliografie; detaillierte bibliografische Daten sind im Internet über http://www.d-nb.de/ abrufbar.

20 21 22 23 24 5 4 3 2 1

Für Copyright in Bezug auf das verwendete Bildmaterial siehe Abbildungsnachweis.

Das Werk einschließlich aller seiner Teile ist urheberrechtlich geschützt. Jede Verwertung außerhalb der engen Grenzen des Urheberrechtsgesetzes ist ohne Zustimmung des Verlages unzulässig und strafbar. Das gilt insbesondere für Vervielfältigungen, Übersetzungen, Mikroverfilmungen und die Einspeicherung und Verarbeitung in elektronischen Systemen.

Um den Textfluss nicht zu stören, wurde bei Patienten und Berufsbezeichnungen die grammatikalisch maskuline Form gewählt. Selbstverständlich sind in diesen Fällen immer Frauen und Männer gemeint.

Begründer der Reihe: Dr. Arne Schäffler, Ulrich Renz
Planung: Petra Schwarz, Uta Lux, München
Projektmanagement: Marion Kraus, München
Redaktion: Dr. med. Sibylle Tönjes, Kiel
Herstellung: Ute Landwehr-Heldt, Bremen
Satz: abavo GmbH, Buchloe/Deutschland
Druck und Bindung: CPI books GmbH, Leck
Umschlaggestaltung: SpieszDesign, Neu-Ulm
Titelfotografie: © HONGQI ZHANG – 123rf.com

Aktuelle Informationen finden Sie im Internet unter **www.elsevier.de**

Vorwort

Gerade heute, wo Apps und Smartphones das Leben und den Informationsfluss erleichtern sollen, sind Medizin-Bücher umso wertvoller, da sie für geprüfte und regelmäßig aktualisierte Information stehen. Dieses ist wichtig, um im Krankenhaus kompetent und sicher zu sein. Dies alles macht den Klinikleitfaden in der Kitteltasche zu einem mehr als wertvollen Begleiter.

- **Aktualität:** Durch den großen Einsatz von Autoren, Herausgebern und Verlag wird unser Werk spätestens alle 2–3 Jahre aktualisiert. Wir haben auch die Möglichkeit, bahnbrechende Neuerungen bis unmittelbar vor Druckbeginn aufzunehmen.
- **Evidenz:** Das handverlesene Autorenteam lässt nur gesicherte Informationen in unsere Therapieempfehlungen einfließen. Diese basieren auf den aktuellen Leitlinien und entscheidenden Studien. Dieses erhöht den Evidenzgrad für Ihre Entscheidungen.
- **Sicherheit:** Ungefähre Angaben ohne Dosisangaben nutzen im klinischen Alltag wenig, denn: „Die Wahrheit ist auf dem Platz", und da kommt es auf rasche Umsetzbarkeit einer Information an.
- **Erfahrung:** Tipps und Tricks kann man nicht abschreiben. Wir haben sie uns häufig über Jahre erarbeitet und freuen uns, diese Informationen an Kollegen weitergeben zu können. Bei aller Diskussion über Leitlinien und Evidenz erleben wir ein Revival des Wertes von persönlicher Informationsweitergabe (z. B. Update-Veranstaltungen), um im Internetdschungel zu überleben. Gleichzeitig nehmen wir immer wieder junge Kollegen in unser Team auf, damit wir uns an die Sorgen und Bedürfnisse vor allem der ersten Jahre in der Klinik erinnern.
- **Effizienz:** Wir haben alles Mögliche, aber ganz sicher keine Zeit. Durch die klare Struktur, einen liebevoll und akribisch erstellten Index sowie die Fokussierung auf das Wesentliche werden Sie im *Klinikleitfaden Innere Medizin* die Informationen finden, die Sie brauchen. So können Sie die Effizienz Ihrer Arbeit erhöhen und rechtzeitig die Klinik verlassen.

Dies alles haben wir nur dadurch erreichen können, dass unsere Leser uns immer wieder bei unserer Arbeit unterstützt haben – sei es durch Wünsche, Fehlerkorrekturen oder auch nur durch Schulterklopfen, um uns zu zeigen, dass wir auf dem richtigen Weg sind. Hierfür danken wir sehr herzlich. Neue Anregungen sind immer herzlich willkommen.
Da einer unserer Herausgeber (JB) die „Stiftung Arztgesundheit" ins Leben gerufen hat, sei uns folgender Wunsch erlaubt: Bleiben Sie immer am richtigen Ende der Spritze!

Großhansdorf/Köln, im September 2018

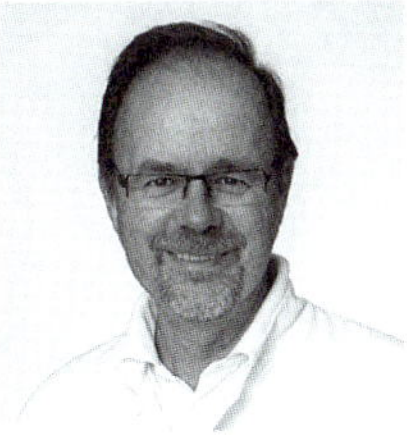

Prof. Dr. med. Jörg Braun

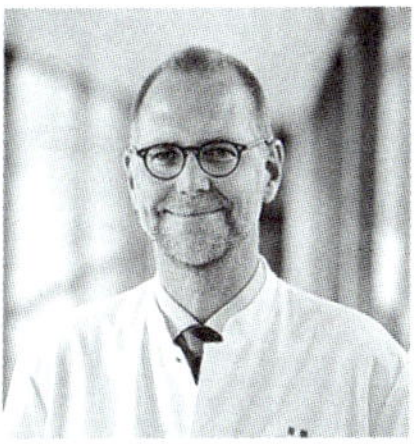

Prof. Dr. med. Arno J. Dormann

Danksagung

Wir danken allen Autoren, die in den 30 Jahren, die seit dem Erscheinen der ersten Auflage vergangen sind, am *Klinikleitfaden Innere Medizin* mitgewirkt haben. Außerdem danken wir unseren Familien, deren Geduld und Nachsicht im Laufe dieser vielen Jahre oft hart auf die Probe gestellt wurde.
Unser Dank gilt auch dem Team des Elsevier-Verlags, das uns bei der Planung und Umsetzung eine große Hilfe war.
Nicht zuletzt danken wir den vielen Lesern, die uns mit Kritik und zahlreichen neuen Ideen versorgt haben.

Großhansdorf/Köln, im September 2018

Prof. Dr. med. Jörg Braun
Prof. Dr. med. Arno J. Dormann

Adressen

Herausgeber

Prof. Dr. med. Jörg Braun, Park-Klinik Manhagen, Sieker Landstr. 19, 22927 Großhansdorf
Prof. Dr. med. Arno J. Dormann, Chefarzt Medizinische Klinik, Standort Holweide, Chefarzt Gastroenterologie Köln, Standorte Merheim und Holweide, Kliniken Köln gGmbH, Neufelder Str. 32, 51067 Köln

Weitere Autoren

Prof. Dr. med. Christian Arning, Privatpraxis für Neurologie und Psychiatrie, Hallerstraße 76, 20146 Hamburg
Dr. med. Matthias Braun, Helios Seehospital Sahlenburg GmbH, Abt. Rheumatologie/Innere Medizin, Nordheimstr. 201, 27476 Cuxhaven
Wolfgang Clemens, Asklepios Klinik Wandsbek, Gefäßzentrum Hamburg Ost, Alphonsstr. 14, 22043 Hamburg und Praxis G. Clemens, Gurlittstr. 31–33, 20099 Hamburg
Dr. med. Wolfgang Ehses, Endokrinologische Gemeinschaftspraxis, Schildergasse 24–30, 50667 Köln
Prof. Dr. med. Hans-Björn Gehl, Städtische Kliniken Bielefeld gGmbH, Institut für Diagnostische Radiologie, Teutoburger Str. 50, 33604 Bielefeld
PD Dr. med. habil. Stefan Kahl, DRK Kliniken Berlin-Köpenick, Klinik für Innere Medizin, Schwerpunkt Gastroenterologie, Hämatologie und Onkologie, Nephrologie, Salvador-Allende-Str. 2–8, 12559 Berlin
Dr. med. Erdmute Knop-Braun, Dörpstede 9, 22927 Großhansdorf
Dr. med. Martin Lindig, Universitätsklinikum Schleswig-Holstein, Campus Lübeck, Klinik für Anästhesiologie und Intensivmedizin, Ratzeburger Allee 160, 23562 Lübeck
Prof. Dr. med. Dirk Müller-Wieland, Medizinischen Klinik I, Universitätsklinikum Aachen, RWTH Aachen, Pauwelsstr. 30, 52074 Aachen
Sara Nasser, Medizinische Klinik, Standort Holweide, Gastroenterologie Kliniken Köln, Standorte Merheim und Holweide, Neufelder Str. 32, 51067 Köln
Dr. med. Wolfgang Neukirchen, Medizinische Klinik IV – Klinik für Onkologie, Hämatologie und Palliativmedizin, Klinikum Westfalen GmbH, Am Knappschaftskrankenhaus 1, 44309 Dortmund
Dr. med. Jens Niehaus, Asklepios Klinik Wandsbek, Abteilung für Innere Medizin, Sektion Gastroenterologie, Alphonstr, 14, 22043 Hamburg
Dr. med. Reinhard Saß, Asklepios Klinik Wandsbek, Zentrale Notaufnahme (ZNA), Alphonsstr. 14, 22043 Hamburg
Dr. med. Cord Schneuzer, Dialysepraxis, MVZ Diaverum, Alter Teichweg 59–61, 22049 Hamburg
Dr. med. Anja Siemers, Klinikum Hildesheim GmbH, Klinik für Nephrologie und Dialyseverfahren, Senator-Braun-Allee 33, 31135 Hildesheim
Prof. Dr. med. Ulrich Stierle, Poggenseer Weg 3, 23843 Bad Oldesloe
Annette Stute, Medizinische Klinik, Standort Holweide, Gastroenterologie Kliniken Köln, Standorte Merheim und Holweide, Neufelder Str. 32, 51067 Köln
Dr. med. Tanja Toermer, Medizinische Klinik, Standort Holweide, Gastroenterologie Kliniken Köln, Standorte Merheim und Holweide, Neufelder Str. 32, 51067 Köln

Dr. med. Stephan Weise, Medizinische Klinik, Standort Holweide, Gastroenterologie Kliniken Köln, Standorte Merheim und Holweide, Neufelder Str. 32, 51067 Köln

Nach der 13. Auflage ausgeschiedene Autoren

Dr. med. Hans-Joachim Frercks, Malente (Kap. „Stoffwechsel")
Prof. Dr. med. Burkhard Kreft, Hildesheim (Kap. „Niere")
Dr. Yasemin Küley-Bagheri, Köln (Kap. „Infektionen", Kap. „Therapie der Infektionskrankheiten")

Nach der 12. Auflage ausgeschiedene Autoren

Dr. med. Florian Onken, Köln (Kap. „Plasmaspiegel und therapeutische Bereiche von Arzneimitteln", Kap. „Arzneimittelinteraktionen", Kap. „Arzneimittel in der Schwangerschaft", Kap. „Dosierung von Medikamenten über Perfusor", Kap. „Medikamentendosierung bei Niereninsuffizienz", Kap. „Arzneitherapie bei Leberschädigung")
Dr. med. Anja Siemers, Hildesheim (Kap. „Niere")
Dr. med. Jens Peter Wellhöner, Lübeck (Kap. „Wasser- und Elektrolythaushalt")

Abbildungsnachweis

Der Verweis auf die jeweilige Abbildungsquelle befindet sich bei allen Abbildungen im Werk am Ende des Legendentextes in eckigen Klammern. Alle nicht besonders gekennzeichneten Grafiken und Abbildungen © Elsevier GmbH, München.

[A300]	Reihe Klinik- und Praxisleitfaden, Elsevier/Urban & Fischer
[F201-012]	Felgendreher R, Bramlage P, Tebbe U. Akute Lungenembolie: Therapie nach Risiko. Dtsch Arztebl 2015; 112(12): [8]; DOI: 10.3238/PersKardio.2015.03.20.02 mit freundl. Genehmigung
[F210-020]	Blatchford O, Murray WR, Blatchford M. A risk score to predict need for treatment for upper gastrointestinal hemorrhage. Lancet 2000; 356(9238): 1318–21.
[H085-001]	KDIGO-Leitlinien zum akuten Nierenversagen. Bayerisches Ärzteblatt 2015; 7–8: 344–38.
[L106]	Henriette Rintelen, Velbert
[L157]	Susanne Adler, Lübeck
[L157-M104]	Zeichnung: Susanne Adler, Velbert // Inhalt: Prof. Dr. Jörg Braun, Großhansdorf
[L190]	Gerda Raichle, Ulm
[M538]	Prof. Dr. Arno J. Dormann, Köln
[R218]	Prof. Dr. Ulrich Stierle, Bad Oldesloe
[W1053]	Modifiziert nach den europäischen Leitlinien (Spasovski G, et al. Clinical practice guideline on diagnosis and treatment of hyponatraemia. Eur J Endocrinol 2014; 170: G1–47, ▸ Tab. 1)

Benutzerhinweise

Der Klinikleitfaden ist ein Kitteltaschenbuch. Das Motto lautet: Kurz, präzise und praxisnah. Medizinisches Wissen wird komprimiert dargestellt. Im Zentrum stehen die Probleme des klinischen Alltags. Auf theoretische Grundlagen wie Pathophysiologie oder allgemeine Pharmakologie wird daher weitgehend verzichtet.

- Vorangestellt: Tipps für die tägliche Arbeit und Arbeitstechniken.
- Im Zentrum: Fachwissen nach Krankheitsbildern bzw. Organsystemen geordnet – wie es dem klinischen Alltag entspricht.
- Zum Schluss: Praktische Zusatzinformationen.

Wie in einem medizinischen Lexikon werden gebräuchliche Abkürzungen verwendet, die im Abkürzungsverzeichnis erklärt werden.
Um Wiederholungen zu vermeiden, wurden viele Querverweise eingefügt. Sie sind mit einem Pfeil gekennzeichnet.

Wichtige Zusatzinformationen sowie Tipps

Notfälle und Notfallmaßnahmen

Warnhinweise

Internetadressen: Alle Websites wurden vor Redaktionsschluss im Juli 2018 geprüft. Das Internet unterliegt einem stetigen Wandel. Sollte eine Adresse nicht mehr aktuell sein, empfiehlt sich der Versuch über eine übergeordnete Adresse (Anhänge nach dem „/" weglassen) oder eine Suchmaschine. Der Verlag übernimmt für Aktualität und Inhalt der angegebenen Websites keine Gewähr.
Die angegebenen Arbeitsanweisungen ersetzen weder Anleitung noch Supervision durch erfahrene Kollegen. Insbesondere müssen Arzneimitteldosierungen und andere Therapierichtlinien überprüft werden – klinische Erfahrung kann durch keine noch so sorgfältig verfasste Publikation ersetzt werden.

Abkürzungen

Symbole

®	Handelsname
↔	normal (im Normbereich)
↑	hoch, erhöht
↓	tief, erniedrigt
→	vgl. mit, daraus folgt
▶	siehe (Verweis)
Ø	Durchmesser
γ-GT	γ-Glutamyl-Transferase

A

A(a).	Arterie(n)
abdom.	abdominal(is)
abs.	absolut(a)
ACE	Angiotensin Converting Enzyme
ACS	akutes Koronarsyndrom
ACTH	adrenokortikotropes Hormon
ACVB	aortokoronarer Venenbypass
ADH	antidiuretisches Hormon
AFP	α-Fetoprotein
AGS	adrenogenitales Syndrom
Ag	Antigen
AHB	Anschlussheilbehandlung
AIDS	Acquired Immunodeficiency Syndrome
AK	Antikörper
ALL	akute lymphatische Leukämie
ALS	amyotrophe Lateralsklerose
allg.	allgemein
AMA	antimitochondriale Antikörper
AML	akute myeloische Leukämie
Amp.	Ampulle
ANA	antinukleäre Antikörper
Ang. pect.	Angina pectoris
ant.	anterior
ANV	akutes Nierenversagen
AP	alkalische Phosphatase
a. p.	anterior-posterior
ARD	Adult Respiratory Distress
art.	arteriell
AS	Aminosäure
ASD	Vorhofseptumdefekt
ASH	alkoholische Steatohepatitis
ASL	Anti-Streptolysintiter
ASR	Achillessehnenreflex
ASS	Azetylsalizylsäure
asympt.	asymptomatisch
AT III	Antithrombin III
Ätiol.	Ätiologie
a. v.	arteriovenös
AVK	arterielle Verschlusskrankheit
AZ	Allgemeinzustand
AZT	Azidothymidin (Zidovudin)

B

BAA	Bauchaortenaneurysma
bakt.	bakteriell
BAL	bronchoalveoläre Lavage
BB	Blutbild
bds.	beidseitig
BE	Broteinheit, Base Excess
BfArM	Bundesinstitut für Arzneimittel und Medizinprodukte
BGA	Blutgasanalyse
BGH	Bundesgerichtshof
Bili	Bilirubin
BSG	Blutkörperchensenkungsgeschwindigkeit
Bsp.	Beispiel
BSR	Bizepssehnenreflex
BtMVV	Betäubungsmittelverschreibungsverordnung
BZ	Blutzucker
bzw.	beziehungsweise

C

C1–C8	Zervikalsegmente 1–8
Ca	Karzinom
ca.	zirka
Ca^{2+}	Kalzium(-Ionen)
CCT	kraniales Computertomogramm
CEA	karzinoembryonales Antigen

Ceph. I–V Cephalosporine der 1.–5. Generation
cfu-c colony forming unit cells
CHE Cholinesterase
chir. chirurgisch
Chol. Cholesterin
chron. chronisch
Cl Chlorid
CLL chronisch lymphatische Leukämie
CMP Kardiomyopathie
CML chronisch myeloische Leukämie
CMV Zytomegalie-Virus
COLD/ COPD Chronic Obstructive Lung Disease/Chronic Obstructive Pulmonary Disease
CPR kardiopulmonale Reanimation
CRP C-reaktives Protein
CT Computertomografie/ -gramm
CTA Computertomografie-Angiografie
CVI chronisch venöse Insuffizienz

D

d Tag(e)
DCM dilatative/kongestive Kardiomyopathie
DD Differenzialdiagnose
DDAVP Desmopressin
Def. Definition
Defi Defibrillator
desc. descendens
d. h. das heißt
Diab. mell. Diabetes mellitus
diagn./ Diagn. diagnostisch/Diagnose, Diagnostik
diast. diastolisch
DIC disseminierte intravasale Koagulopathie
DIP distales Interphalangealgelenk
dir. direkt
DNA Desoxyribonukleinsäure
DOAK direkte orale Antikoagulanzien
dpt. Dioptrien
DSA digitale Subtraktionsangiografie

E

EBUS endobronchialer Ultraschall
EBV Epstein-Barr-Virus
E. coli Escherichia coli
ED Einzeldosis
EF Ejektionsfraktion
EK Erythrozytenkonzentrat
EKG Elektrokardiografie/ -gramm
ELISA Enzyme Linked Immunosorbent Assay
E'lyte Elektrolyte
EMD elektromechanische Dissoziation
EMG Elektromyografie/-gramm
ENG Elektroneurografie
Endosono Endosonografie
Enterobakt. Enterobakterien (Enterobacteriaceae)
Enterok. Enterokokken
EP evoziertes Potenzial
E'phorese Elektrophorese
ERC(P), ERP endoskopische retrograde Cholangio-/Pankreatikografie
Erkr. Erkrankung
Erw. Erwachsener
Ery Erythrozyt
ESBL Extended Spectrum Betalactamase
EUS endoskopischer Ultraschall
evtl. eventuell
EZ Ernährungszustand
EZR Extrazellulärraum

F

F Frauen; Faktor
FA Familienanamnese; Facharzt
FEV_1 Einsekundenkapazität
FFP Fresh Frozen Plasma
FKDS farbkodierte Duplex-Sonografie
FMS Fibromyalgiesyndrom
FSH follikelstimulierendes Hormon

G

G6PD	Glukose-6-Phosphat-Dehydrogenase
G-CSF	Granulocyte-Colony Forming Unit Cells
ges.	gesamt
Gew.	Gewicht
GFR	glomeruläre Filtrationsrate
GG	Grundgesetz
ggf.	gegebenenfalls
GGT	γ-Glutamyltransferase
ggü.	gegenüber
GH	Growth Hormone
GI(T)	Gastrointestinal(-trakt)
GN	Glomerulonephritis
Gonok.	Gonokokken
GOT	Glutamat-Oxalacetat-Transaminase
GPT	Glutamat-Pyruvat-Transaminase
Gy	Gray
gyn.	gynäkologisch

H

h	Stunde(n)
Hb	Hämoglobin
Hbs-Ag	Hepatitis-B-Antigen
HCM	hypertrophe Kardiomyopathie
HAV	Hepatitis-A-Virus
HBV	Hepatitis-B-Virus
HCV	Hepatitis-C-Virus
HDM	Herzdruckmassage
HE	hepatische Enzephalopathie
Hep.	Hepatitis
HHS	hyperosmolares hyperglykämisches Syndrom
HHV	humanes Herpesvirus
HIT	heparininduzierte Thrombopenie
HIV	humanes Immundefizienz-Virus
Hkt	Hämatokrit
HLA	Human Leucocyte Antigen
HOCM	hypertrophe obstruktive Kardiomyopathie
HOPS	hirnorganisches Psychosyndrom
HRS	Herzrhythmusstörung(en)
HSV	Herpes-simplex-Virus
HT	Herzton
HTx	Herztransplantation
HUS	hämolytisch urämisches Syndrom
HWI	Harnwegsinfektion
HWS	Halswirbelsäule
HZV	Herzzeitvolumen

I

i. a.	intraarteriell
i. c.	intrakutan
ICB	intrazerebrale Blutung
ICD	implantierbarer Kardioverter-Defibrillator
ICR	Interkostalraum
i. d. R.	in der Regel
IE	Internationale Einheit(en)
IFN	Interferon
IFT	Immunfluoresenz(test)
IgA/G/M	Immunglobulin A/G/M
IGRA	Interferon-γ-Stimulationstest
IKZ	Inkubationszeit
i. m.	intramuskulär
Ind.	Indikation
ind.	indirekt
inf.	inferior
Inf.	Infektion
insb.	insbesondere
Insuff.	Insuffizienz
Intox.	Intoxikation
i. S.	im Serum
ITP	idiopathische thrombozytopenische Purpura
i. U.	im Urin
i. v.	intravenös
i. v. Py	intravenöse Pyelografie
IVIG	intravenöse Immunglobuline
IZR	Intrazellulärraum

J

J	Joule
J.	Jahr(e)
JÜR	Jahres-Überlebensrate
JVP	Jugularvenenpuls

K

K^+	Kalium(-ionen)
KBR	Komplementbindungsreaktion
KG	Krankengymnastik

kg KG	Kilogramm Körpergewicht
KH	Kohlenhydrate
KHK	koronare Herzkrankheit
KI	Kontraindikation
Klebs.	Klebsiellen
klin.	klinisch
KM	Knochenmark/Kontrastmittel
KMT	Knochenmarktransplantation
KNS	koagulasenegative Staphylokokken
KO	Komplikation
Komb.	Kombination
kons.	konservativ
Konz.	Konzentration
Kps.	Kapsel(n)
Krea	Kreatinin
KS	Klopfschmerz

L

L1–L5	Lumbalsegmente 1–5
LCT	Long Chain Triglycerides
LDH	Laktatdehydrogenase
Leuko(s)	Leukozyt(en)
LH	luteinisierendes Hormon
li	links
Lig.	Ligamentum
Lj.	Lebensjahr
Lk	Lymphknoten
LP	Lumbalpunktion
LSB	Linksschenkelblock
Lsg.	Lösung
LTx	Lebertransplantation
Lufu	Lungenfunktion
LV	Leberversagen
LWS	Lendenwirbelsäule

M

M	Männer
M., Mm.	Musculus, Musculi
MAS	Malassimilationssyndrom
max.	maximal
MCL	Medioklavikularlinie
MCP	Metakarpophalangealgelenk
MCT	Medium Chain Triglycerides
MCTD	Mixed Connective Tissue Disease
MCV	mittleres korpuskuläres Volumen
MDK	Medizinischer Dienst der Krankenversicherung
Meningok.	Meningokokken
Mg^{2+}	Magnesium(-ionen)
min.	minimal
Min.	Minute(n)
mind.	mindestens
Mio.	Million(en)
mittl.	mittlere
Mon.	Monat(e)
MÖT	Mitralöffnungston
MRC(P)	Magnetresonanz-Cholangio-(Pankreatikografie)
MRA	Magnetresonanz-Angiografie
MRE	multiresistente Erreger
MRSA	methicillinresistente Staphylococcus aureus
MRT	Magnetresonanztomografie
ms	Millisekunde(n)
MS	multiple Sklerose
MSH	melanozyten-stimulierendes Hormon
MSU	Mittelstrahlurin
MÜZ	mittlere Überlebenszeit

N

N., Nn.	Nervus, Nervi
Na^+	Natrium(-ionen)
neg.	negativ
NHFTR	nichthämolytische febrile Transfusionsreaktion
NNH	Nasennebenhöhlen
NNR	Nebennierenrinde
NSAID/ NSAR	nichtsteroidale Antiphlogistika
NTx	Nierentransplantation
NW	Nebenwirkung

O

o. B.	ohne Besonderheit, ohne pathologischen Befund
op.	operativ
OP	Operation
OÖS	oberer Ösophagussphinkter
Ös.	Ösophagus
OVT	oberflächliche Venenthrombose

P

p. a.	posterior-anterior
PAS	Para-Aminosalizylsäure
Pat.	Patient/in
path.	pathologisch
pAVK	periphere arterielle Verschlusskrankheit
PBC	primäre biliäre Zirrhose
PCR	Polymerase Chain Reaction
PE	parenterale Ernährung
PEG	perkutane endoskopische Gastrostomie
p. i.	post infectionem
PjP	Pneumocystis-jiroveci-Pneumonie
P. m.	punctum maximum (Herzauskultation)
Pneumok.	Pneumokokken
P. nodosa	Panarteriitis nodosa
PNP	Polyneuropathie
pos.	positiv
postop.	postoperativ
p. p.	postprandial
PPI	Protonenpumpen-inhibitoren
PPSB	Prothrombinkomplex aus Prothrombin, Proconvertin, Stuart-Faktor, antihämophilem Faktor B
präop.	präoperativ
prim.	primär
progn./Progn.	prognostisch/Prognose
PSC	primär sklerosierende Cholangitis
PS	Plasmaspiegel
Pseud.	Pseudomonas
PSR	Patellarsehnenreflex
PTC	perkutane transhepatische Cholangiografie
PTCA	perkutane transluminale koronare Angioplastie
PTT	partielle Thrombinzeit

Q

QF	Querfinger(breite)
QM	Qualitätsmanagement

R

RA	rheumatoide Arthritis
RCM	restriktive Kardiomyopathie
re	rechts
respir.	respiratorisch
rezid.	rezidivierend
RG	Rasselgeräusch
Rh	Rhesus
RKI	Robert Koch-Institut
Rö	Röntgen
ROSC	Return of Spontaneous Circulation
RR	Blutdruck nach Riva-Rocci
RSB	Rechtsschenkelblock

S

S1–S5	Sakralsegment 1–5
s. (a.)	siehe (auch)
SAB	Subarachnoidalblutung
Salm.	Salmonellen
SBP	spontan bakterielle Peritonitis
s. c.	subkutan
SD	Schilddrüse
sek.	sekundär
Sek.	Sekunde(n)
Serol.	Serologie
SHT	Schädel-Hirn-Trauma
SIADH	Syndrom der inadäquaten ADH-Sekretion
SIRS	Systemic Inflammatory Response System
SLE	systemischer Lupus erythematodes
SMA	Smooth Muscle Antigen
s. o.	siehe oben
sog.	so genannte
Staph.	Staphylokokken
Strept.	Streptokokken
StGB	Strafgesetzbuch
STH	somatotropes Hormon
Stx	Stammzelltransplantation
s. u.	siehe unten
sup.	superior
Sy.	Syndrom(e)
sympt./Sympt.	symptomatisch/Symptom(atik)
systol.	systolisch

T

T_3, T_4	Trijodthyronin, Thyroxin
tägl.	täglich
Tbc	Tuberkulose
TBG	thyroxinbindendes Globulin
Tbl.	Tablette(n)
TC	Total (Lung) Capacity
TCD	transkranielle Dopplersonografie
TEE	transösophageale Echokardiografie
ther., Ther.	therapeutisch, Therapie
Thrombo(s)	Thrombozyten
TIA	transiente ischämische Attacke
TK	Therapiekosten
TMA	thrombotische Mikroangiopathie
tox.	toxisch
TPE	totale parenterale Ernährung
TPHA	Treponema-pallidum-Hämagglutinationstest
Tr.	Tractus
TRH	Thyrotropin Releasing Hormone
Trpf.	Tropfen
Tx	Transplantation
TSH	thyreoideastimulierendes Hormon
TSR	Trizepssehnenreflex
TTK	Tagestherapiekosten
TTP	thrombotisch thrombozytopenische Purpura
TVT	Beinvenenthrombose
TZ	Thrombinzeit

U

u. a.	und andere, unter anderem
UHSK	ultrahochdosierte Streptokinase
ÜLR	Überlebensrate
ÜLZ	Überlebenszeit
UÖS	unterer Ösophagussphinkter

V

V. a.	Verdacht auf
v. a.	vor allem
VC	Vital Capacity
vgl.	vergleiche
Vit.	Vitamin
VRE	vancomycinresistente Enterokokken
VSD	Ventrikelseptumdefekt
VZV	Varicella-Zoster-Virus

W

Wdhlg.	Wiederholung
Wo.	Woche(n)
WS	Wirbelsäule
WW	Wechselwirkung (von Arzneimitteln)

Z

z. B.	zum Beispiel
z. N.	zur Nacht
ZNA	zentrale Notaufnahme
ZNS	Zentralnervensystem
ZVD	zentraler Venendruck
ZVK	zentraler Venenkatheter

Inhaltsverzeichnis

1 Tipps für die Stationsarbeit

Jörg Braun

1

1.1 Der Arzt im 21. Jahrhundert

Einflüsse auf das Arztbild

- Möglichkeit zur erfolgreichen Behandlung vieler Erkr. (mit der NW von übertriebenen Erwartungen aufseiten von Pat. und Angehörigen).
- Pat. haben sehr einfachen Zugang zu hochdifferenzierten Informationen über ihre Krankheiten (verstehen diese Informationen jedoch häufig nicht).
- Statt der Bindung zum Arzt befinden sich Pat. heute in einem Netzwerk von ärztlichen Spezialisten, häufig ergänzt durch Heilpraktiker und „Paramediziner".
- Extreme Zunahme von arztfernen Tätigkeiten (Abrechnung, Qualitätssicherung, Diskussion mit Krankenkassen und MDK).
- Flut von Arztserien mit z. T. skurrilen („Dr. House"), häufig irrealen Arztbildern. Diese Serien verstärken die Ängste der Pat. und fixieren sie auf ein „Happy End" → Pat. und Angehörige erwarten immer einen optimalen Verlauf → Beschwerden und Klagen nehmen dramatisch zu.
- Krankenhäuser werden zu Reparatureinrichtungen für tatsächliche oder vermeintliche Fehlfunktionen. Durch die drastische Liegezeitverkürzung wird eine Heilung oder gar Gesundung nur noch selten erreicht.
- Feminisierung des Arztberufs: Der Anteil der Ärztinnen im Krankenhaus liegt in vielen Fachbereichen > 50 %.

Besonders geforderte Fähigkeiten

- **Kommunikation** (sowohl im Team als auch gegenüber Pat. und Angehörigen): Kommunikative Fähigkeiten werden im Studium unzureichend vermittelt und müssen selbst erarbeitet werden. Dabei müssen abstrakte und hochdifferenzierte pathophysiologische Krankheitszusammenhänge in psychischen Ausnahmesituationen verständlich gemacht werden.
- **Ökonomie:** Obwohl alle Ärzte unter dem Joch ökonomischer Zwänge arbeiten, findet im Studium keine Vorbereitung darauf statt; entsprechend hilflos agieren Ärzte häufig.
- **Wissenschaft:** Ärzte unterliegen vielfältigen Manipulationsversuchen und werden instrumentalisiert. Hiergegen hilft nur eine kritische Bewertung von Fakten und Erkenntnissen, gepaart mit einer soliden ethischen Basis. Informationen von anderen Dienstleistern im Gesundheitswesen (z. B. Pharmafirmen) sollten nicht zuletzt aus juristischen Gründen (Tatbestand der Vorteilsnahme) hinterfragt und abgewogen werden.
- **Schonung der eigenen Ressourcen:** Wesentliche Burnout-Prophylaxe ist die Wahrnehmung und Respektierung eigener körperlicher und psychischer Bedürfnisse.

> - „Patienten bewundern das Wissen ihres Arztes, suchen jedoch dessen Weisheit. Sie schätzen den Arzt als Berater, wünschen ihn aber auch als Begleiter!" (H. Renz-Polster).
> - „We're drowning in information and starving for knowledge" (Rutherford D. Rogers).

Arztgesundheit Der Arztberuf ist besonders gesundheitsgefährdend. So ist das **Suizidrisiko** für Ärzte ca. verdoppelt, für Ärztinnen bis zu 5 × höher als bei Angehörigen anderer Berufe. In Bezug auf das Suizidrisiko ist das Geschlechterverhältnis nahezu 1 : 1 (in anderen Berufen ca. 3 zu 1 zu Lasten der Männer).„Fachgrup-

penranking“: Psychiater (höchstes Suizidrisiko), Anästhesisten, Chirurgen, Internisten, Neurologen, Allgemeinmediziner.
Hauptursachen für das erhöhte Suizidrisiko sind:

- Hoher psychosozialer Arbeitsstress
- Sucht (s. u.)
- Doppelbelastungen, z. B. bei Ärztinnen
- Hohe Verantwortung bei eingeschränkten Handlungsspielräumen
- Sozialisation: Erwartung, jederzeit für benötigte Hilfe zur Verfügung stehen zu müssen, und gleichzeitig Unfähigkeit, selber Hilfe in Anspruch zu nehmen. Häufig spezifische altruistische Persönlichkeit mit hoher Identifikationsfähigkeit, starkem Leistungsethos und erheblicher Kränkbarkeit
- Spezielle Kenntnisse über erfolgreiche Suizidmethoden

Auch das **Suchtrisiko** ist signifikant erhöht. 10 % der Ärzte werden in ihrem Leben substanzabhängig. Hauptsucht Alkohol ggf. plus Medikamente. Ursachen: leichter Zugang zu Suchtmitteln („äußere Griffnähe“), positive Einstellung zu Befindlichkeitsmanipulation mit Arzneimitteln („innere Griffnähe“). Häufig Verleugnung des Problems mit besonders intensivem Abwehrverhalten (Arztrolle versus „Alkirolle“ mit großer „dramatischer“ Fallhöhe).

Der Arzt und die eigene Gesundheit

- Desensibilisierung im Studium (Fehlwahrnehmung, Angst vor Hypochondrie)
- Selbstdiagnostik und Medikation (auch gefährlich für Angehörige)
- Misstrauen gegenüber Kollegen, z. B. Vertraulichkeit im Wartezimmer. Krankheit als Negativ-Marketing.
- Angst: wir haben alles gesehen („schmutzige Fantasie“): Ambivalenz zwischen „ich muss noch nicht“ und „es ist eh zu spät“.
- Schwieriger Rollenwechsel des Arzt-Patienten, aber auch des Behandlers des Patienten-Kollegen.
- Es fehlt uns die Gnade des Nicht-Wissens!

Prävention: Stärken der Resilienz („Widerstandsfähigkeit“) durch

- Wirksamkeitserfahrung im Kontakt zum Pat. („Ich mache den Unterschied.“)
- Abgrenzung von überzogenen Forderungen („Nein“ sagen können)
- Erkennen und kommunizieren der eigenen Grenzen mit Ablehnen von Retterzuweisungen
- Guter Umgang mit eigenen Behandlungsfehlern (z. B. MoMo-Konferenzen, Faux-pas-Club)
- Aufrechterhalten des „fachlichen Feuers“ z. B. durch Fortbildungen
- Zusammenhalt: Stay connected (S. Shem)

Stiftung Arztgesundheit

Seit 2015 versucht die Stiftung (1. Vorsitzender J. Braun), für die besondere Gesundheitsgefährdung von Ärzten zu sensibilisieren. Die Stiftung ist unabhängig von Klinikkonzernen, der Pharmaindustrie und als gemeinnützig anerkannt. Arbeitsschwerpunkte der Stiftung sind: Aufmerksamkeit wecken („Wer kümmert sich eigentlich um unsere Gesundheit?“), informieren (Fakten über Arztgesundheit sammeln), Widerstandskraft stärken (Resilienzkurse), Ausbildung verbessern (Arztgesundheit in Curricula), Netzwerke bilden, Kontakt halten (www.arztgesundheit.de).

1.2 Patientenaufnahme

1.2.1 Zentrale Notaufnahme

Im Rahmen der Ablaufoptimierung werden zunehmend eigenständige Einheiten für die Notaufnahme von Pat. geschaffen (ZNA, Zentrale Notaufnahme). Diese sind zentrale Serviceanbieter für Pat., Rettungsdienst (Feuerwehr, Notarzt), Leitstelle, Hausärzte, Belegärzte und Klinikabteilungen.

Aufgaben

In der ZNA finden Diagn. und Notfallther. von akut erkrankten oder verletzten Pat. statt. Die Dringlichkeit hängt von der Erkrankungsschwere des Pat. ab und ist unabhängig vom Versicherungsstatus.
Nach der Untersuchung in der ZNA wird der Pat.:

- Nach Hause entlassen
- Zum Hausarzt zurücküberwiesen
- Fachärzten zugewiesen
- Ins Krankenhaus aufgenommen

Bei der Krankenhausaufnahme muss entschieden werden, ob eine Unterbringung auf der Normalstation, einer Überwachungsstation oder auf der Intensivstation notwendig ist. Ggf. kann auch eine spätere stationäre Aufnahme geplant werden (prästationärer Fall).
Die Zeitabläufe werden durch Triagesysteme bestimmt, wie das Manchester-Triage-System (▶ Tab. 1.1).

Tab. 1.1 Das Manchester-Triage-System

Farbe	Dringlichkeit	Max. Wartezeit[1]	Symptomatik
Blau	Nicht dringlich	120 Min.	
Grün	Standard	90 Min.	z. B. Erbrechen, akut aufgetretene Beschwerden
Gelb	Dringlich	30 Min.	z. B. mäßiger Schmerz, atemabhängiger Schmerz, anhaltendes Erbrechen
Orange	Sehr dringlich	10 Min.	Akute Kurzatmigkeit, linksthorakaler Schmerz, Pulsarrhythmie, stärkster Schmerz
Rot	Sofort	0 Min.	z. B. unzureichende Atmung, Schock

[1] z. B. aufgrund mangelnder personeller Ausstattung und zunehmender Inanspruchnahme durch leichter kranke Pat. sind diese Zeiten an vielen Orten nicht einzuhalten

Schockraum

Indikationen Versorgung vital bedrohter Pat. mit festgelegtem Schockraummanagement, z. B. bei Polytrauma, kardiolog. Notfall mit Schock, Blutungsschock, akuter fokalneurologischer Sympt.

Vorgehen Für die jeweilige Notfallsituation wird nach Anmeldung durch die Rettungsleitstelle per Sammelnotruf ein fachspezifisches Kollegium der notwendigen Disziplinen unter Leitung eines *Teamleaders* zusammengestellt, das den Notfallpat. vom einliefernden Notarzt im Schockraum übernimmt. Der Ablauf wird in Form einer strukturierten Dokumentation protokolliert. Behandlungspfade für häufige Erkr. sind etabliert.

Patientenzufriedenheit

Einflussfaktoren

- Transparente Abläufe: Wartezeit ist größter Unzufriedenheitsfaktor. Ein ansprechender Wartebereich, ggf. mit Unterhaltungsprogramm, ist hilfreich.
- Information von Pat. und Angehörigen: z. B. Information über die Erkr. (i. d. R. durch den Arzt), Information über Abläufe und Zeitschiene.
- Behandlungsergebnis: z. B. Schmerzlinderung, Besserung von Luftnot, rasche Diagnosestellung.

Problematik In Anbetracht der zur Verfügung stehenden Ressourcen sind die Ansprüche der Pat. und mehr noch der Angehörigen häufig unrealistisch. Die Hauptaufgabe einer zentralen Notaufnahme ist die Versorgung von Schwerkranken. Pat. mit Bagatellproblemen müssen dagegen lange Wartezeiten ertragen, was regelhaft zu Konflikten führt.

Lösungsansätze

- Fast-Track-Konzepte: Pat. mit leichten Erkr. werden rasch in einem „Hausarztsetting" behandelt.
- Beobachtungsbetten (z. B. für Brustschmerz „Chest Pain Unit", TIA, unklaren Bauchschmerz), die für einen max. Aufenthalt < 24 h gedacht sind.

1.2.2 Verlegung auf Station

Nach der Aufnahmeuntersuchung entscheiden über

- **Bettruhe:**
  - Abs. Ind.: Phlebothrombose (Beckenvene) mit Lungenembolie, Endokarditis, schwere akute Myokarditis
  - Relative Ind.: schwere Infektionskrankheiten, anamnestische Synkopen, akuter Myokardinfarkt, Gleichgewichtsstörungen, schwere Herzinsuff., Intoxikation
  - Keine Ind.: Thrombophlebitis, Pneumonie (v. a. alte Pat.), entgleister Diab. mell., Phlebothrombose im Unterschenkel und im Oberschenkel ohne Lungenembolie (Voraussetzung ist rasche Antikoagulation und Kompressionsther.)!
- **Nahrungskarenz:** solange eine OP (z. B. unklares Abdomen) oder eine invasive Maßnahme (z. B. Koronarangiografie) nicht ausgeschlossen ist, akute Pankreatitis, Ileus

Anordnungen

- Aktuelle Medikation (auch Schlafmittel, Abführmittel, Thromboseprophylaxe)
- Überwachung (z. B. RR, Temperatur, BZ, Bilanz)
- Nahrungskarenz z. B. vor Untersuchungen oder Eingriffen
- Untersuchungen für Folgetag (z. B. Laborkontrollen, Sono, CT, Endoskopie)

- **Schlafmittel:**
  - Kurz wirksame Benzodiazepine. Mittel der Wahl z. B. Oxazepam 5 mg p. o. 2 h vor dem Schlafen

- Bei atherosklerotischen Verwirrtheitszuständen 30 Min. vor dem Schlafen, z. B. Chloralhydrat 0,5 g p. o., alternativ Koffein, z. B. 1 Tasse Kaffee oder 15–20 Trpf. einer Koffein-Lsg.
- Psychopharmaka ▶ 19.7.

! Behandlung auf wenige Tage beschränken, keine Kombinationspräparate! Paradoxe Reaktionen v. a. bei alten Pat. sind auf Überdosierung zurückzuführen → Dosisreduktion!

- **Abführmittel** (▶ 7.1.5): Im Krankenhaus sind Mittel der Wahl:
  - Einmalklistiere
  - Macrogol 1–3 Beutel tägl., Laktulose 10–20 g/d p. o.; Wirkbeginn nach 8–10 h. **Cave:** bei Diab. mell. BE beachten. Natriumpicosulfat 5 mg p. o., Wirkbeginn nach 2–4 h
- **Blinder oder schwerhöriger Pat.:** Personal mitteilen, sich immer vorstellen, deutlich artikulieren
- **Vital gefährdeter Pat.:** Ind. für intensivmedizinische Versorgung klären (Angehörige, Patientenverfügung, Anamnese); Zugang, Sauerstoff, nur dringliche Diagn., Überwachung, ggf. Monitor. Nach Rücksprache mit Pat. und Angehörigen evtl. Eintrag in die Akte, ob Reanimationsversuch erfolgen soll
- Thromboseprophylaxe ▶ 19.8
- Schmerzmittel ▶ 19.6
- Tetanusschutz ▶ 17.2.7, Tollwutschutz ▶ 17.3.14

1.2.3 Geriatrie

▶ Tab. 1.2

Tab. 1.2 Barthel-Index (ATL = Alltagsaktivitäten)

Funktion	Punkte*
Essen	
Unfähig, allein zu essen	0
Braucht etwas Hilfe, z. B. beim Fleischschneiden oder Butterauftragen	5
Selbstständig, benötigt keine Hilfe	10
Baden	
Abhängig von fremder Hilfe	0
Selbstständig, benötigt keine Hilfe	5
Körperpflege (Rasieren, Kämmen, Zähneputzen)	
Abhängig von fremder Hilfe	0
Selbstständig, benötigt keine Hilfe	5
An- und Auskleiden	
Unfähig, sich allein an- und auszuziehen	0
Braucht etwas Hilfe, kann aber ca. 50 % allein durchführen	5
Selbstständig, benötigt keine Hilfe	10

Tab. 1.2 Barthel-Index (ATL = Alltagsaktivitäten) *(Forts.)*

Funktion	Punkte*
Stuhlkontrolle	
Inkontinent	0
Gelegentlich inkontinent (max. 1×/Wo.)	5
Ständig kontinent	10
Urinkontrolle	
Inkontinent	0
Gelegentlich inkontinent (max. 1×/d)	5
Ständig kontinent	10
Toilettenbenutzung	
Abhängig von fremder Hilfe	0
Benötigt Hilfe wg. fehlenden Gleichgewichts oder beim Ausziehen	5
Selbstständig, benötigt keine Hilfe	10
Bett- bzw. Stuhltransfer	
Abhängig von fremder Hilfe, fehlende Sitzbalance	0
Erhebliche physische Hilfe beim Transfer erforderlich, Sitzen selbstständig	5
Geringe physische bzw. verbale Hilfe oder Beaufsichtigung erforderlich	10
Selbstständig, benötigt keine Hilfe	15
Mobilität	
Immobil bzw. Strecke < 50 m	0
Unabhängig mit Rollstuhl, inkl. Ecken, Strecke > 50 m	5
Unterstütztes Gehen möglich, Strecke > 50 m	10
Selbstständiges Gehen möglich (Hilfsmittel erlaubt), Strecke > 50 m	15
Treppensteigen	
Unfähig, allein Treppen zu steigen	0
Benötigt Hilfe oder Überwachung beim Treppensteigen	5
Selbstständiges Treppensteigen möglich	10

* Der max. erreichbare Score beträgt 100 Punkte.

1.3 Das Rezept

Rezeptausstellung Verschreiben dürfen Ärzte, Zahnärzte, Tierärzte. Ein Rezept umfasst:

- Name, Anschrift und Berufsbezeichnung des Verschreibenden (Stempel) und Datum
- Das Kürzel „Rp." (üblich, jedoch nicht vorgeschrieben)
- Name des Arzneimittels, Darreichungsform (z. B. Tbl., Supp.), Stärke (z. B. 1 mg) pro abgeteilter Arzneiform und Stückzahl (z. B. N 1: kleine Packung)
- Anweisungen zur Einnahme (z. B. 3×/d)
- Vor-, Zuname, Krankenkasse und Adresse des Pat.
- Eigenhändige Unterschrift
- Vordrucke sind nur für Krankenkassen- und BtMVV-Rezepte (▸ Abb. 1.1) Vorschrift. Ausfüllen des BtM-Rezeptes → violette Seiten der Roten Liste

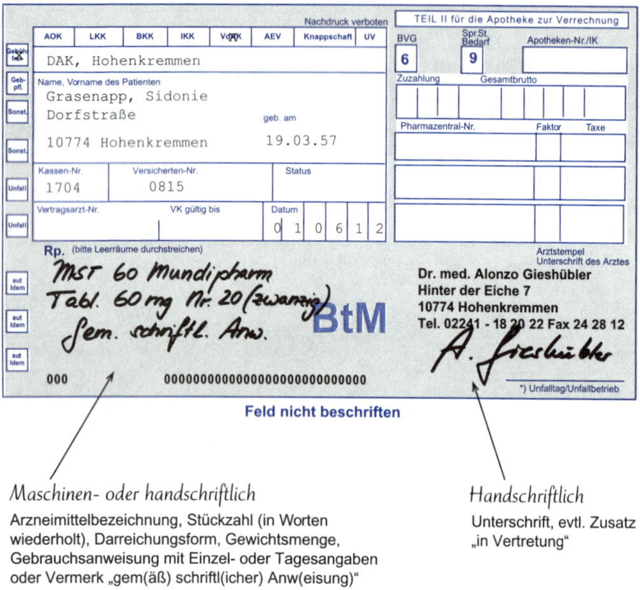

Abb. 1.1 BtM-Rezept [L157]

1.4 Die Entlassung des Patienten

1.4.1 Entlassung

Seit 1.10.2017 ist gesetzlich ein strukturiertes **Entlassmanagement** vorgeschrieben. Dabei ist u. a. der Bedarf des Pat. zwingend einzuschätzen und zu dokumentieren. Rezepte für Medikamente und Hilfsmittel, Verordnungen (z. B. Physiother., häusliche Krankenpflege), Arbeitsunfähigkeitsbescheinigung dürfen nur für max. 7 Tage ausgestellt werden, um die Zeit bis zur Wiedervorstellung beim Hausarzt zu überbrücken (Umsetzungshinweise auf www.dkgev.de).

Vorab zu klärende Probleme

- **Transportart:** Ist eine Fahrt mit Taxi oder öffentlichen Verkehrsmitteln möglich und zumutbar (Alltagskleidung und Schuhe vorhanden?) oder ist ein Krankentransport nötig?
- **Transportkosten:** Können die Kosten für die Selbstbeteiligung am Transport aufgebracht werden, oder liegt eine Befreiungskarte vor?
- **Zukünftige Fahrtüchtigkeit:** Ist der Pat. Inhaber eines Führerscheins, muss der Arzt ihn auf eine neu eingetretene Fahruntüchtigkeit aufmerksam machen. Ist der Pat. nicht einsichtig, ist der Arzt zur Meldung an das örtliche Straßenverkehrsamt berechtigt (nicht jedoch verpflichtet). Dokumentation!
- **Soziale Versorgung:** Sind Angehörige, Nachbarn oder das (wieder-)aufnehmende Altenheim informiert? Evtl. – z. B. bei Tumorpat. – auch Hausarzt anrufen, um rechtzeitige Hausbesuche sicherzustellen. Evtl. Information des Sozialdienstes des Krankenhauses (z. B. zur Planung einer AHB).
- **Selbstversorgung:**
  - Hat der Pat. einen Hausschlüssel, um in die Wohnung zu kommen?
  - Hat der Pat. zu essen? Keine Entlassung z. B. von alleinstehenden Diabetikern am Samstagnachmittag!
  - Hat der Pat. die lebenswichtigen Verhaltensregeln verstanden (z. B. Flüssigkeitsrestriktion bei schwerer Herzinsuff., kaliumarme Diät bei dialysepflichtiger Niereninsuff.)?

Ambulante Dienste

- Erfüllt der Pat. die Voraussetzungen für eine AHB oder ambulante Rehabilitation?
- **Kurzzeitpflege:** üblicherweise für 4 Wo. Kann nur 1×/J. verordnet werden.
- **Hospiz:** v. a. bei Tumorerkr. mit palliativem Therapieansatz.
- **Ambulanter Pflegedienst:** besucht den Pat. z. B. für Verbandswechsel, Insulinspritze, Stoma- oder Ulkuspflege. Kosten werden bei medizinischer Notwendigkeit i. d. R. übernommen.
- **Wohlfahrtsverbände:** (z. B. Diakonisches Werk, Caritas) bieten in Pflegestationen Hilfsmittel an (verstellbares Bett, Toilettenstuhl, Rollstuhl).
- **Sozialpsychiatrischer Dienst:** übernimmt Nachsorge, z. B. bei Drogenabhängigkeit, psychotischen Erkr. Er kann bei Rückfall-, Selbstmordgefährdung oder erneutem Psychoseschub die Einweisung veranlassen.

1.4.2 Arztbrief

Ist dem Pat. bei der Entlassung auszuhändigen.

- **Anschrift** des Weiterbehandelnden, i. d. R. Hausarzt; ggf. Durchschrift an mitbehandelnde Fachärzte, Psychologen, auf Wunsch auch an den Pat. selbst.

1

- **Anrede:** z. B. „Sehr geehrte Frau Kollegin, wir berichten über Ihren Patienten, Herrn Markus Muster, geb. am 29.2.1930, der vom TT.MM bis zum TT.MM. JJJJ in unserer stationären Behandlung war."
- **Diagnosen:** Hier sollten – nach Bedeutung für den jetzigen Klinikaufenthalt geordnet – alle Diagn. aufgeführt werden, die bei Entlassung gestellt werden können.
- **Anamnese:** z. B. „der Pat. kam zur Aufnahme wegen …". Dabei können die Worte des Pat. verwendet und in indirekter Rede wiedergegeben werden. An dieser Stelle auch die Krankengeschichte und die bisherigen Krankenhausaufenthalte erwähnen, Medikation bei Einweisung, auch mit Hinweisen auf mangelnde Compliance angeben. Risikofaktoren erwähnen.
- **Befund** (Bsp.):
  - 180 cm großer, 72 kg schwerer Pat. in gutem AZ und EZ. Keine Dyspnoe, keine Zyanose, kein Ikterus, keine tastbare Lk-Vergrößerung. NNH frei. Pupillen isokor, prompte Lichtreaktion bds., Visus gut. Zunge feucht, nicht belegt, Rachen reizlos. Keine Struma, Halsvenen nicht gestaut.
  - Thorax symmetrisch, Herzgrenzen nicht verbreitert, Herzspitzenstoß im 5. ICR MCL tastbar; Rhythmus regelmäßig, Frequenz 68/Min., kein Pulsdefizit, 1. und 2. Herzton rein, keine path. Geräusche; RR 150/75 mmHg seitengleich. Lungengrenzen gut atemverschieblich, Klopfschall sonor, Atemgeräusch vesikulär, keine Rasselgeräusche.
  - Bauchdecken weich, keine Narben, kein Druckschmerz, keine Resistenzen, Bruchpforten geschlossen, Darmgeräusche lebhaft; Leber 22 cm in MCL, Milz nicht tastbar vergrößert. Nierenlager nicht klopfschmerzhaft, Wirbelsäule nicht klopfschmerzhaft, nicht deformiert. Rektale Untersuchung: Prostata abgrenzbar, keine Hämorrhoiden tastbar, kein Blut am Fingerling.
  - Gliedmaßen frei beweglich, keine Ödeme. Alle Pulse regelrecht tastbar, keine Geräusche, Reflexe (BR, TR, BRR, QR, TSR) seitengleich auslösbar. Keine path. Reflexe.
- **Labor:** Werte bei Aufnahme, z. B. „pathologisch waren … Im Normbereich lagen …", wichtige Parameter im Verlauf, Spezialuntersuchungen (z. B. TSH, AFP) auch bei nicht path. Befund immer aufführen.
- **Apparative Diagn.:** z. B. Befunde von EKG, Rö-Thorax, Lufu, Sono, Rö-Spezialuntersuchungen.
- **Zusammenfassende Darstellung des Verlaufs:** dabei im 1. Satz auf Einweisungsgrund eingehen, z. B. „Pat. kam zur Klärung eines Gewichtsverlusts von 8 kg zur Aufnahme. Als Ursache fanden wir ein schlecht sitzendes Gebiss".
- **Ther. bei Entlassung,** ggf. Empfehlungen für weitere Diagn. und Vorgehen bei zu befürchtenden KO.
- **Unterschrift:** eigene, Oberarzt, Chefarzt.

1.5 Sterben und Tod eines Patienten

1.5.1 Der sterbende Patient

Der Tod eines Pat. darf nicht mit ärztlichem Versagen gleichgesetzt werden. Liegt ein Pat. im Sterben, sollte der Arzt folgende Fragen prüfen:

- Können Sorgen des Pat. erleichtert werden, z. B. der Wunsch, ein Testament zu schreiben, seine Kinder noch einmal zu sehen, zu Hause zu sterben?
- Ist der Pat. schmerzfrei? Leidet der Pat. unter Luftnot?

- Können für den Pat. quälende Diagn. und Ther. (Bestrahlung, Chemother., parenterale Ernährung, Blutentnahmen) abgesetzt werden?
- Ist ggf. dafür gesorgt, dass keine Reanimation vorgenommen wird? (Hinweis an den diensthabenden Arzt, ggf. schriftliche Festlegung in Krankenakte oder am Bett).
- Sind die Angehörigen und ggf. der Hausarzt informiert?
- Hat der Pat. noch Fragen? Wünscht er Beistand durch den Seelsorger? (in vielen Krankenhäusern gibt es einen Krankenhausseelsorger).
- Ist alles getan, damit der Pat. in Ruhe (Einzelzimmer) und würdevoll sterben kann?

Diagnosekriterien des klinischen Todes
- Pulslosigkeit, Atemstillstand, Bewusstlosigkeit, weite reaktionslose Pupillen.
- Sichere Todeszeichen: Totenflecken (nach 0–4 h, rotviolette Flecken, v. a. in abhängigen Körperpartien, die nach spätestens 24 h nicht mehr wegdrückbar sind), Leichenstarre (nach 2–6 h, schreitet vom Kopf zur Peripherie hin fort und löst sich nach 2–3 d).

1.5.2 Totenbescheinigung (Leichenschauschein)

Landesrechtliches Dokument. Es wird von dem Arzt ausgefüllt, der die Leichenschau vornimmt (möglichst innerhalb von 24 h nach dem Tod). Es besteht meist aus einem offenen Teil für amtliche Zwecke und einem vertraulichen Teil mit medizinischen Angaben zur Todesursache (Grundlage der amtlichen Todesursachenstatistik).
- Personalien des Toten, Todesfeststellung, Todeszeitpunkt.
- Todesart, erfordert Kenntnisse der Vorgeschichte. **Cave:** Amtsarzt im örtlichen Gesundheitsamt bei übertragbarer Krankheit im Sinne des Infektionsschutzgesetzes (▶ 17.7) benachrichtigen.
- Todesursache: Ist diese unklar (z. B. unbekannter Pat.) oder haben Gewalt, Verletzungen, Suizid, Alkohol, Vergiftung, Vernachlässigung, OP oder Anästhesie eine Rolle gespielt (V. a. unnatürliche Todesursache), ist der Staatsanwalt zu informieren.

! Totenschein nur unterschreiben, wenn mind. ein sicheres Todeszeichen vorhanden ist und eine Untersuchung am unbekleideten Körper möglich war!

1.5.3 Hirntoddiagnostik und Organspende

Symptomentrias
- **Koma,** d. h. Bewusstlosigkeit, die auch durch starke Reize (z. B. Kneifen) nicht zu durchbrechen ist.
- **Apnoe:** Sicherung durch Apnoe-Test; Beatmung mit 100 % O_2, Reduktion des Ventilationsvolumens auf 25 % über 10 Min. → Diskonnektion von der Beatmungsmaschine und Insufflation von 6 l O_2 über den Tubus. Der Ausfall der Spontanatmung ist bewiesen, wenn keine spontane Atmung innerhalb einer angemessenen Frist einsetzt und der $pCO_2 > 60$ mmHg ansteigt.
- **Hirnstammareflexie:** lichtstarre, weite Pupillen bds., fehlender Kornealreflex bds., fehlender okulozephaler Reflex (Puppenkopfphänomen), fehlende Tri

geminus-Schmerzreaktion, fehlender Tracheal- und Pharyngealreflex. Bei prim. infratentoriellen Prozessen ist eine EEG-Kontrolle obligat.

Ergänzende Untersuchungen Zur Verkürzung des Beobachtungszeitraums von 72 h:

- Null-Linien-EEG über 30 Min. bei kontinuierlicher Registrierung frühestens 6 h nach Eintritt einer sek. Hirnschädigung
- Doppler-Sono (mind. 2× im Abstand von mind. 30 Min., erfahrener Untersucher!) oder zerebrale Perfusionsszinti zum Nachweis des zerebralen Zirkulationsstillstands
- Frühe akustisch evozierte Potenziale (FAEP) mit Erlöschen der Wellen III–V. Voraussetzungen sind normale Körpertemperatur und nicht relevanter Barbituratspiegel. Evtl. mehrfach ableiten

Dokumentation Alle Befunde müssen übereinstimmend und nacheinander im Abstand von 12 h (Beobachtungszeitraum bei prim. Hirntod) bzw. 3 d (bei sek. Hirntod) von zwei Untersuchern festgestellt und dokumentiert werden (evtl. Musterprotokoll zur Feststellung des Hirntods). Beide Ärzte müssen mehrjährige Erfahrung in der Intensivbehandlung von Pat. mit schweren Hirnschäden haben. Bei einer in Aussicht gestellten Organentnahme müssen beide Ärzte unabhängig von einem Transplantationsteam sein. Bei Kindern < 3 J. gelten spezielle Regeln.
Schriftliche Dokumentation möglichst auf vorgedrucktem Protokollbogen mit Datum, Uhrzeit und Namen der untersuchenden Ärzte. Protokollbogen ist dem Krankenblatt beizufügen.

Meldepflicht Alle Krankenhäuser sind nach dem Transplantationsgesetz § 11(4) **verpflichtet,** den endgültigen, nicht behebbaren Ausfall der Gesamtfunktion des Großhirns, des Kleinhirns und des Hirnstamms von Pat. (Hirntod) dem zuständigen Transplantationszentrum zu melden.

- **Voraussetzungen zur Organentnahme:** akute, schwere, prim. (z. B. Hirnblutung) oder sek. (z. B. Hypoxie) Hirnschädigung.
- **Ausgeschlossen sein müssen:** Intox., neuromuskuläre Blockade, Unterkühlung, endokrines oder metabolisches Koma, Schock als Ursache des Komas. Bei möglicher Nachwirkung zentral dämpfender Medikamente muss zusätzlich ein zerebraler Zirkulationsstillstand nachgewiesen werden.

! Bei Unklarheiten unbedingt Kontaktaufnahme mit Transplantationszentrale!

Spenderkriterien Eine Organentnahme ist immer in Betracht zu ziehen bei:

- Klin. Zeichen des Hirntods (s. o.)
- Ausschluss eines vorbestehenden irreversiblen Schadens des zu entnehmenden Organs (passagere Funktionsverschlechterung ist keine KI)
- Unwahrscheinlicher Übertragung von Krankheiten, wie unbeherrschbarer Sepsis, Tbc, Hepatitis B, HIV, Malignom (lokale Infektion keine KI)

Bei jedem Organspender kann auch eine Gewebespende (z. B. Kornea, Haut, Knochen) erwogen werden.

Frühzeitige Kontaktaufnahme mit Transplantationszentrum oder DSO (www.dso.de).

Obduktion Eine Obduktion erfolgt meist nur nach Einwilligung der Angehörigen, evtl. auch nach Ablauf einer 24-h-Frist, innerhalb derer die Angehörigen Einspruch erheben können. Näheres regelt der Krankenhausbehandlungsvertrag zwischen Pat. und Krankenhausträger.
Erzwingbar ist die Obduktion bei Seuchenverdacht (nach amtsärztlichem Gutachten!) und vor einer Feuerbestattung, sofern die Todesursache nicht anders geklärt werden kann. Die gerichtliche Sektion wird vom Staatsanwalt beantragt.
Berufsgenossenschaften können zur Klärung eines Kausalzusammenhangs zwischen Arbeitsunfall und Tod eines Versicherten eine Obduktion verlangen. Eine „versorgungsrechtlich" begründete Obduktion kann vom Stationsarzt mit Einverständnis der Angehörigen angeordnet werden, um die spätere Beweislage der Hinterbliebenen zu verbessern.

1.6 Aufklärungspflicht

Jede Maßnahme am Pat. ohne dessen Einwilligung gilt als Körperverletzung (§§ 223 ff. StGB) und ist damit rechtswidrig. Grundlage ist das Persönlichkeits- und Selbstbestimmungsrecht (Art. 2 GG). Die Einwilligung des Pat. ist nach erfolgter Aufklärung rechtzeitig einzuholen. Die Aufklärung sollte dem Pat. die Selbstbestimmung, d. h. eine abwägende Wahrnehmung seiner Interessen, ermöglichen.
Eine OP oder ein invasiver Eingriff stellen für jeden Pat. eine Ausnahmesituation dar, in der seine Aufnahmefähigkeit verändert sein kann. Darum Informationen gut gliedern und Aufklärungsgespräch möglichst wiederholen (auch Angehörige müssen oft mehrmals aufgeklärt werden!). Wichtige Punkte schriftlich festhalten, nicht nur für den Staatsanwalt, auch für den Pat.!

Allgemeine Vorgaben

- **Umfang der Aufklärung:** richtet sich nach der Dringlichkeit des „Eingriffs" sowie nach dem Bildungs- und Erfahrungsstand des Pat.
- **Inhalt:** Der Pat. muss grundsätzlich über alle relevanten Umstände seiner Erkr. und ihre Therapiemöglichkeiten aufgeklärt werden. Hiervon hängt die juristische Wirksamkeit der Einwilligung zu einem ärztlichen Eingriff ab. Über typische Risiken ist unabhängig von der KO-Rate aufzuklären.
- **Zeitpunkt:** außer bei Notfällen rechtzeitig aufklären, d. h. mind. 24 h vor dem Eingriff und auf keinen Fall nach der Prämedikation.
- **Dokumentation:** Aufklärung vom Pat. durch Unterschrift bestätigen lassen oder vor Zeugen vornehmen. Nach dem neuen Patientenrechtegesetz (2/2013) müssen Pat. eine Kopie der Aufklärung erhalten; dies muss dokumentiert werden!

Sonderfälle

- **Geschäftsunfähige Pat.:** Einwilligung des jeweiligen Betreuers erforderlich.
- **Bewusstlose Pat.:** vom mutmaßlichen Pat.-Willen ausgehen (Geschäftsführung ohne Auftrag, rechtfertigender Notstand gem. § 34 StGB). Angehörige über vorgesehenen Eingriff informieren.
- **Kinder:**
  - Kinder bis 14 J. sind gesetzlich nicht einwilligungsfähig, sollten aber ihrem Entwicklungsstand entsprechend über den Eingriff aufgeklärt werden.
  - Kinder und Jugendliche von 14–18 J. können selbst einwilligen, wenn sie fähig sind, die Bedeutung und die Folgen des Eingriffs und der Narkose für sich selbst zu erkennen. Sonst ist die Einwilligung des Erziehungsberechtigten einzuholen.

1

 - Verweigern Eltern Transfusionen für ihr Kind, kann ihnen ggf. das Sorgerecht vorübergehend durch Gerichtsbeschluss entzogen werden.
- **Notfallmaßnahmen:** Aufklärung und Einwilligung sind in Abhängigkeit von der präop. verfügbaren Zeit und dem Zustand des Pat. auf Wesentliches zu beschränken. Schriftliche Dokumentation!
- **Vor invasiven Maßnahmen** (z. B. PEG-Anlage, Tracheostoma): Üblich ist die Stufenaufklärung. Der Pat. oder ein enger Verwandter erhält ein Formblatt, das über den bevorstehenden Eingriff informiert. Auf dieser Grundlage erfolgt das Gespräch mit dem behandelnden Arzt, der idealerweise auch den Eingriff durchführt. Mündliche und schriftliche Einwilligung am Vortag der OP. Wenn der Pat. nicht unterschreiben kann, Anwesende bei der mündlichen Einwilligung als Zeugen unterschreiben lassen.

1.7 Behandlung gegen Patientenwillen („Zwangseinweisung")

1.7.1 Zwangsmaßnahmen

- **Fixierung:** z. B. bei verwirrten Pat., die durch unkontrolliertes Aufstehen zu Schaden kommen können, bei intubierten Pat. in der Weaning-Phase, bei Pleuradrainage oder art. Kathetern, deren unsachgemäße Entfernung mit einem besonders hohen Risiko verbunden ist. Erfolgt immer auf ärztliche Anordnung, die nicht an das Pflegepersonal delegiert werden darf. Der anordnende Arzt (schriftliche Dokumentation!) hat sich von der sachgerechten Durchführung zu überzeugen. Eine ständige Überprüfung der Ind. ist notwendig.
- **„Heimliche" Medikamentengabe:** z. B. bei hochgradig agitierten Pat. zur Abwendung von Fremd- oder Selbstgefährdung möglich.
- **„Randalierende Pat.":** Anwendung von „einfacher" Gewalt zur Gefahrenabwendung zulässig → ausreichende Übermacht sicherstellen („weiße Wolke"), keine „Einzelaktion".

- Zeugen Jehovas lehnen die Transfusion der vier Hauptkomponenten des Bluts (Erys, Leukos, Thrombos, Blutplasma) sowie die präop. Eigenblutspende strikt ab. Eine Zwangsbehandlung darf bei Erw. nicht erfolgen, auch nicht bei Lebensgefahr.
- Die Verwendung von Plasmafraktionen (Albumin, γ-Globuline), aber auch z. B. Interferone sowie Eigenblutverfahren wie die maschinelle Autotransfusion oder die Hämodilution werden der Entscheidung des Einzelnen anheimgestellt.
- Auch bei Zeugen Jehovas existiert kein Verbot der Organentnahme nach dem Tod.

1.7.2 „Zwangseinweisung" (PsychKG)

Indikationen Die Zwangsunterbringung eines Menschen in einem Krankenhaus ist nur in eng umrissenen Grenzen zulässig. In jedem Bundesland wird die gesetzliche Grundlage in den „Unterbringungsgesetzen" (PsychKG) geregelt.

Einzige hinreichende Begründung sind akute und erhebliche Eigen- oder Fremdgefährdung, wenn zur Abwehr der Gefahr kein anderes Mittel zur Verfügung steht. Sie wird durch die örtliche Ordnungsbehörde aufgrund eines ärztlichen Zeugnisses veranlasst, bedarf jedoch der unverzüglichen richterlichen Überprüfung. Zunächst muss die Unterbringung in einer geschlossenen Abteilung einer psychiatrischen Klinik erfolgen.

Keine Indikationen

- Behandlungsbedürftigkeit eines psychischen oder somatischen Leidens
- Wirtschaftlicher Schaden
- Einfache Störung der öffentlichen Ordnung
- Verwahrlosung des Betreffenden
- Fehlende Bereitschaft, sich ärztlich behandeln zu lassen

Vorgehen Zwingend erforderlich ist eine persönliche Untersuchung des Kranken. Das ärztliche Zeugnis muss eine Beschreibung der Erkr., eine Diagn. und eine Begründung für die akute Eigen- oder Fremdgefährdung enthalten. Darüber hinaus ist meist eine Zuordnung zu den Diagnosekriterien Psychose, Störung, die einer Psychose gleichkommt, Schwachsinn oder Sucht notwendig. Das Zeugnis wird dem zuständigen Amtsgericht zugestellt.

Beispieltext

Ich habe Frau D. Elir (Pat.-Daten) heute psychiatrisch untersucht. Sie leidet an akuten Wahnvorstellungen und fühlt sich von ihrer Umgebung verfolgt. Sie hat in meiner Gegenwart (bzw. in Gegenwart von Zeugen) damit gedroht, ihre Kinder zu erschlagen. Die Unterbringung in einer geschlossenen Abteilung der psychiatrischen Fachklinik XY stellt die einzige Möglichkeit dar, mit der diese Fremdgefährdung abzuwenden ist. Ggf. Zusatz: Die Unterbringung soll unverzüglich durch die Ordnungsbehörde, noch vor Einschaltung eines Richters, erfolgen.

1.7.3 Betreuung

Die Einrichtung einer Betreuung ist in Betracht zu ziehen, wenn aufgrund einer psychischen Krankheit oder einer körperlichen, geistigen oder seelischen Behinderung wichtige Angelegenheiten ganz oder teilweise nicht besorgt werden können. Das Betreuungsverfahren wird vom Betreuungsgericht nach Antrag des Betroffenen, seiner Angehörigen oder auf Anregung Dritter eingeleitet. Vor der Entscheidung sind eine persönliche Anhörung und ein Sachverständigengutachten obligat. Bei Eilbedürftigkeit kann eine einstweilige Anordnung erfolgen.

Das Gericht bestellt einen Betreuer und definiert einen Aufgabenbereich, innerhalb dessen dieser selbstständig entscheidet. Besteht bei einer Untersuchung, Heilbehandlung oder einem ärztlichen Eingriff eine begründete Gefahr für eine tödliche oder schwerwiegende KO (Ausnahme nur bei akuter Gefahr), muss zusätzlich die Genehmigung durch das Betreuungsgericht erteilt werden. Für die Entscheidung des Richters ist ein fachärztliches Attest nötig, das zur Frage der Einwilligungsfähigkeit des Pat., der Art der Untersuchung, Ther. oder des Eingriffs und den Risiken Stellung nimmt. Gutachter und ausführender Arzt dürfen nicht identisch sein.

1

Die örtliche Praxis kann innerhalb eines Bundeslands ebenso unterschiedlich sein wie die Gesetze der einzelnen Bundesländer. Deshalb immer zuvor nach dem ortsüblichen Vorgehen erkundigen.

1.8 Patientenverfügung

Synonym
Patiententestament. Abbruch der Ther. auf Wunsch des Pat.

Lebenserhaltende Maßnahmen dienen der Aufrechterhaltung der Vitalfunktionen (z. B. Dialyse, Beatmung). Ob hierzu auch z. B. Ernährung oder eine Antibiotikather. zählt, ist umstritten.
Der Pat. hat das Recht, eine lebenserhaltende Behandlung nach Aufklärung abzulehnen. Auf diese kann der Pat. auch auf ausdrücklichen Wunsch verzichten. Die mündliche Willensäußerung im Beisein von Zeugen ist ausreichend. Bei sich anbahnender Aussichtslosigkeit einer Behandlung sollte von Bezugspersonen des Pat. dessen mutmaßlicher Wille erkundet werden. Dieses Gespräch muss dokumentiert werden. Ein Patiententestament kann hierbei eine wichtige Entscheidungshilfe sein.

Immer ist eine ausreichende Basispflege (Schmerzther., Sauerstoffgabe, Flüssigkeitssubstitution, Mundpflege, Absaugen) zu gewährleisten.

1.9 Probleme im Stationsalltag

1.9.1 Nadelstichverletzung

Verletzung mit Hepatitis- oder HIV-kontaminierter Nadel.

! Das Risiko einer Nadelstichverletzung ist erhöht nach Nachtdiensten (v. a. im Euphoriestadium) und Urlaub!

Allgemeine Prophylaxe
- Konsequentes Tragen von virusdichten Handschuhen bei jedem möglichen Kontakt mit Körpersekreten.
- Mundschutz und ggf. Schutzbrille bei möglicher Entstehung von Spritzern.
- Niemals gebrauchte Nadeln in die Schutzkappe (häufigste Ursache für Verletzung!) stecken, sondern sofort in geeignete Container abwerfen. Gebrauchte Nadeln oder Skalpelle nicht biegen oder brechen. Heute sollten nur noch stichsichere Instrumente nach TRBA 250 verwendet werden.
- Auch wenn Speichel nicht zu einer HIV-Übertragung führen dürfte, die Notwendigkeit zur Mund-zu-Mund-Beatmung z. B. durch immer vorhandene Gesichtsmasken und Ambu-Beutel minimieren.
- Nach Nadelstich muss bis zum Beweis des Gegenteils von potenzieller Infektiosität ausgegangen werden → Safer Sex, keine Blut- oder Organspenden.

Kontagiosität Die Kontagiosität des HI-Virus ist zum Glück gering: Die Ansteckungsrate nach direkter Inokulation wird auf < 0,25 % geschätzt, die Kontagiosität von Hepatitis B und C ist dagegen etwa 25 × höher. Aktuelle Vorgaben beim RKI.

Sofortmaßnahmen

- Jedes Krankenhaus sollte über eine schriftlich fixierte Behandlungsrichtlinie und einen verantwortlichen Ansprechpartner verfügen!
- Einstichstelle gründlich mit Wasser und Seife oder alkoholischer Lsg. reinigen (20–30 % für Schleimhäute, sonst Alkohol-Lsg. für Hautdesinfektion), Blutfluss durch Druck auf das umliegende Gewebe fördern (> 1 Min.)
- Chir. Wundversorgung, erneute großzügige Desinfektion (z. B. Fingerbad in alkoholischer Lsg. ≥ 80 Vol.-%, z. B. Betaseptic® R oder Freka-R-Derm® farblos). Nadel ggf. für mikrobiolog. Untersuchung asservieren
- Immer D-Arzt-Bericht, Hepatitis-Serologie, HIV-Test sofort und im Verlauf bei Pat. und Arzt
- Infektionsdosis (blutgefüllte Nadel > Lanzette > Spritzverletzung) erfragen
- Krankheitsstadium des Pat. dokumentieren. Höheres Übertragungsrisiko bei aktiver Hepatitis B oder C bzw. AIDS-Vollbild mit hoher Viruslast

Chemoprophylaxe bei HIV-Inokulation

Die medikamentöse Prophylaxe ist immer eine Individualentscheidung je nach Risikokonstellation. Für eine Chemotherapieprophylaxe sprechen die schwerwiegenden Folgen einer HIV-Inf., die bewiesene antiretrovirale Aktivität der eingesetzten Medikamente und die Tatsache, dass NW bei Kurzzeitmedikation fast immer reversibel sind.

Indikationen

- Immer bei perkutaner Verletzung mit kontaminierter Hohlraumnadel (Blut, Liquor, Organpunktion), bei tiefer Schnittverletzung mit sichtbarem Blut und bei Indexpat. mit dem Vollbild AIDS bzw. mit bekannt hoher Viruslast.
- Eine Prophylaxe soll angeboten werden bei oberflächlicher Verletzung oder bei Kontakt mit Material mit hoher Viruslast und Schleimhäuten oder geschädigter Haut.
- Keine Prophylaxe sollte bei perkutanem oder Schleimhautkontakt mit Urin, Speichel oder bei Kontakt von intakter Haut mit Blut erfolgen.

Vorgehen Nach Inokulation (d. h. penetrierendem Kontakt) HIV-pos. Materials möglichst schnell mit Postexpositionsprophylaxe (PEP) beginnen (innerhalb von 2–24 h; nach > 72 h nicht mehr sinnvoll). Beispielschemata (**Cave:** keine Zulassung für PEP):

- Emtricitabin 1 × 200 mg plus Tenofovir 1 × 245 mg plus Raltegravir 2 × 400 mg **alternativ**
- Lamivudin1 × 150 mg plus Zidovudin 1 × 300 mg plus Lopinavir 2 × 200 mg plus Ritonavir 2 × 50 mg z. B. über 28 d.

Nebenwirkungen Übelkeit, Kopf- und Muskelschmerzen sowie Müdigkeit sind mit 75 % sehr häufig und führen in 30 % zum Therapieabbruch.

Kontrolle HIV-Testung des Verletzten (nur mit Einverständnis) an den Tagen 0, 45, 90, 180, 365.

1

- Antikonzeption während Tbl.-Einnahme
- Durch die Chemoprophylaxe Reduktion des ohnehin niedrigen Infektionsrisikos nach Inokulation von HI-Viren um mind. 80 %

Chemotherapieprophylaxe bei HBV-Inokulation

- Hepatitis-B-Impfstatus erfragen
- Bei fehlendem oder unsicherem Impfschutz gegen Hepatitis B ggf. simultane Aktiv-Passiv-Immunisierung innerhalb von 24–48 h
- Anti-HBc-, Anti-HCV-AK sofort, nach 6 und 12 Wo. kontrollieren
- Immer D-Arztverfahren und ggf. Meldung beim Betriebsarzt

1.9.2 Nasenbluten

Ätiologie

- Meist lokal („habituell") durch Zerreißen kleiner Venen v. a. im Locus Kiesselbachi. Selten Septumpolypen, Trauma, Schädelbasisfraktur
- Als Sympt. einer Allgemeinerkr. wie Hypertonie, Arteriosklerose, hämorrhagische Diathese (v. a. Pat. unter oraler Antikoagulation, Thrombopenie; ▶ 13.6.1), perniziöse Anämie (▶ 13.2.2), Leukämie (▶ 13.3), Inf. (z. B. Typhus, ▶ 17.2.21), Urämie (▶ 9.8.4)

Vorgehen

- RR und Puls messen; möglichst Lokalisation der Blutung mit dem Otoskop (vorderer oder hinterer Nasenabschnitt)
- **Allg. Maßnahmen:** Oberkörper hochlagern, Kopf nach vorn beugen und Mund öffnen lassen. Blut zunächst in eine Nierenschale tropfen lassen → verschlucktes Blut ist ein starkes Emetikum! Eisbeutel in Nacken und Stirn
- **Tamponade:** Wenn Blutung nicht nach 10–15 Min. sistiert, mit abschwellenden Nasentropfen (alternativ auch mit 1 Tropf. Adrenalin) getränkte Watte fest ins Nasenloch stopfen, Nasenflügel zusammendrücken. Tamponade nach etwa 24 h entfernen
- **Vit. K:** bei Marcumar®-Pat. evtl. 10 mg Konakion® MM i. v. bzw. PPSB
- Ggf. Tamponade durch den HNO-Arzt, lokale Tamponade mit Katheter (z. B. Reuther-Katheter)

- Das Ausmaß des Blutverlusts wird meist überschätzt.
- Tamponade nicht länger als 2–3 d liegen lassen!

1.9.3 Akutes Glaukom

Meist einseitige anfallsartige Erhöhung des Augeninnendrucks auf 50–80 mmHg (normal < 22 mmHg) durch Abflusssperre des Kammerwassers.

Ätiologie Prädisposition durch Hyperopie, höheres Alter, Stress. Sek. Glaukom z. B. durch Trauma (z. B. Linsenluxation), Blutung (z. B. bei Diab. mell.) und intraokuläre Tumoren

Klinik Kopfschmerzen, Trigeminusschmerz, Übelkeit, Erbrechen, Visus stark reduziert. Druckmydriasis (Pupille einseitig weit und lichtstarr), Hyperämie der Bindehaut, steinharter Bulbus

Therapie Pupillenverengung durch Pilokarpin-Augentropfen 1 % (1 Trpf. alle 10 Min.), Acetazolamid 500 mg i. v., evtl. zusammen mit „lytischem Cocktail" aus Triflupromazin 20 mg, Promethazin 50 mg und Pethidin 100 mg in Fruchtsaft gelöst oder i. m. Danach sofort in fachärztliche Behandlung überweisen!

1.9.4 Der schwierige Patient

▶ Tab. 1.3

Tab. 1.3 Der schwierige Patient
Ein Pat. beschwert sich über einen Behandlungsfehler oder über Fehlverhalten des medizinischen Personals
Reaktion: Sofortiges Angebot eines klärenden Gesprächs möglichst im Beisein eines Zeugen. Dieses Gespräch muss dokumentiert werden. Der Pat. soll explizit gefragt werden, ob er alle Kritikpunkte vorgebracht hat. Auf Rechtfertigungsversuche sollte verzichtet werden, da diese häufig zu dem Eindruck führen, dass etwas schiefgelaufen ist, was später in einer Klage resultieren kann. Vielmehr sollte das Gefühl vermittelt werden, dass die Beschwerde ernst genommen wird (ohne jedoch dem Pat. recht zu geben). Wird diese Beschwerde auch bei Entlassung aufrechterhalten, sollte Kontakt zum einweisenden Arzt aufgenommen werden.
Bei Entlassung klagt der Pat. über Beschwerden, die während des gesamten stationären Aufenthalts nicht angegeben wurden
Reaktion: Sofortige Abklärung, Oberarzt/Chefarzt hinzuziehen. Ggf. sollte die Entlassung verschoben werden, bis alle Unklarheiten bereinigt sind. Andernfalls ist im schwersten Fall eine Klage wegen unterlassener Hilfeleistung möglich. Wenn der Pat. trotzdem auf einer Entlassung besteht, ist eine ausführliche Dokumentation notwendig. Auch sollte über mögliche KO aufgeklärt werden. Auch hier ist eine Kontaktaufnahme mit dem einweisenden Arzt sinnvoll.
Längere Zeit nach der Ther. erscheint der Pat. unangemeldet und fordert ohne weitere Begründung die Herausgabe der Krankenunterlagen
Reaktion: Eigentümer der Krankenunterlagen wie Karteikarten usw. sind der Arzt bzw. das Krankenhaus. Der Pat. hat keinen Herausgabeanspruch, sondern lediglich Einsichtsrecht. Persönliche Wertung der Ärzte, z. B. in der Anamnese oder aus Informationen von Familienangehörigen oder Verdachtsdiagnosen, sind nicht für die Einsichtnahme der Pat. bestimmt. Üblicherweise werden heute Kopien gegen Kostenerstattung für den Rechtsbeistand angefertigt. Die Herausgabe von Akten ist nur auf richterliche Anordnung an ermächtigte Personen möglich. In jedem Fall sollte sofort der verantwortliche Arzt informiert werden. Es sollte ein Gespräch mit dem Pat. über die Gründe für den Herausgabewunsch geführt werden. Bei Kenntnis einer Schadensklage sollte eine sofortige Information an die Haftpflichtversicherung erfolgen.
Ein Pat. beschwert sich über einen Behandlungsfehler oder über Fehlverhalten des medizinischen Personals, eines anderen Krankenhauses oder von vorbehandelnden Kollegen
Reaktion: Hier sollte ein neutrales Verhalten bewahrt werden, insb. wenn man Kenntnis über laufende Schadensklagen hat. Keinesfalls sollte ungeprüft eine Schuldzuweisung gegen Kollegen unterstützt werden.
Abbruch des Arzt-Pat.-Verhältnisses durch das Behandlungsteam bei gestörtem Vertrauensverhältnis
Reaktion: Dies ist durch das Team nur bei schwerwiegenden Gründen möglich. Da der Pat. einen Anspruch auf Behandlung hat, empfiehlt sich vorher die Kontaktaufnahme

1

Tab. 1.3 Der schwierige Patient *(Forts.)*

zur Rechtsabteilung. Das Verhältnis zwischen Pat. und betreuendem Team wird geprägt von Vertrauen und Verständnis. Gleichzeitig wird dieses Verhältnis auch oft von den Erwartungen des Pat. an den medizinischen Fortschritt belastet. Insb. bei Ausbleiben des erhofften Heilerfolgs entsteht bei Pat. und Angehörigen der Verdacht auf ein ärztliches Fehlverhalten. Der Gedanke an eine schicksalhafte Entwicklung wird dabei häufig verdrängt. An diesem Punkt bestimmen meist Angehörige und andere Fremdpersonen den weiteren Verlauf dieser Krisensituation, die sich ohne weitere Einflussmöglichkeit des behandelnden Teams verselbstständigt. Der Pat. selbst erwartet i. Allg. jedoch auch in einer solchen Situation, dass das ther. Verhältnis zwischen ihm und dem Behandlungsteam aufrechterhalten wird, und diese Chance sollte genutzt werden. Häufig fühlen sich jedoch gerade in dieser Situation die Teammitglieder ungerecht behandelt und beleidigt und setzen sich zur Wehr, was i. d. R. nicht sinnvoll ist. Daher immer Rücksprache mit Oberarzt und/oder Chefarzt.

1.10 Die erste Nacht

Kein Berufsanfänger geht ohne „Bauchgrummeln“ in den ersten Nachtdienst. Hierzu einige Tipps:

- Persönliche Vorstellung bei den Mitarbeitern der Aufnahmestation bzw. bei den Nachtschwestern. Ratschläge erfahrener Schwester ernst nehmen, ggf. eigenes Unwissen eingestehen! Es zählt das Ergebnis und nicht die gute Haltungsnote.
- Bei Unsicherheit nicht zögern, den Hintergrund anzurufen.
- Ggf. Geräteeinweisung (Beatmungsgeräte, Defibrillator, externer Schrittmacher).
- Was ist im Notfallwagen? Intubationsbesteck, Laryngoskop, Führungsstab usw. in die Hand nehmen.
- Telefonnummern, Funkernummern, Handy-Nummern, Zuständigkeiten klären.
- Ablauf bei Reanimationsalarm durchsprechen.
- Essen, Trinken und andere Primärbedürfnisse nicht vergessen!
- „In case of emergency the first procedure is to take your own pulse“ (S. Shem).

1.11 Hygiene auf der peripheren Station

Bei der Visite die Teilnehmerzahl auf möglichst geringe Personenzahl beschränken. Bei direktem Patientenkontakt ist Händedesinfektion davor und danach obligat. Auf Händeschütteln mit Verweis auf Hygiene möglichst verzichten.

Händedesinfektion Die Hände des ärztlichen und des Pflegepersonals sind der wesentliche Überträger von Krankheitserregern. Deshalb gehört die hygienische Händedesinfektion zu den wichtigsten Verhütungsmaßnahmen nosokomialer Inf. Eine hygienische Händedesinfektion ist erforderlich:

- Bei Betreten und Verlassen der Pflegeeinheit oder der Station
- Vor und nach **jedem** Patientenkontakt
- Vor invasiven Maßnahmen, auch wenn dabei Handschuhe (steril oder nicht sterilisiert) getragen werden (z. B. ZVK-Anlage, Legen von Harnableitungen, Injektionen, Punktionen, Bronchoskopien)
- Vor „reinen“ Tätigkeiten, z. B. Bereitstellung von Infusionen, Aufziehen von Medikamenten

- Vor und nach jeglichem Kontakt mit Wunden, dem Bereich der Einstichstellen von Kathetern, Drainagen u. Ä.
- Nach Kontakt mit potenziell kontaminierten Gegenständen oder Flächen (Urinsammelsysteme, Absauggeräte, Trachealtuben usw.)

Handschuhe
- Nicht sterilisierte Einmalhandschuhe sollten bei folgenden Tätigkeiten getragen werden: Waschen des Pat., Blutentnahmen, Kontaktgefahr mit potenziell kontaminiertem oder kontaminiertem Material (Urin, Stuhl, AP-Beutel).
- Sterile Einmalhandschuhe sind zu tragen bei Verbandswechsel von Wunden, Kathetern, Drainagen, Trachealkanülenwechsel, endotrachealem Absaugen.

- Kopfbedeckungen sind aus hygienischer Sicht nicht erforderlich (Ausnahmen: Isoliermaßnahmen z. B. von Pat. mit MRE, invasive Maßnahmen), lange Haare sind zusammengebunden und hochgesteckt zu tragen. Ringe und Uhren dürfen im Dienst nicht getragen werden.
- Besucher von Pat. mit multiresistenten Erregern (MRE) sollen keinen Kontakt zu anderen Pat. haben und müssen die Station auf dir. Wege betreten und verlassen. Beim Besuch von „hygienischen Risikopat." (Langzeitbeatmung, Pneumonie, Inf.) ist Schutzkleidung sinnvoll. Für Besucher von Pat. mit MRE sind Schutzkittel, Gesichtsmaske und Handschuhe empfohlen (Einkleiden vor dem Patientenzimmer, Abwurf der Schutzkleidung im Patientenzimmer).
- Überschuhe verschlechtern die Händehygiene!

1.12 Critical Incident Reporting System (CIRS)

Aus der Luftfahrt übernommene Erkenntnis, dass die Analyse von Beinahe-Zwischenfällen eine wesentliche Qualitätsverbesserung erbringt. Voraussetzungen für einen konsequenten Fehlerreport sind:
- Fehlerkultur: Ein Fehler ist nicht prim. Ausdruck persönlichen Versagens, sondern bei jedem ärztlichen Handeln statistisch wahrscheinlich. Diskutiert wird der Fehler und nicht der Verursacher. Ziel ist die zukünftige Vermeidung von Fehlern und nicht die Sanktionierung des „Täters".
- Gegenseitige Wertschätzung und die gemeinsame Überzeugung, es besser machen zu wollen.
- Strukturierte Abteilungskonferenzen mit sanktionsfreiem Raum.
- Strukturierte Protokollierung („Incident Report") mit Vorschlägen für die zukünftige Vermeidung.
- Offene Diskussion der medizinischen Prozesse.
- Gemeinsame Diskussion mit verschiedenen Berufsgruppen (Ärzte, Pflegepersonal, Krankengymnasten), Tätigkeitsbereichen (ambulant, stationär) und Fachbereichen (Interdisziplinarität). Ziel ist, dass alle am Prozess Beteiligten an der Analyse beteiligt werden.
- Seit 6/2010 Internetportal www.kh-cirs.de.

„Häufige Beinahe-Unfälle"
- Medikamentenverwechslung, Fehl- und Überdosierungen
- Seitenverwechslungen bei OP
- Fehlerhafte Perfusoreinstellungen
- Fehlerhafte Absprachen innerhalb oder außerhalb des Behandlungsteams

- Fehlinterpretation path. Befunde
- Fehldiagnosen
- Nicht bemerkte Laborwertentgleisungen
- Stürze und Verletzungen
- Nosokomiale Inf. (z. B. durch zu lange liegende Venenverweilkatheter).
- Nichtbeachtung von Arzneimittelinteraktionen (z. B. QT-Zeit-Verlängerung durch Makrolide und Antihistaminika, Wirkungssteigerung von Azathioprin durch Allopurinol)

2 Ärztliche Arbeitstechniken

Arno J. Dormann, Hans-Björn Gehl,
Annette Stute und Tanja Toermer

2.1 Bildgebende Diagnostik

Hans-Björn Gehl

2.1.1 Sonografie Oberbauch

Methode der Wahl in der Diagn. von Konkrementen (Niere, Galle) und freier Flüssigkeit (Notfallind.). Außerdem Screeningmethode zum Nachweis fokaler (Tumor) oder diffuser Organerkr. (Leber-, Milz-, Nierenvergrößerung oder -schrumpfung) (▶ Tab. 2.1). Eine begrenzte Sensitivität und Spezifität besteht bei der Detektion und DD von fokalen Lebererkr.

Tab. 2.1 Befunde Oberbauchsonografie

Diagnose	Größe	Echogenität	Echostruktur	Kontur (kaudaler Leberrand)	Bemerkungen
Leber					
Normalbefund	10–14 cm (Sagittalschnitt MCL)	Echoreicher als Nierenparenchym	Fein, gleichmäßig	Spitz ausgezogen	Elastische Verformbarkeit durch Palpation
Diffuse Parenchymveränderungen					
Akute Hepatitis	↑ (in 65 %)	↓	Wenig verändert	Wenig verändert	Geringe Erweiterung der Gallengänge bei kontrahierter Gallenblase
Fettleber	↑	↑	Vergröbert, gleichmäßig verdichtet	Stumpfwinklig	DD zu Speicherkrankheiten (z. B. Hämosiderose) schwierig
Alkoholische Zirrhose (Fettzirrhose)	↑ oder ↓	↑	Vergröbert, unregelmäßig verdichtet	Verplumpt, Kontur glatt bis feinwellig	Starre des Organs bei Palpation
Postnekrotische Zirrhose	↑ oder ↓	Relativ echoarm	Unregelmäßig	Ventral- und Dorsalfläche feinwellig bis höckrig	Typischerweise Atrophie des re Leberlappens, Hypertrophie des Lobus caudatus
Fokale Läsionen					
Metastasen	Meist unregelmäßig	Unregelmäßig	~30 % echodicht (mit echoarmem Randsaum), ~60 % echoarm	Meist unregelmäßig	Auftreten solitär oder multipel. Morphologie lässt keinen Rückschluss auf Histologie zu

Tab. 2.1 Befunde Oberbauchsonografie *(Forts.)*

Diagnose	Größe	Echogenität	Echostruktur	Kontur (kaudaler Leberrand)	Bemerkungen
Fokale Läsionen					
Leberzell-Ca	Unregelmäßig	Unregelmäßig	~60 % echoreich, Rest echoarm bis komplex	Unregelmäßig, evtl. echoarme Nekrosezonen	Häufig multifokales Wachstum. Tumorgröße wird sonografisch eher unterschätzt
Hämangiom	Glatt	Rundoval	Echoreich, häufig dorsale Schallverstärkung	Regelmäßig, bei größerem Hämangiom evtl. zunächst unregelmäßig	Kein echoarmer Randsaum (DD zur Metastase). In 10 % multiples Vorkommen
Fokale Verfettung	Meist scharf begrenzt	Rundlich oder geometrisch konfiguriert	Echodicht	Meist regelmäßig	DD zu anderen echodichten Läsionen schwierig. Normaler Verlauf und Weite der Lebergefäße
Adenome	Glatt, manchmal polyzyklisch	Rundoval	Variabel	Regelmäßig	Keine richtungweisenden Sonokriterien → weiterführende Diagn.
FNH	Glatt, manchmal polyzyklisch	Rundoval	Variabel	Regelmäßig	Keine richtungweisenden Sonokriterien → weiterführende Diagn.
Kongenitale Zyste	Glatt	Rund, ovalär, manchmal polyzyklisch	Echofrei, dorsale Schallverstärkung	Echofrei	In 30 % multiples Auftreten
Echinococcus	E. cysticus: glatt	Rundlich, evtl. Tochterzysten	Typisch girlandenförmige oder speichenradförmige Binnenstruktur. Häufig Verkalkungen der Zystenwand		DD zur kongenitalen Zyste: verdickte Wand
	E. alveolaris: unscharf	Unregelmäßig, raumfordernd	Zentral reflexfreie Höhlensysteme, evtl. schollige Verkalkungen		

Tab. 2.1 Befunde Oberbauchsonografie *(Forts.)*

Diagnose	Größe	Echogenität	Echostruktur	Kontur (kaudaler Leberrand)	Bemerkungen
Fokale Läsionen					
Liquide Prozesse (Hämatom, Abszess)	Meist unscharf	Unregelmäßig	Echoarm, jedoch meist Binnenechos (DD zur Zyste)		Bei Hämatom mit Organisationsgrad zunehmende echoreiche Binnenreflexe
Gallenblase					
Normalbefund	• Größe: Länge 6–12 cm, Dicke: < 3,5 cm (a. p.) • Wanddicke (ventrale Wand): ≤ 3 mm, in kontrahiertem Zustand bis 5 mm				
Gallenstein	• Echodichter intravesikaler Reflex • Schallschatten (manchmal fehlend) • Lageveränderlichkeit				
Polypen	Abgrenzung zwischen Cholesterinpolypen und Adenomen manchmal schwierig: • Cholesterinpolypen: typischerweise wandständige, echoreiche Strukturen (meist multiples Vorkommen) ohne Schallschatten; meist < 5 mm • Adenome meist solitär, nicht dir. wandassoziiert (gestielt), meist > 5 mm				
Gallenblasen-Ca	Sonografische Verdachtsmomente: • Wandassoziierte, breitbasige polypoide Läsion • Wandverdickung mit inhomogener Echostruktur, unregelmäßige Wandbegrenzung • Vollständig von inhomogenen Reflexen ausgefüllte Gallenblase • Meist Konkrementnachweis **Cave:** keine spezif. Malignitätskriterien, DD zur chron. Cholezystitis schwierig				
Akute Cholezystitis	Wandverdickung (> 3,5 mm). Im Initialstadium dreischichtiger Wandaufbau, danach echoreiche Wand mit echoarmem Randsaum (Pericholezystitis). Meist Volumenzunahme (a. p. Ø > 4 cm), Druckdolenz bei Palpation, Sludge-Phänomen (feine, homogene Reflexe am Gallenblasenboden). Bei Gallenblasenempyem flockige Verdichtungen im Sludge, evtl. membranartige Reflexbänder				
Chron. Cholezystitis	• Inhomogene Wandverdickung (ohne kontinuierliche Schichtung), echoreiche Wandeinlagerungen, evtl. lamelläre Wandkalzifikationen • Konkrementnachweis • Verminderte Kontraktilität • Lumen füllende Reflexe („weiße Gallenblase") • Größenminderung (Schrumpfgallenblase)				
Gallengang					
Normalbefund	• Weite: proximal (Hepatikusgabel) 2–4 mm, distal 4–6 mm (Innen-Ø) • Bei Z. n. Cholezystektomie Erweiterung bis max. 9–11 mm • Gallengang meist ab Hepatikusgabel darstellbar. Intrahepatische Gallengänge sind nur bei biliärer Obstruktion sichtbar				

Tab. 2.1 Befunde Oberbauchsonografie *(Forts.)*

Diagnose	Größe	Echogenität	Echostruktur	Kontur (kaudaler Leberrand)	Bemerkungen
Pankreas					
Normalbefund	Homogene Echostruktur. Echogenität entspricht der gesunden Leber, im Alter nimmt sie zu; a. p. Ø (Pankreaskopf) 2–3 cm, Korpus (ventral der A. mesenterica sup.) 1,5–2 cm, Weite des Ductus pancreaticus < 3–4 mm				
Akute Pankreatitis	Sonografische Stadieneinteilung (nach Gladisch): • Stadium I: unauffälliges Organ, evtl. Vergrößerung und/oder leicht verminderte Echogenität • Stadium II: unscharfe Kontur, vermehrter Organ-Ø, verminderte Echogenität. Echostruktur homogen bis heterogen, peripankreatische pararenale Flüssigkeitsansammlungen • Stadium III: zerfließende Organkontur, Echostruktur inhomogen scheckig mit reflexarmen bis freien Arealen, Nekrosestraßen, Pseudozysten				
Chron. Pankreatitis	Inhomogenes Reflexmuster, unregelmäßig erweiterter Pankreasgang. Evtl. Retentionszysten. In frühen Stadien manchmal vermehrter Organ-Ø, später Schrumpfung. Zunahme der Echogenität, evtl. schollige Verkalkungen oder reflexreiche intraduktale Präzipitate				
Pankreas-Ca	Lokalisation: 70 % Kopf, 25 % Korpus. Umschriebene Organvergrößerung, evtl. Konturunschärfe. Echogenität meist etwas herabgesetzt, Echostruktur homogen. Homogen dilatierter Ductus pancreaticus. **Cave:** keine typischen Malignitätskriterien, schwierige DD: fokale Pankreatitis				
Nieren					
Normalbefund	Größe und Form sehr variabel. Grenzwerte für Längs-Ø 8–12 cm. Parenchymbreite 13–18 mm. Lumen des Nierenbeckens beim nüchternen Pat. nicht darstellbar				
Normvarianten (10 %)	• Einseitige Agenesie (1 ‰), meist linksseitig • Hypoplasie: Nierengröße < 50 % der Norm. Regelrechte Parenchymstruktur, regelrechte Parenchym-Sinus-Relation. Kompensatorische Hypertrophie der kontralateralen Niere • Nierenektopie: z. B. Beckenniere • Hufeisenniere: Parenchymbrücke ventral der Aorta • Doppelt angelegtes Nierenhohlraumsystem: Parenchymbrücke durch den Sinus renalis • Milzbuckel: meist linksseitig am lateralen Parenchymsaum • Hypertrophische Columnae renales: rundliche Vorwölbung in den Sinus renalis • Renkulierung (3–4 %): lateraler Parenchymsaum glattwellig konturiert, polyzyklische Parenchymstruktur • Fetale Lappung: (inkomplette Lappenfusion) meist im kranialen Abschnitt Demarkierung eines Parenchymsegments durch einen echodichten Reflexsaum				
Nierenzysten	Hypodens bis reflexfrei, dorsale Schallverstärkung. Häufigster „path." Sonobefund der Nieren (ohne Krankheitswert). Vorkommen solitär oder multipel. Lokalisation innerhalb des Parenchyms oder diesem aufsitzend. Parapelvine Zysten liegen im Sinus renalis				
Nephrolithiasis	Echoreicher Reflex zentral oder peripher im Sinus renalis. Häufig ist nur ein Schallschatten nachweisbar (da der Sinus renalis ebenfalls reflexreich ist)				

Tab. 2.1 Befunde Oberbauchsonografie *(Forts.)*

Diagnose	Größe	Echogenität	Echostruktur	Kontur (kaudaler Leberrand)	Bemerkungen
Nieren					
Stauungsniere und **Hydronephrose**	• 1. Grad: Kelchgruppen gestaut, aber differenzierbar, echoarme Aufweitung des Nierenbeckens • 2. Grad: Kelchgruppen zusammenfließend • 3. Grad: Hydronephrose mit zunehmender Verschmälerung des Parenchymsaums				
Angiomyolipom	Häufigster gutartiger Nierentumor. Glatt begrenzte, echoreiche Raumforderung, meist homogene Echostruktur, Größe meist < 3 cm				
Hypernephrom	Sehr vielfältige Sonomorphologie: rundliche bis polyzyklische Begrenzung, meist unregelmäßig, evtl. mit zipfligen Ausziehungen. Meist relativ echoarm oder isoechogen. Echostruktur homogen bis unregelmäßig, evtl. schollige Verdichtungen, ggf. mit Schallschatten. Evtl. Thromben in V. renalis oder V. cava				
Milz					
Normalbefund	Untersuchung in Exspiration (wegen Überlagerung durch Lunge). Größe und Form der Milz sind sehr variabel. Grenzwerte: Dicke (Tiefe) 4 cm, Breite 7 cm, Länge 11 cm („4711-Regel"). Für die Diagnose „Splenomegalie" müssen mind. 2 der 3 Parameter vergrößert sein. **Normvariante:** Nebenmilz, oft multiples Vorkommen. Lokalisation meist im Milzhilus, kugelige Form, Echokriterien wie normales Milzparenchym				
Milzinfarkt	• Keilförmige Binnenstruktur, zunächst isoechogen, dann echoarm bis echoleer. Im Verlauf der Organisation echoreiche Reflexe als Residuen • Kalzifikationen, Pseudozysten, Einziehung der Oberfläche				
Trauma	• Intralienales Hämatom: echoarme bis -freie Läsion mit unregelmäßiger Begrenzung • Milzruptur: echoarme bis echofreie perilienale Raumforderung in Milzloge. Im Frühstadium evtl. nur diskreter echoarmer perilienaler Randsaum. Ruptur selbst oft nicht darstellbar				
Aorta					
Normalbefund	Lumenweite im oberen Anteil < 2,5 cm, in Bifurkationshöhe < 2 cm				
Aortenaneurysma	Konzentrische oder exzentrische Aufweitung > 3,5 cm, meist teilthrombosiert				
Prostata					
Prostata (normal: 3,5 × 3,0 × 4 cm)	• Blasenboden angehoben: spricht für Prostatahypertrophie • Lappenstruktur erhalten? Prostata-Ca?				
Restharn					
Restharnbestimmung (ml)	• Breite (cm) × Höhe × Länge × 0,52 • Normal: 10–30 ml nach spontaner Miktion				

2

Durchführung

- **Vorbereitung:** Untersuchung nach Möglichkeit nüchtern. Zur Darmgasreduktion evtl. Prämedikation mit Dimethylpolysiloxan (z. B. 20 Trpf. sab simplex®) am Vorabend und am Morgen vor der Untersuchung.
- **Störfaktoren:** Problematisch sind adipöse und geblähte Pat. Luft verhindert die Darstellung dahinterliegender Organe vollständig, bei sehr adipösen Pat. ist die Eindringtiefe des Ultraschalls limitiert.

> - Die Untersuchung von lagevariablen oder kleinen Organen (Gallenblase, Nebennieren) kann durch Veränderung der Patientenpositionierung (Bauchlage, Stehen) erleichtert werden.
> - Die orale Applikation von Wasser kann zur Darstellung von Pankreas und Milzhilus hilfreich sein.

2.1.2 Andere bildgebende Verfahren

Anforderung

Bildgebende Verfahren belasten den Pat. und das Budget und kosten Liegezeit. Gleichzeitig werden die bildgebenden, insb. die schnittbildgebenden Verfahren (CT, Spiral-CT, HR-CT, MRT usw.), immer differenzierter. Daher vor jeder Anordnung folgende Fragen kritisch prüfen:

- Was will ich? z. B.: eine Routine-Staging-Untersuchung; eine gezielte präop. Organdiagn.? Betrifft meine Frage die Detektion oder die DD einer Erkr.?
- Hat die Untersuchung wirklich Relevanz für die weitere Ther. („ther. Konsequenz")?
- Kann ich die Untersuchung vermeiden? Gibt es Voruntersuchungen, weniger belastende oder weniger invasive, kostengünstigere Alternativen?
- Anfordern darf nur, wer die nötige Fachkunde besitzt, d. h. konventionelle Rö-Untersuchungen können z. B. mit der Fachkunde „Notfalldiagnostik" angefordert werden. Falls keine Fachkunde vorhanden (z. B. für CT), wird immer der Radiologe die Ind. überprüfen müssen.
- Zur Untersuchung immer exakte Fragestellungen (nicht: „MRT Kopf" oder „CT Abdomen" mit Frage: „Fokus"?) angeben, da der Radiologe nur dann die Ind. bestätigen und das geeignete Verfahren auswählen kann.
- Routinemäßiges Screening asympt. Pat. (z. B. mit Sono) führt häufig zur Erhebung „unklarer" Befunde, deren weitere Abklärung Zeit, Geld und Nerven kostet, aber selten zu relevanten Ergebnissen führt.
- Bei Frauen im gebärfähigen Alter Schwangerschaft ausschließen. Sonst Rö nur bei dringender Ind.

Kontrastmitteluntersuchungen

Indikationen bei CT und MRT

- Abgrenzung von Gefäßen
- DD oder Detektion einer Läsion

> Die Ind. zur KM-Gabe ist häufig zwingend (z. B. DD Leberläsion/Gefäßdarstellung). Eine native Untersuchung ist oft kein Ersatz (auch nicht in der MRT).

Verwendete Kontrastmittel

- **Computertomografie:**
  - Nichtionische jodhaltige Rö-KM: i. v. Applikation
  - **KI:** GFR < 45 ml/Min. oder manifeste Hyperthyreose
- **Magnetresonanztomografie:**
  - I. v. gadoliniumhaltige Chelate ohne Nephrotoxizität
  - **KI:** bei GFR < 30 ml/Min Risiko – Nutzen - Abwägung

Kontrastmittelinduzierte Nephropathie durch iodhaltige Röntgenkontrastmittel

Risikofaktoren Diab. mell., Herzinsuff., vorbestehende Niereninsuff., Plasmozytom, hohe KM-Menge.

Diagnostik Bei eingeschränkter Nierenfunktion eGFR < 60 ml/Min/1,7m^2 bei intraarterieller Gabe und eGFR < 45 ml/Min./1,73m^2 bei i. v. Gabe.

- Eine alternative Untersuchungsmethode ist zu erwägen.
- Nephrotoxische Medikamente soweit vertretbar absetzen, z. B. Diclofenac und andere nephrotoxische NSAR, Aminoglykosidantibiotika. Mannitol und Furosemid soweit möglich sogar 24 h vor KM-Gabe absetzen.
- Bei einer GFR < 45 ml/Min. möglichst **kein iodhaltiges Kontrastmittel** geben.
- Im **Notfall** und bei GFR 45–60 ml/Min./1,73m^2 sorgfältige Nutzen-Risiko-Abwägung.

Metformin absetzen bei eGFR < 45ml/Min./1,73 m^2, Hydrierung mit 1–1,5 ml/kg/h 6 h vor bis 6 h nach der Untersuchung, Überwachung der Klinik (Laktatazidose?) sowie Kontrolle von GFR, Plasma-Laktat und Blut-pH.

Prophylaxe Supportive Maßnahmen bei chron. Niereninsuff. ab GFR < 60 ml/Min.:

! Erfolgt auf Station.

- Metformin-Pause (nur vor Jod-haltigen KM und eGFR < 45 ml/Min./1,73 m^2!): 2 d vor und 2 d nach KM-Untersuchung.Hydrierung mit 1–1,5 ml/kg/h 6 h vor bis 6 h nach der Untersuchung (0,9 % NaCl).
- Notfall-Pat.: Metformin ab dem Zeitpunkt der KM-Gabe absetzen. Nach der Untersuchung auf Zeichen einer Laktazidose achten. Wenn Serum-Kreatinin/eGFR unverändert zum Ausgangswert, 48 h nach KM-Gabe wieder mit Metformin beginnen.

Therapie Bei iodhaltigen KM keine Abstimmung der Gabe mit dem Dialysetermin, keine zusätzliche Dialyse notwendig. Bei vorbestehender chron. Niereninsuff. und MR-KM-Gabe frühzeitige Dialysebehandlung und Abstimmung des Dialysetermins zur KM-Elimination geboten!

Iodinduzierte Hyperthyreose

Prophylaxe Erfolgt auf Station.

- Bei **latenter** Hyperthyreose (TSH basal < 0,3 uE/ml):
  - Perchlorat (Irenat®) 20°Trpf. mind. 2–4 h vor KM-Gabe; 3 × 20 Trpf. über 14 d.
  - Kontrolle von Klinik und Labor.
- Bei **manifester** Hyperthyreose zusätzlich Thiamazol (z. B. 1 ×20–40 mg/d) über 14 d. KM-Gabe **nur bei abs. Ind.!** Kontrolle der SD-Parameter z. B. nach 14 d.

> **!** Geplante Schilddrüsendiagnostik vorher durchführen.

Kontrastmittelreaktion

Bei i. v. verabreichten KM kann es zu KM-Reaktionen kommen. Man unterscheidet dosisunabhängige KM-Reaktionen (Anaphylaxie) und chemisch-toxische NW mit Dosisabhängigkeit (Nephrotoxizität). Die Häufigkeit aller NW beträgt ca. 5 %, die lebensbedrohlicher NW liegt bei 0,006 %.

! Ein erhöhtes Risiko besteht bei Pat. mit
- KM-Zwischenfall in der Anamnese.
- Polyvalenten Allergien: z. B. Heuschnupfen, atopisches Ekzem, Asthma.
- Hyperreagiblem Bronchialsystem: Asthma, chron. obstruktive Bronchitis.

Klinik
- Juckende Hautausschläge (manchmal erst am Tag nach der Untersuchung!).
- Leichte bis mittelschwere KM-NW: Wärme, Hitzegefühl, Übelkeit, Brechreiz, Kribbeln, Parästhesien, Schmerzen.
- Schwere KM-Zwischenfälle: Vasodilatation, Hypervolämie und Bradykardie bis zum Herz-Kreislauf-Stillstand.

Prophylaxe Bei Allergieanamnese oder bekannter KM-Unverträglichkeit:
- 30 mg Prednisolon oder 32 mg Methylprednisolon oral 12 h und 2 h vor KM-Gabe.
- Bei vitaler Ind. ist eine Prämedikation nicht zwingend notwendig.

- Intravenöse KM-Untersuchung, sofern möglich, nach geplanter SD-Szinti durchführen, da KM-Gabe Radioiodther. (z. B. bei Schilddrüsen-Ca) monatelang unmöglich macht!
- Jodhaltige KM sind potenziell nephrotoxisch → Krea/eGFR vor Untersuchung bestimmen.
- KM-Applikation bedeutet Volumenbelastung → Dekompensation bei Herzinsuff.
- Aufklärung und Einverständniserklärung nicht vergessen!

2.2 Punktionen

Arno J. Dormann und Tanja Toermer

2.2.1 Periphere Venenpunktion

Technik wie bei i. v. Injektion. KO: Hämolyse durch zu schnelles Aspirieren des Blutes (bzw. zu starken Sog), Gerinnung bei langwieriger Venenpunktion. Material ▶ Tab. 2.2, Farbkodierung ▶ Tab. 2.3.

Tab. 2.2 Material: Blutröhrchen mit folgenden Zusätzen

Zusätze	Zweck, Beispiele
Plastikkügelchen	Serologie, Kreuzprobe, klin. Chemie
Na^+-Zitrat 3,8 %	Gerinnungstests, BSG (▶ 20)
Na^+-Heparin	Klin. Chemie, BGA, HLA-Typisierung, ionisiertes Ca^{2+}

Tab. 2.2 Material: Blutröhrchen mit folgenden Zusätzen *(Forts.)*	
Zusätze	**Zweck, Beispiele**
EDTA	Hämatologie, HbA_{1c}
Na^+-Fluorid	Laktat und Glukose

Tab. 2.3 Farbkodierung von Venenkathetern							
Farbe	**Gelb**	**Blau**	**Rosa**	**Grün/ Weiß**	**Weiß**	**Grau**	**Orange/ Braun**
Gauge (G)	24	22	20	18	17	16	14
Außendurchmesser (mm)	0,7	0,9	1,1	1,3	1,5	1,7	2,0
Innendurchmesser (mm)	0,4	0,6	0,8	1,0	1,1	1,2	1,7
Durchfluss (ml/Min.)	13	36	61	103/96	128	196	343
Durchfluss (l/h)	0,78	2,16	3,66	6,18/5,76	10,68	11,76	20,58
Stichlänge (mm)	19	25	33	33/45	45	50	50

Vena-femoralis-Punktion

Indikationen Venöse Blutentnahme bei Scheitern anderer Entnahmestellen; als Notfallzugang für zentrale Katheter (Ultima Ratio); großlumiger Zugang für Dialyse, arterio- bzw. venovenöse Filtration oder extrakorporale Membranoxygenierung.

Material 20-ml-Spritze, z. B. 21 G-/0,8-Kanüle, u. U. lange Nadel notwendig.

Durchführung Die V. femoralis liegt medial der A. femoralis (**Merkspruch: IVAN** – von **I**nnen: **V**ene, **A**rterie, **N**erv). Flache Rückenlagerung des Patienten, Außenrotation und leichte Abduktion im Hüftgelenk. Evtl. Rasur (erhöhte Infektionsgefahr) und Hautdesinfektion (Kategorie II). Femoralarterie mit dem 2. und 3. Finger der nicht punktierenden Hand sicher palpieren und fixieren. **Cave:** nicht zu fest fixieren, da sonst Kompression der V. femoralis. Etwa 1 cm medial der Arterie von innen (Winkel zum Gefäßverlauf ~45°) auf die Mitte des Leistenbands hin punktieren und Nadel unter Aspiration vorschieben. Kommt kein Blut, Kanüle unter Sog langsam zurückziehen, bis Blut aspiriert wird. Nach Beendigung Kanüle schnell zurückziehen und Einstichstelle für mindestens 3 Min. komprimieren. Bei Katheterinsertion weiteres Vorgehen je nach Technik (z. B. Seldinger-Technik, ▶ 2.2.2). **Cave:** Nur kurze Verweildauer der Katheter, da erhöhte Thrombose- und Infektionsgefahr (kontinuierliche Spülung mit Heparin z. B. 5 000–10 000 IE/24 h erwägen).

Punktion mit Verweilkanülen (z. B. Braunülen®, Venflons®)

Sind wiederholt Punktionen notwendig, mit distalen Venen beginnen, um kaliberstärkere Venen zu schonen. Sinnvolle Reihenfolge: Unterarm, Handrücken, Ellenbeuge.

Material Stauschlauch, 2–3 Braunülen verschiedener Größe (Standard beim Erw. für wässrige Infusionen: 17 G/weiß oder 18 G/grün), Pflasterverband, u. U. Lokalanästhetikum mit 25-G-Kanüle und 2-ml-Spritze, Tupfer, Hautdesinfektionsmittel, bei gleichzeitiger Blutabnahme 20-ml-Spritze und Blutröhrchen, 5 ml NaCl 0,9 % zum Durchspülen der Braunüle, Verschluss mit Mandrin/Dreiwegehahn mit Heidelbergerverlängerung o.ä.

Durchführung Hautdesinfektion (Kategorie II). Ggf. Rasur, z. B. mit Einmalrasierer. Vene stauen, möglichst proximal einer Y-Vereinigung. Haut fixieren. Zuerst Haut rasch durchstechen (~45° zur Hautoberfläche) dann Vene flach punktieren. Sobald Blut am transparenten Kanülenansatz einströmt, Braunüle mit angehobener Spitze etwa 5 mm im Venenlumen vorschieben, Punktionsnadel zurückziehen und gleichzeitig Plastikkanüle vorschieben; Stauschlauch lösen; Nadel entfernen, dabei mit einem Finger die Vene proximal der Kanülenspitze abdrücken, Braunüle mit Mandrin o.ä. verschließen. Fixieren und durchspülen.

Komplikationen
- **Vene „platzt“:** evtl. Vene zu steil punktiert und Hinterwand durchstochen oder „bindegewebsschwache“ Gefäße (z. B. Glukokortikoidther.). **Hilfe:** sofort nach Punktion Stauschlauch lösen oder Punktionsversuch ohne Stauung
- **Schmerzhafte Punktion:** Hautpunktion zu flach oder Punktion durch „Desinfektionsmittelpfütze“
- **„Para-Laufen“ der Infusion oder Thrombophlebitis:** Braunüle entfernen! Jede dolente Braunüle sofort entfernen; „Pat. hat immer Recht, auch wenn man Nichts sieht“. Je nach Schwere der Reizung Arm hochlagern und ruhigstellen, kühlende Umschläge mit Alkohol, Heparinsalbe, evtl. lokal oder systemisch Antiphlogistika. Evtl. Low-Dose-Heparin (▶ 19.8.2)
- **Kunststoffkanüle lässt sich nicht vorschieben,** obwohl sie im Lumen liegt: Evtl. störende Venenklappen. Mit NaCl 0,9 % durchspülen und gleichzeitig vorschieben

2.2.2 Zentraler Venenkatheter (ZVK) und Pulmonaliskatheter

Zentrale Venenkatheter

Indikationen Infusion venenreizender Substanzen (NaBic, Kalium, hoch konzentrierte Glukose, Aminosäuren, parenterale Ernährung), hypovolämischer, kardiogener, septischer Schock (forcierte Volumen-, Katecholamingabe), ZVD-Messung (s. u.), Massentransfusionen.

Relative Kontraindikationen Gerinnungsstörungen (v. a. V. subclavia), Kopftieflagerung nicht möglich (Vv. jugulares), Adipositas und Lungenemphysem (V. subclavia).

Zugangswege V. subclavia, V. jugularis int. und ext., V. brachiocephalica (V. anonyma), Ultima Ratio V. femoralis.

Material Einmalpunktionsset mit Plastikkatheter 14 G oder 16 G, ca. 70 cm lang für V. basilica und V. cephalica, ca. 30 cm lang für V. jugularis und V. subclavia. 10-ml-Spritze mit steriler Kochsalz-Lsg. (NaCl 0,9 %), 5–10 ml Lidocain 1 % mit Kanülen (z. B. 21 G/grün). Dreiwegehahn (blau = venös), Nahtmaterial, Nadelhalter. Hautdesinfektionsmittel, sterile Handschuhe, Tücher, Haube und Mundschutz, möglichst EKG-Monitor.

Alternative Verfahren mit intrakardialer EKG-Ableitung (bei Zugang über periphere Vene mit Metall-Guide) ersparen Rö zur Lagekontrolle, z. B. Alphacard® (Herstellerangaben).

Allgemeine Durchführung

- Bei Vv. jugulares, V. brachiocephalica und V. subclavia Pat. in Kopftieflage („Schocklage", Senken des Oberkörpers um etwa 20° durch Kippen des Bettes, dadurch bessere Venenfüllung und Vermeidung von Luftembolien), Kopf zur Gegenseite drehen. Rasieren, Hautdesinfektion (Kategorie II) und Abdecken der Haut. Lokalanästhesie.
- Legen des Katheters in Seldinger-Technik (▶ Abb. 2.1). Zugangswege s. u.:
- Obligat ist die Lagekontrolle durch Rö oder EKG-Ableitung über Katheter bei der Anlage (z. B. Alphacard® s. o.). Ggf. Lagekorrektur. **Richtige Lage:** untere V. cava sup., ca. 2 cm oberhalb der Einmündung in den re Vorhof.

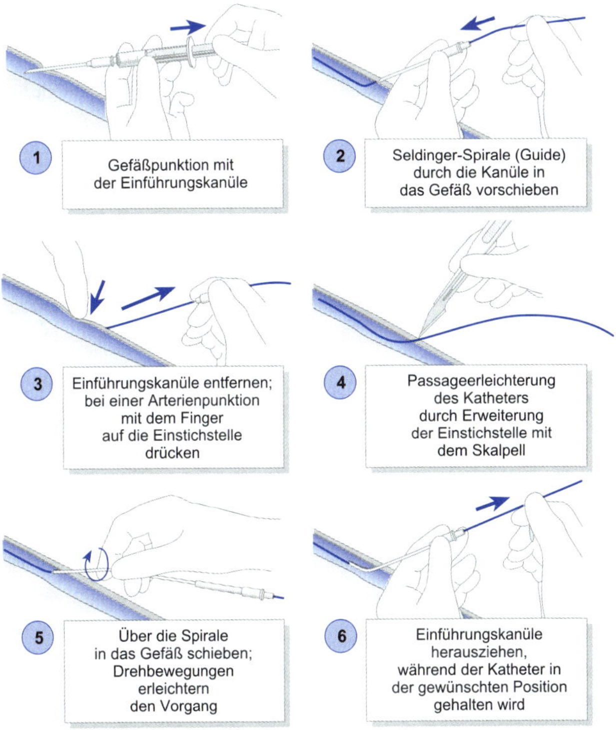

Abb. 2.1 Seldinger-Technik. Häufig angewandte Technik bei zentralvenösen oder arteriellen Punktionen. Der Katheter wird über einen Führungsdraht in das Gefäß vorgeschoben. Vorteil: geringere Traumatisierung, niedrigeres Infektionsrisiko [L106]

2

- Nach missglückter Punktion der V. subclavia oder V. brachiocephalica Versuch auf der Gegenseite erst nach Rö-Kontrolle (→ Pneumothorax? Kann auch verzögert > 24 h auftreten!)
- Bei Richtungskorrekturen Kanüle bis unter die Haut zurückziehen, dann erst mit veränderter Richtung vorschieben
- Stahlkanüle niemals in situ in die Kunststoffkanüle zurückstecken (diese kann durchbohrt und abgeschnitten werden)
- Bei Widerstand beim Vorschieben intravasale Lage des Katheters durch Blutaspiration kontrollieren (Katheterende unter das Niveau des Pat. halten)
- Schwierige Punktion häufig bei Z. n. Vorpunktion auf derselben Seite, Fehlpunktion (Hämatom!), Exsikkose (Pat. zunächst „auffüllen"), Venenthrombose. Ggf. vor und während Punktion Sono (mit 7,5-MHz-Schallkopf)
- Keine BZ- und E'lytbestimmungen aus ZVK bei gleichzeitiger Infusion
- Bei Fieber oder entzündeter Eintrittsstelle Katheter entfernen und Neueinlage an anderer Stelle

Subklaviapunktion

V. subclavia kreuzt 1. Rippe dorsal des medialen Klavikuladrittels. Anteriore Lage zur A. subclavia und der Pleurakuppel.

Vorteil Gute Gewebefixierung der Gefäße. Punktion auch dann möglich, wenn Pat. Kopftieflage nicht toleriert.

Punktionsort Infraklavikulärer Zugang in der Medioklavikularlinie.

Durchführung (▶ Abb. 2.2):
- Pat. Kopftief lagern.
- 1–2 ml des Lokalanästhetikums als „Depot" unmittelbar an das Periost der Klavikula setzen; mit weiteren 3–4 ml das umgebende Gewebe infiltrieren.
- Punktionskanüle zwischen aufgesetztem 2. und 3. Finger der nicht punktierenden Hand unter ständiger Aspiration mit 10-ml-NaCl-Spritze einbringen. Zunächst Haut annähernd senkrecht durchstechen, dann Punktionskanüle an die Klavikula heranführen. Punktionskanüle horizontal unter der Klavikula und in ständigem Kontakt zu ihr in Richtung auf die obere Begrenzung des Sternokla-

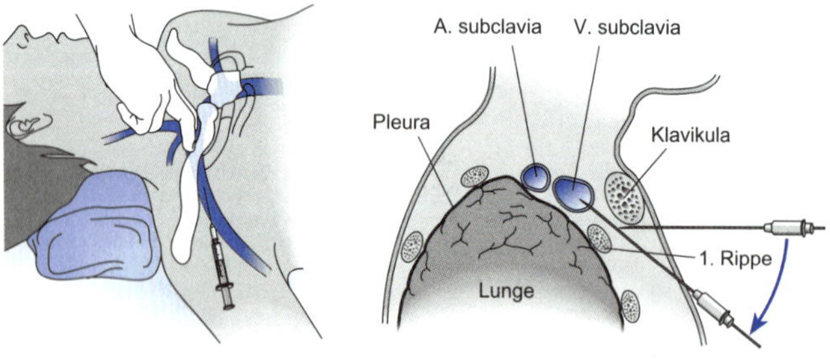

Abb. 2.2 Punktion der V. subclavia [L106]

vikulargelenks vorschieben. Winkel zur Thoraxoberfläche beträgt ca. 30°. Zur Punktion lange Kanüle (70 mm) verwenden. Nach Überwinden eines Widerstands (Lig. costoclaviculare) erreicht man die V. subclavia in 4–6 cm Tiefe.

- Intraluminale Lage durch mühelose Blutaspiration kontrollieren. Je nach Technik Kunststoffkanüle in das Lumen vorschieben und Stahlkanüle entfernen oder Seldinger-Draht vorschieben (▶ Abb. 2.1). Katheter re 15–17 cm, li 20–22 cm einführen; Eindringtiefe des Katheters anhand aufgebrachter Markierungen abschätzbar.
- Erneut intravasale Lage durch Blutaspiration prüfen und Katheter gut fixieren, ggf. Naht, steriler Verband. Rö-Kontrolle.

!
- System geschlossen halten → Luftembolie.
- Katheter niemals gegen Widerstand vorschieben!
- Höchstes Pneumothoraxrisiko unter allen Zugangswegen. Daher vor Punktionsversuch überlegen, ob ein Pneu den Pat. in einen kritischen Zustand bringt. Alternative Zugangswege prüfen. Ein Pneu kann auch mit Stunden Verzögerung nach Fehlpunktion auftreten! Auch bei Anlage unter EKG-Kontrolle Rö zum Ausschluss eines Pneumothorax empfohlen.

Jugularis-interna-Punktion (transmuskulärer Zugang)

Punktionsort

1. Etwas unterhalb der sichtbaren Kreuzungsstelle der V. jugularis externa mit dem M. sternocleidomastoideus und ca. 1 cm lateral der tastbaren Arterie.
2. Alternativ v. a. bei adipösen Pat. Lokalisation des Krikoidknorpels, nach lateral gehen bis zur Mitte des M. sternocleidomastoideus, von dort transmuskuläre Punktion (~60°) in Richtung Mamille
3. Alternativ sonografische Lokalisation, Markierung und anschließende Punktion

Durchführung (▶ Abb. 2.3)

- Konsequente Kopftieflagerung („Schocklage“); wenn nicht möglich (Dyspnoe), anderen Zugangsweg wählen. Bei der Lokalanästhesie durch Aspirationsversuche Lage der V. jugularis bestimmen. Stichrichtung mit z. B. Faserschreiber markieren
- Unter ständiger Palpation der A. carotis (posteromedial der V. jugularis) Punktionskanüle transmuskulär unter Aspiration im Winkel von ca. 30° zur Haut einführen. Zielpunkt beim Vorschieben ist der mediale Rand des klavikulären Muskelansatzes. In 3–4 cm Tiefe wird die V. jugularis int. erreicht.
- Aspiration von venösem Blut. Je nach Technik Plastikkanüle/Seldinger-Draht vorschieben, danach Punktionsnadel zurückziehen.

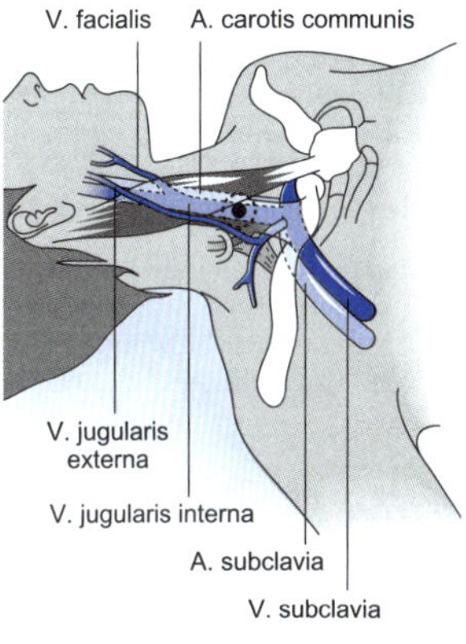

Abb. 2.3 Punktion der V. jugularis interna [L106]

- Katheter einführen, Kontrolle mittels Rö oder EKG.. Weiteres Vorgehen wie bei Subclaviapunktion.
- Kopftieflage erst nach Anschluss an das Infusionssystem aufheben

Brachiocephalica-Punktion

Vorteil V. brachiocephalica bindegewebig fixiert. Daher wie V. subclavia auch bei Hypovolämie stets offen, aber geringeres Pneumothoraxrisiko.

Punktionsort 2 cm lateral des M. sternocleidomastoideus und 2 cm kranial der Klavikula.

Durchführung Pat. in flacher Rückenlage, Kopf auf die Gegenseite drehen, Desinfektion und Lokalanästhesie s. o. von lateral nach medial in Richtung Jugulum, Stichrichtung von re etwa 45°, li etwa 35° zur Hautoberfläche, nach 3 cm (re) und 4–5 cm (li) wird die V. anonyma erreicht. Weiteres Vorgehen z. B. nach Seldinger-Technik.

Komplikationen aller Zugangswege
Pneumothorax (v. a. V. subclavia), art. Punktion (Gefahr des Hämatothorax → sofortige Kanülenentfernung und Druckverband für mind. 5 Min., ggf. Eisbeutel), Hämatom, Verletzung des Ductus thoracicus auf der li Seite (Chylothorax), Luftembolie (evtl. Beatmung mit PEEP), Verletzung des Plexus brachialis, Katheterfehllage mit HRS, Endokardverletzung, Thrombophlebitis, Inf. bei 7–16 % der Pat. (abhängig v. a. von Verweildauer, meist Staph. aureus) und Thrombose der Vene.

Periphere Zugangswege (V. basilica, V. cephalica)

Vorteil Geringe Blutungsgefahr bei Gerinnungsstörungen (Kompressionsmöglichkeit).

Nachteil Kann nicht immer ausreichend vorgeschoben werden, häufiger Phlebitis und Thrombose aufgrund des langen Katheters.

Zugangswege V. basilica, V. cephalica.

Durchführung Einmalpunktionsset (z. B. Cavafix®) verwenden, evtl. Lokalanästhesie. V. basilica (medial) bevorzugen, da V. cephalica (lateral) rechtwinklig in die V. subclavia einmündet und sich der Katheter von dort manchmal nicht mehr weiterschieben lässt. Dann evtl. Arm abduzieren und supinieren. Einführungslänge vorher abschätzen. Punktion ▶ 2.2.1. Anschließend Rö-Kontrolle.

!
- Hohe Thrombosegefahr, Verweildauer max. 1 Wo.
- Meist nur einlumige Katheter möglich.
- Häufige Fehllage (bis 25 %) aufgrund anatomischer Variabilität!

ZVD-Messung

- ZVD nur in flacher Rückenlage des Pat. und korrekter zentraler Lage des Katheters messbar; ZVD muss atemabhängig schwanken.
- Bei beatmeten Pat. kurze Beatmungspause. Falls nicht möglich, PEEP von gemessenem Druck abziehen!

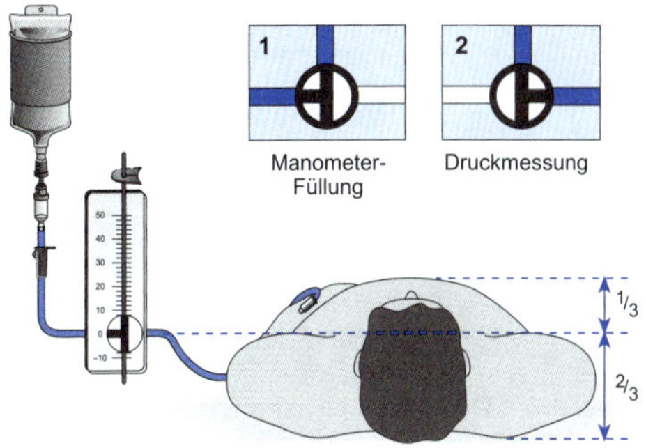

Abb. 2.4 ZVD-Messung [L106]

Durchführung (▶ Abb. 2.4). Messvorrichtung ausrichten (z. B. mit Thoraxlineal). Re Vorhof = 0 cm, entspricht beim liegenden Pat. ⅔ des Abstands von Wirbelsäule zu Sternum.
Manometer mit Infusionslsg. (NaCl 0,9 %) füllen. Dann Dreiwegehahn zum Pat. öffnen: Messung des (atemvariablen) Venendrucks in cm Wassersäule. Warten, bis Flüssigkeitssäule atemabhängig nicht mehr wesentlich sinkt. Messdauer sollte 3–5 Min. nicht überschreiten, sonst Wertverfälschung.
Normwert: 2–12 cmH_2O ≅ 1–9 mmHg (1 cmH_2O = 0,74 mmHg).

2.2.3 Arterielle Punktion

Einmalige Punktion

Indikationen BGA (wenn Bestimmung aus Kapillarblut nicht ausreicht), Arteriografie. Linksherzkatheter.

Kontraindikationen Erhöhte Blutungsneigung, Inf. des umliegenden Gewebes.

Punktionsorte A. femoralis, A. radialis, A. brachialis.

Material Spezielle BGA-Spritze oder heparinisierte 2- bis 5-ml-Spritze mit dünner Kanüle (24 G/lila für A. radialis, 21 G/grün für A. femoralis). Kompressen, Hautdesinfektion (Kategorie II), sterile Handschuhe, Mundschutz.

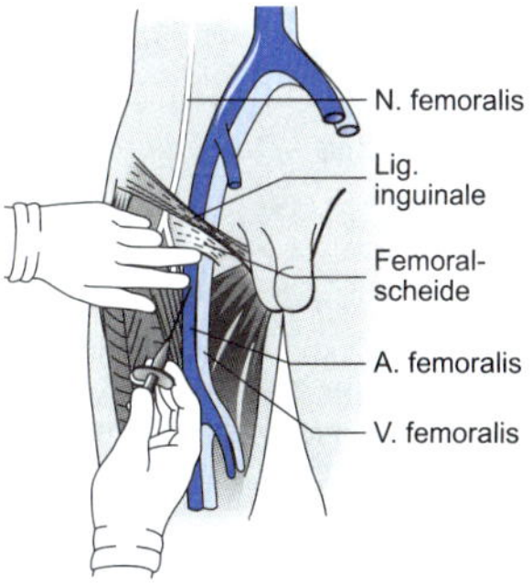

Abb. 2.5 Arterielle Punktion [L106]

Arteria femorlais Punktion (▶ Abb. 2.5) Pat. liegt auf harter Unterlage, die Hüfte gestreckt (evtl. Kissen unter das Gesäß schieben). Ggf. Rasur; Haut und palpierende Hand desinfizieren (Kategorie II). A. femoralis kaudal des Lig. inguinale palpieren, Haut spannen (Hilfsperson bei Adipösen). Gefäß zwischen Zeige- und Mittelfinger punktieren (zur Erinnerung: **IVAN** → **I**nnen **V**ene, **A**rterie, **N**erv). Mit leerer Spritze unter Sog zwischen den beiden Fingern senkrecht zur Haut einstechen bis Blut kommt. Evtl. Aspiration von Blut erst beim Rückziehen möglich. Bei gelungener Punktion der Arterie pulsiert helles Blut aus der Kanüle. Nach Herausziehen der Kanüle Punktionsstelle 5 Min. fest komprimieren. Danach Blutstillung kontrollieren. Wenn praktikabel, anschließend etwa 30 Min. mit einem Sandsack komprimieren.

> Falsches oder ungenügendes Komprimieren kann zu erheblichen Hämatomen führen!
> BGA-Spritze sofort luftdicht und ohne Lufteinschluss verschließen und gekühlt ins Labor transportieren (→ Helfer).

Arteria radialis Punktion Handgelenk überstrecken. Kollateralkreislauf überprüfen (Allen-Test ▶ 5.2.1). **Cave:** Bei neg. Allen-Test darf keine Punktion bzw. Kathetereinlage erfolgen! Evtl. Lokalanästhesie. Punktionskanüle (z. B. 24 G) mit aufgesetzter Spritze im Winkel von 30° von distal nach proximal daumenseitig einführen (▶ Abb. 2.6). Weiteres Vorgehen wie oben.

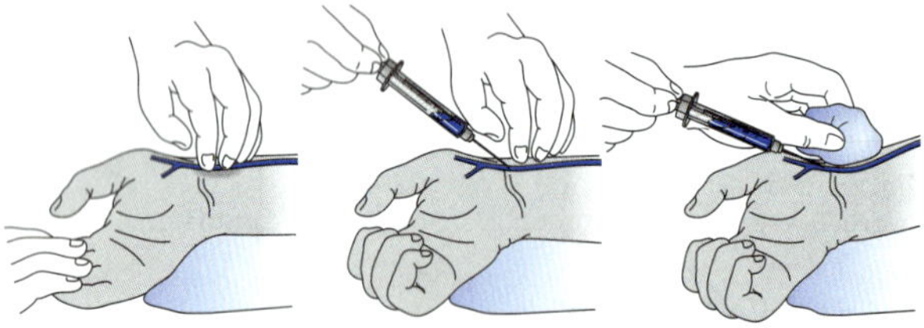

Abb. 2.6 Punktion der A. radialis [L106]

Arterielle Katheter

Indikationen Direkte (invasive, blutige) Blutdruckmessung auf Intensivstation oder bei großen OPs. Monitoring art. Parameter: BGA, Säure-Basen-Status. Vorschieben von Instrumenten (z. B. Linksherzkatheter). Kontinuierliche a.-v. Hämofiltration (A. femoralis).

Kontraindikationen Gerinnungsstörungen, Gefäßprothesen, path. Allen-Test der A. radialis.

Komplikationen Durchblutungsstörungen, AV-Fistel, Aneurysma spurium, Inf., Blutung.

Punktionsorte A. radialis, A. brachialis, A. femoralis.

Material
- A. radialis: kurze Teflonkanülen (z. B. Abbo-Cath®) 20 G (Erw.), 24 G (Kinder).
- A. femoralis: Katheter 18 G; Dialysezugang max. 5 F. Ggf. Punktionsset in Seldinger-Technik (▶ 2.2.2), Lokalanästhesie, sterile Handschuhe.

Katheterisierung der A. radialis
- Allen-Test (Allen-Test ▶ 5.2.1). Handgelenk überstrecken. Hautdesinfektion (Kategorie II). Evtl. Lokalanästhesie s. c.
- Ertasten des Radialispulses mit Zeige- und Mittelfinger der nicht punktierenden Hand. Unmittelbar proximal des Lig. carpale im Winkel von etwa 30° zur

Haut einstechen und sehr langsam vorschieben. Bei Erreichen der Arterie strömt Blut in den Kanülenansatz. Jetzt Kanüle senken und flach ca. 2 mm vorschieben (sichere intravasale Lage der Kanülenspitze). Je nach Technik äußere Kunststoffkanüle/Seldinger-Draht vorschieben, Punktionsnadel zurückziehen. Bei sicherer Lage pulsiert das Blut aus der Kanüle. Fixieren. **Cave:** Dreiwegehahn (rot) nicht direkt an der Kanüle befestigen!

Katheterisierung der A. femoralis

- Lagerung des Pat., leichte Außenrotation und Abduktion des Beins. Hautdesinfektion (Kategorie II), evtl. Rasur. Palpation der A. femoralis unterhalb des Lig. inguinale (zur Erinnerung: **IVAN**). Punktion mit entsprechender Kanüle (z. B. 18 G, 5 F) mit leerer 10-ml-Spritze im Winkel von 45°, bis Blutaspiration möglich und Pulsieren, weiter nach Seldinger-Technik (▶ 2.2.2).
- Druckmessung oder Dialysebesteck anschließen. Bei Blutdruckmessung Zuleitung an Druckaufnehmer (Transducer) anschließen und Druckmesseinrichtung gemäß Bedienungsanleitung kalibrieren.
- Der art. Zugang muss regelmäßig mit NaCl-Heparin gespült werden.

Eindeutige Markierung (roter Dreiwegehahn „Arterie") vermindert das Risiko einer versehentlichen intraart. Injektion.

2.2.4 Pleurapunktion

(Pleuradrainage ▶ 2.5.5).

Indikationen Diagn. oder ther. Punktion eines Ergusses.

Kontraindikationen Gerinnungsstörungen.

Komplikationen Pneumothorax (▶ 6.9.1), Inf., Verletzung der Interkostalgefäße, Hämatothorax, sehr selten: Reexpansionslungenödem bei zu schneller Entlastung durch Unterdruck (▶ 4.5.3), daher nur in Ausnahmefällen > 1 500 ml Erguss auf einmal entfernen, Verletzung intraabdom. Organe.

Material (Tragbares) Sono-Gerät (falls vorhanden). Punktionsset mit Rotandaspritze oder 50-ml-Spritze mit Dreiwegehahn und sterilen Verbindungsschläuchen, Punktionskanülen (z. B. Abbocath®, Braunüle®) 16 G/grau oder 17 G/gelb, vorzugsweise ventilgesichert (z. B. Frekasafe®). 10 ml Lidocain 1 % mit 1 Kanüle (z. B. 21 G/grün). Probenröhrchen, Blutkulturflaschen (aerob, anaerob), großes Gefäß, sterile Handschuhe, Desinfektionslsg., braunes Pflaster, sterile Tupfer/Kompressen.

Durchführung

- Lagerung des Pat.: mit angehobenem Arm bequem sitzend platzieren (Pat. im Bett: Fußbrett herausziehen. Pat. sitzt am Fußende, Arme mit Kissen auf Bettbügel. Pat. auf Stuhl: Arme auf Stuhllehne oder Pat. Hand auf kontralaterale Schulter legen lassen, ▶ Abb. 2.7).
- Pleuraerguss perkutieren, auskultieren und mit dem Rö-Bild vergleichen. Unbedingt Sono-Kontrolle. Markierung der Punktionsstelle dorsolateral in der hinteren Axillarlinie oder Skapularlinie im ICR unterhalb des Ergussdämpfungsrands, aber nicht tiefer als 6.–7. ICR (**Cave:** Leber und Milz). Hautdesinfektion (Kategorie II). Zunächst mit Lidocain 1 % am „Oberrand der Unterrippe" Depot setzen (▶ Abb. 2.8). Dann tiefer liegendes Gewebe bis auf die Pleura parietalis infiltrieren. Dabei durch Probenpunktion die notwendige Eindringtiefe für die Punktionskanüle erkunden.

2

- Punktionskanüle senkrecht zur Haut am oberen Rippenrand einstechen, Kanüle etwas nach oben ziehen und weiter senkrecht vorschieben („Zickzack-Technik" reduziert Pneu-Risiko). Ständige Aspiration mit aufgesetzter Spritze. Sobald sich Punktat aspirieren lässt, Stahlnadel zurückziehen (sonst Pneu-Gefahr!) und Plastikkanüle vorschieben.
- Während Valsalva-Manöver 2-Schlauch-System anbringen (Zwei-Schlauch-System, ▶ Abb. 2.8). 20-ml-Spritze auf Dreiwegehahn setzen und Pleuraflüssigkeit für Laborchemie, Bakteriologie und Pathologie steril abziehen. 50-ml-Spritze auf Dreiwegehahn montieren, füllen, Dreiwegehahn drehen und Flüssigkeit durch den Schlauch ins Gefäß spülen. Alternative bei größeren Mengen: Erguss mit Absauggerät absaugen. **Cave:** Druck nicht > 20 cmH_2O. Hustenreiz (Aneinanderreiben der Pleurablätter) kündigt vollständige Drainage an.
- Mit erneutem Valsalva-Manöver Kanüle entfernen, sofortige Kompression mit mehrlagigem Tupfer/Kompressen, Pflasterverband.

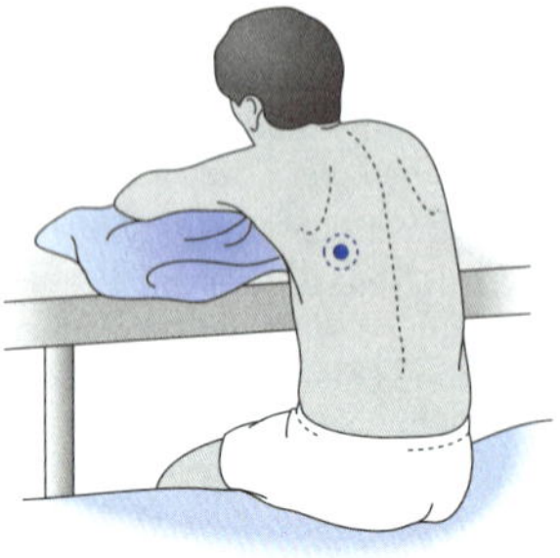

Abb. 2.7 Lagerung des Pat. bei Pleurapunktion [L106]

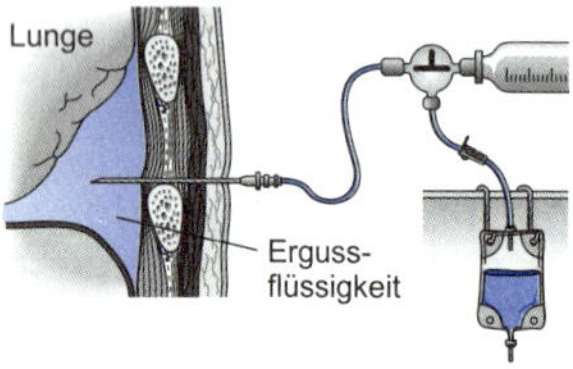

Abb. 2.8 Pleurapunktion [L106]

- Für die Gewinnung von geringen Mengen Pleuraflüssigkeit zur Diagn. genügt die einmalige Punktion mit einer 20-ml-Spritze und aufgesetzter Kanüle (z. B. 21 G/grün).
- Pleurapunktion bei starkem Hustenreiz, Schmerzen, Ziehen in der Schulter (Zeichen des Unterdrucks) und Unruhe des Pat. abbrechen.
- Im Anschluss Rö-Kontrolle! Inspiratorische Aufnahme: Resterguss? Exspiratorische Aufnahme: Pneumothorax?

Diagnostik von Pleurapunktat, Aszites und Peritoneallavage
Untersuchung des Punktats:
- Makroskopische Beurteilung (trüb, klar, eitrig etc.).
- Probengewinnung:
  - EDTA und Nativröhrchen für Laborchemie (Proteingehalt, Glukose, Laktat, pH-Wert, Chol., LDH, ggf. Tumormarker, Zellzahl und Differenzialbild)
  - Anaerobe und aerobe Blutkulturen (Tbc, Pilze, Grampräparat)
  - Nativmaterial (z. B. gesamten Beutel) für histopath. Untersuchung (bei V. a. maligne Erkr., Zytologie)

- Zusätzlich bei Peritonealflüssigkeit (▶ 8.1.2):
  - Bei V. a. Pankreatitis Lipase
  - Bei V. a. Blutung (Peritoneallavage) Hkt (> 2 % beweist Blutung)
  - Bei V. a. spontan bakt. Peritonitis Granulozytenzahl (hierbei > 250/µl), Kultur

2.2.5 Lumbalpunktion (Liquorpunktion)

Indikationen V. a. infektiöse oder maligne ZNS-Erkr. (Meningitis, Enzephalitis, Neurolues, MS, Meningeosis carcinomatosa, Subarachnoidalblutung, Raumforderung mit Liquorzirkulationsstörung), intrathekale Ther.

Kontraindikationen Erhöhter Hirndruck (Augenspiegeln beider Augen: bei Stauungspapille > 3 dpt. Prominenz evtl. CCT durchführen).

Material Sterile Tücher + Handschuhe, Maske. 5 ml Lidocain 1 % mit Kanüle, bevorzugt atraumatische Spinalnadel (z. B. 22 G).

Punktionsort L 4/5 oder L 3/4 zwischen den Dornfortsätzen mit Daumennageldruck markieren. Als Orientierung Kreuzungspunkt der Verbindungslinie beider Darmbeinschaufeln mit der Wirbelsäule = Höhe L 3/4 (▶ Abb. 2.9).

Durchführung
- Pat. aufklären, evtl. Prämedikation, z. B. Midazolam 2,5–5 mg i. v. 30 Min. vor LP venöse Blutentnahme für BZ-Bestimmung und Proteindiagn. Drei sterile Röhrchen mit Nr. 1, 2, 3 beschriften.
- Pat. in Embryohaltung lagern, Rücken an der Bettkante (▶ Abb. 2.9) oder sitzend mit max. gebeugtem Rücken (mit Helfer).
- Hautdesinfektion (Kategorie III). Evtl. Lokalanästhesie s. c. und interspinal. **Cave:** während der Punktion mit dem Pat. sprechen und Vorgang beschreiben.
- Spinalnadel mit Mandrin durch die Haut stechen. Zielrichtung schräg nach kranial Richtung Bauchnabel. Nach Überwinden des Widerstands des derben Lig. interspinale Nadel vorsichtig weiter vorschieben; Nadelöffnung soll nach lateral zeigen. Zwischendurch Mandrin herausziehen, einige Sek. warten und kontrollieren, ob schon Liquor abtropft, sonst Nadel mit Mandrin langsam weiter vorschieben. Liquor in Röhrchen sammeln (je etwa 1 ml), Reihenfolge beachten.
- Nadel herausziehen, steriles Pflaster, Punktionsstelle einige Min. komprimieren. Pat. liegt 1 h flach auf dem Bauch mit Sandsack auf der Punktionsstelle.

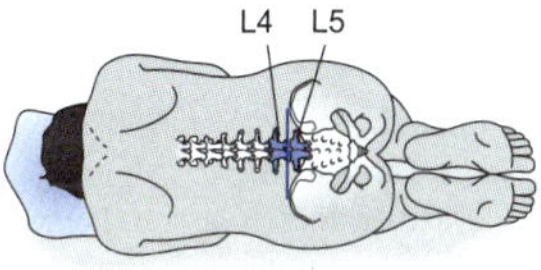

Abb. 2.9 Lumbalpunktion [L106]

Komplikationen Selten postpunktionelles Sy.: diffuse Kopfschmerzen, Übelkeit, Ohrensausen und/oder Ohnmachtsneigung bis zu 5 d nach der Liquorentnahme aufgrund Liquorleckage. Prävention: 24 h Bettruhe nach der Punktion. Therapie: strenge Bettruhe, vermehrte Flüssigkeitszufuhr (1 l/24 h zusätzlich trinken), evtl. Infusion von 1 l E'lytlsg. in 24 h, 1–2 g ASS oder Paracetamol/24 h (umstritten). Evtl. „Bloodpatch".

Liquoruntersuchung (DD Liquorbefunde ▶ 15.2.2). Inspektion (eitrig? blutig?). Liquordruck, Zellzählung, Differenzialbild, Zuckergehalt (↓ bei bakt. Inf., normal etwa 70 % des BZ); quantitative Proteinbestimmung, E'phorese (IgG, IgA, IgM, monoklonale IgG-Banden) im Vergleich mit Serumproteinen. Nach Zentrifugation ist xanthochromer Überstand Hinweis auf Einblutung in den Liquor. Mikrobiologie: mikroskopisches Direktpräparat (Gramfärbung), bakt. Kultur (Pneumok., Meningok., H. influenzae, Listerien, Enterobacteriaceae, Pilze), Latexschnelltest zur Erregerdiagn., Lues-, Virusserologie, PCR, Tuschepräparat.

2.2.6 Peritonealpunktion (Aszitespunktion)

Indikationen Bakt., zytologische und enzymatische Aszitesdiagn. (DD Aszites ▶ 8.1.2), Entlastungspunktion bei massivem Aszites, Drainage bei Peritonitis oder Abszess.

Kontraindikationen Keine bei ultraschallgeführter Punktion. Sonst: große Ovarialzysten, Hydronephrose, Schwangerschaft. Vorsicht bei hämorrhagischer Diathese und hepatischem Präkoma.

Punktionsorte Übergang vom äußeren zum mittleren Drittel der Linie vom Nabel zur Spina iliaca ant. sup. li (weniger Verwachsungen) oder re sowie in Medianlinie zwischen Nabel und Symphyse. Epigastrische Gefäße beachten (▶ Abb. 2.10).

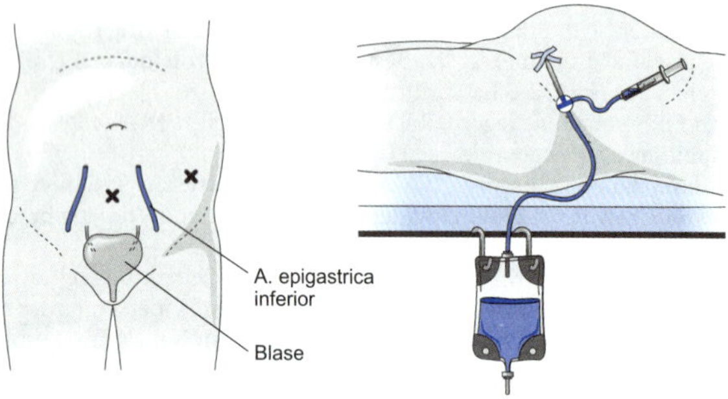

Abb. 2.10 Peritonealpunktion [L106]

Durchführung

- **Diagn. Punktion:**
  - Blase entleeren lassen, Hautdesinfektion (Kategorie III), Lokalanästhesie (25 G)
  - 20- bis 50-ml-Spritze mit grüner Kanüle (21 G) unter Aspiration in die Peritonealhöhle einführen (leichter Widerstand beim Durchstechen der Faszienschicht). Spritze füllen, Nadel schnell zurückziehen, Klebeverband

> - Um bei massivem Aszites Nachlaufen nach Zurückziehen der Nadel zu vermeiden, „zickzack stechen“: erst subkutan, dann Nadel entlang des Fettgewebes verschieben, dann erst peritoneal stechen.
> - Auch bei bekannter Ursache (z. B. Leberzirrhose) bei jedem neu oder erneut aufgetretenem Aszites zumindest Probepunktion durchführen (▶ 8.1.2).

- **Ther. Punktion:**
  - Blase entleeren lassen, Hautdesinfektion (Kategorie III), Lokalanästhesie (25 G).
  - Braunüle® (18 G grün bis 14 G orange) nach hinten, unten und lateral vorschieben, wobei Pat. Bauchdecke anspannen soll (pressen). Nach Entfernung der Nadel fließt Aszites im Strahl aus der Hülse. Schlauchsystem mit Dreiwegehahn, Spritze und Auffangbeutel anschließen.
  - Aszites spontan ablaufen lassen, ggf. mit Spritze über Dreiwegehahn aspirieren. Der gesamte Aszites kann (langsam!) auf einmal abgelassen werden. Nach der Punktion steriler Kleinverband. Bei Aszitesleck Punktionsstelle mit einem Stich übernähen.
  - Eiweißgehalt im Aszites bestimmen, Verlust ersetzen: Humanalbumin 4–8 g/l entferntem Aszites (teuer).

2.2.7 Implantierbarer Venenkatheter („Port")

Subkutan implantierter zentraler Venenzugang. Der Port besteht aus einem Reservoir (Ø 3–4 cm), das mit einer ca. 1 cm dicken Silikonmembran verschlossen ist (▶ Abb. 2.11). Die Membran kann etwa 5 000× angestochen werden und verbleibt meist lebenslang.

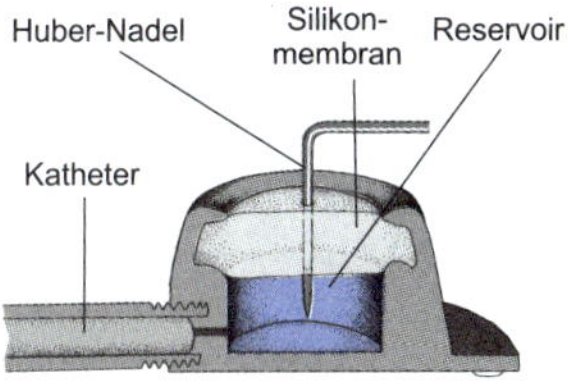

Abb. 2.11 Portsystem [L157]

Implantation

Indikationen Längerfristige parenterale Ernährung, Applikation von Zytostatika, dauerhafte Gabe venenreizender Medikamente (z. B. CMV-Ther. bei AIDS; ▶ 18.3.5), bei Pat. mit extrem schlechten peripheren Venen, zur Schmerzther.

Cave: Ind. zur Implantation früh stellen, da weniger KO bei noch gutem AZ.

Kontraindikationen Koagulopathie, erhöhtes Narkoserisiko. Problematisch bei i. v. Drogenabusus. **Cave:** möglichst keine Blutentnahme (Kontaminationsgefahr), möglichst keine Implantation bei Fieber bzw. rezid. Fieberschüben, da Gefahr der septischen Besiedlung.

Durchführung Implantation operativ in lokaler Anästhesie oder Vollnarkose. Vom Reservoir führt ein Katheter in eine zentrale Vene (meist re V. basilica oder re V. subclavia/jugularis). Reservoir wird auf dem M. pectoralis fixiert. Nach Implantation vor erstem Gebrauch Lagekontrolle mittels Rö-Darstellung mit KM.

- Häufige postop. KO: lokale Wundinf., Hämatom, Serom, Dislokation des Reservoirs, Kathetersepsis.
- Idealerweise sollte bei reizlosen Wundverhältnissen nach OP etwa 1 Wo. bis zum Anstechen des Ports vergehen.

Injektion in Port und Blutentnahme

Material Nadeln, die keine Stanzdefekte bewirken (Huber-Schliff) verwenden, z. B. Farmacia-Gripper-Nadeln®, Desinfektionsmittel, sterile Handschuhe, sterile

Kompressen, evtl. Tegaderm®-Pflaster, PVP-Salbe, NaCl 0,9 %, 10-ml-Spritzen, 2 500 IE Heparin, evtl. steriles Lochtuch.

Komplikationen Lokale Inf., Kathetersepsis, Blutungen beim Anstechen, Abrisse des Katheters, Dislokationen des Reservoirs, thrombotischer Katheterverschluss, Thrombosen (Armvenen = Paget-von-Schroetter-Sy. ▶ 5.5.2).

Durchführung
- Verband entfernen; ggf. alte Nadel entfernen, hierbei Port mit der anderen Hand fixieren; Inspektion der Wunde bzw. Injektionsstelle (z. B. Hämatome, Abszess); Hautdesinfektion (Kategorie III).
- Ab jetzt obligat steriles Arbeiten! Port unter der Haut fixieren, membranöse Seite sicher lokalisieren.
- Die Nadel senkrecht durch Haut und Membran stechen, bis Kontakt zum Portboden sicher gespürt wird. Injektion von 10 ml NaCl 0,9 %. Das Injizieren muss leicht erfolgen, bei möglichem Zweifel an Lokalisation der Nadel evtl. Aspiration von Blut; Infusionen bzw. Injektion anschließen.
- Nach Abschluss jeder Manipulation obligates Spülen des Portsystems mit Heparinblock (z. B. 2000 IE Heparin auf 2 ml NaCl 0,9 %), danach Klemme an der Portnadel verschließen; Verband (evtl. lokale PVP-Applikation) oder Nadel entfernen (kann bei guten Wundverhältnissen etwa 1 Wo. belassen werden).
- **Blutentnahme:** grundsätzlich Blutentnahme prim. aus peripheren Venen. Durchgängigkeit des Ports prüfen, zur Vermeidung von Laborfehlern fraktionierte Entnahme von jeweils 3 × 3 ml Blut und verwerfen vor eigentlicher Blutentnahme. Nach Beendigung fraktioniertes Spülen mit 3 × 3 ml NaCl 0,9 %, danach Heparinblock (s. o.).

- Ist ein Portsystem erst bakt. besiedelt (z. B. mit Staph. epidermidis), ist eine Sanierung auch mit gezielter Antibiotikagabe oft nicht mehr erreichbar. Deshalb aseptisches Vorgehen und intensive Pat.-Schulung.
- Das Einführen der Infusionsnadel und das Anlegen der Infusion sollten nur durch erfahrene Mitarbeiter erfolgen.
- Keine Injektionen in das Portsystem mit normalen Kanülen, da diese Stanzdefekte verursachen.
- Bei Widerstand oder unklarer Lage der Nadel Injektion abbrechen!
- Keine Injektion von Pharmaka, die präzipitieren können (z. B. Furosemid), da dadurch der Port verlegt werden kann.

Portpflege

Zur Vermeidung von Proteinablagerungen bei hoher Gebrauchsfrequenz 1 × wöchentl. Spülung mit Alkohol (5 ml Ethanol 95 % auf 5 ml NaCl 0,9 %), langsame Injektion. Bei Nichtgebrauch Spülung alle 6 Wo. mit 250 ml NaCl 0,9 %.

2.3 Entnahme von Material für bakteriologische Untersuchungen

Arno J. Dormann und Tanja Toermer

2.3.1 Blutkulturen

Vorbereitung 2 Blutkulturflaschen (aerob, anaerob). Flaschen beschriften. Einmalspritze (20 ml), Kanülen und Hautdesinfektionsmittel, Handschuhe, Tupfer und Pflaster bereitlegen.

Hautdesinfektion und Blutentnahme
- Punktionsstelle sorgfältig desinfizieren (Kategorie II)
- 10–20 ml Blut entnehmen (s. Herstellerangaben). Vor Umfüllen in Blutkulturflaschen neue, sterile Nadel aufsetzen. Kontaminationsgefahr!
- Desinfektion der Gummipfropfen, Injektion des Blutes (ml s. Herstellerangaben)
- Transport so rasch wie möglich in das mikrobiolog. Labor, bis zum Transport Flaschen im Brutschrank bei 35 °C aufbewahren

Blutentnahme bei Sepsis Zuverlässigkeit des Erregernachweises steigt mit der Anzahl der Blutkulturen. **Cave:** Die erste Blutentnahme sollte vor Therapiebeginn erfolgen.
- Sepsis mit intermittierendem Fieber: vor Therapiebeginn 3 Entnahmen von verschiedenen Lokalisationen im Abstand von 1 h frühzeitig im Fieberanstieg
- Endokarditis: am 1. Tag mind. 3, besser 4 Entnahmen im Abstand von jeweils 1 h vor Therapiebeginn. Nicht auf Fieberanstieg warten; erhöht die Sensitivität nicht
- V. a. Fungämie: am 1. und 2. Tag je 2 Entnahmen, bessere Ausbeute bei art. Entnahme

2.3.2 Urinkultur

Mittelstrahlurin (MSU) Methode der Wahl für orientierende bakt. Urinuntersuchung. Geeignet ist Morgenurin (hohe Keimzahlen) oder letzte Miktion vor nicht weniger als 3 h. Probenentnahme vor Beginn der Ther. Tritt innerhalb von 3 d keine Besserung ein, Kontrolluntersuchung durchführen.
- Hände mit Seife waschen und mit Einweghandtuch abtrocknen
- Genitale (v. a. bei Frauen) mit in sauberes Wasser getauchtem Tupfer reinigen, dann mit einem zweiten Tupfer in gleicher Weise nachreinigen
- Erste Urinportion (~50 ml) in die Toilette oder ein Gefäß entleeren, dann – ohne den Harnstrahl zu unterbrechen – ca. 5 ml Harn im vorher griffbereit abgestellten Transportgefäß auffangen. Verschluss aufsetzen
- Probe bis zum Transport im Kühlschrank bei 4 °C lagern oder in vorgefertigten Nährmedienträger (z. B. Uricult®) eintauchen und bei 37 °C bebrüten

Katheterurin Alternative, wenn einwandfreie Gewinnung von Mittelstrahlurin nicht möglich und Blasenpunktion nicht in Betracht kommt.
- Grundsätzlich Einwegkatheter verwenden, sorgfältige Reinigung des Genitale vor dem Eingriff. Einwegkatheter legen (▶ 2.5.4), Urin entnehmen. Katheter entfernen. Risiko einer Keimeinschleppung wird v. a. bei Frauen nur dann ausreichend gemindert, wenn spezielle Untersuchungseinrichtungen (gyn. Untersuchungsstuhl) zur Verfügung stehen.

- Dauerkatheterträger: Urin keinesfalls aus Urinbeutel entnehmen. Entnahme nach sorgfältiger Desinfektion per Katheterpunktion im proximalen Abschnitt.

Blasenpunktionsurin Sicherste Grundlage eines aussagekräftigen mikrobiolog. Befunds. Gefahr der Kontamination des Urins nahezu ausgeschlossen.
- **Ind.:** keine einwandfreie Gewinnung von MSU oder Katheterurin möglich (z. B. bei Phimose). Wdh. uneinheitliche bakteriolog. und zelluläre Befunde, Mischinf.
- **Punktionsort:** 1–2 QF oberhalb der Symphyse.
- **Durchführung:** Rasur und Hautdesinfektion (Kategorie II) im Bereich der Punktionsstelle. Stichrichtung senkrecht zur Hautoberfläche. Nach Punktion Kanüle rasch zurückziehen und Punktionsstelle einige Min. mit Tupfer komprimieren. Bewertung ▶ 9.2.1.

> Blasenpunktion nur bei gefüllter Blase!

2.3.3 Sputum

Häufigstes Untersuchungsmaterial zur mikrobiolog. Diagn. von Inf. der Atemwege. Möglichst Morgensputum, d. h. Sekret aus den tiefen Atemwegen, das sich während der Nacht angesammelt hat und nach dem Erwachen abgehustet wird (keine „Spucke“).

Indikationen Wegen hoher Kosten, geringer Sensitivität und Spezifität nur eingeschränkt sinnvoll (Tbc-Diagn., Nachweis einer Kolonisation mit Pseud. aerug. bei schwerer COPD, bei Pneumocystis jiroveci nur pos. Nachweis verwertbar).

Durchführung
- Kurz vor erster Expektoration Mund mit frischem Leitungswasser spülen. Sekret in sterilen Sputumbecher abhusten. Gefäß verschließen, ohne Innenrand oder Verschlusskappeninnenfläche zu berühren.
- Ist spontane Sputumgewinnung nicht möglich, Provokationsversuch durch Inhalation eines hypertonen Aerosols (z. B. NaCl 10 %).

> Vor Anlage der Kultur Mikroskopie erforderlich.

2.3.4 Bronchial- und Trachealsekret

(Bronchoskopie ▶ 6.2.6).
Bronchialsekret instrumentell mittels Absaugkatheter mit oder ohne Spülung aus den tiefen Atemwegen gewinnen, möglich bei intubierten Pat. oder guter Lokalanästhesie. **Cave:** EKG-Monitor, da Bradykardie durch Vagusreizung möglich!

Bronchoalveoläre Lavage (BAL)

Indikationen Zur mikrobiolog. Untersuchung bei abwehrgeschwächten Pat. mit Pneumonie (Sensitivität ~ 70 %, Spezifität 80–95 %). Bei verschiedenen Lungen- und Bronchialerkr. Zytologie, ggf. mit Lymphozytendifferenzierung → hohe diagn. Wertigkeit.

Durchführung Spülung mit 100–200 ml körperwarmem NaCl 0,9 % durch flexibles Bronchoskop zur quantitativen Kultur. Zusätzlich periphere gedeckte „Mikrobürste“. **Cave:** Grampräparat obligat.

Bewertung Keimzahl ≥ 10^4 cfu/ml bzw. bei Bürstenabstrichen ≥ 10^3 cfu/ml spricht für eine Inf.

Sekretgewinnung bei Tracheostoma und Trachealtubus

Durchführung Bei Kanülenwechsel sterilen Absaugkatheter einführen. Sekret aspirieren und in ein steriles Röhrchen einbringen. Alternativ Katheterspitze mit steriler Schere abschneiden und in Röhrchen mit Transportmedium einsenden.

Bewertung Bei Ergebnisinterpretation berücksichtigen, dass nach endotrachealer Intubation bzw. Anlegen eines Tracheostomas innerhalb von Stunden eine Besiedlung der tiefen Atemwege („Kolonisation") mit Oropharyngealflora erfolgt.

2.3.5 Stuhlprobe

Untersuchung auf darmpathogene Keime (Salmonellen, Shigellen, Yersinien, Campylobacter usw.) grundsätzlich an drei verschiedenen Tagen, da Erregernachweis in einer einzigen Probe nicht immer gelingt.

Durchführung

- Stuhlentleerung in sauberes Gefäß, möglichst ohne Seifen- oder Desinfektionsmittelreste
- Urinbeimengungen unbedingt vermeiden
- Etwa doppelt bohnengroßes Stück in Stuhlröhrchen einfüllen, bei dünnflüssigem Stuhl ca. 5 ml
- Aufgelagerte Eiter-, Schleimflocken oder blutige Anteile mit Wattetupfern entnehmen und nach Einbringen in ein Transportmedium getrennt untersuchen (hoher Bakteriengehalt)
- Jede einzelne Stuhlprobe zügig in das Labor transportieren, nicht sammeln! Empfindliche Keime wie Shigellen sterben schon nach kurzer Zeit ab. Bei V. a. Lambliasis oder Amöbiasis unverzüglich Mikroskopie des frischen Stuhls (▶ 17.6.1)
- Bei V. a. Typhus und Paratyphus parallele Entnahme von Blutkulturen, v. a. in der ersten Krankheitswoche! Bei V. a. antibiotikaassoziierte Kolitis Clostridienkultur und/oder -toxinnachweis im Stuhl (▶ 7.1.4)

Rektalabstriche sollten nur entnommen werden, wenn kein Stuhl zu gewinnen ist.

2.3.6 Abstriche

Allgemeiner-/Wundabstrich

Durchführung Mit Abstrichtupfer Material unter Sicht von verdächtigen Stellen entnehmen und in Röhrchen mit Transportmedium einbringen. Tupfer nie trocken einsenden, da Anzucht anspruchsvoller Keime nicht mehr gelingt. Lagerung und Transport bei Raumtemperatur (RT).

Rachen- und Tonsillenabstrich

Durchführung

- Zunge mit Spatel herunterdrücken; mit Wattetupfer Material aus entzündeten Bereichen exprimieren.

- Berührung anderer Schleimhäute (Lippen, Zunge) sowie Kontamination des Tupfers mit Speichel vermeiden.

! **Cave:** Pat. darf vor Entnahme keine Schleimhautdesinfektion (z. B. Chlorhexidin® etc.) durchgeführt haben!

Urethralabstrich

Voraussetzungen Probengewinnung am besten morgens vor Miktion, frühestens jedoch 1 h nach der letzten Miktion. Vor Entnahme des Abstrichs Transportmedium auf RT bringen. Abstrich sofort oder innerhalb von höchstens 6 h an das Labor weiterleiten.

Durchführung

- **Männer:** Entnahmestelle darf nicht desinfiziert werden. Ausfluss, falls vorhanden, mit Abstrichtupfer aufnehmen. Eiter aus Harnröhre von proximal nach distal ausstreichen, sonst dünnen Abstrichtupfer einige Zentimeter in die Urethra einführen und vorsichtig drehen.
- **Frauen:** Nach Abwischen der äußeren Genitalien die Urethra mit sterilem Tupfer von vaginal komprimieren und ggf. austretendes Sekret mit dem Tupfer aufnehmen. Lässt sich kein Sekret gewinnen, dünnen Abstrichtupfer ca. 2 cm in die Urethra einführen und vorsichtig drehen.

Analabstrich

Indikationen Nachweis von Enterobius-vermicularis-(Oxyuren-)Eiern.

Durchführung Materialgewinnung frühmorgens. Nach Spreizen der Perianalfalten Tesafilm über die Analöffnung und die flach gezogenen Perianalfalten kleben. Tesafilm entfernen und auf Objektträger aufkleben. Objektträger mit Patientendaten beschriften und in Transporthülse zur mikroskopischen Untersuchung in das Labor einsenden.

2.3.7 OP-Material, Wundsekrete, Punktate

- **Material aus offenen Prozessen (Abstrich):** Sekret mit Abstrichtupfer vom Wundrand entnehmen und in Transportmedium einbringen oder Teile des Wundrands in ein steriles Röhrchen mit Nährbouillon einbringen. Bei Fußgangrän, Phlegmone o. Ä. mit einer Kanüle Material aus der Tiefe der Wunde aspirieren und in Blutkulturflasche injizieren.
- **Material aus geschlossenen Prozessen (Punktat):** Punktion und Aspiration mit einer Spritze unter aseptischen Bedingungen. Material in steriles Röhrchen einbringen; Lagerung und Transport bei RT. Bei V. a. Anaerobier Material in eine vorgewärmte Blutkulturflasche einspritzen und Lagerung der Probe bei 35 °C im Brutschrank (besonders geeignet für Pleura- und Peritonealpunktate).

2.3.8 Intravasale Katheter

Bei V. a. Kathetersepsis oder Entzündung im Bereich der Insertionsstelle, Katheter entfernen und mikrobiologisch untersuchen.

- Katheter bis etwa 10 cm Länge: etwas unterhalb der Insertionsstelle mit steriler Schere abschneiden und Spitze steril in Röhrchen einbringen.
- Katheter > 10 cm Länge: zusätzlich zur Katheterspitze ein ca. 5 cm langes Stück distal der Insertionsstelle herausschneiden und ebenfalls steril einsenden.

! Ideal sind quantitative Kulturen.

2.3.9 Materialgewinnung für Spezialuntersuchungen

- **Chlamydien:** obligat intrazelluläre, gramneg., zellwandlose Erreger (▶ 17.2.6), drei humanpathogene Arten:
  - **C. trachomatis** Material: Epithelzellen. Mikroskopie: mit molekularbiologischen Verfahren – Immunfluoreszenz; molekularer Nachweis: PCR; kultureller Nachweis
  - **C. pneumoniae** Material: Blut. Serol.: AK-Nachweis (IgG, IgA, IgM) mittels EIA
  - **C. psittaci** Material: Sputum, TS, BAL, Blut. AK-Nachweis mittels KBR (**Cave:** Kreuzreaktion mit C. pneumoniae möglich). Speziesspezif. AK-Nachweis mittels Mikroimmunfluoreszenz
- **M. pneumoniae:** obligat pathogen, zellwandlos. Erkr.: Atemwegsinf.
  - Material: Blut. Ag- (IgM, IgG) und DNA-Nachweis mittels PCR. Kälteagglutininnachweis (50 % d. F.)
  - Material: Sputum, Rachenabstrich, BAL. Kultur. **Cave:** Spezialnährboden notwendig.
- **U. urealyticum:** Familie der Mykoplasmen, fakultativ pathogen, zellwandlos. Erkr.: Urogenitalinf. Material: urogenitaler Abstrich. Direkte Mikroskopie. Kultur. **Cave:** Spezialnährboden notwendig.
- **Tbc:** M. tuberculosis, selten M. bovis
  - Tuberkulin-Hauttest (Typ IV nach Coombs): einfach, aber eingeschränkt verlässlich
  - Dir. Erregernachweis: Material Sputum, BS, BAL, Urin, Stuhl, Abstrich von Hautläsionen, Materialgewinnung durch Punktion/Aspiration mittels Nadeln (z. B. LK, Kaverne), Magennüchternsekret. Mikroskopie: Ziehl-Neelsen-Färbung. Kultur mit Antibiogramm (Dauer auf festem Nährboden 4–6 Wo., Dauer auf flüssigem Nährboden [BACTEC Verf.] 2 Wo.)
  - Molekulargenetische Untersuchungen: Material: s. o.
  - PCR auf DNA
  - Immunolog. Testverfahren: Material Blut. Mycobacterium tuberculosis (MTB); IFN-release assay (IGRA): QuantiFERON®-TB-Gold-Test aus Blut

Grundlage der Tbc-Diagnostik ist der Interferon-Gamma-Release-Bluttest (IGRA). Es besteht keine Kreuzreaktion nach einer BCG-Impfung.
Der IGRA wird mittels Blutprobe (**Cave:** Spezialröhrchen) im Labor durchgeführt. Hatten spezielle Abwehrzellen in der Blutprobe (T-Zellen) schon einmal Kontakt mit Tuberkulose-Erregern, setzen sie Interferon-Gamma frei, wenn extrahierte Bestandteile von Tuberkulose-Bakterien hinzugegeben werden.
Es stehen zwei ähnliche Verfahren (Quantiferon®, ELI-Spot®) zur Verfügung. Gegenüber den Tuberkulin-Hauttests zeichnen sie sich durch eine erhöhte Spezifität (> 95%) für den M. tuberculosis-Komplex (M. tuberculosis, M. bovis, M. africanus) aus. Auch die Sensitivität der IGRAs liegt bei > 90 % und wird durch den Immunstatus des Patienten kaum beeinflusst.

2.4 Biopsien

Arno J. Dormann und Tanja Toermer

2.4.1 Knochenmarkpunktion und -biopsie

- Punktion ergibt Aspirationszytologie. Biopsie ergibt Histologie!
- Die Beckenkammpunktion ist technisch schwieriger als die Sternalpunktion, jedoch weniger schmerzhaft, ungefährlicher und ermöglicht zudem die Entnahme von Knochenmark und -stanze in einer Punktion.

Indikationen Diagnostik und Verlaufskontrolle hämatoonkolog. Erkr.

Kontraindikationen Entzündung im Punktionsbereich, Gerinnungsstörungen. Zusätzliche KI für Sternalpunktion sind Aortenaneurysma und Z. n. Sternotomie.

Komplikationen Allg.: Blutung, Wundinf. Speziell und potenziell tödlich bei Sternalpunktion: Verletzung großer Gefäße, Herzbeuteltamponade und Pneumothorax.

Material Sterile Handschuhe, NaCl 0,9 %, Spray zur Hautdesinfektion, Sedierung, z. B. Midazolam 2–5 mg i. v., Monitoring, Spezialpunktionsnadel (mit Hemmschloss gegen zu tiefes Eindringen bei Sternalpunktion), Yamshidi-Stanznadel (Beckenkammbiopsie), Lokalanästhetikum, z. B. 10 ml Lidocain 1 %, für Aspiration 20-ml-Spritze (+ 0,5 ml Natriumzitrat), sterile Kompressen, sterile Abdecktücher, mehrere Objektträger, Heparinatröhrchen für weitere Diagn. (FAES, Zytogenetik), EDTA-Röhrchen (Blutausstrich), Behälter mit Fixationslsg. für Knochenstanze (z. B. Formaldehyd-Lsg. 4 %).

Beckenkammpunktion

Punktionsort Spina iliaca posterior superior Pat. entweder in Bauchlage mit Rolle unter dem Becken, in Seitenlage mit angewinkelten Knien oder im Sitzen lagern.

Durchführung ▶ Abb. 2.12.

- Lagerung des Pat. in Seitenlage mit angewinkelten Beinen.
- Prämedikation, z. B. mit Midazolam 2–5 mg i. v.
- Beckenkamm und Spina ertasten. Rasur, Hautdesinfektion (Kategorie III). Infiltrationsanästhesie s. c. und bis auf das Periost. Stichinzision der Haut.
- Einführen z. B. einer Yamshidi-Nadel (der Nadel liegt eine ausführliche Anleitung bei). Mit stärkerem Druck unter leichter Drehung Kortikalis durchstoßen, bei nachlassendem Widerstand ist die Knochenmarkhöhle erreicht.
- **Zytologie:** Mandrin herausziehen und Spritze aufsetzen. Rasch KM aspirieren (bei zu langer Aspiration Kontamination durch Markblut möglich). Aspiration ist schmerzhaft (typischer „ziehender Schmerz", zur Ablenkung Pat. zur tiefen Inspiration auffordern).
- Ergebnis kontrollieren: Sind ausreichend „Krümel" nach Ausspritzen auf die vorbereiteten Objektträger nachweisbar? Ggf. Aspiration an anderer Stelle wiederholen.
- **Biopsie/Stanze:** Mandrin herausziehen, Hohlnadel unter rotierenden Bewegungen ca. 3 cm in die Spongiosa eintreiben (geringer Widerstand), zum Abscheren des Stanzzylinders die Nadel mehrmals rasch drehen. Stanznadel und Stanzzylinder vorsichtig herausziehen und den Stanzzylinder unter Zuhilfenahme eines Drahts in ein Behältnis mit Formaldehyd geben.

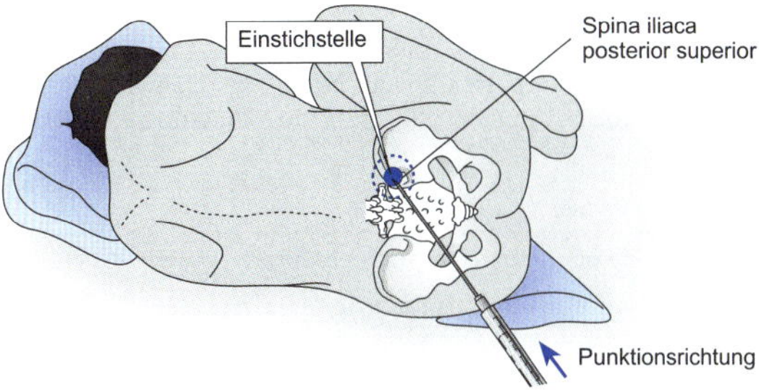

Abb. 2.12 Beckenkammpunktion [L106]

- Nach Entfernen der Nadel Punktionsstelle komprimieren, ggf. Naht, Pflasterverband, Kompression durch Sandsack.
- Zügige Weiterverarbeitung: Aspirat auf mit Natriumzitrat betropfte Objektträger aufbringen und ausstreichen. Zusätzlich peripheren Blutausstrich (EDTA-Röhrchen) ans Labor schicken (genaue klin. Angaben und Fragestellung!).

Sternalpunktion

Nur in Ausnahmefällen indiziert. Risikoreich, schmerzhaft, schlechte Materialausbeute.

Punktionsort Corpus sterni in Höhe des 2.–3. ICR, etwas lateral der Mittellinie des Sternums.

Durchführung Vorbereitung wie Beckenkammpunktion. Aspirationsnadel (Hemmschloss je nach Hautdicke etwa 3–5 mm oberhalb der Haut einstellen) mit einer gleichmäßigen Drehbewegung bis auf das Periost einstechen, Hemmschloss wieder auf 3–5 mm über Hautniveau verstellen und mit kurzem Druck bis ins KM (nachlassender Widerstand) vorschieben. Weiteres Vorgehen s. o. (Zytologie).

2.4.2 Leberbiopsie/Laparoskopie

Entweder als perkutane Ultraschall- oder CT-gesteuerte Leberpunktion oder im Rahmen einer Laparoskopie.

Indikationen

- **Leberbiopsie:** Diagn. und Verlaufskontrolle von diffusen Lebererkr. (Hepatitiden, Speichererkr., tox. Schädigungen usw.; ▶ 8.2, ▶ 8.3, ▶ 8.4, ▶ 8.5); Diagn. bei unklaren Raumforderungen (Tumoren, Metastasen usw.; ▶ 8.7).
- **Laparoskopie:** bei allen unklaren Lebererkr., die sich mit anderen diagn. Möglichkeiten nicht klären lassen. Vorteil gegenüber Leberblindpunktion ist die gezielte bioptische Gewebeentnahme unter Sicht. Eine Minilaparoskopie ist deutlich weniger traumatisierend.

Kontraindikationen Gerinnungsstörungen (Quick < 50 %, Thrombos < 40/nl, aPTT > 45 Sek.), Peritonitis, Cholangitis, ausgeprägter Aszites, extrahepatische Cholestase, Leberhämangiom.

Komplikationen Pneumothorax, intraabdom. Blutung, gallige Peritonitis, Sepsis.

Kontrolle Nach Punktion 4 h Bettruhe, Sandsack, engmaschige Kreislaufüberwachung. Kontrollsono nach 4h / am nächsten Tag (Hämatom?), Schmerzausstrahlung häufig in die re Schulter, oft 8–12 h nach Punktion verstärkt.

2.4.3 Nierenbiopsie

Als perkutane, offene oder laparoskopische Biopsie.

Indikationen Proteinurie 3 g/d, Hämaturie, Glomerulonephritiden evtl. bei Niereninsuff. unklarer Ätiol., zur DD einer eingeschränkten Nierenfunktion nach NTx.

Kontraindikationen Gerinnungsstörung (s. o.), Einzelniere (anatomisch, funktionell; Ausnahme Transplantatniere), Hydronephrose, Zystennieren, Nierenzysten, Nierenarterienaneurysmen (Panarteriitis nodosa), perirenaler Abszess, Nierenvenenthrombose, therapieresistente Hypertonie, Nephrokalzinose, fehlende ther. Konsequenzen.

Nachbehandlung Druckverband. Mind. 6 h Rückenlage, regelmäßige RR- und Pulskontrolle, Bettruhe für > 24 h, Urinstatus (Hämaturie?), keine Heparinisierung, kein ASS. Kontrollsono am nächsten Tag (Hämatom?).

> Möglichst Triplediagnostik: Lichtmikroskopie, Immunhistologie, Elektronenmikroskopie.

2.5 Sonden und Drainagen

Arno J. Dormann und Tanja Toermer

2.5.1 Ösophaguskompressionssonde

> **!** Ösophaguskompressionssonden sind schwierig zu legen und komplikationsträchtig. Sie erfordern daher Intensivmonitoring.

Sondentypen ▶ Abb. 2.13

- **Sengstaken-Blakemore-Sonde** (Minnesota-Vier-Lumen-Sonde): 2 Ballons und 3 (4) Lumina: Ösophagus-, Magenballon, Magen, v.a. bei Ösophagusvarizenblutung
- **Linton-Nachlas-Sonde:** 1 Ballon, der am Magen-Ös.-Übergang zu liegen kommt, v. a. bei Fundusvarizenblutung

Indikationen Endoskopisch gesicherte, variköse akute obere GI-Blutung (Ösophagus- oder Fundusvarizen ▶ 7.1.7), wenn Sklerotherapie oder Ligatur unmöglich und medikamentöse Ther. erfolglos sind. Bei schwerem hypovolämischem Schock, wenn Notfallgastroskopie nicht möglich ist.

Komplikationen Aspiration, Asphyxie (Dislokation des Ös.-Ballons), Kardiaruptur (Dislokation des Magenballons).

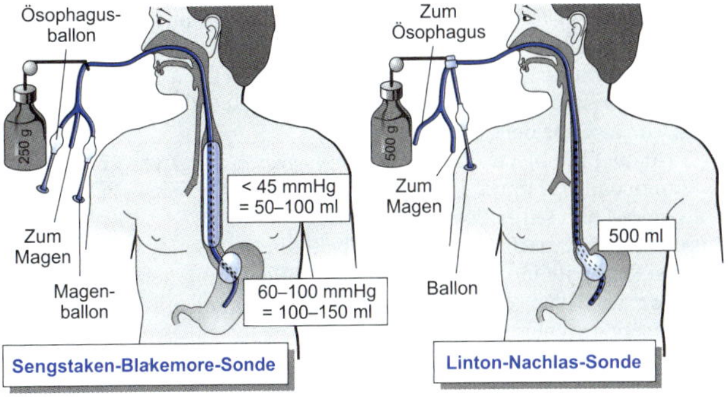

Abb. 2.13 Ösophaguskompressionssonden [L106]

Vorbereitung

- **Ballonprüfung:** Magenballon mit 100, 200 und 300 ml Luft aufblasen. Hierunter Druckmessung über Druckkontrollöffnung mittels Manometer. Druckwerte für jeweiliges Volumen notieren. Dichtigkeit prüfen, Luft ablassen.
- **Pat.-Vorbereitung:** Lagerung des Pat. mit etwa 45°-Neigung des Kopfs. Nasen- und Rachenraum mit Oberflächenanästhetikum (z. B. Lidocain®-Spray, 8–10 Hübe) betäuben.

> - Bei fehlenden Schutzreflexen Pat. frühzeitig intubieren.
> - Pat. mit liegender Sonde regelmäßig absaugen, da Schlucken nicht möglich.

Durchführung Sengstaken-Blakemore-Sonde (Minnesota-Vier-Lumen-Sonde):

- Luft aus Magen- und Ös.-Ballon absaugen und Druckkontrollöffnungen mit Plastikpfropfen versehen, um Deflation der Ballons während des Einführens zu sichern. Ballons mit Gleitmittel bestreichen (z. B. Lidocain-Gel 2 %).
- Sonde über die Nase bis zur 50-cm-Markierung (Sondenspitze im Magen) einführen. Epigastrium während der Instillation von Luft auskultieren. Falls zeitlich möglich, nachfolgend Rö-Kontrolle! Spitze muss deutlich unterhalb des Zwerchfells liegen. Um Erbrechen während des Aufblasens des Ballons zu verhindern, sofort über Magenschlauch absaugen.
- Endgültige Platzierung: Magenballon unter Manometerkontrolle mit 100–150 ml Luft aufblasen. Wenn der intragastrale Ballondruck nach Einführen um 15 mmHg höher als bei gleichem extrakorporal insuffliertem Volumen ist, befindet sich der Magenballon im Ös. (Rupturgefahr! Erneute Platzierung). **Cave:** Ballon im Magen → Verschluss der Druckkontroll- und Lufteinlassöffnungen.
- Sonde vorsichtig zurückziehen, bis federnder Widerstand spürbar. Ös.-Ballon mit 25–30 mmHg (ca. 100 ml Luft) aufblocken und verschließen. Schlauch an der Nase fixieren. Evtl. Zug mit 250–500 g.
- Spülung des Magens mit NaCl 0,9 %, bis Aspirat klar. Bleibt es blutig, Erhöhung des intraösophagealen Ballondrucks auf 35–45 mmHg unter ständiger Druckkontrolle über Druckkontrollöffnung des Ös.-Ballons (mind. stünd-

2

lich). Bei fortbestehender Blutung Zug von außen auf die Sonde erhöhen, Magenabsaugung in kurzen Intervallen. Druck im Ösophagusballon möglichst niedrig halten (max. 45 mmHg).
  - Steht die Blutung, alle 3 h Ösophagusballondruck um 5 mmHg bis auf 25 mmHg senken, alle 6 h Ös.-Ballon für 5 Min. entleeren, um Drucknekrosen zu vermeiden.
  - Steht die Blutung bei einem intraösophagealen Druck von 25 mmHg, Ös.-Tamponade für mind. 12 h fortsetzen, dann Luft ablassen. Ballon noch für weitere 4 h in seiner Position belassen.
- Entfernung: Tritt nach 4 h keine Rezidivblutung auf, Sonde vorsichtig entfernen. Bei Regurgitation mit Aspirations- und Erstickungsgefahr: Zur sicheren Deflation des Ballons den extrakorporalen Teil der Sonde vor der Entfernung durchtrennen (Schere am Patientenbett).

Durchführung Linton-Nachlas-Sonde:
- Platzierung im Magen wie Sengstaken-Blakemore-Sonde, dann mit 100 ml Luft aufblasen, zurückziehen, bis leichter Widerstand spürbar.
- Nachblocken bis zum Gesamtvolumen 500 ml. Evtl. Zug mit 250–500 g.
- Rö-Kontrolle, regelmäßiges Absaugen der proximalen und distalen Öffnung, um die Effektivität der Blutstillung zu überprüfen.

> Ösophaguskompressionssonden nur in Ausnahmefällen länger als 24 h liegen lassen.

2.5.2 Magen- und Dünndarmsonden

Transnasale Sonden

Sondentypen Manuell als nasogastrale Sonden, endoskopisch als nasojejunale oder kombinierte Sonden.
- **Kurzzeitsonden** für diagn. Zwecke und intraop. (nasal, oral).
- **Verweilsonden** zur enteralen Ern. (nasogastrisch) aus Polyurethan oder Silikonkautschuk:
  - **Nasogastrale Sonden:** ca. 75 cm lang, Nase → Kardia ca. 45 cm. Vorteil: einfache manuelle Anlage, Nachteil: Aspirationsgefahr bei Magenentleerungsstörungen (▶ 2.8)
  - **Nasojejunale Sonden:** ca. 100 cm lang, Platzierung 10 cm distal der Flexura duodenojejunalis. Vorteil: sicherer Aspirationsschutz, Nachteil: Endoskopie erforderlich, Anlage manchmal sehr schwierig, kontinuierliche Nahrungsapplikation über Pumpe erforderlich

Durchführung Legen einer nasogastralen Sonde beim wachen Pat.:
- Pat. das Vorgehen erklären. Zahnprothesen entfernen. Pat. sollte aufrecht sitzen, den Kopf leicht nach vorn geneigt. Vorschubdistanz durch vorheriges Anlegen der Sonde am Pat.-Oberkörper abschätzen. Sonde anfeuchten, z. B. mit Xylocaingel, ggf. Sonde vorher in Kühlschrank legen, um Flexibilität herabzusetzen und so ein einfacheres Vorschieben zu ermöglichen
- Sonde durch Nase einführen, während des Schiebens soll Pat. schlucken (evtl. Wasser trinken lassen). Langsame, behutsame Passage von Nase und Rachen (nicht stochern!). Kontrolle der Sondenlage durch Einblasen von Luft mit einer Magenspritze und Auskultation des Luftaustritts im epigastrischen Winkel

- Verspürt der Pat. Hustenreiz oder Luftnot → tracheale Fehllage: sofort zurückziehen! Entfernen der Sonde durch gleichmäßigen und raschen Zug bei aufrecht sitzendem Pat.

- Bei diagn. Magensekretgewinnung ergibt linksseitige Lage bessere Ausbeute
- Bei länger liegender Sonde müssen E'lyt-Verluste durch Magensekretverlust ausgeglichen werden! Magensaft ist sehr kaliumreich (10 mval K^+/l). Die Konz. von Na^+ (40–100 mval/l) und Cl^- (70–120 mval/l) sind pH-abhängig, BGA-Kontrolle
- Bei dünnen Ernährungssonden Rö-Kontrolle der Lage der Sondenspitze. Bei länger liegender Sonde Gefahr der Refluxösophagitis (Prophylaxe ▶ 7.3.1)
- Beim unkooperativen Pat. kontraindiziert

Perkutane Sonden

Perkutane Ernährungssonden zur enteralen Ernährung und/oder kontinuierlichen Ableitung von Mageninhalt.
- Endoskopisch: **PEG** (perkutan endosk. Gastrostomie) **JET-PEG** (Jejunal Tube Through PEG), **EPJ** (endosk. Perkutane Jejunostomie), **D-EPJ-J** (EPJ mit jejunalem Schenkel)
- Sonographisch: **PSG** (perkutan sonogr. G.)
- Radiologisch: **PRG** (perkutan radiologische G.)
- Chirugisch: **FKJ** (Feinnadelkatheterjejunostomie)

Indikationen
- Benigne oder maligne Stenosen in Mund, Hals, Mediastinum, Ös. oder Mageneingang.
- Neurologische Schluckstörungen, z. B. bei SHT, Apoplex, apallischem Sy.
- Verbrennungen und Verätzungen im Bereich Kopf, Mund oder Ös.
- Geriatrische Erkr., z. B. zerebrovaskuläre Insuff., Alzheimer-Demenz
- Tumorkachexie bzw. Anorexie
- JET-PEG oder EPJ: erschwerte Passage im Bereich des Magenausgangs, z. B. Antrum-Ca, chron. Pankreaskopfpankreatitis. Pat. mit höherem Pneumonierisiko (z. B. vorbestehende Ösophagitis und rezid. Aspirationspneumonien in der Anamnese).
- PSG oder PRG: bei endoskopisch nicht möglicher Anlage, jedoch selten indiziert
- FKJ: bei großen abdominalen OP perioperative Anlage

Methode: PEG/EPJ Anlage mittels Fadendurchzug

Material
- Monitoring: Pulsoxymetrie, Blutdruckmessung, ggf. EKG-Ableitung
- Steriler Tisch mit PEG-Sondenset (Skalpell, Punktionskanüle aus Stahl mit Kunststoffhülse, äußere Halteplatte, Ritsch-Ratsch-Klemme, Ansatzadapter)
- Lochtuch, Kompressen, Verbandsset mit Y-Kompresse, Spritze (10 ml) mit Lokalanästhetikum, 1 er-Punktionsnadel, Sedierung, z. B. Midazolam (5 mg/5 ml) und Propofol (200 mg/20 ml), Standardgastroskop, steriler Kittel, sterile Handschuhe

2

Durchführung
- Antibiotikaprophylaxe, z. B. mit Ceftriaxon 2 g, 30 Min. vorher i. v.
- Pat. in Rückenlage, O_2-Gabe ggf. Wendel-Tubus, Sedierung
- Lokalisation der Punktionsstelle mittels endoskopischer Diaphanoskopie
- Lokalanästhesie, Stichinzision, Einführen der Punktionsnadel, Ruckzug der Nadel, Einführhülse verbleibt gastral
- Einführen des Zugfadens über Einführhülse, Zugfaden mit Zange fassen und nach oral durchziehen
- PEG-Sonde an Faden befestigen, Durchzug durch Oropharynx in Magen
- Endoskopische Lagekontrolle nicht notwendig, Fixierung der PEG über äußere Halteplatte
- Kostaufbau 4 h nach Anlage mit Tee möglich, am Folgetag Sondenkost hinzufügen.
- Steriler Verband, Lockerung der Sonde nach 24–48 h, Drehung im Stomakanal, neuer Verband unter leichtem Zug

Methode: PEG mittels Direktpunktion

Indikation Passage des Oropharynx oder Ös mit PEG nicht möglich

Material (s. o.), PEG-Set mit Punktionskanüle aus Stahl mit Peel-off Kunststoffhülse, Nahtapparat, Fadenset

Durchführung
- Antibiotikaprophylaxe, z. B. mit Ceftriaxon 2 g, 30 Min. vorher i. v
- Pat. in Rückenlage, O_2-Gabe ggf. Wendel-Tubus, Sedierung
- Endoskopie mit ggf. Stenosegerät oder Platzierung des Geräts mit Führungsdraht unter Rö-Kontrolle, Diaphansokopie
- Lokalanästhesie, Punktion mittels doppellumigen Gastropexiegerät, Öffnen der Schlinge des Gastropexieapparates, Einbringen des Gastropexiefaden, Fixierung mittels Schlinge, Entfernen des Apparat, Gastropexie, Wdh. des Vorgehens im Abstand von 2 cm
- Stichinzision zwischen Gastropexien, Punktion mit Trokar einschl. Peel-off Schleuse
- Einbringen des Ballonkatheters, Blockung mit 6 ml NaCl 0,9 % oder Aqua
- Fixierung äußere Halteplatte, Desinfektion, steriler Verband

Kontraindikationen Fehlende Diaphanoskopie (relativ, bei Erfahrung Probepunktion) Gerinnungsstörungen, Peritonitis, Ileus und Magenausgangsstenose, Aszites (sonografisch ausschließen, ggf. vorherige Punktion), Peritonealdialyse.

Komplikationen
- Lokale Wundinf.: tägl. Verbandswechsel in der 1. Wo. Normalerweise verklebt das Peritoneum innerhalb von 24–48 h. Lokale Wundinf. sind meist innerhalb von 72 h zu erkennen
- Bauchdeckenhämatom → meist spontane Resorption
- Häufig Pneumoperitoneum (Peritonitisgefahr) → klin. Überwachung. Meist spontane Rückbildung
- Fehlpunktion mit gastrokolischer Fistel → OP
- Peritonitis: Bei Dislokation des Ballons oder fehlendem Zug besteht die Gefahr einer Dehiszenz von Magenwand und Bauchdecke → Peritonitis → OP
- Verlegung der Sonde → Sonde mit 2-ml-Spritze durchspülen, ggf. Sondenwechsel
- Aspirationspneumonie (▶ 6.5.1). Rezidivprophylaxe: Oberkörper 40° hochlagern
- Dislokation, Stichkanalinf.: bei V. a. Paravasat radiolog. Darstellung mit wasserlöslichem KM

Eröffnung des Peritoneums und eines Hohlorgans
- Aufklärung des Pat. und/oder seines gesetzlichen Vertreters mit Einverständniserklärung, ggf. Betreuung einrichten!
- Pat. nüchtern.
- Eingriff unter aseptischen Bedingungen!
- Vorsicht bei Pat. mit vorausgegangenen Bauch-OP (Verwachsungen)!

2.5.3 Postoperative Drainagen

Redon-Drainage
Verhindert postop. Serom- oder Hämatombildung bei prim. Wundverschluss.

Durchführung Proximales Ende (mit vielen Öffnungen) in die Wunde einlegen, Haut von innen nach außen mit Führungsspieß oder Nadel durchstechen, Nadel am Kunststoffschaft (distales Ende) abschneiden, Redon-Schlauch mit Hautnaht fixieren und mit Vakuumflasche verbinden. Flasche jeden Tag erneuern, Blutverlust dokumentieren. Abhängig von Wundsekretion Redon nach 48–72 h entfernen.

Entfernung Drainageflasche belüften, Fixationsfaden ziehen. Drainageschlauch zügig (nicht ruckartig) ziehen.

Gummi-, Kunststoff- oder Penrosedrainage
- Senkt nach intraabdom. OP das Risiko einer diffusen Peritonitis, ermöglicht frühzeitiges Erkennen einer Anastomoseninsuff.
- Im Gesicht oder Handbereich können Gummilaschen zur Ableitung eingelegt werden. Drainagen sollten immer gesichert sein, entweder mittels Naht oder steriler Sicherheitsnadel, die durch den Drain gesteckt wird.
- Asepsis!
- Verweildauer: Nach 24–48 h wird die Drainage unter sterilen Bedingungen mobilisiert und gekürzt, Sicherung mit Sicherheitsnadel. Sollte nicht länger als 5–6 d verbleiben.

2.5.4 Blasenkatheter

Transurethrale Katheterisierung

Indikationen Harnretention, Prostataadenom, neurogene Blasenentleerungsstörung, Harnröhrenstriktur, Gewinnung von Blasenurin (▶ 2.3.2), Harninkontinenz oder Überlaufblase, OP-Vorbereitung, Messung der Urinmenge/Zeiteinheit, Restharnbestimmung, differenzierte Nierenfunktionsproben, Flüssigkeitsbilanz, Spül- bzw. Instillationsbehandlung.

Katheterarten
- **Einmalkatheter:** diagn. Anwendung sowie als intermittierender Einmalkatheterismus (Methode der Wahl z. B. bei nicht beherrschbarer neurogener Blasenentleerungsstörung!)
- **Verweilkatheter** (ther. Anwendung): ein- oder zweiläufig mit Blockballon
- **Spülkatheter:** zwei- oder dreiläufig mit Dreiwegehahn, Eingangs- und Ausgangskanal sowie Blockballon

Komplikationen HWI durch Keimverschleppung und aufsteigende Inf. (Risiko bei Dauerkatheter: 5 %/d) und nachfolgende Urosepsis, deshalb Durchführung nur unter strikter Asepsis und Antisepsis.

Material Katheter (14, 16 oder 18 Ch.), steriles Katheterset mit 1–2 Nierenschalen, Urinbeutel, 6 Tupfer, sterile Handschuhe, Unterlage, Lochtuch, steriles Röhrchen, Desinfektionsmittel, Spritze mit Lidocain-Oberflächenanästhesie und Gleitmittel.

Durchführung bei Männern

- Rückenlage mit Unterschieben eines Kissens unter das Becken. Lochtuch platzieren, dass Harnröhrenöffnung sichtbar. Äußeres Genitale desinfizieren (ohne sterilen Handschuh).
- Mit sterilem Handschuh Penis halten, Vorhaut zurückstreifen und Harnröhrenöffnung spreizen. Glans penis und Meatus urethrae dreimal mit einem Tupfer desinfizieren (z. B. mit Betaisodona®). Urethrale Oberflächenanästhesie mit Lidocain-Gel-Spritze, z. B. etwa 10 ml Instillagel®, 60 Sek. warten.
- Spitze des Katheters mit sterilem Gleitmittel versehen. Mit der li Hand den Katheter am hinteren Ende greifen und ihn mit der re Hand ca. 5 cm von der Spitze entfernt fassen. Katheterende zwischen kleinem und Ringfinger der re Hand einklemmen.
- Penis mit der li Hand nach oben strecken und Blasenkatheter ca. 15 cm in die Harnröhre vorschieben. Wird Widerstand spürbar, Penis strecken und absenken, Katheter weiterschieben bis Urin fließt. Ggf. kleineren Katheter verwenden. Fließt Urin, Katheter weiter vorschieben. Bei erneutem Widerstand Ballon mit 5 oder 10 ml Aqua dest. (kein NaCl, Ventilverkrustung!) blocken. Vorsichtig zurückziehen, bis man einen federnden Widerstand spürt.

> **!** Präputium unbedingt reponieren → Gefahr der Paraphimose!

Durchführung bei Frauen

- Rückenlage, Fersen zusammenstellen, Knie nach außen. Lochtuch platzieren, dass Harnröhrenöffnung sichtbar. Zuerst Vulva von ventral nach dorsal desinfizieren. Dann mit li Hand (sterile Handschuhe) Labien spreizen und kleine Schamlippen dreimal desinfizieren. Zuletzt Harnröhrenöffnung desinfizieren. Der letzte Tupfer wird in den Vaginaleingang gebracht. Desinfektionstupfer nur einmal verwenden.
- Urethrale Oberflächenanästhesie mit Lidocain-Gel-Spritze. Katheter in die Harnröhre einführen. Bei Dauerkathetern Blockballon mit 5 oder 10 ml Aqua dest. füllen. Vorsichtig zurückziehen, bis man einen federnden Widerstand spürt. Tupfer aus dem Vaginaleingang entfernen.

Katheterwechsel Mind. alle 2 Wo. (Ausnahme: Silastik®-Langzeitkatheter alle 3 Mon.). Bei trübem Urin, Hinweis auf Inkrustierung oder Inf. sofortiger Katheterwechsel.

Suprapubischer Blasenkatheter

Indikationen Urethralstrikturen und -verletzungen, postop. Urinableitung, länger dauernde Urinableitung, akuter Harnverhalt, Harngewinnung (Gefahr der Keimverschleppung geringer als bei transurethralem Katheter).

Kontraindikationen V. a. Blasen-Ca.

Material Zystotomie-Set (z. B. Cystofix®), Malecot-Katheter 20 G oder 24 G, 10 ml Lidocain 1 % mit Kanüle (22 G/0,7), Skalpell, sterile Tücher und Handschuhe, Einmalrasierer.

Durchführung Durch Geübten!
- Gefüllte Blase palpieren und perkutieren, Sonokontrolle. Ist Blase nicht gefüllt, 500–1 000 ml Tee geben, bei liegendem transurethralem Katheter retrograde Füllung. Rasur und Desinfektion der Haut, Infiltrationsanästhesie ca. 2–3 cm über der Symphyse in der Medianlinie. Zur Lokalisationshilfe mit noch liegender Anästhesienadel Punktionsversuch.
- Stichinzision der Haut. Punktionsbesteck in die Blase einführen und Katheter vorschieben, danach Punktionskanüle zurückziehen und entfernen (Kanüle an Perforationsstelle aufklappbar). Katheter je nach Typ mit Ballon blocken oder mit Naht fixieren, steriler Verband.

Komplikationen Peritonitis bei Via falsa, Blutungen peri- oder intravesikal, Inf.

Katheterwechsel Mind. alle 2 Mon.

> - Bei Harnverhalt durch erhöhten Sympathikotonus (z. B. postop., Ther. mit Neuroleptika nach Katheterisierung) zuerst Versuch mit Carbachol 0,25 mg s. c. NW: Atemwegsobstruktion.
> - Dauerkatheter zu oft, zu lange. Alternativen prüfen: Kontinenztraining, intermittierender Einmalkatheterismus, suprapubische Harnableitung.
> - Keine dauerhafte Urinableitung bei neurogener Blasenentleerungsstörung!

2.5.5 Pleuradrainage (Thoraxdrainage)

Die Thoraxdrainage dient der fortlaufenden Entleerung eines Pleuraergusses (▶ 6.9.2), -empyems oder Pneumothorax, entweder ohne Sog (mittels Unterwasserdrainage mit Heberwirkung) oder mit Sog. Ableitung über einen Schlauch, der im Pleuraspalt liegt und mit einem geschlossenen System verbunden ist, das eine Sekretauffangkammer und ein Ventil zum Einstellen des Unterdrucks enthält.

Indikationen Größerer Pneumothorax (ab ⅓ des ½ Thoraxdurchmessers), Pneumothorax mit Atemnot oder bei bestehender Atemwegserkr., rezid. oder bds. Pneumothoraces, Spannungspneumothorax, Pneumothorax unter Beatmung, Hämatothorax (▶ 6.9.4), Chylothorax, funktionell relevanter oder rezid. Pleuraerguss, Drainage Pleuraempyems.

Komplikationen Blutung durch Verletzung von Interkostalgefäßen, Bronchusfistel, Verletzung Zwerchfell, Leber oder Milz. Reexpansionslungenödem bei zu schneller Entlastung.

> **Notfalldrainage bei Spannungspneumothorax**
> 2. ICR in der Medioklavikularlinie der betroffenen Seite, mit möglichst großer Braunüle (14G/12G) punktieren → sofortige Entlastung des Überdrucks. Anschließend Pleurasaugdrainage.

Material Sterile Handschuhe, Kittel, Maske, Haube, Lochtuch, Ablagetuch, 10-ml-Spritze, 21G-Nadel, 20–40 ml Lidocain 1 %, Skalpell, Nahtmaterial (Seide 1/0), zwei Klemmen, Schere, Nadelhalter, Einführungsbesteck mit Trokar, Thoraxdrainage 24–36 G oder Einmalbesteck (Pleuracath®), vorbereitete Unterwasserableitung, Saugpumpe, braunes Pflaster.

Punktionsort Beispielsweise 2. oder 3. ICR in der MCL (Pneumothorax), 4. oder 5. ICR hintere Axillarlinie (Pleuraerguss, -empyem, Hämatothorax).

Durchführung

- Pat. informieren, evtl. Prämedikation mit Sedativum und Analgetikum, z. B. Midazolam 2,5–5 mg und Fentanyl 0,1 mg i. v.
- Lagerung des Pat. mit erhobenem Arm leicht zur Gegenseite gedreht
- Großzügige Lokalanästhesie und Probepunktion am „Oberrand der Unterrippe". Lässt sich weder Luft noch Flüssigkeit aspirieren, Punktionsort überprüfen (▶ Abb. 2.14). Inzision der Haut mit spitzem Skalpell 2–3 cm unterhalb des vorgesehenen ICR
- **Vorgehen bei Einweg-Thoraxkatheter (z. B. Pneumocath®, Pleuracath®):**
  - Katheterspitze bis kurz hinter die Spitze der Punktionskanüle zurückziehen (Folienhülle gestreckt). Pleurapunktion mit Punktionskanüle und darin befindlichem Katheter, nach Verlust des Widerstands Kanüle mit einer Hand fixieren, Katheter in der übergezogenen Folienhülle (so bleibt er steril) vorschieben.
  - Katheter mit einer Hand fixieren und Kanüle über das Katheterende zurückziehen. Folienhülle entfernen, der Katheter ist nicht mehr steril.
  - Katheter durch Naht und zusätzlich braunes Pflaster fixieren, steriler Verband. Stopfen am Katheterende entfernen und an Zweiwegehahn und Ableitungssystem anschließen. Rö-Kontrolle der korrekten Lage.
  - Entfernen der Drainage: Entfernen der Fixationsnaht, rasches Herausziehen, falls möglich unter Valsalva-Manöver, Tabaksbeutelnaht verknoten. Rö-Kontrolle.
- **Vorgehen bei Bülau-Drainage:**
  - Nur für Geübte!
  - Hautinzision, weitere Präparation mit Klemme. Evtl. weitere Lokalanästhesie. Mit Klemme stumpf durch die Interkostalmuskulatur vordringen. Fenster muss für Zeigefinger passierbar sein. Einführen des Fingers, um Gebiet zu sondieren (z. B. Adhäsionen, Lage zum Zwerchfell). Einführungslänge der Drainage vorher abschätzen.
  - Drainagenspitze mit nach unten gebogener Klemme packen und vorsichtig unter Kontakt zum Finger einführen. Bei Verwendung eines Trokars diesen nach Inzision der Haut zügig einführen, Drainageschlauch vorschieben und Trokar zurückziehen. **Cave:** zur Drainage eines Pneumothorax kraniale Platzierung, kaudale Platzierung bei Erguss. Alle seitlichen Öffnungen müssen intrathorakal liegen!
  - Äußeres Schlauchende zunächst mit Klemme abdichten, dann an vorbereitetes Ableitungssystem anschließen. Tabaksbeutelnaht zum späteren Abdichten des Tunnels, Fixierung des Drainage-

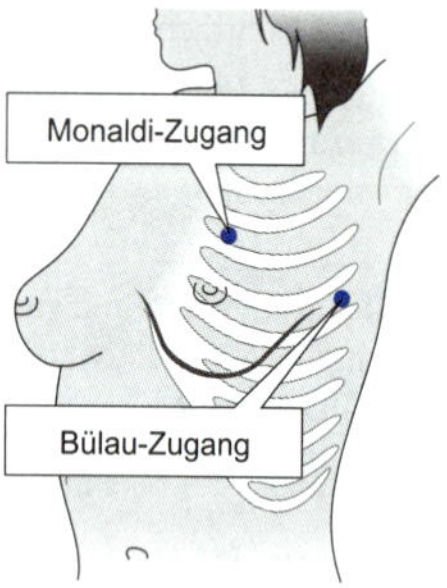

Abb. 2.14 Thoraxdrainage [L106]

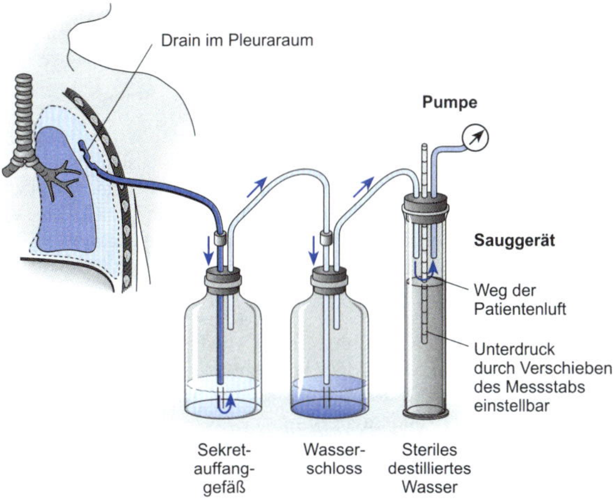

Abb. 2.15 Drei-Flaschen-System [L106]

schlauchs zur Lagekontrolle. Zusätzliche Fixation mit braunem Pflaster. Rö-Kontrolle der korrekten Lage.
- Entfernen der Drainage: rasches Herausziehen, falls möglich unter Valsalva-Manöver, Tabaksbeutelnaht verknoten. Rö-Kontrolle.

Drainagen möglichst nicht unter der Mammillarebene einlegen, um Verletzungen von Zwerchfell und Bauchorganen zu vermeiden.

Ableitungssysteme
- **Ein-Flaschen-System:** luftdicht verschließbare Flasche mit sterilem Wasser, in der sich ein Glasrohr 2 cm unter der Wasseroberfläche befindet. Bei persistierendem Pneumothorax, z. B. bei Alveolarruptur oder Bronchusfistel, Blasen bei der Exspiration.
- **Drei-Flaschen-System:** Sammelflasche mit Messskala, Unterwasserschloss mit sterilem Wasser und Saugkontrolle. Zahlreiche industrielle Komplettlösungen (zur Handhabung Herstelleranweisung). Prinzip ▶ Abb. 2.15.

2.6 Transfusion von Blutkomponenten

Arno J. Dormann und Tanja Toermer

2.6.1 Vorgehen bei Bluttransfusion

- **Rechtliche Grundlagen:**
  - Transfusionsgesetz (TFG): Für einen gesicherten Umgang regelt das TFG u. a. die Gewinnung und Anwendung von Blut und Blutprodukten und enthält umfassende Dokumentationspflichten. Darüber hinaus schreibt das TFG die Bestellung eines Transfusionsverantwortlichen und -beauftragten vor.

  - Die Bundesärztekammer stellt gemeinsam mit dem Paul-Ehrlich-Institut den anerkannten Stand der med. Wissenschaft und Technik in Richtlinien zur Gewinnung von Blut und Blutbestandteilen und zur Anwendung von Blutprodukten (Hämother.) fest.
- **Transfusionsverantwortlicher:**
  - **Qualifikation:** FA für Transfusionsmedizin oder FA mit Zusatzbezeichnung „Bluttransfusionswesen" oder FA mit theoretischer, von der Ärztekammer anerkannter Fortbildung (16 h) und 2-wöchiger Hospitation.
  - **Aufgaben:** Überwachung der Einhaltung einschlägiger Gesetze, Verordnungen, Richt-, Leitlinien und Empfehlungen; Organisation bei Vorbereitung und Durchführung der Hämother.; Organisation Qualitätssicherungssystem.
- **Transfusionsbeauftragter:**
  - **Qualifikation:** s. Transfusionsverantwortlicher.
  - **Mindestqualifikation:** Für jede klin. Abteilung ist ein approbierter Arzt zu bestellen, der in der Krankenversorgung tätig ist. Theoretische Fortbildung (16 h) einer Landesärztekammer.
  - **Aufgaben:** Beratung in Fragen der Ind., Qualitätssicherung, Organisation, Dokumentation und Überwachung des ordnungsgemäßen Umgangs mit Blutprodukten. Maßnahmen müssen schriftlich festgelegt sein (QM-Handbuch).
  - **Aufklärung:** Der behandelnde Arzt muss den Pat. vor jeder Transfusion sowie präop. bereits bei der Möglichkeit einer Transfusion über Risiken wie Infektionsgefahr (HIV, Hepatitis), ggf. Immunisierungsgefahr aufklären. Vor elektiven OPs auch Aufklärung über Eigenblutspende. Aufklärung und Einverständnis unbedingt dokumentieren!

> - Dokumentation der durchgeführten Untersuchungen und Darstellung von Wirkungen und NW.
> - Eindeutige Pat.- und Chargendokumentation. Rückverfolgung muss möglich sein, es müssen auch nicht verwendete Chargen dokumentiert sein.
> - Meldepflicht von NW an das Paul-Ehrlich-Institut.

- **Verweigern einer Transfusion:** Ein bewusstseinsklarer, mündiger Pat. kann eine Transfusion nach Aufklärung über die möglichen Konsequenzen verweigern. Angehörige haben kein Bestimmungsrecht. Bei Minderjährigen, deren Erziehungsberechtigte eine Transfusion verweigern, kann der Arzt das Vormundschaftsgericht anrufen und eine Transfusionserlaubnis erwirken. Bei lebensbedrohlichem Notfall entscheidet bei Kindern, Nichtmündigen, Bewusstseinsgestörten oder Bewusstlosen ausschließlich der behandelnde Arzt über Art und Umfang einer Transfusion.
- **Notwendige Untersuchungen, Kompatibilität:** Der anfordernde Arzt trägt die Verantwortung für die Identität und muss das Blut für die Blutgruppenbestimmung selbst entnehmen, Dokumentation auf der Laboranforderung durch Unterschrift.
  - **Indikationsprüfung:** EK-Gabe nur bei symptomatischer akuter oder chron. Anämie
  - **Blutgruppenbestimmungen** (AB0, Rhesusfaktoren) sowie **AK-Suchtest:** 10 ml Nativblut venös, Röhrchen mit Namen, Vornamen und Geburtsdatum beschriften.

- **Verträglichkeitsprobe:** „Kreuzprobe" → vorgeschrieben! Das Material sollte nicht gleichzeitig mit dem Blut für die Blutgruppenbestimmung abgenommen werden. Die Differenzierung evtl. vorliegender AK und Bereitstellung verträglicher Präparate kann mehrere Stunden benötigen. Nur bei vitaler Ind. Notfalltransfusionen, keine Kreuzprobe. Deshalb rechtzeitige Anforderung, aussagefähige klin. Angaben. **Cave:** Spätestens nach 72 h muss eine neue Verträglichkeitsprobe auch für bereits als verträglich getestete Präparate mit frisch entnommenem Blut erfolgen.

2

- Eine Verträglichkeitsprobe für FFP und TK ist nicht erforderlich (Ausnahme: stark erythrozytenkontaminierte TK).
- Bei Ery-haltigen Präparaten muss AB0- und Rh-kompatibel transfundiert werden.
- Jeden Transfusionsverlauf schriftlich dokumentieren (z. B. „o. B.").
- Kompatibilität: AB0-System ▶ Tab. 2.4. Ein Rh-neg. Empfänger muss Rh-neg. Erys erhalten. Ein Rh-pos. Empfänger kann Rh-pos. und Rh-neg. Erys erhalten.

Tab. 2.4 AB0-System

Pat. der Blutgruppe	darf erhalten: Ery-Konzentrat	FFP
0	0	0, A, B, AB
A	A, 0	A, AB
B	B, 0	B, AB
AB	AB, A, B, 0	AB

Sonderfall TK: Ideal ist die Transfusion AB0-identischer Konzentrate. Aus logistischen Gründen ist eine blutgruppeninkompatible Transfusion oft unvermeidbar (verkürzte Thrombozytenlebensdauer).

2.6.2 Blutkomponenten und ihre Indikationen

(▶ Tab. 2.5)

- **Bestrahlte Blutprodukte** (30 Gy) zur Prophylaxe der Graft-versus-Host-Reaktion bei schwerst Immunsupprimierten (z. B. nach KMTx, bei kongenitalem Immundefektsy., intrauteriner Transfusion und bei Frühgeborenen < 37 SSW).
- **CMV-AK-neg. Blutprodukte** bei CMV-AK-neg. hämatolog. Pat., frischtransplantierten (v. a. KM), AIDS-Pat., Schwangeren, 1. Lj.

Tab. 2.5 Blutkomponenten und ihre Indikationen

Präparat	Merkmale	Indikationen/Besonderheiten
Erythrozytenkonzentrat (EK)	Aus 1 Blutspende (450 ml) durch Zentrifugation und Entfernung von Buffy-Coat und Plasma gewonnen. Enthält geringe Mengen an Leukos und Thrombos! Lagerung bei + 4 °C je nach Stabilisator 3–5 Wo.	Akute und chron. Anämien. Hb-Anstieg ca. 1 g/dl je EK. Immunisierung und Reaktionen im erythrozytären und im HLA-System möglich. Bei > 100 EK-Transfusionen Gefahr der sek. Hämochromatose (▶ 13.2.7)

2

Tab. 2.5 Blutkomponenten und ihre Indikationen *(Forts.)*

Präparat	Merkmale	Indikationen/Besonderheiten
Gefiltertes EK **Gefiltertes TK** (Leukozytendepletion)	Durch Filter (spezielle Systeme) weitere Leuko- und Thrombozytenreduktion um 99–99,9 % (< Immunisierungsdosis). **Cave:** bei Leukozytendepletion von TK Verminderung der transfundierten Dosis der Thrombozyten bis zu 20 %	Zur chron. Erythrozyten- oder Thrombozytensubstitution: hämatolog. Pat., geplante Transplantation, Immunsuppr., Brandverletzte sowie CMV-neg. Schwangere und Säuglinge
Gewaschenes EK	Restplasma durch mehrfaches Aufschwemmen in NaCl 0,9 % und Abzentrifugation weitgehend entfernt; sofortige Transfusion	Äußerst seltene Ind.: Plasmaproteinunverträglichkeit, selektiver IgA-Mangel des Empfängers
Thrombozytenkonzentrat (TK)	Funktionell intakte Thrombozyten, im Plasma des Spenders resuspendiert. Lagerung bei RT unter ständiger maschineller Bewegung. Bis max. 5 d haltbar	Bei häufigerer Anwendung mit speziellem TK-Filter leukozytenarm transfundieren (teuer)
Einzel-TK	Aus 1 Blutspende gewonnen (etwa $0{,}5 \times 10^{11}$ Thrombos in 50 ml Plasma)	4–6 Einfach-TK für Thrombo-Anstieg von ca. 30/nl erforderlich. Erhöhtes Infektions-/Immunisierungsrisiko
Pool-TK	Zusammenführung von 4–8 blutgruppenkompatiblen Einzel-TK	Erhöhtes Infektionsrisiko
Zellseparator-TK = Thrombozytapherese-TK	Von 1 Spender gewonnen, etwa $2\text{–}4 \times 10^{11}$ Thrombos in 200–300 ml Plasma	Übliche Dosis für angestrebten Anstieg der Thrombos um 20–30/nl: 1 Thrombozytapherese-TK, geringere Immunisierungs- und Infektionsgefahr als bei Einzel- oder Pool-TK
Gefrorenes Frischplasma (GFP) = Fresh Frozen Plasma (FFP)	Etwa 200 ml durch Zitrat ungerinnbares Plasma eines Spenders, Quarantänelagerung von 6 Mon. Plasmaproteine und Gerinnungsfaktoren in physiolog. Konz. Auftauen in speziellem Gerät, sofortige Transfusion	Kein Volumenersatz! Klin. relevante Gerinnungsstörungen, z. B. bei Leberinsuff., Verbrauchskoagulopathie, massiver Blutverlust, Substitution von Faktor V und XI
Gerinnungsfaktorenkonzentrate, PPSB, Albumin, Immunglobuline	Gepoolt aus Hunderten bis Tausenden von Einzelspenden	Fertigarzneimittel, blutgruppenunabhängig, keine „Transfusion", aber Chargendokumentation

2.6.3 Durchführung der Transfusion

Für alle Komponenten

- Übereinstimmung von Pat. und angegebenem Empfänger, Blutgruppe und Konservennummer auf Präparat und Begleitpapier, Verfallsdatum, Unversehrtheit der Konserve überprüfen.

- Unbedingt Chargendokumentationspflicht beachten!
- Überprüfung des Präparats auf Gerinnung, Hämolyse.

Erythrozytenkonzentrate

- Bedside-Test (Name!): AB0-Kurzbestimmung des Empfängers am Bett ist obligat. Überprüfung der Blutgruppe der Konserve nicht zwingend vorgeschrieben (Verantwortung trägt Hersteller). Dokumentation des Ergebnisses des Bedside-Tests.
- Schriftlichen Befund über Verträglichkeitsprobe persönlich überprüfen.
- Bei Massivtransfusionen, bekannten Kälte-AK und Neugeborenen Verwendung eines speziellen Wärmegeräts (nicht improvisieren – Hämolyse und Proteindenaturierung bei Überhitzung!), bei langsamer Transfusion müssen die EK nicht warm sein.
- Sicherer venöser Zugang, keine Medikamente zusetzen, nur Transfusionsbestecke mit Filter-Tropfkammer verwenden. Tropfkammer nur zur Hälfte füllen.

- Der Arzt muss die Transfusion selbst einleiten: 50 ml zügig transfundieren (Reaktion des Pat. beobachten: Wohlbefinden? RR, Puls?). Transfusionsdauer unter Normalbedingungen etwa 1 h. Regelmäßige Überwachung.
- Zur Prophylaxe einer Volumenüberlastung (v. a. bei Herz- oder Niereninsuff.) Transfusionsdauer auf 3–4 h verlängern, ggf. Diuretika i. v.
- Bei der Flüssigkeitsbilanzierung aufgedrucktes Volumen mitberechnen.
- Leerer Blutbeutel mit Transfusionsbesteck muss unter aseptischen Bedingungen (sauberer Plastikbeutel) 24 h im Kühlschrank zur Klärung von evtl. Transfusionsreaktionen aufbewahrt werden (▶ 2.6.4).

Massivtransfusion (OP)

- Mind. 2 großlumige Zugänge (z. B. 14 G/braun, 16 G/grau)
- Druckinfusion mit spezieller Manschette
- Faustregel: je nach initialer Gerinnung ab 5 EK Gabe von FFP, z. B. 1 FFP auf 2 EK
- **Cave:** Mangel an Gerinnungsfaktoren, Thrombos; Azidose (Stabilisator)

Notfalltransfusion

- Transfusion von EK ohne Verträglichkeitsprobe nur bei vitaler Ind.!
- Unbedingt vor Transfusionsbeginn 40 ml Nativblut für nachträgliche Blutgruppenbestimmungen und nachgezogene Verträglichkeitsproben abnehmen
- Bei schon bekannter Blutgruppe des Pat. Bedside-Test, dann Transfusion
- Bei unbekannter Blutgruppe EK der Blutgruppe 0 transfundieren, wenn möglich Rh-neg., schnellstmöglich auf tatsächliche Blutgruppe umstellen!

Thrombozytenkonzentrate

Indikationen

- Routinemäßig bei Thrombos < 10/nl oder Thrombozytopenie mit Blutungszeichen. Bei zusätzlichen Risikofaktoren, unerwartet raschem Thrombozytenabfall und bei Promyelozytenleukämie Substitution schon bei ≤ 20/nl

- Bei allen diagn. Punktionen (Ausnahme: KM) und OP Thrombozytenwerte auf ≥ 50/nl halten, bei risikoreichen OP (Auge, Gehirn) Thrombozyten ≥ 80–100/nl

! Thrombozytenhemmende Medikamente (z. B. ASS, NSAID) meiden!

Durchführung TK werden über Standard-Transfusionsbestecke rasch (binnen 30 Min.) transfundiert, hierbei können mehrere TK nacheinander über ein einziges Transfusionssystem gegeben werden (darf max. 6 h benutzt werden). Zur Vermeidung von Alloimmunisierungen ggf. spezielle Leukozytenfilter verwenden, hierbei jedoch Reduktion der transfundierten Thrombozytenzahl (teuer). Bei inadäquatem Anstieg der Thrombozytenzahl des Empfängers oder persistierender Blutungsneigung Spenderauswahl nach HLA-Merkmalen.

2

- Bereitstellung von TK benötigt Zeit, rechtzeitig daran denken (v. a. am Wochenende!); Rücksprache mit Blutbank.
- Bei zu erwartender chron. Substitutionspflicht (z. B. hämatolog. Pat.) Verwendung von speziellem Filter zur Leukozytendepletion, bei mangelhaftem Uptake ggf. HLA-kompatible Transfusion.
- **Sonderfall:** Bei idiopathischer thrombozytopenischer Purpura (Werlhof-Krankheit), HUS, TTP (Moschcowitz-Krankheit), HELLP-Sy. und Verbrauchskoagulopathie sind Thrombozytentransfusionen ausschließlich bei manifester thrombozytopenischer Blutung oder auch kurzfristig periop. indiziert.

Plasmatransfusion: gefrorenes Frischplasma (GFP)/Fresh Frozen Plasma (FFP)

Indikationen

- Manifeste Gerinnungsstörung unterschiedlicher Genese, z. B. Blutungskomplikationen bei Verbrauchskoagulopathie, Leberinsuff. (Ösophagusvarizenblutung!), Verdünnung oder Verlust (Massivtransfusion, s. o.).
- Zur Substitution von Faktor V und Faktor XI.
- Bei Überdosierung von Cumarinen, falls Wirkung von Vit. K nicht ausreichend früh einsetzt (hierbei alternativ PPSB).
- Bei isoliertem Faktorenmangel besser entsprechende Konzentrate, ggf. DDAVP.

Durchführung Plasmen müssen AB0-kompatibel übertragen werden, eine serolog. Verträglichkeitsprobe wird nicht durchgeführt (▶ 2.6.1, ▶ Tab. 2.4).

2.6.4 Unerwünschte Wirkungen nach Transfusionen (Transfusionsreaktionen)

Ursachen

- **Häufigste Ursache:** nichthämolytische febrile Transfusionsreaktion (NHFTR) durch Pat.-AK im HLA-System gegen mittransfundierte Leukos in EK und gegen Thrombos. Freisetzung von Mediatoren aus transfundierten Zellen.
- **Seltene Ursachen:**
  - Fehltransfusion bei AB0-Verwechslung: hämolytische Sofortreaktion, „intravasale“ Hämolyse mit Gefahr der DIC und des ANV (▶ 9.8.1)

  - Irreguläre erythrozytäre AK, die in der Verträglichkeitsprobe nicht erfassbar waren. Intravasale (schwere Sofortreaktion) oder extravasale (Milz, RES) Hämolyse, meist verzögerte Reaktion (2–14 d), z. T. nur indirekt erkennbar durch fehlenden Hb-Anstieg
  - Bakt. bedingte Transfusionsreaktionen (v. a. gramneg. Endotoxinbildner): Schock (evtl. schon nach einigen Millilitern!), DIC

Klinik Unwohlsein, Unruhe, Juckreiz, Urtikaria, Kaltschweißigkeit, Fieber, Hitze- und Beklemmungsgefühl, Übelkeit, Bauch- oder Rückenschmerzen, Schüttelfrost, Tachykardie, Bronchospasmus, Blutdruckabfall bis hin zum Schock, ANV, Verbrauchskoagulopathie.

Diagnostik
- Genaue Protokollierung der Reaktion (was, ab wann, wie lange, welches Präparat?)
- Asservierung der verdächtigen Blutkonserve mit System und sofortige Überstellung zur Blutbank, diese koordiniert die weiteren Untersuchungen
- Abnahme von 20 ml Nativblut, EDTA-Blut und Urin (Kontrolle freies Hb i. S. und i. U., Haptoglobin, LDH, Bili)
- Blutdepot/Transfusionsbeauftragten informieren

Therapie
- Sofortiger Transfusionsstopp, Überwachung, ggf. auf Intensivstation
- Bei NHFTR Antipyretika, z.B. Paracetamol
- Je nach Klinik bei anaphylaktoider Reaktion:
  - Glukokortikoide i. v. (1–2 mg Prednison-Äquivalent/kg KG, ggf. mehr)
  - H_1- (z. B. Dimetinden 4–8 ml) i. v.
  - Ggf. Schockther. mit Volumengabe und Katecholaminen
  - Bei schwerer hämolytischer Reaktion zusätzlich Ther. bzw. Prophylaxe von Crush-Niere und DIC
- Bei kurzer blander Transfusionsreaktion vorsichtige Fortsetzung der Transfusion unter dir. Beobachtung erlaubt.

2.6.5 Infektionsrisiko durch Blutkomponenten

Blutspenden werden getestet auf Anti-HIV ¾ einschl. Subtyp O, HBsAg, Anti-HCV, TPHA-Test, GPT (ALT) und HCV-PCR. Ein Infektionsrisiko besteht auch bei neg. Serol. wegen der diagn. Lücke.
Infektionsrisiko in Deutschland: HIV : < 1 : 4 Mio., Hep. B: 1 : 260 000, Hep. C: 1 : 4 Mio. Darüber hinaus können weitere Krankheitserreger übertragen werden. Bakt. Sepsis: Thrombos 1 : 250 000, Erys 1 : 600 000. Für die Gewinnung von Plasmafraktionen werden große Mengen an Plasma aus Einzelblutspenden gepoolt (gemischt). Das Infektionsrisiko solcher gepoolten Seren ist höher. Deswegen Pat. sorgfältig aufklären!

2.6.6 Eigenblutspende

Bei Elektiv-OP mit zu erwartendem Transfusionsbedarf erwägen und frühzeitig (6–8 Wo. vor OP-Termin) Kontakt mit Klinik und transfusionsmedizinischen Einrichtung aufnehmen.
Der BGH verlangt die rechtzeitige präop. Aufklärung jedes potenziell geeigneten Pat. über die Eigenblutspende als „sicherste und risikoärmste Form der Blutübertragung".

- Unmittelbar präop. kann Eigenblutentnahme als Vollblutkonserve erfolgen und alsbald retransfundiert werden.
- Bei gelagertem Eigenblut ist eine Komponententrennung obligat (Vermeidung der Retransfusion überalterter inaktiver Gerinnungsfaktoren sowie v. a. von Leukozytendetritus, freigesetzten Enzymen und sauren Stoffwechselprodukten im „Vollblut").

2.7 Infusions- und Ernährungstherapie

Annette Stute und Arno J. Dormann

2.7.1 Tagesbedarf

Energie- und Nährstoffbedarf Folgende Angaben sind grobe Richtwerte (▶ Tab. 2.6, ▶ Tab. 2.7, ▶ Tab. 2.8). Die Berechnung erfolgt immer anhand des aktuellen KG:
- Stoffwechselstabiler Pat. (mobilitätsabhängig): 20–35 kcal/kg KG/d
- Kritisch Kranke: 25 kcal/kg KG/d
- Ältere Menschen: 20 kcal/kg KG/d mehr bei Aktivität/Mangelernährung: 24–36 kcal/kg KG/d
- Übergewicht: 15–20 kcal/kg KG/d
- Untergewicht/Mangelernährung: 30–35 kcal/kg KG/d

Bei Fieber Zunahme des tägl. Flüssigkeitsbedarfs um 10 ml/kg KG je 1 °C.

Tab. 2.6 Täglicher Kalorienbedarf

Nährstoff	Bedarf/kg KG	Beispiel (70 kg/24 h)
Eiweiß	1 g à 4 kcal	70 g × 4 kcal = 280 kcal
Kohlenhydrate	1 g à 4 kcal	210 g × 4 kcal = 840 kcal→ ca. 60 % der Nichtproteinkalorien
Fett	1 g à 10 kcal (normal: 9 kcal; höher bei Lipidemulsionen durch Stabilisatoren)	70 g × 10 kcal = 700 kcal→ 25–40 % der Nichtproteinkalorien
		Summe = 1 820 kcal

Tab. 2.7 Täglicher Elektrolytbedarf

Elektrolyt	Bedarf/kg KG (mmol/kg KG)	Bedarfsbereich/24 h (mmol/d)	Beispiel (70 kg/24 h) (mmol)
Natrium	2	60–150	140
Kalium	1	40–100	70
Kalzium	0,1–0,2	2,5–7,5	7–14
Magnesium	0,1–0,2	4–12	7–14
Phosphat	0,2–0,5	10–30	14–35

Tab. 2.8 Täglicher Flüssigkeitsbedarf

	Bedarf/kg KG	Beispiel (70 kg/24 h)
Wasser	30–40 ml/kg KG	2 100–2 800 ml

2.7.2 Substrate der parenteralen Ernährungstherapie

Kohlenhydrate

Energiegehalt 4 kcal/g.

Indikationen Energiezufuhr. Glukose 5 % ist ein annähernd isotones Substrat.

Applikationsformen Glukose-Lsg. (500 ml Glukose 50 % entsprechen 1 000 kcal). Hochprozentige Lsg. (> 10 %) müssen über ZVK zugeführt werden (Reizung peripherer Venenwände).

Kontraindikationen Hyperglykämie, hypotone Hyperhydratation, Hyperosmolarität.

Dosierung Normoglykämie anstreben (< 145 mg/dl) → Einsatz von Insulin, falls nötig.

- 2–6 g/kg KG, mind. 2 g/kg KG, um Mobilisierung/Abbau von Eiweiß und Glukoneogenese zu verhindern
- Bei onkologischen Pat. 3 g/kg KG, bei akutem Leberversagen 2–3 g bei akuter Pankreatitis 2–4 g, bei ASH und Leberzirrhose 50 % der Nicht-Protein-Energie
- Reduzierte Zufuhr bei kritisch Kranken mit BZ > 145 mg/dl (8 mmol/l) und max. 8 IU Insulin/h
- Max. Infusionsgeschwindigkeit: 0,25 g/kg KG/h

Glukoseaustauschstoffe

- Fruktose sollte nicht eingesetzt werden, da bei hereditärer Fruktoseintoleranz Gefahr der Hypoglykämie trotz KH-Zufuhr, Schock mit metabolischer Azidose, Laktat- und Transaminasenanstieg. **KO:** therapierefraktäres, tödliches Leber- und Nierenversagen!
- Xylit wird aufgrund kontroverser Datenlage nicht generell empfohlen.

Aminosäuren

Sollten bei parenteraler Ernährung stets infundiert werden. Wichtig für gute Utilisation sind ausreichend Nichtstickstoffenergieträger (Verhältnis: etwa 1 g AS : 16–24 kcal). Energiegehalt 4 kcal/g.

Indikationen Verhinderung/Minderung der Katabolie.

Kontraindikationen Angeborene AS-Stoffwechselstörungen (z. B. Phenylketonurie, Zystinurie, Ahornsirupkrankheit), schwere AS-Verwertungsstörungen (z. B. Leberfunktionsstörungen).

Dosierung

- 0,8–1 g/kg KG
- Bei chron. Niereninsuff. mit GFR < 70 ml/Min. 0,55–0,6 g/kg KG
- Bei akuter Pankreatitis, Leberzirrhose, CAPD, ASH, akuter Pankreatitis 1,2–1,5 g/kg KG

- Bei Mangelernährung, onkologischen Pat. > 1,5 g möglich
- Bei Verbrennungen oder Niereninsuff. mit Nierenersatzverfahren bis zu 2,5 g/kg KG
- Max. Infusionsgeschwindigkeit: 0,15 g/kg KG/h
- **Glutamin:** Substitution bei kritisch Kranken ohne wesentliche enterale Ernährung als Dipeptid (0,2–0,26 g/kg KG/d)

> - Bei Leberzirrhose (Enzephalopathie III–IV): angereicherte AS-Lsg. mit verzweigtkettigen AS.
> - Niereninsuff.: angereicherte AS-Lsg. mit essenziellen AS und L-Histidin zur Reduktion der Harnstoffsynthese.

Fette

Hohes Energieangebot bei niedrigem Flüssigkeitsvolumen, periphervenös applizierbar, Energiegehalt 10 kcal/g.

Indikationen Spätestens nach 7 d parenteraler Ernährung Fettzufuhr erforderlich.

Kontraindikationen Hypertriglyzeridämie (> 1 000 mg/dl), schwere Hyperlipoproteinämie (hereditäre/erworbene Triglyzeridhydrolysestörungen), metabolische Azidose.

Dosierung
- 0,7–1,3 g/kg KG.
- Bei hohem Energiebedarf 1,5 g/kg KG
- Bei akutem Leberversagen 0,8–1,2 g/kg KG/d, 40–50 % der Nicht-Protein-Energie bei Leberzirrhose
- Bei onkologischen und geriatrischen Pat., stabiler COPD, ASH > 35 % der Ges.-Energie möglich
- Einsatz von Omega-3-Fettsäuren bei kritisch Kranken und mangelernährten chirurgischen Pat.
- Applikation über mind. 12 h, bei kritischer Stoffwechselsituation über 24 h

Therapiekontrolle Regelmäßige Triglyzeridbestimmung, initial alle 2 d.
- Triglyzeride > 400 mg/dl unter laufender Infusion → Dosisreduktion
- Triglyzeride > 1 000 mg/dl unter laufender Infusion → Pausieren der Lipidzufuhr

> - Bei Neigung zu Hyperglykämien unter parenteraler Ernährung Erhöhung der Fettzufuhr zulasten der KH-Gabe möglich
> - Einsatz von Lipid-Lsg. mit LCT und MCT: verbesserter Metabolismus

2.7.3 Prinzipien der parenteralen Ernährung

Indikationen Nur wenn enterale Ernährung, inkl. Jejunalsonde oder PEG (▶ 2.7), nicht möglich ist. Ziel sollte immer (auch bei Intensivpat., z. B. Langzeitbeatmung) der enterale Kostaufbau sein, da hierdurch die Prognose der Pat. verbessert wird.

Ernährungskonzept Das Ernährungskonzept hängt ab von Ernährungszustand, Stoffwechsellage und voraussichtlicher Dauer der parenteralen Ernährung. Prinzipiell zurückhaltende bedarfsorientierte Ernährung, selbst bei ausgedehnter OP nur Steigerung des Bedarfs um 10–30 %, selten sind bei voller parenteraler Ernährung mehr als 2 000 kcal notwendig. Der Ges.-Energieumsatz eines Kranken liegt i. d. R. nur 0–7 % über dem Ruheenergieumsatz.

- Der aktuell gemessene/geschätzte Energiebedarf muss nicht unbedingt Ziel der Energiezufuhr sein → Substratverstoffwechslung durch Monitoring überprüfen!
- Kontinuierliche Substratzufuhr über 24 h; gleichmäßige Infusionsgeschwindigkeit v. a. bei zentralvenöser Ernährung → Pumpsysteme verwenden (Intensivstation)
- Spätestens nach 7 d parenteraler Ernährung Vit. (Multivitaminpräparate) und Spurenelemente substituieren (▶ 2.7.4)

Zugangsweg Abhängig von Osmolarität (▶ Tab. 2.9). Ab > 800 mosmol/l (→ Angaben auf Infusion) Ernährung über ZVK, sonst periphervenös möglich. Periphervenös ist i. d. R. nur eine hypokalorische Ernährung möglich.

Monitoring BZ (140–200 mg/dl), Laktat, Harnstoff, Triglyzeride (< 350 mg/dl), BB, E'lyte, fakultativ NH_3 und Urinausscheidung. Genaue Flüssigkeitsbilanz!

Beendigung einer parenteralen Ernährung Langsamer enteraler Nahrungsaufbau (Beginn mit flüssiger/breiiger Kost, zügiger Übergang zur leichten Kost, bei guter Verträglichkeit Steigerung auf Vollkost. Häufig begleitend Einsatz von Supplementen (Trinknahrung) notwendig, langsam u zwischen den Mahlzeiten trinken! Parallel Infusionsmenge schrittweise reduzieren.

Tab. 2.9 Anhaltspunkte für Osmolarität

	mosmol/l
Voll-E'lyt-Lsg. bzw. NaCl 0,9 %	310
Voll-E'lyt-Lsg. mit Glukose 5 %	580
Voll-E'lyt-Lsg. mit Glukose 10 %	860
AS-Lsg. 10 %, E'lyt- und KH-frei	800
AS-Lsg. 10 %, mit KH 10 % und E'lyten	1 600
Fett-Lsg. 10 %	320
Fett-Lsg. 20 %	360

Refeeding-Syndrom

Gefährliche KO bei Wiederbeginn einer adäquaten Nährstoffzufuhr bei Mangelernährung/nach Gewichtsabnahme von > 10 %/7–10 d Nahrungskarenz/BMI < 18,5 mit Gefahr von E'lytentgleisungen und Vitaminmangelzuständen und sich daraus ergebenden Organfunktionsstörungen.

- **Prävention:** Monitoring von K^+, Na^+, Mg^{2+} und Phosphat, BZ und Flüssigkeitsbilanz sowie Vitalparameter vor und während der Ernährungsther.
- **Vorgehen:** Beginn mit Glukose (max. 150 g/d), 10–15, max. 20 kcal/kg KG/d Eiweiß 1,2–1,5 g/kg KG, Substitution von Thiamin, Steigerung der Zufuhr je nach Verstoffwechselung: Monitoring!

2.7.4 Stufenkonzept der parenteralen Ernährung

Stufe 1: Periphervenöse Flüssigkeitszufuhr mit Glukoseanteil

Indikationen Nach kleinen OP, bei gutem EZ, Dauer der Nahrungskarenz bis 3 d.

Zusammensetzung E'lytl-Lsg. (Ringer/Jonosteril®) und zusätzlich ggf. 5 % Kohlenhydrate (z. B. Sterofundin®/Glukose 5 %®/Tutofusin®). **Cave:** Glukose verwenden, keine Zuckeraustauschstoffe.

Dosierungsbeispiel (70 kg) 3 000 ml/d ≅ 40 ml Wasser/kg KG. Davon ≅ 5 % Glukose ≅ 100 g Glukose ≅ 400 kcal/24 h.

Stufe 2: Periphervenöse Basisernährung

Indikationen Nach mittleren OP, bei leichter Katabolie, gutem EZ, Nahrungskarenz 2–5 d.

Zusammensetzung Meist als Komplettlsg., z. B. Salviamin® 3,5 GE, Aminoven® 3,5 % GE, Periplasmal® 3,5 % mit Glukose.

- Pro Liter 50 g Glukose und 35 g AS = 340 kcal
- E'lyte und Flüssigkeit (Na^+ 2 mmol/kg KG/d, K^+ 1 mmol/kg KG/d)
- Bei eingeschränkten Fettreserven/hohem Energiebedarf/reduziertem AZ/Mangelernährung zusätzlich Fettemulsionen 10–20 %. Dosierung 1 (–2) g Fett/kg KG/d

Dosierungsbeispiel (70 kg) 3 000 ml Kombinationslsg. enthält 105 g AS ≅ 420 kcal, 150 g KH ≅ 600 kcal, **Summe ≅ 1 020 kcal** Fakultativ 250 ml Lsg. 20 % 50 g Fett ≅ 500 kcal **Summe ≅ 1 520 kcal ≅ 22 kcal/kg KG.**

Stufe 3: Bilanzierte vollständige parenterale Ernährung

Indikationen Längerfristige (> 5–7 d) totale parenterale Ernährung (TPE), z. B. nach schwerer OP, Polytrauma, Verbrennungen, Kurzdarmsy.; bei stark reduziertem AZ und EZ. Zentraler Zugang erforderlich, sukzessive Steigerung der Energiezufuhr bis zum Bedarf!

Zusammensetzung All-in-One-Lsg. (Drei-Kammer-Beutel): Wasser, Glukose, AS, Fett und E'lyte sind im Beutel, werden direkt vor Applikation durchmischt (Volumina 550–2 500 ml = 550–2 500 kcal). Vit. und Spurenelemente sollten zugespritzt werden. E'lyte und Flüssigkeit nach Laborkontrollen und Bilanz dosieren.

Beispiel für parenterale Standardernährung (Dosierung/24 h) 70 kg; Bedarf: 2 250 ml, 1 750 kcal = 25 kcal/kg KG/d, z. B.:

- Olimel® 4,4 %, 1 500 ml, 1 710 kcal (66,4 g AS, 210 g Glukose, 60 g Fett)
- Olimel 5,7 % 1 500 ml, 1 600 kcal (85,4 g AS, 165 g Glukose, 60 g Fett)
- Smofkabiven®, 1 477 ml, 1 600 kcal (75 g AS, 187 g Glukose, 56 g Fett)
- Nutriflex® Lipid Plus, 1 875 ml, 1 898 kcal (72 g AS, 225 g Glukose, 75 g Fett)

Zusätze

- E'lyt-Lsg. zur Abdeckung des restlichen Flüssigkeitsbedarfs
- Vit., z. B. Cernevit® (ohne Vit. K) oder FrekaVit® fett- und wasserlöslich
- Spurenelemente, z. B. Addaven®, Addel Trace®

2.8 Enterale Ernährung

Annette Stute und Arno J. Dormann

Ernährung über Magensonde, Jejunalsonde, PEG. Legen von Magensonde und PEG ▶ 2.5.2.

Vorteil Physiologischste Form der künstlichen Ernährung, keine Zottenatrophie, Erhaltung der intestinalen Barriere, verminderte Blutungsneigung aus peptischen Läsionen, verminderte Infektionsgefahr durch ZVK, bessere Progn. auf Intensivstation, komplikationsärmer als parenterale Ernährung.

Indikationen Kau- oder Schluckstörungen, reduzierter AZ (Z. n. Gewichtsverlust, Kachexie, große OP). Postop. unterhalb der Anastomose (meist Jejunalsonden), Intensivstation (Sepsis, Pneumonien, Langzeitbeatmung etc.). Unzureichende orale Nahrungszufuhr bei unterschdl. Krankheitsbildern.

Kontraindikationen Ulcus ventriculi et duodeni. GI-Blutung, Ileus.

Vorgehen

- Berechnung des Ges.-Bedarfs an Kalorien ▶ 2.7 (i. d. R. 1 500–2 000 kcal)
- Berechnung des Ges.-Bedarfs an Flüssigkeit ▶ 2.7 (i. d. R. 2 000–3 000 ml)
- Einschätzen des Stoffwechsels ▶ 2.7

Auswahl der Nahrung

- **Hochmolekulare nährstoffdefinierte Sondennahrung:** bei normaler Motilität, Digestion und Resorption. Eiweiße, KH, Fette (v. a. Triglyzeride), Vit., Mineralstoffe und Spurenelemente, Ballaststoffe. Als hypo-, normo- und hochkalorische Nahrungen verfügbar (0,75–2,0 kcal/ml)
- **Modifizierte Nahrungen:**
  - Standardnahrung mit MCT-Fetten (bei Fettverwertungsstörungen/Chylusfistel/exokriner Pankreasinsuff., Z. n. Whipple-OP, ggf. bei postcibaler Asynchronie nach Gastrektomie/Ösophagektomie)
  - Standardnahrung mit erhöhtem Eiweißgehalt (Mangelernährung, onkologischer Pat., Dekubitus, Leberzirrhose)
  - Milcheiweißfreie Standardnahrung (bei unklaren Diarrhöen/Antibiotikagabe) sowie Spezialnahrungen für prä- und terminale Niereninsuff., Leberzirrhose mit hepatischer Enzephalopathie (verzweigtkettige AS) und zur Immunmodulation
- **Niedermolekulare chemisch definierte Sondennahrung:** selten nötig bei eingeschränkter Digestion/Absorption (Malassimilationssy., Strahlenenteritis). KH vorwiegend als Oligosaccharide, Fette als mittelkettige Triglyzeride (MCT), Eiweiß überwiegend als Oligopeptide, Vit., Mineralstoffe, Spurenelemente, ballaststofffrei, Energiedichte: 1–1,5 kcal/ml
- In der Regel sind Sondennahrungen ab 1 000–1 500 ml bzw. kcal voll bilanziert

Applikation

- In der Regel Schwerkraft- oder idealerweise Pumpensysteme verwenden, bei jejunaler Lage nur Pumpenapplikation und max. Laufrate 150 ml/h
- Beginn: bei Magensonden sofort, bei Anlage einer perkutanen Sonde 2–4 h nach Anlage möglich. Intraop. gelegte Jejunalsonden am gleichen oder nächsten Tag verwenden

- Gastrale Sonde: je nach individueller Toleranz bis > 200 ml/h steigerbar
- Bei intraop. gelegten Jejunalsonden Kostaufbau nach Rücksprache mit Chirurgen meist nur sehr langsam mit kleinen Mengen (≤ 500 ml/24 h) und niedriger Laufrate 10–20 ml/h möglich
- Vor und nach jeder Gabe von Nahrung und Medikamenten (einzeln verabreichen!) die Sonde mit 20–50 ml stillem Wasser spülen
- Überleitsysteme und Beutel alle 24 h wechseln (Keimbesiedlung)
- Nahrungsmenge- und Laufrate während des Kostaufbaus nur steigern, wenn keine abdom. Schmerzen/Reflux/Erbrechen/Diarrhöen auftreten

Kontrollen Klin. Untersuchung tägl. (Wundinspektion, akutes Abdomen?), BZ-Tagesprofil, E'lyte, Krea alle 2 d. Leberwerte, Bili, Triglyzeride, Albumin, Phosphat 1 × wöchentlich Stuhlanamnese.

Komplikationen
- Abdominalschmerzen, Erbrechen (Aspirationsgefahr)
- Dumping-Sy. (▶ 7.4.3)
- Diarrhö: Sondennahrung zu kalt, zu schnell eingelaufen? Sonde zu tief? Menge zu groß? Nahrung zu hochkalorisch? Bakt. Kontamination? Osmotische Diarrhö? Medikamentenbedingt?
- Hyperosmolares, hyperglykämisches Koma (Tube Feeding Syndrome)
- Aspiration
- Refeeding-Sy. (▶ 2.7.3)
- Druckulzera bei nasoenteralen Sonden. Deshalb bei länger notwendiger enteraler Sondenernährung immer an PEG- bzw. Jet-PEG oder EPJ-Sonde denken!
- Bei Gastrostomie oder Jejunostomie (▶ 2.5.2) Peritonitisgefahr

Kostaufbau Nach Nahrungskarenz oder längerfristiger parenteraler Ernährung langsamerer Kostaufbau notwendig, bei jejunaler Lage Beginn mit einer Laufrate von 30 ml/h, Steigerung in 20-ml-Schritten bis max. 150 ml/h ▶ Tab. 2.10.

Tab. 2.10 Kostaufbau bei gastraler Sondenlage

Tag	Nahrung	Meist 1 ml = 1 kcal Menge/ml	Laufrate ml/h	Parenteral/ml
Anlagetag	Stilles Wasser	500	100	1 000
	Sondennahrung	250	50	
1	Sondennahrung	500	100	
	Stilles Wasser	1 000	150	
2	Sondennahrung	1 000	150	
	Stilles Wasser	1 000	150	

Ergänzung von Flüssigkeit durch Erhöhung der Wassermenge möglich.

3 Kardiopulmonale Reanimation

Jörg Braun

3

3.1 Indikationen zur Reanimation

(Aktuelle Leitlinie der AHA und ERC unter www.grc-org.de).
Ohne zusätzliche Informationen ist es ärztliche Pflicht, primär jeden Pat. bei Herz-Kreislauf- und/oder Atemstillstand zu reanimieren, solange keine sicheren Todeszeichen vorliegen. Besonderheiten:

- **Suizid:** Hier gilt der Patientenwille, solange der Pat. in der Lage ist, seinen Willen zu artikulieren. Ist dies nicht der Fall, so ist dem mutmaßlichen Patientenwillen zu folgen. Dabei kann i. d. R. davon ausgegangen werden, dass sich jeder Mensch im Zweifel für ein Weiterleben entscheiden würde.
- **Patientenverfügung:** Liegt eine gültige schriftliche (handschriftlich oder notariell, Zeugen, Ort, Datum) Patientenverfügung vor, so ist dem Patientenwillen zu folgen, wenn der Pat. seinen Willen nicht mehr erklären kann. Ausnahme: besondere Umstände, unter denen der Pat. mit größter Wahrscheinlichkeit seinen Willen ändern würde. **Cave:** Ein Abschiedsbrief mit dem erklärten Wunsch zu sterben ist keine Patientenverfügung.
- **Angehörigenvotum:** nur Information, kein verpflichtender Handlungsgrund. Der Arzt muss die Therapieentscheidung treffen.

> **KI der Reanimation:** Erkr. mit infauster Prognose und kurzer Lebenserwartung (z. B. fortgeschrittenes Ca).

3.2 Atem- und Kreislaufstillstand

3.2.1 Reanimation: CAB(DE)-Regel

Circulation

- Präkordialer Faustschlag nur noch bei am Monitor beobachteter ventrikulärer Tachykardie, wenn keine sofortige Defibrillation möglich ist. Präkordialer Faustschlag ist kontraindiziert, wenn der Herzstillstand nicht akut beobachtet wird.
- Extrathorakale Herzdruckmassage (▶ Abb. 3.1): flache Lagerung auf harter Unterlage, Druckpunkt Sternummitte. Finger verschränken (reduziert Gefahr des Abrutschens). Massagefrequenz: Erw. mind. 100/Min. (zuletzt Trend zu höherer Frequenz, z. B. 120/Min.). Eindrücktiefe mind. 5 cm. Keine Unterbrechung der Herzdruckmassage > 7 Sek. Die Minimierung der Unterbrechungszeit ist prognostisch entscheidend! Keine Unterbrechung für Intubation, Pulstasten oder Zugang legen!
- Ggf. mechanische Reanimationshilfen (z. B. LUCAS2®) verwenden, scheinen im Vergleich zur manuellen Thoraxkompression nicht unterlegen zu sein. Hilfreich z. B. bei Pat.-Transport, im Herzkatheterlabor oder bei prolongierter Reanimation.
- Palpation der A. femoralis zum Überprüfen der suffizienten Herzdruckmassage durch Helfer.

Herzdruckmassage ist bei vorhandenem Karotispuls kontraindiziert.

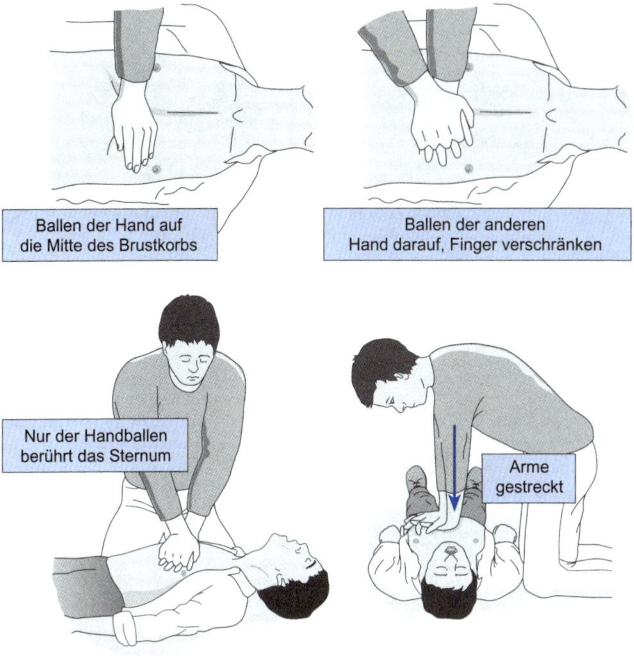

Abb. 3.1 Herzdruckmassage [L157]

Atemwege frei machen Entfernen von Fremdkörpern aus Mund-Rachen-Bereich, Kopf überstrecken und Unterkiefer nach vorn und oben ziehen (= Esmarch-Handgriff, ▶ Abb. 3.2).

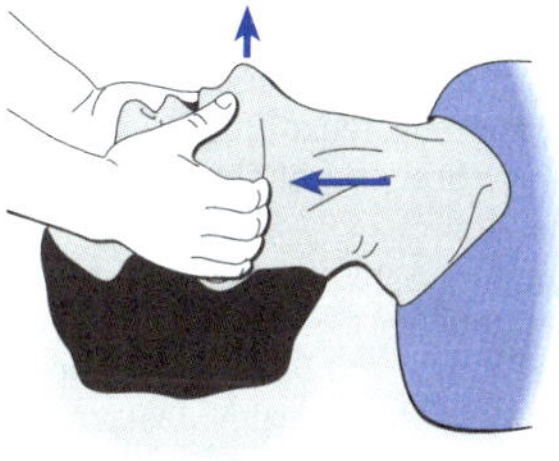

Abb. 3.2 Esmarch-Handgriff [L106]

Beatmung
- Maskenbeatmung (Ambu-Beutel, ▶ Abb. 3.3, Methode der Wahl für im Intubieren Ungeübte!) mit 100 % O_2. Möglichst frühzeitige Larynxmaske oder Intubation (▶ 3.3.1)
- Wenn Beatmung bzw. Intubation nicht möglich (z. B. bei Glottisödem): Notfallkoniotomie, ggf. Notfalltrachealpunktion mit 3–5 dicken (z. B. 14 G) Venenverweilkanülen zwischen Schild- und Ringknorpel. O_2-Insufflation über eine der Punktionskanülen. Beatmungserfolg kontrollieren (Atembewegung? Rückgang der Zyanose? Atemgeräusch symmetrisch?)
- Zunächst Herzdruckmassage (30 Kompressionen), dann Beatmung im Wechsel 30 : 2.

> **!**
> - Erfolgskontrolle: sichtbare, atemabhängige Thoraxbewegung bei 800–1 200 ml Atemzugvolumen.
> - Vor nächster Inspiration vollständige Ausatmung.
> - Ca. 10 Atemzüge/Min. einhalten, d. h. ein Atemzug alle 6 Sek. Ziel ist die Normoventilation (O_2-Sättigung von 94 %).
> - Kapnografie dient als früher Indikator für wiederkehrenden Kreislauf (Return of Spontaneous Circulation, ROSC).

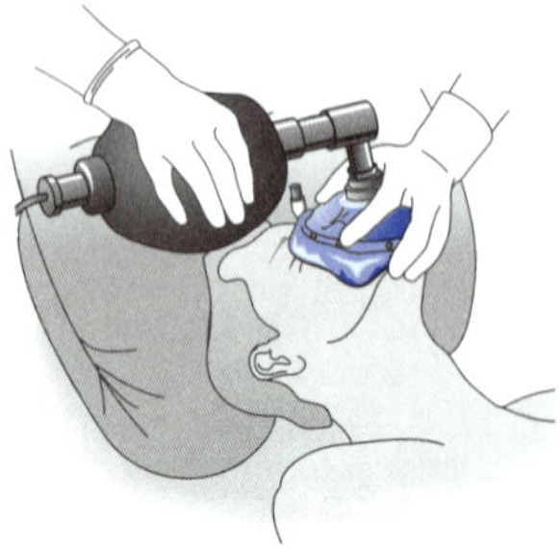

Abb. 3.3 Beatmung mit Ambu-Beutel: Maske mit Daumen und Zeigefinger über Mund- und Nasenöffnung pressen, Unterkiefer nach vorn ziehen und mit den restlichen Fingern Kopf in reklinierter Stellung fixieren [L106]

Drugs (medikamentöse Therapie) Venösen Zugang legen. Bei peripheren Zugängen beträgt die Anflutungszeit 1–3 Min., daher nach jeder Medikamentengabe 20 ml NaCl 0,9 %.

- **Adrenalin** 1 mg in 9 ml NaCl 0,9 % fraktioniert i. v. oder über Endotrachealtubus (3-fache Dosis), Wiederholungsdosis nach 3–5 Min. z. B. mit 1–3 mg. Nicht intrakardial injizieren (hohe KO-Rate: z. B. Herzbeuteltamponade, Punktion einer Koronararterie, Pneumothorax!). Sinnvoll bei allen Formen des Herz-Kreislauf-Stillstands. Nicht zusammen mit Bikarbonat über einen Zugang geben
- **Amiodaron** 300 mg i. v. bei refraktärem Kammerflimmern (> 3 Defibrillationen)
- **Atropin** 0,5–2 mg i. v. bei Bradykardie
- **Adenosin:** zur Ther. und DD undifferenzierter, regelmäßiger monomorpher Tachykardien mit breitem QRS-Komplex: Initialdosis 6 mg, bei Erfolglosigkeit nach 1–2 Min. weitere 6 mg, ggf. weitere Dosen. Rasch spritzen, Wirkungsmaximum innerhalb von 10–30 Sek.
- **Volumenersatz:** initial durch Beinhochlage. Großzügige Gabe von kristalloiden (bevorzugt Ringer-Lsg.) und kolloidalen Lsg.
- **Natriumbikarbonat 8,4 %:** keine initiale Pufferung. Bei bestehendem Herzstillstand > 20 Min. sofortige Gabe bei Hyperkaliämie und schwerer metabolischer Azidose, ansonsten Korrektur nach BGA erwägen: Bedarf an $NaHCO_3$ in mmol = neg. BE × 0,3 × kg. 2. Ziel: BE zwischen –3 und –5 (beste O_2-Abgabe aus dem Blut ins Gewebe)

Keine endobronchiale Medikamentengabe, bei fehlendem Zugang intraossäre Gabe

EKG DD der Rhythmusstörung (Kammerflimmern, Asystolie und zur Therapiekontrolle), Defibrillation (s. u.).

Flüssigkeit Kristalloide und/oder kolloidale Infusionslsg. zur Auffüllung des intravasalen Flüssigkeitsvolumens.

Konsensgespräch Konsensgespräch der an der Reanimation beteiligten Ärzte über weiteres Vorgehen: z. B. OP, Angio, Weiterführen oder Beenden der Reanimationsmaßnahmen.

3.2.2 Stufenschemata

Stufenschema bei Kammerflimmern (VF) bzw. pulsoser (VT) ▶ Abb. 3.4

- Defibrillieren (z. B. 200 J biphasisch), sofortige Aufnah. ther. Ununterbrochene HDM anstreben. Nach ca. 2 Mi Rhythmus, bei Fortbestehen des Kammerflimmerns erne (300, 360 J), danach sofortige Thoraxkompression
- Optimale Oxygenierung durch Beatmung mit 100 % O_2 si ...en, Atemzugvolumen ca. 7 ml/kg (sichtbare Thoraxbewegung)
- Adrenalin 1 mg i. v. 1 : 10 verdünnt geben, alle 4 Min. wiederholen, (nach 2 × 5 CPR-Zyklen; 30 : 2)
- Amiodaron 300 mg als Bolus i. v., Wiederholung mit 150 mg möglich. Bei Erfolg ggf. Dauerinfusion mit 900 mg über 24 h
- Kapnografie zeigt qualitativ hochwertige HDM ($etCO_2$ 10–20 mmHg), Tubusfehllagen und ROSC ($etCO_2$ ↑)
- Herzecho erwäge: z. B. Herzbeuteltamponade
- Bei längerer Reanimation > 20 Min. Azidoseausgleich nach BGA oder evtl. Blindpufferung mit Natriumbikarbonat 1 mmol/kg (= 1 ml/kg bei einer Lsg. Mit 8,4 %)

Stufenschema bei Asystolie ▶ Abb. 3.4

- Bei unklarem Rhythmus, wie bei Kammerflimmern vorgehen, ununterbrochene HDM anstreben
- Adrenalin 1–5 mg i. v. einer 1 : 10 verdünnten Adrenalin-Lsg. Wiederholung alle 3–5 Min.
- Evtl. Atropin 1–3 mg Bolus i. v., Wiederholung alle 5 Min. (wird nicht mehr routinemäßig empfohlen)
- Azidoseausgleich: (umstritten) initial 1 mmol/kg, dann nach BGA
- Temporärer Schrittmacher
- An Lungenembolie, Perikarderguss, Spannungspneumothorax, Hypoxie, Hyperkaliämie, Intoxikation, akute Blutung denken

Stufenschema bei elektromechanischer Entkopplung (Dissoziation), EMD ▶ Abb. 3.4

- Herzbeuteltamponade, Spannungspneumothorax, Lungenembolie, Hypoxämie, Azidose, Hypovolämie, Intox., Hypothermie, E'lytentgleisung erwägen
- Evtl. Adrenalin 1 mg i. v., alle 5 Min. wiederholen
- Evtl. Kalziumglukonat 10 % 10 ml i. v.
- Evtl. Hypovolämie und Azidose ausgleichen!
- Prognose schlecht

Stufenschema bei symptomatischer Bradykardie

- Atropin 1–3 mg i. v., Wiederholung nach 5 Min. möglich
- Nur bei atropinresistenten Blockformen: Orciprenalin 0,25–0,5 mg auf 1 : 10 mit NaCl 0,9 % verdünnt i. v., anschließend 10–20 µg/Min.
- Temporärer Schrittmacher (transkutan, transvenös).

3.2.3 Technik der Defibrillation (EKG-Kontrolle!)

- Elektroden mit Elektrodenpaste bestreichen bzw. Gelkissen benutzen
- Über Herzbasis (unterhalb der re Klavikula) und Herzspitze (möglichst lateral unterhalb der li Brustwarze) unter Druck aufsetzen (▶ Abb. 3.5)

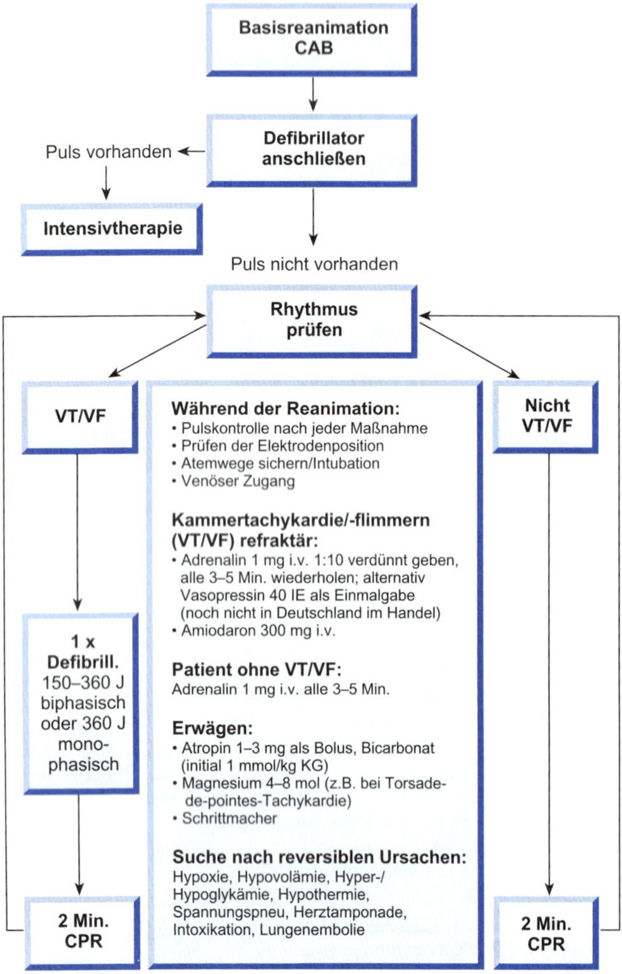

Abb. 3.4 Maßnahmen bei Kammerflimmern, Asystolie und EMD [L157/M104]

- Defibrillieren: 150–360 J biphasisch oder 360 J monophasisch; hierbei unbedingt Berührung mit Pat. oder Bett vermeiden!
- Unmittelbarer Wiederbeginn der Thoraxkompression, Fortführung der Thoraxkompression auch in der Ladephase des Defi.
- Bei Kammerflimmern oder pulsloser VT während einer Herzkatheteruntersuchung oder unmittelbar nach Herz-OP drei schnell aufeinanderfolgende Defibrillationen

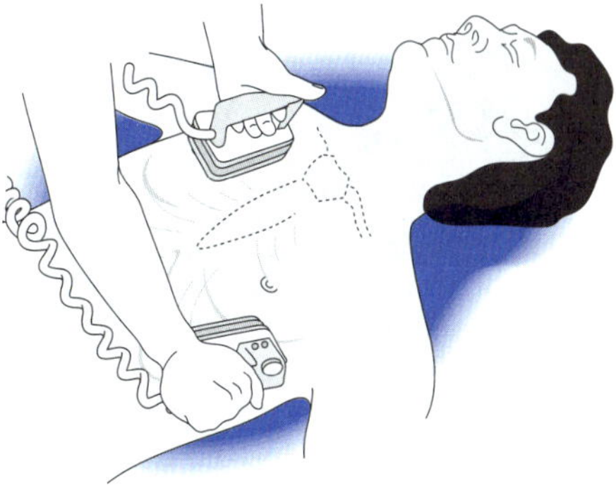

Abb. 3.5 Technik der Defibrillation [L106]

3.2.4 Abschluss der Reanimation

Zeichen der erfolgreichen Reanimation (ROSC) Tastbare Pulse an den großen Arterien, Rosigwerden und Wiedererwärmung der Haut, Engwerden der Pupillen, Wiedereinsetzen der Spontanatmung, Wiederkehren des Bewusstseins.

! Reanimierte Pat. bedürfen der Intensivüberwachung!

Beendigung der Reanimationsmaßnahmen

- Reanimation erfolgreich
- Zeichen des zerebralen Kreislaufstillstands (weite, lichtstarre Pupillen, Bewusstlosigkeit, fehlende Spontanatmung) > 30 Min. nach Beginn der ordnungsgemäß durchgeführten Reanimation. Ausnahme: Reanimation bei Unterkühlung, Intox., Hyperkaliämie, Kinder → ausdauernd reanimieren
- EKG-Zeichen des Herztods (Asystolie) > 15 Min.

Hypothermie nach Reanimation

Nach erfolgreicher Reanimation wird die milde Hypothermie trotz neg. Studien weiter empfohlen (v. a. bei initialem Kammerflimmern). Ziel: Minimierung neurologischer Schäden durch Reduktion des zerebralen Metabolismus um 20–30 %. Die Zieltemperatur liegt bei 32–34 °C für 12–24 h.

Komplikationen der Reanimation Aspiration des durch die Herzdruckmassage hochgetriebenen Mageninhalts bei nicht intubierten Pat.; Rippenfrakturen, Sternumfraktur, Hämatothorax, Pneumothorax, Hämatoperikard, Zwerchfell-, Leber- und Milzruptur.

!
- Bei Bradykardie, insb. mit breiten QRS-Komplexen, immer an Hypoxie denken! → ausreichende Oxygenierung wichtiger als Atropin oder Adrenalin!
- Überkorrektur der metabolischen Azidose mit Bikarbonat kann zu therapierefraktärem Kammerflimmern führen!
- Bei elektromechanischer Entkopplung: Volumenmangel und Perikardtamponade ausschließen.
- Keine zu frühe Extubation nach Reanimation → Stress → Katecholaminausschüttung → HRS.
- Nach erfolgreicher Ther. des Kammerflimmerns immer Rezidivprophylaxe anschließen.

Prognose
- Kreislaufstillstand > 4 Min.: geringe Aussichten auf erfolgreiche Reanimation.
- Wiederbelebungszeit (Zeit bis zum Eintritt irreversibler Schäden für das Gehirn, normal 3–5 Min.) bei Hypothermie verlängert.
- Bessere Prognose bei beobachtetem Kreislaufstillstand, sofortiger Reanimation, frühestmöglicher Defibrillation bei Kammerflimmern, ununterbrochener HDM und ther. Hypothermie.

Dokumentation Unmittelbar im Anschluss an die Reanimation alle Maßnahmen im Zusammenhang mit der Reanimation in der Krankenakte dokumentieren: Wer hat den Pat. in welchem Zustand gefunden? Hypoxiezeit? Komplikationen (z. B. Rippenfrakturen)? Neurologischer Status.

Nachbesprechung (Debriefing) Es ist oft sinnvoll, den Ablauf der Ereignisse noch einmal mit allen Beteiligten durchzugehen. Dies hilft, Schuldgefühle zu reduzieren, und verbessert möglicherweise den Ablauf der nächsten Reanimation.

3.3 Beatmung

3.3.1 Larynxmaske und Larynxtubus

Larynxmaske

▶ Abb. 3.6

Durchführung Mundöffnung, Einführen der Maske am Gaumen entlang unter Kurznarkose, Aufblasen des Cuffs zur Abdichtung des Larynxraums, Kontrolle der korrekten Lage durch Auskultation der Lunge.
- **Vorteil:** einfache Durchführung ohne Laryngoskop, geringe Verletzungsgefahr, wird auch bei geringer Narkosetiefe toleriert
- **Nachteil:** kein Aspirationsschutz, Mageninsufflation bei erhöhten Beatmungsdrücken möglich, Fehllagen in 30 %, leichte Sedierung und Analgesie nötig

Larynxtubus

Nach Reanimationsleitlinien des ERC Mittel der Wahl zur Atemwegssicherung für Ungeübte. Platzierung des Tubusendes im Ösophagus mit dessen Verschluss sowie Abdichtung des Rachenraums durch großen Cuff, Beatmung über Tubusöffnung auf Höhe des Kehlkopfs.

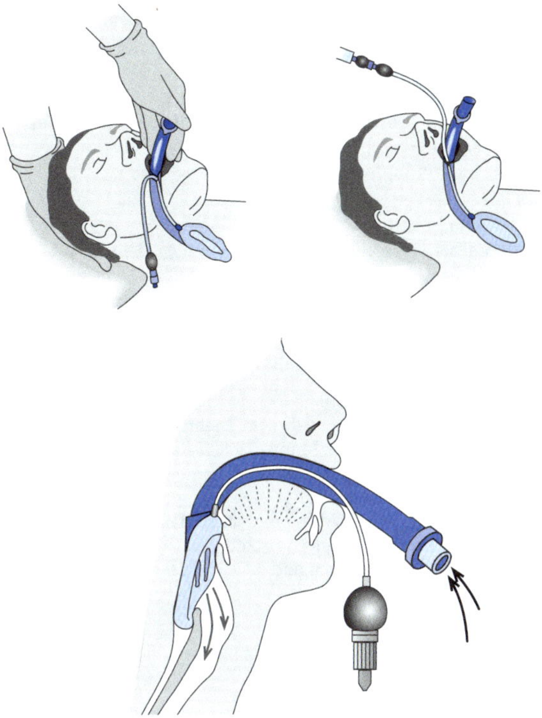

Abb. 3.6 Larynxmaske [L190]

Durchführung

- Auswahl nach der Körpergröße des Pat. (6 Größen vorhanden): Erw. 50–70 kg → Größe 4, Erw. 70–100 kg → Größe 5, Erw. > 100 kg → Größe 6
- Kopf in Neutralstellung oder leicht überstreckt.
- Cuff vollständig entblocken.
- Mundöffnung mit der li Hand.
- Blinde Einführung mittig über den Mund-Rachenraum, bis die Tubusmarkierung auf Höhe der vorderen Zahnreihe ist.
- Zunge dabei mittels Hand oder Esmarch-Handgriff in Position halten.
- Blockung (max. Cuffdruck 60 mmHg).
- Beatmung mittels Beutel/Beatmungsgerät.
- Auskultation der Lunge → korrekte Lage?

3.3.2 Oropharyngeale Intubation

Indikationen Respir. Insuff., Verletzung und drohende Obstruktion der Luftwege, Polytrauma, Intox. vor Magenspülung bei bewusstseinsgestörten Pat., zum tiefen Absaugen bei Aspiration. Bei bewusstseinsklaren Pat. mit drohendem respir. Versagen zunächst Versuch der nichtinvasiven Beatmung über Nasen- oder Mund-Nasen-Maske.

Material Laryngoskop (z. B. MacIntosh-Spatel), Endotrachealtubus mit Führungsstab; Tubus-Ø bei M 7,5–8,5, bei F 7,0–7,5. Bei Kindern Größe des kleinen Fingers = Größe des Tubus. 10-ml-Spritze zum Blockieren des Tubus, Magill-Zange, Ambu-Beutel, Absauggerät, Pflaster oder Mullbinde zum Fixieren des Tubus, Stethoskop. **Cave:** Vorher venösen Zugang legen!

Vorgehen

- Präoxygenierung mit 100 % O_2 über 10 Min.
- Kurznarkose: bei ansprechbaren Pat. z. B. Etomidat 7–10 ml = 14–20 mg (0,2–0,3 mg/kg KG) i. v., Nachinjektion von 0,1 mg/kg KG (3 ml bei 60 kg) möglich, max. Dosis 80 mg. Wirkungseintritt nach 20 Sek., Wirkungsdauer etwa 2–5 Min. **Cave:** keine analgetische Wirkung → Komb. mit kurz wirkendem Opiat, z. B. Fentanyl 0,1–0,5 mg i. v., Wirkungseintritt 20 Sek., hypnotische Wirkung 10 Min., analgetische Wirkung 20 Min.

Durchführung Intubation ▶ Abb. 3.7

- Pat. in Rückenlage, Arzt hinter dem Pat., leichte Überstreckung im Okzipitalgelenk, Unterkiefer vorziehen. Mund-Rachen-Raum mit Tupfer reinigen und absaugen. Fremdkörper (z. B. Prothese) entfernen. **Cave:** keine Hyperextension oder Überhängen des Kopfs!
- Laryngoskop in der li Hand, Mund mit der re Hand öffnen. Laryngoskop von der re Seite einführen, bis Epiglottis sichtbar ist (▶ Abb. 3.7). Spatelspitze in die epiglottische Falte einführen und nach ventral und kranial anheben, bis Stimmritze sichtbar ist.
- Mit der re Hand Tubus durch die Glottis einführen, bis Cuff (aufblasbare Manschette zur Abdichtung der Trachea) die Glottis passiert hat. Tubus mit 10 ml Luft blocken.
- Kontrolle der Tubuslage durch Beutelbeatmung und Auskultation: Beide Lungenflügel belüftet? Falls Tubus zu tief, meist einseitige Intubation des re Hauptbronchus! → ungeblockten Tubus zurückziehen. Bei Intubation in den Ös. auskultatorisches Blubbern im Epigastrium → Tubus entfernen, Pat. mit Beutelbeatmung ausreichend oxygenieren, erneuter Intubationsversuch mit neuem Tubus.
- Fixierung mit Pflaster, Mullbinde.

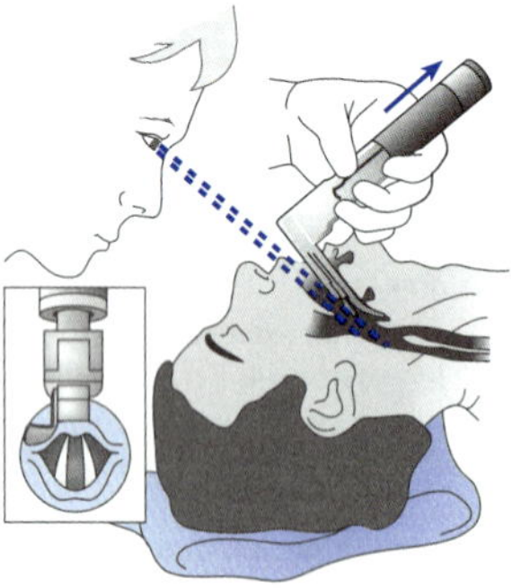

Abb. 3.7 Intubation [L106]

Komplikationen Zahnbeschädigung (Zahn sofort entfernen, Aspirationsgefahr), Verletzung von Mund, Rachen und Kehlkopf, Trachealperforation, Intubation eines Hauptbronchus (einseitige Belüftung → Zurückziehen des ungeblockten Tubus), Vagusreflex (Atemstillstand → Intubation und Beatmung. Laryngospasmus, RR-Abfall, Bradykardie, Asystolie → Atropin 0,5–1,0 mg i. v.).

- Nach jeder Intubation obligat Rö-Thorax zur Lagekontrolle!
- Bei Problemen, den Spatel einzuführen (Kiefersperre), Pat. stärker sedieren, z. B. Diazepam 10 mg i. v.
- Bei erfolglosem Intubationsversuch aufgrund technischer Probleme oder anatomischer Varianten Beatmung mit Maske und Ambu-Beutel und möglichst Hilfe holen.

Notfall-Nadel-Tracheotomie bei lebensbedrohlicher Situation
Bei akuter Verlegung der oberen Luftwege und erfolglosen Intubationsversuchen 3–4 graue Braunülen® (16 G) unter Aspiration mit 10-ml-Spritze durch das Lig. conicum und den 1. Trachealring stechen (**Cave:** Verletzung der Tracheahinterwand). Metallkanüle zurückziehen. Methode nur zur akuten Überbrückung bis zur Tracheotomie.

3.3.3 Extubation

Indikationen Pat. nicht komatös, stabile Herzkreislaufverhältnisse, Atemfrequenz < 35/Min., pO_2 > 70 mmHg, pCO_2 < 45 mmHg (Berücksichtigung der Lufu vor Intubation: Bei Pat. mit Lungenerkr. auch schlechtere Werte akzeptabel!), funktionierende Schutzreflexe.

Durchführung Material für Reintubation bereithalten, evtl. Prednisolon 150 mg i. v. etwa 30 Min. vor Extubation (Verminderung des Glottisödems durch mechanische Irritation), Pat. aufklären. Absaugen durch den Tubus, falls Sekret vorhanden. Tubusbefestigung lösen, entblocken und rasch herausziehen, Oberkörper 45° hochlagern.

Ständige Überwachung des Pat. in den nächsten Min., BGA-Kontrolle nach 10 Min.

3.3.4 Beatmung (Basiswissen)

▶ Tab. 3.1

Indikationen Respir. Insuff. mit:
- Atemfrequenz > 35/Min.
- Art. O_2-Partialdruck (pO_2) < 50 mmHg unter O_2-Gabe (6 l/Min.)
- CO_2-Partialdruck (pCO_2) > 55 mmHg (Ausnahme: chron. Hyperkapnie, z. B. bei COLD mit Lungenemphysem)
- Zeichen der Hyperkapnie: Zyanose (kann bei O_2-Atmung fehlen: „rote Erstickung"), Kopfschmerzen, Gefäßerweiterung (Skleren, Hände), Tremor, Tachykardie, Hypertonie, Somnolenz, Hirndruckzeichen, Koma
- Zeichen der Erschöpfung des Pat. durch erschwerte Atemarbeit

- Die beste Atmung ist die Spontanatmung!
- Immer prüfen, ob Beatmung vermeidbar!
- Bei kooperationsfähigen Pat. zunächst nichtinvasive Beatmung

- Bei respir. insuffizienten Pat. Verlegung auf die Intensivstation einleiten!
- Verhindern des Alveolarkollapses durch Training der Atemmuskulatur (Giebel-Rohr: Totraumvergrößerung und Vertiefung der Atmung), Lagerung, Klopf- und Vibrationsmassagen, endotracheales Absaugen, Expektoranzien, Inhalation mit β2-Sympathomimetika
- Ausreichende Analgesie, um schmerzbedingte Hypoventilation zu vermeiden
- Atemwege freihalten (Guedel- und Wendltubus)
- Nasale O_2-Zufuhr, z. B. 2–6 l/Min. zur Behandlung einer Hypoxämie (max. F_IO_2 von 0,5 erreichbar)

3

Tab. 3.1 Standardeinstellung bei invasiver Beatmung

Parameter	Einstellung
Atemfrequenz	12–16/Min.
Atemzugvolumen	8 ml/kg KG (bei 70 kg z. B. 560 ml)
Atemminutenvolumen	ca. 100–130 ml/kg KG
Modus	BIPAP oder APCV
I/E-Ratio	1:1,5–2 im BIPAP-Modus
Inspirationszeit	0,9–1,2 Sek. im APCV-Modus
Maximaler inspiratorischer Druck (P_{insp} max)	25 cm H_2O
PEEP	5–8 cm H_2O
FiO_2	Möglichst niedrig (z. B. 0,3), nach Intubation zunächst 1,0 (also 100 %), Tiel 94 % O_2-Sättigung

- Kontrolle der Tubuslage zunächst auskultatorisch, dann radiologisch oder bronchoskopisch
- FiO_2 nach Sauerstoffsättigung (Ziel > 95 %) reduzieren
- Weitere Umstellung nach Grunderkr., Verlauf und BGA (pO_2 Ziel > 70 mmHg)
- Falls keine KI bestehen, 30–45° Oberkörperhochlagerung (reduziert das Risiko einer Beatmungspneumonie)

4 Herz

Ulrich Stierle und Jörg Braun

4.1 Leitsymptome und ihre Differenzialdiagnose

4.1.1 Retrosternaler Schmerz

Kapitelübersicht
Häufigste Ursachen sind KHK (instabile Ang. pect., Koronarsy.), Pleuritis, Refluxösophagitis, vertebragen, funktionell.

Diagnostische Leitfragen

Zunächst Ausschluss lebensbedrohlicher Ursachen:

- **Akutes Koronarsy.** (▶ 4.4): lang anhaltender thorakaler drückender Schmerz (fehlt beim „stummen Koronarsy."), „thorakale Enge", evtl. mit Ausstrahlung in Arme, Oberbauch, Hals-/Kieferregion. wie bei Ang. pect. Todesangst, vagale Reaktion (z. B. Schweißausbruch, Erbrechen). Oft atypische Verläufe mit Kollaps, Übelkeit, abdom. Sympt. bei Hinterwandinfarkt. Belastungsabhängige Beschwerden, Belastungsdyspnoe als „Angina-Äquivalent", kardiales Ereignis in der Anamnese, kardiale Risikofaktoren (Rauchen, Übergewicht, art. Hochdruck, Diab. mell., Hyperlipoproteinämie, genetische Belastung)
- **Aortendissektion** (▶ 5.4.7): plötzlicher, heftiger, evtl. reißender Schmerz, oft interskapulär, art. Hypertonie in der Anamnese, Schocksympt., Pulsstatus? Mediastinalverbreiterung im Rö, Perikarderguss
- **Lungenembolie** (▶ 6.7.1): akuter Brustschmerz mit Luftnot, evtl. atemabhängige Schmerzen v. a. bei Inspiration, trockener Husten, meist Dyspnoe. **Diagn.:** Anamnese (Bettlägerigkeit, Thrombose, vorausgegangene OP), EKG (nur in 50 % path. Mit Tachykardie, $S_I Q_{III}$-Typ, Rechtsdrehung der Herzachse, RSR-Muster), BGA, D-Dimere, Rö-Thorax, Spiral-CT, Lungenszinti, ggf. Pulmonalisangio
- **Spontanpneumothorax** (▶ 6.9.1): plötzlicher Schmerz, oft mit Dyspnoe, Lungenerkr. in der Anamnese, ggf. asthenischer Habitus. Tympanitischer Klopfschall, abgeschwächtes Atemgeräusch, typisches Rö-Bild
- **Perforiertes Ulcus ventriculi** (▶ 7.4.3): abdominale Abwehrspannung, „bretthartes" Abdomen; bei alten Pat. auch mit geringer Sympt. Ulkuskrankheit, NSAID-Einnahme in der Anamnese. Abdomenleeraufnahme im Stehen oder in Linksseitenlage zeigt in 70 % freie Luft. Ulkusperforation mit EKG-Bild eines Hinterwandinfarkts möglich!
- **Ösophagusschmerz:** heftiges Erbrechen, retrosternaler Vernichtungsschmerz, Dyspnoe, Zyanose, Schock, Haut-/Mediastinalemphysem bei Perforation (Boerhaave-Sy.) oder Hämatemesis bei Mallory-Weiss-Sy. Rö-Thorax, Rö-Abdomenübersicht
- **Tako-Tsubo-Kardiomyopathie (TCC), „Stress-Kardiomyopathie":** prim. Herzmuskelerkr. Mit transienter, v. a. linksventrikulärer myokardialer Dysfunktion bei unauffälligem Koronarstatus. Klin. wie ACS (akuter Brustschmerz, typische EKG-Veränderungen, Anstieg der myokardialen Marker im Blut). Pathophysiologische Reaktion auf Adrenalinexzess, z. B. im Rahmen eines akuten traumatischen Ereignisses. Frauen wesentlich häufiger betroffen als Männer. Gute Langzeitprogn.

4

> - Bis zum sicheren Ausschluss einer lebensbedrohlichen Ursache muss der Pat. lückenlos überwacht werden.
> - Jeder akute retrosternale Schmerz bedarf bis zur ätiol. Klärung der klin. Überwachung (z. B. EKG-Monitor). Bei Zweifel an kardialer Schmerzgenese konsequente weiterführende Diagn. in ärztlicher Begleitung (z. B. Rö-Thorax, Echo, evtl. transösophageales Echo, Lungenszinti, Oberbauchsono, Gastroskopie, CT).
> - Funktionelle Herzbeschwerden sind eine Ausschlussdiagnose.

Dann andere Ursachen abklären:

- **Ang. pect.:** thorakales Druckgefühl, Beklemmung, Atemnot. Schmerzausstrahlung typischerweise in li Axilla und li Arm (meist ulnar), aber auch re Arm, Unterkiefer, Oberbauch. Auslösung durch körperliche und psychische Belastung, Kälte, Mahlzeiten. Besserung nach Nitroglyzerin. **Ätiol.:** meist KHK (▶ 4.3), Aortenvitium, art. Hypertonie, CM. DD zum Koronarsy.: kürzere Dauer, fehlende Infarktzeichen im EKG (▶ 4.4), kein Anstieg von CK, CK-MB, GOT, HBDH, Troponin neg. Hohes Risiko bei instabiler Ang. pect. und pos. Troponin-Schnelltest → Überwachung wie bei akutem Koronarsy.
  - **Status anginosus:** anhaltender Schmerz > 15 Min., Übergang zum Präinfarktstadium fließend, im EKG meist ST-Strecken-Senkung
  - **Prinzmetal-Angina:** Ruheschmerzen mit rasch reversiblen EKG-Veränderungen (ST-Hebung). **Ätiol.:** Koronarspasmen. Keine Enzymerhöhung, Arrhythmien häufig
- **Akute Pankreatitis** (▶ 7.5.1): gürtelförmiger Oberbauchschmerz, in den Rücken ausstrahlend; α-Amylase und Lipase i. S. ↑. Sono und CT Abdomen
- **Funktionelle Herzbeschwerden:** meist scharf umschriebene, schneidende Schmerzen von kurzer Dauer, oft über der Herzspitze lokalisiert, eher in Ruhe auftretend. Bei Verdacht Ausschluss organischer Ursachen, psychosomatische Diagn.
- **Tachykarde HRS** (▶ 4.6.2): thorakale Missempfindungen, Palpitationen, evtl. Hypotonie und Synkope
- **Perikarditis** (▶ 4.7.3): Pat. sitzt leicht vornübergebeugt, präkordialer Schmerz bei Inspiration verstärkt. Tachypnoe, flache Atmung. Evtl. perikardiales Reibegeräusch. EKG zeigt ST-Hebung in fast allen Ableitungen. **Rö:** bei Perikarderguss Herz-Zwerchfell-Winkel verstrichen, evtl. Bocksbeutelform der Herzsilhouette. **Diagn.:** Auskultation, EKG, Echo
- **Aneurysma dissecans** (▶ 5.4.5): stärkste Schmerzen mit Ausstrahlung in Rücken, Beine und Nacken. Organdurchblutung von Herz, Gehirn, Nieren, Darm und Extremitäten gestört, dadurch z. B. Hemiparesen, ANV, Schock oder Koronarsy. **Diagn.:** Rö-Thorax, Sono, CT, Aortografie
- **Aneurysma verum** (thorakales Aortenaneurysma ▶ 5.4.6): **Ätiol.:** Atherosklerose, Marfan-Sy., Trauma. Häufig ohne Sympt., Zufallsbefund im Rö-Thorax. Thorakale Schmerzen, Husten, Dyspnoe durch Kompression der Hauptbronchien, Dysphagie. Rekurrensparese mit Heiserkeit. Horner-Sympt. (Ptosis, Miosis, Enophthalmus). **Diagn.:** Rö-Thorax, CT, Aortografie. **Ther.:** OP, Gefäßprothese
- **Erkrankungen der Pleura:** Pleuraerguss (▶ 6.9.2), Pleuritis sicca (▶ 6.9.3), Pleuraempyem (▶ 6.9.4), benigne und maligne Pleuratumoren.
- **Zwerchfellhernie:** überwiegend nächtliche und im Liegen verstärkte Schmerzen
- **Weitere:** Mediastinitis, Mediastinaltumor, hypertone Krise, muskuloskelettale Schmerzen, vertebragene Schmerzen (bewegungsabhängig), Gallenkolik (akuter Oberbauchschmerz re)

4

Vorgehen bei akutem retrosternalen Schmerz (Angina pectoris)
- Labor: u. a. CK, CK-MB, GOT, HBDH, Troponin I oder T, nach 6 und 12 h wiederholen. Initial zusätzlich Troponin-Schnelltest
- Bettruhe für 24–48 h, bei Dyspnoe O_2 über Nasensonde, Sedierung z. B. Diazepam 2–5 mg i. v.
- Initial Nitroglyzerinspray 2–3 Hübe, dann Nitroperfusor (▶ 19.9); **NW:** Hypotonie → RR-Kontrolle in kurzen Abständen! Schmerzlinderung binnen 5 Min. spricht für Ang. pect.; bei fehlendem Ansprechen und V. a. Infarkt evtl. Fentanyl 0,05 mg i. v.
- EKG zum Infarktausschluss. **Cave:** EKG bis 6 h nach Infarkt oft unauffällig, daher Überwachung bei infarktverdächtigem Schmerz auch bei nicht infarkttypischem EKG
- Vorgehen bei V. a. ACS ▶ 4.4.

Weiterführende Diagnostik
- **Rö-Thorax:** z. B. Herzgröße, Stauungszeichen, Mediastinalverbreiterung (Aortendissektion?), pneumonisches Infiltrat, Pneumothorax, Hiatushernie, Rippenfraktur.
- **Echo:** regionale Wandbewegungsstörungen, Vitium, LV-Funktion. Bei V. a. Aortendissektion TEE und ggf. CTA.
- **Sono:** Cholezystolithiasis, Pleura-, Perikarderguss, BAA.
- Spiral-CT, Pulmonalisangio bzw. Perfusions-/Ventilationsszinti zum Ausschluss Lungenembolie.
- Notfall-Koronarangio bei V. a. ACS.
- Nach Stabilisierung bei V. a. ACS entscheiden, ob invasive Koronardiagn. oder weitere nicht invasive Diagn., z. B. Belastungs-EKG, Stress-Echo oder Myokardszinti oder Stress-MRT (Ischämienachweis?), LZ-EKG ggf. mit ST-Streckenanalyse. Zur DD ggf. Gastroskopie, HWS in 2 Ebenen.

4.1.2 Zyanose

Blaurote Färbung v. a. von Lippen und Akren. Tritt auf, wenn reduziertes Hb > 50 g/l. Bei Anämie kann Zyanose fehlen.
- **Zentrale Zyanose:** O_2-Sättigung des art. Bluts ↓ (blaue Zunge).
- **Periphere Zyanose** (Akrozyanose): verstärkte O_2-Ausschöpfung = vergrößerte a. v. O_2-Differenz des Bluts, z. B. bei Herzinsuff. (durch periphere Hypoperfusion und vermehrter O_2-Ausschöpfung). Zunge bleibt rot.

Differenzialdiagnosen Die diagn. Zuordnung erfolgt durch Anamnese, körperliche Untersuchung, EKG, Rö-Thorax, BGA, Lufu und Echo.
- **Lungenerkr.** (häufig zentrale Zyanose): Ventilationsstörung (z. B. Lungenemphysem, Asthma bronchiale, Pneumothorax); Diffusionsstörungen (z. B. Pneumonie, Lungengerüsterkr.); intrapulmonale a. v. Shunts (z. B. bei Obstruktion, Gefäßvarianten). Störungen des Atemantriebs (z. B. Pickwick-Sy.)
- **Herzerkr.:** periphere „Ausschöpfungszyanose" bei Herzinsuff. Zentrale Zyanose bei Vermischung von venösem und art. Blut durch Re-li-Shunt (z. B. bei Fallot-Anomalie, Pulmonalstenose mit Vorhofseptumdefekt, Eisenmenger-Komplex, Transposition der großen Gefäße, Ebstein-Anomalie mit Vorhofseptumdefekt). Meist Spätsymptom
- **Andere Ursachen:** Methämoglobinämie, z. B. durch Nitrosegase, Nitrit, G6PD-Mangel, Hämoglobinopathien (▶ 13.2), vegetative Dystonie (kühle,

schwitzende, bläuliche Haut durch Dilatation der Venolen bei eng gestellten Arteriolen), Polyglobulie, Kryoglobulinämie, Kälteagglutininkrankheit

Diagnostik

- **Anamnese:** kardiale und pulmonale Vorerkr.
- **Klinik:** Uhrglasnägel und Trommelschlägelfinger bei chron. Hypoxämie, „maulvolles" Sputum bei Bronchiektasen. Emphysemthorax?
- **Auskultation:** Lunge (Spastik, Pneumonie, Emphysem), Herz (DD ▶ 4.2.1)
- **Labor:** BGA, BSG, CRP (bei Inf. ↑), BB (Polyglobulie bei chron. Hypoxie)
- **EKG** (▶ 4.2.4): Rechtsherzbelastung, Hypertrophie, Rhythmusstörungen
- **Lufu-Diagn.** ▶ 6.2.3
- **Rö-Thorax:** Lungenstauung? Pleuraerguss? Herzgröße? Hinweis auf Herzvitium?
- Evtl. Echo, Thorax-CT, Linksherzkatheter

4.1.3 Obere Einflussstauung

Deutliche Schwellung der Halsvenen durch Kongestion des Bluts vor dem re Herzen. Jugularvenöser Puls (JVP) bei 45°-Lagerung des Oberkörpers sichtbar.

Differenzialdiagnosen

- **Herzerkr.:** Rechtsherzinsuff. (z. B. Cor pulmonale ▶ 6.7.2), dekompensierte Linksherzinsuff. (mit konsekutiver Rechtsherzinsuff.), Mitralstenose, Pericarditis constrictiva, Herzbeuteltamponade
- **Bronchial-Ca** (▶ 6.6.1): Horner-Sy.?
- **Raumforderungen:** mediastinale Tumoren, Struma, maligne Lymphome (häufig Hodgkin-Lymphom ▶ 13.5.1) mit Infiltration oder Kompression der V. cava superior
- **Aortenaneurysma** mit Kompression der V. cava superior

Immer auch auf Zeichen der unteren Einflussstauung (z. B. schmerzhafte Hepatomegalie ▶ 8.5.2) achten!

4.1.4 Herzklopfen, Herzrasen

Herzklopfen (Palpitationen): Empfinden des eigenen Herzschlags.

Differenzialdiagnosen

- Extrasystolie ▶ 4.6.2.
- Paroxysmale Tachykardien (▶ 4.6.2): abrupt beginnende Anfälle von Herzrasen bei regelmäßigem oder unregelmäßigem Rhythmus, z. B. bei Präexzitationssy. (z. B. WPW- oder LGL-Sy.). Bei supraventrikulärem Ursprung kann der Rhythmus durch Vagusreizung oft verlangsamt werden (z. B. durch Karotissinusdruck oder Trinken kalten Wassers).
- Kammertachykardie: Schocksympt.
- Vorhofflimmern/Vorhofflattern (▶ 4.6.2): peripheres Pulsdefizit, abs. Arrhythmie im EKG. Neu aufgetretenes Vorhofflimmern? Konversionsversuch? ▶ 4.6.2.
- Hyperthyreose (▶ 12.1.6), Anämie (▶ 13.1.1), Fieber, Hypoglykämie (▶ 16.1.6), Angstreaktion.
- Hypovolämie: Exsikkosezeichen, Hypotonie, Schocksympt.
- Orthostatische Hypotonie: Sympt. bei plötzlichem Lagewechsel.
- Menopause: Schweißausbrüche, Hitzewallungen, typische Zyklusanamnese.
- Genussmittelmissbrauch: von Tabak, Kaffee, Alkohol u. a. Drogen.

- Medikamente: z. B. SD-Hormone, Katecholamine, Theophyllin, MAO-Hemmer, Antihypertensiva, β_2-Sympathomimetika.
- Hyperkinetisches Herzsy. mit Angst. Ausschlussdiagnose.

Diagnostisches Vorgehen Anamnese (Blässe, Müdigkeit, Schwindel, Bewusstseinsverlust, Dauer der Beschwerden, auslösende Faktoren, Fremdanamnese), EKG, LZ-EKG, Belastungs-EKG, Rö-Thorax, Echo, SD-Diagn. Vorgehen bei HRS ▶ 4.6.

4.1.5 Synkope

Spontan reversibler, kurzzeitiger Bewusstseinsverlust durch zerebrale Hypoperfusion (z. B. durch Rhythmusstörung), verminderten venösen Rückfluss (Orthostase-Intoleranz, vagovasale Synkope) oder zerebrovaskuläre Insuff. Meist idiopathisch, vagovasal oder kardiovaskulär. Ther. Konsequenzen hat v. a. der Nachweis von rhythmogenen (antiarrhythmische Ther.) und vaskulären Ursachen (z. B. Antikoagulation).

Differenzialdiagnosen
- ACS ▶ 4.4, akute Linksherzdekompensation ▶ 4.5.2
- **Orthostatische Hypotonie:** bei Wechsel aus liegender in die aufrechte Position. Diagn. und Ther. ▶ 5.3.3
- **Vagovasale und neurokardiogene Synkope:** oft rezid. „Ohnmacht"
  - **Warnzeichen:** Übelkeit, Blässe, Schwitzen, Gähnen, Tachypnoe, Schwäche, Verwirrtheit, Mydriasis, Tachykardie oder Bradykardie, art. Hypotonie
  - **Auslöser:** z. B. warme, überfüllte Räume, langes Stehen, Schreck, Schmerzen
  - **Diagn.:** Anamnese!
  - **Ther.:** Pat. hinlegen, Beine hoch. Medikamente: evtl. Atropin bis 1,0 mg i. v., Volumengabe
  - **Sonderformen:** Miktionssynkope (durch Hypotonie, orthostatischer RR-Abfall und vagovasale Reaktion beim Pressen = Valsalva-Mechanismus), Husten- und Lachsynkope
- **Adams-Stokes-Anfall:**
  - **Asystolische Form:** meist durch intermittierenden totalen AV-Block oder Sick-Sinus-Sy. bei KHK oder anderen kardialen Grundkrankheiten. **Klinik:** fehlender Ersatzrhythmus, Asystolie, Zyanose, Apnoe, Krampfanfall. Nach Einsetzen des ventrikulären Ersatzrhythmus meist rasches Erwachen ohne Residualsympt. (DD: epileptischer Anfall). **Diagn.:** in EKG und LZ-EKG brady- oder tachykarde HRS. **Ther.:** Schrittmacherimplantation
  - **Tachysystol. Form:** zerebrale Minderdurchblutung durch anhaltende Kammertachyarrhythmien. **Diagn.:** konsequente, vollständige kardiale Diagnostik zur ätiol. Klärung. **Ther.:** antiarrhythmische Ther. (▶ 4.6.2),
- **Karotissinus-Sy.:** hypersensitiver Karotissinus; reflektorische Vaguswirkung führt zur Bradykardie durch AV- (oder SA-)Blockierung. Synkope ohne Prodromi, oft durch Kopfbewegungen oder Karotisdruck (Rasur), aber auch spontan. Myoklonien und Asystolie kommen vor. **Diagn.:** Karotissinus-Druckversuch (s. u.), Langzeit-EKG. **Ther.:** Schrittmacherimplantation.
- **Drop-Attack:** Versagen der Beine meist ohne Bewusstseinsverlust, Ursache unklar, oft bei älteren Pat.; keine Prodromi; Verletzungen häufig, keine Änderung der Gesichtsfarbe während der Synkope
- **TIA** (▶ 15.3.1): bei Stenose, Verschluss oder Aneurysma (selten) der extra- oder intrakraniellen Gefäße, bei art. Thrombembolien, z. B. bei Vorhofflimmern
- **Epileptischer Anfall** (▶ 15.3.2): vor dem Anfall oft „Aura". Zungenbiss, Urinabgang, Bewusstseinsverlust, nachher postiktaler Schlaf. Fremdanamnese erheben!
- **Hypoglykämie** (▶ 16.1.6). Diagn.: BZ während der Synkope!

Basisdiagnostik

- **Anamnese:** wichtigste diagn. Maßnahme ist die genaue Anamnese, möglichst zusätzlich Fremdanamnese erheben:
  - Schwarzwerden vor den Augen, Tinnitus, Schwindel und Übelkeit → vagovasale Reaktion
  - Synkope nach Lagewechsel (z. B. Aufstehen) → orthostatische Dysregulation
  - Aura, postiktaler Dämmer- oder Verwirrungszustand → epileptischer Anfall
  - Synkope bei körperlicher Belastung → kardiogen
  - Heißhunger, bekannter Diab. mell. → Hypoglykämie
  - Synkope nach Husten, Lachen, Miktion, Stuhlgang → pressorisch, postpressorisch
  - Synkope mit Verletzung → rhythmogen
  - Synkope nach Drehen oder Neigen des Kopfs → Karotissinus-Sy.
  - Synkope nach Armarbeit → Subclavian-Steal-Sy.
  - Kribbelparästhesien → Hyperventilationssy.
- **Körperliche Untersuchung:** Arrhythmie (Adams-Stokes-Anfall)? RR-Differenz > 20 mmHg (thrombogener Aortenbogen, Subclavian-Steal-Syndrom)? Herzgeräusch (Vitium)? Strömungsgeräusch über den Karotiden (Karotisstenose)? Verletzungen (häufig bei kardialer Synkope, selten bei vagovasaler/orthostatischer Synkope)?
- **EKG:** AV-Block, Arrhythmie, Extrasystolen, Ischämie- oder Infarktzeichen
- **LZ-EKG:** Pausen? Intermittierender AV-Block? Wichtige Untersuchung!
- **Schellong-Test** (▶ 5.3.3) zum Nachweis einer orthostatischen Dysregulation

4

Weiterführende Diagnostik

- Doppler-Sono zum Nachweis von Stenosen der Aa. carotides internae, Aa. vertebrales oder von intrakraniellen Umgehungskreisläufen
- Rö-Thorax, Echo transthorakal und ggf. transösophageal (Vorhofthromben, Vitium, regionale Wandbewegungsstörungen, CM), Ergometrie, ggf. Koronarangio, elektrophysiolog. Untersuchung
- EEG, CCT mit Kontrastmittel bei V. a. Hirninfarkt, Hirntumor
- **Karotisdruckversuch:**
  - **Vorbereitung:** Karotiden auskultieren. Kein Karotisdruckversuch bei V. a. ipsilaterale Karotisstenose. Atropin (1 mg) als Bedarfsmedikament bereithalten. EKG (12-Kanal) und RR-Messung während des Versuchs.
  - **Durchführung:** leichte Kopfdrehung des Pat. Unter ständiger EKG-Kontrolle mittelstarker Karotisdruck oder Karotissinusmassage (> 5 Sek., Klingelknopf-Druckstärke).
  - **Auswertung:** Normal sind ein Frequenzabfall bis max. 25 % der Ausgangsfrequenz, eine geringe PQ-Verlängerung (max. AV-Block I°) sowie ein leichter RR-Abfall. Mit zunehmendem Alter ist die Reflexantwort ausgeprägter. Pos. Ergebnis: RR-Abfall > 50 mmHg (vasopressorischer Typ) bzw. Asystolie > 3 Sek. (kardioinhibitorischer Typ). Klinik bei Karotisdruckversuch muss der spontan aufgetretenen Klinik entsprechen.
- **Kipptisch-Untersuchung:** EKG und art. Druckmessung im Liegen und nach anschließender Orthostasebelastung zum Nachweis neurokardiogener Synkopen. Ziel ist die Provokation einer Bradykardie, Asystolie bzw. Hypotonie („pos. Test"). Monitorüberwachung, Reanimationsbereitschaft! **Durchführung:** 10–15 Min. Ruheperiode im Liegen. Tisch um 70° kippen. Pat. muss auf beiden Füßen stehend max. 20 Min. in dieser Position verbleiben. Dokumentation von EKG und RR alle 1–2 Min. Vorzeitiger Abbruch bei Synkope oder Präsynkope (Schwindel, Brechreiz) mit Hypotonie (RR < 80 mmHg bzw. RR-Abfall > 30 mmHg), Bradykardie, Sinusbradykardie < 40/Min., SA-Block oder AV-Block, Asystolie.

4.2 Diagnostische Methoden

4.2.1 Auskultation des Herzens

Herzrhythmus

Frequenz, Regelmäßigkeit, peripheres Pulsdefizit (gleichzeitige Auskultation und Tasten des Pulses: Differenz weist auf Vorhofflimmern bzw. Extrasystolen hin; ▶ Abb. 4.1).

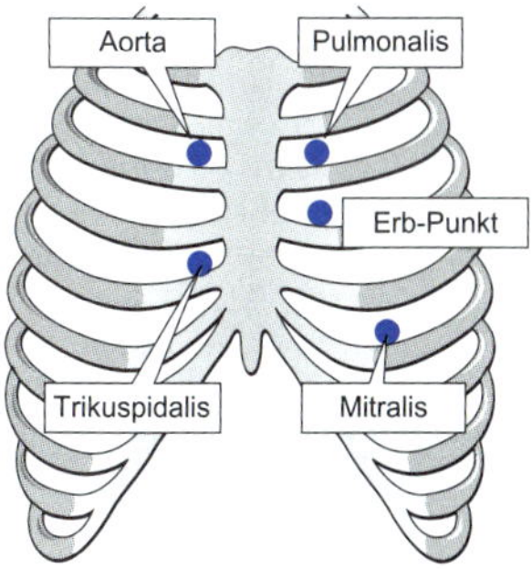

Abb. 4.1 Auskultationsareale [L106]

Herztöne (HT)

- **1. HT:** niederfrequenter „Myokardanspannungs- bzw. AV-Klappenschlusston". P. m. Erb. An der Herzspitze lauter als der 2. HT
  - Laut bei „Stress", z. B. Fieber, Anämie, Gravidität, Hyperthyreose
  - Paukend bei Mitralstenose
  - Abgeschwächt bei Kontraktilitätsverminderung, z. B. Herzinsuff., Infarkt, Perikarderguss, Myokarditis
  - Hörbar gespalten bei Schenkelblöcken und Extrasystolie
- **2. HT:** höherfrequenter „Semilunarklappenschlusston". P. m. Herzbasis („Erb")
  - Laut bei Aortensklerose, Hypertonus
  - Abgeschwächt oder fehlend bei Aortenstenose
  - Physiolog. Spaltung: bei Inspiration verstärkt. Aortenklappe schließt vor Pulmonalklappe
  - Paradoxe Spaltung: bei Exspiration verstärkt, Pulmonalklappe schließt vor Aortenklappe. Bei Linksschenkelblock (LSB), Hypertonus, Aortenisthmusstenose
  - Fixierte Spaltung bei Vorhofseptumdefekt (Druckausgleich auf Vorhofebene).
  - Weite Spaltung bei pulmonaler Hypertonie und Rechtsschenkelblock.
- **3. HT:** ventrikulärer Füllungston in der frühen Diastole → protodiastol. Ventrikelgalopp. DD: im Vergleich zum 2. HT später, im Vergleich zum Mitralöffnungston (MÖT) dumpfer und ebenfalls später. P.m. Herzspitze. Beim Erw. nur bei rascher Ventrikelfüllung oder gestörter linksventrikulärer Dehnbarkeit, z. B. bei Mitralinsuff., Herzinsuff., CM und Koronarsy. (Vorlast ↑). Bei Kindern und Jugendlichen häufig und physiologisch (mit Glocke des Stethoskops auskultieren)
- **4. HT:** niederfrequenter Kammerfüllungston nach der Vorhofkontraktion kurz vor dem 1. HT → Vorhofgalopp. DD: im Vergleich zum 1. Anteil eines gespaltenen 1. HT leiser und niederfrequenter. P.m. Erb. Hörbar bei verstärkter Vorhofkontraktion und gestörter linksventrikulärer Dehnbarkeit, bei Herzinsuff., Hypertonus (häufig), Aortenstenose, Koronarsy. Bei Jugendlichen physiologisch

- **Summationsgalopp:** Zusammentreffen von 3. und 4. HT, z. B. bei Tachykardie und/oder eingeschränkter Ventrikelfunktion (Herzinsuff.)

- **Ejection Click:** Dehnungstöne, z. B. bei poststenotischer Erweiterung der Aorta oder A. pulmonalis; P. m. 2. ICR re/li parasternal
- **MÖT:** diastol. Zusatzton über 5. ICR li parasternal bei Mitralstenose

Herzgeräusche

Jeweils Zeitpunkt, Lautstärke (übliche Skala $1/6$–$6/6$), Frequenz (hoch-, niederfrequent), Atemabhängigkeit und P. m. feststellen. Auf Fortleitung in A. carotis, Axilla oder Rücken achten. Ausführliche Beschreibung der Nebengeräusche ▶ 4.9.

- **DD Systolikum:** Mitral- und Trikuspidalinsuff. (Pansystolikum). Aorten-(Pulmonal-)Stenose (spindelförmig, fortgeleitet in die Karotiden). Ventrikelseptumdefekt (VSD). Aorteninsuff. (dabei meist relative Aortenklappenstenose durch erhöhtes Gesamtschlagvolumen, keine Fortleitung in die A. carotis). Vorhofseptumdefekt (ASD, durch relative Pulmonalstenose), offener Ductus Botalli (Maschinengeräusch)
- **DD Diastolikum:** Mitralstenose (Mitralöffnungston, ▶ Abb. 4.2). Aorteninsuff. (frühdiastol. Decrescendo). Offener Ductus Botalli (Maschinengeräusch)
  - **Austin-Flint-Geräusch:** durch linksventrikuläre Füllungsbehinderung bei Aortenklappeninsuff.
  - **Graham-Steel-Geräusch:** hochfrequentes Frühdiastolikum. P.m. 3. ICR li parasternal (rel. Pulmonalisinsuff. infolge pulmonaler Hypertonie)
- **Funktionelle Herzgeräusche:** entstehen ohne organische Herzveränderung; P. m. meist nicht exakt lokalisiert, selten holosystol., z. B. bei schwerer körperlicher Arbeit, Fieber (HZV ↑), Anämie (Blutviskosität ↓), Gravidität, Hyperthyreose
- **Akzidentelles Herzgeräusch:** bei Gesunden, meist Jugendlichen; ohne strukturelle oder funktionelle Herzveränderungen. Geräusch meist leise, umschrieben, nicht ausstrahlend, evtl. Verschwinden nach Lagewechsel. Nie diastolisch!

Lautstärke des Herzgeräuschs

$1/6$ Sehr leise, nur während Apnoe in geräuschloser Umgebung zu hören.
$2/6$ Leise, aber auch während des Atmens zu hören.
$3/6$ Mittellautes Geräusch, nie tastbares Schwirren.
$4/6$ Lautes Geräusch, meistens Schwirren.
$5/6$ Sehr lautes Geräusch, immer Schwirren.
$6/6$ Extrem lautes Geräusch, bis 1 cm Abstand von Thoraxwand zu hören.

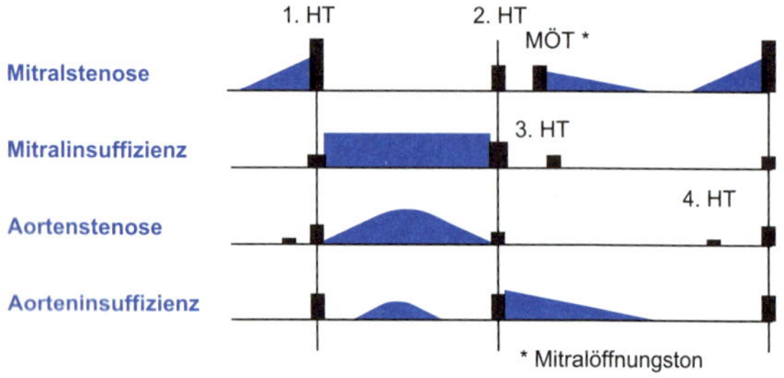

Abb. 4.2 Typische Auskultationsbefunde bei Herzklappenfehlern [L190]

4.2.2 Zeitintervalle des Herzzyklus

▶ Abb. 4.3

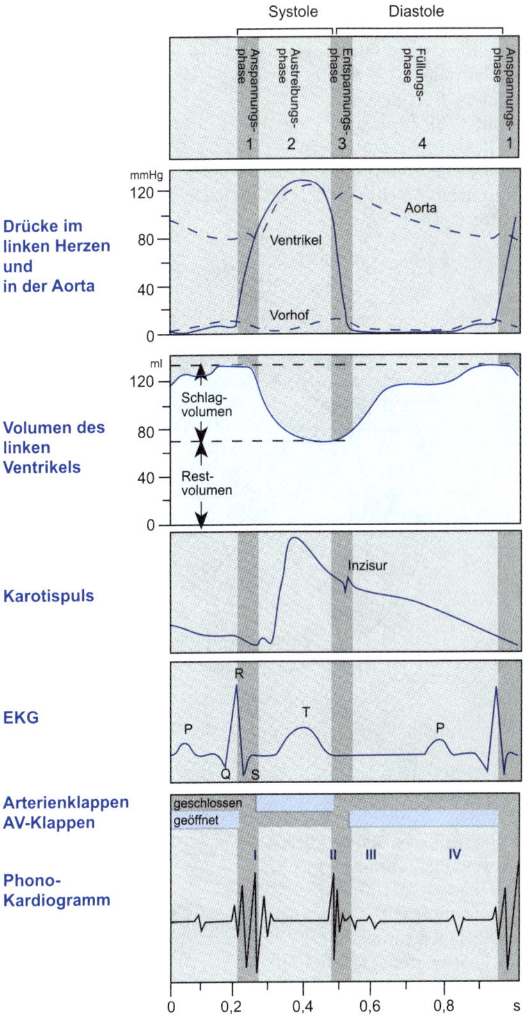

Abb. 4.3 Zeitintervalle des Herzzyklus [A300]

4.2.3 EKG: Durchführung und Auswertung

Ableitungen

- **Bipolare Extremitätenableitungen** (I, II, III) nach Einthoven
- **Unipolare Ableitungen nach Goldberger:** aVR, aVL, aVF (Cabrera-Kreis ▶ Abb. 4.4)
- **Unipolare Brustwandableitungen nach Wilson:** V_1–V_6
- **Spezialableitungen** (Platzierung der Elektroden in Höhe V_4) (▶ Abb. 4.5):
  - V_7: hintere li Axillarlinie
  - V_8: mittl. li Skapularlinie
  - V_9: li Paravertebrallinie
- **Rechtsthorakale Ableitungen:** V_3R–V_6R spiegelbildlich in den entsprechenden linksseitigen Ableitungen. Ind.: V. a. Rechtsherzinfarkt, rechtsventrikuläre Hypertrophie

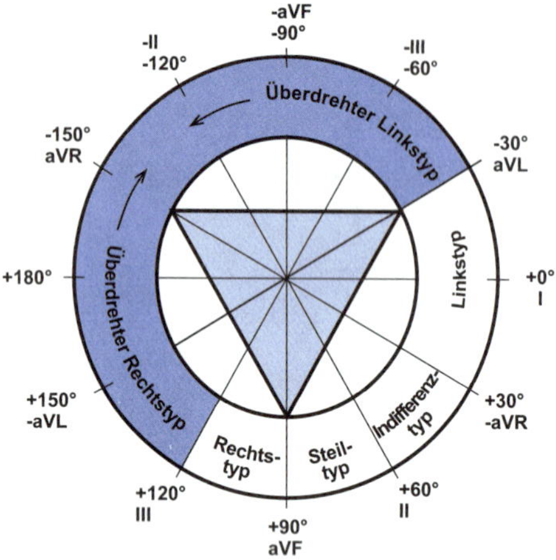

Abb. 4.4 Cabrera-Kreis [L190]

Befundung

- **Herzfrequenz:** Regel: 300 dividiert durch Abstand in Zentimeter zwischen 2 R-Zacken (bei 50 mm/Sek. Papiergeschwindigkeit)
- **Zeiten:** Lagetypbestimmung (▶ Tab. 4.1), Rhythmus (▶ Tab. 4.2), Beurteilung und Ausmessen von P-Zacke (Abl. II, ▶ Abb. 4.6), PQ-Dauer, QRS-Komplex, ST-Strecke, T-Welle, QT-Dauer und U-Welle. PQ- und QT-Dauer sind frequenzabhängig

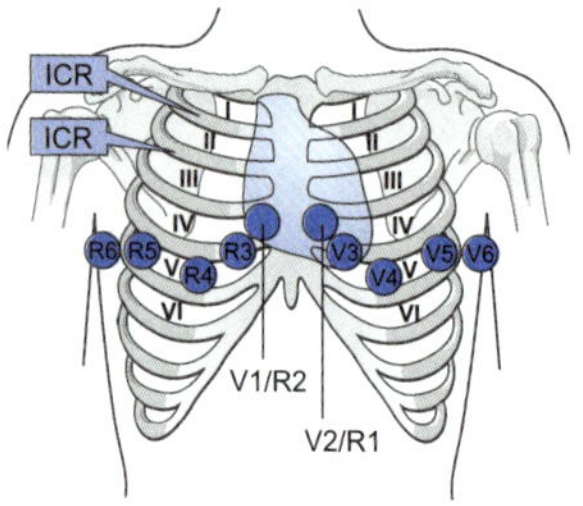

Abb. 4.5 Platzierung der EKG-Elektroden [L106]

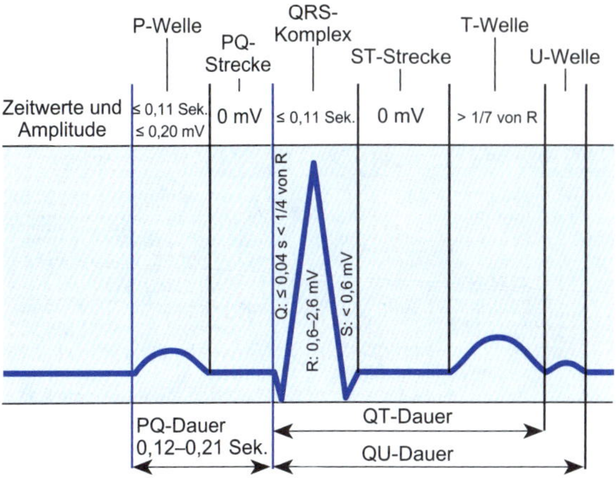

Abb. 4.6 Physiologische Zeitwerte und Amplituden im EKG [A300]

Tab. 4.1 Bestimmung und diagnostische Bedeutung der EKG-Lagetypen

Lagetyp	Herzachse	EKG-Kriterium	Bedeutung
Überdrehter Linkstyp	< –30°	aVL > I und größter Ausschlag in II negativ	Linksanteriorer Hemiblock, z. B. bei KHK, erworbenen Herzvitien mit Linksherzhypertrophie, inferiorem Myokardinfarkt. Häufigstes Blockbild im EKG
Linkstyp	–30 bis +30°	I > II. Wenn größter Ausschlag in II neg. → überdrehter Linkstyp	Bei Linksherzbelastung, Adipositas, physiolog. bei Alter > 45 J.
Indifferenztyp	30–60°	II > I > III	Physiologisch
Steiltyp	60–90°	II > III > I	Physiolog. nur bei Jugendl. Bei Adipositas und älteren Menschen, bei denen Linkstyp erwartet wird, Hinweis auf Rechtsherzbelastung
Rechtstyp	90–120°	III > II. Ist in I keine R-Zacke → überdrehter Rechtstyp	Physiologisch bei Kindern, weist bei Erw. auf Cor pulmonale bzw. Rechtsherzbelastung hin
Überdrehter Rechtstyp	> 120°		Immer path., z. B. bei Rechtsherzhypertrophie, linksposteriorem Hemiblock, bei angeborenen Herzfehlern
Sagittaltyp		RS in I, II, III durch Herzkippung um die Horizontalachse	Bei Adipositas, Cor pulmonale, Lungenembolie
Niedervoltage (< 0,5–0,7 mV)			Ableitungsfehler ausschließen! (Eichzacke), Adipositas, Perikarderguss, Perikardkonstriktion, Lungenemphysem, Hypothyreose

4.2.4 EKG: pathologische Befunde

▶Tab. 4.2

Tab. 4.2 Rhythmus

	Grundrhythmus regelmäßig	Grundrhythmus unregelmäßig
QRS-Komplex schmal	• Sinusrhythmus (pos. P in I–III) • Ektoper Vorhofrhythmus (meist neg. P in I–III) • Akzelerierter AV-nodaler Rhythmus (häufig kein P erkennbar) • Vorhofflimmern/-flattern mit „Pseudoregularisierung" (kein P, Flimmerwellen in V_1)	• Supraventrikuläre Extrasystolie (meist nichtkompensatorische Pause) • Absolute Arrhythmie bei Vorhofflimmern (häufig, keine P-Wellen) • Vorhofflattern/Vorhoftachykardie mit wechselnder Überleitung (Flatterwellen v. a. in II, III, aVF) • Sinusarrhythmie (PQ-Zeit meist konstant) • Polytope atriale Ektopie („wandernder Schrittmacher"; wechselnde P-Morphologie und PQ-Zeit)
QRS-Komplex breit	• Wie oben mit vorbestehendem Schenkelblock • Akzelerierter idioventrikulärer Rhythmus (atypischer Lagetyp, P nicht übergeleitet) • Präexzitationssy. (WPW-Sy.: verkürzte PQ-Zeit, Deltawelle)	• Wie oben mit vorbestehendem Schenkelblock • Ventrikuläre Tachykardie: weit überdrehter Rechts- oder Linkstyp, durchgehend pos. oder neg. QRS-Komplexe in V_{1-6} (Konkordanz), beweisend sind „capture beats" und „fusion beats"
QRS-Komplex wechselnd	• Intermittierender Schenkelblock (P meist nachweisbar) • Intermittierendes Präexzitationssy.	• Ventrikuläre Extrasystolie • Supraventrikuläre Extrasystolie mit frequenzabhängigem Schenkelblock

Tachykarde Rhythmusstörungen ▶4.6.2
Bradykarde Rhythmusstörungen ▶4.6.3

Veränderungen der P-Welle

- Normal < 0,20 mV, ≤ 0,11 Sek.
- Abgeflachtes P in II bei Linkstyp: kein Krankheitswert. DD: Vagotonie, Hypothyreose, Kardiomyopathie
- ① Biphasisches P ohne Verbreiterung: meist physiologisch; evtl. Läsion der linksatrialen Leitungsbahn, Vorhofinfarkt, ektopes Reizbildungszentrum
- ① Biphasisches P > 0,11 Sek. in I, II, V_5 und V_6 (P-mitrale): Mitralstenose, konstriktive Perikarditis
- ② Überhöhtes, spitzes P in II, III und aVF: P-pulmonale bei Überlastung des re Vorhofs
- Verbreitertes, überhöhtes P: P-cardiale bei Überlastung beider Vorhöfe

① Biphasisches P [A300]

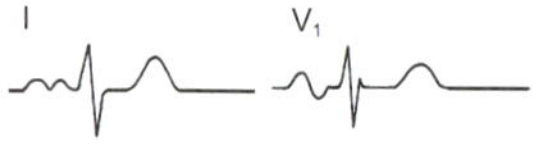

② P pulmonale [A300]

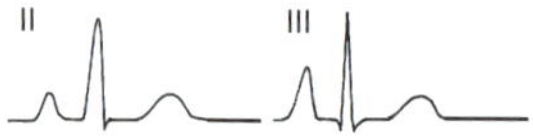

- Neg. P: ektoper Vorhofrhythmus, Leitungsstörung. Bei Linkstyp in III ohne Krankheitswert
- ③ Wechselndes P: wandernder Vorhofschrittmacher, Extrasystolen, Rhythmusstörungen
- ④Kein P abgrenzbar, RR-Abstand wechselnd (Zirkeltest): abs. Arrhythmie (Vorhofflimmern), AV-Rhythmus

③ Wandernder Schrittmacher [A30

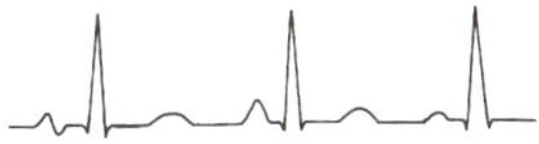

④ Vorhofflimmern [A300]

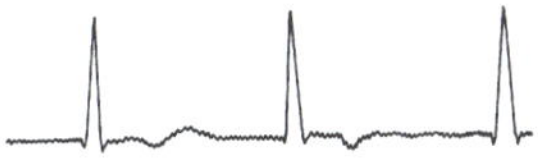

Veränderungen der PQ-Dauer

! Die PQ-Dauerentspricht der AV-Überleitungszeit. Die normale PQ-Dauer ist frequenzabhängig: Obergrenze bei 50/Min. 0,21 Sek., bei 60/Min. 0,2 Sek., 70/Min. 0,19 Sek., 120/Min. 0,14 Sek.

- ⑤ Verkürzte PQ-Zeit (< 0,12 Sek.):
  - Normale P-Welle: bei Tachykardie, WPW-Sy. ▶4.6.2
  - Verformte P-Welle: atriale Reizbildungs- oder Reizleitungsstörung
- ⑥ **Verlängerte PQ-Zeit:**
  - Normale P-Welle: AV-Block I.°
  - Verformte P-Welle: Vagotonie; inf.-tox., degenerative und traumatische Herzerkr., supraventrikuläre Extrasystolen
- ⑦ **Zunehmende PQ-Zeit, Ausfall eines QRS-Komplexes:** Wenckebach-Periodik bei AV-Block II.° ▶4.6.3

⑤ WPW-Syndrom [A300]

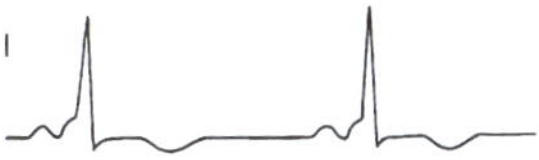

⑥ AV-Block I.° [A300]

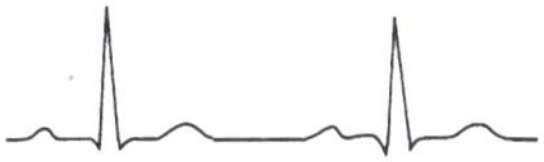

⑦ Wenckebach-Periodik [A300]

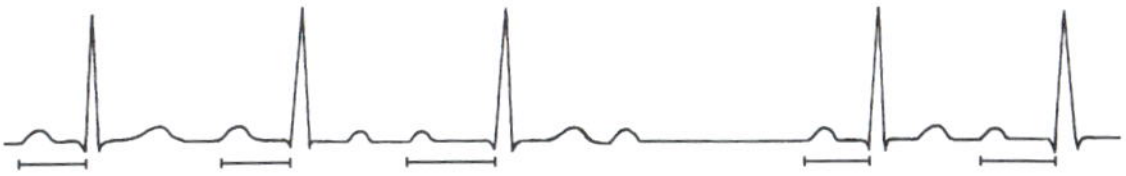

- ⑧ **Normale PQ-Zeit mit Kammersystolenausfall** (kein QRS-Komplex nach P) AV-Block II.° Typ II (Mobitz II)

⑧ AV-Block II.° Typ Mobitz [A300]

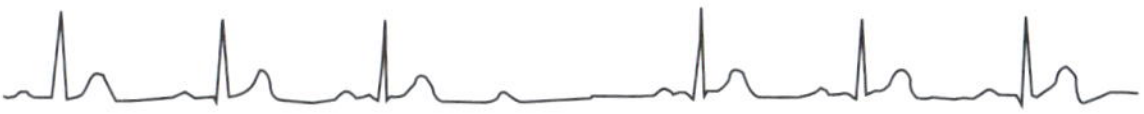

Veränderungen der Q-Zacke

! ≤ 0,03 Sek. in V_4–V_6 normal, in V_1–V_2 immer path.

- ⑨ **Verbreiterte, plumpe Q-Zacken** bei Infarkt: > 25 % der Amplitude der R-Zacke, > 0,04 Sek.

ı in V_2–V_4: Bei
Hemiblock
ke in I, aVL, V_4–V_6,
nkstyp: Nekrosen
um, LSB, WPW-Sy.
ı V_5–V_6: Linksherz-
hypertrophie

⑨ Pathologisches Q [A300]

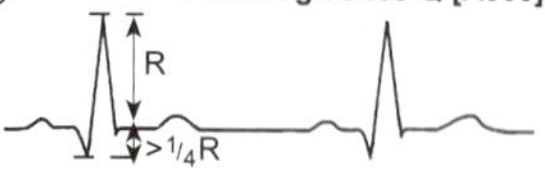

Veränderungen des QRS-Komplexes

- ⑩ **Linksherzhypertrophie:**
  - Überdrehter Linkstyp
  - Hohes R in I (> 2 mV), in aVL (> 1,1 mV) und in $V_{5/6}$ (> 2,6 mV)
  - Tiefes S in III, aVR und V_1–V_3
  - Tiefes, breites Q in $V_{5/6}$
  - Präterminal neg. T in $V_{5/6}$
  - R in V_5 + S in V_1> 3,5 mV (Sokolow-Index)
  - P-sinistrokardiale
- ⑪ **Rechtsherzhypertrophie:**
  - Rechtstyp
  - R in V_1> 0,7 mV
  - S in V_1< 0,03 mV, R in $V_{5/6}$ klein
  - S in $V_{5/6}$ tief
  - Rechtsschenkelblock
  - Präterminal neg. T in $V_{1/2}$
  - R in V_1 + S in V_5> 1,05 mV
  - P-dextrokardiale

⑩ Linksherzhypertrophie [A300]

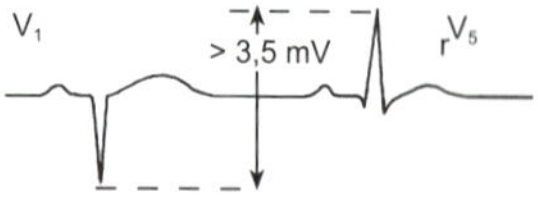

⑪ Rechtsherzhypertrophie [A300]

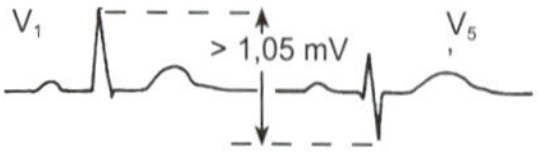

QRS verbreitert (> 0,10 Sek.)

- ⑫ **Linksschenkelblock** (LSB):
  - Inkomplett: QRS-Zeit ≤ 0,11 Sek.
  - Komplett: QRS-Zeit > 0,11 Sek. Deformierter QRS-Komplex in I, II, aVL, $V_{5/6}$, ST-Senkung mit präterminal neg. T in I, II, aVL, V_5 und V_6. **Cave:** Endstreckenbeurteilung und Infarktdiagnose kaum möglich!
  - Linksanteriorer Hemiblock (LAHB): überdrehter Linkstyp, S-Zacken in V_2–V_6 kleine Q-Zacken, in V_2–V_4, evtl. ST-Senkung in $V_{5/6}$
  - Linksposteriorer Hemiblock (LPHB): überdrehter Rechtstyp, selten
- ⑬ **Rechtsschenkelblock** (RSB):
  - Inkomplett: QRS-Zeit < 0,11 Sek., doppelgipfliges R (RSR'-Form) in V_1 und aVR

⑫ Linksschenkelblock [A300]

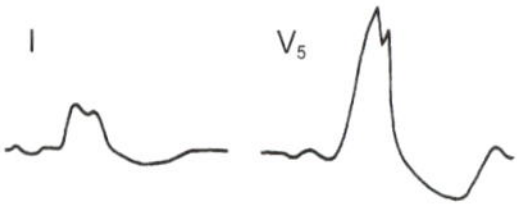

⑬ Rechtsschenkelblock [A300]

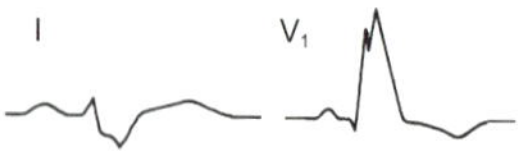

[A300]

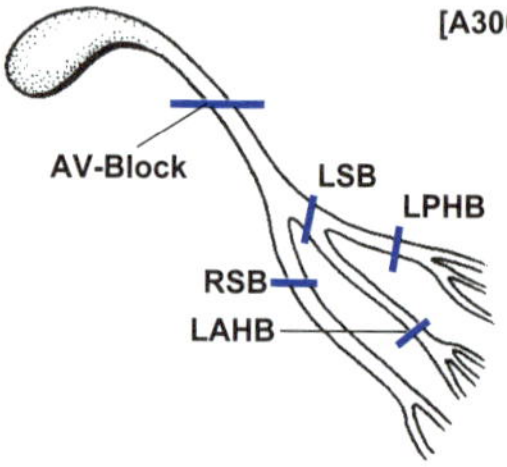

  - Komplett: QRS > 0,11 Sek., QR-Zeit > 0,08 Sek. (oberer Umschlagspunkt), M-förmig deformierter QRS-Komplex v. a. in V_1 und aVR
- Linksanteriorer Hemiblock + Rechtsschenkelblock: überdrehter Linkstyp + Zeichen des RSB. Häufigster bifaszikulärer Block
- QRS-Knotung ohne Verlängerung: intraventrikuläre Erregungsausbreitungsstörung ohne typisches Schenkelblockmuster

⑭ **S_I-Q_{III}-Typ:** z. B. Lungenembolie, akutes Cor pulmonale

Erregungsrückbildungsstörungen

ST-Streckensenkung

- Aszendierend: unspezifisch ⑮
- Konvexbogig: z. B. bei Linkshypertrophie in I, aVL, $V_{5/6}$; bei Rechtshypertrophie in III, aVR, $V_{1/2}$; bei Linksschenkelblock zusätzlich QRS-Verbreiterung und T-Negativierung
- Muldenförmig: z. B. Digitaliswirkung ⑯, zusätzlich QT-Verkürzung, PQ verlängert, präterminal neg. T, evtl. kleine U-Welle
- Deszendierend ⑰, z. B. Koronarinsuff.

ST-Streckenhebung

! Nicht path. Hebungen in V_2-V_4 bei vagotonen Jugendl. möglich! Koronarsy. (▶ 4.4)

- Herzwandaneurysma: monatelange Persistenz des II. Infarktstadiums ⑱
- Lungenembolie (▶ 6.7.1): S_IQ_{III}-Typ, inkompletter RSB, S bis V_6
- Perikarditis ⑲: konvexbogige ST-Hebung in allen Ableitungen, Fehlen infarkttypischer Veränderungen wie R-Verlust, path. Q; bei Perikarderguss Niedervoltage (⑳) möglich

⑭ S_I-Q_{III}-Typ [A300]

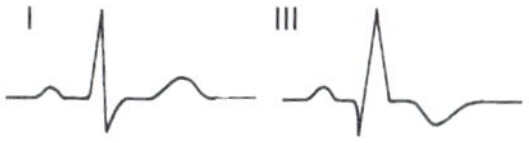

⑮ Aszendierende ST-Senkung [A300]

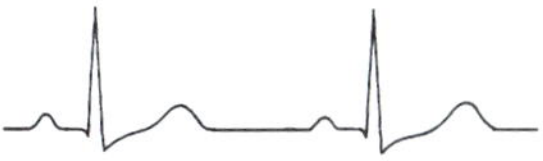

⑯ Digitalis-Effekt [A300]

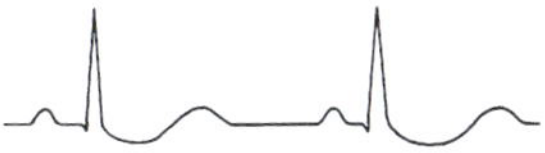

⑰ Deszendierende ST-Senkung [A300]

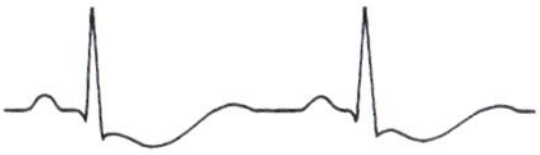

⑱ Herzwandaneurysma [A300]

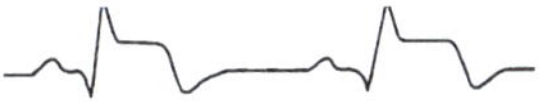

⑲ Perikarditis [A300]

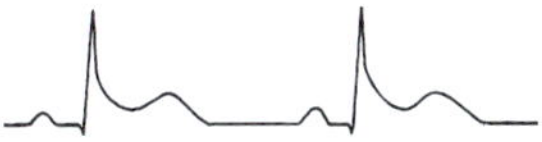

⑳ mV Niedervoltage [A300]

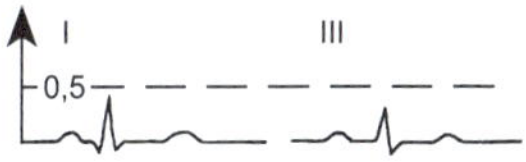

Veränderungen der T-Welle

! Normal neg. in aVR und V_1, bis etwa zum 30. Lj. auch in V_2.

- **„Hohes" T:** Vagotonie → Sinusbradykardie, abgeflachte, mäßig verbreiterte P-Welle, aszendierende, leicht gehobene ST-Strecke; hohe, spitze T-Wellen v. a. linkspräkordial und in den Extremitätenableitungen; AV-Block I.; I. Phase des Herzinfarkts („Erstickungs-T"), Hyperkaliämie (QT-Verkürzung; spitze, hohe T-Welle)

- **T-Abflachung:** Hypokaliämie (QT-Verlängerung, U-Welle, in schweren Fällen Verschmelzung von T- und U-Welle), Myokarditis, KHK, beginnende Linksherzhypertrophie
- **Präterminal neg. T:** normal in III, bei Jugendl. auch in V_3–V_4. Path. bei Linksherzhypertrophie, KHK, Digitalis, Perikarditis
- **Terminal neg. T:** Außenschichtischämie (nicht transmuraler Infarkt), Peri-, Myokarditis, Intox., rheumatische oder neoplastische Infiltration

U-Welle

! Der T-Welle folgende Potenzialschwankung

- **Hohe U-Welle:** Vagotonie, Bradykardie, Sportlerherz, Hypokaliämie, Hyperthyreose, ZNS-Erkr.
- **Neg., biphasische U-Welle:** stets path.; bei Linksherzhypertrophie (insb. in I, V_4–V_6), Rechtsbelastung (insb. in II, III, V_1–V_2), KHK (oft gleichzeitig ST-Streckensenkung), nach Koronarsy., Lungenembolie, Schenkelblock, Extrasystolie

4.2.5 Langzeit-EKG

EKG-Registrierung einer längeren Phase, i. d. R. 24 h.

Indikationen Synkopendiagn. Extrasystolie, bradykarde und tachykarde HRS; zur Beurteilung des ther. Erfolgs bzw. proarrhythmischer NW von Antiarrhyth-

0	Keine VES
I	< 30/h VES
II	> 30/h VES
IIIa	Multiforme VES
IIIb	Bigeminus (VES – normaler Komplex – VES – normaler Komplex im Wechsel)
IVa	Couplets (2 VES direkt hintereinander)
IVb	Salven (> 2 VES hintereinander)
V	R-auf-T-Phänomen

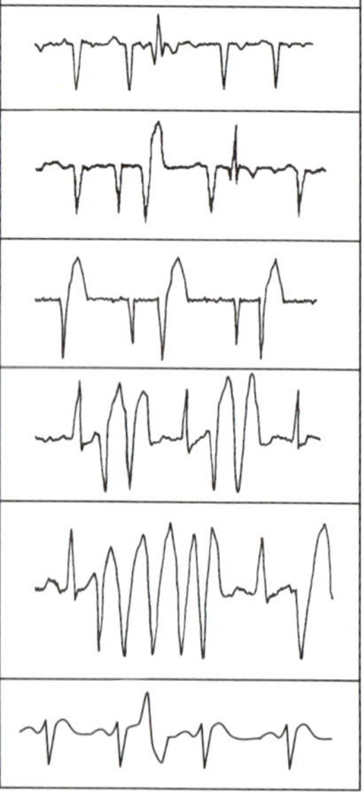

Abb. 4.7 Lown-Klassifikation [A300]

mika. Diagn. der stummen Myokardischämie mittels ST-Streckenanalyse. Schrittmacherkontrolle.

Technik Über Brustwandableitungen, meist 2 Kanäle, mit kontinuierlicher Aufzeichnung (Rekorder an Gürtel befestigt), Patientenprotokoll.

Beurteilung Herzfrequenz (min., max., Tag-Nacht-Rhythmus), Sinusrhythmus, abs. Arrhythmie, Klassifizierung der VES (nach Lown, ▶ Abb. 4.7), Pausen, ST-Streckenanalyse.

4.2.6 Belastungs-EKG (Ergometrie)

Kontinuierliche EKG-Registrierung (möglichst 12-Kanal) unter körperlicher Belastung (Fahrrad, Laufband). Belastungssteigerung alle 2 Min. um 25–50 Watt, Frequenz- und RR-Messung. Möglichkeit zur Reanimation muss gegeben sein (funktionstüchtiger Defibrillator, Intubationsbesteck, Ambubeutel).

Indikationen

- V. a. KHK. Beurteilung des STT-Verhaltens als Ischämieindikatoren
- Beurteilung der Belastbarkeit, z. B. nach Koronarsy., Herz-OP. Belastungsäquivalente ▶ Tab. 4.3
- HRS, z. B. belastungsabhängiges Auftreten von Extrasystolen, vagotoner Sinusbradykardie; fehlender Frequenzanstieg bei V. a. Sinusknotensy.
- Kontrolle der Wirksamkeit, z. B. von antihypertensiven, antianginösen Medikamenten unter Belastung

Tab. 4.3 Belastungsäquivalente

Watt	Belastung	Körperliche Arbeit
25	Langsames Gehen	Leicht
50	Normales Gehen	Leicht
75	Forcierter Marsch, langsames Laufen	Mittelschwer
100	Laufen	Schwer
125	Schnelles Laufen	Sehr schwer
150	Forciertes Laufen	Extrem schwer
200	Endspurt	Rasch erschöpfend

Kontraindikationen (V. a.) ACS, manifeste Herzinsuff., dekompensierte Hypertonie, alle entzündlichen Herzerkr., Lungenembolie, Cor pulmonale, Aortenklappenstenose (Gradient > 50 mmHg), Aortenaneurysma, komplexe brady- oder tachykarde Rhythmusstörungen, hochgradige Anämie, Fieber,alle Erkr. im floriden, nicht kompensierten Stadium.

Vorgehen

- **Vorbereitung:** Absetzen von Betablockern 4 d (**Cave:** Rebound-Hypertonie, Koronarsy. → evtl. ausschleichen), Digoxin 8 d, Digitoxin 14 d vor Ergometrie. Nitrate und Kalziumantagonisten am Tag vorher. Pat. möglichst am Vortag informieren. Durchführung nur unter ärztlicher Aufsicht in Defibrillations- und Reanimationsbereitschaft.
- **Durchführung:** meist Fahrradergometrie. Mit 25–50 Watt beginnen, alle 2 Min. um 25–50 Watt (nach Trainingszustand) steigern. Minütl. Kontrolle

von RR, HF und EKG auf jeder Belastungsstufe. Mind. 3 Belastungsstufen, Dauer < 15 Min.

- **Abbruch:** Ausbelastung bei Steigerung der HF auf 80–90 % der altersabhängigen max. Herzfrequenz (Faustregel: 220 minus Alter). Außerdem bei Erschöpfung, stark progredienter Dyspnoe, Schwindel, Kopfschmerz, Zyanose, RR-Anstieg > 250/130 mmHg, RR-Abfall, Ang. pect. (klin. pos. Ergometrie), horizontaler oder deszendierender ST-Streckensenkung > 0,2 mV (elektrophysiolog. pos. Ergometrie); ausgeprägten brady- oder tachykarden HRS, neu aufgetretener LSB oder RSB.
- **Beurteilung:** ST-Strecke, Frequenz-, Rhythmus- und RR-Profil. V. a. KHK bei horizontalen oder deszendierenden ST-Streckensenkungen um > 0,1 mV in den Extremitätenableitungen oder > 0,2 mV in den Brustwandableitungen oder langsam aszendierende ST-Streckensenkung (Kriterium: > 80 ms nach J-Punkt > 0,1 mV). ST-Hebung > 0,1 mV sicher path. KHK-verdächtig sind auch ein neu aufgetretener Schenkelblock und verstärkte HRS.
- **Aussagekraft:** Sensitivität > 80 % bei Dreigefäßerkrankung, etwa 50 % bei Eingefäßerkr. Öfter falsch pos. Ergometrie bei Frauen, art. Hypertonie (Myokardischämie ohne KHK bei hypertrophiertem Ventrikel), unter Digitalis.

4

Trainingszustand und respir. Verfassung des Pat. beeinflussen das Ergebnis:
- Häufig falsch pos. z. B. bei vorbestehenden EKG-Veränderungen, Digitalis, Diuretika, Antiarrhythmika, Hypokaliämie
- Falsch neg. z. B. bei ungenügender Belastung, zu kurzer Nachbeobachtung, Nitraten, β-Blockern, Kalziumantagonisten
- EKG-Ableitungen, die bereits in Ruhe Veränderungen aufweisen, sind zur Ischämie-Diagnostik im Belastungs-EKG nicht aussagekräftig

4.2.7 Echokardiogramm

Techniken

- **M-(Time Motion)Mode** (▶ Abb. 4.8, ▶ Abb. 4.9): Grundlage quantitativer Aussagen. Registrierung der kardialen Reflexstrukturen, die sich durch die Bewegung des Herzens ständig verändern. X-Achse = Zeit, Y-Achse = Schnitt durch li und re Ventrikel. Ableitung unter 2D-Kontrolle. Möglichkeit zur Beurteilung von:
  - Größe der Herzhöhlen und der basalen Aortenwurzel
  - Diameter der Myokardwände und ihrer systol. Beweglichkeit
  - Herzklappen (Bewegung, Struktur)
  - Perikarderguss
- **Zweidimensionale Schnittbildecho (2D-Echo)** (▶ Abb. 4.8): Echtzeit-Abtastung (Real Time). Anatomische Strukturen werden zweidimensional abgebildet. Im Vergleich zur M-Mode-Technik zusätzliche Informationen bei der Diagn. von Vorhofthromben, Ventrikelthromben, Vorhoftumoren, Herzvitien, Kontrolle von Pat. nach Herzklappenersatz.
- **Doppler-Echo:**
  - Im gepulsten (pw-) oder Continuous-Wave- (cw-)Verfahren sind Aussagen zu intrakardialen Blutflussverhältnissen, Klappenstenosen und -insuff. sowie ihre quantitative Bewertung möglich (Ausmaß der Insuff., Gradient einer Stenose).

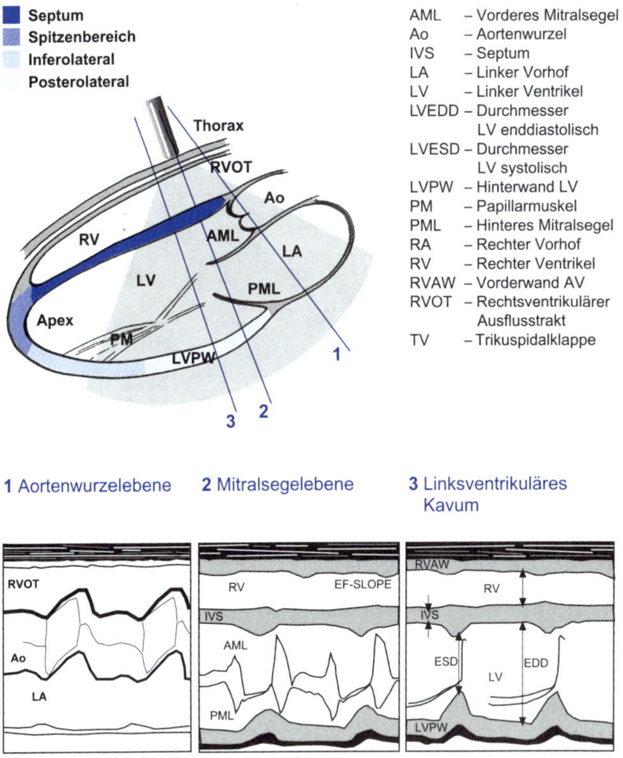

Abb. 4.8 Echokardiografie: 2D-Bild und M-Mode [L157]

- Die farbkodierte Doppler-Echokardiografie kodiert den Blutfluss durch Farben: Rot (Fluss auf Schallkopf zu), Blau (Fluss vom Schallkopf weg). Aussagen: qualitative und quantitative Beurteilung von Klappenvitien, Druckgradienten (z. B. Aortenklappe, Pulmonalklappe), intrakardialen Shunts (ASD/VSD).

- **Transösophageales Echo** (TEE): Schnittbild- und Doppler-Echo von einem dorsal des li Vorhofs im Ös. befindlichen Schallkopf. Routineverfahren zur Diagn. von Vorhofthromben (v. a. Herzohr: häufige Thrombenlokalisation!) sowie einer Endokarditis der Mitral- oder Aortenklappe. Sehr gute Beurteilung der thorakalen Aorta möglich (Dissektionsdiagnose). Pat. muss zur Untersuchung nüchtern sein, Einverständniserklärung, ggf. Sedierung. KI: Ös.-Ca, Ös.-Varizen (ggf. vorher Gastroskopie).
- **Kontrastecho:** Verstärkung der Herzbinnenechos durch venöse Gabe von KM (Suspension von Mikropartikeln) zum Ausschluss/Nachweis von Septumdefekten (ASD, VSD). Bestimmung der Shuntrichtung
- **Stress-Echo:** Echo bei gleichzeitiger Steigerung der Herzarbeit z. B. durch Ergometrie (Nachteil: viele Artefakte) oder durch i. v. Gabe von Katecholami-

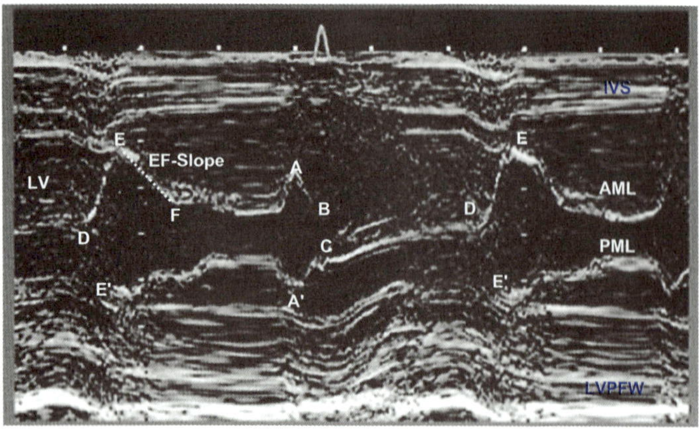

Abb. 4.9 M-Mode der Mitralklappe [R218]

nen. Eine regionale Hypokinesie weist auf eine Belastungsischämie → indirekte Aussage über Gefäßstenose möglich. **Cave:** durch Katecholamingabe häufig HRS, Ang. pect. → Notfallmedikamente bereithalten.

Projektionen und Schallkopfpositionen (▶ Abb. 4.8)

- **Parasternal:** in der Längs- und Querachse, Lokalisation 3.–4. ICR li
- **Apikal:** 4-Kammerblick bei Darstellung der Aortenklappe, 5-Kammerblick bei Rotation um 60° gegen den Uhrzeigersinn, 2-Kammerblick mit Schallkopfposition Nähe Herzspitzenstoß (5. ICR, Medioklavikularebene)
- **Subkostal:** seltener benutzt, Lokalisation unterhalb des Xiphoids
- **Suprasternal:** seltener benutzt, Lokalisation im Jugulum

Durchführung

- **Patientenlagerung:** Oberkörper etwa 30°, li Arm hinter den Kopf. Bei parasternaler Anlotung Linksseitenlage (optimal auf Spezialliege), bei apikaler und subkostaler Anlotung 45° Linksseitenlage
- **Untersuchungsgang** (Bsp.): zunächst parasternale Anlotung im Längsschnitt (lange Achse) und Querschnitt (kurze Achse). B-Mode-/und M-Mode-Messung. Dann apikale Anlotung; zunächst B-Mode, danach pw-, cw-, Farbdoppler-Untersuchung. Normwerte ▶ Tab. 4.4

Tab. 4.4 Normalwerte Echokardiografie

Aortenwurzel	20–40 mm; Aortenklappenseparation > 15, LA/AO-Verhältnis < 1,3
LA	19–40 mm
IVS	≤ 12 mm
LVPW	≤ 12 mm
RV	≤ 26 mm
LVEDD	≤ 55 mm
LVESD	Kein Normwert

Tab. 4.4 Normalwerte Echokardiografie *(Forts.)*

EF-Slope	Mesodiastol. Schließbewegung des vorderen Mitralsegels > 80 mm/Sek.
DE-Amplitude	Öffnungsamplitude: 18–35 mm
FS	Verkürzungsfraktion (Fractional Shortening) = (LVEDD – LVESD)/(LVEDD) → 0,25

4.2.8 Kardio-MRT

Prinzip EKG-getriggerte Aufnahmen, computergestützte Bildrekonstruktion in beliebigen Schnittebenen. „Nativkontrastierung" des Bluts und Darstellung der Blutflussrichtung durch Cine-MRT-Technik. Ggf. Albumin-Gadolinium-DTPA als KM, z. B. zur Beurteilung ischämischer Prozesse. Wesentlich bessere Detailerkennung als im CT (räumliche Auflösung 1 mm); insb. rechtsventrikuläres Myokard, Perikard, Papillarmuskeln und Herzklappen sind morpholog. besser abgrenzbar → MRT entwickelt sich zum Goldstandard der Ventrikelfunktionsdiagn.

4

Spezialverfahren

- **MR-Angiografie (MRA):**
  - KM-verstärkte 3D-MRA: Der First Pass eines KM wird zur Darstellung der Koronararterien ausgenutzt. Datenakquisition während eines Atemanhaltezyklus
  - Methode der Wahl zur Darstellung der großen thorakalen Gefäße, insb. der thorakalen Aorta: Sichere Aussagen zu Aneurysmen, Dissektionen, Stenosen und Anomalien der thorakalen Aorta und der supraaortalen Äste
  - Intravasale Flussmessungen geben zusätzliche diagn. Aussagen: Bei Kenntnis des Gefäßdurchmessers kann neben der Flussgeschwindigkeit auch das Flussvolumen pro Zeiteinheit berechnet werden (HZV, Schlagvolumen, Shuntvolumina, Regurgitationsvolumina bei insuffizienten Klappen, Druckgradienten-Bestimmung bei Klappen- oder Gefäßstenosen). Flussmessungen auch in kleinen Gefäßen wie Koronararterien oder Bypass-Gefäßen.
- **MRT zu Perfusionsmessung und Belastungsuntersuchungen:** Dobutamin-Stress-MRT entspricht im diagn. Ansatz einem Stress-Echo, das auch bei schlecht schallbaren Pat. eingesetzt werden kann.

Indikationen

- **Erworbene Herzklappenfehler**
- **Kongenitale Herzerkr.:** Aortenbogen-Anomalien, Pulmonalatresie oder -obstruktion; komplexe zyanotische Vitien; Shunts, Anastomosen und Conduits im postop. Follow-up. Cine-MRT zur hämodynamischen Charakterisierung komplexer Vitien. → rapide Entwicklung der MRT auf diesem Gebiet.
- **Erkr. der thorakalen Aorta:** Anomalien, chron. Aortenaneurysma (wahres, falsches A.), disseziierendes Aneurysma, Verlaufskontrolle der aneurysmatischen Aortendilatation beim Marfan-Sy.
- **Perikarderkr.:** Perikardzysten, kongenitales Fehlen des Perikards, Perikardlücken, DD der Pericarditis constrictiva. **Cave:** Nur im MRT kann eine Perikardverdickung in allen Ebenen dargestellt und quantifiziert werden.
- **Myokarderkr.:** spezifische Herzmuskelerkr. (Speicherkrankheiten, Sarkoidose u. a.) und inflammatorische Muskelerkr. (Myokarditis) werden sensitiv erfasst (MRT als diagn. Methode der Wahl).

- **Tumoren des Herzens:** Lokalisation und Ausdehnung. Auch intramyokardiale Tumoren sind differenzierbar. DD-Abgrenzung von perikardialem Fett, atypischen Perikardergüssen, Perikardzysten, benignen Fett-Tumoren oder atypischen Vergrößerungen kardialer Strukturen. Unterscheidung von Thrombus und Tumor durch Cine-MRT ist meist möglich (diagnostische Methode der Wahl).
- **Kardiomyopathie:** Bestimmung von Größe der Herzhöhlen und Myokarddiametern in allen Ebenen. Regionale Verteilung der Hypertrophie bei HCM, rechtsventrikuläre Manifestationen sind sehr gut zu erfassen. DD von RCM und Perikarditis constrictiva. Diagn. Mittel der Wahl zur Diagn. der arrhythmogenen rechtsventrikulären Dysplasie (diagn. Methode der Wahl).
- **Koronare Herzkrankheit:** Nachweis von Infarkt-KO (intrakavitäre Thromben, wahres/falsches Ventrikelaneurysma). Im Vergleich zur ^{201}Tl-Myokardszinti ist die räumliche Auflösung besser, es sind weitere Aussagen möglich (regionale Wandverdickung, Austreibungsfraktion, Ventrikelvolumina). Im Vergleich zur Stress-Echokardiografie wesentlich teurer, aber von höherer diagn. Genauigkeit (Sensitivität und Spezifität 85–90 %). Diagn. Alternative zur Szinti.

4

Kontraindikationen

- Pat. mit Herzschrittmacher oder ICD.
- Pat. mit inkorporiertem ferromagnetischem Material (Gefäßclips, Granatsplitter).
- Vorsicht bei Pat. mit Herzklappenprothesen: Es scheint lediglich bei vor 1964 produzierten Starr-Edwards-Klappen bei Feldstärken > 3 T eine akute Gefährdung zu bestehen. Praktisch alle anderen Herzklappen werden ebenfalls ausgelenkt, ohne dass eine akute Gefährdung durch Ausriss gesehen wurde. Deshalb: äußerst restriktive Indikationsstellung, Informationen vor der Untersuchung beim Klappenhersteller oder -vertreiber künstlicher Herzklappen (www.mrisafety.com); gilt v. a. auch für neuere, bislang noch nicht getestete Klappentypen. Abs. KI bei Kunstklappen **und** paravalvulärem Leck (unsichere Nahtverhältnisse, Ausrissgefahr bei Auslenkung).

4.2.9 Myokardszintigrafie

Nichtinvasive Beurteilung der Myokardperfusion nach Injektion von ^{201}Tl oder ^{99m}Tc-MIBI. Beide Tracer werden nur in ausreichend perfundierte Herzmuskelzellen aufgenommen.

Indikationen Ischämienachweis bei vermuteter oder bekannter KHK (atypische Konstellationen/Diskrepanz Klinik – EKG, klin. stumme Myokardischämie, Relevanz nachgewiesener Koronarstenosen, Risikostratifizierungen). Vitalitätsnachweis vor oder nach Ther. (z. B. PCI, ACVB). Steigerung von Spezifität und Aussagekraft der Ergometrie von 70 % auf 85 %.

Durchführung Nach ergometrischer Ausbelastung (▶ 4.2.6) Injektion des Tracers. Vergleich der Aufnahmen unter Belastung und unter Ruhe. Zwei Bildverarbeitungstechniken. Bei planaren Aufnahmen Überlagerung verschiedener Versorgungsgebiete. **SPECT** (Single Photon Emission Tomography) → computergestützte Rekonstruktion von Schnittebenen durch das Herz in verschiedenen Ebenen. **Cave:** hohe Strahlenbelastung: geräteabhängig bis 17 mGy/Untersuchung = 170 Thoraxaufnahmen!

Beurteilung Typisches Ischämiezeichen ist ein Perfusionsdefekt unter Belastung, in Ruhe reversibel. Bei Infarktnarbe Perfusion in Ruhe und unter Belastung identisch. **Cave:** falsch pos. Befunde z. B. bei LSB, CMP, Diab. mell., Myokarditis und Mitralklappenprolaps.

Falls Pat. nicht ergometrisch belastet werden können, erfolgt eine pharmakologische Belastung (Dobutamin, Dipyridamid, Adenosin). Dazu Pat. nüchtern lassen, Absetzen xanthinhaltiger Pharmaka entsprechend ihrer HWZ, 24-stündige Tee-, Kaffee- und Cola-Karenz. Verzicht auf Schokolade.

4.2.10 Herzkatheter

Zur morphologischen Beurteilung (Lävokardiogramm, Koronarangiogramm), Bewertung der Hämodynamik sowie zur elektrophysiologischen intrakardialen Diagn. (▶ 4.2.10).

Indikationen
- Exakte Bestimmung der Art und des Schweregrads kardialer Erkr. (z. B. nach Koronarsy.)
- Immer vor einem kardiochir. Eingriff
- **Notfall:** z. B. Koronarangio bei instabiler Ang. pect. oder ACS (Pulmonaliskatheter; ▶ 2.2.2)
- **Routine:** zur Abklärung von thorakalen Schmerzen bei V. a. KHK, ggf. bei pos. Ischämiediagn. (Ergometrie, Szinti), bei Hochrisikopat. vor großen OP (zur Risikostratifizierung), vor Organtransplantation.
- **Kurativ:** zur Vorbereitung oder Durchführung interventioneller Eingriffe (PCI, Stentimplantation, intrakoronare Thrombolyse, Vorhofohrverschluss und elektrophysiologischer Ablation)

! **Keine Ind.:** wenn durch die Herzkatheterdiagn. keine wesentlichen neuen Informationen zu erwarten sind oder notwendige Konsequenzen (z. B. op. Ther.) nicht gezogen werden können. Präinterventionell prüfen, ob KI gegen Antikoagulation bestehen

Kontraindikationen Bei Elektiveingriffen sollte der Pat. frei von floriden extrakardialen Erkr. sein. Erhöhtes Risiko bei fortgeschrittener oder instabiler kardialer Erkr. und hämorrhagischer oder thrombotischer Diathese.

! Einzige absolute KI ist die Ablehnung der Untersuchung durch den Pat.
- Dekompensierte Herzinsuff.: Rekompensation anstreben, Pat. muss flachliegen können.
- Systol. RR > 200 mmHg.
- KM-Allergie: keine KI bei klar definierter Ind. Spezielle Vorbereitung ▶ 2.1.3.
- Hyperthyreose: v. a. bei M. Basedow strengste Indikationsstellung. Ist der Eingriff nicht verschiebbar, 15 Min. vor KM-Gabe 40 Trpf. Perchlorat, 2 h später 20 Trpf., danach 3 × 15 Trpf./d über 7 d.

Vorbereitung
- Bestmögliche konservative Ther. z. B. einer Herzinsuff.
- BB, Gerinnung, E'lyte, Krea, Blutgruppe, Hepatitisserologie, HIV-Test. Herzmuskelspezif. Enzyme und EKG vor und nach der Untersuchung
- Aktueller Rö-Thorax. Nach der Untersuchung für ca. 24 h Monitorkontrolle. Psycholog. Vorbereitung, evtl. Sedierung. Hyperthyreose ausschließen (jodhaltiges KM!): Anamnese, Struma, TSH basal, ggf. fT_4. KM-Allergie ausschließen. Vorbereitung bei bekannter Allergie ▶ 2.1.3. Bei pAVK Doppler-Sono. Bei Niereninsuff. Pat. ausreichend hydrieren (z. B. 2–3 l vor der Untersuchung, wenn keine Herzinsuff. vorliegt), möglichst wenig KM einsetzen

- Aufklärung und Einwilligung am Vortag
- Quick sollte > 40 % sein. Nachblutungsgefahr ist bei Antikoagulationsther. erhöht → verlängerte Liegezeit mit Kompressionsverband
- Mind. 6 h nüchterner Pat.
- Gründliche Rasur und Hautreinigung beider Leisten bzw. der Ellenbeugen
- Venenverweilkanüle, evtl. Sedierung vor der Untersuchung (Prämedikation)

Durchführung Punktion einer Vene (V. femoralis für Rechtsherzkatheter) oder Arterie (A. femoralis oder A. radialis für Linksherzkatheter) in Lokalanästhesie mittels Seldinger-Technik (▶ 2.2.2). KM-Injektion, gleichzeitige Bildaufzeichnung. Später Druckverband für 24 h, Bettruhe.

Auswertung Druckmessung in den Herzhöhlen und Gefäßen, angiografische Darstellung der Koronargefäße (▶ Abb. 4.10), großer thorakaler Gefäße sowie der Herzhöhlen. Indikatorverdünnungsmethode zur Bestimmung von Schlagvolumen und HZV. O_2-Sättigung in verschiedenen Abschnitten zur Shunt-Diagn.

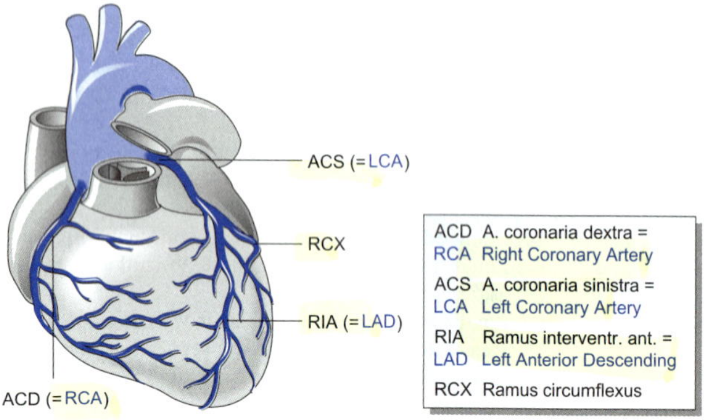

Abb. 4.10 Koronarangiogramm [L106]

Komplikationen In < 1 % schwere KO. Risiko steigt mit Schwere von Herz- und Begleiterkr.

- Arrhythmien, z. B. Kammerflimmern, Infarkt bei Koronarangio
- Perikardtamponade (v. a. bei transseptaler Technik), akute Herzinsuff.
- KM-Zwischenfälle, z. B. anaphylaktischer Schock, ANV (▶ 9.8.1)
- Vaskuläre KO: art. Verletzungen, Nachblutung, Embolien, Thrombosen

4.2.11 Elektrophysiologische Untersuchung (EPU)

Analyse von Rhythmusstörungen durch Ableitung eines intrakardialen EKGs und ggf. zusätzlich programmierte Stimulation mit Induktion von Rhythmusstörungen. Analyse intrakardialer Potenziale vor Ablationsther.

Indikationen Dient der Diagn. unklarer Erregungsbildungs- und Erregungsleitungsstörungen mit ausgeprägter Sympt. vor interventioneller Ther.:

- Z. n. Reanimation
- Z. n. Kammerflimmern, ventrikuläre Tachykardien
- Therapierefraktäre, symptomatische supraventrikuläre Arrhythmien.

Technik und Beurteilung Intrakardiale Platzierung mehrerer Elektrodenkatheter, simultane Ableitung von Oberflächen-EKG und intrakardialem EKG an verschiedenen Orten zur Bestimmung der Leitungszeiten zwischen Vorhof, AV-Knoten und His-Bündel. Messung der Erregungsleitungsintervalle und Bestimmung der Sinusknotenerholungszeit. Anschließend evtl. programmierte Vorhof- oder Ventrikelstimulation mit wiederholten elektrischen Stimuli, bis die klin. relevante Arrhythmie induziert wurde.

Die Überlegenheit der elektrophysiologischen Diagn. gegenüber dem Langzeit-EKG ist nicht erwiesen.

4.3 Koronare Herzkrankheit (KHK)

4.3.1 Übersicht

Durch Stenosierung oder Verschluss von Herzkranzgefäßen hervorgerufener myokardialer O_2-Mangel.

Leitbefunde
Ang. pect. mit vorwiegend retrosternal lokalisierten Schmerzen. Ausstrahlung in Arme, Hals, Unterkiefer, Schulter, Oberbauch möglich.

Der O_2-Bedarf ist abhängig von Herzfrequenz, Kontraktilität, Wandspannung, art. Druck, Kollateralentwicklung und Herzgewicht. Die Ang. pect. ist durch einen gleichartigen Schmerzcharakter von Anfall zu Anfall gekennzeichnet. Bei Erstmanifestation, bei stärkeren Schmerzen, bei geringerer Belastung als gewöhnlich sowie bei einer Dauer > 15 Min. von einem ACS ausgehen → Intensivther. wie beim ACS (▶ 4.4).

Ätiologie Am häufigsten Atherosklerose/Atheromatose der Koronargefäße.

- **Risikofaktoren 1. Ordnung:** Hypertonie, Hyperlipidämie (LDL-Cholesterin und Gesamtcholesterin ↑, HDL-Cholesterin ↓), Rauchen (Abstinenz auch nach Infarkt prognostisch sinnvoll), Diab. mell., Fibrinogen > 3 g/l, Lipoprotein (a) > 300 mg/l, genetische Prädisposition, männliches Geschlecht, Postmenopause
- **Risikofaktoren 2. Ordnung:** Adipositas, Stress, Hyperurikämie, orale Kontrazeption, Bewegungsmangel, psychosoziale Belastungen.

! Unterscheidung auch in beinflussbare (z. B. Rauchen, Hypertonus) und unbeeinflussbare Risikofaktoren

Klinik DD und Vorgehen bei unklaren retrosternalen Schmerzen ▶ 4.1.1

- **Ang.-pect.-Anfall:** bis Min. anhaltende Schmerzen, Druckgefühl, retrosternale Beklemmung, Ausstrahlung in Achsel und ulnare Seite des li Arms, seltener in Hals, Unterkiefer, re Arm oder Oberbauch. Dyspnoe durch akut erhöhten linksventrikulären Füllungsdruck. Pat. meidet Bewegung. Evtl. Vernichtungsgefühl, Todesangst. Auslösung durch Kälte, Anstrengung, Aufregung, Tachykardie, schwere Mahlzeiten, Wetterumschwung, Hyperthyreose oder schwere Anämie bei vorbestehender KHK. Schweregradeinteilung ▶ Tab. 4.5.

Tab. 4.5 CCS-Klassifikation (Canadian Cardiovascular Society)	
I	Ang. pect. nur bei schwerer körperlicher Tätigkeit
II	Geringe Beeinträchtigung bei normaler körperlicher Tätigkeit (z. B. rasches Treppensteigen, Bergaufgehen) und bei psychischen Belastungen
III	Erhebliche Beeinträchtigung bei normaler körperlicher Tätigkeit, z. B. Angina pectoris bei Treppensteigen in den 1. Stock, längerem langsamen Gehen, leichter Hausarbeit
IV	Ang. pect. bei geringer Belastung oder in Ruhe

- **Instabile Ang. pect.:** neu auftretende Ang. pect. (de-novo-Angina-pect.). Zunahme an Intensität und Häufigkeit der Schmerzen (Crescendo-Angina). Abnahme der beschwerdefreien Belastbarkeit bei zuvor stabiler Ang. pect., Ang. pect. in Ruhe oder aus Nachtschlaf heraus (Angina decubitus).
- **Vasospastische Angina (Prinzmetal-Angina):** meist in Ruhe auftretend. Im EKG ST-Hebung. Auslöser: Gefäßspasmus, in 75 % zusätzlich stenosierende KHK.

4

Jeder mit KHK vereinbare Brustschmerz ist bei Erstmanifestation Hinweis auf mögliche Instabilität.

Diagnostik der chronischen, stabilen KHK

- **Anamnese:** Wegweisend ist der Schmerzcharakter (DD nichtkardiale Ursache), Häufigkeit, Auslöser, Belastbarkeit (Treppenstufen). Besserung nach Nitrogabe („nitropos.“) spricht für KHK.
- **Labor:** zum Infarktausschluss ▶ 4.4.2. Außerdem Nachweis von Risikofaktoren (Cholesterin, HDL, LDL, Lp(a)).
- **Ruhe-EKG:** im Intervall häufig unauffällig. Evtl. Erregungsrückbildungsstörungen (z. B. neg. oder biphasische T-Wellen, ST-Senkung). Zeichen des abgelaufenen Herzinfarkts (z. B. R-Verlust, Q-Zacken).
- **Belastungs-EKG:** bei Ischämiezeichen (▶ 4.2.4, z. B. ST-Streckensenkungen > 0,1 mV) unter Belastung liegt wahrscheinlich eine Koronarinsuff. vor.
- **24-h-EKG:** Ind. z. B. Rhythmusstörungen, Prinzmetal-Angina, stumme Ischämie.
- **Echo:** z. B. Klappenvitien, nach abgelaufenem Infarkt evtl. lokalisierte Wandbewegungsstörungen des li Ventrikels.
- **MRT:** sehr sensitiver Nachweis von Narben (Fibrose), Wandbewegungsstörungen, Perfusionsdefiziten. Als Stress-MRT verlässliche Alternative zur Szinti.
- **Myokardszinti:** Speicherdefekte unter Belastung infolge Myokardischämie, die in Ruhe reversibel sind.
- **Koronarangio:** diagn. bei typischer, atypischer und instabiler Ang. pect., zur Therapieplanung (z. B. PCI, ACVB), immer präop. vor koronarchir. Eingriffen.

4.3.2 Therapie der chronischen, stabilen KHK

Medikamentöse Therapie

- **ASS** 100 mg/d
- **Nitrate:** z. B. Isosorbitmononitrat 20 mg (1–1–0); nitratfreies Intervall beachten. Ggf. Komb.-Nitrat (1–1–0: abendliche Nitratpause) und Molsidomin (0–

0–1). Alternativ, z. B. bei Nitratkopfschmerz, Molsidomin 3 × 4–8 mg/d p. o. Lediglich sympt. wirksam

- **Betablocker:** z. B. Atenolol 1 × 25–100 mg/d p. o., oder Metoprolol 2–3 × 25–50 mg/d p. o. (▶ 5.3.1). Gute Wirkung bei Angina, Prognoseverbesserung nicht bewiesen. **Cave:** Rebound-Phänomen bei plötzlichem Absetzen
- **Ranolazin:** 2 × 375–500 mg. **KI:** schwere Niereninsuff, Leberinsuff. Viele WW. Wohl keine Prognoseverbesserung
- **ACE-Hemmer** (▶ 5.3.1) zur Ther. von Hypertonie und/oder Herzinsuff. und/oder ventrikulären Funktionseinschränkungen (sehr großzügige Indikationsstellung)
- **V. a. Prinzmetal-Angina:** Kalziumantagonisten, z. B. Diltiazem 3 × 60 mg/d p. o. **Cave:** neg. Inotropie, Tachykardie bei Nifedipin, Sinus- und AV-Knoten-Depression bei Diltiazem. Bei Ang. pect. unter Kalziumantagonisten koronares Steal-Phänomen möglich → absetzen

Interventionelle Therapie

- **Voraussetzungen:** Ischämienachweis (Belastungs-EKG, Myokardszinti), koronarangiografischer Nachweis von Koronarstenosen
- **Verfahren:** Ballondilatation meist mit Stent-Implantation
- **Ind.:** bei sympt. und/oder gesichertem Ischämienachweis koronarer Ein- oder Zweigefäßerkr. mit eher proximalen, möglichst konzentrischen und kurzstreckigen Stenosen (30–50 % der Pat., die eine Revaskularisation benötigen), koronare Dreigefäßerkr. bei guter Ventrikelfunktion und hoher Erfolgsaussicht für eine Revaskularisation mittels PCI
- **KO:** Koronardissektion, Koronarverschluss (ggf. Redilatation oder notfallmäßige Bypassversorgung). Letalität deutlich < 1 %, kardiochir. Not-OP < 5 %, Herzinfarkt < 3 %
- **Progn.:** Prim. Erfolgsquote (erfolgreiche Dilatation mit anschließender Beschwerdefreiheit) 85–95 %, Restenoserate innerhalb von 6 Mon. < 20 %. Erneute Ang. pect. innerhalb von 6–12 Mon. bei etwa 25 %. Kann die Lebensqualität der KHK-Pat. bessern (Beschwerdefreiheit)

Koronarchirurgie

- **Voraussetzungen:** Ischämienachweis (Belastungs-EKG, Myokardszinti), koronarangiografischer Nachweis von Koronarstenosen
- **Verfahren:** ACVB (Aorto-Coronary Venous Bypass) oder zusätzlich IMA-Bypass (Internal Mammary Artery)
- **Ind.:** konservativ nicht beherrschbare Ang. pect. bei Hauptstammstenose > 50 % der li Koronararterie, koronare Dreigefäßerkr. mit eingeschränkter linksventrikulärer Funktion (verbessert Progn.), fortbestehende Ang. pect. trotz Medikation (und guter Ventrikelfunktion), Ein- bis Zweigefäßerkr. mit KI gegen PCI
- **KO:** periop. Mortalität ca. 1 %, bei notfallmäßiger Bypass-OP (z. B. bei instabiler Angina oder nach PCI-Zwischenfall) und bei Pat. mit eingeschränkter linksventrikulärer Funktion höher. Periop. Infarktrate 5–10 %
- **Progn.:** postop. Beschwerdefreiheit bei kompletter Revaskularisation > 80 %. Reokklusionsrate 10–20 % innerhalb des 1. J. und 20–30 % nach 5 J. (dann evtl. PCI). Bei IMA-Bypass vermutlich niedrigere Reokklusionsrate (ca. 10 % nach 10 J.). Bei LAD-Stenose ist die Mortalität nach IMA-Bypass geringer als nach ACVB. Bei li Hauptstammstenose und koronarer Dreigefäßerkr. mit linksventrikulärer Funktionseinschränkung Reduktion der Mortalität um etwa 30 % in 5 J.

4

4.3.3 Therapie des Angina-pectoris-Anfalls

Ziele
Beschwerdefreiheit des Pat., Beseitigung einer Myokardischämie, um Ischämie-KO zu verhindern (z. B. Linksherzdekompensation, Arrhythmien), Verhinderung einer Progression zum ACS (instabile Ang. pect., Mikroinfarkt, Myokardinfarkt mit/ohne ST-Streckenhebung).

Basismaßnahmen
- Bettruhe mit halb sitzender Position („Herzbett"), Pat. beruhigen, beengende Kleidung entfernen, kontinuierliche Überwachung bis zur Konsolidierung oder Entscheidung zur Intensivther., jeder Transport in Arztbegleitung, EKG-Monitoring, personelle/technische Möglichkeiten zur Reanimation, venöser Zugang
- Orientierende KHK-(bzw. Brustschmerz-)Anamnese und körperliche Untersuchung: Frequenz, RR, pulmonale Stauungszeichen, Schockzeichen
- O_2 2–4 l über Nasensonde bei Hypoxie
- Nitroglyzerin 0,8 mg s. l. bei $RR_{syst.}$ > 100 mmHg
- Analgesie, falls Pat. nicht binnen 10 Min. schmerzfrei, z. B. mit Fentanyl 0,05–0,1 mg i. v.
- Sedierung, falls Pat. ängstlich oder unruhig (großzügige Ind.): Diazepam 5–10 mg i. v. Bei Übelkeit Metoclopramid 50 mg i. v.

4

Erweiterte Maßnahmen
- **Thrombozytenaggregationshemmung:** ASS 500 mg i. v., falls Pat. nicht mit ASS vorbehandelt ist (**Cave:** wird oft vergessen!); fortführen mit ASS 100 mg/d p. o. Bei ASS-Unverträglichkeit Clopidogrel initial 300–600 mg p. o. Erhaltungsdosis 75 mg/d p. o.
- **Antiischämische Ther.:** Nitroperfusor bei $RR_{syst.}$ > 100 mmHg mit 50 mg Nitroglyzerin auf 50 ml NaCl 0,9 % mit 0,5–5 ml/h. Dosis nach $RR_{syst.}$ **KI:** Schock, Hypotonie < 100 mmHg, Bradykardie < 50/Min., Rechtsherzinfarkt
- **Antikoagulation:** unfraktioniertes Heparin als Perfusor. Dazu 10 000 IE Heparin in 50 ml NaCl 0,9 %, davon Bolus (bei 60–70 kg max. 5 000 IE i. v.), dann 12–15 IE/kg KG/h (max. 1 000 IE/h). **Therapieziel:** aPTT 1,5- bis 2,0-Faches der oberen Normgrenze. **KI:** aktive Blutung, Thrombopenie oder Einnahme von Phenprocoumon mit INR > 3,0. **Alternativ:** niedermolekulares Heparin s. c., wie Dalteparin 120 IE/kg KG s. c. alle 12 h, max. 2 × 1 000 IE/d, oder Enoxaparin 2 × 1 mg/kg KG tägl. s. c.
- **Betablocker:** ohne intrinsische Aktivität (ISA), z. B. Atenolol 2,5 mg langsam i. v., dann 1 × 25–50–100 mg/d p. o. oder Metoprolol 5 mg langsam i. v., dann 2 × 25–50–100 mg/d p. o. **KI:** Asthma bronchiale, AV-Block II. und III., Hypotonie < 100 mmHg, Bradykardie < 55/Min., Schock oder manifeste Herzinsuff.

- Bei bekannter KHK und stabiler Ang. pect. ohne Hinweis auf Progression in Richtung ACS, normalem EKG und neg. Myokardmarkern kann zügig auf orale Ther. umgestellt werden. Weitere Diagn. zur Risikostratifikation
- Kontrolle von EKG und Myokardmarkern initial, nach 6 und 12 h
- Intensivther.: persistierende Ang. pect., Ang. mit pos. Troponin bzw. CK-MB, Angina mit EKG-Veränderungen (STT-Strecken). Übergang in ACS ▶ 4.4

4.4 Akutes Koronarsyndrom

4.4.1 Übersicht

Die Entwicklung neuer Marker (Troponin T und I) und bildgebender Verfahren sowie die geringe Sensitivität der klassischen WHO-Definition (2 von 3 Kriterien: typische Ang. pect., infarkttypischer Enzymverlauf, typische EKG-Veränderungen) haben zur Redefinition aller Manifestationen der akuten ischämischen Herzerkr. unter dem Sammelbegriff „akutes Koronarsy." (ACS) geführt (▶ Tab. 4.6). Dadurch wird der pathophysiologische Dynamik, den diagn. und ther. Strategien und der Prognose der Entität als Basis einer weiteren diagn. Bewertung eines heterogenen thorakalen Beschwerde-/Befund-Komplexes Rechnung getragen.

Ätiologie Gemeinsames path. anatomisches Korrelat ist die Ruptur oder Erosion einer atherosklerotischen Plaque mit Thrombenbildung und damit kritischer Stenosierung oder Verschluss eines Koronargefäßes.

4

Tab. 4.6 Einteilung des ACS

Neue Nomenklatur	Klinisches Erkrankungsbild (alte Nomenklatur)
Instabile Ang. pect. ohne Troponinerhöhung	Instabile Ang. pect.
Instabile Ang. pect. mit Troponinerhöhung (= NSTEMI)	Enzymatischer Myokardinfarkt
Myokardinfarkt mit STT-Veränderungen, aber ohne STT-Hebung (= NSTEMI)	Nicht transmuraler Myokardinfarkt
ST-Elevations-Myokardinfarkt (STEMI)	Akuter Myokardinfarkt

Klinik und Diagnostik ▶ Abb. 4.11

- **Instabile Ang. pect.:** Brustschmerzen und EKG-Veränderungen ohne ST-Streckenhebung infolge einer zunächst reversiblen Myokardischämie.
  - **Ohne Troponinerhöhung:** weder messbarer Zelluntergang noch persistierende ST-Streckenhebungen. Meist persistierende oder transiente ST-Streckensenkung, T-Inversionen oder abgeflachte T-Wellen
  - **Mit Troponinerhöhung** (NSTEMI): in 30–40 % d. F. Entspricht einem akuten Koronarsy. bei Auftreten von Mikroembolien mit Mikroinfarkten: Troponin ↑; CK, CK-MB
- **Non-ST-Elevations-Myokardinfarkt (NSTEMI):** bei instabiler Ang. pect., EKG-Veränderungen ohne ST-Streckenhebung und Mikroembolien mit Untergang von Herzmuskulatur: Troponine ↑, CK, CK-MB, GOT, HBDH, LDH und Myoglobin können neg. bleiben
- **ST-Elevations-Myokardinfarkt (STEMI):** anhaltender Brustschmerz, persistierende ST-Streckenhebungen (oder gesicherter neuer LSB): Koronargefäßverschluss wahrscheinlich, i. d. R. komplette Okklusion. Behandlungsziel: rasche, vollständige und anhaltende Rekanalisation des Gefäßes durch umgehende perkutane koronare Intervention (PCI), falls technisch und organisatorisch möglich, oder durch Thrombolyse, falls nicht kontraindiziert.

Therapiegrundlagen

- Bei gesichertem ACS mit ST-Streckenhebungen im EKG (→ STEMI) notfallmäßige Reperfusionsther.

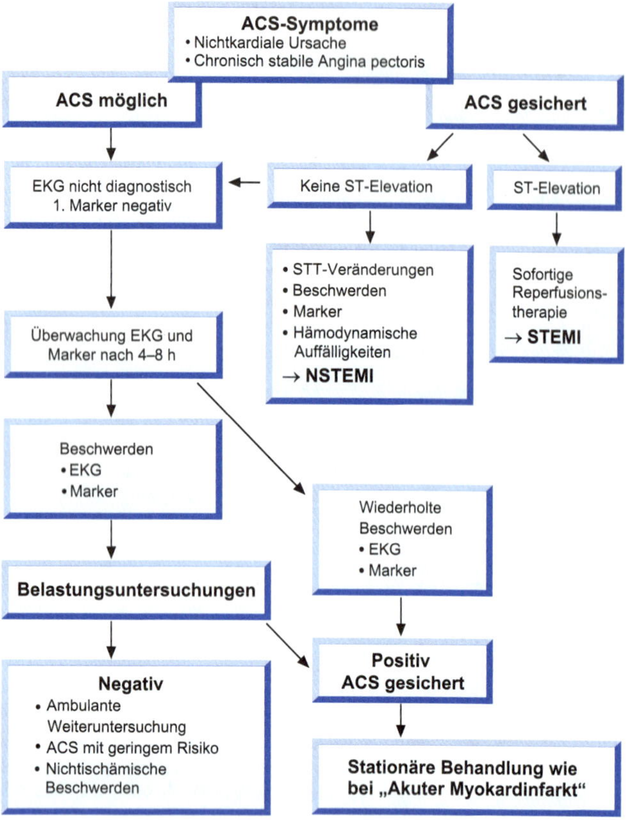

Abb. 4.11 ACS-Symptome [L157/M104]

- Bei gesichertem ACS, weiterbestehenden Beschwerden, neuen STT-Veränderungen im EKG und pos. Markern (→ NSTEMI) weitere Diagn. und Ther. auf Überwachungseinheit und baldiger angiographischer Klärung.
- Bei gesichertem und möglichem ACS (▶ Abb. 4.11) mit normalem EKG und normalen kardialen Markern Monitoring auf Überwachungseinheit (Klinik, Rhythmus, EKG, kardiale Marker). Falls Pat. nach 12 h beschwerdefrei, EKG und kardiale Marker normal → Belastungstest (Ergometrie, Stress-Echo):
  - Bei pos. Belastungstest weitere stationäre Diagn. und Ther.
  - Bei neg. Belastungstest und niedrigem Gesamtrisiko (s. u.) ambulante Weiterbehandlung

4.4.2 ST-Elevations-Myokardinfarkt (STEMI)

Symptomatischer Pat., neu aufgetretene monophasische ST-Streckenhebungen in mind. 2 benachbarten EKG-Ableitungen oder neu aufgetretenem LSB. Wahrscheinlichkeit eines Myokardinfarkts mit Koronararterienverschluss etwa 90 %.

Reperfusionsther. ohne Zeitverzug (Thrombolyse oder PCI). Für die Therapieentscheidung ist kein Nachweis kardialer Enzyme (CK, CK-MB) oder Markerproteine (Troponin T oder I) erforderlich.

Klinik

- Infarktverdacht bei Ang. pect. > 20 Min. Vernichtungsgefühl, Todesangst, Übelkeit, Dyspnoe; typische Schmerzausstrahlung in Arme, Hals, Epigastrium, Unterkiefer („Zahnschmerzen"), nitrorefraktärer Schmerz. **Cave:** bei 30 % der Pat. schmerzloser Infarkt (gehäuft bei Diab. mell. infolge autonomer Neuropathie!). Prodromale Ang. pect. in 60 %
- Zeichen der akuten Linksherzinsuff. (Tachykardie, Hypotonie, Lungenödem, ▶ 4.5.2), Kaltschweißigkeit, Zyanose (Schock, Lungenödem?), Zeichen der akuten Rechtsherzinsuff. (Halsvenenstauung, Leberstauung mit Kapselschmerz und pos. hepatojugulärer Reflux, Pleuraerguss), Anämie als Auslöser
- Bei etwa 30 % der Pat. mit Hinterwandinfarkt dehnt sich der Infarkt auch auf den re Ventrikel und Vorhof aus („Rechtsherzinfarkt", erhöhter ZVD, dilatierter re Ventrikel, HZV ↓, ggf. kardiogener Schock), Rechtsherzinsuff. ▶ 4.5.1
- Herzauskultation: Klappenvitium (Aortenstenose, Mitralinsuff.)? Perikardreiben?

Differenzialdiagnosen Vasospastische Angina (Prinzmetal-Angina, 0,5–1 % der stationären Pat. mit Ang. pect.) → Ruheschmerzen! EKG → ST-Streckenhebungen (wie beim frischen Myokardinfarkt). Oft Raucher, Frauen, junge Pat., rascher Rückgang der ST-Streckenhebungen durch Nitro oder Kalziumantagonisten.

EKG-Diagnostik

- **Infarkttypische EKG-Veränderungen** (▶ Tab. 4.7, ▶ Abb. 4.12, ▶ Abb. 4.13).
  - **ST-Hebung:** 1 mm in mind. 2 Extremitätenableitungen oder > 2 mm in Brustwandableitungen mit ST-Senkung in spiegelbildlichen Ableitungen (z. B. Hebung in V_7, Senkung $V_{1/2}$). DD der ST-Hebung: Perikarditis, Herzwandaneurysma, Schenkelblock, Volumenbelastung (z. B. Aorteninsuff., VSD)
  - **Pardée-Q:** Q-Welle ≥ 0,04 Sek. oder mind. der Amplitude der folgenden R-Zacke. Auch kleinere Q-Zacken sind bei entsprechender Anamnese Infarktzeichen. Spätzeichen, da im akuten Stadium noch kein QRS-Umbau stattgefunden hat. Ein Q entsteht meist nach 1–5 d, vertieft sich und wird dann über Mon. kleiner. DD der path. Q-Welle: Ventrikeldilatation (in $V_{5/6}$), Septumhypertrophie (in I, aVL, $V_{5/6}$), Ventrikelhypertrophie, Adipositas/Zwerchfellhochstand (in III, verschwindet in Inspiration)

Tab. 4.7 EKG-gestützte Infarktlokalisation

Infarktlokalisation	Betroffenes Gefäß	Lokalisation im EKG
Ausgedehnter Vorderwandinfarkt	Proximale LAD, evtl. Hauptstamm	I, aVL, V_2–V_6
Anterolateral	Meist RCX	V_2–V_5, I, (evtl. II), aVL

Tab. 4.7 EKG-gestützte Infarktlokalisation *(Forts.)*

Infarktlokalisation	Betroffenes Gefäß	Lokalisation im EKG
Anteroapikal	Distale LAD	I, II, V_4-V_5, aVL
Anteroseptal	Distale LAD, Diagonalast	V_1–V_3 (V_4)
Lateral	Marginalast der RCX oder LAD	I, aVL, $V_{(5-)6-8}$
Hinterwand (= inferior)	Meist RCA	II, III, aVF
Inferolateral (= posterolat.)	Meist RCX	II, III, aVF, V_5–V_6
Strikt posterior	Posterolateraler Ast der RCA oder RCX	(III, aVF), R/S > 1 in V_1
Rechtsventrikulär	Je nach Versorgungstyp, meist prox. RCA	V_1–V_2–V_3r–V_5r

RCA = re Koronararterie; LCA = li Koronararterie; LAD = „left anterior descending" (Ramus interventricularis ant.); RCX = Ramus circumflexus

Initialstadium	Beträchtliche T-Überhöhung (Erstickungs-T); meist bei Klinikeinweisung nicht mehr nachweisbar	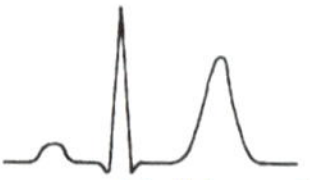
Stadium I (frisches Stadium)	ST-Hebung, mit Abgang aus dem absteigenden QRS-Schenkel, evtl. in den gegenüberliegenden Ableitungen spiegelbildliche Senkung	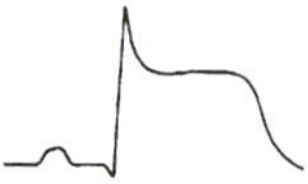
Zwischenstadium	ST-Hebung, Auftreten pathologisch tiefer Q-Zacken, evtl. R-Verlust, terminal spitz-negative T-Welle. ST-Hebung > 6 Wo.: An Aneurysma denken!	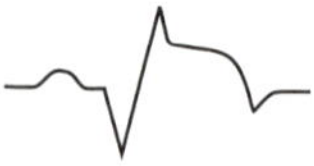
Stadium II (Folgestadium)	Rückbildung der ST-Hebung, T-Welle wird tiefer, spitzer, evtl. Aufbau einer kleinen R-Zacke, pathologische Q-Zacken persistieren (Pardée-Q)	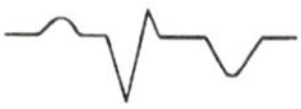
Stadium III (Endstadium)	Pathologische Q-Zacken, ST-Hebung nicht mehr nachweisbar, T-Wellen positiv, R-Zacke nimmt wieder an Höhe zu	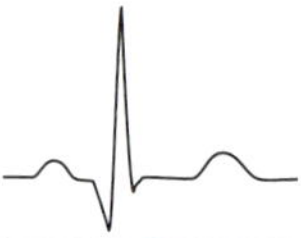

Abb. 4.12 Infarkttypische Veränderungen im EKG [A300]

- **Indirekte Infarktzeichen:**
  - Neuer Schenkelblock (meist LSB): mit Vor-EKG vergleichen
  - Geringe, erst im Verlauf diagn. relevante ST-Hebung oder T-Negativierung
  - AV-Blockierungen, v. a. bei Hinterwand- oder Septuminfarkt
  - ST-Senkung: bei Innenschichtinfarkt, Ischämie oder als reziproke (spiegelbildliche) ST-Hebung bei Infarktareal in gegenüberliegenden Ableitungen (s. u.)
  - Strikt posteriorer Infarkt
  - Keine dir. Infarktzeichen in den üblichen Ableitungen! In V_2–V_4 schneller R-Aufbau, dort ST-Senkung (spiegelbildliche Infarktzeichen). ST-Hebung nur in V_7–V_9

Labordiagnostik ▶ Abb. 4.14

- **Kardiale Marker:** Troponin, CK, LDH, GOT, evtl. Myoglobin (▶ Abb. 4.14) Stellenwert der kardialen Marker beim STEMI: Bestätigung der Infarktdiagn., zeitliche Zuordnung des Infarktbeginns, Abschätzen der Infarktgröße, Beurteilung einer Reperfusionsther., Detektion eines Reinfarkts, Risikoabschätzung (hohes Troponin bei Aufnahme → Hochrisikopat. → aggressive Ther. anstreben)
- **Troponine (cTNT oder cTNI):** Grundlage und Goldstandard der DD (instabile Ang. pect. vs. NSTEMI) bei fehlender ST-Segment-Elevation im EKG, daher der CK-MB-Bestimmung vorzuziehen. Definitionsgemäß liegt ein Myokardinfarkt vor, wenn Troponin > 99 %-Perzentile einer gesunden Referenzpopulation. Erhöhte Troponin-Konz. werden 2–6 h nach einem kardialen Ereignis messbar. Dynamik und Konzentrationsverlauf der Troponin-Messungen helfen bei der Beurteilung des ACS. Troponin T 4. Generation: Nachweisgrenze 0,01 ng/ml, 10 % VK 0,03 ng/ml, Infarkt bei > 0,03–0,05 ng/ml
- **Hochsensitives Troponin (hsTn):** Nachweisgrenze 0,014 ng/ml, 10 % VK 0,013 ng/ml, Infarkt bei > 0,03–0,05 ng/ml oder ein Anstieg (oder Abfall) der hsTNT-Werte innerhalb von 3 h. Verbesserung der Frühdiagnose des AMI, sodass AMI-Nachweis/-Ausschluss innerhalb von max. 2–3 h zuverlässig er-

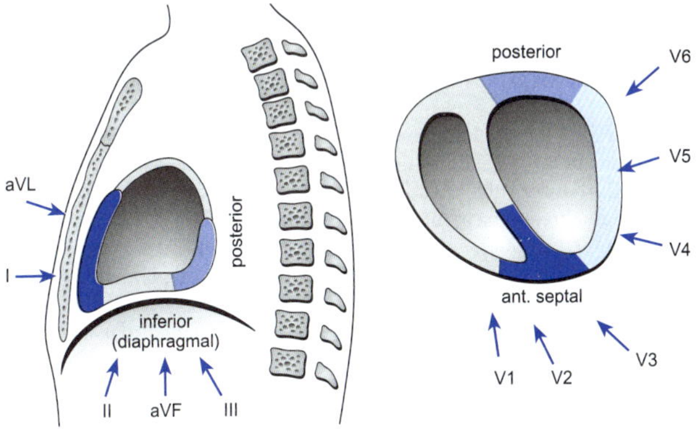

Abb. 4.13 EKG-gestützte Infarktlokalisation [L190]

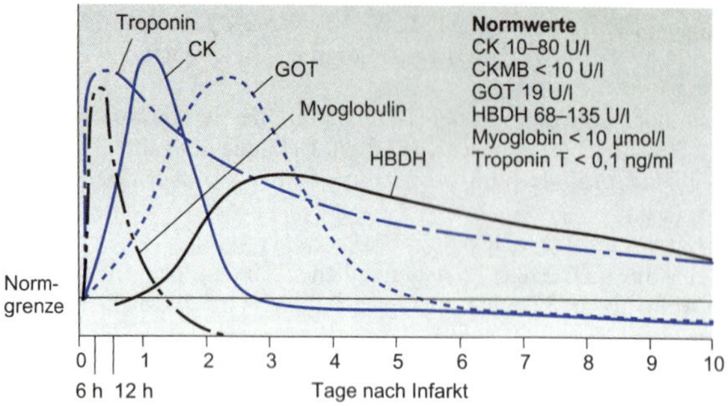

Abb. 4.14 Herzinfarktenzyme, Enzymerhöhung gegenüber dem Normwert [L157]

folgen kann. Die höhere Sensitivität führt häufiger zu einer Feststellung kardialer Nekrosen, die nicht durch einen AMI verursacht sind. Erhöhte Troponin-Werte müssen deshalb immer in Zusammenschau mit allen klin. Befunden, dem EKG sowie den übrigen Befunden beurteilt und mögliche DD eines erhöhten Troponin-Werts berücksichtigt werden. Wegen verzögerter Kinetik bei initial neg. Troponin Verlaufsmessungen nach 6–9 h (3 h bei hsTn) oder nach erneuter Ang. pect. (nicht nötig, falls letzte Schmerzepisode vor mehr als 12 h [6 h bei hsTn])

- **Sonstiges Labor:** BB (Anämie, Leukozytose?), Blutgruppe (2 EK in Bereitschaft halten für evtl. Lysether.!), Krea und E'lyte, Gerinnung (vor Antikoagulation, Fibrinolyse), Lipase (DD Pankreatitis), AP, Bili (DD Gallenkolik, Cholestase), BGA (kardiogener Schock, Lungenembolie?), BZ, Laktat
- **Risikofaktoren:** CRP, Blutfette, ggf. Homozystein, Lp(a), Fibrinogen. **Cave:** Abnahme im Akutstadium nicht sinnvoll!

Weitere Diagnostik während bzw. nach intensivmedizinischer Versorgung

- **Rö-Thorax:** Herzgröße, Lungenstauung, Pneumonie?
- **Echo:** Perikarderguss, Kontraktilität, ventrikuläre Hypertrophie/Dilatation, Wandbewegungsstörungen, Aneurysma, Mitral- bzw. Aortenvitium?
- **Ind. zur Koronarangiografie:**
  - Bei STEMI notfallmäßig im Rahmen der interventionellen Reperfusionsther.
  - Nach Thrombolyse bei allen Pat., falls innerhalb von 24 h durchführbar
  - Herzinsuff. in der akuten Infarktphase. Auch bei Besserung der Ventrikelfunktion in der subakuten Phase
  - Wiederkehrende Ischämieepisoden (Klinik, EKG)
  - Bleibende hämodynamische Instabilität, markant eingeschränkte LV-Funktion (EF < 40 %) oder nach vorangegangener PCI oder Bypass-OP oder bei malignen ventrikulären Arrhythmien
  - Vor chir. Ther. mechanischer KO (akute Mitralinsuff., Infarkt-VSD)
  - ! Pat., die für eine Revaskularisierungsmaßnahme nicht infrage kommen, brauchen keine angiografische Diagn.

! **Dringliche invasive Strategie (< 120 Min.):**
  - STEMI
  - Therapierefraktäre oder wiederkehrende Angina

- Wiederholte Angina + SST-Veränderungen
- Bedrohliche Arrhythmien

- **Frühinvasive Strategie (< 24 h):** Hochrisikopat. (relevanter Troponin-Anstieg, dynamische SST-Veränderungen, Diab. mell., Niereninsuff., EF < 40 %, frühe Postinfarkt-Angina, kurz zurückliegende PCI oder ACVB-OP)
- **Invasive Strategie (< 72 h):** Pat. mit Ansprechen auf antianginöse Ther. und geringem Akutrisiko
- **Prim. konservative Strategie (keine oder elektive Angiografie):** Pat. ohne wiederkehrende Angina, keine Herzinsuff., keine EKG-Veränderungen, kein Troponin-Anstieg → weitere nichtinvasive Diagn. zum Nachweis induzierbarer Ischämie, im pos. Fall elektives invasives Vorgehen.

Die optimale Ther. des STEMI sollte ein medizinisches Notfallsystem beinhalten, das ein Netzwerk von Krankenhäuser unterschiedlicher Versorgungsstufen durch ein effektives Transportsystem verbindet, um die Mehrzahl der Pat. einer direkten PCI innerhalb kürzester Zeit zuzuführen.

4

Medikamentöse Therapie

- **Antikoagulation** (www.antikoagulation-aktuell.de). Thrombin ist eine zentrale Substanz in der Pathogenese der ischämischen Sy. (u. a. sehr potenter Thrombozytenaktivator). Thrombinantagonisten verhindern die Thrombinbildung und reduzieren dadurch thromboseassoziierte Ereignisse. Additive Effekte sind bei Komb. mit antithrombozytärer Ther. zu erreichen (▶ 19.8.2). Verschiedene Substanzen wirken an unterschiedlichen Punkten der Gerinnungskaskade:
  - **Unfraktioniertes Heparin** (UFH): schwer abschätzbare Pharmakokinetik und enges ther. Fenster, deshalb engmaschiges Monitoring der aPTT nötig. NW: erhöhtes Risiko einer HIT-Induktion, Thrombozytenaktivierung.
  - **Niedermolekulare Heparine** (LMWH): besser vorhersagbare Pharmakokinetik als UFH, geringeres Risiko einer HIT-Induktion, geringere Plättchenaktivierung. **Cave:** Eine formelle Arzneimittelzulassung von LMWH für die Ind. STEMI besteht nicht.
  - **Fondaparinux:** selektiver Faktor-Xa-Inhibitor. Keine HIT-Induktion. Vergleichbare Effektivität wie Enoxaparin, jedoch bis 50 % weniger relevante Blutungen. **Dos.:** 1× tägl. 2,5 mg s. c.; keine Induktion einer HIT; KI: Niereninsuff. mit Krea-Clearance < 30 ml/Min.

- Alle Pat. sollten zusätzlich zur antithrombozytären Ther. eine Antikoagulation erhalten. Die Auswahl der Antikoagulanzien sollte sowohl das Risiko für ischämische Ereignisse als auch das Blutungsrisiko und das Effektivitäts-/Sicherheitsprofil der verwendeten Substanz berücksichtigen.
- Nach initialer Ther. mit Fondaparinux zusätzlicher i. v. Bolus UFH (85 IE/kg KG, Anpassung nach ACT bzw. 60 IE/kg KG bei gleichzeitiger Gabe eines GP-IIb/-IIIa-Inhibitors) zum Zeitpunkt einer PCI.
- Bei rein konservativer Ther. Aufrechterhaltung der Antikoagulation bis zur Krankenhausentlassung empfohlen. Beendigung der Antikoagulation nach einer invasiven Prozedur empfohlen, falls nicht aus anderem Grund indiziert.

- **ACE-Hemmer:** innerhalb der ersten 24 h eines STEMI oder bei nachgewiesener Herzinsuff. bzw. EF < 40 %, wenn RR > 100 mmHg und keine KI gegen ACE-Hemmer, Dosis schrittweise je nach RR anpassen. Bei Hypertonie, die nicht durch Nitroglyzerin i. v. oder β-Blocker kontrolliert ist. Vorteilhaft v. a. bei eingeschränkter systol. LV-Funktion und Pat. mit ACS bei Diab. mell. Ein genereller Einsatz von ACE-Hemmern bei allen Pat. mit ACS wird noch kontrovers beurteilt, bei EF 40–60 % scheinen ACE-Hemmer vorteilhaft zu sein.
  ! **Sonderfall:** bei V. a. vasospastische Angina (Prinzmetal-Angina, wechselnde ST-Streckenhebungen) Diltiazem initial 0,03 mg/kg KG langsam i. v. (20 mg bei 70 kg), dann Perfusor mit 100 mg/50 ml und 10–20 mg/h (nach RR) = 5–10 ml/h.
- **Antithrombozytäre Ther.** (▶ Tab. 4.8, ▶ Tab. 4.9) Pat. mit ACS ohne invasive Versorgung werden mit ASS und Clopidogrel behandelt. Bei Pat. mit interventioneller Versorgung haben die neueren Thrombozytenaggregationshemmer (Prasugrel, Ticagrelor) in Studien eine bessere Wirksamkeit (KI beachten).
  - **KI Prasugrel:** Schlaganfall oder TIA, schwere Lebererkrankung, hämorrhagische Diathese. Im Vergleich mit Clopidogrel hat Prasugrel ein reduziertes Interaktionspotential und ist weniger anfällig für genetische Unterschiede.
  - **KI Ticagrelor:** mittelschwere bis schwere Lebererkrankung, hämorrhagische Diathese, Z. n. hämorrhagischen Insult. Vorsicht bei Asthma und COPD. **WW:** Vorsicht bei CYP3A4 Hemmern (z. B. Ketoconazol, Clarithromycin, Atazanavir und Ritonavir, Nefazodon)

  ! Bei Alter > 75 Jahre ist bisher kein klinischer Netto-Nutzen durch Prasugrel oder Ticagrelor nachgewiesen.

  ! Nach Schlaganfall/TIA, Alter > 75 Jahre oder KI gegen Prasugrel oder Ticagcrelor ist Clopidogrel Mittel der Wahl.

Tab. 4.8 Dosierungen der wichtigsten gerinnungshemmenden Medikamente (nach ESC 2011, ▶ 19.8.4)

Medikament	Dosis
Orale antithrombozytäre Therapie	
ASS	Initial 150–300 mg nicht enteral (i. v. oder s. l., Tabl. zerkauen lassen), dann 75–100 mg/d p. o.
Clopidogrel	Initial 300 mg (600 mg, wenn schneller Therapiebeginn erwünscht) p. o., dann 75 mg/d p. o. (evtl. erhöhte Erhaltungsdosis von 150 mg/d p. o. in der 1. Behandlungswo.)
Prasugrel	Initial 60 mg, dann 10 mg/d bzw. 5 mg/d bei Alter > 75 J. (relative KI) oder KG < 60 kg
Ticagrelor	Initial 180 mg, dann 2 × 90 mg/d
GP-IIb/-IIIa-Antagonisten* und Thrombinantagonisten	
Abciximab	Initial Bolus 0,25 mg/kg KG i. v., gefolgt von 0,125 µg/kg KG/Min. (max. 10 µg/Min.) für 12(–24) h
Eptifibatid	Initial Bolus 180 µg/kg KG i. v. (bei PCI 2. Bolus nach 10 Min.), gefolgt von 2,0 µg/kg KG/Min. für 18 bis max. 72–96 h

Tab. 4.8 Dosierungen der wichtigsten gerinnungshemmenden Medikamente (nach ESC 2011, ▶ 19.8.4) *(Forts.)*

Medikament	Dosis
Tirofiban	0,40 µg/kg KG/Min. i. v. für 30 Min., gefolgt von 0,10 µg/kg KG/Min. für 12–max. 48–96 h Restore-Schema: Bolus 10 µg/kg KG (3 Min.), gefolgt von 0,15 µg/kg KG/Min. für 36 h Hochdosisprotokoll: Bolus 25 µg/kg KG, gefolgt von 0,15 µg/kg KG/Min. für 18 h
Bivalirudin*	Initial Bolus 0,1 mg/kg KG i. v., gefolgt von 0,25 mg/kg KG/h. Bei PCI zusätzlich Bolus 0,5 mg/kg KG und Erhöhung der Infusionsrate auf 1,75 mg/kg KG/h bis Ende PCI

* Dosierungen gelten bei normaler Nierenfunktion. Gesonderte Dosisempfehlungen bei eingeschränkter Nierenfunktion (▶ Tab. 4.9).

Tab. 4.9 Dosierungen gerinnungshemmender Medikamente bei eingeschränkter Nierenfunktion

Medikament	Dosis
Antikoagulanzien	
Fondaparinux	KI bei Krea-Clearance < 30 ml/Min.
Enoxaparin	KI bei Krea-Clearance < 30 ml/Min. 0,5 mg/kg KG s. c. alle 12 h bei Krea-Clearance 30–60 ml/Min. Kontrolle mittels Anti-Xa-Spiegel.
UFH	Titration nach ACT bzw. aPTT (Ziel 1,5–2,5 × Kontrollwert)
GP-IIb/-IIIa-Antagonisten	
Abciximab	Keine Dosisanpassung
GP-IIb/-IIIa-Antagonisten	
Eptifibatid	Bolus unverändert, Infusionsrate 1,0 µg/kg KG/Min. bei Krea-Clearance 30–50 ml/Min. KI bei Krea-Clearance < 30 ml/Min.
Tirofiban	Bolus unverändert, Infusionsrate 0,05 µg/kg KG/Min. bei Krea-Clearance < 30 ml/Min.

Reperfusionstherapie bei STEMI

Prim. Ziel ist der Erhalt von vitalem Myokard, deshalb Reperfusionsther. unter max. Pharmakother. und lückenloser Patientenüberwachung ohne jeglichen Zeitverzug!

- Ther. des STEMI-Pat. hat dieselbe Dringlichkeit wie die eines Polytraumatisierten: Door-to-Needle-Time (Zeit von der Krankenhausaufnahme bis zum Beginn der Reperfusionsther.) < 30 Min. Unkalkulierbar lange Verlegungstransporte eines Pat. in ein Zentrum mit PCI-Möglichkeit sind nicht verantwortbar!
- Die direkte mechanische Reperfusion mittels PCI ist der Thrombolyse überlegen, falls optimale Voraussetzungen vorhanden.
- Adäquate, flächendeckend durchführbare Alternative: Thrombolyse. Keine zweitklassige Therapieform, da sofortige Verfügbarkeit zur Ver-

kleinerung des Zeitfensters von Infarktgefäßverschluss bis zur -wiedereröffnung führt.
- Bei absoluter KI zur Fibrinolyse (▶ 19.8.5) und kurzen Wegstrecken zu einem sofort verfügbaren erfahrenen Katheterteam PCI erwägen (▶ Tab. 4.10).

Tab. 4.10 Fibrinolyse oder Koronarintervention (PCI)?

Indikationen Fibrinolyse	Indikationen invasive Therapie
< 3 h seit Beginn STEMI, invasive Ther. nur verzögert durchführbar	Erfahrenes Katheterteam mit herzchir. Hintergrund, Door-to-Intervention-Time < 90 Min.
Invasive Ther. problematisch, weil: • Katheterlabor besetzt oder nicht verfügbar • Kein erfahrenes Katheterteam • Kein art. Gefäßzugang	STEMI mit hohem Risiko: • Kardiogener Schock, Vorderwandinfarkt • Deutliche Lungenstauung
Invasive Ther. nur verzögert möglich, weil lange Transportzeiten	KI zur Fibrinolyse: • > 12 h seit STEMI-Beginn • Zweifel an der Diagnose „STEMI"

4

- **Lysetherapie**▶ 19.8.5
- **Perkutane Koronarintervention (PCI) bei STEMI:** Verfahren zur mechanischen
- Reperfusion (Rekanalisation, Dilatation mit/ohne Stent-Implantation), Alternative zur Thrombolyse.
  - **Ind:** neben ST-Elevations-Infarkt neuer Schenkelblock bei klin. V. a. Myokardinfarkt, KI gegen Thrombolyse oder nach erfolgter Thrombolyse bei weiter bestehenden Sympt., kardiogener Schock innerhalb der ersten 36 h nach ST-Hebung bzw. neuem Schenkelblock. Reperfusion innerhalb von ≤ 18 h nach Schockbeginn anstreben.
  - **Voraussetzungen:** sofortige Einsatzbereitschaft eines in der interventionellen und Pharmakother. des akuten Myokardinfarkts erfahrenen Teams (ärztliches und nichtärztliches Personal), Door-to-Intervention-Time < 90 Min. PCI innerhalb der ersten 12 h nach Schmerzbeginn, danach bei weiterbestehenden Beschwerden aufgrund einer Myokardischämie.

Indikationen zur akuten chirurgischen Koronarrevaskularisation
- Fehlgeschlagene PCI bei Pat. mit anhaltenden Beschwerden oder hämodynamischer Instabilität.
- STEMI mit persistierender oder rekurrierender Ischämie, die nicht auf medikamentöse Ther. anspricht und für eine PCI nicht infrage kommt.
- Bypass-Versorgung im Rahmen der chir. Ther. eines infarktbedingten VSD oder einer Mitralinsuff.
- Kardiogener Schock mit für die chir. Ther. geeigneter Koronaranatomie, wenn eine PCI nicht durchführbar oder nicht geeignet ist.

- **Medikamentöse Langzeittherapie nach STEMI (nach ESC 2013):**
  - ASS auf Dauer (75–100 mg/d) bei allen Pat. ohne ASS-Allergie, ggf. Clopidogrel (75 mg/d) für alle Pat. mit KI gegen ASS

- Duale Plättchenaggregationshemmung mit ASS plus Ticagrelor, Prasugrel oder Clopidogrel bis zu 12 Mon.
- Orale Antikoagulation z. B. bei Vorhofflimmern, linksventrikulärem Thrombus, mechanischen Herzklappen
- ACE-Hemmer bei allen Pat. ohne KI unabhängig von Blutdruck oder linksventrikulärer Funktion erwägen. Alternativ Angiotension-Rezeptor-blocker
- Orale Betablocker für alle Pat., die diese Medikation tolerieren und keine KI haben, unabhängig von Blutdruck oder linksventrikulärer Funktion
- Statine für alle Pat., wenn keine KI vorliegen, unabhängig vom Cholesterinspiegel; so früh wie möglich beginnen, um ein Ziel-LDL mind. < 100 mg/dl (2,5 mmol/l) zu erreichen
- Aldosteron-Antagonisten: z. B. Spironolacton oder (bei Unverträglichkeit) Eplerenon bei EF < 40 % und Krea < 2 mg/dl und K^+ < 5 mmol/l
- Influenza-Impfung für alle Pat.

- Bei oraler Langzeitantikoagulation bevorzugt unbeschichtete Stents und keine Medikamente freisetzenden Stents implantieren → für kürzere Zeit erhöhtes Risiko durch eine 3-fache antithrombotische Ther. und kürzeres erhöhtes Blutungsrisiko
- Bei „Triple"-Ther. ggf. auf ASS verzichten.
- Orale Antikoagulation und die Thrombozytenaggregationshemmung nach ACS grundsätzlich nach Absprache mit dem invasiv tätigen Kardiologen!

4.4.3 Non-ST-Elevations-Myokardinfarkt (NSTEMI und instabile Angina pectoris)

Ätiologie Die instabile Ang. pect. ist keine spezif. Erkr., sondern ein Sy. mit pathophysiologischer Dynamik aufgrund heterogener ätiol. Komponenten:

- Nichtokklusiver Thrombus bei rupturierter atheromatöser Plaque
- Dynamische Obstruktion mit koronarem Vasospasmus oder Vasokonstriktion
- Rapid progrediente koronare Atherosklerose
- Entzündliche und/oder infektiöse Ursachen
- Extrakoronare Ursachen wie Fieber, Tachykardie, Anämie, Thyreotoxikose

Durch oft unbemerkte klinische Mikroinfarkte bei einem dieser Prozesse Übergang in einen Myokardinfarkt bei weiterhin fehlender ST-Streckenhebung über (NSTEMI).

Klinik

- Ruhe-Angina > 20 Min. (80 %)
- Neu aufgetretene Angina der Klasse CCS III (10 %)
- Crescendo-Angina der Klasse CCS III bei zuvor stabiler Angina (10 %)

Diagnostik

- **1. Schritt:**
  - **Anamnese:** aktuelle Beschwerden: spezifische Vorgeschichte/Klinik nicht erforderlich, atypische Ang. pect. häufig, v. a. Frauen, Diabetiker, ältere Pat.
  - **EKG:** zum Zeitpunkt der Beschwerden EKG anstreben. Transiente Veränderungen während einer sympt. Episode mit Rückbildung im asympt. In-

tervall, in der Ausprägung variable ST-Streckensenkung, terminal neg. T („koronares T“); oft unspezifisch und diagn. wenig hilfreich ist präterminal neg. T.
  - **Kardiale Marker:** Grundlage der DD (instabile Ang. pect. vs. NSTEMI) bei fehlender ST-Streckenhebung im EKG, Goldstandard, daher der CK-MB-Bestimmung vorzuziehen. Myokardinfarktnachweis bei 0,03–0,05 ng/ml Troponin T. **Cave:** klassische kardiale Enzyme (CK, CK-MB, Myoglobin) neg.
- **2. Schritt:** Risikostratifizierung und Bewertung der KHK-Wahrscheinlichkeit (▶ Tab. 4.11). Nach Basismaßnahmen und Pharmakother. erneute Risikostratifizierung als Entscheidungsgrundlage für Koronardiagn. (invasiv/nichtinvasiv) und Ther. (kons. Ther., Katheterintervention oder koronarchir. Behandlung):
  - Pat. mit niedrigem Risiko, ischämiefrei über 12–24 h, keine Hinweise auf Herzinsuff. → Belastungsuntersuchungen
  - Pat. mit mittl. Risiko, ischämiefrei über 2–3 d, keine Hinweise auf Herzinsuff. → frühzeitige invasive Klärung mit Koro, evtl. zuvor Belastungsuntersuchungen
  - Pat. mit hohem Risiko, hämodynamische Instabilität trotz intensiver medikamentöser Ther. → umgehende Koronarangio.

Tab. 4.11 Indikatoren für Tod oder nichttödlichen Myokardinfarkt bei instabiler Angina bzw. NSTEMI

Hohes Risiko	Zunahme der Beschwerden in den letzten 48 h, lang anhaltende (> 20 Min.) Beschwerden, Lungenstauung, neue oder zunehmende Mitralinsuff., Hypotonie, Bradykardie, Tachykardie, Alter > 75 J., Angina in Ruhe mit transienten STT-Veränderungen, neu aufgetretener Schenkelblock, anhaltende ventrikuläre Tachykardie, deutlich erhöhtes (> 0,1 ng/ml) Troponin
Mittleres Risiko	Keine Kriterien „hohes Risiko“, Vorgeschichte mit Myokardinfarkt, periphere oder zerebrovaskuläre Erkr., koronare Bypass-OP, ASS-Ther., Ruhe-Angina < 20 Min., nitropos. Angina, Alter > 70 J., T-Wellen-Inversion, path. Q-Zacken, leicht erhöhtes (0,01–0,1 ng/ml) Troponin
Niedriges Risiko	Kein Kriterium für „hohes oder mittleres Risiko“, neu aufgetretene Angina CCS I oder II in den letzten 2 Wo. ohne Ruhe-Angina-Episoden > 20 Min., normales EKG oder bei Beschwerden unverändertes EKG, normales Troponin

Vorgehen bei V. a. ACS

- Pat. mit V. a. ACS müssen klin. und mittels EKG untersucht werden – eigentlich selbstverständlich, wird aber oft unterlassen, da die Situation verkannt wird.
- Bei V. a. ACS, hämodynamischen Auffälligkeiten (Hypotonie, Hypertonie, Brady- oder Tachykardie), Synkope oder Präsynkope Notarzt-begleiteter Transport gewährleisten.
- Früh durchzuführende Risikostratifizierung legt Wahrscheinlichkeit einer Myokardischämie fest. Kriterien: Anamnese, Sympt., Untersuchungsbefund, EKG, kardiale Marker.
- EKG während des akuten Brustschmerzes durchführen (sehr aussagekräftig!), EKG während/nach jeder Schmerzattacke ist obligat.

- Kardiale Marker bei V. a. ACS sofort bestimmen. Bei neg. Ergebnis Wiederholung nach 6 h, bei neg. Ergebnis nach weiteren 6 h, Bestimmung im 12-h-Zeitfenster wiederholen (z. B. nach 9–10 h).
- Bei V. a. ACS < 6 h zusätzlich zu den kardialen Markern auch „frühen Marker" Myoglobin bestimmen. **Cave:** Troponine sind keine frühen Marker!
- Immer auch nach nichtkoronaren und extrakardialen Ursachen der Thoraxbeschwerden fahnden.

- **3. Schritt:** Konsequenzen für weitere Diagn. und Ther. aus 1. und 2. Schritt ziehen.

Therapie Die Therapiemaßnahmen bei NSTEMI sind bis zur Entscheidung für Reperfusionsther. identisch mit den Basismaßnahmen und der Pharmakother. bei STEMI.

- **Gesicherte Ind. zur Koronarangio:**
  - Rezid. Beschwerden oder Ischämienachweis (EKG mit dynamischem STT-Verhalten wie transiente ST-Elevationen oder -Depressionen) trotz intensiver medikamentöser Ther.
  - Erhöhte kardiale Marker
  - Hämodynamische Instabilität
  - Relevante Arrhythmien (rezid. Kammertachykardien, Kammerflimmern)
  - Instabile Ang. pect. früh nach einem akuten Myokardinfarkt
  - Pat. nach PCI oder koronarer Bypass-OP und Z. n. erneuter Ischämie
  - Pat. mit hohem Risiko nach Kriterien der Belastungsuntersuchung mit eingeschränkter LV-Funktion EF < 35 %, Ischämienachweis auf niedrigem Belastungsniveau, ausgedehntem Ischämienachweis (EKG, Szinti, Stress-Echo) oder Ischämienachweis in verschiedenen koronaren Versorgungsgebieten
- **Gesicherte Ind. zur PCI oder ACB-OP:**
  - ACB bei signifikanter (>50 %) li Hauptstammstenose.
  - ACB bei Dreigefäßerkr., v. a. bei LV-EF < 50 %.
  - ACB bei Zweigefäßerkr. und signifikanter proximaler LAD-Stenose, LV-EF < 50 %.
  - ACB bei Pat. nach op. Myokardrevaskularisation und multiplen Venenbypass-Stenosen.
  - PCI oder ACB bei Ein- oder Zweigefäßerkr. ohne signifikante proximale LAD-Stenose, jedoch bei großem Versorgungsgebiet und hohem Risiko nach Kriterien der Belastungsuntersuchung.
  - PCI oder ACB bei Eingefäßerkr. mit proximaler LAD-Stenose.
  - PCI bei umschriebener Venenbypass-Stenose. Bei multiplen Stenosen, wenn der Pat. für eine op. Ther. ungeeignet ist.
  - PCI bei Mehrgefäßerkr., günstiger Anatomie und guter LV-Funktion ohne Diab. (Diabetiker mit Mehrgefäßerkr. profitieren mehr von einer ACB-Operation, wenn die A. mammaria interna verwendet wird).
- **Begleitende Maßnahmen:** Initial Bettruhe, Stuhlregulierung, Thromboseprophylaxe. Psychische Führung. Verlegung auf die periphere Station nach Normalisierung der CK und Beschwerdefreiheit. Bei kleinem Infarkt ist eine frühzeitige Mobilisation ab dem 2. Tag möglich, bei größerem Infarkt Schonung bis zu 1 Wo. mit vorsichtiger krankengymnastischer Mobilisation nach Stufenschema. Nach etwa 2 Wo. bei ausreichendem AZ des Pat. Belastungsuntersuchungen (Ergometrie, Myokard-Szinti, Stress-Echo).

- Keine i. m. Injektionen → verfälscht Infarktenzyme, KI für Lysether.
- I. v. Zugänge gut sichern.
- Kein Patiententransport ohne ärztliche Begleitung.
- Digitalis nur bei hämodynamisch wirksamer Tachyarrhythmia absoluta bei Vorhofflimmern, falls β-Blocker unzureichend wirksam. Sonst keine Ind. für Digitalis bei der Behandlung der akuten Herzinsuff.
- Lidocain nicht prophylaktisch geben.
- Rechtzeitige Behandlung von hypertensiver Entgleisung, Spannungspneumothorax (▶ 6.9.1) und Perikardtamponade.
- Gefährdung durch KO bei scheinbar unproblematischen Pat. nicht unterschätzen.
- **Cave:** Ein Hinterwandinfarkt kann als akutes Abdomen verkannt werden.
- Bei Infarkt mit bradykarden HRS möglichst Schrittmacherschleuse (▶ 4.6.3) legen: Gefahr von Asystolie bzw. AV-Block III.°
- Ind. für temporären Schrittmacher ▶ 4.6.3.

4

Sekundärprophylaxe

- **Beeinflussung der Risikofaktoren:**
  - Nikotinkarenz
  - Normalgewicht anstreben
  - Ausreichend körperliche Bewegung (30 Min. 3–4 ×/Wo.)
  - Optimale BZ-Einstellung bei Diabetikern (Ziel: HbA_{1c} < 7,0 mg/dl)
  - RR-Einstellung: Zielwert < 140/90 mmHg, bei Niereninsuff. oder Diab. mell. < 130/80 mmHg
  - LDL-Cholesterin-Senkung auf < 70 mg/dl → z. B. Pravastatin 20–40 mg, Atorvastatin 10–40 mg oder Simvastatin 10–40 mg/d
- **Medikamentöse Ther.:**
  - **Antithrombotische Ther.:** dauerhaft ASS 100 mg/d p. o., bei ASS-Allergie oder Unverträglichkeit Clopidogrel 75 mg/d p. o. Nach PCI-Ther. mit Stentimplantation duale Plättchenaggregationshemmung über ca. 12 Mon. (bei DES). **Cave:** ggf. zusätzliche Ind. zur oralen Antikoagulation mit Phenprocoumon (Vorhofflimmern, Ventrikelthrombus, zerebrale Thrombembolie, ausgedehnte Wandbewegungsstörungen). Diese sollte mit einem INR 2–3 sorgfältig überwacht durchgeführt werden (erhöhte Blutungsgefahr, v. a. bei Komb. mit 2 Thrombozytenaggregationshemmern: „Triple" Antikoagulation)
  - **Betablocker:** dauerhaft bei allen Pat., KI beachten.
  - **ACE-Hemmer:** bei klin. Zeichen der Herzinsuff., eingeschränkter linksventrikulärer Funktion (EF < 40 %), bei normaler Pumpfunktion, wenn ausgedehnte regionale Wandbewegungsstörungen vorliegen. Bei ACE-Hemmer-Unverträglichkeit alternativ AT_1-Rezeptorblocker (z. B. Candesartan, Irbesartan, Valsartan).
  - **Aldosteronantagonisten** (Spironolacton 25 mg/d oder Eplerenon): adjuvant zu ACE-Hemmern bei Herzinsuff. oder eingeschränkter linksventrikulärer Funktion (EF < 40 %). Vorteilhaft v. a. bei Diabetikern oder bei Herzinsuff. **Cave:** Hyperkaliämie bei eingeschränkter Nierenfunktion und/oder Komb. mit ACE-Hemmer.
  - **Antiarrhythmika:** neben β-Blockern bei Kammerarrhythmien nicht grundsätzlich indiziert (gilt auch für Amiodaron). Bei komplexen ventrikulären Arrhythmien (sehr häufige VES, nicht anhaltende ventrikuläre

Tachykardien) oder deutlicher linksventrikulärer Dysfunktion (LV-Ejektionsfraktion < 35 %) Rücksprache mit Kardiologen wegen ICD-Ind.
- Eine **Hormonersatztherapie** ist bei Frauen in der Menopause nicht indiziert.

Prognose

- Letalität abhängig von Myokardinfarktgröße, Ausmaß der LV-Dysfunktion und Art/Häufigkeit progn. bedeutsamer Arrhythmien.
- Etwa 30 % der Pat. sterben, bevor sie das Krankenhaus erreichen (Arrhythmien). Krankenhausmortalität ohne spezif. Ther. ca. 12 %, bei kardiogenem Schock ca. 70 %, bei früher (< 4 h) Fibrinolyse 5–8 %, bei erfolgreicher Früh-PCI (< 4 h) ca. 5 %.
- Langzeitprognose: allg. Sterblichkeit 4–8 %/J., bei LV-EF < 30 % Mortalität von < 10 %/J. Bei Postinfarkt-Angina und/oder Ischämienachweis und/oder geringer Belastbarkeit und/oder ventrikulärer Ektopieneigung nimmt die Sterblichkeit zu.

4.4.4 Früh- und Spätkomplikationen des Myokardinfarkts

4

Linksherzinsuffizienz, Lungenödem

Bei 20–50 % der Infarktpat. (Rückwärtsversagen).

Klinik ▶ 4.5.2.

Diagnostik ▶ 4.5.2. Eine Linksherzinsuff. bei ACS ist meist Folge einer syst. LV-Dysfunktion bei großem Myokardinfarkt oder einer akuten Ischämie großer/mehrerer Myokardwandabschnitte. Zur DD Anamnese, EKG (v. a. auch im Verlauf), Echo und myokardiale Marker.

Therapie ▶ 4.5.2.

Kardiogener Schock (Vorwärtsversagen)

Bei etwa 10 % der Infarktpat. Auftreten bei Verlust von > 40 % des linksventrikulären Myokards, v. a. bei Vorderwandinfarkt. Auch an Rechtsherzinfarkt denken: rasche Volumensubstitution (s. o.).

Klinik Hypotonie, Zyanose, Oligurie, Lungenödem, Bewusstseinsstörung.

Diagnostik EKG (großer Infarkt), Echo (ausgedehnte Hypo- oder Akinesie), Pulmonaliskatheter ($RR_{syst.}$ RR < 90 mmHg, $AVDO_2$> 5,5 ml/dl, CI < 2,2 l/Min./m^2, PCWP > 15 mmHg). Laktat ↑.

Differenzialdiagnosen Sepsis (▶ 17.1.2), Aortendissektion (▶ 5.4.7), Perikardtamponade.

Therapie

- Reanimation, Ausgleich von E'lyten, Dobutamin und Dopamin im Verhältnis 2 : 1 oder 1 : 1
- Rhythmisierung: Kardioversion bei tachykarden HRS, passagerer Schrittmacher bei bradykarden HRS
- Noradrenalin 0,05–0,3 µg/kg KG/Min. vorübergehend, evtl. IABP (Erhöhung der diastol. Koronarperfusion und Verminderung der linksventrikulären Nachlast bis zur Revaskularisierung oder zur PCI)
- PCI: Therapie der Wahl. Alternativ: Lysetherapie s. o.

Prognose Hohe Letalität von 50–70 %.

Rhythmusstörungen

Bei 90 % der Infarktpat. vorwiegend in den ersten 48 h, Kammerflimmern bei 10 %, Asystolie 7 %.

Therapie

- **Kammerflimmern oder Asystolie:** sofortige Reanimation nach dem ABCD-Schema (▶ 3.1). Bei rezid. Kammerflimmern Hypokaliämie ausgleichen, Azidose bei pH < 7,1 mit 50–100 ml Natriumbikarbonat 8,4 % puffern, Hypoxie ausgleichen. Zur Rezidivprophylaxe Amiodaron
- **Tachykarde ventrikuläre HRS:** Amiodaron 150–300 mg als Kurzinfusion über > 20 min, anschließend Erhaltungsdosis 10–20 mg/kg KG über 24 h (bei 70 kg 700–1 400 mg/d; 4 Amp. A 150 mg in 500 ml Glucose 5 %, Inf.geschw. 24 ml/h über 24 h). **Alternativ:** Lidocain 75–100 mg i. v., anschließend Perfusor 1 g/50 ml (5 ml Lidocain 20 % auf 50 ml) 4-6-8 ml/h **Cave:** bei Hypokaliämie Kaliumspiegel auf hochnormale Werte (> 5 mmol/l) anheben, dazu 50 mmol KCl im Perfusor mit 5–20 mmol/h über ZVK. Keine prophylaktische Gabe von Lidocain! Bei Kammertachykardie > 150/Min. Kardioversion (EKG-getriggerte Defibrillation, ▶ 3.2.3)
- **Tachykarde supraventrikuläre HRS:** bei Tachyarrhythmia absoluta (▶ 4.6.2) Amiodaron oder elektrische Kardioversion (▶ 3.1). Bei gehäuften, hämodynamisch wirksamen supraventrikulären Extrasystolen β-Blocker (▶ 4.6.3)
- **Bradykarde HRS:** Atropin 0,5–1 mg i. v. (▶ 4.6.3) bis zur Versorgung mit einem passageren Schrittmacher (▶ 4.6.3)

4

Pericarditis epistenocardica

Bei 15 % der Infarktpat., v. a. bei transmuralem Infarkt.

Klinik Atem- und lageabhängiger Schmerz, Perikardreiben (oft flüchtig), Echo: ggf. Perikarderguss.

Differenzialdiagnose Postinfarkt-Angina.

Therapie ASS 0,5 g i. v. **Cave:** verstärkte Blutungsneigung bei zusätzlicher Antikoagulation, NSAID wie Ibuprofen 4 × 400 mg/d, kurzfristig Glukokortikoide wie Prednisolon 50 mg.

Postinfarktangina

Bei etwa 20 % der Infarktpat., v. a. bei NSTEMI und Mehrgefäßerkr. Letalität ca. 15 %.

Diagnostik Wiederauftreten einer Ang. pect. oder von ST-Streckenveränderungen ist Zeichen einer fortbestehenden Gefährdung des Myokards durch Ischämie.

Therapie Wie bei ACS (▶ 4.4) mit ASS, Nitroperfusor, Heparinperfusor, Betablockern wie Metoprolol 2 × 50 mg/d. Ziel ist Herzfrequenz < 70/Min. Ggf. GP-IIb/-IIIa-Rezeptorantagonisten. Bei V. a. vasospastische Angina Kalziumantagonisten wie Diltiazem initial ca. 0,3 mg/kg KG langsam i. v. (20 mg bei 70 kg), dann Perfusor mit 100 mg/50 ml, 5–10 ml/h oder 10–20 mg/h (nach RR). Rasche Koronarangio anstreben.

Ventrikelruptur

Meist nach 3–10 d bei 1–3 % der Infarktpat.

Klinik Bei Herzwandruptur Perikardtamponade mit Schock, Verlauf meist tödlich; bei VSD oft kaum Klinik, ggf. Herzinsuff.

Diagnostik Auskultation, Echo, ggf. Rechtsherzkatheter.

Therapie RR-Senkung mit Nitroprussid bis zur OP.

Akute Mitralklappeninsuffizienz

Durch Papillarmuskelabriss bei 1–2 % der Infarktpat.

Klinik Akute schwere Mitralinsuff., Lungenödem.

Diagnostik Auskultation (neues, raues holosystol. Geräusch), Echo.

Therapie Kontrollierte RR-Senkung durch Vasodilatatoren wie Nitroprussid 60 mg auf 50 ml Glukose 5 % im Perfusor mit 1 ml/h beginnen, art. RR-Kontrolle bis max. 28 ml/h, OP anstreben, evtl. IABP bis zur chir. Intervention.

Perikardtamponade

Klinik Tachypnoe, Tachykardie, Pulsus paradoxus (inspiratorische RR-Abnahme bis zu nicht tastbarem Puls), Perikardreiben, abgeschwächte HT, Hypotonie, Halsvenenstauung, Stauungsleber.

Diagnostik EKG (elektrischer Alternans, Niedervoltage), Echo (Perikarderguss, Kollaps des re Ventrikels).

Therapie Bei geringem Ausmaß wie bei Perikarditis epistenocardica. Bei hämodynamischer Wirksamkeit Perikardpunktion.

Ventrikelthromben

Meist Zufallsbefund im Echo, nur 1 % aller kardialen Thromben werden durch Embolien sympt.

Diagnostik Echo (auch TEE).

Therapie Antikoagulation initial mit High-Dose-Heparin, dann mit Phenprocoumon (▶ 19.8.3). Bei dilatiertem Ventrikel mit großem Infarktareal und großen Thromben, ggf. auch bei kleineren Thromben, passagere Antikoagulation. Bei kardiogenen Embolien dauerhafte Antikoagulation über mind. 6 Mon.

Postmyokardinfarktsyndrom (Dressler-Syndrom)

Akute, diffuse Perikarditis unklarer Genese. Auftreten meist 1–4 Wo. nach Myokardinfarkt, aber auch nach Herz-OP, Myokardperforation durch Schrittmacherkabel.

Klinik Fieber, Abgeschlagenheit, Brustschmerz, Perikardreiben. Oft gleichzeitig Pleuritis oder Pleuraerguss.

Diagnostik

- Labor (Leukozytose, CRP ↑, antimyokardiale AK häufig pos.)
- Echo (Perikarderguss)
- Rö-Thorax (Herzverbreiterung, Pleuraerguss)
- Perikardpunktion: selten zum Ausschluss einer bakt. Perikarditis postop.

Therapie NSAID wie Diclofenac 2–4 × 50 mg/d. Evtl. Prednisolon 0,5–1 mg/kg KG/d über 2–3 Wo. ausschleichen (▶ 19.5).

Herzwandaneurysma

Häufigkeit bis zu 15 % der Infarktpat. (aufgrund der aktuellen Reperfusionsstrategien beim ACS abnehmende Häufigkeit), meist im Vorderwand-Spitzenbereich nach LAD-Verschluss. Im Akutstadium meist Thromben über der Nekrose, im

4

chron. Stadium kann das Aneurysma durch parietale Thromben ausgefüllt werden. Die entstandene Ventrikeldilatation nimmt mit der Zeit zu.

Klinik Meist symptomlos, selten KO durch kardiogene Embolien, ventrikuläre Tachykardien, plötzlicher Herztod, zunehmende Herzinsuff., Ruptur (selten).

Diagnostik Fortbestehende ST-Streckenhebung im EKG, Echokardiografie, Ventrikulografie.

Therapie
- Antikoagulationmit High-Dose-Heparin, dann mit Phenprocoumon für 3–6 Mon., bis Oberfläche epithelialisiert
- Bei großem Aneurysma oder schlechter Ventrikelfunktion Fortführung der Antikoagulation. Nachlastsenkung mit ACE-Hemmer
- Bei großen Aneurysmen, rezid. ventrikulären Tachykardien oder Kammerflimmern und sonst gutem AZ ggf. Resektion des Aneurysmas und Koronarrevaskularisierung; ggf. ICD-Ther.

4.5 Herzinsuffizienz

4.5.1 Chronische Herzinsuffizienz

Unvermögen des Herzmuskels, die Gewebe mit ausreichendem Blutvolumen zu versorgen. Dabei bezeichnet man die Verminderung des HZV als Low-Output Failure (Vorwärtsversagen), die Stauung des venösen Bluts vor dem Herzen als Backward Failure (Rückwärtsversagen). High-Output Failure z. B. bei Hyperthyreose, septischem Schock. Man unterscheidet je nach betroffenem Ventrikel Li-, Re- oder Globalinsuff. Die Herzinsuff. ist keine Krankheitsentität, sondern Folge einer oder mehrerer Herzerkr., ggf. in Komb. mit extrakardialen Faktoren.

Leitbefunde
- Bei Linksherzinsuff.: Dyspnoe, Tachypnoe, Orthopnoe, Asthma cardiale, Lungenödem
- Bei Rechtsherzinsuff.: Gewichtszunahme, periphere Ödeme, Leberstauung

Ätiologie
- **Häufigste Ursachen:** Hypertonie und KHK mit zunächst linksventrikulärer, später globaler Insuff. Häufigste Ursache der Rechtsherzinsuff. ist die Linksherzinsuff.
- O_2-Mangel des Myokards, z. B. KHK, Anämie.
- Herzmuskelnekrose: Myokardinfarkt, Herzwandaneurysma.
- Druckbelastung des li Ventrikels (erhöhte Nachlast): z. B. art. Hypertonie, Aortenstenose; Druckbelastung des re Ventrikels z. B. durch pulmonale Hypertonie.
- Volumenbelastung (erhöhte Vorlast) durch Aorten-, Mitral-, Trikuspidalklappeninsuff., Shuntvitien.
- CM: toxische, metabolische und endokrine Herzerkr.
- Tachykarde und bradykarde HRS.
- Füllungsbehinderung, z. B. Mitralstenose oder selten durch mechanische Ursachen wie Pericarditis constrictiva, Hämoperikard, Herztumor.

Klinik Stadieneinteilung ▶ Tab. 4.12

Tab. 4.12 Stadieneinteilung der Herzinsuff. (NYHA)

I	Keine Beschwerden bei alltäglichen Belastungen
II	Leichte Beschwerden bei alltäglichen Belastungen, Leistungsminderung
III	Erhebliche Leistungsminderung bei geringen Belastungen
IV	Ruhedyspnoe

- **Linksherzinsuffizienz:**
  - Zeichen des Vorwärtsversagens: periphere Zyanose, Leistungsminderung
  - Zeichen des Rückwärtsversagens mit Lungenstauung: Ruhe- und Belastungsdyspnoe, Orthopnoe v. a. nachts (wie viele Kopfkissen werden zum Schlafen benötigt?). Ggf. auch Atemwegsobstruktion („Asthma cardiale"). Bei Lungenödem Ruhedyspnoe, Hustenreiz, rostbraunes Sputum (Herzfehlerzellen). Feuchte RG bds. basal (re > li), Tachykardie, HRS, Galopprhythmus
- **Rechtsherzinsuffizienz:**
  - Ödeme der abhängigen Körperpartien (Knöchel, Unterschenkel, Anasarka = präsakrales Ödem beim liegenden Pat.), Pleuraerguss, Aszites
  - Zeichen der oberen und unteren Einflussstauung: Halsvenenstauung, gestaute Zungengrundvenen, palpable Stauungsleber, pos. hepatojugulärer Reflux (kräftiger Druck auf Leber erhöht jugularvenösen Puls), Hepatosplenomegalie (bei chron. Stauung Cirrhosis cardiaque möglich), „Stauungsgastritis" (Übelkeit, Erbrechen, ggf. Gewichtsabnahme = kardiale Kachexie), Proteinurie, Nykturie, Pleuraerguss

4

Diagnostik

! v. a. durch Anamnese und Befund!

- **EKG:** oft Linksherzhypertrophie (ST-Streckensenkung, v. a. linkspräkordial, bei Rechtsherzinsuff. in V_1–V_3. Erhöhter Sokolow-Lyon-Index: S in V_1 + R in V_5> 3,5 mV). Hinweise auf Grunderkr. (z. B. KHK)
- **Rö-Thorax** in 2 Ebenen: vorwiegend nach li verbreitertes Herz (Herzdurchmesser/Thoraxdurchmesser > 0,5), Einengung des Herzhinterraums. Vergrößerte, unscharfe Lungenhili. Lungenvenenstauung. Feine, horizontale oder nach lateral oben verlaufende Kerley-B-Linien, Randwinkelerguss. Evtl. Hinweis auf Herzvitien
- **Echo** (ggf. auch transösophageal): Abschätzung der EF, Beurteilung von Herzvitien, Größe und Kontraktilität der Herzkammern, regionale Wandbewegungsstörungen
- **Ergometrie** (evtl. Spiroergometrie): objektiviert körperliche Belastbarkeit (▶ 4.2.6)
- **Bei speziellen Fragestellungen** Koronarangio, Lävokardio, Myokardszinti, Herzmuskelbiopsie, MRT

Therapiegrundsätze Gewichtsnormalisierung, begrenzte Kochsalzzufuhr (≤ 3 g/d), Limitierung der Flüssigkeitszufuhr auf 2 l/d, bei schwerer Herzinsuff. 1–1,5 l/d, Reduktion kardiovaskulärer Risikofaktoren, Verzicht auf Alkoholkonsum , regelmäßige körperliche Bewegung bei stabiler Herzinsuff., Bettruhe bei akuter/dekompensierter Herzinsuff.

Medikamentöse Therapie

▶ Tab. 4.13

Tab. 4.13 Medikamentöse Stufentherapie bei systol. Herzinsuff./Dysfunktion (EF < 35 %)					
		NYHA I	NYHA II	NYHA III	NYHA IV
ACE-Hemmer oder Sartan		+	+	+	+
Betablocker (ohne ISA)		+ Nach Myokardinfarkt, bei Hypertonie	+	+	+
Diuretika	**Thiazid**	Bei Hypertonie	Bei Flüssigkeitsretention	+ Ggf. zur Potenzierung der Wirkung von Schleifendiuretika	+ Ggf. zur Potenzierung der Wirkung von Schleifendiuretika
Diuretika	**Schleifendiuretika**	–	+ Bei Flüssigkeitsretention	+	+
Diuretika	**Spironolacton**	+ Nach Myokardinfarkt	+	+	+
Digitalis		Bei tachysystol. Vorhofflimmern (restriktive Ind.)	Vorhofflimmern, Herzinsuff. trotz ACE-Hemmern, Diuretika und Betablocker	+	+
AT_1-Rezeptorantagonisten		Bei NW von ACE-Hemmern	Bei NW von ACE-Hemmern	Bei NW von ACE-Hemmern	Bei NW von ACE-Hemmern

Ziele

- Verminderung der Nachlast (Vasodilatatoren, Diuretika), Frequenzbegrenzung.
- Verminderung der Vorlast (Diuretika, Nitrate, Vasodilatatoren).
- Steigerung der Kontraktilität (indirekt durch ACE-Hemmer, Glykoside).

ACE-Hemmer oder Sartan Senken peripheren Gesamtwiderstand, Vor- und Nachlast. Keine Reflextachykardie.

- **Substanzen:** Lisinopril, Ramipril, Perindopril, Cilazapril, bei Unverträglichkeit Sartane als Alternative (Valsartan, Irbesartan, Candesartan), ggf. als Therapieversuch Komb. aus Valsartan und Sacubitril
- **NW:** trockener Husten (10 %), Exanthem (5 %), Geschmacksstörung (2 %), Kopfschmerzen, Hyperkaliämie (nicht mit kaliumsparenden Diuretika kombinieren), Agranulozytose, ANV (Nierenarterienstenose und Proteinurie ausschließen)
- **KI:** doppelseitige Nierenarterienstenose, Gefäßstenose bei (funktioneller) Einzelniere

Diuretika Vermindern Vor- und Nachlast.

- **Thiazide:** z. B. Chlortalidon 50–100 mg/d. **NW:** Hypokaliämie (deshalb mit K^+-sparenden Diuretika oder ACE-Hemmern kombinieren), Hyperkalzämie, Hämokonzentration, Thrombembolie, Hyperlipidämie, verminderte Glukosetoleranz, Hyperurikämie, Pankreatitis. **Cave:** langsame Ödemausschwemmung (bis 1 000 g/d bei generalisierten Ödemen, 300–500 g/d bei Aszites). Ausschwemmen massiver Ödeme ▶ 10.1.2

- **Kaliumsparende Diuretika:** schwach diuretisch, meist in Komb. eingesetzt. Ind.: Hyperaldosteronismus.
  - Amilorid 5–10 mg/d, Triamteren 50–100 mg/d. **NW:** Hyperkaliämie, Juckreiz, megaloblast. Anämie. KI: Niereninsuff.
  - Aldosteron-Antagonisten, z. B. Spironolacton 25–50 mg/d p. o., Wirkungseintritt erst nach 3–5 d. **NW:** Hyperkaliämie (**KI:** Niereninsuff. Bei Krea > 150 µmol/l meist wirkungslos), Exantheme, Gynäkomastie, Impotenz, Hirsutismus. Alternativ Eplerenon 12,5–50 mg/d p. o. bei Gynäkomastie
- **Schleifendiuretika:** bei akuter Herzinsuff. und Lungenödem. Ausscheidung von bis zu 40 % des glomerulär filtrierten Na^+; z. B. Furosemid 20–2 000 mg/d, Etacrynsäure 50–200 mg/d, Piretanid 3–12 mg/d, Torasemid 5–20–100 mg/d p. o. **NW:** u. a. Hypokaliämie, Hypokalzämie, Hypomagnesiämie, Hörstörungen, verstärkte Nephrotoxizität z. B. von Aminoglykosiden, metabolische Alkalose, allergische Reaktion, Hyperglykämie, RR-Abfall, selten Leuko- und Thrombopenie
- **Digitalisglykoside:** ▶ Tab. 4.14

Tab. 4.14 Digitalisglykoside

Präparat	Abklingquote/d (%)	Erhaltungsdosis (mg/d)	Ther. Serumkonz. (ng/ml)
Digoxin	20	0,25–0,375	0,7–2,0
Beta-Methyldigoxin (z. B. Lanitop®)	20	0,15–0,20	0,7–2,0
Beta-Acetyldigoxin (z. B. Novodigal®)	20	0,20–0,30	0,7–2,0
Digitoxin (z. B. Digimerck®)	7	0,05–0,1	9–30

  - **Wirkung:** Steigerung der Kontraktilität (pos. inotrop), Abnahme der Frequenz (neg. chronotrop), Abnahme der Erregungsleitung (neg. dromotrop), Zunahme der Reizbildung (pos. bathmotrop)
  - **Ind.:** Linksherzinsuff. NYHA (II), III + IV, Tachyarrhythmia abs. bei Vorhofflimmern/-flattern, paroxysmales Vorhofflimmern/-flattern. Wenig sinnvoll bei Cor pulmonale (▶ 6.7.2). Glykosid-Intox. Niedrigen Digoxinspiegel anstreben (0,5–0,8 µg/l)
  - **KI:** hochgradige Bradykardie, AV-Block II° und III°, Sick-Sinus-Sy., Karotissinus-Sy., WPW-Sy. mit Vorhofflimmern (▶ 4.6.2), hypertroph-obstruktive CMP, Kammertachykardie; Hypokaliämie, Hyperkalzämie (**Cave:** bei gleichzeitiger Gabe von Thiaziddiuretika!). Wirkungsverstärkung durch Chinidin, Kalziumantagonisten (v. a. Verapamil), Abschwächung durch Cholestyramin, Rifampicin

Aufsättigung der Digitalisglykoside

- **Schnell:** bei akuter Insuff., z. B. 6 × 0,2 mg Digoxin oder Digitoxin i. v. in 24 h.
- **Mittelschnell:** doppelte Erhaltungsdosis (ED) für 3 d, danach normale ED für Digoxinderivate; 4-fache ED für 3 d, danach normale ED für Digitoxinderivate.

- **Langsam:** Beginn mit ED. Effekt nach 14 (Digoxin) oder 40 (Digitoxin) d. Bei Niereninsuff. Dosis ↓ v. a. für Digoxin, bei Leberinsuff. (z. B. infolge Herzinsuff.), hohem Alter und niedrigem KG Dosisreduktion auch für Digitoxin.

! Der Plasmaspiegel sollte im unteren ther. Bereich liegen.

- **Vasodilatatoren:**
  - **Nitrate:** vermindern Vor- und Nachlast; Isosorbitdinitrat 4 × 10–20 mg/d, Wirkdauer 2–4 h. Isosorbitmononitrat 2 × 20 mg/d, Wirkdauer 4–6 h. **Cave:** nächtliche Pause, um Nitrattoleranz zu vermeiden
  - **Kalziumantagonisten:** nur bei art. Hypertonus. Senkung des peripheren Gefäßwiderstands (Nachlast), z. B. Amlodipin 2 × 5 mg/d, Wirkdauer 5–8 h. **NW:** Beinödeme, Kopfschmerz, Flush, neg. Inotropie, Frequenzerhöhung, RR-Abfall, allergische Reaktion
  - **Betablocker** mit vasodilatierendem Effekt (z. B. Carvedilol) verbessern möglicherweise die Progn. β_1-selektive Betablocker ohne intrinsische Aktivität (ISA) reduzieren die Gesamtletalität und die plötzliche Herztodesrate bei Herzinsuff. NYHA I–IV. **Cave:** Betablocker nur bei stabiler Herzinsuff. beginnen! Initialdosis = $\frac{1}{10}$ der Zieldosis. Dosis sehr langsam unter klin. Kontrolle (Sympt., Gewicht, Auskultationsbefund) steigern. Dosisanpassung dauert Monate! Dos. ▶ Tab. 4.15

Tab. 4.15 Dosierung ausgewählter Betablocker

	Testdosis (mg/d)	Startdosis (mg)	Zieldosis (mg)
Metoprolol	12	1 × 23,75	2 × 100
Bisoprolol	1,25	1 × 1,25	1 × 10
Carvedilol	3,125	3 × 3,125	2 × 25
Dosiserhöhung alle 14 d, wenn toleriert			

Chirurgische Therapie Eine fortgeschrittene Koronarerkr. mit Herzinsuff. und linksventrikulärer Dysfunktion profitiert symptomatisch und prognostisch von einer chir. Myokardrevaskularisation (ACVB-OP). Ventrikuläre Aneurysmektomie, v. a. nach Vorderwandinfarkten, verbessert die Herzinsuff. Die zusätzliche Korrektur einer Mitralinsuff. (sek. Mitralinsuff.) und ggf. Trikuspidalrekonstruktion sollten angestrebt werden.

Apparative Therapie

- **Biventrikuläre Schrittmachersysteme:** zur Resynchronisation bei EF < 35 %, Sinusrhythmus und LSB können mit Beseitigung der Dyssynchronie des Kontraktionsverhaltens die Sympt. und die Progn. günstig beeinflusst werden. Ggf. schon bei NYHA II.
- **ICD-Implantation:** bei hochgradig reduzierter Pumpfunktion (EF < 35 %) und Z. n. Myokardinfarkt verbessert ÜLR. Bei nichtischämischer Herzinsuff. ist ICD zur Primärprävention des plötzlichen Herztods weniger geeignet. Nach überlebtem plötzlichen Herztod oder bei sympt. anhaltenden Kammertachykardien ist der ICD bei allen Formen der systol. Herzinsuff. angezeigt.
- **Beatmung:** Bei ausgeprägter Cheyne-Stokes-Atmung ggf. O_2-Langzeitther. oder nächtliche intermittierende Heimbeatmung (NIV) erwägen; konsequen-

te Ther. eines obstruktiven Schlafapnoe-Sy. (hier häufig Kombination einer zentralen und obstruktiven Schlafapnoe mit möglichem positivem Effekt einer nCPAP-Ther.)

- **Ventrikuläre Assist-Device-Ther.:** als linksventrikuläres oder (seltener) biventrikuläres Unterstützungssystem bei fortgeschrittener Herzinsuff. ohne kausale Ther. 1-JÜR ca. 80 %, 2-JÜR ca. 70 % (entspricht der HTx):
  - **Bridge-to-transplant:** bei Pat., die in der Wartezeit auf ein Transplantat nur ungenügend auf die medikamentöse Ther. ansprechen.
  - **Destination therapy:** linksventrikuläre Unterstützungssystem als Dauerther. bei Pat., die aufgrund von Alter oder irreversibler Komorbidität nicht für eine HTx infrage kommen.
  - **Bridge to decision:** bei Pat. mit terminaler Herzinsuff. bis zur Entscheidung über eine HTx
  - **Bridge-to-recovery:** bei Pat. mit Genesungspotential der Herzinsuff. (z. B. virale Myokarditis)

Diskussion mit einem erfahrenen herzchir. Zentrum bei:
- EF < 25 %
- > 3 Krankenhausbehandlungen bei Herzinsuff. in den letzten 12 Mon.
- Abhängigkeit von einer i. v.-Ther.
- Fortschreitende Endorgandysfunktion (z. B. Niere, Leber)
- Beginnender rechtsventrikuläre Dysfunktion

- **Herztransplantation:**
  - **Voraussetzungen:** stabile psychosoziale Verhältnisse. Alter < 65 J. („biologisches Alter" entscheidend). Engmaschige postop. Kontrolle und zuverlässige Medikamenteneinnahme müssen gewährleistet sein! 1-JÜR ca. 85 %, 5-JÜR ca. 70 %.
  - **Indikationen:**
    - Alle Herzerkr. im Endstadium, die konservativ oder durch andere chir. Maßnahmen nicht mehr therapierbar sind.
    - Medikamentös therapierefraktäre Herzinsuff. NYHA IV mit mind. einmaliger Dekompensation.
  - **KI:** schwere extrakardiale Erkr., z. B. nicht definitiv geheilte Neoplasie, aktive Inf.; fixierter pulmonalart. Hypertonus (PA-Mitteldruck > 30 mmHg), Blutgruppenunverträglichkeit zwischen Spender und Empfänger, pos. Lymphozyten-Kreuztest, Körpergewichtsunterschied > 20 %. Rel. KI: Systemerkr. mit schlechter Progn. (z. B. SLE, Amyloidose, generalisierte Arteriosklerose), florides Ulcus duodeni oder ventriculi.
  - **Prognose:** 1-J.-Letalität bei Herzinsuff. NYHA II und III 9–17 %, bei NYHA IV 36 %.

4.5.2 Herzinsuffizienz mit erhaltener systolischer Funktion

Etwa 50 % aller Pat. mit Herzinsuff.-Sy. haben normale oder leicht erniedrigte Austreibungsfraktion (EF). Dies wird oft fälschlich als „diastol. Herzinsuff." beschrieben, meist jedoch heterogener Phänotyp mit diastol., systol. und extrakardialen Störungen.

Diagnosekriterien

1. Zeichen/Symptome der Herzinsuff.
2. Normale oder leicht reduzierte linksventrikuläre EF (> 50 %) bei normal großem li Ventrikel
3. Gestörte diastol. Funktion des li. Ventrikels (im Echo E/A < 1, im Gewebedoppler E/E' > 12–15).

Therapie Keine etablierte Optionen wie bei systol. Herzinsuff. Vorteilhaft sind Diuretika bei Flüssigkeitsretention, Erhalt eines Sinusrhythmus, optimale Behandlung von Komorbiditäten (Niereninsuff., arterielle Hypertonie, Übergewicht, Diabetes mellitus, schlafbezogene Atmungsstörungen, Eisendefizit, KHK).

4.5.3 Akute Linksherzinsuffizienz und Lungenödem

Leitbefunde
Plötzlich auftretende hochgradige Atemnot, feuchte RG über beiden Lungen.

4

Ätiologie Meist kardial (z. B. Dekompensation einer chron. Linksherzinsuff., Herzinfarkt, hypertone Krise, Herzvitien, CM), Überwässerung (z. B. Niereninsuff., nephrotisches Sy.), bei Inf. (Pneumonie). Seltener anaphylaktischer Schock, toxisch (z. B. bei Urämie, Reizgasinhalation, Beatmung mit 100 % O_2), nach zu schneller Pleurapunktion (selten!), neurogen (z. B. bei SHT, Meningoenzephalitis), bei Heroinabusus.

Klinik Plötzlich auftretende hochgradige Atemnot, Orthopnoe, graue Haut, Zyanose, Distanzrasseln; schaumig rotes Sputum, Tachykardie, RR ↓, JVP ↑, Halsvenenstauung, periphere Ödeme, Rechtsherzinsuff. Zu Beginn oft Atemwegsobstruktion (Asthma cardiale) mit verlängertem Exspirium und Stakkatohusten.

Diagnostik

- **Auskultation:** feuchte, meist mittelblasige RG, meist re > li, basal evtl. abgeschwächtes Atemgeräusch durch Erguss
- **EKG:** Zeichen der Links- und Rechtsherzbelastung (▶ 4.5.1), Rhythmusstörungen (z. B. abs. Arrhythmie), Zeichen des Herzinfarkts (▶ 4.4), Niedervoltage (z. B. bei Perikarderguss → HT abgeschwächt, Echo)
- **BGA:** meist respir. Partialinsuff. trotz Hyperventilation
- **Rö-Thorax:** nach Stabilisierung. Fluid Lug (symmetrische perihiläre Verdichtungen), Kerley-B-Linien, Ergüsse, Herzverbreiterung

Therapie des akuten Lungenödems

- **Allgemeine Ther.:**
  - Oberkörper hoch lagern, Beine tief (z. B. im „Herzbett")
  - Venösen Zugang legen
  - Unblutiger Aderlass mittels Blutdruckmanschetten: Manschetten an Oberarmen und Oberschenkeln anlegen, auf ca. 60–80 mmHg aufpumpen, um venösen Rückstrom zu vermindern
  - Vorsichtige Sedierung: z. B. Diazepam 5 mg i. v.
  - O_2-Zufuhr 2–6 l/Min.
  - Flüssigkeitsrestriktion (Trinkmenge 750 ml/d) mit Bilanzierung von Ein- und Ausfuhr
  - Kochsalzrestriktion (kochsalzarme Kost)

- Ther. der auslösenden Erkr.: hypertensive Krise (RR-Senkung), Anämie (Bluttransfusion), Perikarderguss (Punktion), Vorhofflimmern (Kardioversion, Frequenzkontrolle), dekompensiertes Vitium (Herz-OP), Herzinfarkt (Lyse/PCI), Bradykardie (SM-Anlage)

- **Spezielle Ther.:**
  - Morphin 5–10 mg i. v.
  - Diuretika: z. B. Furosemid 40–80 mg i. v. oder über Perfusor
  - Nitrate (Vorlastsenkung), möglichst hoch dosiert z. B. Nitroglyzerin 1–6 mg/h unter RR-Kontrolle. Ziel: RR ≥ 100 mmHg syst. **Cave:** Hypotonie. Alternativ Molsidomin initial 4 mg i. v., dann Perfusor mit 1–4 mg/h
  - Pos. inotrope Substanzen, z. B. Dobutamin 0,01–0,4 µg/kg/Min. Bei persistierender Kreislaufinstabilität Dopamin in niedriger Dosierung (1,5–5 µg/kg KG/Min.). Bei Vorwärtsversagen (kardiogener Schock): Dobutamin und Dopamin kombiniert im Verhältnis 2 : 1 oder 1 : 1. Alternativ Noradrenalin 0,02–0,1–0,5 µg/kg KG/Min. statt Dopamin (Anstieg der Inotropie, des RR und der Vorlast; kein HZV-Anstieg). Alternativ Adrenalin 0,02–0,1–0,5 µg/kg KG/Min., wenn Noradrenalin ohne Erfolg (HZV-Anstieg und RR-Stabilisierung). Evtl. intraaortale Ballongegenpulsation
  - Bei Versagen der medikamentösen Maßnahmen: Flüssigkeitsentzug mittels a. v. oder venovenöser Hämofiltration
  - Bei respir. Insuff.: Beatmung, ggf. Intubation. Durch nichtinvasive Beatmung über Maske lässt sich die Intubation und kontrollierte Beatmung häufig vermeiden
  - Pulmonaliskatheter zur Diagnosestellung und Therapiesteuerung bei lebensbedrohlicher oder unklarer Herz-Kreislauf-Schwäche
  - Evtl. Nitroprussid 0,3–8 µg/kg KG/Min. zur Nachlastsenkung in der Akutphase. **Cave:** stärkster Vasodilatator, strenge Indikationsstellung, nur mit art. Blutdruckmonitoring und Pulmonaliskatheter!
  - Bei sonst nicht beherrschbarer Herzinsuff. z. B. nach kardiochir. OP oder bis zur HTx: Phosphodiesterasehemmer
  - In ausgewählten Fällen kardiales Assist-System
  - Bei HRS ▶ 4.6. CRT-Option prüfen.
  - Digitalis nur, wenn eine Tachyarrhythmia abs. die Ursache der Herzinsuff. ist, sonst keine Ind. in der Ther. der akuten Herzinsuff.
  - ACE-Hemmer
  - Nach Stabilisierung dauerhaft konsequente Herzinsuff.ther, bei fehlender Stabilisierung oder dauerhafter i. v.-Ther. ggf. Assist-Device

4

4.6 Herzrhythmusstörungen (HRS)

4.6.1 Übersicht

Unterscheidung zwischen supraventrikulären und ventrikulären sowie bradykarden und tachykarden HRS wichtig für Ther. und Prognose.

Ätiologie Häufigste Ursache ist KHK. Weitere Ursachen: E'lytstörungen (z. B. Hypokaliämie), CMP, Medikamenten-NW (z. B. Digitalis), Stoffwechselentgleisung (z. B. Hyperthyreose), Herzvitium, entzündliche Herzerkr. und Präexzitationssy.

Diagnostik
- **Anamnese:** überlebter „plötzlicher Herztod", Schwindel, Synkopen, Palpitationen bei langsamem oder schnellem Herzschlag, Dyspnoe, Ang. pect., Medikamente, Intox.
- **Leitfragen:** Seit wann, wie häufig, welche Auslöser, wie schwer, welche Folgeerscheinungen, KO, Begleiterscheinungen, bisherige Behandlung?
- **Befund:** Puls, Pulsdefizit (Differenz zwischen auskultierter Frequenz und peripher getastetem Puls), Herzinsuffizienzzeichen
- **EKG:** immer 12-Kanal-EKG, 24-h-EKG, Belastungs-EKG, intrakardiales EKG, EPU mit programmierter intrakardialer Stimulation
- **Labor:** E'lyte, CK, HBDH, GOT, BB, Digitalisspiegel, TSH basal
- Rö-Thorax (Herzgröße, Lungenstauung?). Echo (Ejektionsfraktion?), ggf. Koronarangio zum Ausschluss bzw. Nachweis einer KHK

Therapie
- Bettruhe, EKG-Monitor, venöser Zugang, Dokumentation von intermittierenden HRS, möglichst mit 12-Kanal-EKG. Therapiebedürftigkeit hängt von hämodynamischer Wirksamkeit, Risiko von Kammerflimmern/-flattern, kardialer Grunderkr. und subjektiven Beschwerden ab.
- **Rezidivprophylaxe:** bei Pat. nach Herzinfarkt problematisch. In der CAST-Studie wurde gezeigt, dass Rhythmusstörungen durch Klasse-Ic-Antiarrhythmika zwar vermindert werden konnten, aber die Mortalität in der behandelten Gruppe höher war. Eine Behandlung mit Betablockern senkte dagegen die Mortalität. Entscheidung über Rezidivprophylaxe nur nach eingehender kardiolog. Untersuchung (Echo, Koronarangio, EPU). Alternativ Katheterablation, antitachykarde Schrittmacher.

> **!** Hämodynamische Instabilität (Hypotonie, Schock), akute kardiale Ischämie (Ang. pect., Infarkt) und/oder Linksherzdekompensation machen eine rasche und konsequente Ther. notwendig → elektrische Intervention, z. B. Kardioversion, Defibrillation, Schrittmacher, „Overdrive", vollständige, auch invasive Diagnostik.

4.6.2 Tachykarde Herzrhythmusstörungen

HF > 100/Min. durch gesteigerte Reizbildung (gesteigerte Automatie, abnorme Automatie, getriggerte Aktivität) oder bei kreisenden Erregungen (Reentry mit/ohne präformierte[n] Leitungsbahnen) (▶ Tab. 4.16).

Ätiologie KHK, Myokardinfarkt, Myokarditis (infektiös toxisch, medikamentös toxisch), CMP, Präexzitationssy., Vitien. Herzglykoside, Antiarrhythmika, E'lytstörungen, Hyperthyreose, Hypovolämie, Fieber, Anämie, Embolie, psychogen.

Tab. 4.16 Differenzierung tachykarder Herzrhythmusstörungen

	Vorhoffrequenz in Min^{-1}*	Kammerfrequenz in Min^{-1}*	Gleichmaß der Schlagfolge		Formkriterien für P	QRS	AV-Überleitung
Sinustachykardie	> 100	> 100	Respir. Arrhythmie (gering oder nicht nachweisbar)	Ebenso	Normal	Normal	1 : 10,12–0,18 Sek.
Vorhoftachykardie	> 150	> 150	Regelmäßig	Regelmäßig	Abnorm, klein, oft nicht nachweisbar	Normal, selten abnorm	1 : 1
Vorhofflattern („langsames Flattern")	250–350 160–230	120–90 80–130	Regelmäßig	Regelmäßig oder unregelmäßig	Sägezahnartig deformiert in Ableitung II, III	Normal, selten abnorm	Wechselnder Block, z.B. 1 : 1, 2 : 1, 4 : 1
Vorhofflimmern	> 350	120–160	Unregelmäßiges Flimmern, Flattern	Abs. Arrhythmie	Unregelmäßige Wellen (V_1, V_2)	Normal, intermittierend abnorm	Wechselnd blockiert
Vorhoftachykardie mit Block	100–220	80–140	Regelmäßig	Regelmäßig oder unregelmäßig	Spitz, schmal, Null-Linie glatt (II, V_1)	Normal, seltener abnorm	Wechselnd blockiert
AV-Tachykardie	100–250	100–250	Regelmäßig	Regelmäßig	Abnorm, meist nicht nachweisbar	Abnorm oder normal	Retrograd
WPW-Syndrom	150–250	150–250	Regelmäßig	Regelmäßig	Meist nicht nachweisbar	Abnorm	Reentry
Kammertachykardie	Wechselnd	100–250	Regelmäßig oder wechselnd	Regelmäßig	Oft nachweisbar, dann beweisend für VT	Abnorm	Orthograd nur intermittierend, oft retrograd (Kombinationssystole)

* Frequenzangaben nur als Richtlinien, Grenzen oft unscharf. Ggf. Adenosin (▶ 4.6.3) zur kurzfristigen AV-Blockierung und Identifizierung der zugrunde liegenden Rhythmusstörung.

Supraventrikuläre Tachykardien

Sinustachykardie

Steigerung der Sinusautomatie, HF 100–160/Min., meist regelmäßig, jedem P folgt ein normaler QRS-Komplex, bei Tachykardie P oft nicht zu erkennen.

Ätiologie Erhöhter Sympathikotonus z. B. bei körperlicher oder seelischer Belastung, Fieber, Anämie, Hypovolämie, Herzinsuff., Kreislaufschock; Hyperthyreose, Phäochromozytom, akuter entzündlicher Herzerkr., Medikamenten (z. B. Atropin, Theophyllin, β_2-Sympathomimetika, Zytostatika), Genussgiften (z. B. Alkohol, Nikotin, Koffein).

Therapie Behandlung der Ursache. **Cave:** keine symptomzentrierte Behandlung des Warnzeichens „Sinustachykardie"!

Vorhoftachykardie

Gesteigerte Automatie eines ektopen Vorhoffokus, Frequenz 150–200/Min., P-Wellen mit anderer Morphologie als bei Sinusrhythmus.

Ätiologie Typisch bei Digitalisüberdosierung in Verbindung mit AV-Block, bei chron. Lungenerkr., bei jungen Pat. oft unklar.

Therapie Medikamentös sehr schwer zu beeinflussen, effektiv evtl. Sotalol, Amiodaron, Digitalis + Amiodaron. Besser elektrische Ablation des Vorhoffokus oder AV-Knoten-Ablation mit nachfolgender permanenter SM-Ther.

Supraventrikuläre Extrasystolie (SVES)

Heterotope Reizbildung als Folge einer gesteigerten Automatie oder eines Reentry-Mechanismus.

Ätiologie Häufig bei Gesunden und Herzkranken. Vorläufer von Vorhofflimmern/-flattern. Evtl. Auslöser von supraventrikulären Reentry-Tachykardien.

Klinik Oft asympt., Palpitationen (Herzklopfen, -jagen, „Aussetzer").

EKG Vorzeitige Aktion mit abnorm konfigurierter P-Welle, je vorzeitiger, desto länger ist die PQ-Dauer. QRS meist unverändert, postextrasystol. Pause meist nicht kompensatorisch.

Therapie Meist keine. Bei salvenartigem Auftreten kann Vorhofflimmern/-flattern drohen, dann Digitalis und/oder Betablocker.

Vorhofflimmern, -flattern

Funktioneller Reentry in beiden Vorhöfen.

Ätiologie Meist bei organischer Herzerkr. (oft bei Vorhofdilatation), Manifestation eines Sinusknotesy., bei Intox., E'lytstörungen, Hyperthyreose, chron. obstruktiven Lungenerkr. Paroxysmales Vorhofflimmern (seltener Flattern) auch bei Herzgesunden (idiopathisches V., „lone atrial fibrillation").

Klinik Tachyarrhythmie mit oder ohne peripheres Pulsdefizit, Herzklopfen, Herzrasen, Schwäche, Luftnot, Embolie.

EKG (▶ Abb. 4.15). Vorhofflimmern (350–600/Min.) oder -flattern (250–

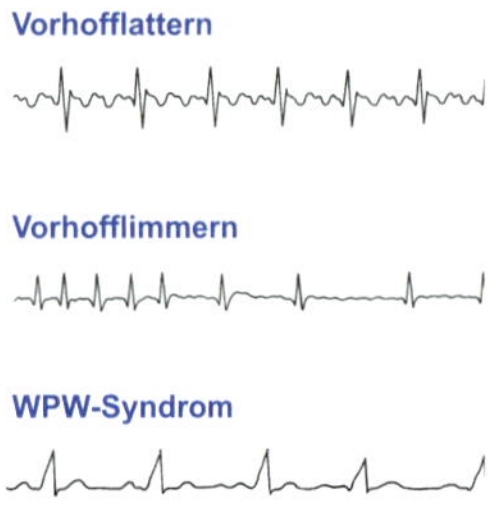

Abb. 4.15 Supraventrikuläre Tachykardien [A300]

350/Min.); bei Flimmern Kammerrhythmus abs. arrhythmisch, bei Vorhofflattern regelmäßig mit relativ hoher Frequenz 140–170/Min. (aufgrund einer Überleitung von 2 : 1 oder 3 : 1, bei WPW-Sy. Gefahr der 1:1-Überleitung).

Therapie

! Klärung des Behandlungsziels (Frequenzkontrolle oder Rhythmisierung) oder Rhythmisierung plus Ablationstherapie, Klärung notwendiger Zusatzbehandlungen (Antikoagulation), transösophageale Echokardiografie vor Rhythmisierung!

- **Sofortmaßnahmen:** High-Dose-Heparin (KI-Check; ▶ 19.8.2). Initialdosis 5 000–10 000 IE i. v., dann Heparinperfusor 10 000 IE/50 ml, mit 5 ml/h, tägl. aPTT-Kontrolle (Ziel 1,5- bis 2-fache Verlängerung)
- **Frequenzkontrolle:** rasche Digitalisierung, z. B. mit Digoxin 0,4 mg i. v., nach 4 und 12 h wiederholen oder Digitoxin bis zur Frequenznormalisierung; falls Frequenzeffekt unzureichend zusätzlich, β-Blocker, z. B. Metoprolol 5 mg i. v. oder Verapamil 5–10 mg/d i. v. Alternativ β-Blocker als Initialther.
- **Vorbereitung zur Rhythmisierung:** vor Rhythmisierung KI und Erfolgsaussichten überprüfen (besser bei Dauer des Flimmerns < ½ J., keinem oder nur mäßig dilatiertem li Vorhof, keiner Hyperthyreose oder dekompensiertem Mitralvitium). K^+ kontrollieren und evtl. ausgleichen. Antikoagulation mind. 3 Wo. vor Rhythmisierungsversuch bei Rhythmusstörung unbekannter:
  - **Niedriges Risiko:** Alter < 60 J., akut aufgetretenes Vorhofflimmern, keine Risikofaktoren: Antikoagulation fakultativ
  - **Mittleres Risiko:** Alter > 60 J., weibliches Geschlecht, art. Hypertonie, Diab. mell., Vorhofdilatation, manifeste Herzinsuff. oder LV-Dysfunktion (Echo): Phenprocoumon (INR 2–2,5) oder direkte orale Antikoagulanzien
  - **Hohes Risiko:** Z. n. Embolie, Nachweis von Thromben oder intensivem Echokontrast mittels Echo, Mitralstenose; Phenprocoumon (INR 2,5–3,5)
- **Medikamentöse Rhythmisierung:**
  - **Gute linksventrikuläre Funktion:**Propafenon oder Flecainid 2 mg/kg KG über 10 Min oder 600 mg Propafenon p. o. bzw. 300 mg Flecainid p. o. Normalisierung des Serum-Kaliums, tägl. EKG-Kontrolle (QT-Verlängerung, Gefahr von Torsade-de-Pointes-Tachykardien), EKG-Monitoring.
  - **Linksventrikuläre Dysfunktion:** Amiodaron 5 mg/kg KG über 30–60 Min., danach 15 mg/kg KG über 24 h i. v. Alternativ Amiodaron 600 mg/d p. o.
- **Elektrische Rhythmisierung** (auf der Intensivstation):
  - **Hochfrequente atriale Stimulation** (Overdrive Pacing): bei klassischem Vorhofflattern Überführung in Sinusrhythmus oder Vorhofflimmern (besser konvertierbar)
  - **Elektrische Kardioversion:** falls medikamentös kein Erfolg und Chance auf Erhalt eines Sinusrhythmus besteht, Kurznarkose z. B. mit Hypnomidat und Fentanyl, EKG-getriggerte Kardioversion (Initialenergie 100 J, falls erfolglos 200 J, 300 J, 350 J). Weitere Ind.: WPW-Sy. (Gefahr der 1:1-Überleitung), evtl. bei Linksherzdekompensation oder instabiler Ang. pect. infolge Tachyarrhythmia abs.
  - **AV-Knoten-Ablation/-Modulation** mit anschließender SM-Ther. indiziert bei tachykardem Vorhofflimmern (chron., intermittierend), dessen Ventrikelfrequenz medikamentös nicht befriedigend kontrolliert werden kann (Ultima-ratio-Ther.).
  - **Pulmonalvenenisolation durch Ablation:** aufwändiges Verfahren; Erfolg in ca. 70 % in speziellen Zentren. Geeignet v. a. bei paroxysmalem Vorhofflimmern ohne wesentliche Strukturerkr. des Herzens. Derzeit zunehmen-

der Einsatz auch bei strukturell erkranktem Herzen (Grundsatz: Ablationserfolg sinkt mit dem Ausmaß der kardialen Vorschädigung). Je ausgeprägter die Symptomatik, desto eher Ind. für Ablationsther. Meistens auch nach erfolgreicher Ablation dauerhafte Antikoagulation (wird oft vernachlässigt!), da hohes Thrombembolie-risiko bei asympt. Arrhythmie-Rezidiv.

- **Nach Rhythmisierung:**
  - Antikoagulation nach elektrischer oder medikamentöser Kardioversion für mind. 1 Mon. Alternative zu Phenprocoumon z. B. Rivaroxaban 1 × 15–20 mg/d p. o. (Xarelto®), Dabigatran 2 × 110–150 mg/d p. o. (Pradaxa®) oder Apixaban 2 × 5 mg (Eliquis®)
  - Nach erfolgreicher medikamentöser Konversion Sotalol, z. B. 3 × 40–80 mg/d p. o.. Alternativ Amiodaron (Sättigungsdosierung und Erhaltungsdosis; ▶ 4.6.3) oder Dronedaron

- Ind. zur oralen Antikoagulation bei paroxysmalen, persistierendem oder permanentem Vorhofflimmern abhängig vom CHA_2DS_2VASc-Score (▶ Tab. 4.17)
- Beurteilung der Blutungsgefährdung unter oraler Antikoagulation mit dem HAS-BLED-Score (▶ Tab. 4.18)
- Keine Dauerther. mit Chinidin oder anderem Klasse-I-Antiarrhythmikum, da arrhythmogen.
- Häufige Fehler: unkontrollierter (z. B. ambulanter) Rhythmisierungsversuch, falsche Einschätzung der Rhythmisierbarkeit, antiarrhythmische Langzeitbehandlung ohne Ind., ungenügende Frequenzkontrolle (Frequenzexzesse schon bei leichten Belastungen), Fehler im Antikoagulationsregime (Embolie- und Blutungsgefahr!).

Tab. 4.17 CHA_2DS_2-VASc-Score zur Bestimmung des individuellen Schlaganfallrisikos

Merkmal	Punkte*
Herzinsuffizient	1
Bluthochdruck	1
Alter > 75 Jahre	2
Diabetes mellitus	1
Vorausgegangener Schlaganfall/TIA	2
Gefäßerkrankung (z. B. Herzinfarkt)	1
Alter 65–74 Jahre	1
Weibliches Geschlecht (> 65 Jahre)	1

TIA = transitorisch-ischämisch Attacke
*Ind. zur oralen Antikoagulation bei > 2 Punkten

Tab. 4.18 HAS-BLED-Score zur Berechnung des individuellen Blutungsrisikos

Risikofaktor	Punkte*
Hypertonie	1
Anormale Nierenfunktion	1
Anormale Leberfunktion	1
Schlaganfall in der Vergangenheit	1
Blutungsereignis in der Vergangenheit	1
Labile INR-Einstellung	1
Ältere („elderly") Pat. (> 65 J.)	
„Drugs": für Blutungen prädisponierende Medikamente (Thrombozytenaggregationshemmer, NSAIDs)	1
Alkoholabusus (> 8 Drinks/Wo.)	1

* Bei einem HAS-BLED-Score ≥ 3 regelmäßige Neubewertung der Situation, Korrektur reversibler Faktoren für das Blutungsrisiko. **Cave:** hoher HAS-BLED-Score alleine für Vorenthalten einer indizierten Antikoagulation unzureichend.

Supraventrikuläre Tachykardie bei Präexzitationssyndrom

Präexzitationssy. durch akzessorische Leitungsbahn atrioventrikulär (z. B. Wolff-Parkinson-White-Sy., Kent-Bündel), nodo- oder faszikuloventrikulär (Mahaim-Bündel).

Klinik Plötzlich auftretendes und endendes Herzjagen, häufig nachts (erhöhter Vagotonus), Angst, Dyspnoe, Ang. pect., Harnflut nach Tachykardie-Episode.

Diagnostik Bei asympt. WPW (d. h. ohne Tachykardie-Episoden) Ajmalin-Test zur Prüfung der Refraktärzeit des akzessorischen Bündels. Im EKG kurze PQ-Zeit, QRS-Verbreiterung durch Deltawelle zu Beginn von QRS (▶ Abb. 4.15), Lokalisation des Bündels durch Lokalisation der Deltawelle.

Therapie Tachykardieterminierung durch vagale Manöver (z. B. Valsalva, Karotisdruck), Ajmalin 1 mg/kg KG i. v. oder Propafenon 0,5–1 mg/kg KG i. v. oder Flecainid 1 mg/kg KG langsam i. v. oder Verapamil 5 mg i. v. (nicht bei Vorhofflimmern, bei Präexzitationssy.). Alternativ: elektrische Überstimulation atrial oder ventrikulär. Falls ineffektiv oder klin. Verschlechterung (z. B. bei Vorhofflimmern), sofortige elektrische Kardioversion.

Prophylaxe Ablation des akzessorischen Bündels. 2. Wahl sind Betablocker oder Propafenon oder Flecainid.

- Medikamente bedeuten für den Pat. eine Langzeitther. mit potenziell ernsthaften NW. Klin. Nutzen und NW abwägen. Vor medikamentöser Langzeitther. elektrophysiolog. Untersuchung.
- Nicht jedes WPW-EKG bedarf der medizinischen Ther., abhängig vom Gefährdungspotenzial. Falls medikamentöse Langzeitther. erwogen wird, kurative Ther. (Ablation) erörtern.

Ventrikuläre tachykarde Herzrhythmusstörungen

Ventrikuläre Extrasystolie (VES)

Heterotope oder ektope Reizbildung aufgrund einer gesteigerten fokalen Automatie oder Reentry-Mechanismus.

Ätiologie Häufig bei Gesunden und Herzkranken z. B. bei KHK.

Klinik Oft asympt., evtl. Palpitationen („Aussetzer"), Dyspnoe, Ang. pect., Schwindel, Synkopen.

EKG Vorzeitiger, verbreiterter QRS-Komplex mit diskordanten STT-Veränderungen (schenkelblockartiges Bild). Klassifikation nach Lown (▶ Abb. 4.7) hat nur bei KHK progn. Bedeutung. **Cave:** Bei gehäuften VES besteht die Gefahr, dass eine sehr früh erscheinende ventrikuläre Extrasystole (ES) in die vulnerable Phase von T fällt → Vorzeitigkeitsindex (VI): VI = Zeit Q bis RVES/Zeit Q bis T normal VI < 1,0 [< 0,9!]: Gefahr des Kammerflimmerns/-tachykardie.

Therapie

- Risikoeinschätzung: Gefahr des plötzlichen Herztods v. a. bei ischämischer Herzerkr. (z. B. KHK, Z. n. Infarkt) und eingeschränkter linksventrikulärer Funktion.
- Behandlung der Grundkrankheit: z. B. max. antiischämische Ther. (ggf. PCI, ACVB), Ther. der Herzinsuff. (z. B. ACE-Hemmer), Betablocker.
- Betablocker verbessern Postinfarktprogn., evtl. Klasse III (z. B. Sotalol, Amiodaron).
- Rücksprache mit Elektrophysiologe zur Beurteilung der Ablationsmöglichkeit bei starker Häufung von sympt. empfundenen oder bei kardialer Grunderkr. prognostisch bedeutsamen VES

! Keine Klasse-IC-Antiarrhythmika (CAST-Studie).

Kammertachykardie (VT)

Ätiologie KHK (mit/ohne Infarktnarbe), akuter Myokardinfarkt, CMP, Myokarditis, valvuläre Herzerkr., Cor pulmonale, idiopathisch, belastungsinduziert.

EKG (▶ Abb. 4.16). Frequenz 70–250/Min., verbreiterter QRS-Komplex (meist kein typisches Schenkelblockmuster), R/S in V_6< 1, AV-Dissoziation; anhaltende VT (> 30 Sek.).

Diagnostik Beweisend sind:

- Nachweis von P-Wellen ohne Bezug zum QRS-Komplex (AV-Dissoziation)
- **Capture Beats:** vereinzelte schlanke Komplexe durch übergeleitete Sinusaktionen
- **Fusion Beats:** Komb. aus übergeleiteter Sinusaktion und ventrikulärem Schlag.

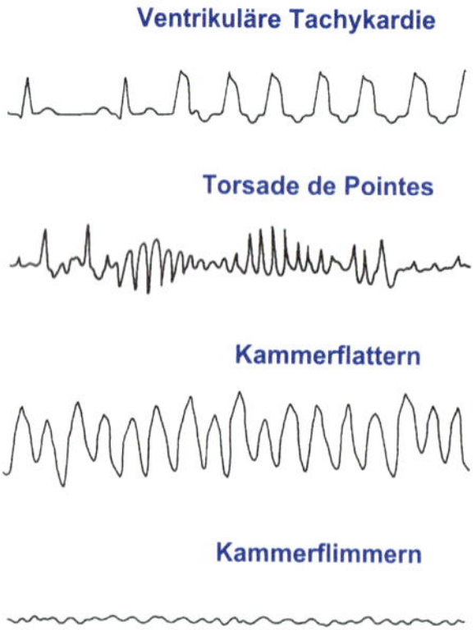

Abb. 4.16 Tachykarde Herzrhythmusstörungen [A300]

- Jede regelmäßige Tachykardie mit QRS-Verbreiterung ist bis zum Beweis des Gegenteils eine VT.
- V. a. ventrikulären Ursprung: QRS > 0,14 Sek.; weit überdrehter Rechts- oder Linkstyp; durchgehend pos. oder neg. Kammerkomplexe in den Brustwandableitungen (Konkordanz).

Anhaltende vs. nicht anhaltende Kammertachykardie

- **Anhaltende VT:** > 30 Sek., häufig Degeneration in Kammerflimmern.
- **Nicht anhaltende VT:** mind. 3 VES in Reihe, jedoch < 30 Sek., selbstlimitierende Arrhythmie. Kann Vorläufer von anhaltender VT sein.

Differenzialdiagnosen Schwierigste DD ist AV-Knoten-Tachykardie mit aberranter Leitung. Hierbei häufig typisches RSB-/LSB-Muster, evtl. Terminierung durch Karotissinusdruck möglich.

Therapie

- **Akutther.:** Amiodaron. Bei Versagen der medikamentösen Ther. oder rascher Therapiebedürftigkeit (hämodynamische Verschlechterung oder Myokardischämie) elektr. Kardioversion in Kurznarkose (z. B. Etomidat 14–20 mg i. v. und Fentanyl 0,1 mg i. v.). In der Akutphase Serum-K^+ hochhalten (ca. 5,0 mmol/l)
- **Rezidivprophylaxe** wie bei ventrikulärer Extrasystolie abhängig von der Grundkrankheit, z. B. optimale antiischämische Ther., Vermeiden von E'lytstörungen, Diskussion der interventionellen Ablationsther., ICD-Implantation (▶ 4.6.3)

Bei Kammertachykardie (VT) ist die Dokumentation der spontan aufgetretenen („klin.") VT von großem Wert. Nur die spontan aufgetretene VT muss behandelt werden, nicht jede VT, die im Labor induzierbar ist.

Torsade-de-Pointes-Tachykardie

Ätiologie Antiarrhythmika, trizyklische Antidepressiva, Hypokaliämie oder QT-Sy.

Diagnostik Kammertachykardie mit wechselnder QRS-Achse.

Therapie Mg^{2+} 2–3 g langsam i. v. (8–12 mmol Mg^{2+}), dann 12 g/12 h. Kaliumsubstitution. Alternativ Schrittmacherstimulation.

Rezidivprophylaxe Ursache beseitigen, Betablocker.

Kammerflimmern, Kammerflattern

Ätiologie Meist schwere KHK (80 %), Myokardinfarkt (▶ 4.4), entzündliche Herzerkr.

Diagnostik EKG bei Kammerflimmern (▶ Abb. 4.16) HF > 300/Min., unregelmäßige Undulationen mit wechselnden Konturen, Amplituden und Zeitintervallen. Bei Kammerflattern (▶ Abb. 4.16) HF 180–300/Min., großwellige Oszillationen; Trennung zwischen QRS und ST-Strecke nicht möglich.

Akuttherapie ▶ 3.1.

Rezidivprophylaxe Konsequente Ther. der Grundkrankheit. Ggf. Amiodaron, ICD.

Antiarrhythmische Therapie

Behandlungsgrundsätze

- Kritische, zurückhaltende medikamentöse antiarrhythmische Ther. Alle Antiarrhythmika besitzen einen unterschiedlich ausgeprägten neg. inotropen Effekt (z. B. sehr ausgeprägt bei Disopyramid).
- Je ausgeprägter die LV-Funktionseinschränkung, desto größer die Gefährdung des Pat., desto weniger effektiv sind medikamentöse Verfahren zur Kontrolle maligner ventrikulärer Arrhythmien und desto eher muss auf eine ICD-Ther. zurückgegriffen werden.
- Bei ventrikulärer Tachykardie optimale antiischämische Ther. und Optimierung der LV-Funktion vor antiarrhythmischer Ther.

Behandlungsindikationen (medikamentös oder mittels ICD) Abhängig von Klinik und elektrophysiolog. Kriterien („maligne Arrhythmien"):

- Gestörte Hämodynamik: z. B. bei Linksherzdekompensation, kardialer Synkope.
- Erhöhtes Risiko eines plötzlichen Herztods: Z. n. Reanimation („überlebter Herztod"), anhaltende ventrikuläre Tachykardie, komplexe HRS bei schwerer kardialer Grundkrankheit.

4

- Bei akuten kardialen Erkr. (z. B. Herzinfarkt) sind Arrhythmien progn. ungünstig → frühe antiarrhythmische Ther. einleiten, Monitorkontrolle.
- Bei asympt. Verlauf ist meist keine Ther. erforderlich. Auch kardiovaskulär Gesunde können komplexe Arrhythmien haben.

Implantierbarer Cardioverter-Defibrillator (ICD)

- **Primärprävention:** KHK nach Myokardinfarkt und eingeschränkte linksventrikuläre Funktion (EF ≤ 30 %; Myokardinfarkt muss mind. 1 Mon. zurückliegen, eine koronare Bypass-OP mind. 3 Mon.), hypertroph obstruktive CMP bei Risikokonstellation, arrhythmogene rechtsventrikuläre Dysplasie, Long-QT-Sy., mit Synkope trotz Betablockern, Short-QT-Sy., asympt. Brugada-Sy. mit Risikomerkmalen
- **Sekundärprävention:**
  - Herz-Kreislauf-Stillstand bei Kammerflimmern oder Kammertachykardie ohne Nachweis einer sicher reversiblen Ursache.
  - Spontane anhaltende Kammertachykardie bei struktureller Herzerkr.
  - Synkope ungeklärter Genese, wenn bei der elektrophysiolog. Untersuchung eine Kammertachykardie oder Kammerflimmern induziert werden kann.
  - Spontane anhaltende Kammertachykardie ohne strukturelle Herzerkr., die nicht durch andere Ther. beherrscht wird.
  - Brugada-Sy. mit unklarer Synkope.

Antiarrhythmika ▸Tab. 4.19

Tab. 4.19 Übersicht gebräuchlicher Antiarrhythmika

Medikament	Indikation	Dosis – Akutther.	Prophylaxe	NW
Adenosin	AV-Knoten-Reentry-Tachykardie	3 mg als Bolus i. v., Wiederholung nach 1–2 Min. in höherer Dosierung möglich (6, 9, 12 mg)	–	Extrem kurze HWZ von < 10 Sek. Block (erwünscht), Bradykardie, Wärmegefühl (Flush), thorakales Engegefühl, Kopfschmerz, Husten. Selten: Bronchospasmus, Hypotonie
Ajmalin	Ventrikuläre Extrasystolie, ventrikuläre Tachykardie	25–50 mg i. v.	300 mg/12 h i. v.	Übelkeit, Kopfschmerzen, Appetitlosigkeit, Cholestase, Leberschädigung
Prajmalin	Supraventrikuläre, ventrikuläre Extrasystolie, Rezidivprophylaxe der ventrikulären Tachykardie	60 mg/d p. o.	60 mg/d p. o.	
Esmolol	Supraventrikuläre Tachykardie	Initial 0,5 mg/kg KG über 1 Min. i. v., dann 50 mg/kg KG/Min. für 4 Min. Max. Erhaltungsdosis 200 µg/kg KG/Min.	–	Wie Metoprolol, aber sehr kurze HWZ von 8 Min.
Lidocain	Ventrikuläre Extrasystolie, Kammertachykardie	50–100 mg i. v.	2–4 mg/Min. i. v.	Benommenheit, Schwindel, zerebraler Krampfanfall
Propafenon	Ventrikuläre Extrasystolie, supraventrikuläre und ventrikuläre Tachykardie, Präexzitationssy.	0,5–1 mg/kg KG i. v.	3–5 × 150 mg/d p. o.	Mundtrockenheit, Salzgeschmack, Kopfschmerzen, GI-Beschwerden
Metoprolol	Supraventrikuläre Tachykardie, KHK, Myokardinfarkt, abs. Arrhythmie mit schneller Überleitung, Digitalisintox. mit Vorhoftachykardie	1–2 Amp. = 5–10 mg langsam i. v. (= 1 mg/Min.)	2 × 50–100 mg/d p. o.	Bronchialobstruktion, neg. Inotropie, Bradykardie, Müdigkeit, Depression. KI: gleichzeitige Ther. mit Kalziumantagonisten, Asthma

Tab. 4.19 Übersicht gebräuchlicher Antiarrhythmika *(Forts.)*

Medikament	Indikation	Dosis – Akutther.	Prophylaxe	NW
Sotalol	Bedrohliche VES, Kammertachykardie, WPW-Sy., paroxysmale supraventrikuläre Tachykardie, Tachyarrhythmia abs.	½ Amp. (= 20 mg) über 5 Min. i. v., Wiederholung nach 20 Min. möglich	1–3 × 40–80 mg/d p. o.	–
Amiodaron	Supraventrikuläre, ventrikuläre Tachyarrhythmien	Orale Aufsättigung mit max. 1 g über 13 d p. o., dann Erhaltungsdosis i. v.: 5 mg/kg KG über mind. 3 Min., dann 600 mg in 500 ml Glukose 5 % mit 20 ml/h über 24 h	Erhaltungsdosis etwa 200 mg/d p. o., evtl. Wochenendpause	z. B. Korneatrübung, Fotosensibilisierung, SD-Stoffwechselstörung, Lungenfibrose. HWZ 1–3 Mon. Ggf. Spiegelkontrolle. EUG-Kontrollen in der Aufsättigungsphase obligat!
Dronedaron	Paroxysmales Vorhofflimmern, Rezidivprophylaxe	–	2 × 400 mg/d p. o.	Sinusbradykardie, AV-Block, Leberwerterhöhung! Geschmacksstörungen, GI-Sympt.
Verapamil	Supraventrikuläre Extrasystolie, supraventrikuläre Tachykardie	5 mg i. v.	3 × 40–80 mg/d p. o.	Hypotonie, Bradykardie

4.6.3 Bradykarde Herzrhythmusstörungen

HF < 50/Min. durch Abnahme der Reizfrequenz im Sinusknoten oder des Erregungsleitungssystems. Gefahr durch Abfall des HZV mit Durchblutungsstörungen von Herz, Gehirn und anderen Organen.

Klinik Breites Spektrum an Sympt.: asympt., verminderte Leistungsfähigkeit („bradykarde Herzinsuff."), Schwindel, Ang. pect., Synkope (Adams-Stokes-Anfall ▶ 4.1.5).

Diagnostik
- Anamnese
- EKG, LZ-EKG
- Echo, Ergo, ggf. Herzkatheter zum Nachweis einer strukturellen Herzerkr.
- Labor: E'lyte, Herzenzyme, TSH basal, Plasmaspiegel von Pharmaka (Digitalis, Antiarrhythmika)
- Evtl. intrakardiales EKG mit His-Bündel-EKG und Bestimmung der Sinusknotenerholungszeit
- Spezielle Diagn.: Karotissinusdruckversuch (▶ 4.1.5), intrakardiale Stimulation (Bestimmung der Sinusknotenerholungszeit, programmierte atriale Stimulation). Atropintest: 1 mg (0,02 mg/kg KG) Atropin i. v. unter EKG-Kontrolle; führt bei Gesunden zu einer Erhöhung der Herzfrequenz um 25 % bzw. auf mind. 90/Min. Path. (d. h. kein Frequenzanstieg) bei Sinusknoten-Sy.

4

Richtlinien zur Behandlung bradykarder Herzrhythmusstörungen
- Immer Ätiol. klären, da die kausale Ther. die effektivste ist (z. B. vagovasale Synkope bei Schmerzzuständen, Myokardinfarkt, Hypoxie beim Beatmungspatienten, Hypothyreose, Hyperkaliämie)!
- Medikamenteneinflüsse berücksichtigen, z. B. Digitalis, Verapamil, Betablocker, Diltiazem, Gallopamil, Clonidin, alle Antiarrhythmika, bradykardisierende Augentropfen.
- Medikamentöse Ther. meist nur zur akuten Intervention, z. B. Atropin 0,5–1,5 mg im Bolus i. v., ggf. wiederholen. Keine effektive nebenwirkungsarme Dauermedikation. NW: ventrikuläre Tachyarrhythmien auch nach Atropin möglich; daher bei i. v. Gabe Rhythmusmonitor! Vorsicht bei AV-Block II.°: Atropingabe und Beschleunigung der Sinusfrequenz kann zu höhergradigem Block mit Provokation einer kritischen Bradykardie führen!

Sinusbradykardie

Klinik Meist asympt. Kann Teil- oder Hauptmanifestation des Sick-Sinus-Sy. sein. Nächtliche Frequenzabfälle auf 35–40/Min. können physiologisch sein!

Therapie Keine Behandlung bei asympt. Pat.
- Ursache behandeln, z. B. akuter Hinterwandinfarkt, Sinusknoten-Sy., Hypoxie, Hirndruck, Hypothyreose, Vagotonie, Medikamenteneinfluss.
- Intermittierender Sinusarrest ohne ausreichenden Ersatzrhythmus oder bei Komb. mit ventrikulärer Arrhythmie: Atropin i. v. (z. B. 0,5 mg, ggf. wiederholen). Alternativ Schrittmacher.

Kein Medikament kann sicher und langfristig eine Sinusbradykardie ohne wesentliche NW effektiv beeinflussen.

Sinusarrest, SA-Block

Gestörte sinuatriale Überleitung. Zeigt sich als Sinusbradykardie, isolierte bradykarde Rhythmusstörung oder (häufiger) in Komb. mit tachykarder Vorhofarrhythmie (Bradykardie – Tachykardie bei Sick-Sinus-Sy.).

Einteilung

- **I. Grad:** im EKG nicht erkennbar.
- **II. Grad:** geringe Unregelmäßigkeiten des Sinusrhythmus entweder durch progressive Leitungsverzögerung (Typ I = Wenckebach-Periodik: bei gleichbleibender PQ-Zeit Verkürzung der PP-Intervalle) oder durch vollkommenen Ausfall einer Herzaktion ohne vorangehende Änderung der PP-Intervalle (Typ II = Mobitz).
- **III. Grad:** totaler SA-Block mit Ausfall einer oder mehrerer Herzaktionen, fehlenden P-Wellen. Ersatzrhythmus durch sek. Zentrum.

Therapie Bei Sympt. medikamentöse (Atropin) oder elektrische Ther. (Vorhofschrittmacher). Permanenter Schrittmacher nur nach Ausschluss einer behandelbaren reversiblen Grundkrankheit, bei sympt. Pat. oder bei Notwendigkeit einer zusätzlichen bradykardisierenden Ther. (z. B. Digitalis, Verapamil).

4

Sinusknotensyndrom, Sick-Sinus-Syndrom (SSS)

Sammelbegriff für Störungen der Sinusknotenfunktion mit bradykarden, brady-/tachykarden oder tachykarden HRS (Sinusbradykardie, SA-Blockierungen, supraventrikuläre Tachykardie, Vorhofflimmern, Vorhofflattern).

Therapie Bei sympt. Bradykardie permanenter Schrittmacher. SM-Ind. meist auch gegeben, wenn neben Bradykardien medikamentös behandlungsbedürftige Tachykardien bestehen. Ggf. Antikoagulation (▶ 19.8).

Bradyarrhythmia absoluta

Chron. Vorhofflimmern mit bradykarder Ventrikelfrequenz bei gestörter AV-Überleitung.

Ätiologie Meist Folge einer fortgeschrittenen kardialen Grundkrankheit (KHK, Klappenfehler, CMP) mit Herzinsuff.

Diagnostik Unbedingt behebbare Ursachen (z. B. Hypothyreose, Digitalisintox.) ausschließen!

Therapie Falls sympt. (z. B. Synkope, „Pausen", bradykarde Herzinsuff.), SM-Ther. (VVI-Modus).

Hypersensitiver Karotissinus/Karotissinussyndrom

Reflexvermittelte vasomotorische Synkope, malignes vagovasales Sy.

Klinik Zwei Komponenten: Kardioinhibitorisch mit Reflexbradykardie bei vagaler Stimulation (nur dies kann mittels SM beeinflusst werden!) und vasodepressorisch (Vasodilatation der Kreislaufperipherie).

Therapie Bei Sympt. permanenter Schrittmacher, klin. Erfolg in Abhängigkeit vom Anteil der vasodepressorischen Komponente. Pharmakother. unbefriedigend.

AV-Blockierungen

Verschiedene Formen der gestörten Erregungsleitung zwischen Vorhöfen und Kammern.

Ätiologie Digitalis, Betablocker, Chinidin u.a. Antiarrhythmika; Myokarditis, KHK, Myokardinfarkt, Vagotonie.

Einteilung (▶ Abb. 4.17):
- **I. Grad:** PQ-Zeit verlängert. Langzeit-EKG zum Ausschluss höhergradiger Blockierungen.
- **II. Grad Typ I, Mobitz I** (Wenckebach-Periodik): periodisch zunehmende Verlängerung der PQ-Zeit bis zum Ausfall der Überleitung.
- **II. Grad Typ II, Mobitz II:** intermittierend totaler Leitungsblock. Überleitung von jeder 2., 3. oder x-ten Vorhofaktion. Übergang in totalen AV-Block möglich. PQ-Zeit kann normal sein.
- **III. Grad:** totaler AV-Block = AV-Dissoziation. Regelmäßiger, bradykarder Ersatzrhythmus der Kammern unabhängig vom Vorhofrhythmus.

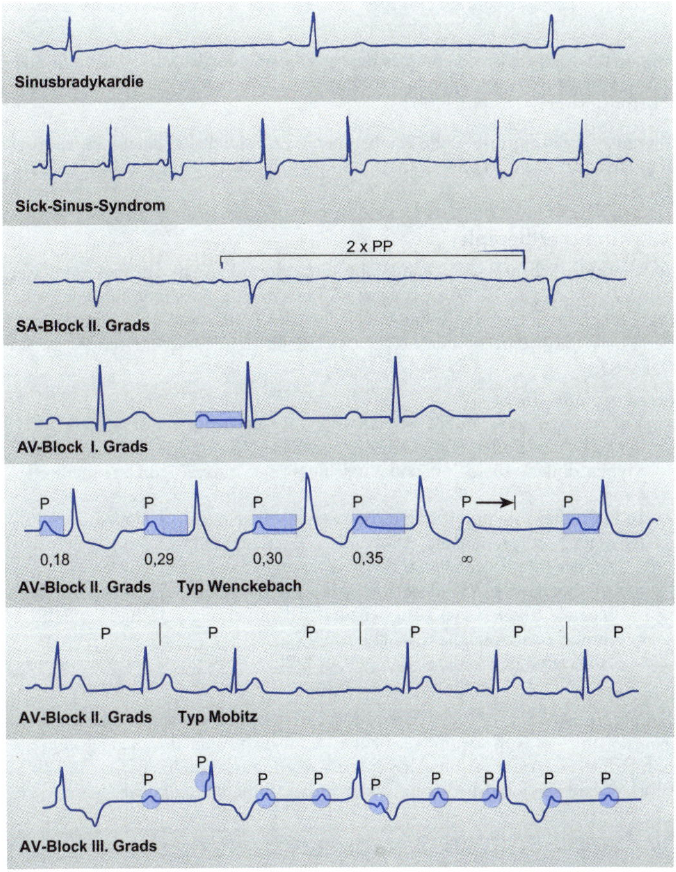

Abb. 4.17 AV-Blockierungen [A300]

Funktion	I	II	III	IV	V
	Stimulation	Wahrnehmung	Reaktion	Frequenzadaption	Multisite-Stimulation
Kammer	0 None V Ventrikel A Atrium D Dual S Single	0 None V Ventrikel A Atrium D Dual S Single	0 None T Trigger I Inhibition D Dual	0 None R Rate-adaptiv	0 None V Ventrikel A Atrium D Dual

Abb. 4.18 Schrittmachercodierung. In der Novelle vom Feb. 2002 ist der 5. Buchstabe für die Stimulation einer 3. Kammer vorgesehen (z. B.: sensorgesteuerter biventrikulärer Schrittmacher = DDDRV) [L157]

4

Therapie Bradykardisierende Medikamente (z. B. Digitalis, Betablocker) absetzen. E'lytstörungen behandeln. Bei sympt. AV-Block II.° und bei AV-Block III.° ggf. SM-Anlage.

Schrittmachertherapie

Systemwahl Schrittmachercode ▶Abb. 4.18. Physiologische Stimulation (Zweikammer-SM, DDD, VDD) anstreben; VVI nur noch bei seltenen Episoden eines AV-Blocks vertretbar. In Abhängigkeit von der Sinusknotenfunktion (Klärung der Frage: Liegt eine binodale Erkr. vor?) evtl. frequenzadaptierendes System (DDDR).

Permanente SM-Ther.:

- **Voraussetzungen:** vor SM-Implantation müssen vorliegen: Anamnese, EKG der zu behandelnden HRS, EKG, ggf. LZ-EKG, Rö-Thorax, TSH, Elektrolyte, Myokardinfarktausschluss und Ausschluss einer Intox./Medikamentenwirkung.
- **Ind.:** Bradykardie und Klinik müssen assoziiert sein (z. B. Adams-Stokes-Anfall, Ang. pect., Herzinsuff., Schwindel). Die Ind. zur SM-Ther. orientiert sich v. a. an der Klinik, seltener an EKG-Kriterien.
  - AV-Block: V. a. AV-Block II.° Typ II und erworbener AV-Block III.°. AV-Block I.° und II.° Typ I nur bei zusätzlichen Leitungsstörungen im HIS-Bündel oder zusätzlichem Schenkelblock.
  - Höhergradige SA-Blockierungen, evtl. Bradyarrhythmia abs., Sick-Sinus-Sy. und Karotissinus-Sy.

Temporäre SM-Ther. Notfallversorgung bei sympt. Bradykardie. **Cave:** Übergangslösung – so früh wie nötig, so kurz wie möglich. Wahl des Zugangs für temporäre SM-Elektrode: V. jugularis interna re am günstigsten; auf keinen Fall V. subclavia auf der Seite, die für eine permanente Implantation infrage kommt.

! Infektionen am Zugang oder an SM-Elektroden sind schlechte Voraussetzungen für eine permanente SM-Implantation!

Schrittmacherfehlfunktionen

- **Sensing-Defekt:** gestörte Erkennung von Eigenaktionen
  - **Undersensing:** Eigenaktionen werden nicht erkannt, trotz ausreichender Eigenfrequenz werden SM-Impulse abgegeben
  - **Oversensing:** Wahrnehmung elektrodenferner Potenziale (z. B. Muskelaktion), die als Eigenaktion verkannt werden → trotz Bradykardie keine Stimulation
- **Exitblock:** im EKG sichtbare SM-Impulse, die nicht zu einer Depolarisation (QRS-Komplex) führen. Ursache meist Elektrodendislokation oder Anstieg der Pacing-Schwelle durch Fibrosierung
- **Sensing-Defekt und Exitblock:** durch Dislokation oder Elektrodenbruch, meist op. Revision erforderlich
- **Schrittmachertachykardie:** bei DDD-SM kann es zum Triggern einer Vorhofaktion kommen, die retrograd zum Vorhof übergeleitet wurde → erneute Ventrikelstimulation evtl. mit erneuter retrograder Vorhofaktion usw.
  - **Diagn.:** durch externes Auflegen eines Magneten (hemmt Sensing → Tachykardie beendet)
  - **Ther.:** Umprogrammierung mit Verlängerung der Vorhof-Refraktärzeit
- **Batterieerschöpfung:** Abfall der tatsächlichen gegenüber der programmierten Stimulationsfrequenz. Austauschkriterium variiert je nach SM-Typ

4

4.7 Entzündliche Herzerkrankungen

4.7.1 Endokarditis

Infektion des Endokards, die durch Klappendestruktionen zu Ventildefekten führen kann. Am häufigsten sind Mitral- und Aortenklappe betroffen, während die Rechtsherzendokarditis selten ist (oft i. v.-Drogenabhängige). Letalität ca. 30 %.

Leitbefunde
Fieber und neu aufgetretenes Herzgeräusch.

Bakterielle Endokarditis

Meist vorgeschädigte Herzklappen besiedelt von vergrünenden Strept. (S. viridans, 60–80 %, langsamer Verlauf = Endocarditis lenta), S. aureus (Verlauf meist hoch akut!), S. faecalis (10 %), E. coli u. a.

Klinik Breites Spektrum von fulminantem, innerhalb von Tagen tödlichem Verlauf (meist durch S. aureus) bis zu schleichender über mehrere Mon. andauernder Krankheit mit Schwäche, Nachtschweiß, subfebrile Temp. („Lenta"-Sympt., meist durch Strept. viridans). Typisch sind Mikroembolien (Schleimhaut, Haut, Nagelbett, Augenhintergrund), Embolien, Anämie, Arthralgien, Splenomegalie. Nierenbeteiligung (in 90 % Immunkomplex-GN mit Proteinurie ▶ 9.5.2).

Diagnostik

- Bei neu aufgetretenem Herzgeräusch, echokardiografischer Nachweis der Klappenvegetationen durch TEE obligat
- BSG ↑, Leukozytose. Urin: Proteinurie, Erythrozyturie, Zylindrurie. Sicherung der Diagnose durch venöse Blutkulturen (▶ 2.3.1) vor Beginn der antibiotischen Ther. am 1. Tag alle 1–2 h (3–5 Blutkulturen; bei V. a. Pilzendokarditis evtl. art. Blutkulturen)

Differenzialdiagnosen Bei akutem Verlauf kaum verkennbar. Bei schleichendem Verlauf alle Ursachen des chron. Fiebers (▶ 17.1.1), v. a. Inf. (z. B. Tbc), Malignome (z. B. maligne Lymphome), Vaskulitiden und rheumatisches Fieber. Daher immer TEE!

Therapie Therapiebeginn bei foudroyantem Verlauf innerhalb von 2 h (nach Abnahme von 3 Blutkulturen). Bei Endocarditis lenta Therapiebeginn nach Keimnachweis, sonst auch bei neg. Kultur (Antibiotika ▶ 18.1). Behandlungsdauer (i. v.) i. d. R. 4–6 Wo. Penicillinallergie beachten!

- **Initialtherapie bei unbekanntem Erreger (ESC Guideline 2009):**
  - **Nativklappen:** Ampicillin 4 × 3 g/d i. v. plus Flucloxacillin 3 × 4 g/d i. v. oder Oxacillin 3 × 4 g/d i. v. plus Gentamicin 3 mg/kg/d i. v. in 1 Dosis. Bei Penicillinallergie Vancomycin plus Gentamicin
  - **Klappenprothese:** Vancomycin 2 × 30 mg/kg/d i. v. plus Gentamicin 3 mg/kg/d i. v. in 1 Dosis (2 Wo.) plus Rifampicin 900–1 200 mg i. v. oder p. o. in 2 oder 3 Dosen
  - **„Kulturnegative Endokarditis“:** bis zum Nachweis/Ausschluss seltener Erreger (Pilze, Mykobakterien, HACEK-Gruppe). Ampicillin 12 g/d plus Gentamicin 3 mg/kg/d in 1 Dosis. Alternative zu Ampicillin ist Ceftriaxon bis 4 g/d. Da meist Staph., statt Ampicillin auch Oxacillin oder Flucloxacillin möglich. Bei „kulturneg. Prothesenendokarditis“ zusätzlich Vancomycin 2 × 30 mg/kg/d i. v. Vancomycin bei MRSA-Inf. (z. B. nach MRSA-Besiedlung, bei Heimbewohnern, bei wiederholten Hospitalisierungen).
  - **I. v. Drogenabusus:** (Flu)cloxacillin oder Vancomycin oder Daptomycin (je nach lokaler MRSA-Prävalenz) plus Gentamicin
- **Therapie nach Erregernachweis:**
  - **Penicillinsensible Strept. inkl. S. bovis:** Penicillin G 12–18 Mio. IE/d i. v. in 4–6 Einzeldosen oder kontinuierlich oder Amoxicillin 100–200 mg/kg/d i. v. in 4–6 Dosen oder Ceftriaxon 2 g/d i. v. oder i. m. in 1 Dosis. Therapiedauer 4 Wo. Bei Penicillinallergie Vancomycin 30 mg/kg/d i. v. in 2 Dosen über 4 Wo., Spiegelkontrolle.
  - **Penicillinresistente Strept.:** wie bei Penicillin-sensiblen Strept. plus Gentamicin 3 mg/kg/d i. v. oder i. m. in 1 Dosis. Bei Penicillinallergie Vancomycin plus Gentamicin.
  - **Methicillinsensible Staph.:** (Flu)cloxacillin oder Oxacillin 12 g/d i. v. in 4–6 Dosen. Alternativ Cotrimoxazol (Sulfamethoxazol 4 800 mg/d und Trimethoprim 960 mg/d in 4–6 Dosen für 1 Wo. i. v. Dann 5 Wo. p. o. plus Clindamycin 1 800 mg/d in 3 Dosen für 1 Wo. Bei Penicillinallergie oder MRSA Vancomycin. Alternativ Daptomycin oder Cotrimoxazol plus Clindamycin
  - **Prothesenendokarditis mit methicillinsensiblen Staph.:** (Flu)cloxacillin oder Oxacillin 12 g/d i. v. in 4–6 Dosen plus Rifampicin 900–1 200 mg/d i. v. oder p. o. in 2–3 Einzeldosen und Gentamicin 3 mg/kg/d i. v. oder i. m. in 1 oder 2 Dosen. Bei Penicillinallergie oder MRSA Vancomycin 30–60 mg/kg/d i. v. in 2 Dosen (Spiegelkontrolle) plus Rifampicin 900–1 200 mg/d i. v. oder p. o in 2–3 Dosen und Gentamicin 3 mg/kg/d i. v. oder i. m. in 1–2 Dosen
  - **Enterokokken:** Amoxicillin 200 mg/kg/d i. v. in 4–6 Dosen plus Gentamicin 3 mg/kg/d i. v. oder i. m. in 1 Dosis oder Ampicillin 200 mg/kg/d i. v. in 4–6 Dosen plus Ceftriaxon 4 g/d i. v. oder i. m. in 2 Dosen. Bei Penicillinallergie Vancomycin 30 mg/kg/d i. v. in 2 Dosen (Spiegelkontrolle) plus Gentamicin 3 mg/kg/d i. v. oder i. m. in 1 Dosis.
- **Dauer der i. v. Ther.:** meist 4–6 Wo., Gentamicinther. auf 2 Wo. beschränken. BSG bleibt oft lange erhöht (CRP reagiert rascher → besserer Verlaufspa-

rameter), ggf. später chir. Ther. destruierter Klappen. NW der Aminoglykoside typischerweise nach 1–2 Wo. (ANV, Taubheit): Spiegelkontrolle, engmaschige Krea-Kontrolle.
- **Chirurgische Ther.:** falls nach 48 h kein Ansprechen auf die Ther., bei zunehmender Herzinsuff., Embolien, Ruptur oder Perforation einer Klappe, große mobile Vegatationen. Bei Kunstklappenendokarditis meist Re-OP erforderlich.

- Die infektiöse Endokarditis ist ein bedrohliches Krankheitsbild, deshalb enge Kooperation von Kliniker (Internist, Kardiologe, Herzchirurg) und Mikrobiologe.
- Bei echomorphologsich ausgedehntem Befund frühzeitige Diskussion der Befunde mit dem Herzchirurgen (Früh-OP hilft, KO zu reduzieren).
- Keine i. m. Applikation bei gleichzeitiger Antikoagulanziengabe.
- Bei Schwangeren antibiotische Ther. z. B. mit Cephalosporin i. v.
- Dauerprophylaxe (wie bei rheumatischem Fieber) ist bei der infektiösen Endokarditis nicht sinnvoll.

Endokarditisprophylaxe

Indikationen Herzklappenprothesen (auch Bioprothesen und Homografts), Z. n. Endokarditis, angeborene Herzfehler (nicht therapierte kongenitale Herzfehler, Herzfehler mit residualen Defekten, mit prothetischem Material), Klappenrekonstruktionen mit alloprothetischem Material in den ersten 6 Mon., HTx.

Aktuell wird bei Erkr. nativer Herzklappen weitgehend auf Endokarditisprophylaxe verzichtet. Diese Entwicklung darf nicht dazu führen, die angeführten Ind. zu vernachlässigen.

Vorgehen
- Zahnärztliche Prozeduren mit Manipulation der dentalen Gingiva oder des periapikalen Zahbereichs oder mit Perforation der oralen Mukosa: 30–60 Min. vor dem Eingriff Amoxicillin 2 g p. o. oder i. v.; bei Penicillinallergie Clindamycin 600 mg p. o. oder i. v.
- Bei Eingriffen an infizierten Geweben/Organen sollte die Inf. behandelt werden.
- Keine Prophylaxe bei Bronchoskopie, Laryngoskopie, Intubation, Gastroskopie, Koloskopie, Zystoskopie, TEE.

Rheumatische Endokarditis, Endocarditis verrucosa rheumatica

Infektallergische Veränderung der Klappenschließränder 8–14 d nach Inf. mit β-hämolysierenden Strept. der Gruppe A im Rahmen eines rheumatischen Fiebers (▶ 17.2.24).

Klinik Meist bei Kindern und Jugendlichen 2 Wo. (6–35 d) nach fieberhaftem Racheninf. erneut Fieber, „wandernde“ Polyarthritis der großen Gelenke, Karditis (neu aufgetretenes Herzgeräusch!), Chorea minor (selten), Erythema anulare marginatum, Erythema nodosum, subkutane Rheumaknötchen.

Diagnostik BSG und CRP ↑, Leukozytose, ASL (in 80 % vorhanden, als Verlaufsparameter jedoch nicht geeignet). Echo: Klappenverdickung, keine Klappendestruktion. Spätfolgen sind Mitralstenose, kombiniertes Aortenvitium oder Mitralinsuff.

Differenzialdiagnosen Alle anderen Ursachen des Fiebers unklarer Genese (▶ 17.1.1), RA (▶ 11.3), Erythema nodosum.

Therapie Penicillin G 3–4 × 1 Mio. IE/d i. v. , nach 1–2 Wo. Penicillin V 3 × 1,2 Mio. IE/d p. o., alternativ Vancomycin oder Clindamycin; evtl. NSAID p. o.; Magenschutz, Bettruhe, abs. Schonung! Behandlung bis zum Abklingen der Entzündungszeichen. Rezidivprophylaxe bis zum 18. Lj., bei Klappenbeteiligung bis 40. Lj. (Penicillin G 1,2 Mio. IE i. m. alle 3–4 Wo.). Zahnhygiene, Fokussanierung.

4.7.2 Myokarditis

Häufig Begleitmyokarditis bei einer Allgemeinerkr. Seltener schweres Krankheitsbild mit Herzdilatation, Herzinsuff. und HRS.

Ätiologie Häufigste Ursachen: Viruserkr. (v. a. Coxsackie B, Echo, Adeno, Influenza, EBV), seltener Bakterien (bei Diphtherie, Scharlach, Sepsis, Borrelien, Typhus, Tbc, Lues, Rickettsien und Chlamydien), Protozoen (v. a. Trypanosomen, Toxoplasma), Pilze (v. a. bei Immundefizienz z. B. durch Candida, Aspergillen), Sarkoidose, allergisch toxisch, autoimmun (z. B. SLE, Granulomatose mit Polyangiitis, RA), Postinfarkt-/Postkardiotomiesy. (▶ 4.4.4).

> **Leitbefunde**
> In Zusammenhang mit einem Infekt (auch nach einer Latenzzeit von Wo.) auftretende HRS, Herzinsuff., Schwäche und Müdigkeit.

Klinik Schwäche, rasche Ermüdbarkeit, Dyspnoe, Fieber nach vorausgegangenem Inf. Evtl. Palpitationen, Myalgien, Arthralgien. Hypotonie, Tachykardie, Zeichen der Links- oder Rechtsherzinsuff. Bei Virusmyokarditiden häufig inapparent.

Diagnostik Die Diagnose wird nach der Sympt. bei typischen EKG-Veränderungen gestellt. Die Virusserologie dient lediglich der späteren ätiolog. Zuordnung und hat meist keine ther. Konsequenzen.

- **Labor:** BSG, CRP, Leukozyten, CK, CK-MB, LDH, antinukleäre und antimyokardiale AK. Evtl. Virusserologie (v. a. Coxsackie A + B, ECHO, Influenza A + B, Adeno, Hep., Herpes, Polio, meist limitierte diagn. Aussage)
- **EKG:** ST-Veränderungen, Schenkelblock, Niedervoltage, AV-, SA-Block, Arrhythmien
- **Echo:** Dilatation der Herzhöhlen, Kontraktionsstörungen, Perikarderguss
- **Rö-Thorax:** Kardiomegalie, pulmonale Stauung
- **MRT:** diagn. Mittel der Wahl zum Nachweis/Ausschluss einer entzündliche Myokarderkr.
- **Herzmuskelbiopsie:** selten indiziert, evtl. zur DD bei schwerer Herzinsuff.

Differenzialdiagnosen Hyperkinetisches Herzsy., CMP, Myokardinfarkt.

Therapie Körperliche Ruhe , solange der Pat. sympt. ist (Low-Dose-Heparinisierung), danach vorsichtige Mobilisation. Sympt. Behandlung von Arrhythmien (▶ 4.6), Herzinsuff. (▶ 4.5.1), evtl. Glukokortikoide (Effekt fraglich). Bei stark eingeschränkter Ventrikelfunktion, evtl. Antikoagulation (▶ 19.8). Behandlung der Grundkrankheit.

- Virusmyokarditis: sympt., körperliche Ruhe; Herzinsuffizienzther. Steroide umstritten, evtl. bei schweren, foudroyanten Verläufen
- Bakt. Myokarditis: antibiotisch nach Erregernachweis (Blutkultur); ohne Erregernachweis antibiotische Kombinationsther. (▶ 19.1)
- Infektallergische, infekttoxische Myokarditis: Behandlung der Grundkrankheit. KO: Gefahr des toxischen Herz-Kreislauf-Versagens

Bei klin. V. a. auf Myokarditis (unabhängig von Ätiol.) frühzeitige MRT-Diagn.

4.7.3 Perikarditis

Entzündung des Herzbeutels mit Ergussausbildung. Häufig zusätzliche Myokarditis („Perimyokarditis").

Leitbefunde
Heftige retrosternale Schmerzen, verstärkt im Liegen und durch Inspiration. Auskultatorisch systol.-diastol. Geräusch.

Ätiologie In 70 % idiopathisch: infektallergisch, autoimmunologisch? Häufig nach grippalem Inf., häufig junge Männer.

- Infektiös: Viren (Coxsackie, ECHO), Tbc, eitrige Perikarditis (Pneumok., Staph.), AIDS
- Systemerkr.: SLE, Sklerodermie, RA, Granulomatose mit Polyangiitis (▶ 11.6.10)
- Mitreaktion bei Pleuritis, Peritonitis, Mediastinalerkr.
- Rheumatisches Fieber
- Nach Myokardinfarkt: Pericarditis epistenocardica, Postinfarkt-, Postperikardiotomie-Sy. (▶ 4.4.4)
- Urämisch, neoplastisch, traumatisch

Klinik Retrosternaler Schmerz, auskultatorisch evtl. Perikardreiben (Schmerz und Reiben verschwinden meist nach Ausbildung eines Perikardergusses). Dyspnoe, Beklemmungsgefühl (im Liegen stärker), atemabhängiger Schmerz, Krankheitsgefühl, Allgemeinsympt.

- **Herzbeuteltamponade:** venöse Einflussstauung, ZVD ↑, Pulsus paradoxus, Tachykardie, Hypotonie, Schock, Zyanose. Hämodynamische Auswirkungen hängen von der Geschwindigkeit der Ergussentwicklung und perikardialen Dehnbarkeit ab:
  - Langsame Entwicklung: großer Perikarderguss ohne Kreislaufdepression
  - Schnelle Entwicklung: Tamponadegefahr auch bei kleinen Flüssigkeitsmengen

Komplikationen

- **Mögliche Spätkomplikation** (v. a. nach Tbc): Pericarditis constrictiva mit Rechtsherzinsuff.
- **Pericarditis sicca** (fibrinöse Perikarditis): v. a. zu Beginn und während der Heilungsphase Perikardreiben, oft zusätzlich pleuritisches Reiben (Pleurabeteiligung)
- **Pericarditis exsudativa** (feuchte P.): Reiben und Schmerzen verschwinden, HT werden leiser. Bei großen Exsudaten obere Einflussstauung (→ Tamponade).

Diagnostik

- **Auskultation:** leise HT, „Lederknarren" (systol. und diastol. Geräusch, am lautesten in Exspiration bei vornübergebeugtem Oberkörper).
- **EKG:** typischer Verlauf in Stadien (▶ Tab. 4.20). Bei Erguss Niedervoltage, elektrisches Alternans (von Schlag zu Schlag leicht variable QRS-Höhe durch im Erguss pendelndes Herz). DD: Herzinfarkt, dabei ST-Streckenhebung konvex, höher und in typischen Ableitungskonstellationen

- **Labor:** unspezif. Entzündungszeichen, Befunde der ursächlichen Erkr.
- **Rö.-Thorax:** Kardiomegalie, Zeltform des Herzens ohne pulmonale Stauung
- **Echo:** Ergussnachweis, „swinging heart"
- **MRT:** zum Nachweis/Ausschluss einer begleitenden Myokarditis
- **Perikardpunktion:** ther., diagn. (bakt.-viral, maligne, Tbc)

Tab. 4.20 EKG-Stadien der Perikarditis

Stadium I (frisches Stadium)	Niedervoltage (insb. bei Erguss), schulterförmige ST-Hebung und Abgang der ST-Strecke vom aufsteigenden S-Schenkel v. a. in I–III, aVL, aVF, V_3–V_6
Stadium II (Zwischenstadium)	Rückbildung der ST-Hebung, Abflachung der T-Wellen, QT verlängert
Stadium III (Vernarbungsstadium)	Terminal neg. T-Wellen
Stadium IV (Ausheilungsstadium)	Evtl. Niedervoltage, T-Abflachung, T-Negativität

4

Therapie
- Ther. der Grundkrankheit
- Bettruhe, Analgesie, Antiphlogistika, z. B. Diclofenac 3 × 50 mg/d p. o.
- Glukokortikoide bei Postkardiotomie-Sy. und Kollagenosen, evtl. bei rezid. Ergüssen.
- Punktion: diagn. und ther.
- Bei Rezidiven mit hämodynamischer Relevanz: ggf. Perikardfensterung, Perikardektomie
- Bei urämischer Perikarditis Dialysebehandlung

4.8 Kardiomyopathien

4.8.1 Übersicht

Ätiolog. ungeklärte prim. Herzmuskelerkr.

> Diagnose erfolgt per exclusionem, d. h. nach Ausschluss aller sek. Ursachen einer Herzmuskelerkr.

Formen ▶ Abb. 4.19
- **Prim. Kardiomyopathie:** Myokarderkr. unbekannter Ätiol. Klin.-hämodynamische Einteilung:
  - Hypertrophe Kardiomyopathie (HCM)
  - Kongestive/dilatative Kardiomyopathie (DCM)
  - Restriktive/obliterative Kardiomyopathie (RCM)
  - Arrhythmogene rechtsventrikuläre Dysplasie
- **Sek. Kardiomyopathie:** Myokarderkr. mit bekannter Ätiol. oder im Gefolge eines systemischen Prozesses (z. B. Speicherkrankheiten, neuromuskuläre, toxische, endokrine, metabolische Erkr. oder Kollagenose; ▶ 4.8.3).

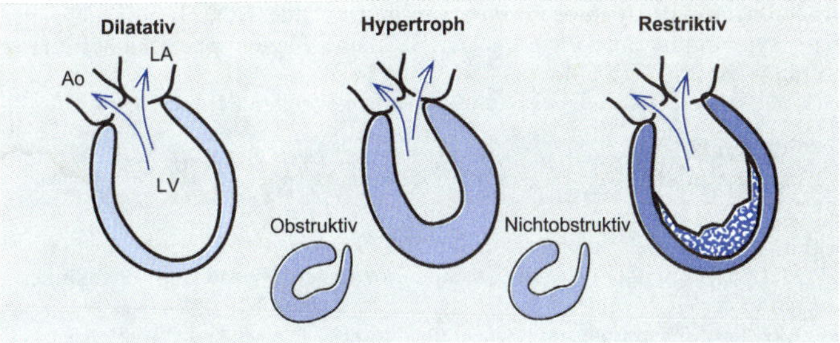

Abb. 4.19 Formen der Kardiomyopathie [L157]

4.8.2 Primäre Kardiomyopathien

4

Dilatative Kardiomyopathie

Ätiolog. ungeklärte Erkr. des Myokards mit Ventrikeldilatation und Pumpfunktionsstörung. Häufigste Form der prim. CM, Tendenz ↑, viele nicht erkannte Formen. Auftreten in jedem Lebensalter, Alter bei Diagnosestellung im Mittel um 40. Lj. M > F. Syn.: kongestive Kardiomyopathie.

Klinik

- Links-/Rechtsherzinsuff., Ang. pect., Galopprhythmus, Mitralklappeninsuff., Rhythmusstörungen, Palpitationen, Synkopen, atypischer Brustschmerz, Embolien
- **KO:** progrediente Herzinsuff., Embolien (auch Lungenembolien) und HRS

Diagnostik

- **EKG:** nur selten normal. Intraventrikuläre Erregungsleitungsstörungen (QRS-Verbreiterung, in etwa 30 % LSB), ST-Senkung (95 %, unspezif.), Zeichen der Linksherzhypertrophie (60 %; ▶ 4.2.4). Path. Q-Zacke und Pseudoinfarktmuster in etwa 25 %. Vorhofflimmern (~30 %), VES (90 %)
- **Rö-Thorax:** Kardiomegalie als Leitbefund, pulmonale Stauungszeichen
- **Echo:** Vergrößerung aller Herzhöhlen, i. d. R. linksventrikulär betont, kleine Kontraktionsamplituden der Myokardwände, Auswurffraktion ↓, Volumina ↑
- **MRT:** zum Ausschluss einer akuten/chron. inflammatorischen Herzerkr.
- **Linksherzkatheter:** Kontraktionsstörung, Kammervergrößerung. Ausschluss KHK, pulmonalart. Hochdruck
- **Endomyokardbiopsie** zur Abgrenzung einer DCM mit bekannter Ätiol.
- **DD:** sek. DCM (▶ 4.8.3), Myokarditis (▶ 4.7.2)

Therapie Behandlung von Herzinsuff. (▶ 4.5.1), HRS (▶ 4.6), Embolieprophylaxe (▶ 19.8). **Cave:** Etwa 20 % aller Pat. sterben an thrombembolischer KO! Daher orale Antikoagulation (▶ 19.8) bei Ventrikeldilatation und EF < 25 %, Vorhofflimmern, Z. n. Embolie (systemisch, pulmonalart.), Z. n. venöser Thrombose. I. v. Antikoagulation bei Immobilisation (z. B. prolongierte Rekompensationsphase). Bei geeigneten Pat. HTx (▶ 4.5.1).

Hypertrophe Kardiomyopathien (HCM)

Jede Myokardhypertrophie ohne erkennbare Ursache ist verdächtig auf eine HCM. Familiäre Häufung in ca. 50 % → Echo bei Familienangehörigen. Unterscheidung in hypertroph-obstruktive Kardiomyopathie (HOCM) (Syn.: idiopathische hypertrophe Subaortenstenose, IHSS) und hypertrophe nichtobstruktive Kardiomyopathie (HNCM).

Leitbefunde
Ang.-pect.-Anfälle, ventrikuläre Arrhythmien, Dyspnoe.

Klinik

! Meist asympt. oder nur gering sympt. Plötzlicher Herztod kann Erstmanifestation der HCM sein!

- Allg. Leistungsminderung, Belastungsdyspnoe. Typische oder atypische Angina pect. (75 % aller sympt. Pat.!), Herzklopfen, Schwindel und Synkope (10–30 %) durch ventrikuläre Tachyarrhythmien oder inadäquates HZV unter Belastung.

Komplikationen Plötzlicher Herztod (Hauptrisikoindikatoren: plötzlicher Herztod bei HCM in der Familie, dokumentierten nicht anhaltende ventrikuläre Tachykardien, Synkope in Ruhe oder unter Belastung, Hypotonie unter Belastung, extreme linksventrikuläre Wanddicke > 30 mm), Vorhofflimmern, Herzinsuff. mit/ohne Einschränkung der Austreibungsfraktion.

Diagnostik

- **Auskultation:** oft normal. Ggf. nur 4. HT. Ausgeprägte Befunde bei Pat. mit Ausflusstraktgradient mit $\frac{3}{6}$–$\frac{4}{6}$ systol. Austreibungsgeräusch. Zunahme der Intensität bei Belastung
- **Echo:** zur Diagnose, Beurteilung der Ventrikelfunktion, Familienscreening und Verlaufsuntersuchungen. Leitbefunde: asymmetrische Septumhypertrophie (ASH), SAM-Phänomen, vorzeitige Aortenklappenschließbewegungen
- **cw-Doppler:** (▶ 4.2.7) Bestimmung von Druckgradient und Niveau der Obstruktion, typisches Geschwindigkeitsprofil der LV-Austreibung („säbelartig“ mit spätsystol. Maximum)
- **EKG:** Linksherzhypertrophie, Q-Zacken, T-Negativierung linkspräkordial, Pseudoinfarkt, LZ-EKG zum Nachweis maligner HRS
- **MRT:** zur DD anderer Myokarderkr. mit Hypertrophiemuster (Amyloidose, Sarkoidose)
- **Linksherzkatheter:**
  - Druckgradient zwischen prä- und poststenotischem Abschnitt: systol. intraventrikulärer Druckgradient (in Ruhe, nach Provokation, pathognomonisch: Dynamik des Gradienten) bei HCM mit Obstruktion. Kein Druckgradient bei HCM ohne Obstruktion
  - Endsystol. und enddiastol. Volumina reduziert; hypertrophierter Ventrikel
  - Evtl. zusätzlich KHK
  - Gestörte diastol. Ventrikelfunktion: gestörte Ventrikelrelaxation, abnorme Kammer- und Myokardsteifigkeit, Beeinträchtigung der Ventrikelfüllung mit hohen enddiastol. Ventrikeldrücken (Kongestion). Diskrepanz zwischen ungestörter systol. Ventrikelfunktion („hyperdynamer Ventrikel“), supernormaler EF und diastol. Funktionsstörung bei allen Formen der HCM

Therapie

- **Allg. Maßnahmen:** körperliche Schonung, kein Wettkampfsport, Vorsicht bei Hypovolämie
- **Betablocker:** z. B. Propranolol bis 4 × 80 mg/d oder Kalziumantagonisten wie Verapamil bis 4 × 80 mg/d. Kein Nifedipin, kein Nitropräparat bei Ang. pect.

- **Chirurgische Ther.:** evtl. herzchir. Abtragen der hypertrophen Muskulatur bei therapierefraktären Fällen (septale Myotomie, Myektomie), alternativ Septumgefäßobliteration interventionell (TASH, „ther. Septuminfarkt"), in Ausnahmefällen SM-Ther.

> - Kontraindiziert sind bei Obstruktion pos. inotrope Substanzen (Digitalis, Sympathomimetika), da sie den Ausflusstraktgradienten erhöhen. Vorsicht bei Vasodilatatoren und Diuretika.
> - Eine genetische Diagn. ist bei Verwandten 1. Grades angezeigt, ist dies nicht möglich, sind v. a. Kinder und Jugendliche jährlich im Verlauf untersucht werden.

Restriktive Kardiomyopathie (RCM)

Gestörte diastol. Funktion durch rigide Ventrikelwände, welche die Ventrikelfüllung behindern.

Formen

- **Endomyokardfibrose:** in Europa selten, in Zentralafrika häufig. Exzessive Fibrosierung von Papillarmuskeln, Herzklappen. Thromben. Degeneration auch der Myokardfasern. Obliteration vorwiegend des re Ventrikels.
- **Löffler-Endokarditis:** häufig zusätzlich Eosinophilie (> 15 %). Eosinophile Myokarditis, Nekrosen, Arthritis, Thrombenbildung, schließlich Fibrosierung.

> **Leitbefunde**
> Therapieresistente, meist rechtsführende Herzinsuff. bei normaler Herzgröße.

Klinik Biventrikuläre, meist rechtsführende Herzinsuff. (▶ 4.5.1). Belastungsdyspnoe, rasche Ermüdbarkeit, Ödeme, typische oder atypische Ang. pect. Pulmonale Kongestion, Hepatomegalie, Aszites, Beinödeme. Bei Belastung inadäquate HZV-Steigerung. Häufig Mitral- und Trikuspidalinsuff. **Cave:** oft thrombembolische KO als Erstmanifestation (Ventrikelthromben typisch für RCM!).

Diagnostik

- **EKG:** häufig path., aber unspezifisch
- **Echo:** endokardiale Verdickung mit Obliteration des Ventrikelkavums, bevorzugt im Einflusstrakt und Ventrikelapex. Ausflusstrakt typischerweise ohne Endokardverdickung. Häufig Ventrikelthromben. Verdickte Mitral- und Trikuspidalklappen, Nachweis einer Mitral- und Trikuspidalinsuff. Dilatation von li und re Vorhof. Bei RV-Beteiligung paradoxe Septumbewegung. Häufig geringer Perikarderguss
- **CT:** zum Ausschluss einer Perikardverdickung (DD zur Pericarditis constrictiva). Apikale Kavumobliteration im CT durch hypodense Masse
- **MRT:** zur DD RCM und Pericarditis constrictiva
- **Linksherzkatheter:** zur sicheren hämodynamischen Unterscheidung Restriktion – Konstriktion, Objektivierung der diastol. Funktionsstörung, präop. ggf. Endomyokardbiopsie bei V. a. Myokardspeicherkrankheit.

> Charakteristische Diskrepanz zwischen Herzgröße und Ausmaß der Herzinsuff.!

Differenzialdiagnosen Pericarditis constrictiva (akut, subakut, chron.), Perikardtamponade, Ebstein-Anomalie, spezif. Herzmuskelerkr. mit restriktiver Hämodynamik, z. B. Amyloidose, Hämochromatose, Sarkoidose.

Therapie Behandlung der Herzinsuff. (▶ 4.5), Antikoagulation (▶ 19.8); evtl. HTx (Ind. ▶ 4.5).

4.8.3 Sekundäre Kardiomyopathien

Herzmuskelerkr. mit bekannter Ätiol. Unterteilung in hypertroph, dilatativ-kongestiv und restriktiv. Klinik prim. CM. Die Ther. richtet sich nach der Grundkrankheit und zielt auf Behandlung der Herzinsuff. (▶ 4.5.1) und der HRS (▶ 4.6) ab. Die Prognose ist oft schlecht.

Ätiologie

- **Alkoholische Kardiomyopathie:** Alkohol, meist > 100 g/d (> 2 l Bier oder > 1 l Wein). Etwa 80 % aller DCM-Bilder sind mit Alkoholabusus assoziiert. Klinik und Diagn. gleichen der DCM
- **Myokarditis** (▶ 4.7.2): z. B. nach Diphtherie, Coxsackie-Viren
- **Kollagenosen:** z. B. Sklerodermie, Lupus erythematodes, Granulomatose mit Polyangiitis, Dermatomyositis, nekrotisierende Vaskulitis, Spondylitis ankylosans, rheumatisches Fieber als Pankarditis
- **Neuromuskuläre Erkr.:** z. B. progressive Muskeldystrophie, Friedreich-Ataxie, myotone Dystrophie
- **Nutritive Kardiomyopathie:** z. B. Thiaminmangel, Kwashiorkor
- **Sarkoidose:** nicht verkäsende Granulome des Myokards. Kardiale Manifestation in 20 %, am häufigsten als Cor pulmonale bei pulmonaler Sarkoidose. Klinik: in 5 % Arrhythmien (häufig: ventrikuläre Tachyarrhythmien, totaler AV-Block), plötzlicher Herztod, progrediente kongestive Herzinsuff.
- **Peripartale Kardiomyopathie:** seltene kardiovaskuläre KO gegen Ende der Schwangerschaft und in den ersten Mon. postpartal
- **Hyperthyreose:** Tachykardie, systol. Austreibungsgeräusch, Vorhofflimmern
- **Hypothyreose:** Bradykardie, leise HT, Perikarderguss
- **Andere endokrine Erkr.:** Akromegalie, Diab. mell., Phäochromozytom, Speicherkrankheiten (Glykogenose Typ II Pompe, Fabry-Krankheit)
- **Anthrazyklin-Kardiomyopathie:** Adriamycin, Doxorubicin, Daunorubicin. In bis zu 20 % von klin. Bedeutung. Akute, subakute (unabhängig von kumulativer Dosis) und chron. (dosisabhängig!) Formen
- **Toxisch:** Medikamente, z. B. Amphetamin, Phenothiazin, trizyklische Antidepressiva, Cyclophosphamid, Methysergid, Katecholamine, Chloroquin, Lithium, Paracetamol, Reserpin, Vit. D, Glukokortikoide. Elemente (Kobalt, Arsen, Antimon, Blei, Phosphor, Quecksilber), Kohlenmonoxid, Tetrachlorkohlenwasserstoffe, Schlangengifte, Insektengifte
- **Hämochromatose** (▶ 13.2.7): Eisendeposition in parenchymatösen Organen. Herzbeteiligung mit Herzinsuff. häufigste Todesursache
- **Amyloidose:** Erkrankungskomplex mit diffuser Ablagerung amorpher Proteingrundsubstanzen in nahezu allen Organen. Klinik: kongestive Herzinsuff. bei systol. und/oder diastol. Dysfunktion, orthostatische Hypotonie (Beteiligung des autonomen Nervensystems); Hypovolämie durch nephrotisches Sy. (maskiert Herzinsuff.!), Arrhythmien (plötzlicher Herztod relativ häufig)

4.9 Herzklappenerkrankungen

4.9.1 Übersicht

Formen

- **Akute Herzklappenfehler:** akute Insuff. durch Klappenperforation (Endokarditis) oder Einriss (Trauma, Dissektion), Sehnenfaden-, Papillarmuskelabriss. Sehr selten akute Stenose (z. B. Mitralstenose bei prolabierendem Myxom)
- **Chron. Herzklappenfehler:** fortschreitende fibrotische Klappenveränderung, Verwachsungen der Kommissuren (Stenose), narbige Retraktion und Verkleinerung des Klappenapparats (Insuff.). Meist kombinierte Läsionen
- **Relative Klappeninsuff.:** Erweiterung des Klappenostiums bei Dilatation (oft mit Druckbelastung) v. a. des li Ventrikels oder großer herznaher Gefäße: Relative Mitralinsuff. bei LV-Dilatation, relative Pulmonalinsuff. bei pulmonalart. Hochdruck, relative Trikuspidalinsuff. bei RV-Dilatation (oft mit Druckbelastung)

Diagnostische Leitfragen

- Art des Klappenfehlers (▶ Abb. 4.20), Ätiol.
- Zusätzliche Klappenfehler: Folge des Vitiums, z. B. relative Mitral- oder Trikuspidalinsuff. oder eigenständiger Klappenfehler

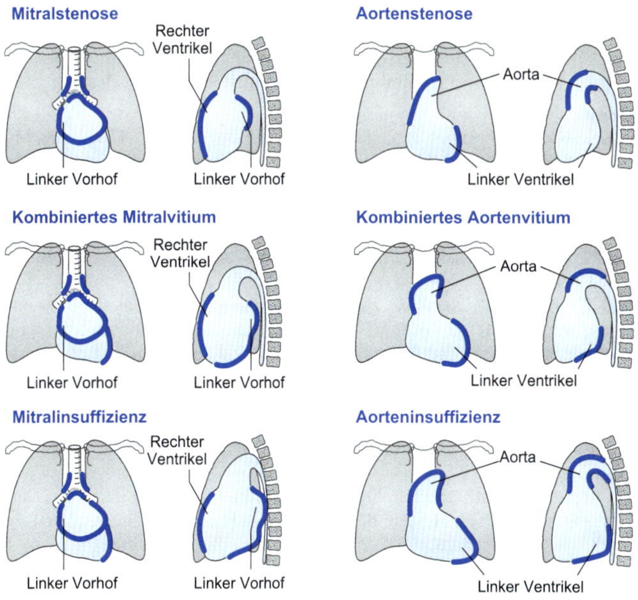

Abb. 4.20 Herzklappenerkrankungen im Rö-Bild [L106]

4

- Klin. Schweregrad: kompensiert – dekompensiert.
- Entstehung: akut, rapid progredient, langsam progredient, stationär.
- Bisheriger Verlauf: stabil – komplikationsträchtig
- Hämodynamischer Schweregrad: Art, Ausmaß der hämodynamischen Folgen (Kongestion, Low Output, kombiniert; RV-, LV-Funktion)
- Komplikationen, z. B. Rhythmus, Embolien, Herzinsuff., Endokarditis
- Kardiale Begleiterkr. (KHK, CM) und extrakardiale Erkr. mit Auswirkungen auf das Herz
- Falls op. Ther. erwogen wird: Müssen weitere kardiale Erkr. mitversorgt werden (z. B. KHK, relative Klappenvitien)?

4.9.2 Mitralklappenstenose (MS)

Meist rheumatische Folgeerkr. 10–20 J. nach Karditis bei rheumatischem Fieber. Selten angeboren, selten hochgradige Mitralstenose durch Herztumoren (Myxome), F : M = 4 : 1.

4

Leitbefunde
Dyspnoe bei Anstrengung oder spontan, nächtliches. Asthma, Palpitationen. Auskultatorisch paukender 1. HT, MÖT.

Klinik Belastungsdyspnoe, nächtliche Dyspnoeanfälle, Hämoptoe, Lungenödem, Ang. pect., Palpitationen, art. Embolien. Rheumatisches Fieber in der Anamnese nicht immer zu erfragen. Stadieneinteilung analog der NYHA-Klassifikation (▶ 4.5.1).

Komplikationen Absolute Arrhythmie mit Bildung von Vorhofthromben (Emboliequelle), Lungenödem, pulmonaler Hypertonus, Rechtsherzbelastung.

Diagnostik
- **Auskultation:** (▶ Abb. 4.2) paukender 1. HT, Systole frei, 2. HT normal, MÖT (0,06–0,12 Sek. nach 2. HT), niederfrequentes diastol. Decrescendo (am besten im Apexbereich in Linksseitenlage hörbar). Präsystol. Crescendogeräusch (nur bei Sinusrhythmus). Bei pulmonaler Hypertonie P2 des 2. HT lauter als A2. Evtl. Zeichen der Pulmonalklappen- und Trikuspidalklappeninsuff.
- **EKG:** Vorhofflattern oder -flimmern, P-sinistroatriale, RSB, Rechtsdrehung der Herzachse
- **Rö-Thorax:** Verstrichene Herztaille (Mitralkonfiguration), Ös.-Impression durch vergrößerten li Vorhof (Seitbild), prominentes Pulmonalsegment, pulmonale Stauung, Kerley-B-Linien, Mitralklappenkalk, Kernschatten prominent (li Vorhof ↑), Rechtsherzdilatation
- **Echo:** inkl. TEE. Mitralsegel verdickt, z. B. durch Kalkdeposition; diastol. Anteriorbewegung des posterioren Mitralsegels, Klappenschlussgeschwindigkeit ↓, li Vorhof ↑. Evtl. Vorhofthromben.
- **Herzkatheter:**
  - **Rechtsherzkatheter:** erhöhte Druckwerte im li Vorhof, Lungenkreislauf, später auch im re Herzen; Bestimmung des HZV (bei schwerer MS ↓. **Cave:** bei reduziertem HZV Unterschätzung des Gradienten).
  - **Linksherzkatheter:** diastol. Druckgradient zwischen li Vorhof und li Kammer. Berechnung der Mitralöffnungsfläche (> 1,5 cm^2 leichte MS, < 1 cm^2 schwere MS); Nachweis einer begleitenden Mitralinsuff. und anderer Klappenfehler.

Therapie

- Medikamentös: Herzinsuff. (▶ 4.5), absolute Arrhythmie (▶ 4.6). Endokarditisprophylaxe (▶ 4.7.1). Antikoagulation (▶ 19.8) bei Vorhofflimmern instabilem Sinusrhythmus, Thrombusnachweis, ggf auch bei exzessiver LA-Dilatation
- Operativ: ab Stadium III Klappenrekonstruktion, Kommissurotomie, Klappenersatz

! Frühzeitige OP ab Stadium III, um fixierte pulmonale Hypertonie zu vermeiden!

4.9.3 Mitralklappeninsuffizienz (MI)

Ursache ist meist Mitralklappenprolaps (60 %), Papillarmuskeldysfunktion bei KHK (30 %), bakt. Endokarditis, rheumatische Endokarditis (kombiniertes Mitralvitium häufig). Selten angeboren (z. B. bei AV-Kanal, Vorhofseptumdefekt). Häufiger als die „reine" MI ist die relative Insuff. bei linksventrikulärer Dilatation, z. B. bei Herzinsuff.

Leitbefunde
Dyspnoe mit nächtl. Husten. Auskultatorisch holosystol. Geräusch im Anschluss an 1. HT.

Klinik

- **Chron. Mitralinsuff.:** Sympt. oft lange gering ausgeprägt. Erst bei Versagen des li Ventrikels schnelle Entwicklung von Sympt. wie bei Mitralklappenstenose.
- **Akute Mitralinsuff.** (z. B. Papillarmuskelnekrose bei Infarkt): akute LV-Dekompensation mit Lungenödem und kardiogenem Schock.

Diagnostik

- **Auskultation:** mit dem 1. HT einsetzendes hochfrequentes, bandförmiges Holosystolikum, P. m. Herzspitze, in die Axilla fortgeleitet (Regurgitationsgeräusch). 3. HT = protodiastol. Galopp 0,12–0,14 Sek. nach 2. HT (▶ Abb. 4.2). Herzspitzenstoß nach li und unten verlagert (auch LV vergrößert)
- **EKG:** P-mitrale, evtl. Vorhofflimmern, Linksherzbelastung, bei schwerem Vitium auch Rechtsherzbelastung
- **Rö-Thorax:** verstrichene Herztaille, Kerley-B-Linien bei Lungenstauung. Im Seitbild mit Bariumbreischluck li Vorhof und li Ventrikel vergrößert (im Gegensatz zur Mitralstenose!). Bei akuter Mitralklappeninsuff. oft normal großes Herz mit ausgeprägter Lungenstauung.
- **Echo:** indirekte Zeichen, z. B. verstärkte Bewegungsexkursionen des li Vorhofs und li Ventrikels. Hypertrophie und Dilatation des li Ventrikels. Mitralklappe häufig unauffällig! Doppler-Echo zum Nachweis der Mitralklappeninsuff.
- **Linksherzkatheter:** Regurgitation des KM in den li Vorhof zeigt den Schweregrad der Mitralinsuff., typische Vorhofdruckkurve mit systol. Druckanstieg (statt Druckabfall), Beurteilung des li Ventrikels.

Therapie

- **Medikamentös:** im Stadium I und II bei nicht vorhandenen KO (▶ 4.9.2)
- **Operativ:** Klappenrekonstruktion, z. B. Raffung, Carpentier-Ring, künstliche Sehnenfäden, Anuloplastik oder Klappenersatz. Ind.: dringlich bei akuter Mi-

tralinsuff., Progredienz der Insuff. von Stadium II zu III. Für die Langzeitprogn. nach OP ist die präop. LV-Funktion entscheidend. Als palliative Maßnahme interventionelles Mitralklappen-Clipping bei ausgewählten Pat. (eine großzügige Indikationsstellung zum Clipping ist derzeit noch **nicht** vertretbar!)

4.9.4 Mitralklappenprolaps

Vorwölbung des hinteren oder beider Mitralsegel in den li Vorhof während der Systole. Häufigste Klappenveränderung im Erwachsenenalter, selten sympt, dann Mitralinsuff. Meist idiopathisch (F > M); seltener bei KHK, Bindegewebserkr. Meist gute Prognose.

Klinik Selten Palpitationen, Dyspnoe, Müdigkeit, Synkopen, Ang. pect.

Komplikationen Selten. Entwicklung einer klinisch relevanten Mitralklappeninsuff. Endokarditis, Thrombembolien, Arrhythmien.

Diagnostik
- **Auskultation:** systol. „Klick", Spätsystolikum
- **EKG:** ventrikuläre Extrasystolen, paroxysmale supraventrikuläre Tachykardien
- **Echo:** systol. Posteriorbewegung meist des hinteren Mitralklappensegels

Therapie Nur bei gravierenden Sympt. oder KO (Mitralklappeninsuff.).

4.9.5 Aortenklappenstenose

Einengung der linksventrikulären Ausflussbahn im Bereich der Aortenklappe. Einteilung in valvulär (am häufigsten), subvalvulär (bei HOCM ▶ 4.8.3 oder selten Membran in der Ausflussbahn) und supravalvulär (selten). M > F.

> **Leitbefunde**
> Schwindel und Synkopen, Hypotonie, Leistungsknick. Auskultatorisch spindelförmiges, raues Systolikum mit Fortleitung in Karotiden, 2. HT abgeschwächt.

Ätiologie Häufigste Ursache bei Pat. > 70 Lj. degenerativ sklerotische, valvuläre Stenose (häufigste Herzklappenerkr. in dieser Altersgruppe!), rheumatisches Fieber, seltener kongenital, dann oft bei bikuspider Aortenklappe mit sek. degenerativen Veränderungen.

Klinik Leistungsknick, rasche Ermüdbarkeit, Schwindel und Synkopen (HZV ↓). Ang. pect., Zeichen der Linksherzinsuff. mit Dyspnoe, art. Hypotonie, kleine RR-Amplitude, Palpitationen, plötzlicher Herztod.

> **!** Die Aortenklappenstenose ist typischerweise für lange Zeit asympt. Klin. Zeichen sind ein Alarmsymptom → umgehende Diagnostik!

Diagnostik
- **Auskultation:** Pulsus parvus et tardus (träg ansteigend, schwach), hebender Herzspitzenstoß nach li unten verlagert. Schwirren (systol.) über der Herzbasis. Typisches raues, spindelförmiges, in die Karotiden fortgeleitetes Systolikum mit P. m. im 2. ICR parasternal re mit meist abgeschwächtem 2. HT (A2 ↓), 4. HT (▶ Abb. 4.2)

- **EKG:** Linkstyp, Linksherzbelastung, Linksherzhypertrophie (pos. Sokolow-Index), ST-Senkung und T-Negativierung linkspräkordial
- **Rö-Thorax:** meist nur gering nach li verbreitertes Herz (Druckhypertrophie ist konzentrisch), poststenotische Dilatation der Aorta ascendens, Klappenkalk bei Rö-Durchleuchtung. Erst spät LV-Vergrößerung mit pulmonaler Stauung
- **Echo:** echodense Parallelechos im Aortenklappenbereich; verdickte, verkalkte Klappentaschen mit eingeschränkter Öffnungsbewegung, evtl. bikuspide Aortenklappe, konzentrische linksventrikuläre Hypertrophie. Doppler-Echo zur Bestimmung von Druckgradient und Aortenklappenöffnungsfläche (▶ Tab. 4.21)
- **Linksherzkatheter:** quantitative Beurteilung der Stenose durch Bestimmung des systol. Druckgradienten zwischen li Ventrikel und Aorta, Berechnung der Klappenöffnungsfläche, Aortografie

Therapie

- **Medikamentös:** im Stadium I–II, ab Stadium II körperliche Schonung
- **Operativ:** Aortenklappenersatz, selten klappenerhaltende OP. Alternativ transapikale Klappenimplantation; bei Inoperabilität interventioneller Aortenklappenersatz (TAVI). Ob TAVI bei operablen Pat. mit mittlerem OP-Risiko vertretbar ist, muss noch geklärt werden. **Ind.:** Herzinsuff. NYHA III, Synkopen, Ang. pect., mittlerer Druckgradient > 50 mmHg, Zeichen der LV-Hypertrophie

Die sympt. Aortenstenose lässt sich aufgrund ihrer schlechten Prognose bei natürlichem Verlauf sehr erfolgreich operativ therapieren!

Tab. 4.21 Quantitative Beurteilung der Aortenklappenstenose bei normaler Ventrikelfunktion

Schweregrad	Systol. Druckgradient (mmHg)	Klappenöffnungsfläche (cm^2)
I (leicht)	< 40	> 1,5
II (mittelgradig)	40–80	1,0–1,5
III (schwer)	80–120	< 1,0
IV (kritisch)	> 120	< 0,75

4.9.6 Aortenklappeninsuffizienz

Schlussunfähigkeit der Aortenklappe mit diastol. Blutrückfluss in den li Ventrikel.

Leitbefunde
Große Blutdruckamplitude, schnellender Puls. Auskultatorisch diastol. Decrescendogeräusch.

Ätiologie Häufigste Ursachen: rheumatische Endokarditis (80 %), bakt. Endokarditis, Aortenaneurysma (mit/ohne Dissektion), bikuspide Aortenklappe, prim. degenerative Klappenerkr., Marfan-Sy., kongenital.

Klinik Große Blutdruckamplitude mit Pulsus celer et altus („Wasserhammer"-Puls): Druck systol. ↑ durch großes Volumen, diastol. ↓ durch Windkesseleffekt bei Blutreflux.

- Kapillarpuls (z. B. am Nagelfalz sichtbar), pulssynchrone Kopfbewegungen
- Hebender Herzspitzenstoß, verlagert nach li unten
- Diastol. Strömungsgeräusch über A. femoralis (Blutrückfluss)
- Dyspnoe bei Belastung; leichte Ermüdbarkeit; Palpitationen
- Drohende Dekompensation: Ang. pect., Linksherzinsuff.

> Die Aortenklappeninsuff. kann über Jahrzehnte asympt. verlaufen. Klin. Sympt. sind wie bei der Aortenklappenstenose ein Alarmzeichen. Dies gilt v. a. bei beginnender Linksherzdekompensation.

Diagnostik

- **Auskultation** (▶ Abb. 4.2): gießendes hochfrequentes Sofortdiastolikum mit Decrescendocharakter, P. m. 2. ICR re und Erb, stehend oder vornübergebeugt besser zu hören; häufig systol. Geräusche über 2. ICR li parasternal (relative Aortenstenose oder Mitralinsuff.). Austin-Flint-Geräusch: diastol. Geräusch infolge Behinderung des Mitralsegels bei großem Füllungsvolumen
- **EKG:** Linksherzhypertrophie mit linksventrikulären Repolarisationsstörungen, Linkstyp
- **Rö-Thorax:** LV-Vergrößerung, aortenkonfiguriertes Herz („Holzschuh"), Aortendilatation, Klappenkalk. Exzentrische Hypertrophie
- **Echo:** Flatterbewegung der Chordae und der Mitralklappe in der Diastole durch zurückströmendes Blut, verstärkte systol. Wandbewegungen, Linksherzhypertrophie; pw-, cw- und Farbdoppler zu direktem Nachweis und Quantifizierung des Insuffizienzjets (▶ Tab. 4.21)
- **Linksherzkatheter:** Aortografie mit Quantifizierung der Insuff. durch Best. der Regurgitationsfraktion in den li Ventrikel und der Auswaschgeschwindigkeit, Funktionsdiagn. des li Ventrikels

Therapie

- **Medikamentös:** Behandlung der Herzinsuff. (▶ 4.5)
- **Operativ:** Klappenersatz. Ind.: dringlich bei akuter Aorteninsuff. Bei chron. Aorteninsuff. vor Entwicklung einer Linksherzinsuff., ab Stadium III, bei Zunahme des endsystol. LV-Volumens eher großzügige Indikationsstellung. **Progn.:** je stärker die präop. Einschränkung der linksventrikulären Funktion, desto ungünstiger

4.9.7 Trikuspidalklappenstenose

Ätiologie Fast immer rheumatische Genese, selten isoliert (oft in Komb. mit Mitralstenose). Äußerst seltener Klappenfehler, bei angeborener Trikuspidalstenose Komb. mit ASD.

Klinik ZVD ↑, Merkmale der Rechtsherzinsuff., keine Zeichen pulmonaler Stauung.

Diagnostik

- **Auskultation:** bei Sinusrhythmuslautes Präsystolikum, bei Vorhofflimmern mesodiastol. Crescendo-Decrescendo, das bei Inspiration lauter wird (Carvalho-Zeichen)

- **EKG:** oft Vorhofflimmern, P-pulmonale
- **Rö-Thorax:** re Vorhof vergrößert, normale pulmonale Gefäßzeichnung
- **Echo:** re Vorhof vergrößert, verdickte und verkalkte Trikuspidalsegel, Gradientenbestimmung durch Doppler
- **Rechtsherzkatheter:** Gradientenbestimmung (diastol.) mit Zunahme bei Inspiration. Hohe a-Welle
- **DD:** Pericarditis constrictiva, Thrombus oder Tumor im re Vorhof

Therapie ▶ 4.9.8.

4.9.8 Trikuspidalklappeninsuffizienz

Ätiologie Oft Folge eines pulmonalen Hochdrucks (relative Trikuspidalklappeninsuff.), selten prim. Klappenerkr. Trikuspidalklappenendokarditis (v. a. bei i. v. Drogenabusus), Rechtsherzbelastung, Spätstadium von Aorten- oder Mitralvitien, VSD.

Klinik Zeichen der Rechtsherzinsuff., systol. Venen- und Leberpuls, abdominale Beschwerden durch untere Einflussstauung.

Diagnostik
- **Auskultation:** holosystol. Geräusch mit P. m. über dem unteren Sternum, das bei Inspiration lauter wird.
- **EKG:** häufig Vorhofflimmern, Rechtsherzbelastungszeichen, P-pulmonale.
- **Rö-Thorax:** re Vorhof und Ventrikel vergrößert.
- **Echo:** Doppler-Echo zum Regurgitationsnachweis, re Vorhof und Ventrikel vergrößert.
- **Rechtsherzkatheter:** re Vorhofdruck ↑, hohe v-Welle des re Vorhofs.
- **DD:** Mitralinsuff., Vorhoftumor, Ebstein-Krankheit (mit Trikuspidalinsuff.).

Therapie Trikuspidalklappenrekonstruktion, Anuloplastik, Behandlung des nachgeschalteten Vitiums oder Defekts.

4.10 Kongenitale Herzfehler

4.10.1 Vorhofseptumdefekt (ASD)

Einteilung
- **Primumdefekt:** tief sitzend
- **Sekundumdefekt:** zentral; häufigste Form
- **Sinus-venosus-Defekt:** hoch sitzend, kombiniert mit Fehleinmündungen der Pulmonalvenen.

Klinik Nach häufig normaler Entwicklung Manifestation meist erst im 2. und 3. Lj. mit Bronchitiden, Belastungsdyspnoe, Leistungsminderung, Palpitationen, Zyanose als Spätsymptom. **KO:** bronchopulmonale Inf., paradoxe Embolien, Lungenembolien, Hirnabszesse.

Diagnostik
- **Auskultation:** spindelförmiges, protosystol. Geräusch über 2. ICR li parasternal (relative Pulmonalisstenose), evtl. kurzes diastol. Geräusch bei großem ASD (relative Trikuspidalstenose oder relative Pulmonalinsuff.). Fixe Spaltung des 2. HT in In- und Exspiration. Bandförmiges apikales Holosystolikum mit leisem 1. und 3. HT spricht für Mitralinsuff. bei Primumdefekt.

- **EKG:** P-dextroatriale (hohe P-Welle), Steil- oder Rechtslagetyp, Zeichen der Rechtshypertrophie, inkompletter oder kompletter RSB, evtl. Vorhofflimmern. Linkstyp oder überdrehter Linkstyp bei Primumdefekt.
- **Rö-Thorax:** Rechtsherzvergrößerung, re Vorhof betont, Pulmonalisbogen prominent, Aorta klein, starke Lungendurchblutung, Eigenpulsation der Lungengefäße bei Durchleuchtung (tanzende Hili).
- **Echo:** Shuntnachweis im Farbdoppler, ASD-Nachweis im 2D-Bild, rechtsventrikuläre Dilatation, TEE ist diagn. Mittel der Wahl.
- **Rechtsherzkatheter:** direkte Sondierung des Defekts, Bestimmung des Shuntvolumens.
- **Linksherzkatheter:** bei Primumdefekt.
- **DD:** Mitralstenose, Pulmonalstenose, VSD, offener Ductus Botalli.

Therapie OP bei Shuntvolumen > 40–50 % des Lungendurchflusses, bei beginnender pulmonaler Hypertonie. OP-Risiko ↑ bei pulmonaler Hypertonie; bei Shuntumkehr (Eisenmenger-Reaktion) ist keine OP mehr möglich. Alternativ interventioneller Verschluss des Defektes mittels Aplatzer-Occluder bei ASD II und geeigneter Defektmorphologie.

4.10.2 Ventrikelseptumdefekt (VSD)

Am häufigsten subaortal im Bereich des Septum membranaceum, seltener im muskulären Teil gelegen. Spontaner Verschluss möglich. Komb. mit anderen Fehlbildungen (ASD, offener Ductus Botalli, Pulmonalstenose, Aorteninsuff., Mitralinsuff.).

Klinik Bei kleinem Shuntvolumen können Sympt. fehlen. Häufige bronchopulmonale Inf., Dyspnoe bei Belastung, zentrale Zyanose bei Eisenmenger-Reaktion, Trommelschlägelfinger und Uhrglasnägel, fühlbares präkordiales Schwirren. **KO:** Endokarditis, bronchopulmonale Inf.

Diagnostik

- **Auskultation:** lautes, bandförmiges Holosystolikum (Pressstrahlgeräusch) mit P. m. 3.–4. ICR parasternal li, besonders laut bei kleinem Defekt; 2. HT gespalten, pulmonaler Klappenschlusston betont (pulmonale Hypertonie)
- **Rö-Thorax:** Pulmonalissegment betont, pulmonale Hyperämie (Plethora), Aorta eher klein, tanzende Hili, Retrokardialraum eingeengt
- **EKG:** Linksherzhypertrophie; bei pulmonaler Hypertonie auch Zeichen der Rechtsherzbelastung
- **Echo:** Nachweis des Defekts im Farbdoppler, evtl. auch im 2D-Bild. Ausschluss weiterer Anomalien
- **Rechtsherzkatheter:** O_2-Sättigung re Ventrikel > re Vorhof, Bestimmung des Shuntvolumens, pulmonalart. Druck
- **Linksherzkatheter:** zur Lokalisation des Defekts
- **DD:** Mitralinsuff., Aortenstenose, offener Ductus Botalli

Operative Therapie Bei hohen Shuntvolumina im Säuglings- oder Kleinkindalter (Palliativeingriff zur Verminderung einer pulmonalen Hypertonie oder prim. kurative OP).

- **Kinder:** Shuntvolumen > 50 % und Herzinsuff. Bei Shuntvolumen > 50 % und Ratio PA-Druck/Aortendruck > 0,7, OP im Vorschulalter
- **Erw.:** Shuntvolumen > 50 % und Ratio PA-Druck/Aortendruck > 0,5

! **KI:** Druckausgleich (re = li) oder Shuntumkehr (Eisenmenger-Reaktion)

5 Gefäßerkrankungen

Wolfgang Clemens

5.1 Leitsymptome und ihre Differenzialdiagnose

5.1.1 Beinulkus

5

Differenzialdiagnosen

- **Ulcus cruris venosum** (bei chron. venöser Insuff., CVI): häufigste Ulkusform in der Bevölkerung (~80 % der Ulzera). Oft Z. n. Phlebothrombose („postthrombotisches Sy.“, PTS). Lokalisation: meist proximal des Innenknöchels, in schweren Fällen die gesamte Unterschenkelzirkumferenz betreffend (Gamaschenulkus)
- **Ulcus cruris arteriosum** (bei peripherer art. Verschlusskrankheit, pAVK): Haut kühl und rötlich livide, Fußpulse oft auch kontralateral fehlend, schmerzhafte Ulzera meist am Unterschenkel, aber auch an Druckstellen (Zehen, Ferse), Gefahr der Gangrän-Entstehung
- **Ulcus cruris mixtum:** Komb. aus CVI und pAVK.
- **Ulkus bei PNP:** (z. B. bei Diab. mell.) Plantarulkus („Mal perforans“) im Bereich der Metatarsalköpfchen, umgebendes Hautgebiet warm und rosig, keine Schmerzen aber Temperatur- und Vibrationsempfinden herabgesetzt
- **Ulcus infectiosum:** Erreger u.a. Strept., S. aureus.
  - Erysipel: Haut überwärmt mit scharf begrenzter Rötung (evtl. Fieber, BSG ↑)
  - Pyodermien
- **Ulcus neoplasticum:** z. B. Basaliom, Plattenepithel-Ca, Melanom, Sarkom

> Bei chron. Ulzera ohne Heilungstendenz an Neoplasie und Vaskulitis denken: Biopsie!

Diagnostik ▶ 5.2

- FKDS Bildgebung der 1. Wahl! Verschlussdruckmessung („ankle brachial index“, ABI, ▶ 5.2.1), obligat bei V. a. periphere art. Durchblutungsstörung! MR-Angiografie, alternativ CT-Angio (CT-A)
- **Labor:** BSG, CRP, Diff-BB, Krea, Elyte, ASL-Titer (nekrotisierendes Erysipel?). Bakt. Kultur.
  - Bei V. a. Vaskulitis zusätzlich Hep.-B-, Hep.-C- und HIV-Serologie. Rheumafaktor, CCP, p + cANCA, ggf. MPO-ANCA, Urinsediment
  - Bei V. a. Kollagenose zusätzlich ANA, ENA (Screen), C3/C4
  - Bei chron. Wunden Wundabstrich: Keimspektrum? Resistenzen? Multiresistente Erreger (MRE)?
- **Röntgen:** zum Ausschluss einer knöchernen Mitbeteiligung (u. a. Ostitis)
- **Biopsie:** Neoplasie, Vaskulitis, Pyoderma gangraenosum, Necrobiosis lipoidica, Lupus vulgaris. In Mitteleuropa selten: Lepra, Leishmaniose, Lues III
- Standardisierte Fotodokumentation

Symptomatische Therapie des Ulcus cruris venosum

- Wegen Sensibilisierungsgefahr so indifferent wie möglich
- Tägl. Ulkusreinigung mit keimfreier Spülflüssigkeit (z. B. NaCl 0,9 %). Nässende Ulzera feucht, z. B. mit Octenisept®- oder Lavasept®-Lsg. spülen, dann abduschen. Trockene Ulzera trocken behandeln. Bei belegten Ulzera: Hydro-Gel, NaCl 0,9 % oder Ringer-Lsg. (umgebende Haut mit Zinkpaste schützen)

- Nach Wundreinigung semiokklusive (z. B. Varihaesive®) oder okklusive (z. B. Cutinova®) Verbände zur Förderung der Wundheilung
- Bei unterminierter Haut oder Hautgängen Spülung mit Antiseptika (z. B. Octenisept®). Nekrotische Hautschuppen mit Skalpell oder scharfem Löffel abtragen, keine weiteren Verletzungen setzen!
- Systemische Antibiotikather. bei Fieber, ausgeprägter Weichteilinf. oder radiologisch gesicherter Ostitis in Komb. mit frühzeitiger chir. Ther., z. B. Clindamycin. **Cave:** keine lokalen Antibiotika!
- Vakuumther. (VAC): Aktivierung von Wundreinigung und Granulation bei akuten und chron., tiefen Wunden durch Abdeckung mit Polyurethanschaum und luftdichter Folie. Mittels Pumpe wird ein intermittierender oder Dauersog um –125 mmHg erzeugt (1–4 Wo.)
- Bei starker Exsudation Schaumverbände

5.1.2 Differenzialdiagnose von Beinschmerzen

▶ Tab. 5.1

! Bei akutem Entstehen: Pat. sofort immobilisieren und Diagnostik einleiten!

Tab. 5.1 Klinische Differenzialdiagnose von Beinschmerzen

Differenzialdiagnose	Symptome	Ursache	Körperlicher Befund
Claudicatio intermittens (arteriosa) „Schaufensterkrankheit"	Muskulärer, krampfartiger Belastungs- oder Ruheschmerz, Besserung im Stehen oder Tieflagerung	Art. Durchblutungsstörung pAVK II, (Ruheschmerz bei pAVK III–IV)	Abgeschwächte oder fehlende Pulse, Verschlussdruck (ABI) ↓, Strömungsgeräusche, evtl. kühle/blasse Haut
Claudicatio venosa	Wie Claudicatio arteriosa, aber kaum Besserung im Stehen, sondern bei Hochlagerung	Chron. Venöse Insuffizienz (CVI), postthrombotisches Sy. (PTS)	Varizen, Stauungsdermatose, TVT-Anamnese
Posttraumatisch	Lokaler Schmerz, Verletzungszeichen	Trauma, Unfall	Hämatome, Frakturzeichen, typische Anamnese
Lumbago, Lumboischialgie	Von der LWS über Gesäß ins Bein ausstrahlend	Degenerative WS-Veränderung, Diskusprolaps	Lasègue-Test, periphere Reflexe, Sensibilität, grobe Kraft, Pulsstatus, zum Ausschluss DD
Claudicatio spinalis	Belastungsabhängige Krämpfe, „Einschlafen", Kribbeln und Brennen; besser im Stand **mit** Abstützen, im Sitzen od. Liegen	Meist Stenose im Bereich der Cauda equina	(Passagere) neurologische Ausfälle, Pulse/ABI und Gefäßauskultation seitengleich in der Norm
Polyneuropathie (PNP)	Brennende Schmerzen, oft betont an den Fußsohlen, häufig nachts	Häufig chron. Alkoholabusus; Diab. mell.	Herabgesetzt: Vibrationsempfinden, 2-Punkte- und/oder Temperatur-Diskrimination

Tab. 5.1 Klinische Differenzialdiagnose von Beinschmerzen *(Forts.)*

Differenzialdiagnose	Symptome	Ursache	Körperlicher Befund
Restless-Legs-Sy.	Nächtliche Bewegungsunruhe und ziehender/reißender Schmerz	Bislang ungeklärte Ätiol., meist besser unter L-Dopa-Ther.	Anamnese! Immer besser bei Bewegung und relativer Kälte (Beine werden „freigestrampelt")
Degenerative Gelenkveränderungen, Arthrosis deformans	Anlaufschmerz, besser nach „Einlaufen"; Schmerzmaximum in den betr. Gelenken	Koxarthrose, Gonarthrose DD: rheumatoide Arthritis	Oft Übergewicht; Gelenkschwellung. Evtl. Erguss oder lokale Überwärmung bei aktiv. Arthrose

Weitere Diagnostik je nach Verdachtsdiagnose.

5.1.3 Differenzialdiagnosen der Beinschwellung

▶ Tab. 5.2

5

Tab. 5.2 Klinische Differenzialdiagnose der Beinschwellung

Differenzialdiagnosen	Symptome	Ursachen	Körperliche Untersuchung
Herzinsuff.	Ödeme, prim. Knöchel und Fußrücken, im Verlauf auch ganzes Bein	Kardiale Druck- oder Volumenüberlastung, Füllungsbehinderung, Myokardschaden	Bds. Auftreten. Bei Fingerdruck > 30 Sek. kurzzeitig anhaltende Dellenbildung (**Cave:** schmerzhaft)
Tiefe Bein-/Beckenvenenthrombose (TVT) ▶ 5.5.2	Ödeme, Glanzhaut, Rötung bis livide Verfärbung Bei stationären Pat. oft keine relevanten Sympt.	Immobilisation, Exsikkose. Postop., Östrogenther., Adipositas, Tumorerkr., Thrombophilie	Überwiegend einseitiges Auftreten: Schwellung. Glanzhaut, Kompressionsschmerz, Fußsohlenklopf- oder Spontanschmerz. **Cave:** oft unspezifischer Befund!
Chron. venöse Insuff. (CVI) ▶ 5.5.4	Phlebödem überwiegend Knöchel und Unterschenkel Corona phlebectatica, am medialen Fußrand Trophische Störungen (Atrophie blanche; Hyperpigmentierung) Ulcus cruris	Chron. venöse Hypertonie **Prim. CVI:** idiopathische Varikose **Sek. CVI:** Abflusshindernis, postthrombotisches Sy., Ligatur. Auch nach Venenexhairese möglich	Varizen: nur im Stand; CVI-Zeichen: auch am liegenden Pat. CVI-Einteilung nach Widmer ▶ Tab. 5.11

Tab. 5.2 Klinische Differenzialdiagnose der Beinschwellung *(Forts.)*

Differenzial-diagnosen	Symptome	Ursachen	Körperliche Untersuchung
Lymphödem ▶ 5.6	**Stadium 1:** weiche, eindrückbare Schwellung, durch Hochlagerung (noch) reversibel **Stadium 2:** schwer eindrückbar **Stadium 3:** nicht eindrückbar, Sklerosierung von Haut und Gewebe	**Prim.:** anlagebedingt, Manifestation meist ab 2.–3. Lebensjahrzehnt, Schwellneigung von kaudal nach kranial **Sek.:** erworben, z. B. postop., traumatisch, infektiös, parasitär, neoplastisch	Im Verlauf hartes Ödem. Sekundär häufig einseitig an Bein **und** Fuß oder Arm **und** Hand. Selten Adipositas. Typisch ab Stadium 2: Stemmer-Zeichen pos. und Stemmer-Falte vorhanden → Hautfalte über II. + III. Zehe verdickt und nicht oder erschwert abhebbar
Lipödem	W >> M. Beide Beine, seltener beide Arme betroffen. Beginn oft in der Pubertät	Ätiologie unbekannt; Übergang in ein Lipo-/Lymphödem im Verlauf von Jahren möglich	Weiches Ödem, druckschmerzhaft; Fettwülste symmetrisch an beiden Beinen bis zu den Knöcheln; Füße **nicht** betroffen! Meist generalisierte Adipositas. Stemmer-Zeichen neg.

5.2 Diagnostische Methoden

5.2.1 Klinische Tests der arteriellen Durchblutung

Palpation

Indikationen Routinediagn. Obligat bei V. a. Durchblutungsstörung, Aneurysma.

Vorgehen Arterienpulse li und re gleichzeitig palpieren → Seitendifferenz bei Aneurysma oder vorgeschalteter Stenose. A. poplitea oft schwer zu tasten (Knie leicht anwinkeln → sorgfältige Palpation der Fußpulse) (▶ Abb. 5.1).

Befund Fehlender Puls bei akutem art. Verschluss (Schmerz!), chron. pAVK mit hochgradiger Stenose oder Verschluss, atypischem Gefäßverlauf oder bei Ödem. Schwirren bei arteriovenöser Fistel. Breiter Puls bei Aneurysma. **Cave:** falsch neg. Befunde bei Ödem, Adipositas, niedrigem systemischem Blutdruck oder Vasospastik.

Auskultation der Arterien

Vorgehen Auskultation in Ruhe und nach Belastung. Bei nicht belastbaren Pat. Auskultation nach dreiminütigem Stauen mit auf suprasystolischen Druck aufgeblasener RR-Manschette. **Cave:** schmerzhaft.

Befund
- Bei Stenose von 50–70 % gut hörbares raues Stenosegeräusch, bei Stenose von ≥ 90 % verschwunden
- „Maschinengeräusch" → arteriovenöse Fistel
- Abdom. Auskultation zur Detektion einer Nierenarterienstenose
- Artifizielles Stenosegeräusch bei zu starkem Druck mit Stethoskop
- „Funktionell" bei hohem Fieber, ausgeprägter Anämie, Aortenvitium, Hyperthyreose

Rekapillarisierungszeit

Nach festem Daumendruck auf Finger- oder Zehenkuppen prompte Normalisierung der Hautfarbe beim Gefäßgesunden, verlängerte Abblassung bei relevanter akraler Minderperfusion.

Lagerungsprobe nach Ratschow

Indikationen Zuverlässige Methode zur klin. Funktionsbeurteilung der Becken- und Beinarterien.

Vorgehen Pat. kreiselt in Rückenlage und mit senkrecht erhobenen Beinen 2 Min. lang mit beiden Füßen (oder Extension, Flexion). Anschließend aufsetzen und Beine locker herabhängen lassen.

Befund Bei schlecht kompensiertem Verschluss oder höhergradigen Stenosen tritt oft bereits zu Beginn der Provokationsphase eine fleckförmige oder diffuse Abblassung des Fußes und lokaler Schmerz auf. Bei Gefäßgesunden kommt es im Sitzen innerhalb von 5–10 Sek. zu einer diffusen Hautrötung. Innerhalb von 8–12 Sek. sollte eine zunehmende Venenfüllung auf dem Fußrücken zu beobachten sein. Verzögerungen, v. a. aber seitendifferente Befunde sprechen für das Vorliegen einer Durchblutungsstörung → weitere Diagn.

5

Gehtests

Indikationen Einschätzung einer pAVK im Stadium II. Verlaufsbeurteilung.

Vorgehen Pat. auf ebener Fläche (bzw. Laufband) zügig gehen lassen (2 Schritte/Sek.). Es wird die Gehstrecke bis zum Auftreten einer Claudicatio dokumentiert. Alternativ „6-Min.-Gehtest": Pat. geht 6 Min. mit individueller Maximalgeschwindigkeit. Erschöpfungs-/Schmerzpausen sind jederzeit erlaubt. Es zählt die max. Gehstrecke nach 6 Min.

Befund Messung der schmerzfreien und der max. Gehstrecke in Metern (Stadium IIa > 200 m, Stadium IIb < 200 m) (▶ 5.4.1) sowie Dokumentation der Schmerzlokalisation.

Faustschlussprobe

Indikationen Beurteilung von Durchblutungsstörungen der oberen Extremität.

Vorgehen Bei hochgehaltenen Armen 10–20 kräftige Faustschlussbewegungen im Sekundentakt, während der Untersucher die art. Versorgung durch Handgelenkkompression unterbindet.

Befund
- **Normal:** nach aufgehobener Kompression an locker geöffneten Händen bei erhobenen Armen sofortige Rötung von Handinnenflächen und Fingern
- Bei gestörter art. Versorgung verzögerte oder ausbleibende Rötung. **Cave:** falsch path. Ergebnis durch Überstrecken der Finger möglich

Allen-Test

Indikationen Selektive Prüfung der ulnaren und radialen Handdurchblutung. Obligat vor jeder art. Punktion bzw. Katheter- oder Shuntanlage!

Vorgehen Wie Faustschlussprobe (s. o.), nur selektive Kompression von A. radialis und anschließend der A. ulnaris.

Befund Bei unauffälligem Gefäßbefund kommt es allenfalls kurzzeitig zu einem leichten fleckförmigen Abblassen der Hautfarbe. Blasst die Hand deutlich ab (Allen-Test path.), keine Punktion der A. radialis (oder A. ulnaris) wegen unzureichender Kollateralperfusion!

5.2.2 Klinische Tests der venösen Durchblutung

Trendelenburg-Test

Indikationen Diagn. venöser Klappeninsuff. des Saphenastamms.

Vorgehen 90°-Hochlagerung des Beins bei horizontaler Rückenlage des Pat. Blut aus den Varizen ausstreichen. Danach V. saphena unterhalb der Leistenbeuge mit Stauschlauch komprimieren.

Befund Nach Aufstehen rasche Varizenfüllung (< 20 Sek.) → Insuff. der Vv. perforantes (Test pos.). Nach 30 Sek. Stau lösen: Venenfüllung nach distal → Klappeninsuff. der oberflächlichen Venen (Test doppelt pos.).

Perthes-Test

Indikationen Überprüfung der Durchgängigkeit der tiefen Beinvenen.

Vorgehen Stauung oberhalb der Varizen, Varizenentleerung durch Umhergehen („Muskelpumpe") bei intakten Vv. perforantes und tiefen Venenklappen.

5

5.2.3 Apparative Diagnostik

„Verschlussdruckmessung" (ABI)

Indikationen Diagnose „art. Strombahnhindernisse" in der betreffenden Extremität, Verlaufskontrolle nach Ther. Wichtigste apparative Basisuntersuchung!

Vorgehen RR-Messung an beiden Oberarmen und Unterschenkeln mithilfe einer CW-Dopplersonde über der A. brachialis, den Aa. dorsales pedis und Aa. tibiales posteriores (▶ Abb. 5.1). Der Knöchel-Arm-Index (Ankle Brachial Index, **ABI**) ist der Quotient aus dem Druck in der peripheren Arterie (z. B. A. dorsalis pedis) und dem Druck in der A. brachialis. Bei differenten Drücken zwischen li und re A. brachialis zählt der höhere Wert. Messung am liegenden Pat. nach mind. 15 Min. körperlicher Ruhe. Die Blutdruckmanschette wird möglichst nahe am jeweiligen Messpunkt angelegt, suprasystolisch aufgepumpt und anschließend der Druck langsam abgelassen. **Cave:** keine Manschettenanlage auf einem Ulkus (Schmerz!). Die Dopplersonde ist auf der vorher mittels pulssynchroner (Korotkow-) Geräusche detektierten Auskultationsstelle fixiert. Das Dopplergeräusch ist beim Ablassen der Kompression wieder hörbar, wenn der Kompressionsdruck den systolischen Arteriendruck unterschreitet = systolischer Knöchelarteriendruck (Absolutwert). Normalbefunde schließen eine relevante PAVK nicht aus. Bei klin. persistierendem V. a. pAVK Kontrolle direkt nach körperlicher Belastung (z. B. 10 Kniebeugen)!

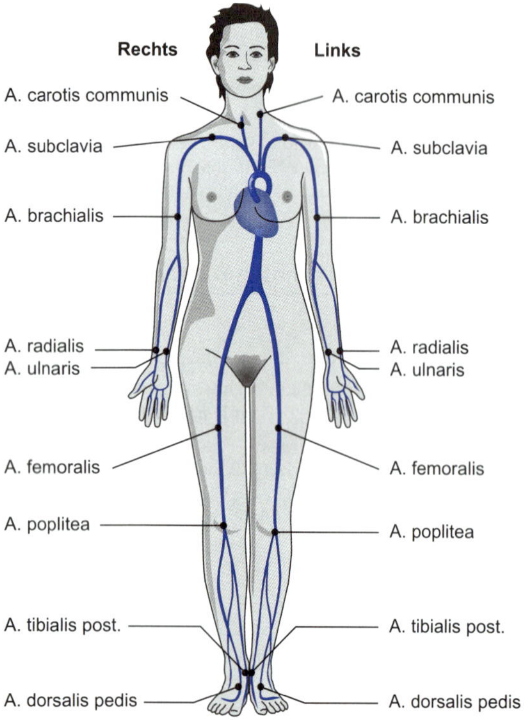

Abb. 5.1 Dokumentationsskizze für Pulse, Auskultationspunkte und Verschlussdruckmessungen [L157]

Befund

- **Normalbefund:** RR der A. dorsalis pedis und A. tibialis posterior bis 5–10 mmHg über Armarterien-RR
- **Knöchel-Arm-Index:**
  - ABI > 1,3: V. a. Mediasklerose (nicht signifikant)
  - ABI > 0,9–1,2: normale art. Perfusion
  - ABI ≤ 0,9: art. Minderperfusion/pAVK
- **Druckwert < 75 mmHg bzw. ABI ≤ 0,6:** KI für Kompressionsther.
- **Druckwert < 60 mmHg oder besser ABI ≤ 0,5:** kritische Ischämie mit drohendem Extremitätenverlust

Kompressionsphlebosonografie (KUS)

Überprüfung der Kompressibilität der tiefen Beinvenen mit B-Mode-Sono bei V. a. TVT.

Vorgehen Kompression der tiefen Venen zwischen Beckenetage und distalem US-Drittel mit dem 5–9 MHz-Linearschallkopf im B-Bild-Modus. Kontinuierliche Durchführung von kranial nach kaudal im Abstand von wenigen Zentimetern. Analoges Vorgehen an den Armvenen.

Befund/Dokumentation Magna-Crosse, V. femoralis (Höhe mittleres Oberschenkeldrittel und vor dem Adduktorenkanal), V. poplitea und kraniales Unterschenkeldrittel als Bilddokument jeweils mit und ohne Kompression. Häufige Dopplung der VFS insb. im kranialen Bereich und (seltener) der V. poplitea beachten. Eine 2-Punkt-Untersuchung (nur Magna-Crosse und V. poplitea) ist als Einzeluntersuchung zum Ausschluss einer TVT nicht ausreichend.

> **Tipp**
> Wenn keine suffiziente KUS zur Verfügung steht (z. B. Nacht, Wochenende), sollte bis zu einer zeitnahen sonografischen Verlaufskontrolle – je nach klin. Wahrscheinlichkeit (Wells-Score ▶ Tab. 5.8) und D-Dimer-Befund – die volle oder halbther. NMH-Dosis verabreicht werden (Pat.-Aufklärung!). Keine KUS bei fehlender klin. Wahrscheinlichkeit.

Farbkodierte Duplex-Sonografie (FKDS)

Ultraschall-B-Bild und Doppler-Sono mit Farbkodierung kombiniert.

Indikationen

- pAVK: Diagnose und Quantifizierung von art. Stenosen und Verschlüssen, Gefäßektasien, Aneurysma verum oder spurium, a. v. Fistel, Dialyseshuntstenose oder -verschluss
- Varikose: Phlebosono möglichst immer im Stand oder bei max. Beintieflagerung. CVI? Postthrombotisches Sy. (PTS)?
- Ergänzende Bildgebung neben KUS bei V. a. Phlebothrombose (▶ 5.5.2)
- DD: Beinschmerz/-schwellung: Hämatom, Baker-Zyste, Ödem, Gelenkerguss
- Stenosen oder Verschlüsse der hirnversorgenden Arterien
- Erfolgs- und Verlaufskontrolle nach Gefäß-OP, Angioplastie/Stenting oder medikamentöser Behandlung (z. B. Fibrinolysether.). KM-Gabe u. a. zur Kontrolle von Endoleaks. Artefaktausschluss nach MR-A, CT-A

Digitale Subtraktionsangiografie (DSA)

Indikationen Geplante Intervention. Mechanisch: PTA/Stent oder Coiling. Medikamentös: lokale Lyse oder Prostaglandinther. Klärung interventioneller oder gefäßchir. Fragestellungen, die sich durch FKDS od. MR-A, CT-A nicht zweifelsfrei beantworten lassen.

Vorgehen Ambulante Durchführung möglich. Untersuchung immer in Interventionsbereitschaft.

- A.-femoralis-Punktion: Katheter in Seldinger-Technik einführen (▶ 2.2.2), bei bds. Beckenarterienverschlüssen transbrachiale oder transaxilläre Angio
- KM-Applikation durch den in der Aorta platzierten Katheter
- Anschließend Bettruhe mit Druckverband. ≥ 5 h nach reiner Diagn. Bis 20 h nach Intervention (je nach Schleusengröße)

> Art. Ischämie bzw. venöse Thrombose durch Druckverband möglich: Regelmäßige Kontrolle des Pulsstatus! Bei Schmerzen oder Schwellung des Beins und Pulsabschwächung ggf. Verband lockern. Bei danach unzureichender Besserung: zeitnah erneute Bildgebung!

Kontraindikationen

- Gerinnungsstörungen (Quick < 50 %), bei dringlicher Ind. evtl. transbrachiale Punktion
- Hyperthyreose: bei dringlicher Ind. thyreostatische Medikation: Perchlorat, z. B. Irenat® 30 Trpf. mind. 2 h vor und 3 × 20 Trpf. für weitere 7 d nach Applikation jodhaltiger KM
- KM-Unverträglichkeit: strengste Indikationsstellung und medikamentöse Prophylaxe (▶ 2.1.3)
- **Niereninsuff.:** an Krea-Clearance orientierte Anpassung der KM-Dosis. Vorher gute Hydrierung des Pat., ggf. mit langsamer Infusion von NaCl 0,9 % od. Ringer-Acetat. Zusatz von Acetylcystein (ACC) ohne erwiesenen Vorteil. Bei hochgradiger bzw. terminaler Niereninsuff. direkt anschließend Dialyse

MR-Angiografie (MR-A)

Indikationen Gute Darstellung von Arterien und ihrer Begleitanatomie. Bei Fragestellungen, deren Beantwortung entweder mittels FKDS zu aufwendig oder nicht mit ausreichender Sicherheit möglich ist, oder wenn eine DSA oder eine CT-A kontraindiziert sind (z. B. wg. jodhaltigem KM und/oder Röntgenstrahlen).

Potenzielle Nachteile

- Derzeit noch unzureichende Darstellung kleinster Gefäße
- Schwächen in der Darstellung des venösen Kreislaufs
- Überschätzung von Stenosegraden → oft FKDS-Kontrolle notwendig
- Psychische Belastung durch hohen Geräuschlevel und enge Untersuchungsröhre. Erste weitgehend „offene" Geräte stehen zur Verfügung.
- Keine zeitgleiche Intervention möglich (im Gegensatz zu DSA)

5

Kontraindikationen

- Pat. mit magnetisierbaren Implantaten, OP-Clips, verschiedenen Schrittmachern, ferromagnetische Granatsplitter; Piercings (evtl. Kühlung mit feuchtem Tupfer). **Cave:** dunkle Tätowierungen (starke Wärmeentwicklung möglich)
- Manifeste psychische Erkr. wie Klaustrophobie
- Gewicht > 150 kg (je nach Untersuchungstisch/Pat.-Umfang)

Nebenwirkungen

- Nephrogene systemische Fibrose (NSF). KM-NW. Tritt potenziell bei einer GFR < 30 (fraglich auch < 50) ml/Min. auf.
- Allergische Reaktion, z. B. auf Gadolinium (▶ 2.1.3).

CT-Angiografie (CT-A)

Indikationen Gute Darstellung großer und mittelgroßer Arterien und Venen sowie ihrer Begleitanatomie. Hohe Strahlen- und KM-Belastung. (CT-Venografie: 8–10 mSv = höchste insg. zugelassene Strahlenexposition pro Jahr).

Phlebografie

Indikationen Selten. Nur noch bei unklarem Phlebosono- oder Farbduplexbefund (meist im Bereich der Unterschenkelvenen), evtl. zur Dokumentation vor geplanter Lysether.

Komplikationen KM-Unverträglichkeit, lokale Irritationen. **Cave:** relativ hohe KM- und Strahlenbelastung. Schmerzhafte Punktion einer Fußrückenvene.

5.3 Kreislauferkrankungen

5.3.1 Hypertonie

Häufigkeit 20–25 % der Bevölkerung, bei ¼ Diagnose unbekannt, bei weiterem ¼ unbehandelt und bei ⅔ der behandelten Hypertoniker ungenügend therapiert. Eindeutige Steigerung des kardiovaskulären Risikos, Korrelation mit dem Ausmaß der Hypertonie.

- **Prim. (essenzielle) Hypertonie:** ca. 90–95 %, Diagnosestellung nach Ausschluss von sek. Formen.
- **Sek. Hypertonieformen:** ca. 5–10 %, ▶ Abb. 5.2.

Leitbefunde
Anhaltend erhöhter Blutdruck von ≥ 140/90 mmHg (▶ Tab. 5.3).

Tab. 5.3 Klinische Einteilung der arteriellen Hypertonie[1]

Bereich	Systolisch (mmHg)		Diastolisch (mmHg)
Optimal	< 120	und	< 80
Normal	120–129	und/oder	80–84
Hochnormal	130–139	und/oder	85–89
Hypertonie			
Hypertonie 1. Grades	140–159	und/oder	90–99
Hypertonie 2. Grades	160–179	und/oder	100–109
Hypertonie 3. Grades	≥ 180	und/oder	≥ 110
Isolierte systolische Hypertonie	≥ 140	und	< 90
Hypertensive Entgleisung	180–200	und	110–130

[1] Nach: European Society of Hypertension (ESH) und European Society of Cardiology (ESC, 2018).

Klinik Oft keine Beschwerden. Sonst: Nykturie, Polyurie oder Oligurie (Herz- oder Niereninsuff.), Ang. pect., Belastungsdyspnoe, lageunabhängiger Schwindel, Kopfschmerzen, Nasenbluten, vorübergehende Visusverschlechterung, Synkopen, TIA.

- Hypertensive Krise: RR ≥ 230/130 mmHg ohne akuten Organschaden
- Hypertensiver Notfall: kritischer RR-Anstieg mit Symptomen eines akuten Organschadens (▶ 5.3.2)

Komplikationen

- **Atherosklerose:** KHK (10-J.-Risiko bei $RR_{diast.}$ ↑ um 5 mmHg → + 21 %; ▶ 4.3), Nephrosklerose, pAVK, BAA (▶ 5.4.5). Ausmaß der Gefäßveränderungen korreliert gut mit funduskopischem Bild einer Retinopathie.
- **Linksherzhypertrophie:** anfangs konzentrisch, oberhalb des kritischen Herzgewichts von 500 g exzentrisch mit Linksherzinsuff. (▶ 4.5.2).
- **ZNS:** TIA, Hirnblutung, zerebraler ischämischer Insult (10-J.-Risiko bei $RR_{diast.}$ ↑ um 5 mmHg → + 34 %; ▶ 15.3.1), hypertensive Enzephalopathie (Schwindel, Kopfschmerzen, Sehstörungen).

5

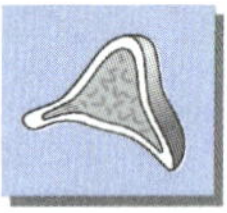

Endokrin: Conn-Syndrom (primärer Hyperaldosteronismus, 5–12% aller sekundären Hypertonien), Hyperthyreose, Cushing-Syndrom, Phäochromozytom (ca. 0,2%), Akromegalie

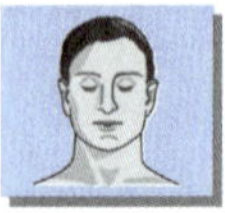

OSAS: Obstruktives Schlafapnoesyndrom, häufige Ursache der sekundären Hypertonie

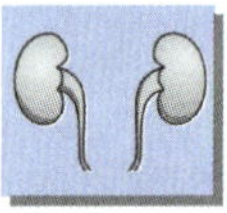

Renal: Renoparenchymatös 2–3%, renovaskulär 1% aller Hypertonien (Nierenarterienstenose ▶ 9.4.1)

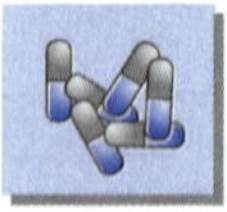

Medikamentös: Ovulationshemmer 3%, Glukokortikoide, Antirheumatika (Na^+-Retention), Sympathomimetika (auch Augen- und Nasentropfen), Psychopharmaka

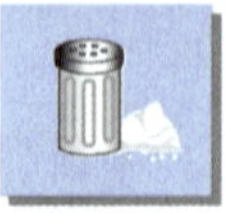

Nutritiv-toxisch: Kochsalz (NaCl), Lakritze, Kokain

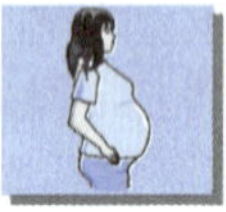

Schwangerschaftsinduziert (SIH):
I. Isolierte SIH
II. SIH mit Proteinurie + evtl. Ödemen = Präeklampsie = EPH-Gestose

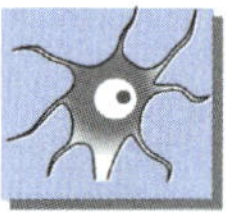

Neurogen: Hirndruck, erhöhter Sympathikotonus (Blutdrucklabilität, vegetative Symptome, Katecholaminausscheidung mäßig), Sklerose des Karotissinus (Karotisdruck → keine RR-Senkung, Bradykardie oder ZNS-Symptome), neurovaskuläre Kompression des Hirnstamms (selten, MRT-Diagn.)

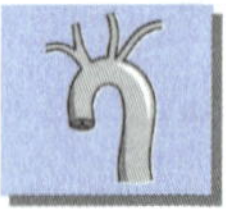

Vaskulär: Aortenklappeninsuffizienz, hyperkinetisches Herzsyndrom, a.v. Fistel

Sonstige: Schmerz, Stress, Hypervolämie (nach Transfusionen, Polyzythämie), akute intermittierende Porphyrie, nach Bestrahlung intraabdomineller oder retroperitonealer Tumoren (diskutiert als „Strahlennephritis")

Abb. 5.2 Ursachen der sekundären Hypertonie [L157]

Basisdiagnostik bei neu entdeckter Hypertonie

- **Anamnese:**
  - Familienanamnese (in 70 % pos.), Nierenerkr., Schwangerschaft (Präeklampsie), ausgeprägter Kaffee- und Alkoholkonsum, Medikamente (orale Kontrazeptiva, Glukokortikoide, Kokain. Amphetamin), vermehrte Kochsalzaufnahme, Lakritzabusus

- Schlafanamnese, Schnarchen? Schlafapnoe-Sy. (SAS) → häufige sek. Hypertonieursache (▶ 6.8)
- Phäochromozytom (▶ 12.2.5)
- Risikofaktoren: Adipositas, Diab. mell., Hyperlipoproteinämie, Nikotinkonsum, Cushing-Sy. (▶ 12.2.2), Hypertonie in 85 % der Fälle
- Hochrisikopat. mit metabolischem Sy. rechtzeitig erfassen!

- **Körperliche Untersuchung:**
  - **RR-Messung:** an beiden Armen im Liegen und Stehen (bei Differenz von > 20 mmHg V. a. A.-subclavia-Stenose). Bei massiv umfangsvermehrten Oberarmen breitere RR-Manschette benutzen. Messung an Armen und Beinen bei V. a. Aortenisthmusstenose (Hypertonie der oberen Extremität). Immer auch Puls zählen. Möglichst 24-h-Blutdruckmessung unter Alltagsbedingungen (Tag-Nacht-Rhythmik?). Zum Ausschluss unerwünschter RR-Spitzen Tagesprofil (z. B. 7, 11, 15 und 22 Uhr). Messung unter Ergometerbelastung
  - **Herz:** Herzspitzenstoß lateralisiert? Aorteninsuff. (Diastolikum, große RR-Amplitude), Aortenisthmusstenose (Systolikum, bes. zw. Schulterblättern, ausgeprägte Pulsdifferenz A. radialis ↔ A. femoralis), Bradykardie (kompensatorische RR-Erhöhung)
  - **Gefäßstatus:** Strömungsgeräusche über Karotiden, Nieren- (periumbilikal) und Femoralarterien
  - **Abdomenpalpation:** Hinweise auf Aortenaneurysma („expansive Pulsation")?
  - **Funduskopie** (Ophtalmologe) zum Nachweis eines Fundus hypertonicus/Retinopathie. Obligat bei gleichzeitigem Vorliegen eines Diab. mell.

5

Weiterführende Diagnostik

- Labor: BSG, BZ, BB (Polyglobulie, Anämie), Krea/GFR, E'lyte, CRP, Harnsäure, TSH, Gesamteiweiß, Albumin, Chol., Triglyzeride, Urinstatus, Krea-Clearance
- EKG: Hypertrophie- oder Ischämiezeichen (▶ 4.2.4)
- Echo: Linksherzhypertrophie, linksventrikuläre Pumpfunktion, Vitien
- Sono-Abdomen: z. B. Schrumpfnieren, Nebennierentumor
- Rö-Thorax: Herzgröße und -konfiguration, Aneurysma, Aortenelongation
- Pulsoxymetrie, ggf. Schlaflabor

Differenzialdiagnosen

Differenzialdiagnose der hypokaliämischen Hypertonie

- Renale Form: Nierenarterienstenose
- Adrenokortikale Form: prim. Aldosteronismus (Conn-Sy.)
- Exogene Form: Diuretikather., Lakritzabusus („Pseudo-Conn-Sy."), orale Kontrazeptiva

- **Renovaskulärer Hypertonus** schwer einstellbarer, diastolisch betonter Hypertonus, ca. 1 % der Fälle Diagn.: Nieren-Sono (Größendifferenz), FKDS der Nierenarterien (v. a. bei schlanken Pat.), DSA der Nierenarterien (Goldstandard v. a. bei möglicher Intervention)
- **Renoparenchymatöser Hypertonus** (Anamnese!): Krea und (besser) Krea-Clearance, Nieren-Sono (Schrumpfnieren?), bei Proteinurie quantitative (24-h-)Eiweißausscheidung und qualitative Disk-E'phorese (▶ 9.1.7), bei Erythrozyturie: Harnzytologie (▶ 9.2.1)

- Bei rapid progressiver GP, nephrotischem Sy. oder GP bei Systemerkr. (▶ 9.5) Nierenbiopsie (▶ 2.4.3)
- **Conn-Sy.** (= prim. Hyperaldosteronismus): normokaliämische Form ist häufigste Ursache der sek. Hypertonie (bis 10 % der Hypertoniker), „klassische" hypokaliämische Form mit < 0,5 % der Hypertonien sehr viel seltener. Diagn.: Aldosteron-Renin-Quotient, mögl. nach Absetzen von ACE-Hemmern/AT_1-Rezeptorblockern, Aldosteronantagonisten (falsch niedriger Quotient) oder Betablockern (falsch hoher Quotient); BGA (▶ 12.2.4); ACT oder MRT (NNR-Hyperplasie oder Adenom?)
- **Phäochromozytom** (krisenhafte Blutdruckanstiege, oft mit Kopfschmerz, blasser Haut, Gewichtsverlust): 24-h-Urin auf Katecholamine (▶ 12.2.5)
- **Cushing-Sy.** (Klinik!): Kortisol basal, Dexamethason-Kurztest (▶ 12.2.2)
- **Schilddrüsenerkr.** (Anamnese, klin. Befund): TSH (obligat vor Rö-KM-Untersuchung), ggf. fT_3, fT_4 (▶ 12.1.1).

Antihypertensive Therapie Ziel: RR ≤ 130/80 mmHg (▶ Tab. 5.4)

- **Adjuvante Ther.:** bei sek. Hypertonie Grundkrankheit behandeln, Ursachen nach Möglichkeit beseitigen.
  - Salzrestriktion (30–40 % der Hypertoniker sind kochsalzempfindlich) auf max. 5–6 g/d NaCl, Gewichtsreduktion. Behandlung von Hyperlipoproteinämie, Hyperurikämie und Diab. mell., Nikotinverzicht, Alkoholkonsum einschränken (< 30 g/d)
  - Regelmäßiges Ausdauertraining (Nordic Walking, Schwimmen, Radfahren). Kein Krafttraining oder isometrische Übungen (RR ↑)
  - Blutdruckselbstmessung empfohlen, von Hochgebirgsurlaub (> 3 000 m) und Sauna eher abraten
- **Antihypertensive Pharmakother.:**
  - Bei Neuverordnung bzw. Umstellung von Medikamenten regelmäßige RR- und Laborkontrollen. Basis: Krea, GFR, E'lyte
  - Abendliche Einnahme von mind. einem Antihypertensivum reduziert kardiovaskuläre Ereignisse deutlich. Abends keine Diuretika
  - Vit.-D-Mangel führt zu erhöhten Blutdruckwerten. Adäquate Substitution – besonders im Alter – empfohlen

Tab. 5.4 Stufenschema der medikamentösen Therapie bei unkomplizierter Hypertonie[1]

Initialther.[2]	Stufe 2	Stufe 3
2er-Kombination: • ACE-Hemmer oder ARB **plus** • Lang wirksamer Kalziumantagonist oder Diuretikum (z. B. Thiazid)	**3er-Kombination:** • ACE-Hemmer oder ARB **plus** • Lang wirksamer Kalziumantagonist **plus** • Diuretikum (z. B. Thiazid)	**3er-Kombination plus Spironolacton oder andere Substanz:** Zugabe von • Spironolacton (25–50 mg/d) oder anderem Diuretikum **oder** • α_1-Blocker **oder** • β_1-selektivem Betablocker

[1] Gabe von **Betablockern** bei spezifischer Ind. auf jeder Behandlungsstufe möglich (▶ Tab. 5.5)
[2] **Monother.** bei Grad-1-Hypertonie (systol. RR < 150 mmHg) oder bei sehr alten (≥ 80 Jahre) oder gebrechlicheren Pat. möglich
ARB = AT_1-Rezeptorblocker

Beginn bevorzugt mit Zweifachkomb. Monother. nur bei Grad-1-Hypertonie, fehlendem kardiovaskulärem Risiko, sehr alten oder gebrechlichen Pat.
- Keine Komb. von Medikamenten mit gleichem Wirkprinzip.
- Keine Komb. von Kalziumantagonisten vom Diltiazem- oder Verapamil-Typ mit Betablockern (→ Bradykardie, AV-Blockierungen).
- Auch bei über 70-jährigen Pat. mit isolierter syst. Hypertonie einschleichende RR-Senkung auf Werte < 150/90 mmHg über 2–3 Monate anstreben. Dadurch deutliche kardiovaskuläre Risikoreduktion.
- Blutdrucksenkung bei zerebralem Insult in den ersten 3 d (nach Ausschluss einer Hirnblutung) erst bei RR > 200/110 mmHg zum Schutz der Penumbra. Senkung des mittleren art. Blutdrucks um max. 15 %.
- Bei therapierefraktärer Hypertonie überprüfen: Medikamentenadhärenz? Sek. Hypertonie (z. B. Conn-Sy.?), WW mit anderen Medikamenten? NSAR vermindern die Wirkung der Antihypertensiva.

Antihypertensiva mit gesichertem prognostischem Nutzen

- **Diuretika** (▶ 4.5.1):
  - ! Häufige und sinnvolle Komb.: Thiaziddiuretikum plus Triamteren 50 mg/d. **NW:** Niereninsuff. Hyperkaliämie möglich
  - **Thiaziddiuretika:** Chlortalidon 1 × 12,5–50 mg/d, Gabe morgens, Wirkung nach nach 2–3 h. **Cave:** Diab. mell. wegen Verminderung der Glukosetoleranz. **KI:** Niereninsuff. (GFR ≤ 30 ml/Min)
  - **Schleifendiuretika:** bei unzureichender Wirkung von Thiaziden, z. B. Torasemid 1 × 2,5–5 mg/d. Kaliumkontrollen bei Langzeitanwendung!
- **Betablocker** (▶ 4.5.1):
  - **Dos.:** Metoprolol 2 × 50–100 mg/d. Lang wirksame selektive Betablocker wegen Einmalgabe bevorzugt, z. B. Nebivolol 1 × 2,5–5 mg/d oder Bisoprolol 1 × 2,5–10 mg/d
  - **KI:** Asthma bronchiale, AV-Block Grad II–III, bifaszikulärer Block, Bradykardie. Bei pAVK oder COPD besteht keine absolute KI gegen selektive Betablocker. Absetzen bei klin. Verschlechterung, z. B. unter neu eingeleiteter Betablockerther. Bei dekompensierter Herzinsuff. nur stationäre Therapieeinleitung

!
- Wegen Rebound-Effekt β-Blocker immer ausschleichend absetzen!
- AV-Blockierungen bei gleichzeitiger Verapamilgabe (i. v. Gabe beider Substanzen deshalb absolut kontraindiziert).

- **ACE-Hemmer** (▶ 4.5.1):
  - **Dos.:** Lisinopril 1 × 2,5–20 mg/d; Enalapril 2 × 5–20 mg/d, Therapiebeginn mit 2 × 2,5–5 mg/d
  - **KI:** Schwangerschaft, Hyperkaliämie, bilaterale Nierenarterienstenose, höhergradige Nieren oder Leberinsuff., angioneurotisches Ödem in der Anamnese. Laufende Desensibilisierungsther.
  - ! Nicht mit AT-Antagonisten kombinieren
  - **NW:** Reizhusten in 5–10 % d. F. Hyperkaliämie. Hypotone Entgleisungen bei Therapiebeginn, besonders bei NAST, Herzinsuff, und/oder prim. Diuretikather. Kopfschmerz. GI-Störungen. Seltener: angioneurotisches Ödem.

5

> Wegen „Erste-Dosis-Phänomen“ (s. u.) v. a. bei diuretisch vorbehandelten Pat. niedrig dosiert beginnen. Bei eingeschränkter Nierenfunktion nicht mit kaliumsparenden Diuretika kombinieren (Hyperkaliämie).

- **Angiotensin-II-Rezeptorantagonisten (AT_1-Rezeptorblocker, ARB):**
  - **Dos.:** z. B. Telmisartan 1 × 20–80 mg/d p. o., Candesartan 1 × 4–36 mg/d p. o.
  - **KI:** Schwangerschaft, bds. Nierenarterienstenose, Conn-Sy., Leberinsuff., relevante Aorten-, Mitralklappenstenosen, HCM
  - **NW:** Renin-, Prostaglandin-, Substanz-P-Stoffwechsel bleiben unbeeinflusst → wenig NW (kein Reizhusten). Dosisabhängige Verstärkung der Harnsäureausscheidung. Angioneurotisches Ödem (1 : 4 000), Migräne (sehr selten)
- **Kalziumantagonisten:**
  - **Dos.:** Amlodipin 1 × 5–10 mg/d p. o. , Lercanidipin 1 × 10–20 mg/d
  - **KI:** Schwangerschaft, Stillzeit. Anwendung beschränkt: NYHA III–IV, NW: periphere Ödeme

Antihypertensiva ohne gesicherten prognostischen Nutzen

- **Adrenorezeptor-Agonisten:**
  - **Clonidin:** 3 × 75–300 μg/d, einschleichend mit 2 × 75 μg beginnen. Bevorzugt in retardierter Form 2 × 0,25 mg/d.
  - **Moxonidin** weniger NW. Dosierung initial 1 × 0,2 mg/d bis auf 0,4 mg/d steigern
  - **NW:** evtl. vorübergehende RR-Erhöhung bei Therapiebeginn bzw. krisenhafter Anstieg nach abruptem Absetzen
- **Periphere Vasodilatatoren:**
  - **Dihydralazin:** 3 × 12,5–50 mg/d p. o. geeignet zur Ther. in der Schwangerschaft. Wegen reflektorischer Tachykardie und NaCl-Retention mit Betablocker und Diuretikum kombinieren (Ausnahme Schwangerschaft). Wegen schlechter Steuerbarkeit einschleichen.
  - **Minoxidil:** mit 2,5–5 mg/d beginnen (max. 40 mg/d). Wegen ausgeprägter Salz- und Wasserretention und Tachykardie mit Diuretikum und Betablocker kombinieren! Reservepräparat. NW z. B. Haarwuchs, Perikarderguss

Andere Antihypertensiva

- **Doxazosin:** 1 × 4 mg/d, durch Retardierung kein „Erste-Dosis-Phänomen“ (Schwindel, Kopfschmerzen, Übelkeit, Kollaps). **Cave:** wegen Hinweisen auf vermehrte kardiovaskuläre Ereignisse nicht als Monother. oder bei Herzinsuff.
- **Methyldopa:** zentral wirkender Alphablocker.
  - **Dos.:** 2–3 × 250–500 mg/d, einschleichend p. o.
  - **Ind.:** p. o. Mittel der Wahl zur langfristigen Ther. der Schwangerschaftshypertonie
  - **KI:** Depression, hämolytische Anämie
  - **NW:** Müdigkeit, Schwindel, Mundtrockenheit, hämolytische Anämie, Hepatitis, Vaskulitis, bei 20 % pos. direkter Coombs-Test

5.3.2 Hypertensive Krise und hypertensiver Notfall

Hypertensive Krise

Klinik RR ≥ 230/130 mmHg **ohne** Sympt. eines akuten Organschadens.

Sofortmaßnahmen

- Versorgung im Liegen in ruhiger Umgebung.
- Ambulanter Therapieversuch grundsätzlich möglich.
- Ausschluss bzw. Behandlung „äußerer" Ursachen wie Schmerzen, Harnverhalt, Angst, Nichteinnahme der antihypertensiven Medikation.
- Initial 1–2 Hübe Nitrospray s. l., Wiederholung möglich. **Cave:** keine zu rasche Blutdrucksenkung.
- Evtl. nicht eingenommene Antihypertensiva einnehmen lassen.
- Nicht vorbehandelte Pat.: abhängig von Begleiterkr. (▶ Tab. 5.5) ACE-Hemmer, Betablocker und/oder Diuretikum. Oft perorale Behandlung möglich. Wenn nicht:
  - Urapidil 25 mg fraktioniert i. v. am liegenden Pat. Ggf. mit Perfusor fortführen (Dos. ▶ 19.9). Dann unter IMC-Überwachung.
  - Alternativ:Nitroperfusor (50 mg Nitroglyzerin auf 50 ml NaCl 0,9 % mit 1–6 ml/h). IMC – Überwachung, Tachyphylaxie beachten! **NW:** Tachykardie, Kopfschmerz, intrakranielle Drucksteigerung; **KI:** zerebraler Insult.
- Bei begleitender Tachykardie: Betablocker wie Metoprolol 47,5–95 mg p. o. oder 2,5–5 mg i. v. Clonidin 0,15 mg i. v. oder i. m. , bei Bedarf nach 30 Min. 0,3 mg i. v.

5

Tab. 5.5 Auswahl der Antihypertensiva nach den Begleiterkrankungen

	Einsetzen	Vermeiden
Herzinsuff.	ACE-Hemmer bzw. AT_1-Rezeptorblocker, β_1-selektive Betablocker, Diuretika	Kalziumantagonisten, α_1-Blocker
KHK	Betablocker, ACE-Hemmer bzw. AT_1-Rezeptorblocker	Kalziumantagonisten vom Dihydropyridintyp (z. B. unretardiertes Nifedipin)
Bradykardie	ACE-Hemmer bzw. AT_1-Rezeptorblocker, Lercarnidipin, Dihydralazin	Betablocker, Diltiazem, Verapamil, Clonidin
Tachykardie	Betablocker, Clonidin, Diltiazem	α_1-Blocker, Nifedipin
Diab. mell. Typ 1+2	ACE-Hemmer bzw. AT_1-Rezeptorblocker, lang wirksame Kalziumantagonisten	Thiaziddiuretika (hoch dosiert)
Hyperlipoproteinämie	Kalziumantagonisten, ACE-Hemmer bzw. AT_1-Rezeptorblocker	Thiaziddiuretika
Niereninsuff.	Schleifendiuretika, Dihydralazin, Kalziumantagonisten	Thiazide und kaliumsparende Diuretika. ACE-Hemmer bzw. AT_1-Rezeptorblocker nur unter engmaschiger Kontrolle der Nierenfunktion. Nichtselektive Betablocker

Tab. 5.5 Auswahl der Antihypertensiva nach den Begleiterkrankungen *(Forts.)*

	Einsetzen	Vermeiden
pAVK	Kalziumantagonisten, Dihydralazin, ACE-Hemmer bzw. AT_1-Rezeptorblocker	Nichtselektive Betablocker; höher dosierte Diuretika; Clonidin
Asthma bronchiale	Kalziumantagonisten, ACE-Hemmer bzw. AT_1-Rezeptorblocker	Betablocker kontraindiziert!
COPD	Betablocker können meist eingesetzt werden	
Impotentia coeundi (Erektionsstörungen)	AT_1-Rezeptorblocker, α_1-Blocker, Verapamil, Diltiazem, Amlodipin	Clonidin, Thiazide, nichtselektive Betablocker, ACE-Hemmer (gelegentlich)
Osteoporose	Thiazide (Kalzium sparend)	
Gravidität	β_1-selektive Betablocker, α-Methyldopa, Dihydralazin (▶ 19.4)	
Benigne Prostatahypertrophie	α_1-Blocker, wenn keine Herzinsuff. vorliegt	
Linksherzhypertrophie	ACE-Hemmer bzw. AT_1-Rezeptorblocker, Betablocker, Kalziumantagonisten, Clonidin	

5

Hypertensiver Notfall

Kritischer RR-Anstieg **mit** Sympt. eines akuten Organschadens.

Klinik und Differenzialdiagnosen Starke Kopfschmerzen, evtl. Bewusstseinstrübung (→ intrazerebrale Blutung?). Dyspnoe (→ Linksherzdekompensation, Lungenödem?), Thoraxschmerz, Vegetationssympt. (→ Angina pect., Myokardinfarkt?), Halbseitensympt., Dysphasie (→ zerebraler Insult?).

Sofortmaßnahmen

- Liegender Krankentransport mit Notarztbegleitung
- Glyzeroltrinitrat 1–2 Hübe s. l., nach 5–10 Min. Wiederholung möglich, oder Nitroperfusor (50 mg Nitroglyzerin auf 50 ml NaCl 0,9 % mit 1–6 ml/h). **NW:** Tachykardie, Kopfschmerz, intrakranielle Drucksteigerung; **KI:** zerebraler Insult.
- Frequenzneutrale Alternative: Urapidil 25 mg fraktioniert i. v. am liegenden Pat. Ggf. mit Perfusor fortführen (Dos. ▶ 19.9). Engmaschige Überwachung, z. B. IMC.
- Bei begleitender Tachykardie: Betablocker wie Metoprolol 47,5–95 mg p. o. oder 2,5–5 mg i. v. Clonidin 0,15 mg i. v. oder i. m., bei Bedarf nach 30 Min. 0,3 mg i. v.

- Bei begleitender Bradykardie: Dihydralazin 6,25 mg langsam i. v., bei Bedarf nach 30 Min. mit doppelter Dosis wiederholen
- Therapierefraktäre Krise: Intensivstation. Nitroprussid-Na^+ 0,2–10 µg/kg KG/Min. Steigerung alle 2–3 Min. unter minütlichen RR-Messungen (Dos. ▶ 19.9)
- Überwässerung oder drohendes Lungenödem: (nicht klingende, feuchte RG bds.) Furosemid 20–40 mg i. v. + Glyzeroltrinitrat 2–3 Hübe s. l.
- Bei Phäochromozytom (▶ 12.2.5): Phenoxybenzamin initial 2 × 5 mg/d, Steigerung bis max. 100 mg (OP nach mind. 3 Wo. medikamentöser Vorbehandlung). Ziel: RR zunächst nicht < 170/100 mmHg wegen Hirnischämiegefahr, v. a. bei generalisierter Arteriosklerose. **NW:** Orthostase, Schwindel, Miosis, Mundtrockenheit, Nasenschleimhautschwellung, Verwirrtheit, Übelkeit

Interventionelle Behandlungsoptionen

- Dilatation/Stenting von Nierenarterienstenosen Ind.: renovaskulärer Hypertonus (s. a. ▶ 9.4.1). Bei einer Nierenarterienstenose < 70 % (RI ≥ 0,8) meist keine Ind. für PTA/Stent
- Renale sympathische Denervierung. Ind.: „therapierefraktäre" Hypertonie. Aktuell keine gesicherten LZ-Vorteile.

5.3.3 Hypotonie

5

Leitbefunde

RR systolisch < 100 mmHg, Schwindelgefühl mit „Schwarzwerden" vor den Augen bei plötzlichem Aufrichten, Kollapsneigung, Synkopen, Müdigkeit, Konzentrationsmangel. Evtl. Kopfschmerzen. Ohne Sympt.: harmlos!
Cave: Volumenmangel: Tachykardie, Blässe.

Einteilung

- **Prim. Hypotonie:** oft junge, sehr schlanke Frauen. Familiäre Häufung, meist harmlos.
- **Sek. Hypotonie:**
  - Nach längerer Immobilisation, bei Exsikkose und Hyponatriämie
  - Medikamentös: z. B. Antihypertensiva, Antiarrhythmika, Psychopharmaka
  - Kardiovaskulär: z. B. Schock (HF ↑), HRS, CVI
  - Endokrinologisch: z. B. Addison-Krankheit (▶ 12.2.3), Hypothyreose
  - Neurologisch: z. B. (diab.) autonome Neuropathie, PNP, Parkinson-Sy.

Diagnostik

- Klin. Untersuchung! Anamnese: Begleiterkr.? Medikamenten-NW?
- **Schellong-Test:** Pat. liegt ≥ 10 Min. ruhig auf dem Rücken. Messung von RR und Puls. Danach steht Pat. auf, RR + Puls sofort und nach 2, 4, 6, 8 und 10 Min. im Stehen messen (▶ Abb. 5.3).

Therapie

- **Akuter Kollaps:** Beine hochlagern, Volumengabe (Cave: Aspiration), evtl. Sympathomimetika (z. B. Etilefrin, Effortil®). **Cave:** Tachykardie!

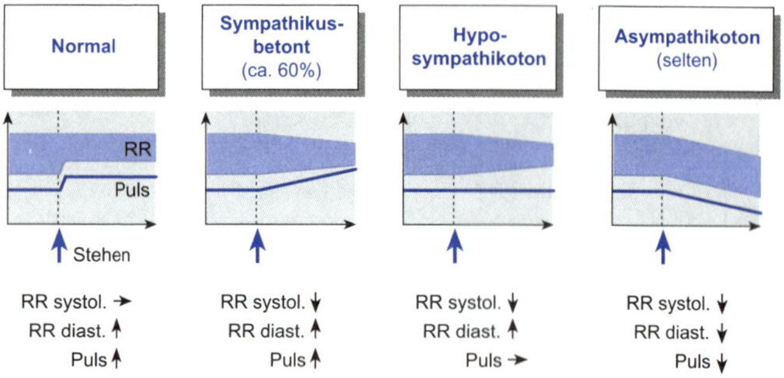

Abb. 5.3 Schellong-Test [L106]

- **Prim. Hypotonie:** über Harmlosigkeit aufklären. Keine plötzlichen Sitz-Steh-Wechsel. Bei längerem Stehen auf den Zehenballen wippen, Bauchpresse. Regelmäßige körperliche Betätigung, Ausdauersportarten, Kompressionsstrumpfhosen, Wechselduschen, Bürstenmassagen, klimatische Reize, kochsalzreiche Ernährung. Bei Versagen evtl. Dihydroergotamin 2–4 × 2,5 mg/d. Sehr selten Mineralokortikoide wie Fludrocortison bei Shy-Drager- oder Bradbury-Egglestone-Sy.

5

Keine Sympathomimetika bei „sympathikotoner Hypotonie", da sie die Beschwerden verstärken.

5.4 Krankheiten der Arterien

5.4.1 Periphere arterielle Verschlusskrankheit (pAVK)

- **Risikofaktoren:** Nikotin, Diab. mell., art. Hypertonus, Hyperlipidämie, Lebensalter, Geschlecht (m > w). Familiäre Prädisposition
- **Häufigkeit der atherosklerotischen Prädilektionsstellen:** Bauchaorta, Becken- und Beinarterien 42 %, Koronarien 32 %, supraaortale Gefäße 17 %, Viszeralarterien 3 %

! Die pAVK ist eine Markererkr.: bereits im Stadium II Komorbidität mit KHK bis zu 30 %, mit Karotisstenosen bis zu 50 %

Prävention

- **Primärprophylaxe:** strikte Nikotinkarenz. Lipide, Fibrinogen, CRP, Harnsäure, BZ/HbA_{1c} sollten ebenso wie der Blutdruck im Normalbereich liegen. (Bei langjährig schlecht eingestelltem Diab. mell. älterer Pat. keinen HbA_{1c} < 7,5 % anstreben). Reduktion von Übergewicht, tägl. körperliche Bewegung (2 × 30 Min.), mediterrane Kost
- **Sekundärprophylaxe:** wie Primärprophylaxe, aber RR im optimalen Bereich (≤ 120/80 mmHg), LDL ≤ 100 mg/dl, Thrombozytenaggregationshemmer, Gehtraining/Gefäßsportgruppe unbedingt auch nach Intervention oder OP!

Leitbefunde
Zunächst Beschwerden bei Belastung (Claudicatio intermittens, „Schaufensterkrankheit" bei Befall der Beine), später evtl. auch Ruheschmerz in den betroffenen Extremitäten.

Klinik pAVK der Beinarterien (Sympt. beim Befall der Armarterien sind analog, aber sehr viel seltener):

- Claudicatio intermittens: belastungsabhängige, zum Anhalten zwingende Schmerzen, muskelkaterartige Beschwerden oder Schwächegefühl.
- Bei guter Kompensation gelegentlich „Walking-through-Phänomen" (Schmerz verschwindet trotz Weitergehen). Beschwerdelokalisation typischerweise jeweils 1 Etage tiefer als Stenose: gluteal + dorsaler Oberschenkel bei Beckentyp (ca. 35 % d. F.; DD: LWS-Sy.), Wade bei Oberschenkeltyp (ca. 50 % d. F.), Fußsohle bei Unterschenkeltyp (ca. 15 %, oft bei Diab. mell.)
- Lokales Kältegefühl, belastungsabhängige Abblassung, gelegentlich Parästhesien, nachtbetonter Ruheschmerz (meist besser bei Beintieflagerung), Ulzera oder Nekrosen
- Klin. Einteilung nach Fontaine ▶ Tab. 5.6

Tab. 5.6 Fontaine-Stadien

I	Keine Beschwerden, aber nachweisbare Veränderung (Stenose, Verschluss)	
II[a]	Claudicatio intermittens	
	a	Schmerzfreie Gehstrecke > 200 m
	b	Schmerzfreie Gehstrecke < 200 m
III	Ruheschmerz in Horizontallage (oft Besserung bei Tieflagerung der betroffenen Extremität)	
IV	Ruheschmerz, Nekrose, Gangrän	

[a] Ein durch Trauma oder Druck entstandenes Ulkus an Fuß oder Unterschenkel mit schlechter Heilungstendenz im Stadium II wird als „kompliziertes Stadium II" bezeichnet.

Differenzialdiagnosen Entzündliche Arterienerkr.: prim. und sek. Vaskulitis.

Diagnostik (▶ 5.2.1, ▶ 5.2.3).

- Inspektion: blasse, marmorierte Haut, evtl. Ulzera akral und/oder an Druckstellen. Kühle Haut (mit Handrücken prüfen)
- Pulsstatus: abgeschwächter Puls bei vorgeschalteter Stenose, fehlend bei Verschluss
- Arterienauskultation: Stenosegeräusche?
- Verschlussdruckmessung (ABI ▶ 5.2.3) bds. mit RR-Messung an beiden Armen (obligat), FKDS, Laufbandergometrie, elektronische Oszillografie. $TcPO_2$
- Evtl. Ratschow-, 6-Min.-Gehtest
- Im Stadium IV Wundabstrich, röntgenologischer Ausschluss einer knöchernen Beteiligung
- Zügige Bildgebung: FKDS oder Angio-MRT/CT. DSA der Becken- und Beinarterien inkl. distaler Ausflussbahn in Interventionsbereitschaft

Präoperative Diagnostik zum Ausschluss anderer Gefäßkrankheiten
- Sono (FKDS) zum Ausschluss eines Bauchaorten- oder thrombosierten Leisten- bzw. Poplitealaneurysmas
- Doppler-Sono zum Ausschluss extrakranieller Gefäßstenosen der Karotisstrombahn
- Koronarangiografie bei V. a. schwere KHK (→ OP-Risiko)
- Bei V. a. Kollagenose oder Vaskulitis: ANA, ANCA, BSG, Krea, GFR, E'lyte, LDH, CRP, Urinstatus (▶ 11.2.3), Kapillarmikroskopie (11.1.3)

Therapie

Konservative Therapie

- **Patientenaufklärung:** Nikotinverzicht. Regelmäßige medizinische Fußpflege. Verletzungen und Druckstellen durch enge Schuhe vermeiden. Auf Vollbäder > 36 °C und Heizkissen verzichten, keine hyperämisierenden Salben (Steal-Effekt). Keine Kompressionsstrümpfe bei Verschlussdruck < 75 mmHg.
- **Physikalische Ther.:** im Stadium I–II b tägl. Gehtraining über mind. 2 × 30 Min. (Gehen von ⅔ der ausgetesteten Maximalgehstrecke, Pausieren, Weitergehen) und Gefäßtraining (spezielle Gymnastik mit Zehen- und Hackenständen). Optimal im Rahmen einer Gefäßsportgruppe. **KI:** Stadium III und IV.
- **Adjuvante Ther.:** optimale Einstellung von Hypertonus, Diab. mell.; Hypercholesterinämie beseitigen (diätetisch, ggf. medikamentös, ▶ 16.2). Schmerzbekämpfung (▶ 19.6).
- **Ulcus cruris arteriosum:** keine Kompressionsther. bei systolischem Verschlussdruck < 75 mmHg und/oder ABI ≤ 0,6. Beintieflagerung, regelmäßige Wundreinigung, regelmäßige und ausreichende Analgesie. Immer Revaskularisation anstreben.
- **Thrombozytenfunktionshemmung:** ASS 100 mg/d p. o. . Offizielle Zulassung nur zur Rezidivprophylaxe. Clopidogrel 75 mg/d p. o. Zugelassen zur AVK-Behandlung. Wirksamer als ASS. Mittel der Wahl auch bei ASS-Unverträglichkeit. **Cave:** bei rezid. arteriosklerotischen Erkr. unter ASS bzw. Clopidogrel Verdacht auf evtl. verminderte ASS-Wirkung (Auftreten in 15–25 % d. F., aufhebbar durch Dosissteigerung) oder Clopidogrel-Resistenz. Entsprechende Tests sind verfügbar.
- **Isovolämische Hämodilution:** bei PAVK im Stadium II + III bei Polyglobulie. Kontrollierte Studien fehlen. Vorgehen: Aderlass von 300(–500) ml Blut und gleichzeitige Infusion gleicher Mengen NaCl 0,9 %. Möglichst zusammen mit standardisiertem Gehtraining. Ziel-Hkt 35–40 %. **KI:** Anämie, Exsikkose, Herzinsuff.
- **Rheologika:** Einsatz im Stadium II. Wirkung auf Verlauf der pAVK umstritten, z. B. Naftidrofuryl 3 × 100(–200) mg/d p. o. **KI:** manifeste Herzinsuff., instabile Ang. pect.
- **Prostanoide:**
  - **Alprostadil:** bei Inoperabilität bzw. fehlende Interventionsmöglichkeit im Stadium III oder IV nach Fontaine. **Dos.:** 40 µg als Kurzinfusion alle 12 h in 250 ml NaCl 0,9 % über 2–3 h (ca. 100 ml/h) i. v. oder 60 µg in 250 ml NaCl 0,9 % über 3–4 h (ca. 70 ml/h) i. v. Therapiedauer ca. 10–14 d. **Cave:** bei i. a. Infusion niedrigere Dosis. **KI/NW:** wie Iloprost
  - **Iloprost:** bei Thrombangiitis obliterans, exazerbiertem Raynaud-Sy. **KI:** klin. relevante Herzinsuff., HRS, KHK, Lebererkr. **NW:** RR ↓, HF ↑, An-

gina pect., Ödeme, Verschlechterung einer Herzinsuff., zentralnervöse NW, Kopfschmerzen, schmerzhafte lokale Venenreizung (→ Infusionsgeschwindigkeit reduzieren)
- **Cilostazol:** bei pAVK IIa + b in Komb. mit regelmäßigem Gehtraining (2 × 30 Min./d.). **Dos.:** 2 × 100 mg/d 30 Min. vor oder 2 h nach Frühstück und Abendbrot. Einschleichend dosieren. **KI:** schwere Nieren- oder Leberfunktionsstörungen, kongestive Herzinsuff., Blutungsneigung. **NW:** Fachinformation beachten! Sehr häufig Kopfschmerzen, häufig Diarrhö, Schwindel, Ödeme, Übelkeit, HRS, A. pectoris.

- **Analgetika:** Ziel ist weitgehende Schmerzfreiheit. Alle 4 h Metamizol 500 (–1 000) mg p. o. und/oder Tramadol p. o.. Bei stärkeren Schmerzen Dreierkomb. mit z. B. Trimipramin alle 4 h p. o. Bei stärksten Schmerzen in Komb. mit Opioiden und/oder Pregabalin statt Tramadol. **Cave:** Allergie (Metamizol) und Abhängigkeit (Tramadol, Morphin). Regelmäßige Obstipationsprophylaxe, z. B. Laktulose 2 × 20 ml/d oder Macrogol 1–3 × tägl. 1 Beutel.

Lumeneröffnende Maßnahmen

- **Perkutane transluminale Angioplastie (PTA) und Stent:**
  - **Ind.:** Stenosen oder Verschlüsse im aortalen, iliakalen, femoralen oder poplitealen Segment im Stadium III–IV. Auch bei nachgeschalteten langstreckigen Verschlüssen, da Perfusionssteigerung über Kollateralen
  - **Vorgehen:** Aufdehnen der Stenose durch einen mit NaCl 0,9 % und KM gefüllten Ballonkatheter. Ggf. zusätzliche Stent-Implantation v. a. im Beckenarterienbereich. Danach Druckverband oder Okklusionssysteme und Bettruhe für bis zu 20 h. Erfolgskontrolle mit Pulsstatus, Doppler- und ggf. Duplex-Sono. Anschließende Dauerther. mit ASS 100 mg/d. Nach Intervention meist duale Plättchenhemmung für 1–3 Mon. mit zusätzlich Clopidogrel 75 mg/d p. o., danach ASS-Monother. unbefristet weiter.
- **Lokale Lyse** (▶ 19.8.5):
  - **Ind.:** z. B. frischere periphere art. Thrombosen, thrombosierte Bypässe
  - **KI:** weniger streng als bei systemischer Lyse, ggf. auch bei alten Pat. (▶ 19.8.5), Letalität aber bei ca. 1 %! Angiografische Kontrolle nach 12–24 h
  - **Vorgehen:** über art. Katheter Infusion von Streptokinase, Urokinase (50 000 IE/h) über 12–24 h und/oder rtPA als Bolus (5–10–20 mg). Nach Rö-Kontrolle über liegenden Katheter ggf. Wiederholung. an bis zu 3 d. Parallel Antikoagulation mit Heparin in ther. Dosierung. IMC-Überwachung

Operative Gefäßrekonstruktion

- **Indikationen:**
  - Stadium III, IV und evtl. II b, abhängig von klin. Progredienz trotz Gehtrainings, medikamentöser Ther., Ausschaltung beeinflussbarer Risikofaktoren, Beachtung des individuellen Leidensdrucks.
  - Bei Aneurysmabildung bereits operierter Gefäße wegen Gefahr von Thrombembolien und Re-Verschlüssen. Diagn.: verbreiterter Puls, FKDS, CT-A, MR-A
  - ! Gleichzeitig bestehende supraaortale oder koronare Stenosen zuerst behandeln. Infizierte Nekrosen (feuchte Gangrän) nach Möglichkeit vorher in trockene überführen (Infektionsgefahr im OP-Gebiet!).
- **Verfahren:**
  - **Thrombendarteriektomie** (TEA): offen mit Patchplastik oder halb geschlossen mit Ringstripper, v. a. bei Verschlüssen der A. iliaca externa und Femoralisgabel

- **Bypass:** chir. Anlage eines Umgehungskreislaufs im Bereich art. Stenosen oder Verschlüsse (▶ Tab. 5.7)
- **Profundaplastik:** Beseitigung einer Abgangsstenose der A. femoris profunda durch TEA und Venenpatch zur hämodynamischen Verbesserung der Kollateralstrombahn

Tab. 5.7 Formen arterieller Bypasse

Art des Bypass	Beschreibung
Anatomischer	Befindet sich neben oder am Platz des erkrankten Gefäßes (z. B. Y-Prothese, femoropopliteal, femorocrural)
Extraanatomischer	z. B. axillofemoral, femorofemoral
Alloplastischer	körperfremdes Material (z. B. Dacron, PTFE)
Autologer	z. B. V. saphena magna als Venentransplantat mit nachfolgender oraler Antikoagulation
In-situ-Bypass	Arterialisierung der Vene nach Zerstörung der Klappen und Ligatur der wichtigsten Äste.

Amputation

- **Ind.:** Gangrän mit drohender Sepsis, unbeherrschbare Schmerzen nach Versagen konservativer und revaskularisierender Möglichkeiten. **Cave:** Amputation nicht zu lange hinauszögern, da Lebensqualität durch präop. Zustand meist stark beeinträchtigt und postop. Mobilisation durch lange Bettlägerigkeit erschwert wird.
- **Vorbereitung:** präop. Angio (DSA), Lufu und Echokardiografie erforderlich, OP evtl. in Regionalanästhesie. Präop. PD-Analgesie zur Vermeidung postop. Phantomschmerzen. **Cave:** Ind.-Sicherung durch erfahrenen Gefäßmediziner. Zweitmeinung anbieten!
- **Amputationshöhen:** abhängig von angiografischer Gefäßsituation und ggf. $TCpO_2$.
  - **Vorfuß:** gute Ergebnisse bei sorgfältiger Grenzzonenamputation, bei zusätzlicher Inf. schwierige Wundheilung und häufig Nachresektion nötig
  - **Unterschenkel:** meist gute prothetische Versorgung möglich
  - **Exartikulation im Kniegelenk:** bei guter Wundheilung bessere prothetische Versorgung (als bei Oberschenkelamputation) und damit meist rasche Mobilisierung auch älterer Pat. möglich
  - **Distaler Oberschenkel:** nur wenn Kniegelenk nicht mehr zu retten ist. Prothetische Versorgung abhängig von Stumpfhöhe und -form meist schwierig

- Bei Diagn. und Ther. beachten, dass Pat. mit pAVK meist von Kopf bis Fuß gefäßkrank sind (Arteriosklerose = Systemerkr.).
- Wenn alle Risikofaktoren wie Rauchen, Diab. mell., Hypertonie, Hypercholesterinämie, Hyperurikämie, Adipositas, familiäre Prädisposition fehlen, Diagnose überprüfen bzw. an entzündliche Genese (z. B. Vaskulitis) denken.

5.4.2 Thrombangiitis obliterans (TOA)

Syn.: Winiwarter-Buerger-Sy. Nicht atherosklerotische, tabakrauchassoziierte Endarteriitis mit sek. Gefäßthrombosierung beginnend an den Endgliedern von Zehen und Fingern. In Westeuropa bei ca. 2 % der pAVK-Pat., fast ausschl. Rauchern, M > F. Vermehrtes Auftreten in Asien. Manifestation meist vor dem 40. Lj. 5-J.-Amputationsrate bis 30 %.

Klinik Anfallsweise Kältegefühl mit Parästhesien und oft unerträglichen Schmerzen in den Kuppen v. Fingern u. Zehen mit z. T. lividen Verfärbungen (Raynaud). Entwicklung von extrem schmerzhaften Nekrosen.

Diagnostik
- Klinik führt. Labor unspezifisch.
- MRA (alternativ DSA) prim. zum Ausschluss der DD. Typisch für TOA sind periphere segmentale Verschlüsse und korkenzieherartige Kollateralen.
- Typische „kauernde" Haltung des Pat. mit angezogenen Armen und Beinen.

Therapie
- Entscheidend ist der Verzicht auf Tabakkonsum!
- Prostaglandine i. v. (PEG1 oder Iloprost), Analgetika, z. B. wie bei pAVK III/IV
- Kein Wirksamkeitsnachweis für Thrombozytenaggregationshemmer und Antikoagulanzien. Trotzdem Therapieversuch mit ASS 100 mg/d p. o.
- Ggf. CT-gesteuerte Sympathektomie. Ultima Ratio, Nutzen nicht sicher belegt, oft nur analgetischer Effekt
- Interventionelle od. gefäßchirurgische Eingriffe haben im Akutstadium eine hohe Komplikationsrate. Ind. nur bei drohendem Extremitätenverlust

5.4.3 Mikroembolie (Thrombembolie, Cholesterinembolie)

Nekrosen an Endgliedern von Zehen oder Fingern. Klassisch: „Blue Toe" durch Embolien aus dem Herzen, aus Aneurysmen oder von arteriosklerotischen Plaques an den Gefäßwänden. Klin. Differenzierung schwierig. Definitionsgemäß führen Blutgerinnsel zu Thrombembolien und Cholesterinkristalle zu Cholesterinembolien.

Klinik Plötzlich an einer oder mehreren Lokalisationen auftretende heftige Schmerzen im Bereich der betroffenen Endstrombahn. Kalte, blasse Haut, gefolgt von livider Verfärbung („Livedo") und später von einer meist punktförmig beginnenden Nekrose. Auftreten spontan oder kurz nach Interventionen (z. B. PTCA, PTA, OP).

Diagnostik
- Häufig zusätzliche Organbeteiligungen (immer schnelles Handeln!):
  - TIA, Insult → CCT, Neurologe.
  - Mesenterialischämie → Rö-Abdomen, Abdomen-Sono/Farbduplex. Bei jedem klin. Verdacht (u. a. Absoluta?) frühzeitig ACT. Labor, Chirurg. **Cave:** Schnelle Diagnose und OP-Ind.-Stellung sind von vitaler Bedeutung.
  - Niereninfarkt → Urin-Stix und -Sediment (Ery?). Sono (FKDS).
- EKG, BB, Krea, E'lyte, CK, LDH und Gerinnung. BGA.
- Transthorakale und transösophageale Echokardiografie (Vorhofthromben, Endokarditis?).
- Langzeit-EKG (kardial-embolisch?).

Therapie
- Symptomorientierte Lokalbehandlung
- Analgetika (z. B. alle 4 h Metamizol/Tramadol)
- Bei Thrombembolien Antikoagulation (Heparin, Vit.-K-Antagonisten INR 2–3, DOAK)
- Bei Cholesterinembolien kardiovaskuläre Sekundärprävention. Hoch dosiertes Statin („Plaquestabilisierung"). ASS. **Cave:** keine Vit.-K-Antagonisten (erhöhtes Rezidivrisiko)
- RR- und BZ-Einstellung. Nikotinkarenz

5.4.4 Akuter Verschluss einer Extremitätenarterie

Leitbefunde
Akute Sympt. mit „6 mal P": **P**ain, **P**aleness, **P**aresthesia, **P**ulselessness, **P**aralysis, **P**rostration (plötzlicher Schmerz, Blässe, Gefühlsstörung, Pulslosigkeit, Bewegungsunfähigkeit, Schock). Inkomplette Sympt. möglich!

Ätiologie
- **Kardiale Ursachen** (90 %): Embolie aus dem li Herzen bei Vorhofflimmern, Mitralvitium, nach Herzinfarkt oder Endokarditis.
- **Extrakardiale Ursachen** (10 %): z. B. arteriosklerotische Plaques, Aneurysmata (oft A. poplitea), Trauma mit Ausbildung einer lokalen Thrombose, Entrapment-Sy. (Verschluss meist der A. poplitea durch Muskelsehnenansätze), immer auch kontralaterale Seite untersuchen.
- **Phlegmasia coerulea dolens:** Extremitätenischämie infolge foudroyanter kompletter Venenthrombose einer Extremität (▶ 5.5.2) mit Kompression der art. Durchblutung.

Klinik „6 mal P" (s. o.), zusätzlich Rekapillarisierungszeit (▶ 5.2.1) stark verlängert.

Komplikationen Kreislaufversagen, Schock; später Gangrän.

Diagnostik Doppler-Sono, Duplex-Sono, bei kompensiertem Verschluss Angio (▶ 5.2.3).

Differenzialdiagnosen pAVK (Claudicatio-intermittens-Anamnese, 5.4.1). Aortendissektion (▶ 5.4.7), akute Phlebothrombose (Extremität warm, gefüllte Venen), akute periphere Neuropathie (z. B. bei Bandscheibenprolaps); Arterienspasmus (posttraumatisch; Ergotaminpräparate).

Sofortmaßnahmen bei akutem arteriellen Gefäßverschluss
! Angiologisch gefäßchir. Notfall!
- Heparin 5 000–10 000 IE i. v.
- Schmerzbekämpfung, z. B. Pethidin 75–100 mg i. v., vorher Metoclopramid 10 mg i. v.
- Tieflagerung der Extremität verbessert Perfusionsdruck, Watteverpackung senkt Wärmeverlust; Dekubitusprophylaxe
- Ausgleich eines Volumendefizites → HZV ↑
- Sofort (Gefäß-)Chirurgen konsultieren

! Keine i. m. oder i. a. Injektionen (KI für Fibrinolyse)! Keine Vasodilatatoren (Steal-Effekt)!

Innerhalb der nächsten 4 h
- Embolektomie direkt oder indirekt, z. B. mit Fogarty-Ballonkatheter; postop. Antikoagulation (▶ 19.8)
- Venöse Thrombektomie bei Phlegmasia coerulea dolens. Evtl. Fasziotomie. Bei Inoperabilität alternativ Fibrinolysether.!
- Fibrinolyse (▶ 19.8.5) bei peripheren art. Embolien oder Thromben; bei Vorhofflimmern und Hinweis für Ventrikelaneurysma vorher Echokardiografie (kardiale Emboliequelle ist relative KI)
- Bei KI zur Fibrinolyse Heparinisierung (▶ 19.8.2) mit nachfolgender oraler Antikoagulation

5.4.5 Abdominales Aortenaneurysma (BAA)

Etwa 1 % der Bevölkerung > 50 J. 95 % infrarenal lokalisiert. Aortendurchmesser ≥ 3 cm. M : F = 7 : 1, Erkrankungsgipfel 50.–70. Lj. Bis zu 10 % aller männl. Hypertoniker und pAVK-Kranken betroffen, nicht selten an multiplen Lokalisationen gleichzeitig (abdom., femoral und/oder popliteal). Screening-Empfehlung: Männer ≥ 65 J.

Risikofaktoren Zigarettenrauchen, art. Hypertonus, PAVK, KHK, COPD, Rektusdiastase, genetische Disposition, Vaskulitis, Marfan-Sy.

Klinik Häufig asympt., selten Rückenschmerzen oder leichte Druckdolenz, sympt. durch den Tumordruck auf viszerale und spinale Nerven (Fehldiagnose: Nieren- oder Ureterkolik, akuter Lumbago). „Slow Expander" (75 %): Wachstum < 0,2 cm/J.; „Rapid Expander" (25 %): Wachstum > 0,4 cm/J.

Komplikationen Ruptur (gedeckt oder frei mit plötzlichem Vernichtungsschmerz in Abdomen und/oder Rücken, Schock), Letalität > 50 % mit und ohne OP, Thrombembolie, Organkompression (z. B. Hydronephrose).

Diagnostik
- **Abdomenpalpation und -auskultation:** pulsierender Tumor (Sensitivität 50 %), systolisches Strömungsgeräusch
- **B-Bild-Sono-Abdomen:** zu 90 % treffsicher. Ergänzend: Farbduplex-Sono (Gefäßabgänge). ½-jährl. Verlaufskontrolle bei Aortendurchmesser 3–4,4 cm
- **Doppler:** Ausschluss supraaortaler Stenosen vor geplanter OP
- **Angio-CT des Abdomens:** Form, Wanddicke, Thrombosierungsgrad, retroperitoneale Einblutung (gedeckte Perforation), inflammatorisches Aneurysma. Planung des weiteren Vorgehens: offene OP vs. Intervention. Alternativ: MRA

Differenzialdiagnosen Inflammatorisches Aneurysma (bei Retroperitonealfibrose = Ormond-Krankheit 5–10 % der BAA, BSG ↑, CRP ↑), mykotisches Aneurysma (bakt. Gefäßwandschädigung bei lokaler Penetration oder Sepsis, selten).

Therapie
- Kons. Ther.: normotensive RR-Einstellung, bevorzugt mit ACE-Hemmern. Optimierung des Körpergewichts. Nikotinkarenz. Statinther. Low-Dose-ASS (→ gesicherter Nutzen in der Sekundärprophylaxe).
- **Ind. für Aneurysmaausschaltung:** Männer ≥ 5,5 cm BAA-Durchmesser, Frauen ≥ 5,0 cm BAA-Durchmesser oder Durchmesserzunahme > 10 mm/J. und/oder typische Schmerzen
- **Offene OP/Gefäßprothese:** Durchführung möglichst im asympt. Stadium. Häufig aortobiiliakale Platzierung. OP-Mortalität ~ 4 %, bei > 75 J. > 10 %. Häufige NW der offenen OP: erektile Impotenz.

5

- **Stentversorgung (Endovascular Aneurysm/Aortic Repair, EVAR):** in > 75 % d. F. anatomisch möglich, Ausschluss bzw. Behandlung von KHK und art. Hypertonus vor elektiven Eingriffen. Im Vergleich zur offenen OP geringeres OP-Trauma und niedrigere Letalität (ca. 1,0–1,8 %). **KO:** Endoleaks (bis ca. 10 %), Stentdislokationen, Thrombosen, Embolien. Relativ häufig Sekundärinterventionen notwendig. Verlaufskontrollen: postinterventionell und danach alle 3–6 Mon. FKDS mit KM oder CTA.

5.4.6 Thorakales Aortenaneurysma (TAA)

Dilatation der thorakalen Aorta > 3,5 cm. Seltener als BAA. M : W = 1–2 : 1. Häufig asympt. Akut: Brust- oder Rückenschmerz, dann meist zwischen den Schulterblättern. Oft Zufallsbefund bei Rö-Thorax, Echo oder TCT.

Diagnostik TEE, MR-A oder CT-A.

Therapie Konservative Ther. ▶ 5.4.5. Interventionelle (> 80 % der Fälle) oder op. Ther. in spezialisierten Zentren bei Durchmesser > 5,5 cm oder Zunahme > 10 mm pro Jahr bzw. Anhalt für Dissektion (s. u.).

5.4.7 Thorakale Aortendissektion

5

Akut lebensbedrohliche Erkr. der thorakalen Aorta. Über Intimariss Einblutung mit Ausbildung eines falschen Lumens zwischen Intima und Media, meist im Bereich der Aorta ascendens beginnend (75 %), zu 30–50 % Aorta abdominalis einbeziehend. Oft prim. normalkalibrige Aorta. Einteilung nach Stanford A und B oder DeBakey Typ I–III (▶ Abb. 5.4). Zu 75 % Männer betroffen. Alter meist > 50 J. Bei Marfan-Sy. auch deutlich jünger.

Leitbefunde
Stärkste, evtl. wandernde Thoraxschmerzen (häufig im Rücken), Puls-/RR-Seitendifferenz an Armen und/oder Beinen.

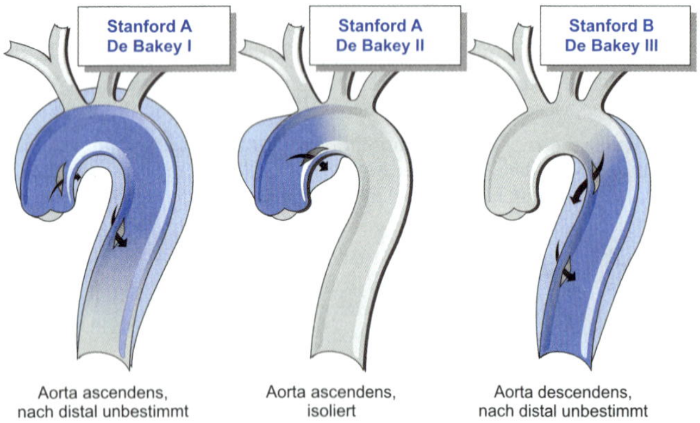

Abb. 5.4 Klassifikation der Aortendissektion nach DeBakey und Stanford [L106]

Typen der Aortendissektion nach DeBakey und Stanford
DeBakey-Klassifikation
- **Typ I** (ca. 60 %): Aorta ascendens bis Bifurkation, häufig mit Beteiligung der Aortenklappe → Aorteninsuff.
- **Typ II** (ca. 15 %): Aorta ascendens bis proximal der li A. subclavia.
- **Typ III** (ca. 30 %): distal der li A. subclavia bis Aorta descendens bzw. Aa. iliacae.

Stanford-Klassifikation
- **Typ A** (ca. 70 %): Dissektion der Aorta ascendens (= DeBakey Typ I+II).
- **Typ B** (ca. 30 %): Dissektion der Aorta descendens (= DeBakey Typ III).

Ätiologie Degenerative Veränderungen der Aortenwand (Medianekrose Erdheim-Gsell, mukoide Degeneration) infolge Hypertonie, Arteriosklerose, kongenital (Marfan-Sy., Ehlers-Danlos-Sy., bikuspide Aortenklappe), iatrogen nach Katheteruntersuchung, selten Lues III (Mesaortitis luica), bakt. Aortitis, Takayasu-Aortitis.

Klinik Plötzlich einsetzende stärkste Schmerzen in Thorax, Rücken (meist Stanford B), Abdomen. Pulsseitendifferenz der Arme und/oder Beine (wechselnder Tastbefund möglich!). Evtl. Schock, Apoplexie, ANV, Darmnekrose, periphere Ischämie, Paresen, Verwirrtheit, Aortenklappeninsuff. (20–30 %), Perikarderguss.

Diagnostik
- **Primärdiagn.:** (akutes Ereignis) TEE, alternativ Thorax-Spiral-CT und transthorakales Echo
- **Ergänzende Diagn.:** (subakutes oder chron. Ereignis) Rö-Thorax in 2 Ebenen (Mediastinalverbreiterung), Abdomen-Spiral-CT, Duplex-Sono der supraaortalen Gefäße, i. a. DSA Bauchgefäße

Differenzialdiagnosen Myokardinfarkt (▶ 4.4), Lungenembolie (▶ 6.7.1), Pneumothorax (▶ 6.9.1), akutes Abdomen (▶ 7.1.1).

Therapie Sofort abs. Bettruhe, Schmerz- und Schockbekämpfung, Blutdrucksenkung bevorzugt mit β-Blockern i. v. (▶ 5.3.1). OP-Ind.:
- Sofortige kardiochir. OP der akuten Dissektion Stanford A bzw. DeBakey I/II (Spontanverlauf 48-h-Letalität 50 %, OP-Letalität 30–40 %)
- Stanford B bzw. DeBakey III: OP bei persistierenden Schmerzen (Progress der Dissektion), Aortendurchmesser > 6 cm (Dilatation des falschen Lumens), Malperfusion viszeraler Organe (Darm- oder Nierenischämie). Letalität nach 30 d mit und ohne OP 15–25 %. Ind. für endovaskuläre Ther. (TEVAR) in > 90 % d. F. (spezialisierte Zentren)

5.5 Venenerkrankungen

5.5.1 Varikosis

Syn. Krampfadern

Leitbefunde
Nach längerem Stehen oder Sitzen Schwellneigung, Müdigkeit und Schmerzen in den Beinen. Im Tagesverlauf meist zunehmend, beim Gehen oder Hochlagerung abnehmend.

Ätiologie Prim. (idiopathisch) oder sek., z. B. postthrombotisch (PTS). Angiodysplasien.

Pathogenese

- Die komplette Stammvarikose der V. saphena magna (VSM) führt via Reflux zur dauerhaften Volumenbelastung der V. femoralis und der V. poplitea → sek. Leitveneninsuff.
- Die inkomplette Stammvarikose der V. saphena magna (VSM) führt bei suffizienter Crossen über insuff. Perforans- oder Seitenastvenen zum dauerhaften Reflux in das tiefe Venensystem.

Klinik Abhängig vom Insuffizienzgrad der oberflächlichen und Perforansvenen Schwellneigung, Schwere- und Spannungsgefühl, Juckreiz, nächtliche Muskelkrämpfe, krampfartige oder stechende Schmerzen beim längeren Stehen und Sitzen.

Komplikationen Thrombophlebitis (OVT), trophische Hautveränderungen, bei Verletzungen oft erhebliche Blutung („Gartenarbeit im Sommer"), Ulcus cruris u. a. als Folge der CVI; s. a. ▶ 5.1.1

Diagnostik

- **Inspektion** des Beins am stehenden Pat.:
  - **Stamm- und Seitenastvarikosis:** häufig! Etwa 15 % der erw. Bevölkerung, w > m. Lokalisation am medialen Ober- bzw. Unterschenkel im Einflussgebiet der V. saphena magna bzw. am dorsalen Unterschenkel im Bereich der V. saphena parva
  - **Retikuläre Varizen:** häufig! Netzartige, wenige Millimeter durchmessende, oberflächliche Venektasien. Lokalisation meist lateraler Ober-/Unterschenkel und Kniekehle. Überwiegend kosmetische Bedeutung
  - **Besenreiser:** spinnennetz- oder korallenartig angeordnete bläuliche Mikrovarizen. Lokalisation meist am Oberschenkel. Kosmetische Bedeutung
- **Perthes-Test** (▶ 5.2.2): Prüfung der Durchgängigkeit der tiefen Beinvenen und Kollateralen
- **Trendelenburg-Test** (▶ 5.2.2): Prüfung einer Crossen- und Perforansinsuff.
- **Phlebosono mit FKDS** (▶ 5.2.3): apparatives Diagnostikum der 1. Wahl
- Phlebografie: nur in Ausnahmefällen

> **Stadieneinteilung der Varikose der V. saphena magna nach Hach**
> - Stadium I: Reflux nur in der Mündungsklappe der Magna-Crosse
> - Stadium II: Magnavarize mit Reflux bis oberhalb des Kniegelenks
> - Stadium III: Magnavarize mit Reflux bis unterhalb des Kniegelenks
> - Stadium IV: Varize/Reflux bis Sprunggelenk

Therapie Bei Beschwerden Beine bewegen oder hochlegen (3S/3L-Regel), Kompressionsstrümpfe, Gewichtsreduktion, Nikotinverzicht, Diuretika allenfalls niedrig dosiert (Thromboserisiko ↑).

- **Konservative Basisther.:** Kompressionsther. entscheidend! Bei ausgedehnten Ulzera wegen Wundverband keine Kompressionsstrümpfe, sondern Vorfuß über Ferse bis Knie mit Kurzzugbinden elastisch wickeln
- **Operationen:**
  - Operation der V. saphena magna und ggf. ihrer Seitenäste. Seltener OP der Vena saphena parva. OP nach W. W. Babcock, meist als invaginiertes Stripping

- Ligatur von auf das Ulkus zuführenden Perforansvenen
- Valvuloplastie. Wiederherstellung des Klappenschlusses durch Verkleinerung des Durchmessers der V. saphena magna

- **Endoluminale Sklerosierungsverfahren:**
  - **Verfahren:** Endolaser. 1 470–1 520 nm Diodenlaser mit zirkulärer seitlicher Abstrahlung, VENUS Closure fast®, RFITT, Radiofrequenzablation (RFA)
  - **Nachteile:** kaum Langzeiterfahrung. Wenige repräsentative Vergleichsstudien zu OP-Verfahren. Erhöhte Rezidivgefahr bei methodenbedingt belassenem Crossenstumpf. Kaum Kostenübernahme durch gesetzliche Krankenkassen
  - **NW:** thermische und/oder mechanische Schädigungen. Anhaltende lokale Hyperpigmentierungen häufiger als nach OP
- **Sklerosierungsverfahren:** Schaum- oder Flüssigsklerosierung meist mit Polydocanol. **Ind.:** v. a. distale Varizen und insuff. Perforansvenen, dystrophische Haut, bei geschlängelten und dünnwandigen Varizen, Saphena-parva-, retikulärer und Besenreiservarikosis. Injektion von Verödungsmitteln. Anschließend Kompressionsverband für 2 Wo. **KI:** Verödungsmittelallergie, (sub-)akute TVT, offenes Foramen ovale, eingeschränkte Beinbeweglichkeit, superinfizierte Dermatosen. **KO:** Nekrosen bei Para-Injektion, TVT, Pigmentierung, Rezidive, Allergie
- **Venenchirurgie:** zur Vermeidung einer CVI/Ulcus cruris. Prozedere: Saphenaligatur (Crossektomie), Saphena-Stripping und/oder Resektion insuff. Perforansvenen (auch endoskopische Techniken). Bei chron. Ulcus cruris und „Manschettenulkus" auch prätibiale Fasziotomie. **KO:** Wundheilungsstörungen, Keloidnarben, Parästhesien, Rezidivneigung. **Cave:** strenge Indikationsstellung vor Entfernung potenziell transplantationsfähiger Venen (→ Bypass-OP)
- **Langzeitther.:** nach Ulkusabheilung Kompressionsther. mit Strümpfen der Kompressionsklasse II. Bei diabetischer PNP regelmäßige ärztliche Fußinspektionen und professionelle medizinische Fußpflege. Abtragen von Hyperkeratosen, Fußentlastung, optimale Schuhversorgung, Patientenberatung im Rahmen der Diabetikerschulung. Möglichst normoglykäme BZ-Einstellung.

Leitsatz für Varikosis und CVI: 3S/3L-Regel = Sitzen und Stehen ist schlecht, lieber Laufen oder Liegen.

Prognose Bei Beseitigung der Ursache gut, sonst häufig Rezidive.

5.5.2 Tiefe Venenthrombose (TVT)

www.antikoagulation-aktuell.de

Bein- oder Beckenvenenthrombose in ca. 60 % li Bein, in ca. 10 % beide Beine betroffen, meist multilokulär. Seltener tiefe Armvenenthrombose (Paget-von-Schroetter-Sy.).

Leitbefunde

Spannungs- und Schweregefühl mit ziehenden Schmerzen v. a. in Oberschenkel, Kniekehle und Wade, die bei Hochlagerung des Beins abnehmen. Umfangsvermehrung (Maßband). Tiefe Venen druckempfindlich. Vermehrte Venenzeichnung im Vergleich zur kontralateralen Seite (Pratt-Warnvenen). Glanzhaut.

Bei stationär aufgetretener TVT nur selten klassische Leitbefunde!

Ätiologie

- Pos. Familienanamnese. Thrombosen, Spontanaborte in der Eigenanamnese
- Malignome (TVT auch als Erstsymptom bei bislang unbekannter Tumorerkr.)
- Immobilisation (z. B. nach OP/Ruhigstellung einer Extremität nach Frakturen), Paresen, Langstreckenreisen
- Exsikkose (z. B. im Alter, bei Durchfallerkr. oder unter Diuretikather.)
- Gerinnungsstörungen (Thrombophilie)
- Traumata
- Schwangerschaft und Wochenbett. Östrogenhaltige Medikamente: „Pille". Hormonersatzther.
- Adipositas. Fumatorium
- Überanstrengung („Thrombose par l'effort")

Klinik

- **Frühsympt.:** meist einseitiges Schwere-/Spannungsgefühl, belastungsabhängiger Fußsohlenschmerz, ziehender Schmerz entlang der Venen. **Cave:** bei immobilisierten Pat. (Klinik, Heim) häufig asympt.! Gelegentlich sind rezid. Thoraxschmerz und/oder Dyspnoe durch Lungenembolien einzige Sympt.
- **Weitere mögliche „klassische" Sympt.:**
  - Tastbare Venenstränge; Überwärmung der betroffenen Extremität
  - Pratt-Warnvenen: Erweiterung epifaszialer, prätibialer Venen
  - Mayr-Zeichen (Wadenkompressionsschmerz), Rielander-Zeichen (Druckschmerz im Adduktorenkanal), Payr-Zeichen (Fußsohlenschmerz bei Druck), Homann-Zeichen (Wadenschmerz bei Kompression); Denecke-Zeichen (Fußsohlenspontanschmerz)
  - „Typische Trias": Vollbild aus Schmerz, Schwellung, Rötung nur in ca. 10 %!

- Bis zu 50 % der ambulant und bis zu 90 % der stationär aufgetretenen Thrombosen werden durch alleinige klin. Untersuchung **nicht** erfasst.
- Ein unauffälliger klin. Befund schließt eine Thrombose keineswegs aus.

Diagnostik

▶ Abb. 5.5

- **Basisdiagn.:** Eigenanamnese, Familienanamnese, vollständige körperl. Untersuchung inkl. Mamma- und Hodentastbefund und rektaler Untersuchung (mit Hämoccult-Test), Ruhe-EKG, Labor (inkl. BB, Krea, E'lyte, CRP, GOT, γ-GT, Gerinnung). Bei Husten, Luftnot auch BGA. Bei idiopathischer TVT zusätzlich „kleines Tumorscreening": Abdomen-Sono, Rö-Thorax, Urin-Stix, PSA, ggf. Gyn-Konsil.

- Alter > 50 J. → eher Tumordiagnostik
- Alter < 50 J. → eher Thrombophiliediagnostik

- **Vortestwahrscheinlichkeit:** basierend auf Anamnese und körperliche Untersuchung Einschätzung der klin. Wahrscheinlichkeit unter Zuhilfenahme von Scores (▶ Tab. 5.8).

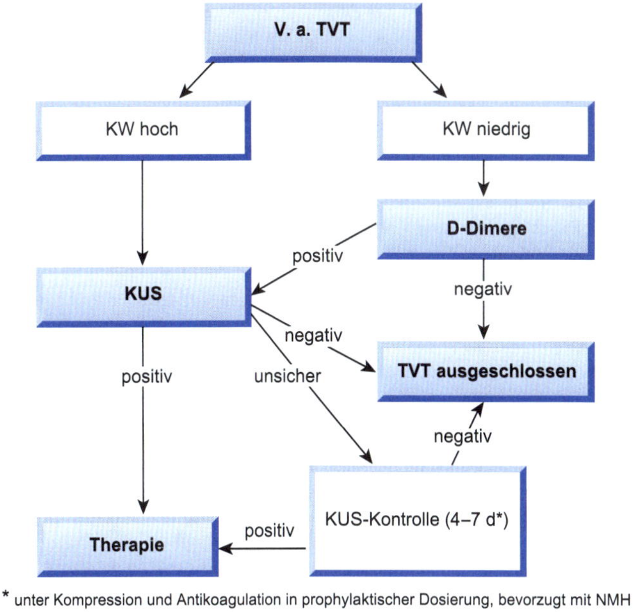

Abb. 5.5 Algorithmus zur Primärdiagnostik der tiefen Venenthrombose (TVT). KW = klin. Wahrscheinlichkeit, z. B. Wells-Score (▶ Tab. 5.8), KUS = Kompressionsphlebosonografie [L157]

Tab. 5.8 TVT-Score nach Wells et al. [N Engl J Med 2003]

Klinisches Merkmal	Score
Aktive Krebserkr.	1,0
Lähmung oder kürzliche Immobilisation	1,0
Bettruhe (> 3 d); große OP (< 12 Wo.)	1,0
Schmerz/Verhärtung entlang der tiefen Venen	1,0
Schwellung ganzes Bein	1,0
Schwellung Unterschenkel > 3 cm zur Gegenseite	1,0
Eindrückbares Ödem am sympt. Bein	1,0
Kollateralvenen	1,0
Frühere, dokumentierte tiefe Venenthrombose	1,0
Alternative Diagnose ebenso wahrscheinlich wie TVT	–2,0
Wahrscheinlichkeit für TVT	**Score**
Hoch	≥ 2
Gering	< 2

- **D-Dimere:** Abbauprodukt des Fibrins. Interpretation nur in Verbindung mit Anamnese, TVT-Score, körperliche Untersuchung und einem aussagefähigen apparativen Untersuchungsverfahren (z. B. KUS).
  - Altersadjustierter D-Dimer-Schwellenwert: Alter × 10 µg/l bei Lebensalter > 50 J.
  - Bei normalem D-Dimer-Spiegel und neg. phlebosonografischem Befund Ausschluss einer proximalen Thrombose mit neg. Vorhersagewert von ca. 98 %
  - Pos. bei TVT/Lungenembolie
  - „Falsch" pos.: postop. (14–60 d abhängig von OP), posttraumatisch, bei Entzündungen, Blutungen, Tumorerkr., Schwangerschaft, Wochenbett
- **Thrombophilieparameter:** Bestimmung bei ausgewählten Pat. < 50 J. mit idiopathischer Thrombose. Die Untersuchungen sind teuer und relativ selten indiziert.
  - **APC-Resistenz** (APC-R). Resistenz von Faktor V gegenüber aktiviertem Protein C, ausgedrückt durch einen Quotient (Faktor < 2,0 sicher path.). Häufigste Ursache aller vererbten Thrombophilien. Bei klin. Verdacht besser gleich genetische Diagn. auf Faktor-V-Leiden- und Prothrombinmutation (s. u.)
  - **Antiphospholipid-Sy.** (APS): häufigste aller erworbenen Thrombophilien. Prim. APS (PAPS) ohne Grunderkr., bis 20 % mit Migräne oder Raynaud-Sy. (oft Frühzeichen). Sek. APS (SAPS) bei Kollagenosen (oft SLE), Malignomen, Inf. (u. a. HIV, Hepatitis) oder als Arzneimittel-NW (u. a. Phenytoin, Chinidin)
  - Protein-S-/Protein-C-Mangel: 2–5 % der Thrombosepat.
  - Antithrombin-III-(AT-III-)Mangel 2–4 % der Thrombosepat.
  - **Faktor-VIII-Erhöhung:** erhöhte Werte bei frischer TVT häufig, aber auch bei art. Thrombembolien. Nur bei Persistenz (> 150 % der Norm) > 2 Mon. nach dem Akutereignis muss von einem path. Befund und damit von einem ca. 5-fach erhöhten TVT-Risiko ausgegangen werden.

Zum Ausschluss einer TVT werden gefordert:

- Normaler D-Dimer-Spiegel plus Wells-Score < 2 (= geringe Wahrscheinlichkeit) oder
- Normaler D-Dimer-Spiegel und neg. Kompressionssono.

- **Molekulargenetische Untersuchungen:** spezielle Qualifikation des Auftrag gebenden Arztes und schriftliches Einverständnis des Pat. ist gesetzlich vorgeschrieben.
  - Antikoagulanzien stören bei der Bestimmung nicht. Lebenslang keine Verlaufskontrollen (Pat. wollen oft Verlaufskontrollen, weil sie nicht wissen, dass Genetik unveränderlich ist.)
  - **Faktor-V-Leiden-Mutation:** mit ca. 5 % häufigste Mutation in der Normalbevölkerung. Heterozygote Merkmalsträger haben ein ca. 8-fach erhöhtes TVT-Risiko, homozygote Träger ca. 50- bis 80-fach. Deutlich höhere Risiken unter zusätzlicher Hormonther., bei Rauchern oder Adipositas.
  - **Prothrombinmutation** (Faktor II) : als eigenständiger heterozygoter Risikofaktor nur gering erhöhtes Risiko. Größere Bedeutung im Zusammenhang mit anderen Risikofaktoren oder in der homozygoten Form

- **Bildgebende Verfahren** (▶ 5.2.3):
  - **Kompressionssono (KUS):** Standardverfahren mit hoher Sensitivität und Spezifität in Knie- und Oberschenkeletage. Im Becken- und Unterschenkelbereich ähnlich gute Ergebnisse, v. a. bei erfahrenen Untersuchern und hoch auflösenden Geräten. Sonografische Verlaufskontrollen bei klin. Progress oder vor geplanter Beendigung der Antikoagulation (Restthrombuslast?) empfohlen.
  - **CTA:** Nachweis/Ausschluss von TVT bei gleichzeitigem Nachweis einer Lungenembolie möglich. **Cave:** erhebliche Strahlen und KM-Belastung. Keine Standardmethode! Teuer
  - **Phlebografie:** sehr selten benötigte Alternative, wenn mittels KUS keine eindeutige Diagnosestellung gelingt. Gute und haltbare Dokumentation (Gutachten). Belastung durch Rö-Strahlen, KM und Schmerz (Punktion einer Fußrückenvene)

Seltene venöse Thrombosen (1–2 %)

- **Paget-von-Schroetter-Sy.:** Thrombose von V. axillaris oder V. subclavia, klassisch nach Daueranstrengung im Schulter-Arm-Bereich, z. B. Bodybuilding, Rucksacktragen (par effort). Nach Subklaviakatheter möglich, selten bei Halsrippe. Neurovaskuläres Kompressionssy. (Thoracic-Outlet-Sy.) und Mediastinaltumor ausschließen! **Klin.:** schmerzhafter, livide verfärbter, ödematöser Arm. Kollateralvenen im Schulterbereich. **Ther.:** Antikoagulation und Kompression, selten Fibrinolyse, ggf. Resektion einer Halsrippe.
- **Mesenterial-, Pfortader-** und **Milzvenenthrombose:** Klinik: akutes Abdomen (▶ 7.1.1). **Ther.:** bei Mesenterialvenenthrombose mit Peritonitis: OP. Keine Fibrinolysether.!
- **Nierenvenenthrombose:** nephrotisches Sy. oder akutes Abdomen mit Flankenschmerz. **Ther.:** evtl. Thrombolysether.
- **Phlegmasia coerulea dolens:** fulminant verlaufende Thrombose des gesamten Querschnitts einer Extremität mit starken Schmerzen, Ödem und tiefblauer Verfärbung. **Ther.:** Schockbekämpfung (Volumenersatz) und Fibrinolysether. oder op. Thrombektomie. Bei Kompartment-Sy. (→ Druckmessung in Faszienlogen) zusätzlich Fasziotomie
  Sinusvenenthrombose: bei Entzündung im HNO- oder Zahnbereich. Auch bei Eiterherden im Gesicht, infizierten ZVK. **Klin.:** Zeichen der intrakraniellen Drucksteigerung: Kopfschmerz, Übelkeit, Erbrechen, ggf. Somnolenz (▶ 15.3.3). **Ther.:** Full-Dose-Heparin, unverzügliches neurochir. Konsil
- **Thrombose der oberen Hohlvene:** Klinik: obere Einflussstauung, Ödem in Kopf- und Halsbereich. **Ther.:** nach Kavografie oder CTA evtl. op. Beseitigung der Kompressionsursache (häufig Malignome) und des Thrombus, ggf. Cavastent
- **Jugularvenenthrombose** (u. a. durch lang liegende ZVK), **V.-cava-inf.-Verschluss.**

Komplikationen Lungenembolie (▶ 6.7.1), bei Beckenvenenthrombose etwa doppelt so häufig wie bei Oberschenkel-/Unterschenkelthrombose; postthrombotisches Sy. (▶ 5.5.4).

Differenzialdiagnosen Thrombophlebitis (OVT), Lymphödem, Erysipel, postthrombotisches Sy., Baker-Zyste, Muskelfaserriss, posttraumatische Schwellung

(▶ 5.1.3), Acrodermatitis atrophicans (ödematöses, präatrophisches Stadium der Borreliose).

Medikamentöse Therapie

- **Vollheparinisierung** (▶ 19.8.2) primär i. v. Heparin-Bolus von 5 000 IE direkt nach Diagnosestellung, KI-Ausschluss und Pat.-Aufklärung. Nach UFH-Bolus niedermolekulares Heparin (NMH) oder Pentasaccharid (Fondaparinux) in ther. Dos.
  - **NMH,** die zur Prophylaxe und Ther. der TVT zugelassen sind (Auswahl): Tinzaparin 1 × 175 I. E./kg KG/d s. c. mit körpergewichtsskalierter Einwegspritze aus Durchstechampulle s. c. oder als Fertigspritzen à 0,5/0,7/0,9 ml s. c.; Certoparin und Nadroparin. **Cave:** bei Niereninsuff. (Krea ≥ 1,2 mg/dl, genauer: GFR < 30 ml/Min.) oder KG > 100 kg. Alternativ Fondaparinux 1 × 7,5 mg/d s. c. bei 50–100 kg/KG.

Besonderheiten bei der Gabe von NMH

- Keine NMH-Zulassung für Schwangere, Stillende und Kinder. Trotzdem nach Expertenmeinung Mittel der Wahl. Anwendung nur nach entsprechender Aufklärung!
- NMH sind Mittel der 1. Wahl zur Ther. venöser Thromboembolien bei Tumorerkr.
- Labor: BB-Kontrollen (Wo. 1–3 → HIT II ?). Sonst keine obligaten Laborkontrollen. Anti-Xa-Spiegel nur bei relevanten Blutungen; ggf. in der Schwangerschaft (letztes Trimenon)
- Inkomplettes Antidot: Protamin. Im Notfall FFP

5

- **Unfraktioniertes Heparin** (UFH): prolongierter Einsatz nach dem initialen Bolus nur bei erhöhtem Blutungsrisiko oder höhergradiger Niereninsuff. Vorteile: bessere Steuerbarkeit durch PTT-Bestimmung, kürzere HWZ und Möglichkeit der kompletten Antagonisierung mit Protamin. Ziel ist die ununterbrochene PTT-Verlängerung um das 1,5- bis 2,5-Fache der Norm (60–80 Sek.). **Dos.:** z. B. 400 IE/kg KG/d kontinuierlich i. v. Dosisanpassung. Erste PTT-Kontrolle 6 h nach Beginn der Perfusorther.
- **Phenprocoumon** (▶ 19.8.3): nach Ausschluss evtl. KI sowie mündlicher und schriftlicher Patientenaufklärung (Dokumentation). Beginn am Abend der Diagnosestellung. Parallel Heparin bis INR über 48 h therapeutisch (▶ Tab. 5.9).
- **DOAK** (Direkte orale Antikoagulanzien): **KI:** Schwangerschaft, Stillzeit, Kinder, schwere Lebererkr., hochgradige Niereninsuff. Dos. ▶ Tab. 5.10, Ther.-Dauer ▶ Tab. 5.9. Nachweis von Faktor-X- und/oder Thrombinhemmern im Urin mittels DOAK-Dipsticks (Firma Doasense) als Bedside-Test möglich

Tab. 5.9 Empfehlungen zur Dauer und Intensität der Antikoagulation bei TVT

Situation	1. TVT	2. TVT (oder aktuell Tumor)	Ziel-INR*
Passagerer Risikofaktor (z. B. OP, Trauma, Immobilisation)	3 Mon.	Prolongierte Antikoagulation, regelmäßige Evaluierung	2–3
Risikofaktor unbekannt („idiopathische" TVT)	3–12 Mon.	Zeitlich unbegrenzt, regelmäßige Evaluierung	2–3

Tab. 5.9 Empfehlungen zur Dauer und Intensität der Antikoagulation bei TVT *(Forts.)*

Situation	1. TVT	2. TVT (oder aktuell Tumor)	Ziel-INR*
Floride Krebserkr.	≥ 3 Mon. (NMH!)	Zeitlich unbegrenzt (mögl. NMH!), regelmäßige Evaluierung	s. u.
Mehrfachdefekt oder Antiphospholipid-AK-Sy.	≥ 12 Mon.	Zeitlich unbegrenzt, regelmäßige Evaluierung	2–3

* Daumenregel: INR 2–3 ≅ PTT 60–80 Sek. bzw. Anti-Xa 0,5–1,0 U/ml

Tab. 5.10 DOAK/NOAK bei tiefer Venenthrombose

Substanz (Präparat)	Dosierung	Dosis bei Niereninsuff.
Orale direkte Faktor-Xa-Inhibitoren		
Rivaroxaban[1] (Xarelto®)	2 × 15 mg/d über 3 Wo., danach 1 × 20 mg/d p. o.	Anwendung bei Niereninsuff. mit Kreatinin-Clearance < 30 ml/Min. nicht empfohlen.
Apixaban[1] (Eliquis®)	2 × 10 mg/d für 7 Tage, danach 2 × 5 mg/d. Nach 6 Mon. Reduktion auf 2 × 2,5 mg/d möglich.	Bei Kreatinin-Clearance 15–30 ml/Min. 2 × 2,5 mg. KI bei Kreatinin-Clearance < 15 ml/min.
Edoxaban[1] (Lixiana®)	Initial NMH s. c. für 5 Tage. Danach 1 × 60 mg	Dosisreduktion auf 1 × 30 mg bei Kreatinin-Clearance 30–50 ml/min oder KG < 60 kg.
Direkter Thrombininhibitor		
Dabigatran[2] (Pradaxa®)	Initial NMH über 5 Tage s. c. Danach 2 × 150 mg/d.	Dosisredunktion

[1] Antidot Andexanet alfa gegen Faktor-X-Inhibitoren. FDA-Zulassung seit 5/2018, EMA-Zulassung ist beantragt. Ciraparantag (PER977) z. Z. in Studien an Gesunden, noch keine Zulassung. Im Notfall FFP oder PPSB i. v.
[2] Antidot Idarucizumab (Praxbind®). Direkter Dabigatran-Antagonist. Empfohlene Dos. 1 × 5 g i. v., teuer!
Cave: bei allen Antidota binnen 24 h prokoagulatorische Wirkung möglich, sodass erneute Antikoagulation erforderlich ist

Zusätzliche Entscheidungskriterien für die Dauer der Antikoagulation
- Lungenembolie/proximale TVT vs. distale Lokalisation der Thrombose
- Geringes oder hohes Rezidivrisiko
- Geschlecht (Männer tragen ein erhöhtes Rezidivrisiko)
- Restthrombuslast
- Status D-Dimere
- Patientenwunsch!

Nichtmedikamentöse Therapie

- **Kompressionsther.:** Unmittelbar nach Diagnosesicherung mit elastischen Kurzzugbinden wickeln. Regelmäßige Neuanlage alle 12 h, bei Dislokation

sofort. Nach Abschwellen des Ödems angepasste Thrombosestrümpfe der Kompressionsklasse II. Durchführung über mind. 2 Jahre. Nach 6–12 Mon. oft Beschränkung auf US-Kompression auch bei OS-TVT möglich. Bein in Ruhephasen möglichst hochlagern. Initiale Verschlussdruckmessung bei Pat. mit gleichzeitiger pAVK! Keine Kompression bei < 75 mmHg.
- **Mobilisation und ambulante Ther.:** Mobil zur Aufnahme kommende Pat. mit unkomplizierter Oberschenkel oder Unterschenkelvenenthrombose ohne Anhalt für hämodynamisch relevante Lungenembolie sollen unter ununterbrochener suffizienter Kompressionsther. und ther. Antikoagulation stationär oder ambulant mobil bleiben. Bei ambulanter TVT-Behandlung müssen Abschluss der Basisdiagn., adäquate häusliche Ther. und engmaschige hausärztliche Kontrolle sichergestellt sein. Alle Pat. mit Becken/OS-TVT und/oder V. a. LAE sollten bis zum Abschluss der Basisdiagn. immobilisiert im Krankenhaus verbleiben. Großzügig Toilettenstuhl (mit Hilfe/Aufsicht) und Laxanzien bei hämodynamisch stabilen Pat. Höhergradige LAE: Intensivüberwachung!
- **Chirurgische Ther.:** bei Phlegmasia coerulea dolens unstrittig zum Erhalt der Extremität. Erwägen bei jungen Pat. mit tiefer Becken-/Oberschenkelvenenthrombose und KI gegen Antikoagulation/Thrombolyse. Bei Thrombophlebitis mit Beteiligung der Crosse.

5.5.3 Thrombophlebitis

5

Entzündung und Thrombosierung oberflächlicher Venen. Oberflächliche Venenthrombose (OVT).

> **Leitbefunde**
> Druckdolenter, derber, geröteter und überwärmter oberflächlicher Venenstrang, meist an den Beinen, seltener an Armen.

Ätiologie
- **Prim. Formen:** häufig spontan bei Varikosis und nach Bagatelltraumata. Am Arm nach Injektion oder Infusion.
- **Sek. Formen:** Vaskulitiden, z. B. als Erstmanifestation einer Thrombangiitis obliterans (M. Winiwarter-Buerger). Bei Malignomen (oft Pankrea-Ca).

Klinik
- **Thrombophlebitis migrans:** schubweise fortschreitender Befall der Venen einer Extremität
- **Thrombophlebitis saltans:** Befall wechselnder Extremitäten

Differenzialdiagnosen TVT, Lymphangitis, Erysipel.

Vorgehen
! Generell keine Immobilisation
- Evtl. Stichinzision. Auspressen des Thrombus und Kompression bei frischer Thrombophlebitis.
- **Lokalisation Oberschenkel mit/ohne Beteiligung der V. saphena magna:**
  - Immer Phlebosono. In 20–30 % d. F. gleichzeitig tiefes Venensystem betroffen. Dann weiteres Vorgehen wie bei TVT
  - Bei Thrombuslänge > 5 cm: Fondaparinux 1 × 2,5 mg/d für mind. 30 d.
  - Alternativ: NMH s. c. in ther. Dos. über 10 d (nicht EBM) nach Ausschluss TVT und bei fehlenden KI

- Phlebosono zur Verlaufskontrolle zeitnah vor Beendigung der Antikoagulation
- Pat. bleibt unter lokaler Kompressionsther. (Klasse II) immer mobil
- Nutzbringend sind lokale Kühlung sowie lokale und/oder perorale NSAR
- Bei Beteiligung der Crosse ggf. unmittelbare Crossektomie
- Bei rezid. Varikophlebitiden op. Sanierung der Varikosis im Intervall
- Für Pat. mit Z. n. TVT ist eine Phlebitis ein Risikofaktor für eine erneute TVT (bis 27 % der Fälle)

- **Lokalisation obere Extremität oder Unterschenkel:**
  - Keine signifikante TVT-Gefahr bei isolierter Thrombophlebitis und fehlenden weiteren Risikofaktoren
  - Alle liegenden Braunülen und Katheter sofort entfernen oder wechseln
  - Lokale Kompression, Kühlung, evtl. NSAR und Low-Dose-Heparin für 10 d. Farbduplex-Sono bei Progress bzw. prolongiertem Verlauf

5.5.4 Chronisch venöse Insuffizienz (CVI)

Chron. Rückflussstörung des Bluts aus den peripheren in die zentralen Venen. Komb. von Venen- und Hautveränderungen bei postthrombotischem Sy. oder bei Venenklappeninsuff. anderer Genese, z. B. Agenesie. Klassifikation ▶Tab. 5.11. Für wissenschaftliche Arbeiten wird heute die erheblich differenziertere CEAP-Klassifikation eingesetzt.

Leitbefunde
Knöchelödem oft mit Ulkus über dem medialen Malleolus, Induration der Subkutis mit Pigmenteinlagerungen. Schweregefühl, Müdigkeit, Schmerzen, sek. Varizen.

Tab. 5.11 Stadieneinteilung der CVI (modifiziert nach Widmer)

Stadium I	Reversible Ödeme, prim. in der Bisgaard-Kulisse. Corona phlebectatica paraplantaris/perimalleoläre Kölbchenvenen. Keine trophischen Hautveränderungen
Stadium II	Persistierende Ödeme, auch paratibial. rotbraune Hyperpigmentierung (Hämosiderose, Purpura jaune d'ocre) und Depigmentierung (Atrophie blanche, meist am Malleolus medialis). Verhärtung von Haut- und Unterhautgewebe (Dermatoliposklerose), Stauungsdermatitis (Haut gerötet, schuppend, nässend)
Stadium III	Florides oder abgeheiltes Ulcus cruris venosum, meist perimalleolär lokalisiert

Therapie

- **Stadium I:** Kompressionsther. (Kompressionsklasse II), gilt für alle Stadien. Sitzen und Stehen möglichst vermeiden, besser Laufen oder Liegen (SSLL!). Beine häufig hochlagern
- **Stadium II:** zusätzlich evtl. chir. oder sklerosierende Maßnahmen. Evtl. Antibiotikather. nach Antibiogramm (Wundabstrich) bei ausgeprägter lokaler und/oder systemischer Entzündungsreaktion. Keine lokale Antibiotikagabe
- **Stadium III:** Kompressionsverband, Ulkuslokalbehandlung (▶5.1.1), bei großen und tiefen chron. Ulzera paratibiale Fasziotomie oder Shave-Ther. (mit Chirurgen diskutieren). Nach Ulkusreinigung evtl. Haut-Tx.

5.6 Lymphödem

Einschränkung der Transportkapazität des Lymphgefäßsystems. Rückstau der lymphpflichtigen Lasten (Eiweiß, Wasser, Zellen, Chylomikronen) sowie zunehmende Bindegewebsproliferation und Induration.

Leitbefunde
Derbes, nicht eindrückbares Ödem der Zehen, Füße und Unterschenkel mit Hyperpigmentierung. Oft keine Schmerzen.

Ätiologie

- **Prim.** (w > m; seltener): angeborene Hypo-, Hyper- oder Dysplasien → spontane Manifestation oder nach Bagatelltrauma
- **Sek.** (häufiger): durch ein Malignom bedingt, nach Malignombehandlung (z. B. Ablatio mammae), posttraumatisch (Narbenbildung), Lymphangitis (z. B. nach Erysipel)

Klinik Meist einseitiges Ödem, wenn bds., dann asymmetrisch; Spannungs- oder Schweregefühl.

- Stemmer-Zeichen pos.: Hautfalten über den Zehen bzw. Fingern erschwert oder nicht abhebbar.
- Stadieneinteilung:
  - **Stadium I:** weiche, teigige, reversible Schwellung.
  - **Stadium II:** beginnende Fibrose. Kaum eindrückbare Dellen.
  - **Stadium III:** irreversibles, derbes Ödem. Lymphostatische „Elefantiasis".

5

Diagnostik bei besonderen Fragestellungen Lymphszinti, indirekte Lymphografie (mit wasserlöslichen KM) und CT. Zunächst stets Ausschluss eines malignen Lymphödems! Verdächtig sind z. B. eine schnelle Ödemzunahme bei proximaler Betonung, Kollateralvenenzeichnung oder neurologischen Sympt.

Therapie Jedes Lymphödem sollte nicht nur wegen der Neigung zur Progression, sondern auch wegen der Gefahr einer sarkomatösen Entartung frühzeitig behandelt werden:

- **2-Phasen-Ther.:** mit „komplexer physikalischer Entstauungsther." aus Kompressionsther., manueller Lymphdrainage, Hautpflege und Bewegungsther.
  - **Phase I:** Volumenreduktion. Kompression mittels individuell angelegter Bandagen, unterpolsterte Kurzzugbinden.
  - **Phase II:** Konservierung des Behandlungserfolgs durch maßgefertigte Kompressionsstrümpfe, manuelle Lymphdrainage.

- Keine Kompressionsbandage bei AVK (ABI ≤ 0,6), kardialem Ödem, Inf. (häufig Erysipel, Interdigitalmykose usw.)
- Intermittierende Kompression mit pneumatischen Wechseldruckgeräten nur in Ausnahmefällen (z. B. ödemfreier Rumpfquadrant) und nie als alleinige Maßnahme!
- Bei Erysipel Antibiotikagabe (▶ 17.2.24), Mykosen stets mitbehandeln
- Diuretika und „Auswickeln" bei Lymphödem obsolet
- Keine Injektionen, Akupunkturbehandlung oder Blutdruckmessung an der betroffenen Extremität
- Wichtig ist eine gute Patientenschulung (z. B. Lagerungstechniken, Selbstbandage, Vermeiden von Verletzungen und Überlastung)

6 Lunge

Jörg Braun

6.1 Leitsymptome und ihre Differenzialdiagnose

6.1.1 Atemnot (Dyspnoe)

Akute Dyspnoe

Häufige Differenzialdiagnosen ▶ Tab. 6.1

- **Akute Linksherzdekompensation** (▶ 4.5.2): Orthopnoe, Husten, periphere Zyanose, Tachykardie. Auskultatorisch feuchte Rasselgeräusche, evtl. „Distanzrasseln". Auslösende Ursache oft tachykarde Rhythmusstörungen (z. B. Tachyarrhythmia abs.), Pneumonie oder anderer Infekt, hypertensive Entgleisung oder kardiale Ischämie bei KHK, seltener Anämie, Hyperthyreose, Perikarderguss
  - Herzklappenfehler: meist vorbestehendes Aorten- oder Mitralvitium mit plötzlicher Dekompensation
  - Kardiomyopathie: meist DCM mit vergrößerter Herzdämpfung, lateralisiertem Herzspitzenstoß. Seltener obstruktive CMP mit typischem Auskultationsbefund (systolisches Austreibungsgeräusch) und gedoppeltem, hebendem Herzspitzenstoß. **Cave:** pos. inotrope Substanzen kontraindiziert!
- **Chron. obstruktive Bronchitis:** Husten, Auswurf oft putride (gelbgrün, bei Infektexazerbation). Auskultatorisch Giemen und Brummen, verlängertes Exspirium. Zeichen des Lungenemphysems (▶ 6.3.3, hypersonorer Klopfschall, Fassthorax)
- **Asthma bronchiale** (▶ 6.3.1): Unruhe, Angst; Pat. sitzt gewöhnlich im Bett und fixiert durch Festhalten seine Atemhilfsmuskulatur. Auskultatorisch Giemen und Brummen bei verlängertem Exspirium. Bei massiver Atemwegsobstruktion evtl. abgeschwächtes Atemgeräusch (Silent Lung: Warnzeichen!). Tachykardie infolge von Obstruktion und evtl. bereits eingenommenen Medikamenten (z. B. β_2-Sympathomimetika, Theophyllin). Erst bei zunehmender Erschöpfung Zyanose, Zeichen der CO_2-Retention (z. B. Venendilatation an Augen und Extremitäten, Somnolenz). Auftreten oft in den frühen Morgenstunden („Morgengrauen")
- **Lungenembolie** (▶ 6.7.1): akut aufgetretene Dyspnoe, meist nach längerer Bettruhe oder nach OP. Typischerweise Todesangst, evtl. akute, atemabhängige, thorakale Schmerzen, bei schwerer Lungenembolie RR-Abfall, Tachykardie und Schock. Zeichen der akuten Rechtsherzinsuff., z. B. obere Einflussstauung (erhöhter jugularvenöser Puls), untere Einflussstauung (druckschmerzhafte Hepatomegalie)
- **Pneumonie** (▶ 6.5.1): Fieber, Tachypnoe, Husten, evtl. Auswurf. Auskultatorisch typischerweise klingende (ohrnahe) feuchte Rasselgeräusche
- **Hyperventilationssy.:** Tachypnoe, Panik, Erregung, periorale Kribbelparästhesien, Pfötchenstellung der Hände und Muskelkrämpfe

Seltenere Differenzialdiagnosen ▶ Tab. 6.1

- **Laryngospasmus:** inspiratorischer Stridor und Erstickungsgefühl. V. a. nach Larynxreizung, z. B. nach Operation (Intubation), Bronchoskopie
- **Vocal Cord Dysfunction** (VCD): durch inspiratorische Adduktionsbewegung der Stimmlippen ausgelöst. Atemnotanfälle und Husten v. a. nach längerem Sprechen; spontane Besserung, normale Lufu, geringe Wirkung von Asthmamedikamenten

- **Quincke-Ödem:** (▶ 6.1.2) Schwellung von Glottis, Zunge und Gesicht mit inspiratorischem Stridor und Hustenreiz. Oft andere Zeichen der anaphylaktischen Reaktion wie Hautrötung, Juckreiz
- **Epiglottitis:** hohes Fieber, inspiratorischer Stridor, Halsschmerzen v. a. beim Schlucken, kloßige Stimme, Speichelfluss. Auftreten v. a. bei Kindern, aber auch im Erwachsenenalter daran denken! Erreger z. B. H. infl. Typ B. **Cave:** Racheninspektion kann akute Epiglottisschwellung auslösen!
- **Krupp, Pseudokrupp:** Heiserkeit, bellender Husten, inspiratorischer Stridor v. a. bei Kleinkindern
- **Tracheomalazie:** inspiratorischer Stridor, z. B. durch retrosternale Struma
- **Atelektase:** Husten, evtl. mit Auswurf. Klopfschalldämpfung mit fehlendem Atemgeräusch. Dyspnoe gewöhnlich nur bei akuter Atelektase einer Lungenseite. Auslösende Ursache meist Pneumonie, zentrales Bronchial-Ca oder Fremdkörperaspiration
- **Fremdkörperaspiration:** plötzlich einsetzende Dyspnoe, trockener Husten, in- und/oder exspiratorischer Stridor. Evtl. thorakale Schmerzen, Zyanose (Warnsignal)
- **Pneumothorax** (▶ 6.9.1): akut einsetzende Dyspnoe mit Angst, trockenem Husten, atemabhängigem Thoraxschmerz
- **Rippenserienfraktur:** atemabhängige Schmerzen, bei Druck Krepitation der verschieblichen Rippenfragmente. Evtl. Pneumothorax oder Hautemphysem
- **Anämie:** Belastungsdyspnoe, Tachykardie, Blässe (Konjunktiven, Fingernägel). Ausmaß der Beschwerden v. a. abhängig von der Geschwindigkeit der Anämieentstehung. Häufig zusätzlich Zeichen der oberen GIT-Blutung (Hämatemesis, Teerstuhl). Seltener Ikterus (z. B. bei perniziöser Anämie), Zeichen der chron. Niereninsuff. (z. B. Café-au-Lait-Hautfarbe, Foetor uraemicus)
- **Intox.:** Luftnot v. a. nach Einnahme von Methanol und Salizylaten (metabolische Azidose), Biguaniden (durch Laktatazidose), Anilin und anderen Methämoglobinbildnern, Zyaniden. **Cave:** bei Kohlenmonoxidintox. (z. B. nach Shisha-Bar-Besuch) keine Zyanose, normale O_2-Sättigung.
- **Tox. Lungenödem:** nach Inhalationsnoxen (z. B. Rauchgasinhalation, Nitrosegase). Angst, auskultatorisch feuchte Rasselgeräusche
- **Neurogene oder muskuläre Erkr.:** Erstickungsangst bei flacher Atmung, z. B. durch Guillain-Barré-Sy.

6

Basisdiagnostik

- **Klin. Untersuchung:** schon während der Einleitung der Notfalltherapie orientierende klin. Untersuchung
  - Bei oberer Einflussstauung an Lungenembolie denken (▶ 6.7.1)
  - Labor: BB, CK, GOT, HBDH, Troponin T, CRP, Krea, E'lyte, Quick, aPTT, ggf. D-Dimere zum Ausschluss einer Lungenembolie, ggf. proBNP zur Quantifizierung einer Herzinsuff.
- **Rö-Thorax:** Zeichen des kardialen Lungenödems mit prominenten Hili (dilatierter Pulmonalishauptstamm), Kerley-B-Linien, Kranialisation der Gefäße und ggf. Pleuraerguss; pneumonisches Infiltrat, Lungenüberblähung (z. B. im Status asthmaticus), Pneumothorax, Atelektase, Emphysem
- **EKG:** akuter Myokardinfarkt, Rhythmusstörung, Zeichen der Rechtsherzbelastung
- Weitere Diagnostik je nach vermuteter Diagnose.

Weiterführende Diagnostik

- Angio-CT oder Perfusions-Ventilationsszinti bei V. a. Lungenembolie.
- Echokardiografie: eingeschränkte linksventrikuläre Funktion, akute Rechtsherzbelastung, Klappenvitien, Perikarderguss.
- BGA: metabolische Azidose (z. B. bei Coma diabeticum).
- CO-Hb bei V. a. Kohlenmonoxidvergiftung.
- CCT und Lumbalpunktion bei V. a. neurogene Genese.

Management der akuten respiratorischen Insuffizienz

Monitoring

- Pulsoxymetrie, BGA.
- Rhythmusmonitoring: TAA? Ventrikuläre Tachykardie? Bradykardie weist auf drohenden Herz-Kreislauf-Stillstand → Intubation und Beatmung
- Nichtinvasive RR-Messung: Hypertonus und Tachykardie bei Erstickungsangst „physiologisch"

Initialtherapie

- Freimachen und Freihalten der Atemwege, Oberkörper hochlagern
- Bei V. a. Fremdkörperaspiration Bronchoskopie und Absaugen bzw. Fremdkörperentfernung
- Bei erhaltener Spontanatmung O_2 über Nasensonde mit 4–8 l/Min. (Sauerstoffmaske wird meist nicht toleriert)
- Bei fehlender Spontanatmung oder hochgradiger respir. Insuff. Intubation bzw. Larynxmaske und Beatmung (▶ 3.3). Falls nicht möglich, Beutelbeatmung. Ggf. Oropharyngealtuben (Guedel, Safar) oder Nasopharyngealtuben (Wendl) verwenden. Bei Verlegung des Kehlkopfs Trachealpunktion mit mehreren großen Kanülen oder (besser) Tracheotomie

6

Tab. 6.1 Differenzialdiagnosen der akuten Dyspnoe nach Leitsymptom

Leitsymptom	Verdachtsdiagnose
Giemen und Brummen	Akute Atemwegsobstruktion (▶ 6.3.1)
Einseitig fehlendes Atemgeräusch mit hypersonorem Klopfschall	Pneumothorax (▶ 6.9.1)
Einseitig abgeschwächtes Atemgeräusch und abgeschwächter Klopfschall	Atelektase (z. B. Tumor, Aspiration), Pleuraerguss (▶ 6.9.2)
Bds. abgeschwächtes Atemgeräusch	z. B. Bolusaspiration
Feuchte RG bds.	Lungenödem (▶ 4.5.3)
Exspiratorisches Giemen, Husten	Linksherzdekompensation (▶ 4.5.2), Asthma bronchiale (▶ 6.3.1), exazerbierte COPD (▶ 6.3.2)
Akuter inspiratorischer Stridor	Larynxödem, Pharyngitis, Epiglottitis, Krupp
Husten und Fieber	Pneumonie (▶ 6.5.1), Infektexazerbation, Infarktpneumonie

Tab. 6.1 Differenzialdiagnosen der akuten Dyspnoe nach Leitsymptom *(Forts.)*

Leitsymptom	Verdachtsdiagnose
Husten ohne Fieber	Pneumothorax (▶ 6.9.1), Fremdkörperaspiration, Lungenembolie (▶ 6.7.1), Tracheomalazie
Thoraxschmerz	Pleuritis (▶ 6.9.3), Pneumothorax (▶ 6.9.1), Lungenembolie (▶ 6.7.1), akutes Koronarsy. (▶ 4.4), akut disseziierendes Aortenaneurysma (▶ 5.4.6)
Zeichen der Rechtsherzinsuff. ohne pulmonale Grunderkr.	Lungenembolie (▶ 6.7.1), Pneumothorax (▶ 6.9.1), Perikarderguss (▶ 4.4.4)
Zeichen der Rechtsherzinsuff. mit pulmonaler Grunderkr.	Lungenemphysem (▶ 6.3.3), Cor pulmonale (▶ 6.7.2), Infektexazerbation, Asthmaanfall (▶ 6.3.1)
Hyperventilation ohne Husten, Fieber, Blässe	Hyperventilationssy.
Blässe, Strömungsgeräusch über dem Herzen	Anämie (▶ 13.1.1)
Allgemeinsympt., unauffälliger Lungenbefund	Intoxikation (z. B. CO, Zyanid)

Chronische Dyspnoe

Ätiologie Meist bei Linksherzinsuff., COPD, Lungenemphysem und rezid. Lungenembolien.

Basisdiagnostik

- **Anamnese:** Belastungsdyspnoe (z. B. bei Herzinsuff.), Dyspnoe anfallsweise oder saisonal (obstruktive Atemwegserkr.), andere Auslöser (▶ Tab. 6.2)
- **Klin. Untersuchung:** (▶ Tab. 6.3). Ggf. Uhrglasnägel als Zeichen der chron. Hypoxämie
- **Labor:** BB (Leukozytose, Anämie, reaktive Polyglobulie bei chron. Hypoxie), BGA zur Objektivierung einer Hypoxämie (pO_2 ↓), Hyperventilation (pCO_2 ↓, pO_2 ↑) bzw. Nachweis einer Azidose. Bei chron. Dyspnoe allerdings häufiger (überkompensierte) metabolische Alkalose
- **EKG:** Zeichen der Rechts- oder Linksherzbelastung

Tab. 6.2 Klinische Einteilung der chronischen Dyspnoe (nach WHO)

Grad 1	Atemnot bei schnellem Gehen in der Ebene, bergauf oder Treppensteigen
Grad 2	Atemnot bei normalem Gehen in der Ebene mit Altersgenossen
Grad 3	Beim Gehen in der Ebene im eigenen Tempo zum Luftholen anhalten
Grad 4	Atemnot in Ruhe

Tab. 6.3 Differenzialdiagnosen der chronischen Dyspnoe nach Begleitsymptomen	
Begleitsymptom	**Verdachtsdiagnose**
Exspiratorisches Giemen, Husten	Linksherzinsuff. (▶4.5.2), Asthma bronchiale (▶6.3.1), exazerbierte COPD (▶6.3.2)
Husten und Fieber	Pneumonie (▶6.5.1), Infektexazerbation (▶6.3.1), Infarktpneumonie
Zeichen der Rechtsherzinsuff. ohne pulmonale Grunderkr.	Rezid. Lungenembolien (▶6.7.1), Perikarderguss (▶4.4.4)
Zeichen der Rechtsherzinsuff. mit pulmonaler Grunderkr.	Lungenemphysem (▶6.3.3), Cor pulmonale (▶6.7.2), Infektexazerbation (▶6.3.1), Asthma bronchiale (▶6.3.1)
Asymmetrische Atemexkursion	Pleuraschwarte (▶6.9.3, ▶6.9.4), Pneumothorax (▶6.9.1)
Allgemeinsymptome, unauffälliger Lungenbefund	Anämie (▶13.1.1), Intox. (z. B. CO, Zyanid)

Weiterführende Diagnostik

- **Rö-Thorax in 2 Ebenen:** Lungenemphysem, -fibrose; Herzvergrößerung, vitiumtypische Herzkonfiguration, Zeichen der Druckerhöhung im kleinen Kreislauf, interstitielles, alveoläres Lungenödem, Pleuraerguss; Infiltrat.
- **Weitere Diagnostik nach Verdacht:**
  - Lufu: Nachweis einer Obstruktion, Restriktion, Diffusionsstörung
  - Echo: Ventrikelfunktion, Klappenvitium, pulmonale Hypertonie
  - Bronchoskopie mit BAL und ggf. transbronchialer Biopsie: interstitielle Lungenerkr.
  - CT-Thorax: Bullae, Bronchiektasen, Fibrose

6.1.2 Stridor

Stridor (lat.: Zischen) bezeichnet ein pfeifendes Atemgeräusch durch Verengung der Atemwege. Meist zusätzliche Heiserkeit.

Einteilung

- **Inspiratorischer Stridor:** vorwiegend bei extrathorakaler Lokalisation der Stenose, z. B. Struma mit Tracheomalazie (Säbelscheidentrachea), Stimmbandlähmung, anderen Erkr. von Kehlkopf und Trachea. Häufig bei Linksherzinsuff. Bei Erw. selten, aber gefährlich: akute Epiglottitis, phlegmonöse Tonsillitis.
- **Gemischter in- und exspiratorischer Stridor:** Trachealobstruktion, z. B. durch Fremdkörper; schwere Atemwegsobstruktion.
- **Exspiratorischer Stridor:** durch bronchiale Obstruktion, z. B. bei schwerem Asthma (▶6.3.1), fortgeschrittenem Lungenemphysem (▶6.3.3), Lungenstauung („Herzasthma"), Bronchiolitis (v. a. Kinder < 2. Lj.).

Diagnostik

- Lufu (▶6.2.3): bei extrathorakaler Stenose inspiratorische Sekundenkapazität kleiner als exspiratorische (normal umgekehrt)
- Rö-Tracheazielaufnahmen, Durchleuchtung mit Saug-Press-Versuch (Tracheomalazie bei Tracheaverengung > 50 %)

Allergisches Glottisödem
Akute Schwellung von Lippen, Zunge, Glottis durch Histaminfreisetzung.
- **Ätiol.:** Wespen- oder Bienenstich, KM-Gabe, Nahrungsmittel (Erdbeeren, Nüsse, Fisch), Hyposensibilisierung, ACE-Hemmer-Gabe.
- **Notfallther.:** Prednisolon z. B. 250 mg i. v., Antihistaminikum, z. B. Clemastin 2 mg i. v.

Hereditäres (primäres) Quincke-Ödem
- **Ätiol.:** C1-Esterase-Inhibitor-Mangel, Erstmanifestation meist im Kindesalter.
- **Ther.:** Blutentnahme für quantitative und qualitative Enzymaktivität, danach 1, max. 2 Amp. Berinert HS® (C1-Inaktivator) i. v. Teuer!

! Bei normalem Komplement C4 ist ein Quincke-Ödem ausgeschlossen.

6.1.3 Husten

Heftige Entleerung der Atemluft nach Pressen gegen die geschlossene Stimmritze. Kann Atemnot (z. B. bei hyperreagiblem Bronchialsystem), Schlafstörungen, Herzrhythmusstörungen (durch Druckerhöhung im kleinen Kreislauf), Kopfschmerzen, Synkopen (durch transiente Hypoxämie) und Rippenbrüche verursachen.

Differenzialdiagnosen
- **Akuter Husten:** akute Bronchitis, Pneumonie (▶ 6.5.1, Fieber), Pneumothorax (Atemnot, pleuritischer Schmerz ▶ 6.9.3), Fremdkörperaspiration (Anamnese, Rö-Bild), Lungenembolie.
- **Chron. Husten:** chron. Bronchitis (▶ 6.3.2, Raucher, Auswurf, Obstruktion), Bronchial-Ca (▶ 6.6.1, Raucher, Gewichtsverlust, Reizhusten v. a. bei Pancoast-Tumor), Bronchiektasen (▶ 6.3.4, maulvolles, übel riechendes Sputum v. a. morgens), Tbc (Gewichtsverlust, Nachtschweiß), Asthma (▶ 6.3.1), Sarkoidose (▶ 6.4.2), chron. Sinusitis (sinubronchiales Sy.), Refluxkrankheit, Herzinsuff., VCD. Häufig Erstsymptom einer Atemwegsobstruktion. Häufige Arznei-NW von ACE-Hemmern (~ 10 %)!
- **Anfallsweise auftretender Husten:** Asthma (▶ 6.3.1), chron. Bronchitis (▶ 6.3.2), exogen allergische Alveolitis (▶ 6.4.4)

Basisdiagnostik
- **Hustenanamnese:** mit Auswurf (produktiv) oder trockener Reizhusten, Tagesrhythmus (typischerweise morgendlicher Husten bei chron. Bronchitis, postprandialer Husten weist auf Fistel oder Schluckstörung), Rauchen, Berufsanamnese
- **Klin. Untersuchung:** AZ und EZ, begleitende Dyspnoe, Uhrglasnägel (bei chron. Hypoxämie), Zeichen des Lungenemphysems, Zeichen der Rechtsherzinsuff.

Weiterführende Diagnostik
! Bei jedem unklarem Husten > 4 Wo. erforderlich
- Rö-Thorax und Lufu ggf. mit Metacholin-Test: hyperreagibles Bronchialsystem, CT-NNH: sinubronchiales Sy.
- Tbc-Testung: Interferon-γ-Release-Assay (IGRA), bei pos. Befund ggf. Sputum, Magensaft oder Bronchialsekret
- Echo: Ventrikelfunktion, pulmonale Hypertonie
- Bei ätiolog. unklarem Husten Bronchoskopie, Gastroskopie (Hiatusgleithernie mit Reflux), HNO-Befund

6

6.1.4 Auswurf (Sputum)

Morgensputum möglichst ohne Speichel in einem genügend großen sterilen Gefäß auffangen. Bei unbefriedigender spontaner Sputumproduktion wird die Sekretabgabe durch Mukolytika und reichliche Flüssigkeitszufuhr oder durch Inhalation von 1,2 % NaCl-Lsg. und Thoraxklopfmassage gesteigert.

Differenzialdiagnosen

- Purulentes, gelbgrünes Sputum: Infektexazerbation einer chron. Bronchitis, Bronchiektasen („maulvolles Sputum"), Lungenabszess, Lungenkavernen
- Blutig eitriges, „himbeergeleeartiges" Sputum: virale Pneumonie mit Superinfektion, eitrige Bronchiolitis, Ca
- Hellgelbes (safranfarbenes) Sputum: Lösungsstadium einer Pneumonie

6.1.5 Hämoptyse

Aushusten von hellrotem, schaumigem Blut aus Rachen, Tracheobronchialbaum oder Alveolarraum. Hämoptoe: massive Hämoptyse. Abzugrenzen von Hämatemesis (Erbrechen von dunkelrotem, klumpigem Blut) aus dem Verdauungstrakt, ggf. Ausschluss einer Blutungsquelle in Magen und Ös. mittels Gastroskopie.

Häufige Ursachen

- Tumor: meist Bronchial-Ca, selten Bronchusadenom
- Tbc, Bronchitis, Pneumonie, Bronchiektasen, Lungenabszess, Lungeninfarkt, Linksherzdekompensation, Mitralstenose
- Hämorrhagische Diathese

Seltene Ursachen

- **Iatrogen:** Antikoagulanzien, Lyse, Punktion, Biopsie (z. B. nach Bronchoskopie)
- **Gefäßerkr.:** a. v. Fistel, M. Osler (hereditäre, hämorrhagische Teleangiektasien), thorakales Aortenaneurysma
- **Restriktive Lungenerkr.:** Schrumpfungsbedingte Parenchymrisse führen zu Pneumothorax und Hämoptyse
- **Systemerkr.:** Goodpasture-Sy. (akutes pulmorenales Sy., zu 80 % Männer < 30. Lj., mit Glomerulonephritis), Panarteriitis nodosa (▶ 11.6.7, Männer mit peripheren Gefäßverschlüssen und Eosinophilie), Granulomatose mit Polyangiitis (▶ 11.6.10), idiopathische Lungenhämosiderose, SLE (▶ 11.6.1).
- **Weitere Ursachen:** ösophagobronchiale Fistel, Fremdkörperaspiration, Mukoviszidose, Aspergillom, Lungenamyloidose, Lungenendometriose, Lungensequester, Blutungen im HNO-Bereich (z. B. Zylindrom, Pharynx- oder Hypopharynx-Ca).

> Bei Hämoptysen unklarer Genese Bronchoskopie durchführen.

6.2 Diagnostische Methoden

6.2.1 Physikalische Untersuchung der Lunge

▶ Abb. 6.1, ▶ Tab. 6.4

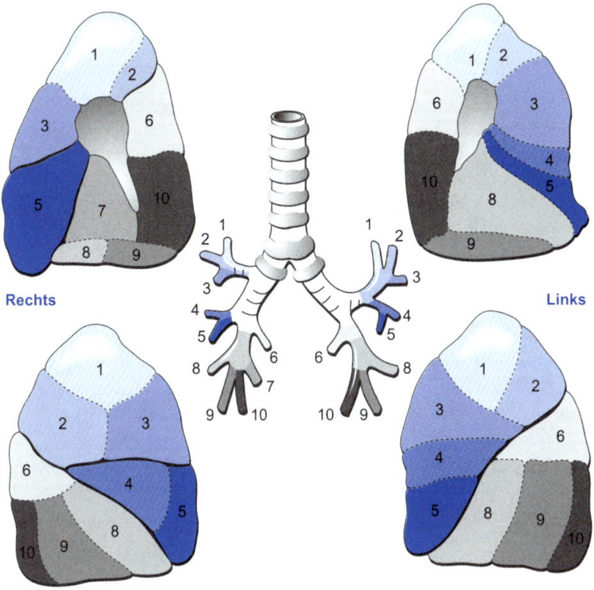

Abb. 6.1 Lungensegmente [L106]

Inspektion

- Fassthorax, Trichterbrust. Mammae und regionäre Lk auch palpieren
- Atmungstyp: Kußmaul-, Schnapp-, paradoxe Atmung
- Stimmfremitus („99" mit tiefer Stimme), Bronchophonie („66" mit leiser, hoher, „zischender" Stimme) → auskultieren

Perkussion

- Pat. vorher abhusten lassen!
- Klopfschall:
  - Sonor → normal
  - Gedämpft → Infiltrat, Pleuraerguss, Pleuraschwarte
  - Hypersonor → Emphysem, Pneumothorax
  - Tympanitisch → über Lungenkavernen oder Darmschlingen
- Atemverschieblichkeit der Lungengrenzen bestimmen, seitengleich?

Auskultation

Atemgeräusch:

- Vesikulär → nur bei Inspiration leises Rauschen, Normalbefund
- Abgeschwächt → bei Infiltration, verminderter Entfaltung
- Fehlend → Pneu, Erguss
- Verschärft (laut, fauchend) → z. B. bei beginnender Infiltration
- Pfeifend → Stridor, bei Verlegung der oberen Luftwege
- „Bronchialatmen“ → auch im Exspirium hörbar, bei Infiltration oder Lungenfibrose

Nebengeräusche

- **Trockene Rasselgeräusche:** Pfeifen, Giemen, Brummen entstehen durch im In- und Exspirium schwingende Schleimfäden (v. a. Atemwegsobstruktion, Asthma bronchiale, chron. obstruktive Bronchitis)
- **Feuchte Rasselgeräusche:** nur im Inspirium zu hören.
  - Grobblasig = tieffrequent bei Flüssigkeit in den Bronchien (z. B. bei akutem Lungenödem, Bronchiektasen)
  - Feinblasig = hochfrequent bei Flüssigkeit in Bronchiolen und Alveolen, z. B. bei chron. Linksherzinsuff. mit Lungenstauung
  - Klingend = ohrnah, bei Infiltration
  - Nicht klingend = ohrfern, z. B. bei Stauung

Tab. 6.4 Vergleich typischer physikalischer Lungenbefunde

Diagnose	Perkussionsbefund	Stimmfremitus	Auskultation
Kardiale Stauung	Dämpfung (oder normal)	Normal oder ↑	Feuchte, eher spätinspiratorische, nicht klingende RG
Pneumonisches Infiltrat	Dämpfung	↑	Feuchte, ohrnahe, frühinspiratorische, klingende RG
Pleuraerguss	Dämpfung, lageveränderlich	Aufgehoben	Fehlendes Atemgeräusch, oft feuchte RG im Grenzbereich
Große Atelektase	Dämpfung	↓	Abgeschwächtes bis fehlendes Atemgeräusch
Chron. Bronchitis	Normal	Normal	Trockene RG, auch feuchte, nicht klingende RG, bei Atemwegsobstruktion Giemen und Brummen
Pneumothorax	Hypersonor	Aufgehoben	Fehlendes Atemgeräusch
Lungenemphysem	Hypersonor	↓	Atemgeräusch abgeschwächt

6.2.2 Bildgebende Verfahren

- **Rö-Thorax:** z. B. Nachweis von Infiltraten, Ca, Pneumothorax, Mediastinalverbreiterung, Herzvergrößerung, Rippenfraktur, Fremdkörpern
- **CT:** Beurteilung von Mediastinum, Herz, Lunge und Thoraxwand bei überlagerungsfreier Darstellung aller Organe. Mit KM: Unterscheidung zwischen zentralen Gefäßen und Lymphomen. Angio-CT zum Nachweis Lungenembo-

lie (▶ 6.7.1). Bessere Auflösung im High-Resolution-CT, v. a. bei interstitiellen Lungenerkr.

- **Ultraschall:** Diagn. und gezielte Punktion von Ergüssen (Ergussnachweis > 30 ml, Ergussbeurteilung) und thoraxwandständigen Tumoren, Nachweis peripherer Lungenembolien und Infiltrate
- **Bronchografie:** weitestgehend durch HR-CT ersetzt
- **Lungenszintigrafie:**
  - Perfusionsszinti mit ^{99m}Tc-markierten Mikrosphären mit 10–40 µm Durchmesser. Ind.: Lungenembolie (mäßige Spezifität, Verbesserung durch Komb. mit Ventilationsszinti), obligat vor Lungenparenchymresektion, um eine einwandfreie Perfusion verbleibender Lungenareale nachzuweisen
  - Ventilationsszinti mit ^{133}Xenon-Gas zum Nachweis/Ausschluss von Ventilationsinhomogenitäten
- **MRT:** zurzeit dem CT hinsichtlich der Auflösung unterlegen! V. a. zur Abklärung von mediastinalen Prozessen und zur Beurteilung der großen thorakalen Gefäße.

6.2.3 Lungenfunktionsdiagnostik (Lufu)

Die Lungenvolumina sind abhängig von Lebensalter, Körpergröße und Geschlecht. Gebräuchlich sind die Normwerte der Europäischen Gesellschaft für Kohle und Stahl (EGKS).

Indikationen Funktionelle und ätiologische DD von Lungen- und Atemwegserkr., Allergiediagn. (Expositions-, Provokationstests), präop. Beurteilung, Therapiekontrolle, Begutachtung.

Kontraindikationen Akut entzündliche Lungenerkr.

Statische Volumina ▶ Abb. 6.2, ▶ Tab. 6.5.

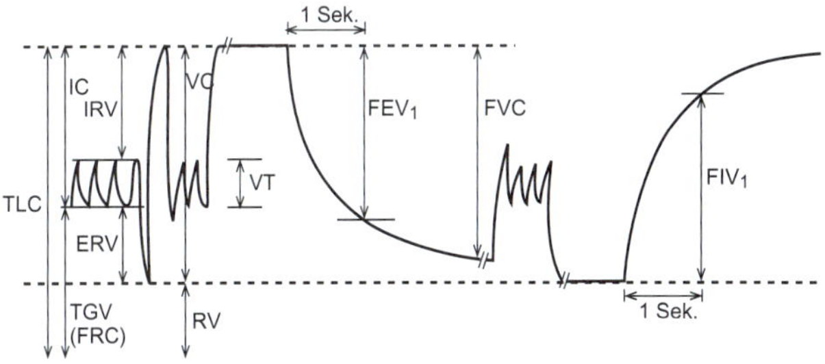

IRV = Inspiratorisches Reservevolumen
RV = Residualvolumen
TGV = Thorakales Gasvolumen
TLC = Totale Lungenkapazität
VC = (Inspiratorische) Vitalkapazität
VT = Atemzugvolumen

ERV = Exspiratorisches Reservevolumen
FEV_1 = Exspiratorische Sekundenkapazität
FIV_1 = Inspiratorische Sekundenkapazität
FRC = Funktionelle Residualkapazität
FVC = Forcierte Vitalkapazität
IC = Inspiratorische Kapazität

Abb. 6.2 Spirometrie [A300]

- **Vitalkapazität** (VC): max. ventilierbares Lungenvolumen, mittlere Werte: M > 4,0 l; F > 3,0 l
- **Residualvolumen** (RV): nicht ventilierbares Volumen, das nach max. Exspiration in der Lunge verbleibt, mittlerer Wert 1,2 l
- **Totalkapazität** (TC): Summe aus VC + RV, mittlerer Werte M: 6–7 l, F: 5–6 l

Tab. 6.5 Veränderung der Lungenvolumina bei ausgewählten Lungenerkrankungen

	Obstruktion	Restriktion	Emphysem
VC	↓	↓	↓
RV	↔ (↑)	↓	↑
FEV_1	↓	(↓)	↓
FEV_1/VC	↓	↔	↓
Resistance	↑	↔ (↑)	↔ (↑)

Dynamische Volumina (▶ Abb. 6.2, ▶ Tab. 6.5).

- **Forciertes exspiratorisches bzw. inspiratorisches Volumen:** in 1 Sek. (FEV_1/FIV_1) Normwert FEV_1 M ~ 3 l, F ~ 2,2 l; stark abhängig von Alter, Geschlecht und Größe.
- **Tiffeneau-Wert:** $FEV_1/VC \times 100$; normal ~ 70 %. FEV_1, FIV_1 und Tiffeneau-Wert sind Obstruktionsparameter bei forcierter Atmung. Bronchospasmolyse-Test: Ist der erhöhte Atemwegswiderstand durch Gabe eines β_2-Mimetikums (z. B. 2 Hübe Salbutamol) reversibel?
- **Resistance** (Raw): körperplethysmografisch bestimmter Atemwegswiderstand; Obstruktionsparameter bei Ruheatmung, spezifischer als FEV_1 und Tiffeneau-Wert. Normalwert < 2,5 $cmH_2O/l/Sek$.
- **Diffusionskapazität (DL_{CO}):** empfindlichster Parameter für verlängerte Diffusionsstrecke, z. B. bei interstitiellen Lungenerkr., Lungenemphysem aber auch bei Linksherzinsuff. Normal > 80 %.

6.2.4 Blutgasanalyse (BGA)

Bestimmung von Sauerstoffpartialdruck (pO_2), Kohlendioxidpartialdruck (pCO_2) und der Pufferkapazität im art. bzw. arterialisiert-kapillären Blut. Die Referenzwerte für pO_2 sind von Lebensalter und Body-Mass-Index (Körpergewicht in kg: Körperlänge in m^2) abhängig (20. Lj. > 85 mmHg, 70. Lj. > 70 mmHg).

- **Respir. Partialinsuff.:** Erkr. des Lungenparenchyms → Beeinträchtigung des Gasaustauschs → art. Hypoxämie ohne Hyperkapnie (▶ Tab. 6.6)
- **Respir. Globalinsuff.:** Störung des Atemantriebs oder der Atemmechanik → alveoläre Hypoventilation → zusätzlich Hyperkapnie (▶ Tab. 6.6)

Kommt es durch O_2-Gabe zur adäquaten Erhöhung des pO_2, liegt am ehesten eine Diffusionsstörung, andernfalls ein pulmonaler Shunt vor.

Tab. 6.6 Veränderung der Blutgasanalyse

Blutgasanalyse	pO_2 (95 ± 5 mmHg)	pCO_2 (40 ± 2 mmHg)	Sauerstoffsättigung (97 ± 2 %)
Respir. Partialinsuff.	↓	↓/n	↓
Respir. Globalinsuff.	↓	↑	↓
Säure-Basen-Status ▶ 10.5			

6.2.5 Spiroergometrie

Aussagekräftigste Methode zur Diagn., der kardiopulmonalen Leistungsfähigkeit. Bei ergometrischer Belastung Messung von O_2 und CO_2 in der Exspirationsluft, Herzfrequenz sowie des ventilierten Luftvolumens. BGA vor und nach der Untersuchung, Lufu vor der Untersuchung. Subjektive Quantifizierung der Dyspnoe z. B. mittels Borg-Skala.

Indikationen Einsatz in der Sportmedizin, Differenzierung von verschiedenen Ursachen der Dyspnoe, z. B. Unterscheidung kardiale/pulmonale Ursache, präop. Einschätzung vor Lungenresektion, Therapiesteuerung bei Herzinsuff. (Vorbereitung Herz-Tx, Verlaufsbeurteilung), Leistungseinschätzung in der Arbeitsmedizin und bei gutachterlichen Fragestellungen.

Parameter Atemminutenvolumen, Sauerstoffaufnahme (V_{O2}), Kohlendioxidabgabe (V_{CO2}), Atemfrequenz. Hieraus errechnen sich folgende Parameter: respir. Quotient ($RQ = V_{CO2} : V_{O2}$), Atemäquivalent für O_2 ($EQ_{O2} = VE : V_{O2}$), Atemäquivalent für CO_2 ($EQ_{CO2} = VE : V_{CO2}$) und Atemzugvolumen ($AZV = VE : AF$). Hieraus können die max. Sauerstoffaufnahme und die anaerobe Schwelle bestimmt werden. Berechnen lassen sich darüber hinaus Kalorienverbrauch und Substratumsatz.

- **Sauerstoffaufnahme:** Kriterium für kardiopulmonale Leistungsfähigkeit in Abhängigkeit von Gewicht, Trainingszustand und genetischer Disposition. Einteilung in Weberklassen A–D (analog NYHA-Klassifikation). Bei kardial begrenzter Leistungsfähigkeit und pAVK reduziert.
- **Atemzugvolumen:** bei restriktiver Ventilationsstörung wird fast die inspiratorische VC erreicht.
- **Respir. Quotient:**
  - $RQ > 1$ weist auf eine Belastung oberhalb der anaeroben Schwelle.
  - $RQ > 0,8$ bereits bei Beginn der Belastung: V. a. Hyperventilation.
- **Sauerstoffsättigung:** bei Abfall > 4 % pulmonale Belastungslimitierung.
- **Anaerobe Schwelle:** < 40 % der altersentsprechenden max. Sauerstoffaufnahme weist auf linksventrikuläre Dysfunktion.

6.2.6 Bronchoskopie

Durchführung

- **Voraussetzungen:** nüchterner Pat., schriftliche Einwilligung. Lufu, BGA, BB (Thrombopenie, Anämie), Quick. Erhöhtes Risiko bei $pO_2 < 60$ mmHg, $pCO_2 > 43$ mmHg, $FEV_1 < 60$ % (bzw. < 1 l), Quick < 50 %, Thrombozyten < 50/nl, bronchialer Hyperreagibilität, schwerem Lungenemphysem, Schlafapnoe-Sy., KHK
- **Vorgehen:** mit flexiblem Bronchoskop in Lokalanästhesie oder mit starrem Bronchoskop in Vollnarkose

6

Therapeutische Indikationen

- Extraktion von Fremdkörpern
- Absaugung von Aspiraten, Sekreten v. a. bei Atelektase („mucoid impaction")
- Lokale Blutstillung bei Hämoptysen
- Bei stenosierendem zentralen Bronchial-Ca Laserther., endobronchiale Strahlenther. („Afterloading"), endobronchiale „Stent"-Implantation, Bougierung von Trachealstenosen, Fibrinklebung von Fisteln
- Ther. Lavage bei alveolärer Proteinose

Diagnostische Indikationen

- Bronchial-Ca: histologische Sicherung, Lokalisation, Einschätzung der anatomischen Operabilität
- EBUS: ermöglicht Untersuchung pulmonaler Lk mittels Feinnadelpunktion (Zytologie). Zur Lungenemboliediagn. bei KI gegen KM
- Interstitielle Lungenerkr.: BAL und periphere transbronchiale Biopsie zur diagn. Zuordnung und Einschätzung der Aktivität
- Pneumonie: zum Keimnachweis mittels quantitativer Kultur aus BAL, Bronchialsekret, transbronchialem Biopsat (v. a. zum Nachweis von Aspergillus fumigatus) oder geschützte Mikrobürste bei erfolgloser antibiotischer Vorbehandlung oder Immunsuppression. Keimnachweis $\geq 10^4$ cfu/ml signifikant
- Chron. Husten, Hämoptysen, Atelektase, Zwerchfellparese, Pleuraerguss unklarer Ätiologie

6.3 Obstruktive Atemwegserkrankungen

6.3.1 Asthma bronchiale

6

Anfallsweise auftretende, ganz oder teilweise reversible Atemwegsobstruktion infolge von Entzündung und Hyperreagibilität der Atemwege.

Leitbefunde
Akut anfallsweise auftretende Atemnot mit exspiratorischem Stridor. Auskultatorisch Giemen und Brummen.

Ätiologie

- **Exogen allergisches Asthma:** meist IgE-vermittelte, allergische Sofortreaktion (Typ I), z. B. gegen Hausstaubmilben, Blütenpollen (oft Birke: Pollenflugkalender!) und Mehlstaub. Tritt häufig zusammen mit Heuschnupfen oder atopischem Ekzem auf; oft pos. Familienanamnese.
- **Nichtallergisches Asthma** („intrinsic asthma", Infektasthma): häufigste Form bei Erw. Auslöser meist Infekte, körperliche Anstrengungen („exercise-induced"), kalte Luft, Stress, Inhalationsnoxen, Pharmaka (z. B. ASS). Mischformen sind häufig!

! Vor dem 40. Lj. überwiegend allergisches, danach nichtallergisches Asthma.

Klinik Anfallsweise Atemnot. Zu Beginn häufig Hustenreiz; verlängerte Exspiration mit Giemen, evtl. Stridor, Lungenblähung, Tachykardie.

Differenzialdiagnosen Lungenödem („Asthma cardiale"), Lungenembolie, chron. obstruktive Bronchitis, Pneumothorax, Hyperventilationssy., Fremdkörperaspiration, Vocal Cord Dysfunction.

Diagnostik

- Anamnese: auslösende Faktoren erfragen
- Rö-Thorax: Lungenüberblähung (Transparenzvermehrung), evtl. Pneumothorax, Aspergillom, pneumonisches Infiltrat
- Labor: Leukozytose (Infekt?), Eosinophilie, IgE
- BGA: zeigt Grad der respir. Insuff. **Cave:** zu Beginn häufig pCO_2 ↓ und pO_2 ↑ durch Hyperventilation; dadurch häufig Fehleinschätzung eines bedrohlichen Anfalls („psychisch")
- EKG: evtl. Zeichen der Rechtsherzbelastung
- Lufu: FEV_1, FEV_1/VC ↓, Atemwegswiderstand ↑ (Raw), verbessert nach Inhalation eines β-Sympathomimetikums (Broncholyse-Test), Provokationsteste (z. B. Methacholin) zum Nachweis einer bronchialen Hyperreagibilität
- Allergietestung, z. B. Pricktest, spezifisches IgE

Krankheitskontrolle

- Da Asthma eine extrem variable Erkrankung ist (z. B. Olympiasieg morgens, abends Status asthmaticus) wurde die Gradeinteilung verlassen. Stattdessen Einteilung nach Krankheitskontrolle in kontrolliert, teilkontrolliert und unkontrolliert. Bei unkontrollierter Erkr. Eskalation der Ther. (▶ 6.7).
- Therapieziel ist die vollständige Asthmakontrolle (www.ginasthma.com).

Therapie der Infektexazerbation und des Status asthmaticus

- **Sauerstoffgabe:** 4–6 l/Min. über Nasensonde, möglichst BGA-Kontrolle. Bei CO_2-Retention, CO_2-Narkose und -Koma (v. a. ältere Pat. mit COPD) unter Sauerstoffther. zunächst O_2-Zufuhr reduzieren, assistierte Beatmung mit Ambu-Beutel, evtl. nichtinvasive Beatmung oder Intubation
- **Hoch dosierte bronchodilatatorische Ther.:**
  - β_2-Sympathomimetika, bevorzugt mit Düsenvernebler, z. B. Salbutamol 1,25 mg **plus**
  - Parasympatholytikum Ipratropiumbromid 48 Trpf. einer 0,025 % Lsg. in 4 ml sterilem NaCl 0,9 %, alternativ bis zu 20 Hübe eines Dosieraerosols, z. B. erst 5, dann 2 Hübe alle 5 Min.
  - Evtl. Terbutalin 0,125–0,25 mg s. c. **Cave:** Hypokaliämie, tachykarde Herzrhythmusstörungen > 130/Min.
- **Theophyllin** 5 mg/kg KG als Kurzinfusion zur Aufsättigung über 30 Min., dann 1 mg/kg KG/h über Perfusor, nach 12 h Reduktion auf 0,8 mg/kg KG/h. Bei Vorbehandlung mit Theophyllin Aufsättigungsdosis halbieren. Blutspiegelkontrolle vor Ther. und 24 h danach (1 mg/kg KG Theophyllin i. v. erhöht den Spiegel um ca. 2 mg/ml)
- **Glukokortikoide:** Prednisolon-Bolus 50–100 mg i. v., Wirkbeginn frühestens nach 30 Min.!
- **Antibiotika:** Infektexazerbation meist durch Pneumok., H. influenzae, atypische Erreger. Ther. bei fehlendem Antibiogramm mit Makrolid wie Clarithromycin 2 × 500 mg/d p. o., Amoxicillin 3 × 750 mg/d p. o. bzw. Ampicillin 4 × 1 g/d i. v. oder ein Cephalosporin wie Cefuroxim 3 × 1,5 g/d i. v.
- **Begleitende Maßnahmen:** ausreichend Flüssigkeitszufuhr oral oder i. v. 100–200 ml/h bis zu 4 l/d (**Cave:** Herzinsuff.), K^+-Substitution, Physiother.
- **Sedierung:** möglichst **keine** Sedierung, nur ausnahmsweise Promethazin 15 mg

- **Cor pulmonale:** nur bei vital bedrohlicher Überwässerung vorsichtige Diuretikather. (bei Hkt > 50 % Komb. mit Aderlass), Nitrate, Digitalis bei Vorhofflimmern (**Cave:** bei Hypoxie gesteigerte Digitalisempfindlichkeit)
- **Zunehmende respir. Globalinsuff.:** Ther. Bronchiallavage auf Intensivstation erwägen, z. B. mit Adrenalin 0,2 mg in 160 ml NaCl 0,9 %
- **Ind. zur assistierten Beatmung** (▶ 3.3): progredienter pCO_2-Anstieg, Atemfrequenz > 30/Min., exzessive Atemarbeit, Erschöpfung, Bewusstseinsverlust, Bradykardie, drohender Atemstillstand

Intervalltherapie Antiobstruktive Ther. (▶ Tab. 6.7); zusätzlich Allergenkarenz, Hyposensibilisierung bei Pat. < 40 J. mit monovalenten Allergien, z. B. gegen Pollen, Hausstaubmilben oder Schimmelpilze. Gemäß neuerer Daten gute Wirksamkeit von inhalativen Parasympathikolytika (LAMA) gerade bei älteren Asthmatikern.

Tab. 6.7 Antiobstruktive Dauertherapie des Asthma bronchiale in 6 Stufen

Stufe 1	β_2-Mimetikum bei Bedarf
Stufe 2	• **1. Wahl:** niedrig dosiert ICS, bevorzugt als Pulverinhalator, z. B. Budesonid 2 × 200 µg/d, entspricht ~ 5 mg Prednisolon; volle Wirksamkeit erst nach 1 Wo. Mundspülung nach Anwendung reduziert Risiko lokaler Pilzinf. • **Evtl. alternativ:** Leukotrienantagonisten wie Montelukast 1 × 10 mg abends p. o. oder Zafirlukast 2 × 20 mg/d p. o. oder 5-Lypoxygenase-Inhibitoren (z. B. Zileuton), z. B. bei analgetikainduziertem oder anstrengungsinduziertem („exercise-induced") oder nächtlichem Asthma
Stufe 3	• Zusätzlich Sympathomimetika: lang wirksame β_2-Mimetika (LABA) wie Formoterol 1–2 × 6 µg ≅ 1–2 × 1 Einzeldosis. Bevorzugt Kombinationspräparate mit ICS verwenden • Alternativ ICS in mittlerer Dosierung als Monother. • Ggf. Komb. ICS in niedriger Dosierung plus Leukotrienantagonist oder plus Theophyllin
Stufe 4	• ICS in mittlerer Dosierung (z. B. Budesonid 2 × 800 mg/d) plus lang wirksames β_2-Mimetikum • Alternativ ICS in mittlerer Dosierung plus Leukotrienantagonist oder retardiertes, niedrig dosiertes Theophyllin
Stufe 5	• ICS in hoher Dosierung plus LABA • Bei Pat. > 18 J. zusätzlich LAMA (z. B. Tiotropium) • Ggf. Anti-IgE-Ther., z. B. Omalizumab (teuer!), Anti-IL5 (z. B. Mepolizumab, Resilizumab, Benralizumab)
Stufe 6	• Zusätzlich systemische Glukokortikoide: initial Prednison-Äquivalent 30–100 mg i. v. oder p. o.; danach zügige Reduktion (z. B. 20–0–10 mg/d über 3 d, dann 15–0–5 mg/d); v. a. bei nächtlichen Dyspnoeanfällen muss ein Teil der Dosis abends gegeben werden (▶ 19.5)

ICS = inhalative Glukokortikoide

Typische Fehler

- Mangelnde Geduld bei akutem Anfall mit unnötiger Therapieeskalation; nach Applikation der Broncholytika-Höchstdosen ist medikamentöse Ther. ausgereizt. Überdosierung („viel hilft viel") vermeiden. Pat. oft mit hohen Dosen (Dosieraerosole!) vorbehandelt.

- Zu starke Sedierung.
- Tachykardie nie mit β-Blockern behandeln: Besserung der Obstruktion führt häufig zum Frequenzabfall. Evtl. Verapamil, Digoxin.
- Respir. Azidose nicht mit Natriumbikarbonat ausgleichen: Die Azidose ist vielleicht einziger Atemantrieb!
- Bei ca. 20 % der Pat. Zunahme der Obstruktion durch Analgetika.

6.3.2 Chronisch obstruktive Bronchitis (COPD)

Häufigste Erkr. der Atmungsorgane, meist Raucher > 40. Lj. mit langjährigem Raucherhusten.

Leitbefunde
Husten und Auswurf an den meisten Tagen von mind. 3 Mon. zweier aufeinanderfolgender Jahre. Zusätzlich Dyspnoe und Leistungsabfall.

Klinik (▶ Tab. 6.8, ▶ Tab. 6.9)
- Husten, zäher Auswurf v. a. morgens, Belastungsdyspnoe, rezid. bronchiale Infekte:
- Im fortgeschrittenen Stadium Gewichtsabnahme und Kachexie („pulmonale Kachexie"):
- Bei Hyperkapnie Tremor, venöse Dilatation (Konjunktiven), Unruhe; später Somnolenz, Hirndruckzeichen:
- Einteilung: gemäß der globalen Initiative für COPD („GOLD") anhand der Lungenfunktion (FEV1-Wert) in vier Stadien (▶ Tab. 6.8), die der Pat. im Laufe der Erkr. durchläuft.

Tab. 6.8 GOLD-Stadien der COPD

Stadium		
I	Milde COPD	$FEV_1/FVC < 70\,\%$, $FEV_1 \geq 80\,\%$ mit oder ohne Husten/Auswurf
II	Mäßige COPD	$FEV_1/FVC < 70\,\%$, $50\,\% \leq FEV_1 < 80\,\%$
III	Schwere COPD	$FEV_1/VC < 70\,\%$, $FEV_1 < 50\,\%$
IV	Sehr schwere COPD	$FEV_1/FVC < 70\,\%$, $FEV_1 < 30\,\%$ oder $FEV_1 < 50\,\%$ + respir. Globalinsuff. oder Cor pulmonale

Tab. 6.9 GOLD-Klassifikation des COPD-Schweregrades

Schweregrad	COPD-Stadium	Exazerbationsrisiko	Symptomatik
A	I–II	Niedrig (0–1 Exazerbationen/Jahr)	Wenige Symptome CAT < 10 mMRC 0–1
B	I–II	Niedrig (0–1 Exazerbationen/Jahr)	Vermehrte Symptome CAT ≥ 10 mMRC ≥ 2

Tab. 6.9 GOLD-Klassifikation des COPD-Schweregrades *(Forts.)*			
Schweregrad	**COPD-Stadium**	**Exazerbationsrisiko**	**Symptomatik**
C	III–IV	Hoch (≥ 2 Exazerbationen/Jahr)	Wenige Symptome CAT < 10 mMRC 0–1
D	III–IV	Hoch (≥ 2 Exazerbationen/Jahr)	Vermehrte Symptome CAT ≥ 10 mMRC ≥ 2
CAT: COPD Assesment Test, mMRC: modified British Medical Research Counsil			

Komplikationen Bei langjähriger systemischer Glukokortikoidmedikation z. B. Steroiddermatose (Hautatrophie, „blaue Flecken"), Osteoporose, Katarakt. **Cave:** NNR-Insuff. bei Infekt!

Diagnostik

> Bei Adipositas und respir. Globalinsuff. („Blue Bloater") obstruktives Schlafapnoe-Sy. ausschließen („Overlap-Sy.").

- **Klin. Untersuchung:**
  - Obstruktion mit Giemen und Brummen
  - Lungenemphysem: Fassthorax, evtl. Teleangiektasien am Rippenbogen, hypersonorer Klopfschall, verkleinerte Herzdämpfung, geringe Atemverschieblichkeit der Lungengrenzen
  - Respir. Insuff.: Tachypnoe, Dyspnoe, Zyanose, Benutzung der Atemhilfsmuskulatur
  - Uhrglasnägel bei chron. Hypoxämie
- **Labor:** Leukos, CRP, Polyglobulie (Zeichen der chron. Hypoxämie), Eosinophilie, IgE, α_1-Antitrypsin
- **Rö-Thorax:** nur in 50 % röntgenologische Veränderungen, z. B. interstitielle Zeichnungsvermehrung, Überblähung mit tief stehendem, abgeflachtem Zwerchfell, in fortgeschrittenen Fällen Emphysemzeichen (▶ 6.3.3). Wichtig zum Ausschluss einer Raumforderung (Bronchial-Ca!) oder eines Infiltrats. Evtl. HR-CT zum Nachweis von Bullae oder Bronchiektasen
- **Lufu** (▶ 6.2.3): Obstruktion (FEV_1 < 80 % mit Besserung im Bronchospasmolyse-Test < 20 %, FEV_1/FVC < 70 %), meist Zeichen der Lungenblähung (Residualvolumen > 120 %), meist verminderte Diffusionskapazität
- **BGA:** respir. Partial- bzw. Globalinsuff. in fortgeschrittenen Stadien
- **Bronchoskopie mit BAL:** bei therapierefraktärem Verlauf
- **EBUS:** zur Lk-Beurteilung und ggf. Feinnadelpunktion z. B. bei Bronchial-Ca, Sarkoidose

Differenzialdiagnosen Asthma bronchiale (Atopie, reversible Obstruktion; ▶ Tab. 6.10, ▶ Tab. 6.11), α_1-Antitrypsinmangel (Lungenemphysem im 30.–40. Lj., evtl. pos. Familienanamnese), Mukoviszidose (junge Pat., oft exokrine Pankreasinsuff.), Bronchiektasen (> 30 ml purulentes Sputum tägl.), Bronchiolitis obliterans (z. B. nach schwerer Virusinf., Inhalationstrauma, Lungen-Tx, idiopathisch).

Etwa 10 % der COPD-Patienten zeigen typische Symptome des Asthma bronchiale (und umgekehrt). Daher wird auch der Begriff ACOS (Asthma COPD overlap syndrome) verwendet.

Tab. 6.10 Differenzialdiagnose Asthma bronchiale – COPD nach Klinik

Asthma bronchiale	COPD
Nichtraucher mit atopischem Ekzem oder allergischer Rhinitis	Raucher mit Vorgeschichte einer chron. Bronchitis
Oft lange Asthmavorgeschichte	Auftreten meist > 50. Lj.
Im Intervall oligo- oder asympt.	Kein beschwerdefreies Intervall
Anfallsweise Atemnot durch reversible Obstruktion der unteren Luftwege	Husten und Auswurf an den meisten Tagen von > 3 Mon. zweier aufeinanderfolgender Jahre plus Obstruktion

Tab. 6.11 Differenzialdiagnose Asthma – COPD nach Lungenfunktion

	Asthma	COPD
Obstruktion	Variabel	Meist konstant
Verlauf	Variabel	Progrediente Verschlechterung
Bronchospasmolyse	Starke Verbesserung bis Normalisierung	Verbesserung meist < 20 %
Metacholin-Test	Immer bronchiale Hyperreagibilität	Variabel
Diffusionskapazität	Normal	Erniedrigt

Therapie Im infektfreien Intervall konsequent und langfristig! (Ther. der Infektexazerbation ▶ 6.3.1).

! Ständige Ermutigung, mit Rauchen aufzuhören: einzige dauerhaft effektive Maßnahme zur Verbesserung der Lufu.
- Grippeschutzimpfung (jährlich), Pneumokokkenimpfung.
- Rehabilitation und Lungensport.
- Antiobstruktive Dauerther. (▶ Tab. 6.12).

! Betablocker werden oft vertragen und sollten z. B. bei KHK häufiger eingesetzt werden!
- Abhusten wird erleichtert durch reichliche Flüssigkeitszufuhr (**Cave:** Herzinsuff.), Atemphysiother., Aerosolbehandlung mit Kochsalz- oder Salbutamol/Ipratropiumbromid-Inhalations-Lsg. (Rp: 170 ml 0,9 % NaCl, 7 ml 10 % NaCl, 20 ml Ipratropiumbromid 0,025 %, 10 ml Salbutamol 0,5 %. Hiervon z. B. 3 × 2 ml/d über Düsenvernebler).
- Ther. der Infektexazerbation: in 50 % bakt. (Pneumok., H. influenzae, M. catarrhalis). Antibiotikather. sinnvoll bei vermehrtem Sputum, Gelbfärbung und vermehrter Dyspnoe („Anthonisen-Kriterien"), z. B. mit Makrolid wie Clarithromycin 2 × 500 mg/d. p. o., Amoxicillin-Clavulansäure 2–3 × 1 g/d p. o. oder Cephalosporin wie Cefuroxim 3 × 1 500 mg/d i. v.. Immer zusätzlich Glukokortikoidstoß, z. B. Prednison 50 mg/d über 5 d p. o., dann absetzen.

Tab. 6.12 Antiobstruktive Dauertherapie der COPD	
Stadium	**Therapie**
I	Kurz wirksames β_2-Mimetikum oder Anticholinergikum bei Bedarf
II	Lang wirksames Anticholinergikum (z. B. Tiotropium, Umeclidinium, Aclidinium) oder lang wirksames β_2-Mimetikum (z. B. Formoterol, Salmeterol, Indacatarol, Vilanterol, Olodaterol)
III	Komb. aus lang wirksamem β_2-Mimetikum und Anticholinergikum, ggf. in fixer Komb. (z. B. Spiolto®, Ultibro®, Anoro®) bei ausgeprägten Sympt. und/oder wiederholten Exazerbationen evtl. zusätzlich inhalatives Glukokortikoid (3-fach Kombi, z.B. Trimbow®) oder Roflumilast (Daxas®) (▶ 6.3.1)
IV	Wie III, zusätzlich Ther. der KO (z. B. Cor pulmonale), Langzeit-Sauerstoffther., Heimbeatmung

! Systemische Glukokortikoide werden wegen des ungünstigen Nutzen-NW-Profils für die Dauerther. nicht empfohlen.

6.3.3 Lungenemphysem

Irreversible Erweiterung der am Gasaustausch beteiligten Abschnitte der Lunge infolge einer Destruktion der Alveolarsepten.

- **Zentroazinäres Emphysem:** häufigste Form, Entstehung bei COPD
- **Panazinäres Emphysem:** („Altersemphysem") z. B. bei α_1-Antitrypsinmangel

Leitbefunde
Chron. Dyspnoe, die unter Belastung rasch zunimmt, Fassthorax und hypersonorer Klopfschall.

6

Klinik Durch Erhöhung des funktionellen Totraums und Minderung der Gasaustauschfläche kommt es zur respir. Insuff., die unter Belastung rasch zunimmt (Labilität der großen Atemwege). Durch Rarefizierung von Gefäßen entstehen pulmonale Hypertonie und Cor pulmonale (▶ 6.7.2).

Diagnostik

- **Klin. Untersuchung:** Zyanose, Fassthorax, horizontal gestellte Rippen und großer Thoraxdurchmesser; hypersonorer Klopfschall, verkleinerte abs. Herzdämpfung, tief stehende, wenig verschiebliche Atemgrenzen. Abgeschwächte Atem- und Herzgeräusche. Evtl. Zeichen der Rechtsherzinsuff. (Halsvenenstauung, Lebervergrößerung, periphere Ödeme).
- **BGA:** respir. Partial- oder Globalinsuff., Hb ↑ (reaktive Polyglobulie).
- **Lufu:** erhöhte Totalkapazität; Residualvolumen > 40 % der Totalkapazität bzw. > 2 l, VC und FEV_1 ↓ (▶ 6.2.3).
- **Rö-Thorax:** erhöhte Strahlendurchlässigkeit der Lungen, rarefizierte Lungenstruktur, Gefäßkalibersprung, breite ICR, kleines, steil gestelltes Herz. Evtl. Zeichen der Rechtsherzinsuff. und pulmonalen Hypertonie
- **EKG:** Zeichen der Rechtsherzhypertrophie (▶ 4.2.4).
- **α_1-Antitrypsin:** Serumkonz., Phänotypisierung. Bei PiZZ-Phänotyp kann eine lebenslange Substitutionsbehandlung (z. B. Prolastin®, Zemaira®) durchgeführt werden.

Therapie Behandlung der Grundkrankheit, Ther. pulmonaler Inf. **Cave:** atemdepressive Mittel meiden.

- **O_2-Langzeitther.:** bei Ruhe-$pO_2 < 60$ mmHg, zunächst Sauerstoffbelastungstest zum Nachweis eines pO_2-Anstiegs ohne starken CO_2-Anstieg („Retention"). Sauerstoff-Langzeitther. für tägl. > 18 h verbessert pulmonale Hypertonie und Progn.
- **Atemther.:** zur Verbesserung der Zwerchfellatmung und um Atmen gegen Widerstand zu üben: Zusammengepresste Lippen („Lippenbremse") erhöhen exspiratorischen Druck in den Atemwegen und vermindern den bronchialen Kollaps.
- **Diuretika** (▶ 4.5.1) bei Rechtsherzinsuff.
- **Aderlass** bei Polyglobulie.
- **Volumenreduktionschirurgie:** Die Resektion großer Emphysembullae kann eine Verbesserung der Lufu bewirken. Heute meist bessere Alternative: bronchoskopische Verfahren mit Implantation, z. B. von Ventilen oder „coils".
- **Nächtliche Heimbeatmung bei hyperkapnischer Dekompensation:** druckgesteuerter Modus über Nasenmaske. Entlastet Atempumpe und verbessert Lebensqualität.

6.3.4 Bronchiektasen

Irreversible Erweiterung großer Bronchien, v. a. der Unterfelder.

Leitbefunde
Maulvolle Expektoration und Husten, oft rezid. Hämoptysen.

Ätiologie Meist erworben durch frühkindliche Inf. (z. B. Masern, Keuchhusten, Pneumonie), chron. obstruktive Bronchitis, Fremdkörper, Immunschwäche. Seltener durch angeborene Defekte bei Mukoviszidose, Kartagener-Sy., IgA-Mangel, selten idiopathisch.

6

Klinik Husten, Auswurf (maulvoll, übel riechend), rezid. Infekte, Hämoptyse (50 %) und Uhrglasnägel.

Komplikationen Rezid. Infektexazerbationen, Hämoptoe, Hirnabszess, Sepsis. Bei langjähriger aktiver Entzündung Amyloidose.

Diagnostik Rö-Thorax, HR-CT der Lunge (ohne KM), Bronchoskopie (Keimnachweis).

Therapie Regelmäßige Physiother. (z. B. in Knie-Ellenbogen-Lage), Infektbekämpfung nach Antibiogramm (Erreger: H. influenzae, K. pneumoniae, P. aeruginosa, S. aureus., E. coli, Pneumok., β-hämolysierende Strept., Strept. der Gruppe A). Eine vollständige Sanierung ist meist aussichtslos. Jährliche Impfung gegen Influenza, Pneumokokkenimpfung. Evtl. antiinflammatorische Ther. z. B. mit Makroliden. Resektion bei lokal begrenzter Bronchiektasie. Evtl. Lungen-Tx.

6.4 Restriktive Lungenerkrankungen

6.4.1 Definition

Erkr., die durch Destruktion des Lungenparenchyms und Bindegewebsvermehrung im Lungengerüst gekennzeichnet sind. Die Lufu zeigt eine restriktive Ventilationsstörung (▶ 6.2.3) mit Erniedrigung der Diffusionskapazität, die BGA (insb. unter Belastung) eine respir. Partialinsuff.

6.4.2 Sarkoidose (Besnier-Boeck-Schaumann-Krankheit)

Häufige granulomatöse Systemerkr. unklarer Ätiol. v. a. bei jungen Frauen < 40 J. Genetische Mitursache wahrscheinlich (Punktmutation im BTNL2-kodierenden Gen erhöht Krankheitsrisiko um 60 %).

Klinik

- **Akut:** Löfgren-Sy. (v. a. junge Frauen) mit Arthritis, Erythema nodosum, bihilärer Lymphadenopathie, meist Spontanremission innerhalb von 6 Wo.
- **Chron.:** oft symptomlos sonst Husten, Fieber, Belastungsdyspnoe. Extrathorakale Manifestation an Gelenken (Arthritis, v. a. Sprung-, Knie-, Hand- und Fingergelenke) und Haut (Lupus pernio, Erythema nodosum). Seltener Befall von Auge (Uveitis, Iridozyklitis, Keratokonjunktivitis), Leber, Milz, ZNS (Encephalitis granulomatosa, Hirnnervenparesen), Knochen (Ostitis cystoides multiplex Jüngling), Parotis (mit Fazialisparese und Uveitis = Heerfordt-Sy.) und Herz (CMP, Perikarderguss). **KO:** plötzlicher Herztod bei Befall des Reizleitungssystems.

Diagnostik

- **Röntgen:**
  - Stadium I: polyzyklische Verbreiterung beider Hili; Spontanremission in 70 %
  - Stadium II: feinstreifige Zeichnungsvermehrung (in 20 % ohne Hilusbeteiligung!), Spontanremission in 40 %
  - Stadium III: irreversible Lungenfibrose

  ! Im angloamerikanischen Sprachraum werden vier Stadien unterschieden!
- **Bronchoskopie:** BAL (lymphozytäre Alveolitis mit erhöhtem CD_4/CD_8-Quotienten. Quotient > 7 → ca. 90 % Spezifität), EBUS mit Feinnadelpunktion, ggf. transbronchiale Biopsie.
- **Lufu:** evtl. restriktive Ventilationsstörung (▶ 6.2.3), Verminderung der Diffusionskapazität (DL_{CO}), bester Parameter zur Therapiekontrolle.
- **Labor:** ACE ↑, löslicher IL2-Rezeptor (beide nicht spezifisch, zeigt evtl. Aktivitätsgrad), evtl. Hyperkalzämie.
- **IGRA** (▶ 6.5.3): wenn deutlich pos., 1 × Magensaft und 3 × Sputum zur Tbc-Diagn.
- **Mediastinoskopie:** wenn Diagn. durch BAL, EBUS und Biopsie nicht aussagekräftig
- Ggf. Kardio-MRT zum Nachweis einer Herzbeteiligung, PET zum Nachweis weiterer Organbeteiligungen

Differenzialdiagnosen

- DD Hiluslymphome: Tbc, malignes Lymphom, Metastasen (z. B. Bronchial-Ca)
- DD interstitieller Lungenveränderungen: Miliar-Tbc, exogen allergische Alveolitis, alle fibrosierenden Lungenerkr., Pneumonie

Therapie In Stadium I bei asympt. Pat. keine Ther., sondern Kontrolle der Diffusionskapazität alle 3 Mon., Rö-Thorax jährlich.

- **Sympt. Ther.:** z. B. mit Ibuprofen bei Löfgren-Sy.
- **Glukokortikoidther.** (▶ 19.5): im Stadium II mit Verschlechterung der Lufu, bei extrapulmonalem Befall (z. B. ZNS, Herz, Augen), bei Hyperkalzämie initial Prednison 0,5–1 mg/kg KG/d p. o. über 2–4 Wo. (Kontrolle von Rö-Tho-

rax und Lufu); dann Dosisreduktion alle 2 Wo., bis Erhaltungsdosis von etwa 12,5 mg/d erreicht (Cushing-Schwelle). Auslassversuch nach 6–9 Mon. Immer Osteoporoseprophylaxe! Alternativ Methotrexat

Prognose In 90 % günstig; ohne Ther. in 10 % Übergang in Lungenfibrose (Stadium III) mit respir. Insuff. und Cor pulmonale.

> Die Sarkoidose ist oft nicht therapie-, aber immer kontrollpflichtig!

6.4.3 Pneumokoniosen, Staubinhalationskrankheiten

Durch Speicherung von anorganischem Staub im Lungengewebe bedingte Lungenfibrose.

> Häufigste, zur Invalidität führende Berufskrankheit der Lunge. Meldepflichtig!

Ätiologie
- **Silikose:** meist als Mischstaubpneumokoniose nach jahrelanger Exposition durch kristallinen Quarz mit einer Korngröße < 7 µm (erreicht Alveolen)
- **Silikatose** (Asbestose, Talkumlunge, Kaolinlunge): durch kristalline Silikatpartikel
- **Andere Stäube:** Aluminium-, Barium-, Bauxit-, Beryllium-, Eisen-, Hartmetall- und Zementstaub

Klinik
- Dyspnoe, Tachypnoe, trockener Husten.
- Befund: inspiratorische, trockene, nicht klingende RG, Zeichen der respir. Insuff., Zeichen der Rechtsherzbelastung (▶ 6.7.2).
- Silikose: Sympt. können auch Jahrzehnte nach Exposition erstmalig auftreten (▶ Tab. 6.13).
- Silikatose: bei Asbestose v. a. bei Rauchern Bronchial-Ca und Pleuramesotheliom.

Prognose Bestimmt durch KO (erhöhte Infektanfälligkeit, chron. obstruktive Bronchitis, Asthma). Zu ca. 10 % Siliko-Tbc, die ebenfalls als Berufskrankheit anerkannt ist.

Therapie Strikte Expositionsprophylaxe! Zum Nichtrauchen animieren. Sympt. Ther. von Atemwegsobstruktion und respir. Insuff. Keine Immunsuppression!

Tab. 6.13 Diagnostik und Befunde bei Silikose und Silikatose

	Silikose	Silikatose
Anamnese	Beruf?	Beruf?
Histologie	Vernarbte Granulome	Diffuse Lungenfibrose
Rö-Thorax	Diffuse flächige Verschattungen v. a. in den Mittelfeldern. Im Hilusbereich noduläre Verschattungen, z. T. verkalkt („Eierschalenhilus"). Schrumpfungstendenz führt zu Narbenemphysem	Pleuraverdickungen und Verkalkungen, v. a. in den Unterfeldern streifige Verdichtungen

6

Tab. 6.13 Diagnostik und Befunde bei Silikose und Silikatose *(Forts.)*

	Silikose	Silikatose
Lufu	Neben restriktiven auch obstruktive Ventilationsstörungen durch begleitende chron. obstruktive Bronchitis	Restriktive Ventilationsstörung, meist ohne Obstruktion
Andere	BGA entscheidend zur Einschätzung des Behinderungsgrads. Auch BGA nach Belastung durchführen	BAL und Lungenbiopsie erlauben elektronenmikroskopischen Nachweis von Asbestfasern in Makrophagen

6.4.4 Exogen allergische Alveolitis

Typ-III-Allergie gegen organische Stäube < 15 µm. Nach wiederholter Antigenexposition Vaskulitis, obliterierende Bronchiolitis und Ausbildung von Granulomen durch präzipitierende AK.

Ätiologie

- **Farmerlunge:** durch thermophile Aktinomyzeten in feuchtem, schimmeligem Material wie Heu, Gemüse, Komposterde. DD: Silofüllerkrankheit (nichtallergische Erkr. durch Stickoxide).
- **Byssinose:** durch Baumwolle; Fieber v. a. nach arbeitsfreien Tagen (Monday Fever) durch Allergenreexposition.
- **Vogelzüchterlunge:** durch Vogelexkremente.

Klinik 6–8 h nach Antigenkontakt Fieber, Husten, Auswurf, Belastungsdyspnoe. Evtl. Zeichen der respir. Insuff. Meist kein path. Befund. Evtl. Giemen, feinblasige RG über beiden Lungen.

6

Diagnostik

- Berufsanamnese: z. B. Landwirt, Baumwollarbeiter, Vogelhaltung.
- Rö-Thorax: vermehrte, streifige, z. T. fleckige Lungenzeichnung v. a. in den Mittelfeldern. Durch Schrumpfungsprozesse kann es zum Bild der Wabenlunge kommen.
- BAL: lymphozytäre Alveolitis, typischerweise mit erniedrigtem CD_4-/CD_8-Quotienten.
- Labor: präzipitierende AK im Immundiffusionstest.

Therapie Antigenkarenz ist Voraussetzung für erfolgreiche Ther. und Anerkennung als Berufskrankheit! Glukokortikoide, evtl. Immunsuppression (z. B. Azathioprin). Sympt. Ther. von Inf. (▸ 6.3.1, ▸ 6.5.1), Obstruktion (▸ 6.3.1), respir. Insuff. und Rechtsherzinsuff. (▸ 6.7.2).

6.4.5 Idiopathische interstitielle Pneumonien („Lungenfibrosen")

▸ Tab. 6.14

Selten! Ätiologie meist unbekannt.

Tab. 6.14 Einteilung der idiopathischen interstitiellen Pneumonien[1]

Klinische Diagnose	Histologie	Charakteristischer HR-CT-Befund	Klinik und Prognose
IPF (Interstitial Pulmonary Fibrosis)	UIP (Usual Interstitial Pneumonia)	Honigwabenlunge mit Traktionsbronchiektasen	Alter > 50 J., chron. Verlauf, schlechte Progn. (MÜZ 2,8 J.)
NSIP (Nonspecific Interstitial Pneumonia)	NSIP	Milchglas, unregelmäßige Linienmuster	Alter 40–50 J., Progn. und Verlauf sehr variabel
COP[2] (Cryptogenic Organizing Pneumonia)	OR (Organizing Pneumonia)	Fleckige Konsolidierungen und/oder Knoten	Alter ca. 55 J., gutes Ansprechen auf Glukokortikoide, MÜZ ca. 15 J.
AIP (Acute Interstitial Pneumonia)	DAD (Diffuse Alveolar Damage)	Milchglas mit fokaler (lobulärer) Aussparung	Alter ca. 50 J., 50 % Fieber, MÜZ 1,5 Mon.
DIP (Desquamative Interstitial Pneumonia)	DIP	Milchglas, netzartige Linienmuster	v. a. Raucher, 40–50 J., gute Progn. bei Nikotinkarenz
RB-ILD (Respiratory Bronchiolitis Associated Interstitial Lung Disease)	RB (Respiratory Bronchiolitis)	Verdickung der Bronchialwände, Milchglas (fleckig)	v. a. Raucher, 40–50 J., gute Progn. bei Nikotinkarenz
LIP (Lymphoid Interstitial Pneumonia)	LIP	Zentrilobuläre Knötchen, Milchglas	Alter ca. 50 J., meist Frauen, MÜZ > 10 J.

[1] Nach ATS/ERS Consensus Statement (www.thoracic.org/statements/insterstitial-lung-disease.php). Im Klinikjargon werden die interstitiellen Pneumonien oft nicht ganz korrekt als „Lungenfibrosen" bezeichnet.
[2] Diese Form wurde früher auch als BOOP (Bronchiolitis Obliterans Organizing Pneumonia) bezeichnet.

6

Sonderformen

- **Churg-Strauss-Sy.:** Asthma, IgE ↑, systemische Vaskulitis, Eosinophilie. DD Lungenbeteiligung bei P. nodosa: Keine Bluteosinophilie, IgE normal, kein Asthma.
- **Eosinophile Pneumonie:** wahrscheinlich Typ-I-Allergie, ausgeprägte Eosinophilie in Blut und BAL. DD eosinophiles Granulom: keine Bluteosinophilie.
- **Goodpasture-Sy.:** Hämoptysen; Diagn.: Harnstatus (Erythrozyturie), Nachweis von Antibasalmembran-Auto-AK, Biopsie. Ther.: Plasmapherese, Immunsuppression.
- Granulomatöse Polyangiitis (▶ 11.6.10)
- **Andere:** SLE (▶ 11.6.1), Dermatomyositis (▶ 11.6.4), RA (▶ 11.3), P. nodosa (▶ 11.6.7), Sklerodermie (▶ 11.6.2), Bechterew-Krankheit (▶ 11.4.1).

Diagnostik Anamnese! Andere Organmanifestationen (Haut, Herz, Nieren?), Rheumafaktoren und Auto-AK (▶ 11.2.3), HR-CT. Bronchoskopie mit BAL und transbronchialer Biopsie.

Therapie Schwierig. Evtl. Pirfenidon (**Cave** Phototox.!) oder Nintedanib. Ther. der Komorbiditäten.

6.5 Infektbedingte Atemwegserkrankungen

6.5.1 Pneumonie

Häufigste, zum Tod führende Infektionserkr. Letalität bei vorher Gesunden ca. 1 %, dagegen 30–70 % bei nosokomialer Inf. auf Intensivstation. Im Krankenhaus erworbene Pneumonien machen etwa 20 % der nosokomialen Inf. aus.

Leitbefunde
Husten und Fieber, über den Lungen ohrnahe RG. Im Rö-Thorax neues Infiltrat.

Ätiologie

- Bakt., virale, pilz- oder protozoenbedingte Entzündung des Lungenparenchyms, selten auch durch chemische Noxen hervorgerufen (z. B. Mendelson-Sy. durch Magensaftaspiration). Sehr selten tox. Pneumonie durch Inhalation von fettlöslichen Dämpfen (Nasentropfen, Paraffin, Benzin).
- **Prädisposition:** Alkoholismus, hohes Alter, Zigarettenrauchen, Luftverschmutzung, vorbestehende Lungenerkr., Begleiterkr., Immunschwäche

Einteilung und typische Merkmale

- **Prim. Pneumonie:** ohne prädisponierende Vorerkr., Erreger meist S. pneumoniae (30–60 %), H. influenzae, „atypische" Pneumonieerreger (z. B. Mykoplasmen, Legionellen, Chlamydien). Viren (Adenovirus, Influenza A und B, Parainfluenza)
- **Sek. Pneumonie** (= Pneumonie bei Begleiterkr.): begünstigt durch Linksherzinsuff. („Stauungspneumonie"), chron. obstruktive Bronchitis, Lungenembolie (Infarktpneumonie), Bettlägerigkeit („hypostatische Pneumonie"), Sekretstau (z. B. poststenotische Pneumonie bei Bronchial-Ca, Bronchiektasen, Fremdkörpern, Mittellappensy. z. B. nach Tbc), Immunschwäche (z. B. Alkoholismus, Diab. mell.). Erreger im Unterschied zu prim. Pneumonien häufiger gramneg. Bakterien, aber auch Pneumok., Staph.
- **Opportunistische Pneumonie:** bei stark immungeschwächten Pat., z. B. bei AIDS, Polychemother. Erreger z. B. Pilze (v. a. bei Neutropenie: Candida, Aspergillus), Pneumocystis jiroveci, Viren (z. B. CMV, HSV, HZV), atypische Mykobakterien (v. a. M. avium bzw. intracellulare, MAI)
- **Einteilung nach Infektionsort:**
  - **Ambulant erworbene Pneumonie** (AEB, „zu Hause" erworben, „community acquired"): Erreger wie bei prim. Pneumonie
  - **Nosokomiale Pneumonie** (im Krankenhaus erworben, „hospital acquired"): begünstigt durch hohes Alter, „Plastik" (z. B. Venenverweilkatheter, ZVK), intensivmedizinische Maßnahmen (Beatmung, Magensonde), Aspiration. Sehr breites Keimspektrum, oft gramneg. Bakterien (60–80 %, v. a. P. aeruginosa, E. coli, Klebs., Proteus, Serratia) oder S. aureus. Erreger häufig antibiotikaresistent („erfahrene Krankenhauskeime")
- **Einteilung nach Röntgenbefund: Lobärpneumonie, Bronchopneumonie, Pleuropneumonie:** röntgenologische Begriffe, je nach Lokalisation und Abgrenzbarkeit, sowie evtl. begleitendem Pleuraerguss

Klinik Inspiratorische, ohrnahe („klingende") RG, Zeichen der Konsolidation (gedämpfter Klopfschall, verstärkter Stimmfremitus und Bronchophonie, Bronchialatmen). Bei Kindern oft Erbrechen, Meningismus.

- **„Atypische" Pneumonie:** grippeähnlicher langsamer Beginn mit Kopf- und Gliederschmerzen und meist nur leichtem Fieber, evtl. Reizhusten, meist ohne Auswurf. Oft frappierender Unterschied zwischen neg. Auskultationsbefund und deutlicher Veränderung im Rö-Thorax (z. B. bds. Infiltrate). **Cave:** Auch eine Pneumokokkenpneumonie kann „atypisch" verlaufen!
- **„Typische" Pneumonie:** plötzlicher Beginn mit Schüttelfrost, hohem Fieber, Luftnot und Tachykardie, Husten und eitrigem Auswurf, evtl. Hämoptysen. Evtl. begleitender Herpes labialis. Bei atemabhängigem Thoraxschmerz Begleitpleuritis: Schmerzen verschwinden, wenn Erguss hinzutritt („feuchte" Rippenfellentzündung); dieser muss zum Ausschluss eines Pleuraempyems punktiert werden. Im Rö-Thorax Lappen- oder Segmentbegrenzung (▶ Abb. 6.3). Erreger oft Pneumok.

- Die klin. Einteilung ist unzuverlässig, da eine „typische" Pneumonie durch „atypische" Erreger ausgelöst werden kann und umgekehrt.

! Seit 1.1.2006 muss bei AEB der BQS-Bogen ausgefüllt werden.

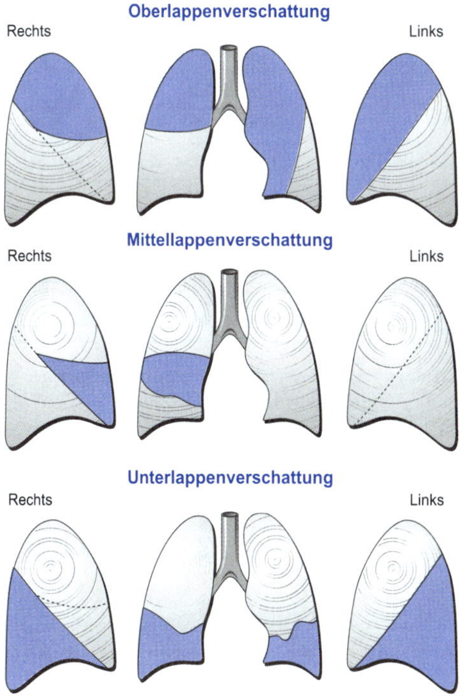

Abb. 6.3 Typische Verschattungen bei Lobärpneumonie [L106]

Komplikationen Pleuraemphysem, Abszess, Otitis media, Meningitis, Schock. Bei Nichtansprechen auf die Ther. an Tbc bzw. Bronchial-Ca denken!

Diagnostik ▶ Tab. 6.15
- Rö-Thorax in 2 Ebenen
- BGA ohne O_2-Insufflation. **Cave:** schlechte Prognose bei resp. Globalinsuff.
- **Cito-Labor:** BB (bei Leukopenie mit Diff.), CRP, Krea, Na^+ (bei Hyponatriämie an Legionellen denken), K^+ (Hyperkaliämie Hinweis auf NNR-Insuff.), GOT, LDH (bei Erhöhung an Lungenembolie denken). Leukozytose mit Linksverschiebung und evtl. toxischen Granulationen, BSG ↑, CRP v. a. bei bakt. Pneumonien stark erhöht; bei Mykoplasmen oft Kälteagglutinine nachweisbar. Tubergen-Test
- 1 Blutkultur
- **BAL:** bei Aspirationspneumonie, Pneumonie bei Immunschwäche
- **Bronchoskopie:** anstreben bei Nichtansprechen auf Antibiotika, Rezidiv unter Ther., chron. oder abszedierende Pneumonie, Aspiration, Vorbehandlung mit Breitbandantibiotika, i. v. Drogenabusus, Bronchiektasen, evtl. nach Auslandsaufenthalt. Behandlungsbeginn darf nicht verzögert werden!

Tab. 6.15 Risikostratifizierung für Patienten mit ambulant erworbener Pneumonie (CURB-65-Score)

Parameter	Risikoerhöhung OR (95 %-Konfidenzintervall)
Alter > 65 J.	5,5 (2,2–13,4)
Verwirrtheit	8,1 (4,8–13,7)
Harnstoff > 7 mmol/l	5,6 (3,1–10)
Atemfrequenz > 30/Min.	1,7 (1,07–2,8)
Blutdruck ↓ 90–60 mmHg	2,4 (1,4–3,8)
Punkte 0–1: Mortalität < 1,5 %. Ambulante Ther. möglich; 2: Mortalität 9,2 %; 3–5: Mortalität 22 %. Ggf. Intensivstation	
Quelle: nach CURB 65, Lim, Thorax 2003	

Differenzialdiagnosen Lungeninfarkt nach Lungenembolie, Lungenödem, ARDS, Aspiration, Autoimmunerkr. (z. B. Goodpasture-Sy., Wegener-Granulomatose), exogen allergische Alveolitis, Bronchial-Ca.

Therapie (▶ 18.1).
- **Allg. Maßnahmen:** ausreichend Flüssigkeit (Fieber), bei hohem Fieber Bettruhe und Thromboembolieprophylaxe (▶ 19.8), Antipyretika (z. B. Paracetamol 3 × 1 g/d, Wadenwickel).
- **Kalkulierte Antibiotikather.** ▶ Tab. 6.16, ▶ Tab. 6.17 und ▶ Tab. 6.18.

Tab. 6.16 Dosisempfehlungen bei der kalkulierten Initialtherapie der ambulant erworbenen Pneumonien (Tagesdosis für Erw., KG 50–85 kg, normale Nieren- und Leberfunktion)

Antibiotikum	Empfohlene initiale Tagesdosis	
	Parenteral	Oral
Nichtbreitspektrum-Betalaktame		
Benzylpenicillin	3–4 × 5 Mio. IE	–
Amoxicillin		≥ 70 kg: 3 × 1,0 g < 70 kg: 3 × 750 mg
Ampicillin	3–4 × 2,0 g	–
Cefuroxim	3 × 1,5 g	Orale Ther. nicht empfohlen
Amoxicillin-Clavulansäure	3 × 2,0 g	≥ 70 kg: 3 × 1,0 g < 70 kg: 2 × 1,0 mg
Ampicillin-Sulbactam	3 × 3,0 g	
Breitspektrum-Betalaktame		
Ceftriaxon	1 × 2,0 g	–
Cefotaxim	3 × 2,0 g	–
Piperacillin-Tazobactam	3 × 4,5 g	–
Ceftazidim	3 × 2,0 g	–
Cefepim	3 × 2,0 g	–
Imipenem	3 × 1,0 g	–
Meropenem	3 × 1,0 g	–
Makrolide		
Azithromycin	1 × 500 mg	1 × 500 mg
Clarithromycin	2 × 500 mg	2 × 500 mg
Tetrazykline		
Doxycyclin	1 × 200 mg	Initial 1 × 200 mg, dann 1 × 100 mg (< 70 kg) bzw. 1 × 200 mg (> 70 kg)
Fluorchinolone		
Levofloxacin	1 × 500 mg	1 × 500 mg
Moxifloxacin	1 × 400 mg	1 × 400 mg

6

Tab. 6.17 Therapieempfehlung für die kalkulierte Initialtherapie bei hospitalisierten CAP-Patienten ohne Risiko für eine Infektion durch P. aeruginosa

Antiinfektiva für die Initialtherapie	Dosierung der Initialtherapie (pro Tag)	Gesamttherapiedauer
Betalaktam		
Amoxicillin-Lävulinsäure	3 × 2,2 g i. v.	Jeweils 5–7 d
Ampicillin-Sulbactam	3 × 3,0 g i. v.	
Cefuroxim	3 × 1,5 g i. v.	
Ceftriaxon	1 × 2,0 g i. v.	
Cefotaxim	3 × 2,0 g i. v.	
Plus/minus Makrolid		
Levofloxacin	1 × 500 mg i. v.	
Moxifloacin	1 × 400 mg i. v.	

Modifiziert nach: S3-Leitlinie. In: Pneumologie 2009; 63: e1–e68.

Tab. 6.18 Therapieempfehlung für die kalkulierte Initialtherapie bei hospitalisierten CAP-Patienten mit Risiko für eine Infektion durch P. aeruginosa

Antiinfektiva für die Initialtherapie	Dosierung der Initialtherapie (pro Tag)	Gesamttherapiedauer
Pseudomonasaktives Betalaktam		
Piperacillin/Tazobactam	3 × 4,5 g i. v.	8–15 d
Cefepim	3 × 2,0 g i. v.	
Imipenem	3 × 1,0 g i. v.	
Meropenem	3 × 1,0 g i. v.	
Plus/minus Fluorchinolon		
Levofloxacin	2 × 500 mg i. v.	7–10 d
Ciprofloxacin plus Pneumok.- und S.-aureus-wirksames Antibiotikum	3 × 400 mg i. v.	

Modifiziert nach: S3-Leitlinie 2016

Neue Antibiotika, deren Stellenwert bei der Ther. von Atemwegsinf. noch unklar ist, sind z. B. Ceftazidim/Avibactam (Zavicefta®), Ceftolozan/Tazobactam (Zerbaxa®) und Tedizolid (Sivextro®).

- **Antibiotikather. nach Erregeridentifizierung:**
  - **Staphylokokkenpneumonie:** Co-trimoxazol, Clindamycin oder Flucloxacillin. Evtl. Komb. mit Rifampicin. Bei MRSA z. B. Linezolid, Fosfomycin (Antibiogramm) oder Vancomycin. Isolierung!

- **Pneumokokkenpneumonie:** Penicillin 6–20 Mio. IE/d i. v. Alternativ 6 Mio. IE als Loading-Dose, dann 2 × 12 Mio. IE für je 12 h über Perfusor i. v. Bei Penicillinallergie Cephalosporine. Penicillinresistente Pneumok. sind beschrieben, aber in Deutschland eine Rarität. Sie sind immer vancomycinsensibel.
- **Pseudomonaspneumonie:** immer Kombinationsther., z. B. mit Ceftazidim oder Meropenem plus Ciprofloxacin.
- **Andere gramneg. Bakterien** (z. B. Klebs., E. coli, Enterobacter spp., Proteus): Initial Kombinationsther., z. B. mit Ceph. III plus Chinolon. Nach Resistenztestung ggf. umstellen. Wirksam sind z. B. oft Piperacillin/Tazobactam, Carbapenem und Aminoglykoside.
- **Legionellenpneumonie:** Chinolon der 3. Generation, alternativ Makrolidantibiotikum plus Rifampicin. Therapieversager unter Tetrazyklin; Cephalosporine, Penicilline und Aminoglykoside sind unwirksam!
- **Aspirationspneumonie:** Anaerobier einschließen; Amoxicillin-Clavulansäure oder Amoxicillin-Sulbactam. Alternativ Moxifloxacin 1 × 400 mg/d p. o. als Monother. oder Ceph. III kombiniert mit Clindamycin oder Metronidazol.

- **Behandlungsdauer:**
  - Sequenzther.: i. v. Antibiose über 3–5 d (je nach klin. Befund und Risikogruppe), dann orale Weiterbehandlung, Therapiedauer 5 – max. 7 d.
  - Ausnahmen: bei prim. Intensivther., hochgradiger respir. Insuff., Bronchiektasen, abszedierenden Pneumonien sowie bei V. a. Legionellen oder Pseudomonas längere Ther. notwendig.

- Metabolisierungswege der Antibiotika beachten (▶ 18.2); ggf. Dosisreduktion.
- Metapneumonische und postpneumonische Pleuraergüsse müssen diagn. und ther. punktiert werden.
- Pneumonie bei Rauchern ggf. Bronchoskopie vor Entlassung zum Ausschluss Raumforderung.

6

6.5.2 Pneumonie bei Immunschwäche

Infektion mit opportunistischen Keimen bei Immunsuppression, Zytostase, AIDS.

Klinik Häufig wenig spezif.

Diagnostik Keimbestimmung ist Voraussetzung für Ther. Invasive Diagn. wie Bronchoskopie (BAL für Kultur und Resistenzprüfung), Punktion, Biopsie. Außerdem Blutkulturen (auch Anaerobier, Pilze), Serol.

Therapie (erregerabhängig) ▶ Tab. 6.19
- P. jiroveci: Co-trimoxazol
- A. israelii (obligat anaerobes Stäbchen): 3–6 Mon. hoch dosiert Penicillin
- Aspergillus: z. B. Voriconazol
- C. neoformans (HIV-Test!): Fluconazol, bei ZNS-Befall Amphotericin B + 5-Fluorozytosin
- CMV: z. B. Ganciclovir 3 × 2,5–5 mg/kg KG/d über ZVK i. v. über 2–4 Wo.
- Atypische Mykobakterien ▶ 6.5.3

Tab. 6.19 Typische Wirklücken von Antibiotika	
Penicillin G*	Staph., Enterobakt., gramneg. Bakterien
Aminopenicilline*	Staph., gramneg. Problemkeime (z. B. Pseudomonas)
Cephalosporine*	Enterok., Listerien
Glykopeptide (Vancomycin, Teicoplanin)	Alle gramneg. Bakterien, Legionellen, Chlamydien, Mykoplasmen
Carbapeneme	S. maltophilia, Legionellen, Chlamydien, Mykoplasmen. Pseudomonassensibilität lokal unterschiedlich
Piperacillin/Tazobactam	S. maltophilia, Legionellen, Chlamydien, Mykoplasmen. Pseudomonassensibilität lokal unterschiedlich
Co-trimoxazol	E. faecium, Proteus, Acinetobacter, P. aeruginosa
Aminoglykoside	Strept. (auch Pneumok.)
Chinolone	Enterok., Anaerobier (nicht Moxifloxacin), S. viridans
Makrolide	Gramneg. Bakterien
Tetrazykline	Staph., Enterok., gramneg. Bakterien

* Wirklücken aller Betalaktam-Antibiotika: Legionellen, Mykoplasmen, Chlamydien, oxacillinresistente Staph.

6.5.3 Tuberkulose

6

Bei allen Lungensymptomen muss differenzialdiagn. eine Tbc erwogen werden. Keimnachweis und Ergebnisse der Resistenztestung sind namentlich meldepflichtig.

Einteilung

- **Prim. Tuberkulose:** inhalative Tröpfcheninf. von Mensch zu Mensch durch Mycobacterium tuberculosis. Keine bevorzugte Lokalisation. Nach 6 Wo. Primärkomplex. **Klinik:** meist asympt., evtl. grippale Sympt. Bei schwerem Verlauf Fieber, Nachtschweiß, Husten und Auswurf, Pleuraerguss, Erythema nodosum. **DD:** „Grippe", Pneumonie, Sarkoidose, malignes Lymphom.
- **Postprim. Tuberkulose:** meist Reaktivierung alter Herde bei Schwächung der Immunabwehr durch hohes Alter, Alkoholismus, AIDS, Mangelernährung, Diab. mell., Glukokortikoide, Immunsuppression, Zytostase, Leukämie, malignes Lymphom, Gastrektomie, Silikose. Seltener Reinfektion (Anamnese!). **Klinik:** chron. Husten, Nachtschweiß, Appetitlosigkeit mit Gewichtsverlust, Leistungsknick; Bluthusten, Thoraxschmerzen. **KO:** Atelektase, Pleuritis, Miliar-Tbc mit extrapulmonaler Streuung.
- **Extrapulmonale Tuberkulose:**
  - Nebenniere: bds., früher häufigste Ursache des Addison-Krankheit (▶ 12.2.3).
  - ZNS: z. B. Meningitis.
  - Knochen und Gelenke: je zwei Vertebrae betroffen; CT oder MRT.

- Niere: frühestens 5 J. nach Inf., Ausbreitung über Ureteren zu Blase und Geschlechtsorganen; Hämaturie, sterile Pyurie; Urinkultur, Ausscheidungsurogramm.
- Perikard: Erguss, konstriktive Perikarditis.
- Darm: Erbrechen und Durchfall, Gewichtsverlust.

! Bei geschwächter Immunabwehr droht die meist tödliche **Landouzy-Sepsis.**

Diagnostik

- **Bildgebung:** Rö-Thorax in 2 Ebenen. Befunde sehr variabel, z. B. Verkalkung, Tuberkulom, Kaverne, Pleuraerguss, evtl. Fibrosierung mit Verziehung von Trachea und Mediastinum. Herde bevorzugt in den kranialen Anteilen der Lungenlappen.
- **CT:** Hilus-Lk und retroklavikuläre Infiltrate.
- **IGRA** (z. B. Quantiferon®): pos. Test beweist Mykobakterienkontakt mit aktiver oder latenter Tbc.
- **Keimnachweis:** in Magensaft (mind. 1 ×) und Sputum (mind. 3 × an aufeinanderfolgenden Tagen); Anreicherung, Kultur und Sensibilitätsbestimmung. Evtl. Bronchoskopie mit gezielter Absaugung. Bei unauffälligem Rö-Befund und neg. Interferon-γ-Stimulationstest ist Tbc unwahrscheinlich!

Differenzialdiagnosen Bronchial-Ca, Pneumonie (z. B. Klebs., Staph. aur.), Lungeninfarkt (selten im Oberlappen), chron. Bronchitis.

Therapie

- **Antituberkulotika:**
  - **Isoniazid** (INH): 5 mg/kg KG p. o. oder i. v., max. 300 mg/d. NW: hepatotoxisch (v. a. Hepatitis), daher Alkoholkarenz. Transaminasenanstieg bei 20–30 %. INH-Ther. für 4 d unterbrechen, wenn GOT oder GPT > 50 U/l! Danach evtl. Dosisreduktion. Sensible PNP.
  - **Rifampicin** (RMP): 10 mg/kg KG/d p. o. (z. B. Eremfat®), max. 600 mg/d. NW: hepatotoxisch, Ovulationshemmer können unwirksam werden!
  - **Pyrazinamid** (PZA): 30–35 mg/kg KG/d p. o. (z. B. Pyrafat®), max. 2 g/d. NW: Arthralgie, Harnsäureanstieg (Allopurinol erwägen), hepatotoxisch, PNP, Niereninsuff. Nach 2 Mon. absetzen!
  - **Ethambutol** (EMP): 15 mg/kg KG/d p. o. (z. B. Myambutol®), bei Niereninsuff. Dosisreduktion. Optikusneuritis kann zur Erblindung führen, Ther. möglichst < 2 Mon.!
  - **Streptomycin** (SM): 1 g/d i. m. bis max. 20 g (z. B. Strepto-Fatol®). NW: nephrotoxisch, ototoxisch.
  - **Begleitmedikation:** ggf. zusätzlich Pyridoxin (Vit. B_6, v. a. bei INH) 100 mg/d p. o.; v. a. bei PZA Allopurinol 100–300 mg/d p. o. erwägen.
- **Reserveantituberkulotika:**
  - **Protionamid:** 5–10 mg/kg KG/d, max. 0,75 g, 3–4 × 250 mg/d p. o., bei gleichzeitiger Gabe von INH 0,5 mg/d, einschleichend beginnen. NW: Hepatopathie, verstärkt bei gleichzeitiger INH-Gabe
  - **Rifabutin:** 300 mg/d p. o. Bei gleichzeitiger Ther. mit Fluconazol oder Clarithromycin erhöhtes Uveitisrisiko
  - **Moxifloxacin:** 1 × 400 mg p. o. bei multiresistenten Stämmen von M. tuberculosis
  - **D-Cycloserin** 3–4 × 250 mg/d p. o. über 24 Mon.
  - **Clofazimin:** 100–200 mg/d p. o.
  - **Para-Aminosalizylsäure** (PAS): 250 mg/kg KG/d (mind. 12 g) p. o. Evtl. Linezolid 2 × 600 mg p. o.
  - Andere: Linezolid, Bedaquilin, Delamanid

6

- **Therapieschema:**
  - Einschleichende Ther., um NW besser zu erkennen: Tag 1–3 nur RMP, dann zusätzlich INH, ab Tag 7 zusätzlich PZA
  - Sensible Erreger: 2 Mon. Dreierkomb. aus INH, RMP und PZA, dann mind. 4 Mon. INH + RMP, Rezidivrate < 1 %
  - Bei INH-Resistenz: RMP/EMB/PZA/SM
  - Bei multiresistenter oder extrem arzneimittelresistenter Tbc Kombinationsther. mit Reserveantituberkulotika in Zentren
  - Bei AIDS und schweren Verläufen zunächst Viererkomb. mit EMB ohne Einschleichen

Prävention

- Behandlung der Erkrankten, Screening von Kontaktpersonen.
- Chemoprophylaxe mit INH über 6–12 Mon. erwägen bei Kontaktpersonen im Haushalt, Pat. mit pos. INF-γ-Stimulationstest, Tuberkulintest-Positiven mit Silikose, Diab. mell., hoch dosierter Glukokortikoidther., pos. HIV-Test, bösartigen Erkr. des hämato- und lymphopoetischen Systems.

Atypische Mykobakteriose

Beispielschema zur Behandlung der disseminierten Inf. mit M.-avium-Komplex (atypische Mykobakterien, MAC) bei Pat. mit AIDS (▶ 17.3.6):

- Clarithromycin 2 × 500 mg/d p. o.
- Ethambutol 15 mg/kg KG/d p. o. **Cave:** Uveitis. Rifabutin 300–450 mg/d p. o.
- Ciprofloxacin 2 × 750 mg/d p. o. oder Ofloxacin 3 × 200 mg/d p. o.
- Evtl. Amikacin 5 mg/kg KG/d i. v.

6

6.5.4 Mediastinitis

Ätiologie Postop. bei Anastomoseninsuff., nach Ösophagoskopie mit Perforation, Mediastinoskopie, Sternotomie, penetrierendem Ös.-Ca, selten nach heftigem Erbrechen (Boerhaave-Sy.). Als KO bei Entzündungen, z. B. von Lunge, Pleura.

Klinik Meist plötzlich einsetzendes Fieber, Angst, Schock. Tachykardie, Tachypnoe, evtl. Hautemphysem.

Diagnostik Rö-Thorax (Mediastinalverbreiterung, Pneumomediastinum, Pneumothorax), evtl. Thorax-CT, MRT.

Therapie OP mit Drainage, Antibiotika (z. B. Ertapenem, Aminopenicillin plus Betalaktamase-Hemmer).

6.6 Neoplastische Lungenerkrankungen

6.6.1 Bronchialkarzinom

Häufigster bösartiger Tumor: 25 % aller Krebstodesfälle. Bei M derzeit noch häufiger als bei F. Hauptrisiko ist das Rauchen („private pollution"). Weitere Risikofaktoren sind Umwelteinflüsse (z. B. Passivrauchen, „common pollution", Asbest, Uran, Arsen, Teer). Das Risiko von Rauchern ist abhängig von Intensität und Dauer (Pack Years) bis zu 20 × höher.

Leitbefunde
In kurzer Zeit zunehmendes Auftreten von Husten, Hämoptysen, Dyspnoe und Gewichtsverlust.

Einteilung Vereinfachte Stadieneinteilung bei kleinzelligem Bronchial-Ca:
- Limited Disease: Begrenzung auf ipsilaterale Thoraxhälfte mit oder ohne Befall des Mediastinums und gleichseitiger supraklavikulärer Lk **ohne** Pleuraerguss oder obere Einflussstauung
- Extended Disease: alle anderen Stadien

Klinik

! Es gibt keine Frühsymptome!

- Sympt. meist erst bei fortgeschrittenen Stadien
- Husten, Hämoptoe, rezid. pulmonale Inf., Dyspnoe, Gewichtsverlust
- Paraneoplastisches Sy.: v. a. bei kleinzelligem Ca (z. B. ektope ADH- oder ACTH-Produktion; ▶ 14.4)
- **Pancoast-Tumor:** in der Lungenspitze liegender Tumor, der in die Thoraxwand einwächst und durch Nervenreizung typische Schulterschmerzen verursacht. Meist Plattenepithel-Ca → obere Einflussstauung, Hals-Lk-Schwellung, Rekurrensparese, Phrenikusparese, Horner-Sy. (Ptosis, Miosis, Enophthalmus), Plexusläsion.

Diagnostik ▶ Tab. 6.21
- **Rö-Thorax:** Jede Verschattung kann ein Karzinom verbergen!
- **CT-Thorax mit KM:** Ca und mediastinale Lk-Metastasen
- **Bronchoskopie:** mit Biopsie, ggf. EBUS, BAL. Zunehmende Bedeutung einer molekularpathologischen Untersuchung für sog. personalisierte Ther. z. B. mit Erlotinib, Gefitinib, Afatinib (alle bei Mutationen des VEGFR), Crizotinib (ALK Mutation), Nintedanib
- **Neuronenspezifische Enolase (NSE):** deutliche Erhöhung der Serumkonz. fast nur bei kleinzelligem Bronchial-Ca. Auch zur Kontrolle von Tumorregression und -progression. Andere Tumormarker (▶ 14.5), z. B. CYFRA 21–1 (in etwa 60 % bei Plattenepithel-Ca erhöht), CEA. Routinemäßige Bestimmung nicht sinnvoll
- **Beurteilung der funktionellen Operabilität:** massiv erhöhte perioperative KO-Rate bei respir. Globalinsuff. in Ruhe sowie bei FEV_1 < 0,8 l (Lobektomie) bzw. < 1,0 l (Pneumonektomie). Hohes Risiko bei FEV_1 von 0,8–1,2 l (Lobektomie) bzw. 1,0–1,5 l (Pneumonektomie). Bei > 70 J. höhere Grenzwerte. Spiroergometrie, ggf. szintigrafischer Nachweis einer einwandfreien Perfusion des verbleibenden Parenchyms vor Resektion
- **Metastasensuche:** Schädel-CT bzw. -MRT, Sono (bei schlechten Schallbedingungen evtl. CT-Abdomen), Knochenszinti, Thorax-CT, ggf. Endosonografie und EBUS. Bei kurativem Therapieansatz evtl. PET

Therapie

Histologisches Bild (▶ Tab. 6.20, ▶ Tab. 6.21) ausschlaggebend für Therapie.

- **Kurativ:** OP mit Lobektomie, evtl. Bilobektomie, Pneumonektomie atypische Resektion. Nur bei 30 % lebensverlängernd. Von den resezierten Pat. leben nur 25 % > 5 J. Adjuvante Chemother. erwägen
- **Palliativ:** Chemother. für kleinzelliges Bronchial-Ca (z. B. Remissionsrate 80 %, Remissionsdauer einige Mon. bis J.), Strahlenther. von Primärtumor und Metastasen. Bringt oft deutliche Tumorregression. Bei nichtkleinzelligem Bronchial-Ca und fehlendem Mutationsnachweis Chemotherapie z. B. mit Gemcitabin, Pemetrexed, Taxanen jeweils ggf. in Kombination mit Platinderivaten mit nachgewiesener Besserung der Lebensqualität. Ggf. multimodale Therapiekonzepte (Komb. aus Radio- und Chemother. sowie OP). Bei etwa 20 % der Pat. mit metastasiertem NSCLC Nachweis von Treibermutationen, die oft zielgerichtet behandelt werden können. Oft weitere Prognoseverbesserung durch Checkpoint-Inhibitoren v. a. in der Secondline-Ther.
- **Interventionelle bronchoskopische Verfahren:** Laser (v. a. bei exophytisch wachsendem zentralem Tumor), endobronchiales Afterloading, Stent-Implantation
- **„Best medical care“:** z. B. Schmerzther. (▶ 19.6), Ernährungsther. (▶ 2.7), Heimsauerstoff

Tab. 6.20 WHO-Klassifikation des Bronchialkarzinoms

Histologischer Typ	Relative Häufigkeit (%)	
	Männer	Frauen
Plattenepithel-Ca	40	20
Kleinzelliges Ca (Oat-Cell Carcinoma)	20	20
Großzelliges Ca	10	10
Adeno-Ca	20	35
Andere	10	15

Tab. 6.21 Beschreibung der TNM-Stadien nach IASLC Lung Cancer Staging Project

Status		Kurzbeschreibung
Tumor (T)		
Tis		Carcinoma in situ
T1		Größter Durchmesser ≤ 3 cm, umgeben von Lungengewebe oder viszeraler Pleura, Hauptbronchus nicht beteiligt
	T1a(mi)	Minimal invasives Adenokarzinom (Adenokarzinom mit lepidischem Wachstumsmuster < 3 cm in der größten Ausdehnung mit einem soliden Anteil < 5 mm Durchmesser)
	T1a	Größter Durchmesser ≤ 1 cm
	T1b	Größter Durchmesser > 1 cm aber ≤ 2 cm
	T1c	Größter Durchmesser > 2 cm aber ≤ 3 cm

Tab. 6.21 Beschreibung der TNM-Stadien nach IASLC Lung Cancer Staging Project *(Forts.)*

Status		Kurzbeschreibung
T2		• Größter Durchmesser > 3 cm aber ≤ 5 cm oder • Infiltration des Hauptbronchus unabhängig vom Abstand von der Carina aber ohne direkte Invasion der Carina oder • Infiltration der viszeralen Pleura oder • Tumorbedingte partielle Atelektase oder obstruktive Pneumonie, die bis in den Hilus reichen, Teile der Lunge oder die gesamte Lunge umfassen
	T2a	Größter Durchmesser > 3 cm, aber ≤ 4 cm
	T2b	Größter Durchmesser > 4 cm, aber ≤ 5 cm
T3		Größter Durchmesser ≥ 5 cm, aber ≤ 7 cm oder • Infiltration von Thoraxwand (inklusive parietale Pleura und Superior Sulcus), N. phrenicus, oder parietales Perikard oder • Zusätzlicher Tumorknoten im selben Lungenlappen wie der Primärtumor
T4		Größter Duchmesser > 7 cm oder • Mit direkter Infiltration von Diaphragma, Mediastinum, Herz, großen Gefäßen, Trachea, N. laryngeus recurrens, Ösophagus, Wirbelkörper oder Carina oder • Zusätzlicher Tumorknoten in einem anderen ipsilateralen Lungenlappen
Lymphknoten (N)		
N0		Keine Lymphknotenmetastase(n)
N1		Metastase(n) in ipsilateralen, peribronchialen und/oder ipsilateralen hilären Lk und/oder intrapulmonalen Lk oder direkte Invasion dieser Lk
N2		Metastase(n) in ipsilateralen mediastinalen und/oder subkarinalen Lk
N3		Metastase(n) in kontralateralen mediastinalen, kontralateralen hilären, ipsi- oder kontralateral tief zervikalen, supraklavikulären Lk
Metastasen (M)		
M0		Keine Fernmetastase(n)
M1		Fernmetastase(n)
	M1a	• Separate(r) Tumorknoten in einem kontralateralen Lungenlappen oder • Pleura mit knotigem Befall oder • Maligner Pleuraerguss oder • Maligner Perikarderguss
	M1b	Eine solitäre Fernmetastase(n) in einem solitären extrathorakalen Organ
	M1c	mehrere Fernmetastasen (>1) in einem oder mehreren Organen

Aus: S3-Leitlinie. Prävention, Diagnostik und Nachsorge des Lungenkarzinoms. AWMF-Registernr. 020/007OL (Originalquelle: Wittekind C. TNM: Klassifikation maligner Tumoren. 8. Aufl. 2017: Wiley)

6

6.6.2 Andere thorakale Tumoren

Benigne und semimaligne Lungen- und Bronchialtumoren sind sehr selten.

- **Papillome:** von Bronchialepithelzellen ausgehend. Bei Jugendlichen diffus wachsend, bei Erw. solitär. Oft Übergang in malignes Wachstum
- **Adenome:** aus Bronchialwanddrüsen, benigne.
- **Karzinoid:** APUDom, meist Frauen 30.–60. Lj. Karzinoid-Sy.: Flush, Asthma, hohe Exkretion von 5-Hydroxyindolessigsäure im 24-h-Urin (▶ 12.5.5)
- **Zylindrome:** zentral wachsend, lokal rezid.
- **Mesenchymale Tumoren:** Fibrome, Leiomyome (Frauen 5 × häufiger), Lipome (Männer 9 × häufiger), Retikulozytome, Angiome, Chondrome, Osteome, neurogene Tumoren, Mischtumoren, Teratome

6.7 Krankheiten des Lungengefäßsystems

6.7.1 Lungenembolie

Verschluss von Lungenarterien durch einen Embolus. (www.antikoagulation-aktuell.de). Aktuelle S3-Leitlinie (AWMF-Registernr. 020/007OL).

Leitbefunde
Akut auftretende Luftnot mit Tachypnoe, Thoraxschmerzen, Husten, Angst und Beklemmungsgefühl.

6

Ätiologie Meist bei venöser Thrombose (▶ 5.5.2) im Bereich der tiefen Beinvenen. Risikofaktoren für Venenthrombosen sind Immobilisation, OP, Trauma, Adipositas, Schwangerschaft, orale Antikonzeptiva (v. a. in Komb. mit Rauchen), Glukokortikoide, Diuretikather., maligne Tumoren, APC-Resistenz, AT-III-Mangel, Protein-C- und -S-Mangel.

Klinik Vielgestaltige Sympt., z. B. Dyspnoe, Zyanose, Husten (evtl. blutig), plötzliche Thoraxschmerzen v. a. bei Inspiration, Schweißausbruch, Tachykardie, Hypotonie bis Schock, Halsvenenstauung (ZVD ↑), Zeichen der Phlebothrombose, Fieber. **Cave:** selten auch asympt.

Komplikationen Letalität nach Diagn. 5 %; wird die Diagn. nicht gestellt bis 30 %. Chron. Cor pulmonale (▶ 6.7.2) durch rezid. Lungenembolien.

Diagnostik ▶ Tab. 6.22

! Jede akut einsetzende Dyspnoe ist verdächtig auf eine Lungenembolie. Wenn man an eine Lungenembolie denkt, sollte man sie ausschließen!

- **EKG:** S_IQ_{III}-Typ, Rechtsdrehung des Lagetyps, inkompletter RSB, Verschiebung des R/S-Umschlags nach li, ST-Hebung oder T-Negativierung in V_1V_2, P-pulmonale, Sinustachykardie, Vorhofflimmern. Vergleich mit Vor-EKG! (▶ Abb. 6.4).
- **BGA:** Hypoxie bei Hyperventilation (pO_2 ↓, pCO_2 ↓). Eine Normoxämie schließt Lungenembolie nicht aus!

- **D-Dimere:** Normalwerte schließen eine Lungenembolie weitgehend aus. Erhöhte Werte auch bei Lungenentzündung, Tumor und vielen anderen Erkr. Daher Bestimmung nur bei geringer Wahrscheinlichkeit für das Vorliegen einer Lungenembolie (Ausschlussdiagnostik)
- Kompressionsultraschall der unteren Extremität (▶ 5.5.2)
- **Rö-Thorax:** nur selten path. verändert. Evtl. Zwerchfellhochstand, Kalibersprung der Gefäße, periphere Aufhellungszone nach dem Gefäßverschluss (Westermark-Zeichen), evtl. Pleuraerguss, Lungeninfarkt bei Linksherzinsuff. (10 %).
- **Thoraxsonografie:** zeigt Infarktpneumonie und ggf. Gefäßabbruch in der Peripherie sowie Pleuraerguss.
- **EBUS:** bei KI gegen KM.
- **Spiral-CT mit KM:** heute Diagnostik der Wahl; hohe Sensitivität und Spezifität
- **Perfusionsszintigrafie:** heute nur noch selten indiziert. Bei unauffälligem Befund ist eine Lungenembolie ausgeschlossen, bei Perfusionsdefekt immer Beurteilung unter Berücksichtigung des Rö-Bilds und Inhalationsszintigramms. DD des Perfusionsausfalls: Obstruktion, Emphysem, Ca, Infiltrat, Pleuraerguss, Atelektase.
- **Pulmonalisangiografie:** „Goldstandard" bei unklarer Diagnose, heute weitgehend durch CT ersetzt.
- **Risikostratifizierung mit Troponin T** (Erhöhung weist auf ein erhöhtes Mortalitäts-Risiko hin) und **Echo** (ggf. dilatierter re. Ventrikel, paradox bewegliches oder hypokinetisches Septum, Trikuspidalinsuff., ermöglicht Abschätzung des PA-Drucks).

Tab. 6.22 Pulmonary Embolism Severity Index (PESI) als prognostischer Score [F201-012]

PArameter	PESI (Originalindex)	sPESI (vereinfachter Index)	Risikostratifizierun/30-Tage Mortalitätsrisiko
Alter	Alter in J.	1 Pukt (für Alter > 80 J.)	**Klasse I: ≤ 65 Punkte** sehr niedrig (0–1,6 %) **Klasse II: 66–85 Punkte** niedrig (1,7–3,5 %) **Klasse III: 86–105 Punkte** Moderat (3,2–7,1 %) **Klasse IV: 106–125 Punkte** hoch (4,0–11,4 %) **Klasse V: > 125 Punkte** sehr hoch (10,0–24,5 %) sPESI = **0 Punkte** (1,0 %) PESI = ≥ **1 Punkt** (10,9 %)
Männlich	+ 10 Punkte	–	
Malignom	+ 30 Punkte	1 Punkt	
Chron. Herzinsuff.	+ 10 Punkte	1 Punkt	
Chron. Lungenerkr.	+ 10 Punkte	–	
Puls ≥ 110/Min.	+ 20 Punkte	1 Punkt	
$RR_{systol.}$ < 100 mmHg	+ 30 Punkte	1 Punkt	
Atemfrequenz > 30/Min.	+ 20 Punkte	–	
Körpertemperatur < 36 °C	+ 20 Punkte	–	
Bewusstseinsstörungen	+ 60 Punkte	–	
O_2-Sättigung	+ 20 Punkte	1 Punkt	

Aus: Felgendreher R, Bramlage P, Tebbe U. Akute Lungenembolie: Therapie nach Risiko. Dtsch Arztebl 2015; 112(12): [8]; DOI: 10.3238/PersKardio.2015.03.20.02

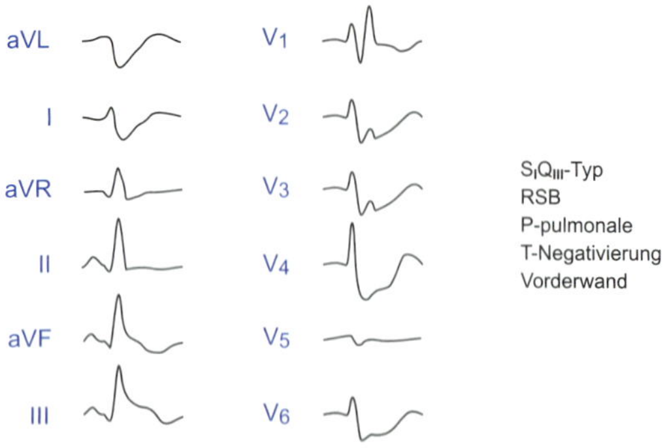

Abb. 6.4 Lungenembolie, EKG-Zeichen [A300]

Differenzialdiagnosen Ang. pect., Herzinfarkt, akute Rechtsherzdekompensation, Pneumonie, Pleuritis, Pneumothorax, Neuralgie, Myalgie.

Therapie 100/Min.

- **Basismaßnahmen:** Bettruhe, Analgesie, z. B. Fentanyl 0,05–0,1 mg i. v., und Sedierung, z. B. Diazepam 5–10 mg, O_2-Gabe z. B. 2–6 l/Min.
- **Heparin:** (▶ 19.8.2). Bolus mit 5 000 IE, dann 15–20 IE/kg KG/h (Ziel: Verlängerung der aPTT auf das 1,5- bis 2,5-Fache des Ausgangswerts, also 60–80 Sek.) zur Verhinderung eines apositionellen Thrombuswachstums (▶ 19.8.2). Bessere Alternative: niedermolekulares Heparin s. c. (**Cave:** Niereninsuff. ▶ 19.8.2), Fondaparinux oder DOAK (aktuell zru Initialther. zugelassen: Rivaroxaban, Apixaban)
- **Lysether.:** bei Hypotonie bzw. kardiogenem Schock. Evtl. im Stadium III (bes. bei BGA-Verschlechterung). KI nur relativ im Stadium IV bei lebensbedrohlichem Schock (▸ 19.8.5):
  - **rtPA:** 10 mg als Bolus, dann 90 mg i. v. über 2 h oder akzeleriert 0,6 mg/kg KG über 5 Min. i. v. Vollheparinisierung.
  - **Urokinase:** 4400 IE/kg KG i. v. über 10 Min., dann 4400 IE/kg KG/h i. v. über 12–24 h oder akzeleriert 1 Mio IE als Bolus, dann 2 Mio. IE über 2 h i. v. Vollheparinisierung.
  - **Streptokinase:** 250000 IE über 30 Min. i. v., dann 100.000 IE/h über 12–24 h i. v. Vollheparinisierung.

! Alternativ Notfallembolektomie nach Trendelenburg in einer thoraxchir. Abteilung.

- **Nitroglyzerin:** zur Senkung des Pulmonalarteriendrucks mit 1–6 mg/h i. v., alternativ Morphin 1 Amp. à 10 mg fraktioniert i. v.
- **Dobutamin:** bei Hypotonie 6–12 µg/kg KG/Min., da es im Gegensatz zu Dopamin den Pulmonalarteriendruck nicht erhöhen soll (umstritten!).
- **Dopamin:** zusätzlich bei schwerem Schock 2–6 µg/kg KG/Min.
- **Intubation und Beatmung:** bei respir. Insuff. ($pO_2 < 50$ mmHg).
- **Orale Antikoagulation:** nach der akuten Phase über 6–12 Mon. (▶ 19.8.5).

6.7.2 Cor pulmonale

Leitbefunde
Chron. Dyspnoe und lageabhängige Ödeme.

Ätiologie Durch eine Erkr. der Lunge bedingter **pulmonaler Hypertonus** (Pulmonalarterienmitteldruck > 20 mmHg auch ▶ 2.2.2), der zu Rechtsherzhypertrophie und evtl. Rechtsherzversagen führt.

- **Akutes Cor pulmonale:** meist nach Lungenembolie; seltenere Ursachen sind akutes Asthma bronchiale und Spannungspneumothorax.
- **Chron. Cor pulmonale:**
  - Meist durch chron. Bronchitis (▶ 6.3.2), obstruktives Lungenemphysem (▶ 6.3.3), rezid. Lungenembolien (▶ 6.7.1).
  - Seltener infolge von Lungenfibrose (▶ 6.4.5); nach Lungenresektionen; durch alveoläre Hypoventilation (Pickwick-Sy., Schlafapnoe-Sy. ▶ 6.8), kardiale Erkr. (Linksherzinsuff., Herzvitien mit Li-re-Shunt, Mitralstenose, Mitralinsuff.; Vorhofmyxom); bronchopulmonale Dysplasie nach Atemnotsy.
  - Prim. Pulmonalstenose: familiär gehäuft, auch nach Einnahme von zentral wirkenden Sympathomimetika (Appetitzügler)

Klinik

- Dyspnoe, meist keine Orthopnoe (DD zur Linksherzinsuff.!)
- Zeichen der Rechtsherzinsuff.: Beinödeme, Anasarka, gestaute Halsvenen, Hepatomegalie, Aszites. Zeichen der respir. Partial- oder Globalinsuff. Betonter Pulmonaliston, durch Rückstau bedingte Trikuspidalinsuff.

Diagnostik

- **EKG:** Zeichen der Rechtsherzhypertrophie und Dilatation. P-pulmonale, Rechtsdrehung, RSB, S_IQ_{III}-Typ, $S_IS_{II}S_{III}$-Typ, S bis V_6, ST-Senkung und neg. T in V_1–V_3; Arrhythmien häufig
- **Lufu:** Obstruktion, Restriktion, Lungenblähung
- **Rö-Thorax:** Dilatation der zentralen Lungenarterien, Kalibersprung („amputierter Hilus"), helle, gefäßarme Lungenperipherie, Rechtsverbreiterung des Herzens
- **Echo:** Rechtsherzvergrößerung, bei Trikuspidalinsuff. Abschätzung des PA-Drucks möglich. Ausschluss von Klappenvitien. Ventrikelfunktion (häufigste Ursache der Rechtsherzinsuff. ist die Linksherzinsuff.)
- **Rechtsherzkatheteruntersuchung:** Druckerhöhung in re Ventrikel und in der A. pulmonalis bei normalem Verschlussdruck (Wedge Pressure)
- **Ventilations-/Perfusionsszintigrafie:** evtl. zum Ausschluss rezid. Lungenembolien

Therapie des chronischen Cor pulmonale

- Behandlung der Grundkrankheit und verstärkender Faktoren, z. B. Antikoagulation bei rezid. Lungenembolien (▶ 19.8.5)
- Sauerstoff-Langzeitther.!
- Nitrate, Diuretika zur Behandlung der Rechtsherzinsuff. (▶ 4.5.1)
- Bei Hkt > 45 % Aderlass erwägen
- Vasodilatanzien wie Nifedipin oder Molsidomin selten wirksam
- Herzglykoside nur bei gleichzeitiger Linksherzinsuff. und Vorhofflimmern (▶ 4.5.1)

6.7.3 Pulmonale Hypertonie (PH)

Pulmonalarterieller Mitteldruck > 25 mmHg in Ruhe. Aktuelle ESC-Leitlinie 2015.

Einteilung Gemäß **Dana-Point-Klassifikation 2008** Einteilung nach Ätiol. in fünf Klassen (▶ Tab. 6.23). Daneben werden noch traditionelle Bezeichnungen verwendet wie etwa die Unterscheidung in eine prim. (IPAH und FPAH der neuen Klassifikation) und eine sek. (alle übrigen Formen) pulmonale Hypertonie.

Therapie Die medikamentöse Ther. ist derzeit im Fluss. Folgende Substanzen werden verwendet:

- Sildenafil hat an den pulmonalarteriellen Gefäßen eine drucksenkende Wirkung.
- Endothelin-Rezeptorantagonisten: Bosentan, Sitaxsetan, Ambrisentan.
- Iloprost, stabiles Prostazyklinanalogon, inhalativ, Treprostinil s. c.
- Allgemeine Ther.: Sauerstoff-Langzeitther., Antikoagulanzien, Diuretika.
- Nikotinverzicht, ggf. Gewichtsabnahme.

Tab. 6.23 Klinische Klassifikation der pulmonalen Hypertonie

1.	Pulmonalarterielle Hypertonie (PAH)		
	1.1	Idiopathische pulmonalarterielle Hypertonie (IPAH)	
	1.2	Familiäre pulmonalarterielle Hypertonie (FPAH)	
	1.3	Arzneimittel- und toxininduziert	
	1.4	Assoziierte pulmonalarterielle Hypertonie (APAH) bei:	
		1.4.1	Kollagenosen
		1.4.2	HIV-Infektion
		1.4.3	Portaler Hypertonie
		1.4.4	Angeborenen systemisch pulmonalen Shunts (u. a. Herzfehler)
		1.4.5	Schistosomiasis
1'	Pulmonale venookklusive Erkr. (PVOD, engl. pulmonary veno-occlusive disease) und/oder pulmonal kapilläre Hämangiomatose (PCH)		
1''	Persistierende pulmonalarterielle Hypertonie des Neugeborenen (PPHN)		
2.	Pulmonale Hypertonie bei Erkrankungen des linken Herzens		
	2.1	Systolische Dysfunktion	
	2.2	Diastolische Dysfunktion	
	2.3	Herzklappenerkr. (Mitral- oder Aortenklappenfehler)	
	2.4	Angeborene/erworbene Obstruktion des Ein-/Ausflusstrakts des linken Herzens und angeborene Kardiomyopathien	
	2.5	Angeborene/erworbene Pulmonalvenenstenose	

Tab. 6.23 Klinische Klassifikation der pulmonalen Hypertonie *(Forts.)*

3.	Pulmonale Hypertonie (PH) bei Lungenerkrankung und/oder Hypoxie		
	3.1		COPD
	3.2		Interstitielle Lungenerkr.
	3.3		Andere restriktiv und obstruktiv gemischte pulmonale Erkr.
	3.4		Schlafapnoe-Sy.
	3.5		Alveoläre Hypoventilation
	3.6		Chron. Höhenkrankheit
	3.7		Anlagebedingte Fehlbildungen
4.	Pulmonale Hypertonie aufgrund chron. Thrombembolien (CTEPH) und andere Pulmonalarterienobstruktionen		
	4.1		Chron. thromboembolische pulmonale Hypertonie
	4.2		Andere Pulmonalarterienobstruktionen
		4.2.1	Angiosarkom
		4.2.2.	Andere intravaskuläre Tumoren
		4.2.3	Arteriitis
		4.2.4	Angeborene Pulmonalarterienstenose
		4.2.5	Parasiten (Hydatidose)
5.	Pulmonale Hypertonie mit unklaren multifaktoriellen Mechanismen		
	5.1		Hämatolog. Erkr.: myeloproliferative Erkr., chron. hämolytische Anämie, Splenektomie
	5.2		Systemische Erkr.: Sarkoidose, pulmonale Langerhanszellenhistiozytose, Lymphangioleiomyomatose, Neurofibromatose, Vaskulitis
	5.3		Metabolische Erkr.: Glykogenspeicherkrankheit, M. Gaucher, Schilddrüsenerkr.
	5.4		Andere: pulmonale tumorbedingte thrombotische Mikroangiopathie, fibrosierende Mediastinitis, chron. Nierenausfall mit/ohne Dialyse, segmentale pulmonale Hypertonie

6.8 Schlafapnoe-Syndrom

Häufiges Krankheitsbild, das erst durch die Verbreitung der ambulanten Diagn. in seiner Bedeutung erkannt wurde. Bei bis zu 10 % der Männer > 40 J., M : F = 10 : 1. Obstruktive Form begünstigt durch Rückenlage, HNO-Erkr. (z. B. Tonsillenhyperplasie, Nasenpolypen, Nasenseptumdeviation und Makroglossie), Adipositas, Alkohol und Sedativa.

Einteilung

- **Obstruktive Form** (~ 90 %): durch Tonusverlust der Pharynxmuskulatur trotz Kontraktion der abdominalen und thorakalen Atemmuskulatur Unterbrechung des Luftstroms (Apnoe).

- **Zentrale Form:** periodischer Ausfall des Atemantriebs durch verminderte Stimulierbarkeit der Chemorezeptoren. Thorakale und abdom. Atembewegungen sind nicht nachweisbar!

! Mischformen sind häufig.

Pathophysiologie Durch sympathikotone Aufwachreaktion („Mikroarousal") Unterbrechung des Tiefschlafs („Schlaffragmentierung"), die meist unbewusst bleibt. Folge der vermehrten Katecholaminausschüttung sind art. Hypertonie, Herzrhythmusstörungen (z. B. Tachykardie) und Tagesmüdigkeit (durch Schlaffragmentierung). Durch nächtliche Hypoxie und Hyperkapnie pulmonalart. Vasokonstriktion → pulmonalart. Hypertonus mit konsekutiver Rechtsherzinsuff.

Klinik

- Anamnese: Meist klagt die Ehefrau über lautes Schnarchen, Atempausen und ggf. Impotenz des Gatten. Leistungsknick, Konzentrationsstörungen, morgendliche Kopfschmerzen und Mundtrockenheit, Depression, Nachtschweiß, imperative Schlafanfälle tagsüber. Sympt. durch Alkohol, Zigaretten und Sedativa verstärkt.
- Oft Adipositas und Hypertonie.
- Evtl. Zeichen der Rechtsherzinsuff. (durch pulmonale Hypertonie infolge der Hypoxie) und Linksherzinsuff. (durch Hypertonie und Herzrhythmusstörungen).
- Zyanose durch reaktive Polyglobulie.

Diagnostik

- Eigen- und Fremdanamnese!
- Labor: BB (Polyglobulie?), BGA (respir. Globalinsuff.?).
- Lufu (Obstruktion?), EKG (Zeichen der Linksherzhypertrophie, LZ-EKG [RR-Analyse], Rechtsherzbelastung, Rhythmusstörungen), Rö-Thorax.
- HNO-Untersuchung mit Rhinomanometrie.
- **Ambulantes Schlafmonitoring:** nächtliche Registrierung der Sauerstoffsättigung mit gleichzeitigem Langzeit-EKG. Bei pos. Befund Polysomnografie im Schlaflabor: Registrierung von kapillärer Sauerstoffsättigung, Atemströmung am Mund, Thoraxexkursionen, EEG (mit Elektrookulogramm zur Schlafstadienfestlegung) und EKG (Rhythmusstörungen?). Ermöglicht Unterscheidung in obstruktive und zentrale Schlafapnoe, genaue Quantifizierung und Nachweis der Therapiewirksamkeit. Eine Schlafapnoe liegt vor bei mehr als 10 Apnoephasen > 10 Sek./h. **Cave:** Atempausen während des Einschlafens sind oft physiologisch!

Therapie

- Gewichtsreduktion.
- Meiden aller verstärkenden Faktoren: Rauchen, Alkohol, Schlafmittel, Betablocker.
- Verbessern der „Schlafhygiene": ruhiger, dunkler Raum, Schlafen in Seitenlage, regelmäßiger Schlafrhythmus.
- Evtl. op. Korrektur bei Obstruktion im HNO-Bereich.
- Bei Misserfolg häusliche kontinuierliche nächtliche Überdruckbeatmung über CPAP-Maske (Continuous Positive Airway Pressure): verhindert Kollaps der oberen Atemwege. Kosten werden meistens von den Kassen übernommen, wenn kons. Therapiemaßnahmen versagt haben und die Wirksamkeit der Maskenbehandlung nachgewiesen wurde.

Pickwick-Syndrom

Ätiologie Idiopathisch.

Klinik Hochgradige Adipositas mit Hypoxie und Hyperkapnie (respir. Globalinsuff.), konsekutiver Polyglobulie und Somnolenz.

Differenzialdiagnosen z. B. Narkolepsie (imperative Schlafanfälle von Min. bis h; Pat. ist erweckbar), postenzephalitisch, Schlafkrankheit (Trypanosoma-gambiense-Inf. mit ZNS-Befall).

Therapie Nächtliche kontrollierte Beatmung, z. B. mit BiPAP, Gewichtsreduktion, Behandlung von Begleiterkr.

6.9 Erkrankungen der Pleura

6.9.1 Pneumothorax

Leitbefunde
Plötzlich auftretende, stärkste, oft einseitige Thoraxschmerzen mit Luftnot.

Ätiologie
- **Spontanpneumothorax:** meist Ruptur einer subpleuralen Emphysemblase oder idiopathisch; v. a. Männer 20.–40. Lj., meist re Lunge betroffen, Rezidiv nach 1. Spontanpneumothorax in 30 %, nach 2. Pneumothorax in ca. 60 %. Sek. bei Asthma, Fibrose, Abszess mit bronchopleuraler Fistel, Ca, Tbc, eosinophilem Granulom, HIV-Inf. mit P.-jiroveci-Inf., α_1-Antitrypsinmangel, Mukoviszidose, Kokain-Inhalation, Cannabis.
- **Traumatisch:** iatrogen (Biopsie, Pleuradrainage, Subklaviakatheter, Interkostalblock, intrakardiale Injektion, Reanimation, Überdruckbeatmung), Rippenfraktur, perforierende Thoraxwandverletzungen, Bronchusabriss mit bronchopleuraler Fistel.

Spannungspneumothorax
Durch Ventilmechanismus dringt während der Inspiration Luft in den Pleuraspalt, die während der Exspiration nicht entweicht.
- **Klinik:** zunehmende Atemnot, Tachykardie, Schock durch Kompression der großen Gefäße, Mediastinalverlagerung zur gesunden Seite
- **Therapie:** Sofortige Punktion ist lebensrettend (▶ 2.2.4)!

6

Klinik Plötzlich auftretende thorakale Schmerzen (scharf, meist lokalisiert), Husten, Dyspnoe, Tachypnoe, Schock; asymmetrische Atembewegung, hypersonorer Klopfschall bei abgeschwächtem Atemgeräusch und Stimmfremitus.

Diagnostik Rö-Thorax im Stehen und Exspiration, Thorax-CT zum Nachweis von Emphysemblasen; BGA, EKG.

Therapie bei Spontanpneumothorax
- Bei kleinem Spontanpneumothorax Bettruhe, flach liegen. Luft wird innerhalb von einigen Tagen resorbiert.
- Bei größerer Luftmenge Thoraxdrainage (▶ 2.5.5) evtl. mit Wasserschloss und Sog, Bettruhe.

- Persistierende bronchopleurale Fistel: Pleurodese, chir. Verschluss mittels videoassistierter Thorakoskopie (VATS), evtl. Segmentresektion.
- Bei > 2 Ereignissen auf derselben Seite chir. Sanierung und/oder Pleurodese.

> !
> - Hohe Rezidivquote, deshalb körperliche Schonung über Mon. nach Abheilung.
> - Nach Pneumothorax erhöhtes Risiko beim Fliegen und Gerätetauchen!

6.9.2 Pleuraerguss

> Jeder Pleuraerguss muss durch Punktion abgeklärt werden (Technik ▶ 2.2.4), da in etwa 30 % ein Malignom vorliegt.

> **Leitbefunde**
> Abgeschwächtes Atemgeräusch und Klopfschalldämpfung über dem Erguss, Nachschleppen der betroffenen Seite bei der Atemexkursion.

Ätiologie Häufigste Ursachen eines Pleuraergusses sind Herzinsuff. und Pneumonie, seltener Bronchial-Ca, Pleuramesotheliom (Asbestbelastung), Mamma-Ca (keine Tumorzellen im Punktat), Hypernephrom, malignes Lymphom, metastasierendes Ovarial-CA (Erguss ohne Lungenmetastasen: Meigs-Sy.); Tbc, Pneumonie, subphrenischer Abszess (Fieber, Zwerchfellhochstand), Pankreatitis (Erguss li, 15 % der Pat. mit akuter Pankreatitis); Rechtsherzinsuff.; Hypalbuminämie (z. B. bei Leberzirrhose, nephrotischem Sy.).

6

Klinik

! Oft asympt.
- Dyspnoe v. a. bei bds. oder raumforderndem Pleuraerguss, bei chron. Entwicklung Spätsymptom, atemabhängige Schmerzen (→ Pleuritis)
- B-Sympt.: Fieber, Nachtschweiß, Gewichtsverlust

Diagnostik ▶ Tab. 6.24
- **Klin. Untersuchung:** Klopfschalldämpfung, abgeschwächtes Atemgeräusch basal (DD: Zwerchfellhochstand).
- **Rö-Thorax:** in Seitenlage (betroffene Seite unten), um freies Abfließen und damit Punktionsmöglichkeit beurteilen zu können.
- **Sono:** zum Nachweis kleiner Pleuraergüsse und zur gezielten Punktion. Bessere Auflösung als CT, kann auch Septierung nachweisen.
- **Thorakoskopie:** Diagn. bei exsudativen Ergüssen, deren Genese trotz Punktion und anderen diagn. Verfahren unklar bleibt.
- **Pleurapunktion:**
  - **Diagn. Punktion** (▶ 2.2.4): Röhrchen für Hämatologie (Zellzählung und Differenzierung), klin. Chemie (z. B. Protein, spezifisches Gewicht, Laktat, Glukose, LDH, pH, Lipase, Triglyzeride), Mikrobiologie (Erreger und Resistenz, Anaerobier-, Pilz- und Tbc-Kultur) und Zytologie (maligne Zellen, Entzündungszellen). Bleibt die Ursache unklar, Pleurabiopsie, ggf. Thorakoskopie mit Biopsie.
  - **Ther. Punktion** (z. B. mit Pleurocath®) bei Dyspnoe und infektiösem Erguss.

Tab. 6.24 Differenzialdiagnosen des Pleuraergusses

Eigenschaften		Differenzialdiagnose
Transsudat	Spezifisches Gewicht < 10–15 g/l, Eiweiß < 30 g/l (< 50 % des Serum-Eiweißwerts), LDH < 200 U/l (< 60 %), Leukos < 1/nl, Erys < 10/nl	Herzinsuff., Hypoproteinämie (nephrotisches Sy., Leberzirrhose), Perikarditis, Perikardtamponade, Peritonealdialyse, Hypothyreose (Myxödem)
Exsudat	Spezifisches Gewicht > 10–15 g/l, Eiweiß > 30 g/l	**Neutrophilie:** Pneumonie („parapneumonischer Erguss"), Pleuraempyem, Tbc, Lungeninfarkt, Aktinomykose, Nokardiose, andere Infektionserkr., Pleuritis exsudativa, sympathische Pleuritis (z. B. bei subphrenischem Abszess nach Pankreaserkr.), Ösophagusperforation, Systemerkr. (z. B. SLE, RA; Diagn. ▶ 6.2)
		Eosinophilie: Echinokokkose, Churg-Strauss-Sy., malignes Lymphom
		Blutig (Hb > 2 g/l): meist Bronchial-Ca, Mamma-Ca, malignes Lymphom, Pleuramesotheliom; Tbc, Trauma, hämorrhagische Diathese, Lungenembolie, Urämie

Therapie

- Behandlung der Grundkrankheit (v. a. bei kardialen Ergüssen)
- **Diagn. Punktion** bei unklarer Genese des Pleuraergusses (▶ 2.5.5)
- **Thoraxsaugdrainage** (▶ 2.5.5) bei Ergussmenge > 1 l oder bei rezid. Pleuraergüssen. Absaugen des Ergusses, bis Erguss leer oder Schmerzen. Drainage über 3–6 d belassen
- **Medikamentöse Pleurodese:** zusätzlich bei nicht therapierbarer maligner Grunderkr., z. B. mit Talkum 3–5 g auf 100 ml NaCl 0,9 % in den Pleuraspalt; kann sehr schmerzhaft sein! Vorab z. B. Tilidin 50 mg p. o. oder Lidocain, z. B. 100 mg auf 50 ml 0,9 % NaCl lokal

6.9.3 Pleuritis

Ätiologie

- Meist sek. bei Pneumonie, Tbc (oft mit Pleuraerguss), Lungeninfarkt, Pleuramesotheliom oder Bronchial-Ca.
- Prim. Pleuraerkr. bei unauffälligem Rö-Thorax z. B. Bornholm-Krankheit (Inf. mit Coxsackie-B-Virus ▶ 17.3.3) oder Systemerkr. (z. B. SLE; ▶ 11.6.1) wahrscheinlich.

Klinik Bei Pleuritis sicca starke, atemabhängige Schmerzen („Teufelsgrippe"), Pleurareiben. Bei Erguss („feuchte Rippenfellentzündung") typischerweise keine Schmerzen.

Diagnostik BB, BSG, CRP, Rö-Thorax. Ggf. Serol. (z. B. Picorna-Mischreaktion, Influenza A und B), Auto-AK (z. B. ANA ▶ 11.2.3). **Immer** Tubergen-Test

6

(▶ 6.5.3), wenn pos. Sputum und Magensaft zur Tbc-Diagn. Ggf. Thorakoskopie zum Ausschuss einer malignen Pleuraerkr.

Differenzialdiagnosen

Therapie Behandlung der Grundkrankheit! Um „Verschwartung" zu vermeiden, ist Durchatmen wichtig: „Atemgymnastik", suffiziente Schmerzther., z. B. 4 × 1 g/d Paracetamol mit Kodein, evtl. Opiate (▶ 19.6). **Cave:** Atemdepression.

6.9.4 Chylo-, Hämatothorax und Pleuraempyem

Chylothorax

Austritt von Lymphflüssigkeit (milchig-trübes Exsudat mit hohem Fettgehalt > 4 g/dl) in den Pleuraspalt; ein- oder doppelseitig.

Ätiologie Trauma mit Perforation des Ductus thoracicus, Abflussstörung, z. B. bei malignem Lymphom, Lk-Metastase oder bei Mediastinalfibrose (selten).

Differenzialdiagnosen „Pseudochylothorax" (enthält kein Fett): „Alter" Erguss bei Tbc, RA.

Therapie Meist konservativ mit wiederholten Pleurapunktionen, selten chir. Ligatur des Ductus thoracicus. Bei maligner Grunderkr. diese zuerst behandeln, da Erguss sonst schnell nachläuft.

Hämatothorax

Blut im Pleuraraum, häufig mit Pneumothorax kombiniert.

Ätiologie Meist durch penetrierende Verletzung, stumpfes Trauma mit Rippenbrüchen; seltener nach Lungenembolie, bei Pleuramesotheliom, Pleurakarzinose, hämorrhagischer Diathese, nach Pleurapunktion.

Therapie Drainage evtl. mit Spülung (▶ 2.5.5), um Schwartenbildung zu vermeiden.

6

Pleuraempyem

Eiter oder Erguss mit Erregernachweis im Pleuraspalt.

Ätiologie

- Meist als KO nach bakterieller Pneumonie (60 %), subphrenischem Abszess, Lungenabszess oder Ös.-Perforation. Seltener nach OP, Thorakoskopie oder anderer Thorax-OP (20 %), Fehlpunktion bei Subklaviakatheter, durch septische Metastasen
- **Erreger:** Anaerobier, S. aureus, seltener P. aeruginosa, Pneumok., E. coli, oft Mischinf.

Klinik Gewichtsabnahme (oft > 10 kg!), Fieber, Nachtschweiß, Husten, Thoraxschmerz. **Cave:** V. a. unter Antibiotikather. Oft nur leichte Symptome! Oft prädisponierende Grundkrankheit (z. B. Alkoholabusus, ZNS-Erkr.). **KO:** Pleuraschwarte mit restriktiver Ventilationsstörung, bronchopleurale Fistel.

Diagnostik Pleurapunktion; im Erguss Leukozytose > 5/nl mit Granulozytose; Protein ↑, Laktat ↑, Glukose ↓; Grampräparat! Kultur (auch anaerob) mit Resistenzprüfung.

Differenzialdiagnosen ▶ Tab. 6.25

Tab. 6.25 Differenzialdiagnose des Pleuraexsudats

	Parapneumonischer Erguss	Pleuraempyem
Diagnostische Kriterien	Exsudat mit neutrophilen Granulozyten, kein Keimnachweis Glukose > 50 mg/dl, pH > 7,2, LDH < 1 000 U/l	Exsudat mit massenhaft neutrophilen Granulozyten, evtl. Keimnachweis (Aerobier/Anaerobier) Glukose < 50 mg/dl, pH < 7,2, LDH > 1 000 IU/l
Vorgehen	Diagn. Pleurapunktion	Pleuradrainage obligat

Therapie

- **Thoraxdrainage** (▸ 2.5.5) und Spülung, z. B. mit 500 ml 0,9 % NaCl tägl
- **Kalkulierte Antibiotikather.:** initial Cephalosporin wie Ceftriaxon 1–2 × 2 g/d i. v., Clindamycin 3 × 450–600 mg/d p. o. oder als Kurzinfusion i. v. Alternativen sind Imipenem/Cilastatin, Ampicillin + Sulbactam, Amoxicillin + Clavulansäure, Chinolone (z. B. Moxifloxacin).
- **Thorakotomie** mit Dekortikation der Pleura erwägen, wenn nach 5 d keine Entfieberung.

Prognose Bei alten oder abwehrgeschwächten Pat. und später Diagn. Mortalität > 10 %!

6.9.5 Pleuramesotheliom

Aggressiver solider Tumor mit erheblicher Zunahme der Häufigkeit und bis zum Jahr 2020 weiter vorausgesagter Steigerung. Der ursächliche Zusammenhang zwischen Asbest und dem Pleuramesotheliom ist erwiesen: Meldung an Berufsgenossenschaft bzw. Landesgewerbearzt bei V. a. Berufserkr. (www.pleuramesotheliom-aktuell.de).

Pathogenese Eingeatmete Asbestfasern, die länger als 15 µm (Durchmesser eines Alveolarmakrophagen) sind, akkumulieren subpleural. Die Latenzzeit von der Exposition bis zur Tumormanifestation beträgt 10–20 J. und mehr. Der Asbestkontakt ist meist beruflich bedingt: 6–11 Fälle pro 100 Exponierten. Regelmäßiges Rauchen erhöhte das Risiko überadditiv.

Klinik

- Luftnot, Rücken- und Brustschmerzen, hartnäckiger Husten, Nachtschweiß.
- Evtl. Schrumpfung der betroffenen Seite mit Ausbildung einer Skoliose.
- Auskultatorisch abgeschwächtes Atemgeräusch.
- Bei fortgeschrittenem Tumor evtl. tastbare Tumormassen in der Brustwand (Tumor wächst durch Punktionsstellen oder Drainageöffnungen), vollständige oder teilweise Stimmbandlähmung mit Heiserkeit, Horner-Sy. (Ptosis, Miosis und Enophthalmus), obere Einflussstauung.
- Häufig Pleuraergüsse.
- Im Gegensatz zum Bronchial-Ca treten Fernmetastasen spät auf.

Diagnostik

! Jeder unklare Pleuraerguss sollte differenzialdiagn. immer an ein Pleuramesotheliom denken lassen, bes. wenn eine pos. Asbestanamnese vorliegt.

- Rö-Thorax, CT-Thorax, Pleurapunktion (Exsudat, Zytologie meist nicht beweisend).
- Sicherung der Diagnose durch Thorakoskopie.

6

Therapie

- **Chirurgie:** selten kurativ. Häufig schlechte postop. Lebensqualität (respir. Insuff., Postthorakotomie-Sy.). Palliativ Pleurodese, evtl. partielle Pleurektomie oder Entfernung von Tumorknoten, v. a. bei ausgedehnten Ergüssen bzw. starken Schmerzen.
- **Chemother.:** neuerdings Pemetrexed, teilweise in Kombinationsther. mit besseren Remissionsraten und einer Verbesserung der Lebensqualität. Teuer!

Prognose

- **Günstig (mediane ÜLZ 10–18 Mon.):** AZ 0–1 (WHO), Symptomdauer > 6 Mon., Stadium I (Butchart), Stadien I/II (IMIG/IASCL), Alter < 65 J., epithelialer Subtyp
- **Ungünstig (mediane ÜLZ 5–8 Mon.):** AZ 2–4 (WHO), Symptomdauer < 6 Mon., Stadium II–IV (Butchart), Stadien III/IV (IMIG/IASCL), Alter > 65 J., sarkomatöser/gemischtförmiger Subtyp

7 Magen-Darm-Trakt

Tanja Toermer, Stefan Kahl und Arno J. Dormann

7.1 Leitsymptome und ihre Differenzialdiagnosen

7.1.1 Akutes Abdomen

Starke abdom. Symptome, die ein akutes Eingreifen notwendig machen. Ursachen ▶ Abb. 7.1

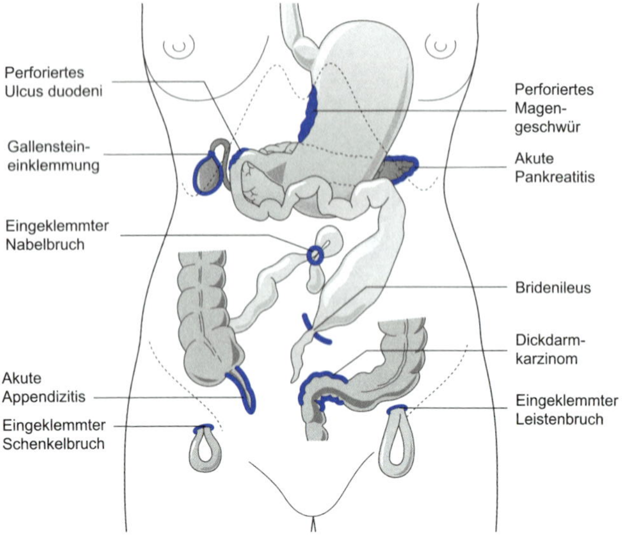

Abb. 7.1 Häufigste Ursachen des akuten Abdomens [L106]

Differenzialdiagnosen

Abdominelle Ursachen

- **Divertikulitis** (▶ 7.6.5): Schmerzen meist im re UB (Sigma); typisch „linksseitige Appendizitis“, Abwehrspannung, Fieber
- **Pankreatitis** (▶ 7.5.1): akuter Beginn, oft gürtelförmige Schmerzen, häufig prall-elastischer Bauch „Gummibauch“
- **Gallenkolik** (▶ 8.10.1): Schmerz im re OB mit Ausstrahlung in den Rücken, häufig bekannte Gallensteine
- **Nierenkolik** (▶ 9.1.4): vor massiven Schmerzen unruhiger Pat. (bei Peritonitis Schonhaltung!), Schmerzausstrahlung folgt Ureter bis in Hoden oder Labien
- **Appendizitis** (▶ 7.6.1): Schmerz beginnt häufig periumbilikal und zieht dann in den re UB, typische schmerzhafte Provokationspunkte, axillorektale Temperaturdifferenz > 0,8–1,0 °C
- **Mechanischer Ileus** (▶ 7.6.2): kolikartige Schmerzen, Wind- und Stuhlverhalt, Erbrechen. Hochgestellte, klingende Darmgeräusche

- **Generalisierte Peritonitis:** diffuser Schmerz, zunächst bretthartes Abdomen, Abwehrspannung, Druck- und Klopfempfindlichkeit, Loslassschmerz. Später Darmparalyse: auskultatorisch „Grabesstille", aufgetriebener Leib, Stuhl- und Windverhalt. Fieber, Übelkeit und Erbrechen, Schock, Nierenversagen
  - **Ätiol.:** Perforation, spontan bakt. Peritonitis bei Leberzirrhose (selten und nahezu immer asympt. ▶ 8.6), selten bakt. Durchwanderung bei Ulkus, Cholezystitis, Divertikulitis, Appendizitis
  - **Diagn.:** Abdomenübersicht → freie Luft (Perforation)? Dünn- und Dickdarmspiegel (paralytischer Ileus)?
  - **Ther.:** Verlegung in die Chirurgie, Intensivstation. Kreislauf stabilisieren (Volumenverlust durch Peritonealödem). Bei sek. Peritonitis meist aerobe/anaerobe Mischinf., Antibiotikather. ▶ 18.1.2
- **Ulkus- und Divertikelperforation:** akut einsetzender Schmerz, bei alten Pat. auch klin. wenig Sympt. möglich
- **Vaskuläre Ursachen** (▶ 7.6.3):
  - Mesenterialinfarkt oder ischämische Kolitis: alte Menschen, oft abs. Arrhythmie. Meist kurzes Schmerzintervall mit a- bzw. oligosympt. Intervall, häufig blutige Diarrhö, später Sepsis
  - Aortenaneurysma: häufig akut einsetzender Schmerz, in Rücken oder Beine ziehend
- **Gyn. Erkr.** (DD ▶ 7.6.1): z. B. Adnexitis, Ovarialzyste, Extrauteringravidität (EUG). Gyn. Konsil zur Ausschlussdiagn.
- **Hodentorsion:** v. a. Kinder/Jugendliche. Langsam progredienter Schmerz oder plötzlich nach z. B. Trauma des Hodens. Palpation des Hodens extrem schmerzhaft, Anheben bringt Linderung
- **Milz-, Leber- und Nierenruptur:** Anamnese entscheidend (Trauma?) Zweizeitige Perforation bei Z. n. stumpfem Bauchtrauma. Schock, meist wenige peritonitische Zeichen

Extraabdominelle Ursachen

- **Myokardinfarkt** (▶ 4.4): Klinik vielfältig, Bauchschmerzen manchmal einziges Symptom, Schmerzausstrahlung nie bis unterhalb des Nabels
- Akute **Rechtsherzinsuff.** (▶ 4.5.1): Stauungsleber, z. B. nach Lungenembolie, mit Kapseldehnungsschmerz
- **Diabetische Ketoazidose** („Pseudoperitonitis", ▶ 16.1.5): Oberbauchkrämpfe, Erbrechen, Azetongeruch
- **Ossär:** plötzlich einsetzender Schmerz und KS bei Lumbago, Wirbelkörpersinterung, Interkostalneuralgie, Diszitis, Koxitis → körperliche Untersuchung, KS; Rö-WS und Hemithorax: Frakturen?
- **Basale Pleuropneumonie** (▶ 6.5.1), **Lungenembolie** (▶ 6.7.1): atemabhängiger Schmerz, häufig auch Pleurareiben
- **Peri- und Myokarditis** (▶ 4.7.2, ▶ 4.7.3): typisches Reibegeräusch
- **Selten:** Herpes zoster, Enteritis regionalis Crohn, Colitis ulcerosa (▶ 7.6.9), intestinale Beteiligung bei Purpura Schoenlein-Henoch (v. a. Kinder ▶ 11.6.9), akute intermittierende Porphyrie (▶ 16.4), Sichelzellanämie (▶ 13.2.3), Bleivergiftung. Familiäres Mittelmeerfieber: Rezid. Fieberschübe mit Peritonitis, Pat. aus dem Mittelmeerraum

Basisdiagnostik

Anamnese

- Vor-OPs, Vorerkr.: z. B. Alkohol → Pankreatitis; Diab. → Pseudoperitonitis (▶ 16.1.2)
- Medikamente: NSAID → Ulkus. **Cave:** Operabilität, intra- und retroperitoneale Blutungen bei Antikoagulanzien
- HRS, z. B. abs. Arrhythmie → Darmischämie
- Ernährung, Fieber(verlauf)
- Beginn der Beschwerden: akut → z. B. Perforation; langsam/wandernd → z. B. Appendizitis
- Übelkeit und Erbrechen: häufig bei Ileus
- Stuhlgang: Frequenz, Farbe, Obstipation, Diarrhö, Blutbeimengungen, Teerstuhl
- Letzte Miktion, Beschwerden
- Bei Frauen: Zyklus, z. B. Dysmenorrhö, durch Eisprung bedingter Mittelschmerz; letzte Menses, EUG
- FA: familiäres Mittelmeerfieber, Thalassämie, Sichelzellanämie, Porphyrie

Schmerzcharakter und -verlauf

- **Kontinuierlich zunehmend:** bei Entzündung und Beteiligung des Peritoneums, z. B. Appendizitis, Cholezystitis, Pankreatitis, Divertikulitis, Ulkuspenetration
- **Kolikartig mit schmerzfreien Intervallen:** z. B. Gallen-, Ureterstein, mechanischer Ileus
- **Perforationsschmerz:** perakuter Beginn, später zusätzlich Peritonitiszeichen
- **Darmischämieschmerz:** perakuter Beginn, dann für Stunden relative Schmerzbesserung („fauler Friede"), später zusätzlich Peritonitis durch Strangulation einer Dünndarmschlinge, Torsion, Volvulus, Mesenterialinfarkt
- **Schmerzausstrahlung:** in re Schulter z. B. bei Cholezystitis und EUG; in Penis, Skrotum oder Labien bei Ureterstein; in Oberbauch und Rücken bei Pankreatitis und perforiertem BAA; in re Unterbauch bei Appendizitis; in li Unterbauch bei Divertikulitis; in Unterbauch bds. bei EUG, perforiertem Kolontumor oder Volvulus

Klinische Untersuchung Möglichst bei leerer Blase, flache Lagerung mit Kissen unter dem Kopf, Hände neben dem Bauch. Warme Hände, warmes Stethoskop.

- **Abdomen:**
  - **Palpation:** vorsichtig und sanft zum Schmerzzentrum vortasten. Zeichen peritonealer Reizung sind muskuläre Abwehrspannung, (kontralateraler) Loslassschmerz, KS und Schmerzintensivierung, -lokalisation durch Husten. Bruchpforten
  - **Perkussion:** Meteorismus → Hinweis auf Ileus
  - **Auskultation** (über allen 4 Quadranten): metallisch klingende, „hoch stehende" Darmgeräusche bei mechanischem Ileus, „Totenstille" bei Darmparalyse
- **Temperatur:** rektal und axillär: Differenz > 0,8 °C z. B. bei Appendizitis
- **Rektale Untersuchung:** Pat. in Seiten- oder Rückenlage, Beine angewinkelt
  - **Inspektion:** Fissur, Fisteln, Perianalthrombose, Hämorrhoiden, Marisken, Tumor, Ekzem

- **Einführen des Fingers:** Handschuh/Fingerling mit Gleitmittel (z. B. Vaseline). Während Pat. presst, Zeigefinger unter leichter Drehung in Analkanal einführen
- **Beurteilung Analkanal:** Sphinktertonus, Schmerzen, Stenose (Ca, Enteritis regionalis Crohn), Infiltration oder Resistenzen (Ca, thrombosierte Hämorrhoiden)
- **Beurteilung Ampulla recti:** Normalbefund weiche verschiebliche Darmwand, ventral kastaniengroße Prostata (Konsistenz wie Daumenballen) bzw. Portio, dorsal Os sacrum, lateral weicher Trichter des M. levator ani. Path.: fixierte, indurierte Schleimhaut (Ca); tastbare Samenblase (Entzündung), Prostata vergrößert, Sulkus verstrichen (Prostataadenom), Oberfläche höckerig, derb, asymmetrisch, unscharfe Grenzen (Prostata-Ca)
- **Douglas-Raum:** Druckschmerz bei Appendizitis, Fluktuation bei Abszess. Tumor
- **Rückzug des Fingers:** Blut (Hämorrhoiden, Rektum-Ca, Polypen, Enteritis regionalis Crohn, Colitis ulcerosa), Teerstuhl

• **Kreislaufsituation:** Puls, RR, evtl. ZVD und Urinbilanzierung (**Cave:** Schock durch Blutverluste oder Extravasation), Sepsisparameter.
• Evtl. gyn. Konsil: Adnexitis? EUG?

> **!**
> • Immer ausschließen: Pneumonie, Pleuritis, Herzinfarkt, Lungenembolie!
> • Auch undramatisch erscheinende Beschwerden können lebensbedrohlich sein, z. B. Appendizitis bei alten Menschen oder bei Diabetikern.

Notfallsonografie Bei unklaren abdom. Schmerzen (Normalbefunde ▶ 2.1):
• Ileuszeichen → flüssigkeitsgefüllte Darmschlingen?, „Strickleiterphänomen"?, „Pendelperistaltik"?
• Ausschluss freie Flüssigkeit → Organperforation
• Einstellung Aorta (längs- und quer) → perforiertes Aortenaneurysma
• Weiteres Vorgehen je nach Labor und Untersuchungsbefund:
  - Gallenblase/Pankreas → Cholezystitis? Cholezystolithiasis? Choledocholithiasis? (Ductus choledochus (Weite?)), Pankreatitis?
  - Nieren → Harnstau ? Konkrement? Blase gefüllt?
  - Pleura → Erguss? Pneumothorax?
  - V. a. gyn. Prozess: Gravidität, Zyste?

Apparative Diagnostik
• **Labor:** BB, BSG, CRP, E'lyte, Krea, γ-GT, AP, GOT,GPT, Bili, AP, BZ, Quick, aPTT, BGA, Laktat
  - Bei V. a. Herzinfarkt Troponin T (CK, CK-MB)
  - Bei V. a. Pankreatitis Lipase (**Cave:** oft ↑ bei Niereninsuff.)
  - Urinstatus und Sediment
  - Zur OP-Vorbereitung bzw. bei V. a. Blutung: Kreuzblut 2–4 EK.

> **!** Vorsicht bei der Interpretation des Leuko-Befunds. Bei Perforation bzw. Sepsis oft keine Leukozytose. Initial sogar manchmal Leukozytensturz!

• **EKG:** immer Ausschluss Myokardinfarkt
• **Sono:** ▶ 2.1, Notfallsono bei unklaren abdom. Schmerzen (s.o.)

7

- **Rö-Thorax** in 2 Ebenen: Pneumonie, Pleuraerguss, Zwerchfellhochstand (subphrenischer Abszess), subphrenische Luftsichel (fehlt bei 30 % der Perforationen), nach Laparotomie bis zu 7 d lang möglich und nicht path.
- **Abdomen-Übersicht:** freie Luft/subphrenische Luftsichel (z. B. Perforation), Spiegel (z. B. Ileus, Koprostase mit Meteorismus), Luft in den Gallenwegen, Steinschatten (z. B. Gallensteinileus), M. psoas re nicht abgrenzbar (z. B. bei Appendizitis)

Weiteres Vorgehen

> **!** Vor Probelaparotomie häufige extraabdom. Ursachen wie Myokardinfarkt, Pneumonie, Lungenembolie, akute Rechtsherzinsuff., ossäre Genese sicher ausschließen!

- **OP-Vorbereitung:** Volumensubstitution, Azidosekorrektur (nach BGA, ▶ 10.5), E'lytsubstitution, O_2-Nasensonde (z. B. 3 l/Min.). Blasenkatheter. Magensonde (▶ 2.5.2). BZ-Einstellung
- **Erweitertes Labor:** bei V. a. EUG β-HCG i. U., bei V. a. Sepsis AT III ↓
- **Endoskopie:** bei V. a. Tumorstenose, Blutung, Teerstuhl
- **Angiografie:** bei V. a. Darmischämie/Mesenterialinfarkt, Laktat ↑, abs. Arrhythmie
- **I. v. Urogramm:** bei V. a. Nephrolithiasis, Mikrohämaturie, Steine, Hydronephrose
- **CT:** bei V. a. Divertikulitis, Aortenaneurysma, Tumor, Ileus
- **Peritonealpunktion, -lavage:** bei V. a. Perforation, hämorrhagischer Aszites, Abszess
- **Douglas-Punktion:** bei V. a. Ruptur einer Tubargravidität
- **Selten im Notfall indiziert:** Laparoskopie (Bridenileus?), Porphyrieprobe (▶ 16.4)

> **Maßnahmen bei V. a. akutes Abdomen**
> - Pat. bleibt bis zum Ausschluss der OP-Ind. nüchtern, chir. Konsil
> - Bettruhe, großlumiger i. v. Zugang, Blutabnahme
> - Bei drohendem Schock (Puls ↑, RR ↓, Hautblässe, kalte Extremitäten) zuerst Volumen ersetzen, z. B. 1 l Ringerlaktat in 1 h i. v.
> - BGA bei V. a. Azidose, Ischämie (Azidosekorrektur ▶ 10.5.2)
> - Bei V. a. mechanischen Ileus Magensonde (▶ 2.5.2)
> - **Sofortige OP bei:**
>   - Massiver Blutung mit Schock, generalisierter Peritonitis, V. a. Organruptur
>   - Bis dahin gesunden Pat. mit > 6 h anhaltenden, heftigen, unklaren Schmerzen
> - Falls die Zeit zur Verfügung steht, OP-Vorbereitung (s. o.)

7.1.2 Dysphagie (Schluckstörung)

Subjektives Gefühl des „Steckenbleibens" der Nahrung. Meist mechanische Behinderung der Nahrungspassage im Bereich des Ös. Pat. > 40 J.: V. a. Ös.-Ca.

> Jede > 14 d bestehende Dysphagie muss geklärt werden!

7

Oropharyngeale Dysphagie

Die Speise kann nicht in den Ös. befördert werden und bleibt im Mund liegen.

Differenzialdiagnosen

- Tumoren des Zungengrunds oder Pharynx
- Neurolog. Erkr.: Parkinson-Sy. (▶ 15.3.6), Pseudobulbärparalyse, MS, ALS, Bulbärparalyse, Polyneuritis, Myasthenia gravis
- Muskelerkr.: Polymyositis, Dermatomyositis
- Entzündungen im Halsbereich: Pharyngitis, Tonsillitis, Seitenstrang-Angina
- Zenker-Divertikel (▶ 7.3.4): v. a. ältere Männer. Regurgitation, Mundgeruch, Husten
- Plummer-Vinson-Sy.: stenosierende postkrikoidale Membranen und Eisenmangelanämie bei Frauen

Ösophageale Dysphagie

Steckenbleiben/verlangsamte Passage von Nahrung im Ös.

Differenzialdiagnosen

- Ös.-Ca (▶ 7.3.3): oft Alkoholiker und Raucher; Crescendo-Anamnese von wenigen Wo.; Gewichtsabnahme
- Gutartige Ös.-Tumoren: meist Leiomyome, selten
- Ösophagitis: meist Refluxösophagitis (▶ 7.3.1) oder Soorösophagitis (▶ 17.4.3). Eosinophile Ösophagitis (intermittierende Dysphagie für feste Speisen)
- Benigne Stenosen: meist peptische Stenose oder Ulzera (▶ 7.4.3). Lange Anamnese von Sodbrennen. Z. n. Radiatio, ischämisch (Narbenbildung), postop. Anastomosenstenose, Ös.-Kompression von außen, z. B. Mediastinaltumoren, Struma
- Membranen (häutchenartige bis 3 mm dicke Membranen, „Webs") und Ringe (Mukosaringe), häufig „Schatzki-Ring" am unteren Ös.-Sphinkter (meist asympt.)

Motilitätsstörungen
(▶ 7.3.5)

- Achalasie Typ I–III
- Hyperkontraktile Motilität: distaler Ösophagusspasmus, Nussknackerösophagus, Jackhammer-Ösopahgus
- Hypo-/hypermotile Störungen, sekundär: Sklerodermie (▶ 11.6.2), Neuropathien (Alkohol, Diab. mell., Bleiintox.), Hypothyreose (▶ 12.1.6), Amyloidose, Polyradikulitis, Poliomyelitis, Hyperthyreose (▶ 12.1.6), SLE (▶ 11.6.1), RA (▶ 11.3), Sicca-Sy.

Basisdiagnostik

- **Welche Nahrung bereitet Schluckschwierigkeiten?**
  - Nur feste Nahrung: beginnende Lumeneinengung, z. B. Tumoren, Strikturen, Störung beim Beißen (z. B. Zahnprobleme, Gebiss)
  - Sowohl feste als auch flüssige Nahrung: Motilitätsstörungen (z. B. Achalasie), Spätstadium Ca.
- **Zeitlicher Verlauf:**
  - Über Wo. zunehmend: hochverdächtig auf Karzinom!
  - Über Jahre zunehmend: typisch für Achalasie
  - Während des Essens zunehmend: Divertikel oder Motilitätsstörungen (z. B. Achalasie)

- **Begleitsymptome:**
  - Retrosternale Schmerzen v. a. beim Schlucken: Schleimhautläsionen (z. B. Ösophagitis), Ös.-Spasmus, Nussknackerös.
  - Sodbrennen und epigastrische Schmerzen: Refluxkrankheit
  - Nächtliche Regurgitationen: Divertikel, Achalasie
  - Heiserkeit (Rekurrensparese) und andauernder Husten (ösophagotracheale Fistel): oft Zeichen fortgeschrittenen Karzinomwachstums
  - Anämie: Refluxkrankheit, paraösophageale Hernie, Ca.
  - Artikulationsstörungen (Dysarthrie): zentralnervöse Störung
  - Globus hystericus: Fremdkörper-, Druck- oder Trockenheitsgefühl im Hals; Ausschlussdiagn.
  - Gewichtsabnahme
- **Apparative Diagn.:** Endoskopie, evtl. mit Biopsie

> Viele Pat. gewöhnen sich bei langsam zunehmender Sympt. an ihre Schluckbeschwerden, sodass gezielte Fragen nötig sind, z. B.: Wie lange dauert das Essen? Umstellung auf Brei oder Suppe? Nachtrinken? Hochlaufen von geschluckten Speisen in den Mund? Schmerzen beim Schlucken?

Weiterführende Diagnostik

- Rö-KM-Breischluck (heute nur noch selten notwendig), ggf. mit Marsh Mallows, Rö-Videografie oder -Kinematografie: bei V. a. Divertikel, neuromuskuläre Funktionsstörungen und Erkr. des Oropharynx
- CT-Thorax/Hals: bei V. a. Tumor bzw. Kompression von außen
- Ös.-pH-Metrie (▶ 7.2.3): bei V. a. Reflux ohne Ösophagitis
- Ös.-Manometrie (▶ 7.2.3): bei V. a. Motilitätsstörungen

7.1.3 Übelkeit und Erbrechen

Differenzialdiagnosen

- **Medikamenten-NW:** stationär häufigste Ursache, v. a. bei Multimedikation, z. B. ASS, NSAID, Glukokortikoide, Morphinderivate, Zytostatika (▶ 14.3.3), Antibiotika, Glykoside, Betablocker, Diuretika, Dihydralazin, orale Antidiabetika, Eisen, Theophyllin, Östrogene/Gestagene, L-Dopa, Expektoranzien, Interferone → unnötige Medikamente immer streichen!
- **GIT:** akutes Abdomen (hierbei fast immer vorhanden, häufig auch mit Stuhlbeimengungen, DD ▶ 7.1.1); Ösophagitis, Divertikel, Stenose; akute Gastroenteritis; Lebensmittelvergiftung; Gastritis z. B. durch Medikamente, Alkohol, Ulcus ventriculi, duodeni. Magenausgangsstenose z. B. entzündlich, Tumor. Motilitätsstörungen mit Retentionsmagen, z. B. bei diab. Magenatonie oder Z. n. Magen-OP (z. B. B-II-Magen), Vagotomie; Cholezysto-, Choledocholithiasis, Cholezystitis
- **Akute systemische Infektionen:** virale Hep. (Übelkeit häufig vor Ikterusentwicklung, ▶ 8.3); Sepsis (▶ 17.1.2)
- **ZNS:** häufig bei Migräne (▶ 15.1.3), erhöhter Hirndruck (▶ 15.3.3), z. B. Tumor, Meningitis, raumfordernden Infarkt, intrazerebrale Blutung. Typisch: Erbrechen ohne Übelkeit, v. a. morgens; Kopfschmerzen. M. Menière mit Schwindel und Ohrgeräuschen (▶ 15.1.1); Meningitis, Enzephalitis (▶ 15.3.5); Kinetosen (Reisekrankheit).
- **Kardiopulmonal:** ACS (▶ 4.4); Herzinsuff. mit Stauungsgastritis (▶ 4.5.1); hypertensive Krise. **Cave:** Übelkeit und Erbrechen als einziges Sympt. bei Hinterwandinfarkt!

- **Endokrin:** Frühschwangerschaft (Übelkeit v. a. morgens); diab. Ketoazidose (▶ 16.1.5); Hypokortisolismus (Addison-Krankheit ▶ 12.2.3); Hyperparathyreoidismus (▶ 12.3.1); Coma hepaticum (▶ 8.6)
- **Urämie:** Spätsymptom
- **Andere Ursachen:** vegetativ bei Schmerz, Schreck, Angst, Aufregung; Glaukomanfall; nach Radiatio; provoziertes Erbrechen bei Bulimie

Komplikationen lange andauernden Erbrechens
- Dehydratation (▶ 10.1.3): hypokaliämische metabolische Alkalose (▶ 10.5.3)
- Aspirationspneumonie
- Mallory-Weiss-Sy. (▶ 7.1.7)

Basisdiagnostik
- Verlauf der Sympt. und Zeitpunkt des Beginns, akut – chron.
- Medikamentenanamnese

Symptomatische Therapie
- Flüssigkeits- und E'lytsubstitution. Alkaloseausgleich meist nicht notwendig
- Dimenhydrinat 1–4 × 50 mg p. o. oder 1–2 × 150 mg als Supp. oder 1–4 × 62 mg i. v. (z. B. Vomex A®)
- Alternativ oder ggf. zusätzlich Triflupromazin 3 × 70 mg als Supp.
- Zytostatikainduziertes Erbrechen ▶ 14.3.3

7.1.4 Diarrhö

Mehr als drei flüssige Stühle tägl., Stuhlgewicht > 300 g/d.

Akute Diarrhöen sind meist infektiös, chron. Diarrhöen eher nicht infektiös bedingt.

Differenzialdiagnosen

Akute Diarrhö
- **Lebensmittelvergiftung:** Brechdurchfälle wenige Stunden nach Genuss von enterotoxinhaltigen Nahrungsmitteln (v. a. Tiefkühlkost, Fleisch, Geflügel, Eier, Milchprodukte). Erreger: S. aureus (IKZ nur 1–2 h), B. cereus, C. botulinum und perfringens (Botulismus ▶ 17.2.7).
- **Weitere infektiöse Ursachen:**
  - Bakterien (▶ 17.2): E. coli, Salm. (Enteritis, Typhus, Paratyphus ▶ 17.2.21), Shigellen (Ruhr), C. jejuni, Yersinien, V. cholerae (Cholera) → Stuhlkultur, ggf. Serol.
  - Viren (▶ 17.3): meist Rota- oder Noroviren, aber auch Corona-, Norwalk-, Adeno- und Enteroviren
  - Parasiten (▶ 17.6): G. lamblia. Bei entsprechender Reiseanamnese; Schistosomiasis (Bilharziose), Malaria (tropica) → Spezialuntersuchungen
- **Pseudomembranöse Kolitis:**
  - **Ätiol.:** während bis 4 Wo. nach Antibiotikather., z. B. mit Clindamycin, Cephalosporinen oder Ampicillin. Überwucherung der physiologischen Darmflora durch C. difficile, a. v. multimorbiden oder Intensivpat. Schwere Antibiotika-NW! Übertragung als Schmierinf. fäkal-oral

7

  - **Klinik:** wässrige Durchfälle, evtl. Fieber, Leukozytose und Bauchschmerzen
  - **Ther.:** ▶ 17.2.7
- **„Reisediarrhö":** Reise- und Umfeldanamnese, meist bakt. bedingt, v. a. enterotoxinbildende E. coli (ETEC), seltener Viren oder Parasiten, z. B. E. histolytica. Meist milder Verlauf, Dauer wenige Tage (Ther. ▶ 18.2)
- **Dysenterie:** ulzeröse Kolitis mit Blut-, Eiter-, Schleimbeimengungen („Himbeergelee"), Tenesmen, Fieber. Erreger sind Shigellen (bakt. Dysenterie ▶ 17.2.22) oder E. histolytica (Amöbenruhr ▶ 17.6.2). DD: Enteritis regionalis Crohn, Colitis ulcerosa, andere inf. Kolitiden
- **Immunschwäche:** z. B. AIDS (▶ 17.3.6). Durchfälle durch „klassische" pathogene Keime oder opportunistische Erreger, z. B. Kryptosporidien, Mikrosporidien, Viren (z. B. Corona-, Rotaviren), Campylobacter
- **Nahrungsmittelallergie** bzw. pseudoallergische Reaktion, z. B. Muscheln, Erdbeeren, Tomaten. Oft zusätzlich urtikarielle Hauterscheinungen
- **Intoxikationen:** v. a: Schwermetalle, z. B. Blei, Arsen, Pilze
- **Vegetativ:** Ausschlussdiagnose

Chronische Diarrhö

! Meist schleichende Entwicklung über mehr als 4 Wo.

- **Chron. entzündliche Darmerkr.:** Colitis ulcerosa, Enteritis regionalis Crohn (▶ 7.6.9)
- **Tumoren:** Blut im Stuhl. Paradoxe Diarrhö im Wechsel mit Obstipation, normale Gesamtmenge, aber deutlich verminderte Konsistenz
- **Divertikulitis** (▶ 7.6.5): Schmerzen im li Unterbauch, Fieber, Leukos ↑, CRP ↑
- **Ischämische Kolitis** (▶ 7.6.3): initial Schmerzen, danach symptomarmes Intervall, im Verlauf akutes Abdomen mit Schocksympt.
- **Blind-loop-Sy.:** Völlegefühl, Malabsorptionsympt. bei bakt. Überwucherung des Dünndarms (z. B. zuführende Schlinge bei Billroth II, Anazidität) → H_2-Atemtest mit Glukose
- **Fistelbildungen:** z. B. bei Enteritis regionalis Crohn, postop.
- **Mikroskopische Kolitis:** Kollagenablagerungen subepithelial, auch lymphozytäre Kolitis möglich. Schwer beherrschbare profuse Durchfälle → Endoskopie, Stufen-Probeexzisionen
- **Malassimilation** ▶ 7.6.11
- **Endokrin:** autonome Neuropathie, z. B. bei Diab. mell. (▶ 16.1); Hyperthyreose (▶ 12.1.6); Addison-Krankheit (▶ 12.2.3); paraneoplastischem Sy. (▶ 14.4); VIPom (▶ 12.5.2); Zollinger-Ellison-Sy. (▶ 12.5.3)
- **Chron. infektiös:** Amöben, Lamblien, HIV-Inf. (Candida, Mykobakterien, Parasiten), Tbc, Yersinien, Shigellen, Helminthen. **Whipple-Krankheit:** sehr seltene Inf. mit T. whipplei, M > 50 J., chron. Durchfälle, Lk-Schwellung, Polyarthritis, Fieber, zerebrale Beteiligung möglich. **Diagn.:** tiefe Duodenal- bzw. Jejunal-Probeexzisionen, ggf. Liquordiagn. **Ther.:** prim. Ceph. III, dann Co-trimoxazol für 1 J.
- **Kollagenosen:** RA, SLE, Sklerodermie (▶ 11.6.2)
- **Intestinale Lymphangiektasie:** Abflussstörung der Lymphe → typische Histologie
- **Allergien:** Milcheiweiß- (Säuglinge) oder andere Nahrungsmittelallergien, bei 20 % allergische (eosinophile) Gastroenteritis
- **Exokrine Pankreasinsuff.:** bei chron. Pankreatitis oder nach Magenresektion. Sog. pankreozibale Asynchronie → Enzymsubstitution

- **Arzneimittel:** v. a. Laxanzien, antibiotikaassoziierte blande Diarrhö (selten antibiotikaassoziierte Kolitis, s. o.), Mukositis unter Zytostatikather. (▶ 14.3.3), Mg-haltige Antazida, Eisenpräparate, Colchicin, Gallensäuren
- **Funktionelle Darmerkr.** (Colon irritabile, ▶ 7.6.10): Ausschlussdiagnose

Blutige Diarrhö

- **Inf. Enterokolitiden:** Nahrungsanamnese bzw. nach Tropenaufenthalten. C. jejuni, Shigellen, Salm., Yersinien, enteroinvasive E. coli, C. difficile (pseudomembranöse Kolitis), Amöben und Schistosomen (Tropenanamnese), Tbc
- **Entzündliche Erkr.:** Divertikulitis, ischämische Kolitis, Colitis ulcerosa, Enteritis regionalis Crohn (selten)
- **Tumoren:** Anamnese? Inkomplett stenosierende Karzinome oder Polypen
- **Sonstige:** Mesenterialinfarkt, Invagination, Volvulus, Endometriose, Angiodysplasien

> V. a. bei alten und sehr jungen Pat. sind Erkrankungsschwere und Hydratation schwierig einzuschätzen: auf metabolische Azidose, Hypokaliämie, Sepsisparameter achten!

Basisdiagnostik

Anamnese

- Wann, wo und wie begann die Diarrhö? (Reiseanamnese)
- Konsistenz, Geruch, Farbe und Menge des Stuhls?
- Dauer, Frequenz der Diarrhö
- Gewichtsabnahme, weitere vegetative Sympt.
- Nächtliche Diarrhöen, Blut- oder Schleimbeimengungen
- Beziehung zur Nahrungsaufnahme: z. B. nach Milchgenuss bei Laktasemangel
- Vorerkr.: z. B. Magen-Darm-OP (Resektion), Diab. mell., Pankreatitis, Nahrungsmittelallergien, HIV-Enteropathie, Wasting-Sy., entzündliche Darmerkr. (Enteritis regionalis Crohn, Colitis ulcerosa)
- Medikamente, Genussmittel, Laxanzienabusus
- Familienanamnese (entzündliche Darmerkr., Darmkrebsrisiko)

Klinische Untersuchung V. a,. Zeichen der Exsikkose (Schleimhäute?), Malassimilation (Kachexie?) und rektale Untersuchung.

Apparative Diagnostik

- **Routine-Labor:** Diff-BB (mikrozytäre Anämie → chron. Blutverlust; megaloblastäre Anämie → V. a. Malabsorption; Eosinophilie → Allergie). E'lyte, Krea, GOT, Triglyzeride, Chol., Ca^{2+} (→ Malassimilation), BZ, E'phorese (Albumin ↓ bei enteralem Eiweißverlust), Gerinnung, evtl. TSH basal. Endomysium-AK/Gewebstransglutaminase-AK (Sprue, Zöliakie). Chromogranin A (NET)
- **Stuhlvisite:** 24-h-Fastentest bei nächtl. Diarrhö
- **Mikrobiolog. Stuhluntersuchung** (▶ 2.3.5): Multiplex-PCR zur Bestimmung von bis zu 15 Keimen in 4–6 h, kulturelle Untersuchung auf Typhus, Paratyphus, Enteritis-Salm., Yersinien, Campylobacter jejuni, Shigellen. **Cave:** Transportverzögerung der Stuhlproben vermeiden
- **Serol.:** nur bei unklarer Kultur oder ergänzend Yersinien, Campylobacter, Amöben, Salm. (Gruber-Widal-Reaktion), selten Chlamydien
- **Parasitendiagn.:** bei Reiseanamnese und Diarrhö > 10 d

7

Weiterführende Diagnostik

Sono-Abdomen, H_2-Atemtest vor Koloskopie (Laktasemangel, bakt. Fehlbesiedelung, Passagezeit), Proktoskopie und Koloskopie (mit Stufen-PE), Gastroskopie inkl. Stufen- und tiefer Duodenal-PE, Laktaseaktivitätsbestimmung, ggf. Gallensaft zur Parasitologie, Dünndarm-KM-Darstellung nach Sellink, Hydro-MR, bei V.a. Pankreasinsuff. Elastase im Stuhl. **Cave:** Konz.-Bestimmung! In wässrigen Diarrhöen häufig falsch niedrige Elastasewerte. Ggf. MRCP/ERP. Ggf. auf HIV testen (▶ 17.3.6). In Einzelfällen Kapselendoskopie.

Therapie der akuten Diarrhö
- Salzreiche Nahrung und viel trinken, z. B. Elotrans®, Oralpädon®. Ggf. i. v. Flüssigkeits- und E'lyt-Ersatz (Rehydrierung ▶ 10.1.1)
- Keine ungerichtete Antibiotikather., außer bei schwerer Dysenterie und Sepsis (bei „Greisen und Kindern" frühzeitig)
- Vorsichtige Gabe von Motilitätshemmern (**Cave:** verzögerte Ausscheidung von Toxinen), z. B. Loperamid max. 4 × 2 mg, nicht bei Kindern < 2. Lj.

! Antisekretorische Mittel, Aktivkohle usw. wirkungslos

7.1.5 Obstipation

Erschwerte, unregelmäßige, manchmal schmerzhafte Defäkation. Normale Stuhlfrequenz in Industriestaaten 2–3 ×/Wo., große individuelle Unterschiede. Etwa 20 % der Bevölkerung betroffen, F > M, häufig funktionell.

Differenzialdiagnosen

Akute Obstipation

Jede akut einsetzende Obstipation muss umgehend geklärt werden.

- **Bettlägerigkeit:** im Krankenhaus häufigste Ursache → frühzeitige Mobilisation!
- **Stenosierender Prozess:**
  - Blut im Stuhl, Windabgang, Wechsel mit Diarrhö → Kolon-Ca.
  - Schmerzen meist li Unterbauch, evtl. tastbare Walze → lokalisierte Peritonitis, Divertikel, Divertikulitis, entzündliche Darmerkr.
  - Erbrechen → häufig Hernien, Briden
- **Analerkr.:** Defäkation schmerzhaft, z. B. Fissur, Hämorrhoiden, Perianalthrombose
- **Trauma, OP** an Kopf, Hirn oder Wirbelsäule → Neurostatus erheben! Postop. nach Nieren- und Gallensteinen
- **Organerkr.:** Ulkus, Pankreatitis
- **Medikamente:** Laxanzien (v. a. bei chron. Gebrauch), Neuroleptika, trizyklische Antidepressiva, Opiate, Antazida, Antiphlogistika, Verapamil, Anticholinergika, Diuretika, MAO-Hemmer, Amiodaron, Clonidin, Methadon, Baclofen

Chronische Obstipation

- **„Habituelle Obstipation":** keine organischen Ursachen (Ausschlussdiagnose), häufig bei alten Pat. oder Reizkolon (▶ 7.6.10)
- **Analerkr.:** funktioneller Anismus (Kontraktion des Beckenbodens beim Pressen, „falsches Pressen"), bei chron. Analfissur „sek. Anismus". Innerer Rek-

tumprolaps mit Verlegung des Stuhlwegs beim Pressen durch ins Lumen prolabierende Rektumwand
- **E'lytstörungen:** Hypokaliämie (u. a. durch Laxanzienabusus), Hyperkalzämie
- **Weitere Ursachen:** Diab. mell., Hypothyreose, Schwangerschaft, autonome Neuropathie, Parkinson-Syndrom, MS, Sklerodermie, Amyloidose, Hyperparathyreoidismus

! Malignitätsverdächtige Alarmsymptome: Blutauflagerung, neu aufgetretene Schmerzen, Wechsel mit Diarrhö.

Diagnostik

Basisdiagnostik
- **Anamnese:**
  - Auftreten: akut (bis zu einigen Wo.) oder chron. (> 6 Mon.)
  - Stuhlverhalten: Art, Dauer, Frequenz, Besonderheiten, Schmerzen
  - Ernährung, tägl. Trinkmenge, Bewegung, Medikamente, Laxanzien, Genussmittel
- **Körperliche Untersuchung:** Resistenzen im Abdomen, Inspektion der Analregion, rektale Untersuchung mit Funktionsprüfung des Sphinkters, Stuhlvisite (▶ 7.2.3), gyn. Untersuchung
- **Labor:** Basisdiagn. ▶ 7.1.4, evtl. TSH basal; okkultes Blut ▶ 7.1.6
- Sono-Abdomen, fakultativ Proktoskopie, obligat Rekto-, Koloskopie

Weiterführende Diagnostik Erweiterte Funktionsdiagnostik nach fehlgeschlagenem kons. Therapieversuch. Kolontransitzeit (Transitstörung, anorektale Obstruktion), Endosono, Rektummanometrie.

Therapie

Basistherapie
- Ther. der Grundkrankheit (v. a. bei mechanischer Obstruktion), Laxanzien und Einläufe absetzen, regelmäßige Essenszeiten (Frühstück!), Trinkmenge 1,5–2 l/d, kein schwarzer Tee und Alkohol, ballaststoff- und faserreiche Kost (z. B. Vollkorn, 4–6 EL Leinsamen, 30–40 g Kleie, Rohkost, Obst), etwa 20 g/d Fasern, Zucker, Schokolade und Weißmehlprodukte meiden. E'lytausgleich (K^+-Mangel?)
- Physikalische Maßnahmen: regelmäßige körperliche Bewegung, Sport, ggf. Bauch-/Kolonmassage
- Aufklärung über Krankheitsbild (bei Anismus z. B. Biofeedbackverfahren)

Medikamentöse Therapie

Immer in Komb. mit Basistherapie!

- **Quell- und Ballaststoffe, pflanzliche Abführmittel und Gleitmittel:** Gefahr der Fixierung, deshalb möglichst unschädliche Substanzen verwenden, z. B. Plantago-ovata-Schalen 3 × 5 g/d mit gleichzeitig viel Flüssigkeit (im Verlauf reduzieren, da Ileusgefahr), Laktulose 3 × 10–20 ml/d, Paraffin 1 × 1 EL morgens, Neda-Früchtewürfel® 0,5–1 abends, Senna 0,5–1 EL abends (Liquidepur®). **NW:** Melanosis coli (Schwarzpigmentierung der Schleimhaut), E'lytstörungen
- **Laxanzien, salinische Abführmittel, Einläufe:** nur bei schwerer Obstipation, präop. oder vor Diagn. Bisacodyl 5–10 mg p. o. oder 10 mg Supp., Natriumpi-

cosulfat 5–10 mg p. o. abends mit Flüssigkeit (Cave E'lyte) oder 1–3 Beutel Movicol® p. o. Postop. Darmatonie ▶ 7.6.2

- **Motilitätsfördernde und spasmolytische Sustanzen:**
  - **Metoclopramid:** bei verlangsamtem Transit 1–3 × 10–20 mg/d p. o., Supp., i. v. **NW:** u. a. Dyskinesien (v. a. bei Kindern), Prolaktinerhöhung, Müdigkeit.
  - **Butylscopolamin** bei zusätzlicher spastischer Komponente 30–100 mg/d. **NW:** u. a. Tachykardie, Glaukomanfall, Miktionsstörungen
- **5-HT-Agonisten:** immer in Komb. mit Basisther. bei Frauen. Prucaloprid 1–2 mg. **Cave:** Pat. > 75 J. mit 1 mg beginnen. **NW:** Migränesympt. zu Beginn

7.1.6 Blut im Stuhl

Häufigste Ursache für Blutauflagerungen Hämorrhoidalblutung bzw. tief sitzender Tumor, Teerstuhl nahezu immer bei oberer GI-Blutung.

Differenzialdiagnosen

- **Teerstuhl (Meläna):** schwarze, glänzende, klebrige Stühle. Schon bei relativ geringer Blutung (60 ml) 5–10 h nach Beginn. Bei massiver Blutung oder sehr schneller Darmpassage rote Blutstühle. DD: schwarzer Stuhl auch bei oraler Eisenther., Kohletabletten, Bismut, Blaubeeren, Spinat. Blutungsquelle meist oberer GIT. Akute Blutung liegt mind. 5–10 h zurück. Bei träger Darmpassage können auch Blutungen aus dem Jejunum oder Kolon Teerstühle verursachen. Diagn. und ther. Vorgehen ▶ 7.1.7
- **Hämatochezie:** Absetzen von Frischblut, i. d. R. bei Blutungen aus dem Kolon/Rektum, bei rascher Passage oder sehr starker Blutung auch aus Magen/Duodenum. Typisch z. B. Divertikelblutungen, Polypen, Karzinome, entzündliche Dickdarmerkr., Angiodysplasien (v. a. ältere Pat.). DD blutiger Durchfall (▶ 7.1.4)
- **Blutauflagerungen auf dem Stuhl:** hellrotes Blut, meist aus dem Rektum oder Analkanal stammend (Ca, Polyp, Hämorrhoiden, Fissuren, Ulcus recti)

Management bei profuser peranaler Blutung / unterer GI-Blutung

- Sofortmaßnahmen: Kreislaufstabilisierung. Sicherer großvolumiger i. v. Zugang, Blutgruppe bestimmen, Volumensubstitution
- Körperliche Untersuchung mit digital rektaler Untersuchung: Ca, Fissuren, prolabierte Hämorrhoiden, Anal- oder Rektumprolaps
- Initial Ösophagogastroduodenoskopie, anschließend Rekto-, Sigmo- bzw. ggf. Koloskopie nach verkürzter Vorbereitung
- Wenn Blutungsquelle bidirektional nicht identifizierbar Kapselendoskopie mit nachgeschalteter ante- oder retrograder Ballonenteroskopie
- Bei schwerer Blutung Angio-CT/chir. Intervention

7.1.7 Gastrointestinale Blutung

Leitbefunde

- Obere GI-Blutung: Hämatemesis (kaffeesatzartiges Bluterbrechen)
- Untere GI-Blutung: Hämatochezie (Blut im Stuhl), Meläna (Teerstuhl), peranaler Blutabgang/Koagel

Ätiologie ▶ Tab. 7.1

Tab. 7.1 Gastrointestinale Blutungsursachen

Häufige nicht variköse Ursachen		
Peptische Ulzera	40 %	Meist im Duodenum. Ulkusanamnese, Antiphlogistika, Glukokortikoide
Erosive Gastritis	20 %	Nach starkem Alkoholgenuss, Antiphlogistika, Trauma, OP, schwerer Krankheit (Stresserosionen)
Mallory-Weiss-Sy.	5 %	Longitudinale Mukosaeinrisse am ösophagokardialen Übergang. Hämatemesis nach starkem Erbrechen. DD: Ös.-Ruptur (Boerhaave-Sy.) mit Mediastinal- und Hautemphysem
Häufige variköse Ursache		
Ösophagusvarizen	15 %	50 % der Todesfälle! Die Hälfte der Varizen liegen im Magenfundus. Hohes Rezidivrisiko (im 1. J. 40–80 %). Durch portale Stauung (meist Leberzirrhose). Oft schwallartige Blutung mit abruptem Beginn
Selte Ursachen		Magen-Ca, Ulcus pepticum jejuni, Anastomosenulkus, Hiatushernie, Barrett-Ulkus, Ösophagitis, Hämangiom

Anamnese
- Begleitsympt.: orthostatische Dysregulation, Synkope, Vigilanzminderung
- Medikamente: Thrombozytenaggregationshemmer, duale Hemmung, OAK, NAOK, Heparin
- Vorerkr.: insbes. Leberzirrhose, Varizen, Ulkusleiden, GI-Tumoren
- Erhebung des Patientenwillens

Diagnostik Vitalparameter, Notfall-Labor (Hb, Gerinnung), BGA (Laktat). Situationsangepasste körperliche Untersuchung einschließlich digital rektaler Untersuchung, Ösophagogastroduodenoskopie (▶ Tab. 7.2).

Tab. 7.2 Klassifikation gastrointestinaler Blutungen nach Forrest

Forrest-Stadium		Therapie nicht variköser Blutungen
Aktive Blutung		
I A	Spritzende art. Blutung	• Endoskopische Blutstillung (Adr., Cl.) • Hoch dosierte PPI (s.o.) • Rezidivblutung: OP bei Lokalisation an der Bulbushinterwand
I B	Sickerblutung (art., kapillär, venös)	• Endoskopische Blutstillung (Adr., F, Cl.) • Hoch dosierte PPI (s.o.) • OP bei Lokalisation an der Hinterwand nach 1. Rezidiv
Stattgehabte Blutung		
II A	Sichtbarer Gefäßstumpf	Wie Stadium I
II B	Adhärente Koagel	Koagel abspülen/abtragen, wie Stadium I
II C	Hämatin im Ulkusgrund	Konservativ, hoch dosierte PPI

7

Tab. 7.2 Klassifikation gastrointestinaler Blutungen nach Forrest *(Forts.)*

Forrest-Stadium		**Therapie nicht variköser Blutungen**
Keine Blutung		
III	Ohne Blutungsstigmata	Konservativ, hoch dosierte PPI

Adr. = Adrenalin, F = Fibrinkleber, Cl. = Clip

Therapie Weiteres Vorgehen abhängig von Differenzierung in nicht variköse und variköse GI-Blutung: Bei **nicht variköser GI-Blutung** stationäre oder ambulante Behandlung (▶ Tab. 7.3). Bei niedrigem Risiko (0–1 Punkte) ambulante Versorgung mittels Ösophagogastroduodenoskopie im Verlauf möglich. **Cave:** antithrombotische Medikation wird nicht berücksichtigt. Bei **variköser Blutung** immer stationäre Behandlung mit kontinuierlicher Überwachung der Vitalparameter.

Tab. 7.3 Risikoeinschätzung mittels modifiziertem Glasgow Blatchford Score (mGBS) [F210-020]

Kriterium	**Ausprägung**	**Punktezahl**
HF	> 100	1
Syst. RR	100–109 mmHg	1
	90–99 mmHg	2
	< 90 mmHg	3
Harnstoff (mg/dl)	> 18,2 und < 22,4 mmHg	2
	> 22,4 und < 28 mmHg	3
	> 28 und < 70 mmHg	4
	> 70 mmHg	6
Hb (g/dl) Mann	> 12 und < 13 mmHg	1
	> 10 und < 12 mmHg	3
	< 10 mmHg	6
Hb (g/dl) Frau	> 10 und <12 mmHg	3
	< 10 mmHg	6

- **Initiale Stabilisierung:** Volumenersatzther. mit kristalloider Lsg. (E'lyte oder niedermolekularen Kohlenhydraten), Gelatine oder Humanalbumine bei unzureichendem Volumenersatz. Passagere Zugabe von Katecholaminen (Noradrenalin), EK-Gabe (Ziel-Hb 7–9 g/dl)
- Medikamentöse Ther. ▶ Tab. 7.4

Tab. 7.4 Medikamentöse Ther. abhängig vom Blutungstyp

Maßnahme	Nicht variköse Blutung	Variköse Blutung		
PPI	PPI i. v. als Bolus, z. B. Pantoprazol 80 mg i.v. präinterventionell, wiederholte Bolusgaben (3 × 40 mg i. v.) oder Gabe via Perfusor (240 mg/24 h)			
Antibiotika	Erythromycin 250 mg i. v. einmalig als Kurzinfusion 30–60 Min. vor Indexendoskopie (prokinetischer Effekt → Magenentleerung)			
		Bei Aszites Antibiotikaprophylaxe: Ceftriaxon 2 g/d, Ciprofloxacin 2 x 500 mg/d, jeweils vor Indexendoskopie und für 5–7 d		
Vasokonstriktion			Bolus vor Endoskopie	Fortführung über 3–5 d
		Terlipressin	1–2 mg i.v.	1 mg alle 4–6 h
		Somatostatin	250 µg i.v.	250 µg/h
		Octreotid	50 µg i.v.	25 µg/h

- **Atemwegsmanagement:** bei hohem Aspirationsrisiko vor der Endoskopie endotracheale Intubation
- **Aufklärung** über Verdachtsdiagnose, Prognose, geplante Maßnahme, Behandlungsalternativen einschließlich der damit verbundenen Risiken. Keine festen Fristen in der Notfallsituation/bei lebensrettenden Maßnahmen. Ist der Patientenwille nicht erhebbar soll zum Wohl des Pat. seinem mutmaßlichen Willen entsprechend entschieden werden
- **Zeitpunkt der Endoskopie:**
  - Bei hämorrhagischem Schock nach Kreislaufstabilisierung auf Intensivstation frühstmöglich, d. h. innerhalb von 12 h
  - Bei hämodynamischer Stabilität, beobachteter Hämatemesis, Pat. mit vermuteter GI-Blutung unter antithrombotischer Ther. unmittelbare, d. h. < 12 h
  - Bei hämodynamische Stabilität und vermuteter GI-Blutung frühelektiv, d. h. innerhalb von 72 h
- **Endoskopische Blutstillung:**
  - **Nicht variköse Blutung** ▶ Tab. 7.2
  - **Variköse Blutung:** 1. Wahl Varizenligatur (oder Sklerother.), bei Versagen Sengstaken- bzw. Linton-Nachlas-Sonde, bei Versagen beschichtete Metallstents. Nach Anwendung der Bridgingverfahren immer Möglichkeit eines TIPS (transjugulären intrahepatischen portosystemischem Shunts) prüfen
- **Primärprophylaxe:** bei Leberzirrhose und Ös.-Varizen medikamentös oder endoskopisch.
  - Bei Blutungsbereitschaftszeichen (red spots), Child-Pugh-Score Stadium C, großen Varizen (> 5 mm) selektive Betablocker in max. tolerierbarer Dosis (Herzfrequenz 50–55/Min.) bzw. Maximaldosis, z. B. Carvedilol 12,5–25 mg/d oder Propranolol 320 mg/d

7.1.8 Dyspepsie

Sammelbegriff für unspezifische Oberbauchbeschwerden ohne objektivierbaren organischen Befund. Sehr häufig, 20–40 % der Bevölkerung betroffen. Ätiol. nicht gesichert.

Differenzialdiagnosen Organische Erkr. mit Oberbauchbeschwerden, z. B. Laktoseintoleranz, Ulkuskrankheit, Magen-Ca, Magenlymphom, Refluxkrankheit, Motilitätsstörung des Ös., Gallensteine, Pankreatitis, Parasiten (Lamblien), Nahrungsmittelallergien usw.

Basisdiagnostik Ausschluss einer organischen Erkr. (bei bis zu 40 % der Pat. erfolgreich, je nach betriebenem diagn. Aufwand).

- **Anamnese:** häufig entscheidend!
  - Völle-, Druckgefühl. Krampfartige Beschwerden im Epigastrium. Häufig vergesellschaftet mit Reizdarm, Blähungen, evtl. Übelkeit, Aerophagie, Nahrungsunverträglichkeit, Appetitlosigkeit, Aufstoßen
  - Derzeitige Medikation, z. B. NSAID, motilitätshemmende Medikamente wie Anticholinergika, Psychopharmaka mit anticholinergen Wirkungen; Alkohol, Nikotin
  - Nahrungsmittelunverträglichkeiten, z. B. Fette, Laktose, saure Speisen. Oft mit Urtikaria, Kreislaufsympt., Quincke-Ödem
  - Psychosoziale Probleme
  - ! Hinweise auf organische Ursachen/Alarmsymptome: Blutung, Ikterus, Dysphagie, Fieber, ungewollter Gewichtsverlust, Leistungsknick, Krankheitsgefühl, rasch progrediente Beschwerden
- **Körperliche Untersuchung** mit Abdomenpalpation und Auskultation, rektale Untersuchung
- **Labor:** Hb, Leukos, BSG, CRP, AP, Transaminasen, Amylase, Urinstatus, ggf. Hämoccult®

Weiterführende Diagn.

- **Abdomen-Sono, Gastroskopie mit Magen- und Duodenal-PE:** bei path. Befunden oder spätestens bei über 3–4 Wo. persistierenden, therapierefraktären Beschwerden
- **Magenentleerungsdiagnostik:** Szinti, Sono oder ^{13}C-Test
- **EUS** (Gallenwege, Pankreas), ggf. **MRCP, Koloskopie** mit Stufen-PE, **Rö-Dünndarm (Sellink, Hydro-MR, CT)**. Bei klin. Verdacht jeweils spezif. Diagn. z. B. **H_2-Atemtest** (▶ 7.6.11)

Therapie Prim. kausal, ansonsten schwierig. Keine Überdiagnostik und -ther.!

- **Reflux:** PPI, wie Pantoprazol oder Omeprazol 1 × 40 bzw. 20 mg/d p. o.
- **Nahrungsunverträglichkeiten:** Versuch mit individuell angepassten Diätvorschriften
- **Meteorismus:** blähende Speisen und CO_2-haltige Getränke meiden, postprandiale Bewegung, ggf. Spasmolytika (▶ 7.1.5). Nikotin- und Alkoholeinschränkung
- **Epigastrisches Völle- und Druckgefühl, Blähungen:** Spasmolytika, z. B. Mebeverin 3 × 135 mg/d p. o. oder Iberogast® 3 × 20 Trpf. Aufklärung über die Harmlosigkeit der Störung
- In therapieresistenten Fällen, v. a. bei zwanghafter Aerophagie, psychologische Betreuung. Alternative Ther. (z. B. Akupunktur, Homöopathie) erwägen

! Bei Nachweis von Helicobacter pylori Eradikation (▶ 7.4.3)

> Die Dyspepsie ist eine Ausschlussdiagnose, die durch Ursachensuche immer wieder infrage gestellt werden muss!

7

7.1.9 Unklarer Gewichtsverlust

Symptom vieler Erkr. Ungewollte Gewichtsabnahme von mehr al
Ausgangsgewichts innerhalb von 2 Mon. bedarf weiterer Diagnostik
wichtsabnahmen sind meist durch Wasserverlust bedingt (z. B. Diuret

> **Richtgröße**
> Body-Mass-Index (BMI) = [kg KG]/[Körpergröße in m^2].
> Normal: M: 19–26, F: 18–25.

Differenzialdiagnosen

- **Tumorerkr.:** teilweise verminderter, aber auch gesteigerter Appetit
- **Infektionen:** meist allg. Krankheitsgefühl, Abgeschlagenheit, unklares Fieber (▶ 17.1.1)
- **Parasitosen:** Tropenaufenthalt, selten Diarrhö, z. B. Lamblien (▶ 17.6.3), Askariden (▶ 17.5.6)
- **Endokrin:** Diab. mell. (Polyurie? ▶ 16.1), Hyper- oder Hypothyreose (▶ 12.1.6), endokrin aktive Tumoren, z. B. Phäochromozytom (▶ 12.2.5), Cushing-Krankheit (▶ 12.2.2), Karzinoide (▶ 12.5)
- **Malassimilationssy.** (▶ 7.6.11): postop., z. B. Magenresektion, Gallensäureverlust-Sy. bei Z. n. Dünndarm-OP, Enteritis regionalis Crohn, Colitis ulcerosa, chron. Pankreatitis, selten Whipple-Krankheit, Sprue, Kollagenosen, Polymyalgia rheumatica (▶ 11.6.6)
- **Medikamentennebenwirkung:** meist verminderter Appetit, z. B. bei Einnahme von Digoxin, Digitoxin, NSAID, ASS, Fe, Zytostatika, Glukokortikoiden, Antihypertensiva, Theophyllin; nach/unter Antibiotikather.
- **Kardiopulmonale Erkr.:** Stauungsgastritis mit Übelkeit und Erbrechen bei KHK und Herzinsuff.
- **Psychische Erkr.:** bei jüngeren Pat. z. B. Anorexia nervosa, Bulimie. Bei älteren Pat. z. B. depressive Reaktionen (z. B. Partnerverlust); auch bei Psychosen (z. B. Zyklothymie). Bei Verdacht neurolog.-psychiatrisches Konsil
- **Selten:** Schluckstörungen oropharyngeal, z. B. Zahn-, Kiefergelenkprozesse, neurolog. Bei nahezu allen Erkr. im Terminalstadium, z. B. Niereninsuff., Leberzirrhose

Basisdiagnostik

- **Anamnese:**
  - Dynamik und Ausmaß der Gewichtsreduktion, Appetit ↑ oder ↓, gewollte oder ungewollte Reduktion
  - Essverhalten, Unverträglichkeiten, Medikamentenanamnese, Reiseanamnese
  - Vorerkr.: z. B. Schilddrüse, Diab. mell., KHK, COPD, Nieren-, Leberinsuff., Magen-Darm, Pankreatitis; Vorop. v. a. am GIT
  - Vegetative Anamnese: Miktion, Defäkation → Menge, Frequenz, Konsistenz, Blutbeimengungen
  - Schluckbeschwerden, Fieber, Abgeschlagenheit, subjektives Krankheitsgefühl
  - Psychische Exploration: Belastungen, Partnerkonflikt, Pubertätssymptomatik
- **Körperliche Untersuchung:**
  - Vor allem Lk-Status, Schilddrüse, rektale Untersuchung inkl. Prostatapalpation

- Zeichen der Malnutrition: Nägel brüchig, Haut trocken, evtl. Ödeme bei Eiweißmangel, Aszites bei Leberzirrhose
- **Apparative Diagnostik:**
  - Basislabor: BSG, CRP, Diff-BB, Quick, aPTT, Transaminasen, Krea, Harnstoff, PSA, E'lyte, Lipase, Triglyzeride, Gesamteiweiß, Cholinesterase, Albumin, E'phorese, LDH, Ferritin, TSH basal, U-Status, Hämoccult®
  - Sono-Abdomen, Rö-Thorax, bei V. a. Schilddrüsenbeteiligung Sono-SD

Weiterführende Diagnostik Abhängig von der Anamnese, z. B. Parasitologie (Stuhl, Gallensaft, PE), Endokrinologie (5-Hydroxyindolessigsäure, Katecholamine i. U.), Auto-AK (ANA), Paraprotein i. U. bei V. a. Plasmozytom. Weitere infektiolog. Diagn. (Blut-, BAL-, Stuhl-, Urin- und Liquorkulturen, ggf. auch Direktpräparate), selten Virustiter (bis auf HIV). Bei V. a. Tbc Tine-Test. Panendoskopie, weitere Diagn. je nach klin. Verdacht.

Therapie Je nach Grunderkr.

7.2 Diagnostische Methoden

7.2.1 Bildgebende Verfahren

- **Abdomen-Sonografie:** erstes Verfahren bei unklaren abdom. Prozessen. Vorteil bei der Notfalluntersuchung (nicht nüchterner Pat.) Erhebung relevanter Befunde nach kurzer Einarbeitungszeit auch vom Anfänger möglich. Normalbefunde ▶ 2.1
- **KM-Sonografie:** Differenzierung z. B. fokaler Leberläsionen maligne (Ca/Metastasen) versus benigne Läsionen (Fettverteilungsstörungen, Zysten, Hämangiome, Abszesse, Fokal noduläre Hyerplasie, Adenome)
- **Röntgen-Abdomen/Abdomen-Übersicht:** häufig, schnell verfügbar. DD Ileus, Passagestörungen, Korprostase, freie Luft bei Perforation
- **CT-Abdomen:** bei unklaren abd. Befunden, akutem Abdomen ggf. präop.
- **MRT-Abdomen** (MRT/MRCP/MR-Sellink): Beurteilung des Organparenchyms bei z. B. unklaren Leber-RF (ggf. ergänzend/zusätzlich zur KM-Sono), Erkrankung der Gallengänge oder des Pankreasgangs (ggf. ergänzend/zusätzlich zur EUS), Beurteilung des Dünndarms. **KI:** Implantate im Körper, z. B. Herzschrittmacher, Schmerz-, Insulinpumpe, künstliche Herzklappe (manche Modelle), Gefäßclips im Kopf
- **Angiografie der Viszeralarterien:** heute meist als Angio-CT oder MR-Angio. Zur präop. Darstellung der Blutversorgung, Nachweis von Stenosen, Mesenterialinfarkt, Tumorgefäßen, Aneurysmen oder Blutungen (> 2 ml/Min. Blutfluss). **KI:** Gerinnungsstörung (Quick < 50 %), Hyperthyreose (relative KI), Niereninsuff. (relative KI), Herzinsuff. (relative KI). Bei KM-Unverträglichkeit und Hyperthyreose ggf. Prämedikation (▶ 2.1.3)
- **Röntgen-KM-Untersuchungen des GIT** (▶ 2.1.3): Röntgen-Breischluck für Ös. und Magen meist entbehrlich, nur noch bei nicht durchführbarer Endoskopie oder ergänzend (z.B. Diagn. Achalasie), oder nach Interventionen (Ausschluss Perforation bei Z.n. Dilatation/Bougierung im Ös.). Magen-Darm-Passage/Gastrografinverfolgung bei Subileus oder Ileus diagn./ther.

7

7.2.2 Endoskopische Methoden

ERCP ▶ 8.1.1.

> Immer Gerinnungsstatus, BB, Einverständniserklärung für Untersuchung und Sedierung und i.v. Zugang notwendig. Bei Untersuchung in Sedierung immer Personal zur Überwachung der Sedierung erforderlich.

Ösophagogastroduodenoskopie

Vorbereitung Sedierung z. B. Propofol 30–50 mg i. v., ggf. in Komb. mit Midazolam 1–2 mg i. v.

Durchführung Pat. in Linksseitenlage. Lokale Anästhesie des Rachens, z. B. mit Lidocain-Spray. Vorschieben des Endoskops bis ins postbulbäre Duodenum, Beurteilung der Schleimhaut unter Luftinsufflation und evtl. PE beim Rückziehen.

Ther. Möglichkeiten Sklerosierung, Ligatur, Resektion, Koagulation, Clipapplikation, Injektion, Bougierung/Dilatation, Lasertherapie, Radiofrequenzablation/BARRX, Fremdkörperentfernung, Polypektomie, Tumorresektion, Sondenanlage.

Nachbehandlung Pat. bleibt 1–2 h nach Untersuchung nüchtern.

Komplikationen (< 1 : 1 000) Reaktionen auf Sedierung, Aspirationspneumonie, kardiovaskuläre KO (hypertensive Krise, Herzinfarkt), bei Probeexzision Blutung. Perforation (**Cave:** Ös.-Divertikel!).

Endosonografie (EUS)

Komb. von Endoskop und Ultraschall (meist 7,5–20 MHz).

Indikationen Staging von Ös.-, Magen-, Rektum- und Pankreastumoren, Suche nach endokrin aktiven Tumoren (z. B. Insulinom), sonografisch gesteuerte Punktionen, Drainagen (z. B. Pankreasnekrosektomie), Diagn. Choledocholithiasis, Morphologie des Analkanals (Inkontinenz, Fisteln) und pararektaler Prozesse.

Nachteile Begrenzte Verfügbarkeit, hohe Kosten, hoher Ausbildungsstandard.

Prokto-, Rekto-, Sigmoidoskopie

Vorbereitung Bei Rekto-/Sigmoidoskopie Klysma 20–30 Min. vorher.

Indikationen Peranaler Blutabgang (Hämorrhoiden, Fisteln, Fissuren, Polypen, Tumoren).

Durchführung Digitale Voruntersuchung. Pat. in Knie-Ellenbogen-, Steinschnitt- oder Linksseitenlage. Je nach Länge des starren Rohrs (bis 25 cm) Einsicht bis max. ins Sigma.

Ther. Möglichkeiten Sklerosierung, Ligatur, Koagulation, Clipapplikation, Bougierung/Dilatation, Laserther., Radiofrequenzablation/BARRX, Fremdkörperentfernung, Polypektomie, Tumorresektion.

Komplikationen Blutung, Perforation.

Koloskopie

Vorbereitung Am Vortag ab Mittag Flüssignahrung, am Nachmittag und am Untersuchungstag Vorbereitungslsg. (1 l Moviprep® oder 200 ml Picoprep®) + 3–4 l Flüssigkeit (Wasser) trinken lassen („antegrade Lavage“), bis Stuhlwasser kamillefarben. Bei stark reduziertem AZ des Pat. langsamere Vorbereitung oder Magensonde legen. **Cave:** vorsichtige Volumengabe, insb. bei V. a. subtotal stenosiertem Tumor Aspirationsgefahr!

Durchführung Flexibles Endoskop. Sedierung z. B. initial Propofol 30–50 mg i. v., ggf. in Komb. mit Midazolam 1–2 mg i. v. Ziel: Untersuchung bis zum terminalen Ileum.

Ther. Möglichkeiten Sklerosierung, Koagulation, Injektion, Clipapplikation, Bougierung/Dilatation, Laserther., Radiofrequenzablation/BARRX, Fremdkörperentfernung, Dekompression, Polypektomie und Mukosektomie, Vollwandresektionen (FTRD).

Relative Kontraindikationen Peritonitis, akuter Schub einer Divertikulitis, tox. Megakolon.

Komplikationen Perforation, Blutung.

> Antibiotikaprophylaxe bei Endoskopien (▶ 4.7.1), da gehäufte Bakteriämien nach Intervention (Ös.-Bougierung/Dilatation, ERCP, PEG/PEJ-Anlage, Sklerother.).

Enteroskopie

Vorbereitung Am Vortag ab Mittag Flüssignahrung, am Nachmittag und am Untersuchungstag Vorbereitungslsg. (1 l Moviprep® oder 200 ml Picoprep®) + 3–4 l Flüssigkeit (Wasser) trinken lassen („antegrade Lavage").

Durchführung Sedierung, initial z.B. Propofol 30–50 mg i.v., Single- oder Doppelballonuntersuchung. Untersuchung transoral (antegrad) oder transanal (retrograd).

Ther. Möglichkeiten Sklerosierung, Koagulation, Injektion, Clipapplikation, Bougierung/Dilatation, Laserth., Radiofrequenzablation/BARRX, Fremdkörperentfernung, Polypektomie und Mukosektomie.

Komplikationen Blutung, Perforation.

7.2.3 Funktionsdiagnostik

Langzeit-pH-Metrie

Indikationen Refluxdiagn. v. a. bei neg. Endoskopie und Therapieversagen, unklarem Thoraxschmerz, nächtl. Aspirationen bei Asthmatikern. Auswertung als Langzeit-pH-Profil.

Durchführung Sonde 5 cm oberhalb des Ös.-Sphinkters platzieren. Intraluminale pH-Wert-Registrierung über 24–72 h. Alternativ Implantation einer pH-Sonde (BRAVO-Kapsel) in den distalen Ös. Vorteil: keine Sonde in der Nase, bis 48 h Aufzeichnung. Nachteil: kostenintensiver. Bei V. a. nichtsauren Reflux Komb. als Impedanz-pH-Metrie möglich. Laryngo-pharyngeale pH-Metrie bei extraös. Refluxsympt., wie Husten, Heiserkeit, refluxassoziierter Laryngitis.

Ösophagusmanometrie

Messung des intraluminalen Ös.-Drucks (Ös.-Sphinkteren und tubulärem Ös.).

Indikationen Unklare Schluckstörung (Endoskopie neg., Radiologie neg.), unklare nichtkardiale retrosternale Schmerzen (z. B. hyperkontraktile Motilitätsstörung, z. B. Ös.-Spasmus, Nussknackerös., Jackhammer-Ös.), Systemerkr. (SLE), V.a. Achalasie (obligat vor pneumatischer Dilatation), präop. bei geplanter Fundoplikatio, zum Ausschluss einer prim. Motilitätsstörung, postop. Kontrolle nach Kardiadilatation und Fundoplikatio.

Durchführung Positionierung einer Drucksonde in und oberhalb des UÖS, definierte Anzahl, meist 10 Schluckversuche mit Wasser. Zusätzlich evtl. Messung nach Stimulation durch Ballondilatation oder Tensilon®-Gabe. Meist reicht die Kurzzeitmessung. Bei bes. Fragestellungen 24-h-Messung sinnvoll.

- Mehrpunktmanometrie zur Beurteilung der Ös.-Motilität ggf. als 24-h-Manometrie
- High-Resolution-Manometrie: gleichzeitige Bestimmung an 24–36 Druckpunkten, ggf. auch in 3D-Darstellung

> **Weitere Manometrieverfahren**
> Antroduodenometrie (Magenentleerungsstörung), Sphincter-Oddi-Manometrie (Pankreatitis, Gallenkoliken), anorektale Manometrie (Inkontinenz, Obstipation, prä- und postop.).

Stuhlgewicht- und Fettbestimmung

Heute i. d. R. nicht akzeptierte, aber einfache, nicht belastende Untersuchung, Nachteil: Compliance-Probleme bei Personal und Pat. Keine Differenzierung in Malabsorption (z. B. Sprue, Whipple-Krankheit) oder Maldigestion (z. B. Pankreasinsuff. ▶ 7.5.2, Gallensäuremangel) möglich.

Indikationen V. a. generalisiertes Maldigestions- und Malabsorptionssy. (▶ 7.6.11).

Durchführung Pankreasenzympräparate absetzen. Über 3 d jeweils 24 h Stuhl sammeln. Ergänzend Mikroskopie auf unverdaute Nahrungsbestandteile.

Bewertung Normalgewicht 200–330 g/24 h. Path.: > 7 g Fett/24 h unter definierter Fettzufuhr von 100 g/d.

D-Xylose-Test

Bestimmung der Kohlenhydratresorption im Duodenum und im oberen Dünndarm. Auch als H_2-Atemtest möglich (s. u.). Vorteil: geräteunabhängig. Nachteil: sehr störanfällig, z. B. Magenentleerungsstörung, Erbrechen, Urinsammelfehler, Niereninsuff., bakt. Fehlbesiedlung.

Indikationen DD der Steatorrhö und V. a. Malabsorption.

Durchführung 25 g D-Xylose p. o. Nach 2 h Xylosebestimmung i. S.

Bewertung

- **Normwerte:** Xylose i. S. > 2 mmol/l, im 5-h-Urin Xylose > 4 g. Pankreasinsuff. als Ursache der Steatorrhö bei unveränderten Werten wahrscheinlich.
- **Verminderte Resorption:** V. a. Dünndarm-Malabsorption.

H_2-Atemtest

Bestimmung der KH-Absorption und damit der Funktion des oberen Dünndarms. H_2 wird im Darm bei der bakt. Verstoffwechslung von Zuckern gebildet, im Kolon absorbiert und über die Lungen abgeatmet.

Indikationen Test bei V. a. Laktose- und andere KH-Intoleranzen (Fruktose, Xylose, Xylit, Maltose). Meist prim. Laktasemangel (5–20 % der Bevölkerung), sek.

Ursachen sind v. a. chron. entzündliche Darmerkr., Sprue, Whipple-Krankheit und Lambliasis.

Bewertung Laktoseintoleranz bei Anstieg der H_2-Exhalation nach Gabe von Laktose. Glukosetest pos. bei bakt. Überwucherung des Dünndarms. **Cave:** Eine Differenzierung in prim. (angeborene) oder sek. erworbene intestinale Erkr. (Sprue etc.) ist nicht möglich.

Laktose-Toleranztest

Einfach durchzuführender geräteunabhängiger Test, nicht so sensitiv wie H_2-Atemtest.

Indikationen V. a. Laktasemangel.

Durchführung Parallel im Rahmen eines H_2-Exhalationstests. Nüchtern 50 g Laktose p. o. Glukose-Bestimmung (venös) nach 30, 60, 90 und 120 Min.

Bewertung Path. (Laktoseintoleranz) bei BZ-Anstieg nach 2 h < 20 mg/dl. Alternativ verfügbar dir. Bestimmung der Laktaseaktivität in der Duodenalmukosa (PE-Entnahme während oberer Endoskopie).

Nachweis von Motilitätsstörungen

- **Dünndarmtransit:** Laktulose-H_2-Atemtest, alternativ szintigrafische Verfahren
- **Magenentleerungsszintigrafie:** bei V.a. Entleerungsstörung
- **Kolontransit (Hinton-Test):** Bestimmung der Transitzeit (Richtzeit ca. 60 h) durch orale Gabe von rö-dichten Markern (Nachteil: relativ ungenau)

Indikationen Differenzierung und Objektivierung gestörte Stuhlpassage oder anorektale Obstruktion (▶ 7.1.5).

Durchführung Einnahme von 10–20 Pellets nüchtern für 6 d (normale Kost, keine Laxanzien), am 7. Tag Rö-Abdomen im Liegen.

Bewertung Transitzeit über dem Segment = Markerzahl × 1,2 h. Norm: re Kolon 7–15 h, li Kolon 8–16 h, Rektosigmoid 7–19 h.

Defäkografie

Darstellung der Defäkation im seitlichen Strahlengang.

Vorteil Gute Darstellung der Defäkation.

Nachteil Problematische Untersuchungssituation, hohe Strahlendosis der Gonaden.

Indikationen Abklärung von organischen (innerer Rektumprolaps, Rektozele) oder funktionellen (▶ 7.1.5) Defäkationsstörungen.

Exokrine indirekte Pankreasfunktion

Bestimmung der pankreatischen Elastase 1 im Stuhl.

Normwert 200 bis > 500 µg/g Stuhl.

Durchführung Material 2 g Stuhl. Substitutionsther. hat keinen Einfluss auf das Ergebnis, geringe tägl. Variationen, kein Sammelstuhl notwendig.

Bewertung Erniedrigt bei exokriner Pankreasinsuff., Mukoviszidose mit Pankreasbeteiligung. Hauptproblem: ungenau bei nicht schwerer exokriner Insuff.

7.3 Ösophagus

7.3.1 Gastroösophageale Refluxkrankheit (GERD)

Montreal-Klassifikation
Eine GERD entwickelt sich bei störenden Sympt. und/oder KO durch den Reflux von Mageninhalt.

Komb. aus Insuff. des UÖS (Hiatushernie), verzögerter ösophagealer Clearance (Motilitätsstörung), aggressivem Refluat (Säure, Galle, Pankreasenzyme), verminderter Schleimhautresistenz und begünstigenden Faktoren (Nikotin, Alkohol, Adipositas, Aszites und Medikamente). Zunehmende Häufigkeit im Alter (> 70 J. ca. 20 %). Häufigste Fehldiagnose: „Gastritis".

Leitbefunde
Sodbrennen, Luftaufstoßen und Schluckbeschwerden, oft epigastrisches Brennen und Schmerzen sowie Regurgitation von Nahrung. Beschwerden verstärken sich typischerweise in Rückenlage, beim Bücken und Pressen.

Ätiologie

- Prim. bei Inkompetenz des UÖS und konsekutivem Reflux (30 % axiale Gleithernie)
- Sek. z. B. bei Kardia-Ca, Z. n. Magen-OP, Magenentleerungsstörung, Kollagenosen, Gravidität

Klinik

- Sodbrennen (v. a. im Liegen und p. p.)
- Aufstoßen, Regurgitation, epigastrische oder retrosternale Schmerzen
- Dysphagie, kann v. a. bei Stenosen einziges Symptom sein
- Anamnestisch gehäuft Asthma bronchiale, Heiserkeit, rezid. Pneumonien, nächtliche Luftnotanfälle
- **Komplikationen:**
  - Ulzera mit Arrosionsblutung → akute Blutung stillen
  - Peptische Strikturen/Stenosen (Dysphagie ▶ 7.1.2) → endoskopische Bougierung
  - **Barrett-Ösophagus:** Ersatz des Plattenepithels des Ös. durch spezialisiertes intestinales metaplastisches Zylinderepithel. Etwa 30-fach erhöhtes Adenokarzinomrisiko. **Diagn.:** endoskopische Beschreibung nach Prag-Klassifikation (proximal circuläre (C) und proximal maximale (M) Ausdehung; CxMx) mittels hochauflösender Videoendoskopie/ virtueller Chromoendoskopie, 4 Quadranten PE alle 1–2 cm + separat suspekte Areale. **Ther.:** ▶ Tab. 7.5.

Tab. 7.5 Barrett-Ösophagus

Klassifikation		Therapie	Kontrollintervall
Keine intraepithaliale Neoplasie (IN)		Keine Ther.	Kontrolle innerhalb 1 J., dann alle 3–4 J.
Low grade IN (LGIN) (Referenzpathologie)			
	Sichtbare Läsion	EMR + ggf. lokal ablative Th. (RFA/BARRX)	Kontrolle nach 6 Mon., dann jährlich
	Nicht sichtbare Läsion	Lokal ablative Ther. oder Kontrolle	
High grade IN (HGIN)		EMR (ggf. zuvor EUS) + lokal ablative Ther. Des Rest-Barrett	Alle 3 Mon. im 1. Jahr, dann 2 J. halbjährlich, dann jährlich

EMR = endoskopische Mukosaresektion, RFA = Radiofrequenzablation

Formen der GERD ERD (erosive Refluxerkr.), NERD (nicht erosive Refluxerkr.), hypersensitiver Ös. (Refluxereignis < Norm, aber pos. Symptomindex), extraösophageale Manifestationen (Laryngitis, Asthma, Zahnerosionen), funktionelle Refluxbeschwerden (kein path. Reflux, neg. Symptomindex).

Diagnostik (▶ 7.2)

- Anamnese (Leitbefunde)
- Endoskopie: Beschreibung nach Los-Angeles-Klassifikation (▶ Tab. 7.6) und ggf. Dokumentation von KO
- 24-h-pH-Metrie, Impedant-pH-Metrie: DD NERD, hypersensitiver Ös., funktionelle Refluxerkr., extraösophageale Manifestationen
- Manometrie: DD Motilitätsstörungen
- Magenentleerungsszintigrafie: DD sek. Reflux bei Magenmotilitätsstörung

Tab. 7.6 Los-Angeles-Klassifikation der Refluxösophagitis*

A	Erosion beschränkt auf Faltenkämme, Längsausdehnung 5 mm
B	Wie A, Längsausdehnung aber > 5 mm
C	Erosion zwischen Faltenkämmen, < 75 % der Zirkumferenz
D	wie C, aber > 75 % der Zirkumferenz

* Weitere Einteilungen: MUSE-Klassifikation, Savary-Miller-Klassifikation

7

Differenzialdiagnosen Motilitätsstörungen des Ös., Angina pect., Ös.-Ca, Ulcus ventriculi, ösophageale Mukosaschäden z. B. durch Arzneimittel (Ca-Komplexbildner, ASS); Candidaösophagitis (Soor); v. a. bei Abwehrschwäche Herpes-, CMV-, Tbc- und Histoplasmose-Ösophagitis (▶ 17.7).

Therapie

- **Nicht medikamentös:** evtl. Schlafen mit erhöhtem Oberkörper, Gewichtsreduktion, Verzicht auf große, fette, späte oder nächtliche Mahlzeiten, Verzicht auf Unverträgliches (Schokolade, Alkohol, Nikotin). Keine Nitrate, Kalziumantagonisten, Theophyllin, β-Mimetika, Anticholinergika oder Diazepam

- **Medikamentös:** Grundprinzip Step-down-Ther. Beginn mit PPI 1 × Standarddosis bis zur Abheilung, im Verlauf Dosisreduktion (4–8 Wo.), z. B. Pantoprazol 40 mg/d p. o. morgens. PPI-Einnahme immer unabhängig von Nahrungsaufnahme. Bei anhaltender Sympt. ggf. Dosiserhöhung (2 × Standarddosis) oder Präparatewechsel. Bei Symptomlinderung/-freiheit Auslassversuch. Bei Wiederauftritt der Beschwerden PPI-Einnahme bei Bedarf, intermittierend oder kontinuierlich
- **Chirurgie:** nach 6–12 Mon. erfolgloser konservativer Ther. laparoskopische Fundoplicatio nach Nissen oder Hemifundoplicatio nach Toupet. Obligat: Vorliegen einer Hernie, Nachweis einer GERD mittels pH-Metrie/Impedanz, Auschluss Motilitäststörung mittels Manometrie

7.3.2 Eosinophile Ösophagitis

„Asthma der Speiseröhre“

Leitsymptom
Schluckbeschwerden, gelegentlich Sodbrennen, sowie Regurgitation von Nahrung.

Ätiologie Lokale, chronische immunvermittelte Ös.-Erkr.

Klinik Dysphagie häufig einziges Sympt. Gelegentlich Sodbrennen, Aufstoßen, Regurgitation, epigastrische oder retrosternale Schmerzen.

Diagnostik (▶ 7.2)
- Anamnese: Leitsymptome
- Endoskopie mit Stufenbiopsie: typischer endoskopischer Befund sind rötliche Längsfurchen, weißliches Sekret (eosinophile Infiltrate = Mikroabszesse, Trachealisierung der Speiseröhre)
- **Diagnosekriterien:**
  - Sympt. ösophageale Dysfunktion
  - Histologisch > 15 Eosinophile/hoch auflösendem Gesichtsfeld
  - Auf den Ösophagus beschränkte Eosinophilie

Differenzialdiagnosen Refluxerkr., Ösophagusstenose.

Therapie Eliminationsdiät und topische Glukokortikoide (Budesonid 2 × 1 mg/d, Fluticason) zusätzlich PPI.

7.3.3 Hiatushernien

Verlagerung von Teilen des Magens durch den Hiatus oesophagei in den Thoraxraum (▶ Abb. 7.2). Meist axiale Gleithernien. Häufig Mischformen.

Axiale Gleithernie

75 % der Hiatushernien. Kardia ist in den Thorax hochgezogen.

Klinik Häufig Zufallsbefund bei alten Menschen (60 % der > 60-Jährigen). Fast immer asympt., selten Refluxösophagitis.

Diagnostik Endoskopie. **Cave:** Rö-Diagn. nicht sinnvoll.

Therapie Bei asympt. Hernien keine Th. Bei Refluxösophagitis OP in Erwägung ziehen (▶ 7.3.1).

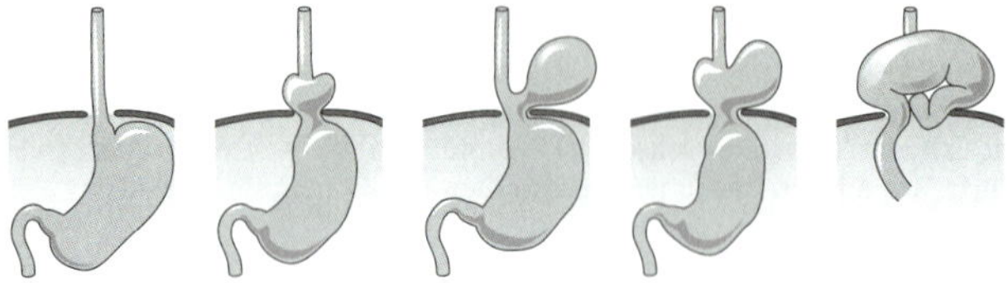

Abb. 7.2 Hiatushernien [L106]

Paraösophageale Hernie

Kardia in regelrechter Position; ein Teil des Fundus ist in den Brustraum hochgezogen.

> **Leitbefunde**
> Aufstoßen, Druckgefühl in der Herzgegend v. a. nach Nahrungsaufnahme, im weiteren Verlauf Symptome der chron. Anämie.

Klinik Meist mittleres Lebensalter. Oft asympt.; manchmal Aufstoßen oder Druckgefühl in der Herzgegend. Bei großen Hernien evtl. Dysphagie. Fast nie Refluxösophagitis.

Komplikationen Häufig und gefährlich! Ulzera (in 30 %; Perforationsgefahr), mechanisch bedingte Erosionen (in 30 %; chron. Blutverlust mit Eisenmangelanämie), Volvulus (30 %) mit Gefahr der Inkarzeration (akuter Brustschmerz, sofortige OP). Extremvariante: Upside-down-Magen.

Diagnostik Endoskopie, Rö → manchmal auf Nativ-Thoraxbild erkennbar (in den Herzschatten projizierte Spiegelbildung); Nachweis durch Breischluck in Kopftieflage. Besser Endoskopie.

Therapie Wegen der hohen KO-Rate OP-Ind. auch im asympt. Stadium, transabdominale Gastropexie.

7

7.3.4 Ösophaguskarzinom

Meist Raucher und Alkoholiker > 50. Lj.; M : F = 5 : 1 (Frauenanteil steigend). 90 % Plattenepithel-Ca, etwa 10 % Adeno-Ca (Inzidenz steigend). Lokalisation v. a. an den drei Ös.-Engen (Adeno-Ca meist unteres Drittel).

> **Leitbefunde**
> Gewichtsverlust, retrosternale und Rückenschmerzen, neu aufgetretene Dysphagie.

Risikofaktoren Alkohol , Nikotin. Übergewicht. Achalasie. Nutritive Mangelzustände (Vit. A, Riboflavin, Folsäure, Fe, Zink), Refluxerkr., Barrett-Ös.. Strikturen nach Säure-/Laugenverätzung.

Klinik Dysphagie (DD der Dysphagie ▶ 7.1.2). Gewichtsverlust, Regurgitation von Speisen, Singultus, Heiserkeit. **Cave:** Bei den ersten Beschwerden ist das Öso.-Lumen schon zu ⅔ verlegt. **KO:** GI-Blutung, ösophagotracheale Fistel mit Aspirationspneumonie.

> Bei Pat. > 40. Lj. mit neu aufgetretenen Schluckbeschwerden immer Ös.-Ca ausschließen.

Diagnostik

- **Primärdiagn.:** Endoskopie (hochauflösend, ggf. virtuelle bzw. Chromoendoskopie z. B. mit Lugol-Lösung), Biopsie (Histologie: LGD/LGIN, HGD/HGIN, Ca/Tis, Plattenepithel-/Adeno-Ca, Grading) (Barrett-Ösophgaus ▶ Tab. 7.5).
- **Rö-Breischluck mit Durchleuchtung:** wenn endoskopische Passage nicht möglich (Ausdehnung, Füllungsdefekte, Verlust der Schleimhautstruktur, Wandstarre, zirkuläre Stenose, Fisteldarstellung).
- **Staging zur Festlegung des TNM-Stadiums der UICC:** Sono-Abd. (Mx), Multidetektor-CT (MDCT)-Hals/Thorax/Abd. (ggf. PET-CT) (Mx), EUS (Tx/Nx), Broncho bei Ca in den oberen ⅔ (Ausschluss Fistel), Skelettszinti bei V. a. ossäre Metastasen. ggf. Laparoskopie (Nachweis/Ausschluss Peritonealkarzinose). Meist frühe lymphogene Metastasierung, bei T_2-Tumoren etwa 65 % (paraösophageal, Kardiabereich, paratracheal). Spät hämatogene Metastasierung in Lunge, Leber und Knochen.

Therapie Nach Empfehlungen interdisziplinärer Tumorkonferenzen; allgemein:

- **Endoskopische oder lokal ablative Ther.:** in Zentren in Erprobung bei inoperablen Pat. mit T_1-Tumoren oder Präkanzerosen. Bei T_1-Ca unter bestimmten Bedingungen in Zentren endoskopische Resektion.
- **Chirurgisch:** R0-Resektion entscheidend für die Progn. Ist aufgrund der Staging-Untersuchungen keine R0-Resektion möglich, Verzicht auf OP oder zunächst neoadjuvante Ther. zum Down-Staging mit alleiniger oder kombinierter Radiochemother., dann Entscheidung über OP. **Cave:** Die postop. adjuvante Radiochemother. verbessert das Überleben nicht.
- **Radiochemotherapie:** bei nicht resezierbaren Tumoren. Strahlendosis ~ 60 Gy, simultane Applikation z. B. von 5-Fluorouracil, Cisplatin. Ggf. endokavitäre Verfahren ergänzen (Afterloading-Technik).
- **Palliative Wiederherstellung der Nahrungspassage:** perkutane endoskopische Gastrostomie (PEG ▶ 2.5.2), Bougierung, Bestrahlung (35–45 Gy perkutan, Afterloading), OP, endoskopische Einlage eines selbstexpandierenden Metallstents.

Prognose Die meisten Pat. sterben innerhalb weniger Mon. 5-JÜR mit OP ca. 10 %, bei Palliativmaßnahmen < 1 J.

7.3.5 Divertikel

Am häufigsten Zenker-Divertikel im dorsalen Halsteil des Ös. Seltener epiphrenisches Pulsionsdivertikel dicht oberhalb des Zwerchfells oder epibronchiales Traktionsdivertikel (durch Mobilitätsstörung) auf Höhe der Trachealbifurkation, meist Rö-Zufallsbefund.

Leitbefunde

Dysphagie und Regurgitation unverdauter Speisen. Oft Hustenreiz bei Nahrungsaufnahme.

7

Zenker-Divertikel

Höheres Alter, M > F. Kann beträchtliche Größe erreichen. Lage meist linksseitig.

Klinik Regurgitation von unverdauten Speiseresten (häufig nachts: Speisereste auf dem Kopfkissen), übler Mundgeruch, evtl. Dysphagie. Charakteristische progressive Zunahme der Schluckbeschwerden beim Essen, Entleerung durch Druck von außen.

Diagnostik Rö-Breischluck. Bei Endoskopie Perforationsgefahr!

Therapie Zunächst sympt. (Breikost, Schlafen mit erhöhtem Oberkörper), bei Regurgitation und/oder Aspiration krikopharyngeale Myotomie des OÖS (80–90 % Erfolg), bei großen Prozessen endoskopische Abtragung des Divertikelstegs oder Divertikelektomie (endoskopische oder chir. Sphinktermyotomie).

7.3.6 Motilitätsstörungen

Achalasie

Unfähigkeit des UÖS zur Erschlaffung, kombiniert mit fehlender gerichteter Peristaltik im unteren (tubulären) Ös. Seltene neuromuskuläre Erkr.

Einteilung

- **Prim. Form:** Denervierung des UÖS
- **Sek. Form:** Pseudoachalasie bei infiltrierendem kardianahem Ca, Lymphomen oder tox. bzw. drogenbedingt

Leitbefunde
Dysphagie, Regurgitation von Speisen unmittelbar nach der Nahrungsaufnahme, Völlegefühl.

Klinik Über Jahre zunehmende Dysphagie (bei fester und flüssiger Nahrung), Brustschmerz und Regurgitation von unverdauten Speisen. Gewichtsverlust.

Diagnostik

- **Rö-Breischluck:** Stenose im terminalen Ös., darüber „sektglasförmige" Weitstellung, evtl. mit Spiegelbildung
- **Endoskopie:** mit Biopsie ggf. EUS/weitere Umgebungsdiagn. zum Ausschluss Pseudoachalasie
- **Ös.-Manometrie** (▶ 7.2.3): bestes Verfahren, erhöhter Druck + fehlende Öffnung des UÖS, weitere Unterteilung durch hochauflösender Ös.-Manometrie nach der Chicago-Klassifikation:
  - Typ I: „klassische Achalasie"; hypomotil, keine wesentlichen Ös.-Kontraktionen
  - Typ II: „panösophageale Kompression"; Druckaufbau im gesamten Ös.
  - Typ III: „spasmodische A."; spastische Kontraktionen im gesamten Ös.
  - Sonder-/Frühform: „Ausflussobstruktion des ösophagogastralen Übergangs", ausbleibendes Erschlaffen des UÖS mit erhaltener Ös.-Peristaltik

Therapie

- Medikamentös (kaum effektiv) z.B. Kalziumantagonisten wie Nifedipin 20 mg/d s.l.
- Endoskopisch-radiologisch: pneumatische Ballondilatation des UÖS (muss meist nach 1–3 J. wiederholt werden). Alternativ endoskopische Botulinustoxin-Injektion in den UÖS (diagn./ther. Methode, kurzer Effekt, teuer)

- Myotomie:
  - Laparoskopische Kardiomyotomie nach Heller (Inzision der Muskelschicht bis auf die Mukosa), postop. in 20 % Reflux → Endoskopiekontrollen postop. 20% Reflux-Typ
  - POEM (perorale endoskopische Myotomie), neues Verfahren, in Zentren

Hyperkontraktile Motilitätsstörungen

Leitbefunde
Dysphagie, retrosternalen Schmerzen bzw. Thoraxschmerz

Distaler Ösophagusspasmus

Relativ selten. Primäre Form mit unklarer Ätiol. Sekundär bei Hiatushernie, GERD.

Klinik Intermittierende Brustschmerzen (DD Ang. pect.) und Dysphagie (DD zur Achalasie).

Diagnostik Manometrie: frühzeitige Kontraktionen des unteren Ös. im Verhältnis zum Beginn des Schluckakts, jedoch erhaltene Öffnung des UÖS (DD Achalasie Typ III).

Therapie s.u.

Nussknackerösophagus

Primäre Form mit unklarer Ätiol. Sekundär bei Hiatushernie/GERD. Gute Prognose.

Klinik Nicht kardiale Thoraxschmerzen oder Dysphagie.

Diagnostik Manometrisch hypertensive Peristaltik, d.h. normale Peristaltikwelle über den gesamten Ös. jedoch mit erhöhten Kontraktionsdrücken.

Therapie s.u.

Jackhammer-(Presslufthammer-)Ösophagus

Primäre Form mit unklarer Ätiol. Sekundär bei Hiatushernie, GERD, eosinophiler Ösophagitis.

Klinik Thoraxschmerzen oder Dysphagie.

Diagnostik Manometrisch nach unauffälliger Kontraktion und Peristaltikwelle des oberen Ös. exzessiv hohe Kontraktionen des unteren Ös. Endoskopie mit Stufen-PE.

Therapie hyperkontraktiler Motilitätsstörungen
- Medikamentös z. B. Kalziumantagonisten, lang wirksame Nitrate, Sildenafil
- Endoskopisch z.B. Botoxinjektion in hyperkontraktile Areale, bei ausgewählten Pat. in Zentren perorale endoskopische Myotomie (POEM)

7.4 Magen und Duodenum

7.4.1 Akute Gastritis

Häufige Verlegenheitsdiagnose bei Pat. mit Oberbauchbeschwerden. Diagnose nur histologisch möglich.

Leitbefunde
Appetitlosigkeit, Übelkeit mit Erbrechen, Aufstoßen, Druckgefühl im Oberbauch. Oft spontan oder bei Palpation epigastrischer Schmerz.

Erosive Gastritis

Läsionen nicht tiefer als Muscularis mucosae, häufig Petechien.

Ätiologie Noxen z. B. NSAID und Alkohol. Stress, z. B. Trauma, Verbrennungen. Häufig keine eruierbare Ursache.

Klinik Oft asympt. oder leichtes epigastrisches Druckgefühl mit Übelkeit, gelegentlich Hämatemesis und Meläna.

Komplikationen Akute Schleimhautdefekte bei Intensivpat., z. B. Erosionen, Ulzera, hämorrhagische Gastritis mit akuter GI-Blutung (DD und Ther. ▶ 7.1.7).

Diagnostik Gastroskopie mit Biopsie.

Differenzialdiagnosen Peptisches Ulkus, Magen-Ca, Refluxösophagitis, Cholezystitis, Pankreas- und Lebererkr., Hinterwandinfarkt.

Therapie In leichten Fällen Nahrungskarenz, Kaffee-, Alkohol- und Nikotinverzicht. Entbehrliche Medikamente absetzen. Antazida 4–6 × tägl., z. B. Maalox 70®, Standardther. PPI. Beschwerdefreiheit innerhalb weniger Tage zu erwarten.

Stressulkusprophylaxe
Bei Intensivpat. mit Beatmung > 4 d, Ulkusanamnese, ulkogener Medikation, z. B. Antiphlogistika, Kortikoide, Polytrauma, SHT, Hirnblutung, Sepsis, Pfortaderhochdruck, bis zur suffizienten enteralen Ernährung.

- Sucralfat-Susp. 1 g alle 6 h p. o.
- H_2-Blocker, z. B. Ranitidin 2–4 × 50 mg/d. i. v. H_2-Blocker sind prinzipiell etwas effektiver als Sucralfat, verbessertes Überleben.
- **Cave:** vermehrt nosokomiale Pneumonien. Bei Pat. mit Hirndruck und gesteigerter Säuresekretion ist eine säuresuppressive Ther. indiziert.
- PPI, z. B. Pantozol 40 mg/d, grundsätzlich sind PPI sicher gleich effektiv wie H_2-Blocker, Studien fehlen jedoch

7

7.4.2 Chronische Gastritis

Meist asympt., endoskopisch bioptischer Zufallsbefund, z. B. bei 50 % der 50-Jährigen!

Sonderformen:

- Nicht infektiöse granulomatöse Gastritis z. B. bei Enteritis regionalis Crohn, Sarkoidose, Granulomatose mit Polyangiitis, Vaskulitiden, Fremdkörpern
- Eosinophile Gastritis z. B. bei Nahrungsmittelallergie, anderen Allergenen

Typ A (< 5 %)

Ätiologie Autoimmun.

Folgen Anazidität (Achlorhydrie), Hypergastrinämie; Vit.-B_{12}-Mangel (perniziöse Anämie ▶ 13.2.2); Lokalisation v. a. in Korpus und Fundus, Antrum frei; Neigung zu Dysplasien und Magen-Ca (ggf. endoskopische Verlaufskontrollen).

Diagnostik BB (Makrozytose), Bestimmung von AK gegen Parietalzellen, Intrinsic Factor und Vit.-B_{12}-Spiegel, Ösophagogastroduodenoskopie mit Biopsie.

Therapie Kausal nicht möglich, bei Perniziosa parentale Vit.-B_{12}-Gabe.

Typ B (85 %)

Ätiologie Fast immer H. pylori, selten H. heilmannii, CMV oder andere Bakt.

Folgen Erosionen mit Blutungsgefahr, Ulcus duodeni oder ventriculi, MALT-Lymphom, Magen-Ca. Primär im Antrum lokalisiert, pylorokardiale (aszendierende) Ausbreitung v. a. unter säuresuppressiver Ther. (▶ 7.4.3). Meist über Jahre bis Jahrzehnte asympt.

Diagnostik Nicht invasiv: ^{13}C-Harnstoff-Atemtest, Stuhl-Ag-Test, AK-Bestimmung im Serum. Invasiv: Ösophagogastroduodenoskopie mit Biospie (Kultur, Histologie, PCR, Urease-Schnellest).

Therapie Eradikation (▶ 7.4.3).

Typ C (10 %)

Ätiologie Chemisch-tox. durch ASS/NSAID, Alkohol und Gallereflux, z. B. bei Z. n. BI-OP.

Folgen Ulcera duodeni oder ventriculi oder Anastomosenulzera.

Diagnostik Anamnese, Ösophagogastroduodenoskopie mit Biospie.

Therapie Noxen meiden, bei V. a. Motilitätsstörung Prokinetika. Bei galligem Reflux ggf. Colestyramin.

- Immer Gastritisdiagn., bei V. a. Ulcus duodeni oder ventriculi, MALT-Lymphom des Magens, nach endoskopischer Ther. eines Magenfrühkarzinoms, V. a. erosive Gastritis, V. a. Riesenfaltenmagen, makrozytäre Anämie, Systemerkr., z. B. Enteritis regionalis Crohn, Sarkoidose.
- Bei gezielter Diagn. je 2 Biopsien aus Antrum und Korpus (klein- und großkurvaturseitig); bei V.a. Typ A zusätzlich aus dem Fundus. Je 1 Biopsie aus Antrum und Korpus (großkurvaturseitig) für Urease-Schnelltest.

7.4.3 Gastroduodenale Ulkuskrankheit

Schleimhautdefekt, der die Muscularis mucosae durchbricht. 10 % der Bevölkerung. Rezidivrate > 80 %.

- **Ulcus ventriculi:** meist 50.–60. Lj., Lokalisation v. a. im Antrum und an der kleinen Kurvatur. Multiple Ulzera oft medikamentöser Genese. In 10–20 % zusätzliches Ulcus duodeni. In 70 % H.-pylori-Besiedelung. **Cave:** bis 5 % aller „Magenulzera" sind exulzerierte Magen-Ca! Endoskopische Verlaufskontrolle.
- **Ulcus duodeni:** meist jüngere Menschen, M > F. Familiäre Disposition. Meist Hyperazidität. In 95 % H.-pylori-Besiedlung des Antrums. Hohe Rezidivneigung (80 %).

Leitbefunde
Ulcus duodeni: Spät-, Nacht- und Nüchternschmerz im Epigastrium mit Besserung nach Nahrungsaufnahme.
Ulcus ventriculi: Sofortschmerz nach Nahrungsaufnahme

7

Risikofaktoren

- Hohe Rezidivneigung bei Rauchen, Stress, schwerer körperlicher Arbeit, hoher Rezidivfrequenz in der Vergangenheit, Bulbusveränderungen, persistierenden Sympt. trotz Akutheilung
- Keine erhöhte Rezidivneigung durch NSAID. Vermindertes Rezidivrisiko bei Kaffee- und mäßigem Alkoholkonsum

Klinik Ulcus ventriculi und Ulcus duodeni klin. häufig nicht zu differenzieren: meist unspezif. Sympt., z. B. Schmerzen im Oberbauch, Neigung zu Übelkeit, Völlegefühl, Inappetenz, Nahrungsmittelunverträglichkeit. Bei ⅓ Erstmanifestation durch KO. Typisch, aber nicht immer vorhanden:

- **Ulcus ventriculi:** Sofortschmerz nach einer Mahlzeit
- **Ulcus duodeni:** Nüchternschmerz, prompte Besserung durch Nahrungsaufnahme oder Antazida

Komplikationen

- **Blutung:** 25 % → Ther. ▶ 7.1.7
- **Perforation:** ~ 5 %. Plötzlicher Schmerz, Peritonitisentwicklung → Ther. ▶ 7.1.1
- **Stenose:** 2–4 %. Bei Ulcus duodeni und intrapylorischen Ulzera akut, selten auch nach Abheilen des Ulkus persistierend (narbige Veränderungen). Erbrechen, Schmerzzunahme durch Essen, zunehmende Auszehrung, Refluxösophagitis (sekundär) → Versuch der Dilatation, bei operablen Pat. OP anstreben
- **Penetration:** < 5 %, meist in Pankreaskopf (Amylase ↑) oder Lig. hepatoduodenale → Ikterus. Oft in Rücken ausstrahlende Schmerzen, keine Abwehrspannung
- **Sek. maligne Entartung:** extrem selten (nur Ulcus ventriculi)

Diagnostik

- Anamnese
- Körperliche Untersuchung und Labor unergiebig, manchmal Anämie
- Ösophagogastroduodenoskopie + Biopsie (H.p.-Befall): Bei allen > 3 Wo. anhaltenden „Magen"-Beschwerden (▶ 7.2.2)

! Immer Malignom ausschließen!

Differenzialdiagnosen

7

- **Ulcus ventriculi:** Magen-Ca. Verdächtig schlecht heilendes Ulkus, Ulkusdurchmesser > 3 cm, Ulkus im Fundus oder an der großen Kurvatur. Zollinger-Ellison-Sy. (therapieresistente, multiple Ulzera ▶ 12.5.3)
- **Ulcus duodeni:** Enteritis regionalis Crohn, selten Tumoren

Therapie Noxen meiden, z. B. Medikamente (ASS, NSAID), Nikotin, keine besondere „Ulkusdiät", aber frühes Abendessen, keine späten Mahlzeiten, faserreiche Kost, normokalorische Ernährung.

- **H.-pylori-pos. Ulkus:** orale Eradikation (parenteral nicht sinnvoll)
- **H.-pylori-neg. Ulkus + ASS/NSAID:** ASS/NSAID absetzen, PPI (Gabe morgens) für 3–4 Wo. (▶ Tab. 7.7). Bei notwendiger Ther. mit NSAID PPI für 4 Wo., konsekutive konsequente Dauerprophylaxe mit PPI oder Umstellung auf Cox-2-Hemmer
- **H.-pylori-neg. Ulkus, keine NSAID:** PPI für 3–4 Wo. **DD** seltene Ursachen (Enteritis regionalis Crohn, eosinophile Gastroduodenitis, Tumor [Gastrinom], Vaskulititiden usw.). Hohe Rezidivrate
- **Z. n. Ulkus-KO** (v. a. Blutung): PPI bis zum Abheilen, Sekundärprophylaxe in halber Dosierung oder OP
- Ulkuschirurgie bei nicht abheilendem Ulkus, Ulkuskomplikationen ▶ 7.4.4

Therapiekontrollen

- **Akutphase** (V.a. blutendes Ulcus ventriculi und duodeni): initial Endoskopie, bei Blutungsfreiheit keine, bei V. a. erneute Blutung sofortige Reendoskopie
- **Follow-up:** Erfolgskontrollen bei beschwerdefreien Pat. frühestens 2–4–6 Wo. nach Therapieende. Kontrolle des Eradikationserfolgs nicht invasiv (^{13}C-Harnstoff-Atemtest, Stuhl-Ag-Test, Serum-AK). Invasiv wenn Endoskopie erforderlich mit Biospie (Kultur, Histologie, PCR, Urease-Schnellest)
  - Ulcus ventriculi: endoskopische Kontrollen inkl. Biopsien aus Ulkusrand und Grund bis zum endgültigen Abheilen notwendig
  - Ulcus duodeni: keine Routinekontrollen nach Beendigung der Akutphase, nicht invasive Kontrolle des Eradikationserfolgs

Prognose Abheilung des Ulcus ventriculi ist langwieriger und die Heilungsquote um 10 % geringer als beim Ulcus duodeni, das aber eine höhere Rezidivrate von etwa 75 % aufweist.

Tab. 7.7 Medikamente zur Therapie der gastroduodenalen Ulkuskrankheit

Name	Dosis (p. o., i. v.)	Indikationen, Bemerkungen	Nebenwirkungen, Kontraindikationen
H_2-Blocker (Säurehemmung)			
Cimetidin	p. o.: 1 × 800 mg i. v.: 2 × 200 mg (langsam, mind. 2 Min.)	Einnahme als Einzeldosis nach dem Abendessen	NW (Auswahl): Allergie, Müdigkeit, Bewusstseinsstörungen, Schwindel, Gynäkomastie, Galaktorrhö, Libido ↓ Impotenz, Diarrhö, Krea ↑, Transaminasen ↑, bei i. v. Gabe RR ↓, Bradykardie, Exanthem WW ▸ 19.3
Ranitidin	p. o.: 1 × 300 mg i. v.: 2–4 × 50 mg (langsam, mind. 2 Min.)	Einnahme als Einzeldosis nach dem Abendessen	NW wie Cimetidin, weniger ausgeprägt (bei Mehrfachmedikation und im Alter bevorzugen). KI: Kinder < 12 J., Schwangerschaft, Stillzeit
Protonenpumpenhemmer (stärkste Säurehemmung)			
Omeprazol	p. o.: 1. Tag 2 × 20 mg, dann 1 × 20 mg i. v.: 1–2 × 40 mg	Einnahme morgens; Ulzera und Zollinger-Ellison-Sy., Refluxösophagitis, obere GI-Blutung (Dosis ▸ 7.1.7); i. v. strenge Ind.!	BB-Veränderungen, Kopfschmerz, Leberwerte ↑, Exantheme, Sehstörungen. Strenge Ind. bei Pat. mit Störung der Mikrozirkulation (z. B. Schock, hochgradige Anämie) und Autoimmunerkr. → erhöhte Sterblichkeit
Pantoprazol	p. o.: 1 × 40 mg	Wie Omeprazol	Wie Omeprazol, aufgrund der pharmakologischen Eigenschaften weniger WW, daher gegenüber den anderen PPI zu bevorzugen
Lansoprazol	p. o.: 1 × 30 mg	Wie Omeprazol	Wie Omeprazol
Rabeprazol	p. o.: 10–20 mg	Wie Omeprazol	Wie Omeprazol
Esomeprazol	p. o.: 1 × 20–40 mg	Wie Omeprazol	Wie Omeprazol

H.-pylori-Eradikationstherapie

Indikationen

- Bei Ulcus duodeni/ventriculi, MALT-Lymphom, ITP, M. Menetrier, lymphozytärer Gastritis, bei Ulkusanamnese vor ASS/NSAID-Th.-beginn, bei Z.n. GI-Blutung unter NSAID/ASS **soll** eine Eradikation erfolgten
- Bei erosiver HP-Gastritis, funktioneller Dyspepsie, Eisenmangelanämie, Prophylaxe des Magen-Ca bei RF, Anastomosenulkus, bei operiertem Magen, Refluxösophagitis **kann** eine Eradikation erfolgen

Therapieschemata

Auswahl unter Berücksichtigung möglicher Resistenzen/Unverträglichkeiten/Allergien:

1. **Italienische Triple-Ther.:** Clarithromycin 2 × 250 mg/d p. o., Pantoprazol 2 × 40 mg/d p. o., Metronidazol 2 × 400 mg/d p. o. für 7–14 d. Eradikationsrate > 90 %. Nachteil: prim. und sek. Resistenzen gegen Clarithromycin bis 10 % und Metronidazol bis 50 % → Rezidivrate ↑ ↑
2. **Französische Triple-Ther.:** Clarithromycin 2 × 500 mg/d p. o., Pantoprazol 2 × 40 mg/d p. o., Amoxicillin 2 × 1 g/d p. o. für 7–14 d. Eradikationsrate > 90 %. Etwa 30 % NW. Nachteil: prim. und sek. Resistenzen gegen Clarithromycin bis 10 %, 30 % teurer als italienische Ther.
3. **Bismuthaltige Vierfach-Ther.:** bevorzugt in Regionen mit hoher Clarithromycinresistenz und Versagen der Primärther. In einer Kapsel kombiniert: Zitronensäure, Bismut-Kalium-Salz (140 mg), Tetracyclin (125 mg) und Metronidazol (125 mg) 4 × 3 Kps.(12 Kps./d), z. B. Pylera® in Komb. mit 2 × Standarddosis PPI, z. B. 2 × 20 mg Pantoprazol für 10 d
4. **Alternative Triple-Ther.:** Amoxicillin 2 × 100 mg/d, Levofloxacin 2 × 250 mg/d, Pantoprazol 2 × 40 mg/d p. o. Erfolg > 90 %. **NW:** inkl. Sehnenschäden und QT-Verlängerung

- Eine dauerhafte säuresuppressive Ther. ist nach Beendigung der Eradikationsther. nur notwendig, wenn der Pat. weiter Beschwerden hat oder ASS/NSAID einnehmen muss.
- Eine H.-pylori-Sanierung schützt nicht vollständig vor persistierender NSAID-Schädigung.

7

Ulkuschirurgie

Akute Blutungen können i. d. R. kons. zur Abheilung gebracht werden. Die OP erzielt in 80 % Beschwerdefreiheit.

Indikationen Perforation und endoskopisch nicht zu dilatierende Magenausgangsstenosen, hohe Rezidivquote oder Therapieresistenz, Rezidivblutungen nach endoskopisch interventioneller Blutstillung (normaler dauerhafter Heilungserfolg 90–95 %), V. a. Karzinom (auch bei neg. Histologie).

OP-Verfahren (▶ Abb. 7.3).

- **Notfall-OP:** idealerweise endoskopische Markierung des Ulkus (z. B. Methylenblau oder Tusche), danach Ulkusübernähung oder Exzision (Ulcus ventriculi)
- **Ulcus ventriculi:** Magenteilresektion (⅔ Resektion) nach Billroth I oder besser Billroth II oder Y-Gastrojejunostomie nach Roux

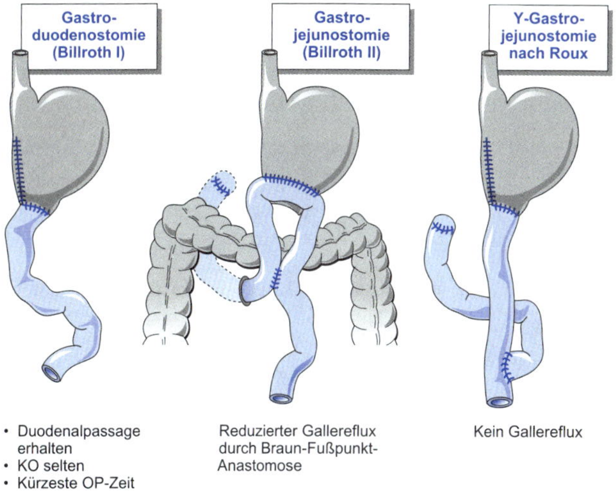

Abb. 7.3 OP-Verfahren bei Ulcus ventriculi (⅔-Magenresektion) [L106]

Postoperative Komplikationen

- **Dumpingsy.:** in 10–20 % nach Billroth-II-Resektion, in ~ 4 % nach Billroth-I-Resektion.
  - **Frühdumping:** 3–4 Wo. postop.; Schweißausbruch, Übelkeit, Kollapsneigung und Tachykardie beim oder kurz nach dem Essen durch Volumeneffekt der Speisen und osmotische Wirkung der Kohlenhydrate. Ther.: viele kleine Mahlzeiten ohne Flüssigkeit, geringer Anteil an freien KH
  - **Spätdumping:** Heißhunger, Zittern und Schock 2–3 h p. p. Ther.: viele kleine Mahlzeiten ohne Flüssigkeit, keine süßen Speisen. Verstärkte Insulinsekretion bei rascher Passage in den Dünndarm
- **Sy. der zuführenden Schlinge** (Afferent-loop-Sy.) nach klassischer Billroth-II-OP. Morgendl. und postprandiales Erbrechen von Galle, Völlegefühl, abdom. Schmerzen. **Ther.:** Braun-Fußpunktanastomose, Y-Roux-Rekonstruktion oder Umwandlung in Billroth I. Bei bakt. Fehlbesiedelung Versuch der Sanierung mit Tetrazyklin 4 × 500 mg/d für 10 d p. o., häufig Rezidive
- **Sy. der abführenden Schlinge** (Efferent-loop-Sy.): Obstruktion durch narbige Striktur im Mesokolonschlitz, Narbenbildung bei rezid. Ulcera peptica jejuni oder innerer Hernienbildung. Motilitätsstörung nach Denervierung (Vagotomie!). Erbrechen von großen Mengen Flüssigkeit, Galle und groben Speiseresten. **Ther.:** Umgehungsanastomose, bei Ulcera jejuni trunkuläre Vagotomie
- **Anämie:** evtl. erst Jahre nach Resektion. In ca. 60 % hypochrom (Eisenmangel), in 30 % hyperchrom (Vit.-B_{12}-Mangel). **Ther.:** Substitution ▶ 13.2
- **Pankreozibale Asynchronie:** exokrine Pankreasinsuff. bei funktionstüchtigem Pankreas (Pankreasenzymsubstitution, z. B. Kreon Granulat ® 25 000–40 000 IE 3 × 2 p. o. in das Essen mischen)
- **Magenstumpf-Ca:** > 15 J. postop., ab 15. J. postop. Endoskopie alle 2 J.

7.4.4 Magenkarzinom

Meist 50.–70. Lj., M > F. Lokalisation: Antrum an der kleinen Kurvatur (70 %) > Kardia > Fundus > große Kurvatur. 70 % Adeno-Ca (tubulär > Siegelringzell-Ca > papillär, muzinös), 20 % undifferenzierte Ca, adenosquamöses und Plattenepithel-Ca. 5-JÜR 80–100 %.

Leitbefunde
„Ein Punkt nur ist es, kaum ein Schmerz, nur ein Gefühl empfunden eben; und dennoch spricht es stets darein, und dennoch stört es dich zu leben" (Theodor Storm, 1888 an Magenkrebs verstorben).

Risikofaktoren Alter, sozialer Status, Nikotin, Alkohol, familiäre Belastung/genetische Faktoren. Chron. atrophische Gastritis Typ A, H.-p.-Inf., B-Gastritis mit intestinaler Metaplasie, Magenpolypen (v. a. villöse Adenome), Polyposis ventriculi. Ménétrier-Krankheit (Riesenfaltenmagen), Barrett-Ös., Z. n. Magenresektion vor > 20 J., chron. Ulcus ventriculi.

Klinik Häufig asympt. oder „empfindlicher Magen". Alarmsymptome Dysphagie, rezid. Erbrechen (bei Magenausgangsstenose Völlegefühl, Erbrechen unverdauter Speisen 2–3 h nach Mahlzeit), Inappetenz, evtl. Abneigung gegen Fleisch, Leistungsknick. Später Schmerzen, Gewichtsverlust und Anämie., GI-Blutung.

- **Metastasenzeichen:** maligner Aszites, Ikterus bei Choledochusverschluss oder Leberbefall, Unterleibsschmerzen bei bds. Ovarialmetastasen (Krukenberg-Tumor)
- **Befund:** evtl. palpabler Tumor, Lebervergrößerung, Virchow-Drüse (supraklavikulärer Lk li selten)

Magenfrühkarzinom (Early Gastric Cancer)
Karzinom ist auf Mukosa und Submukosa beschränkt. In 12 % multizentrisches Vorkommen, in 10–20 % Lk-Metastasen. Diagnose kann nur histologisch gestellt werden. Meist im Antrum- und Pylorusbereich lokalisiert. Ther.: wie bei Magen-Ca.

7

Diagnostik

- **Endoskopie mit Biopsie:** bei allen unklaren Magenbeschwerden > 3 Wo./Alarmsymptomen! Treffsicherheit 98 %. Bei endoskopischem Verdacht aber neg. Histologie erneute Endoskopie, ggf. EUS.
- **Staging zur Festlegung des TNM-Stadiums der UICC:** Sono-Abd. (Leberfiliae?), EUS (Infiltrationstiefe, perigastrale Lk), CT-Abd./Thorax (in Einzelfällen PET-CT, alternativ/ergänzend MRT), Knochenszintigrafie bei V.a. Knochenmetastasen, Laparoskopie bei > T3 zum Nachweis/Auschluss von Lebermetastasen oder Peritonelakarzinose).
- **Labor:** präop. BB, Blutgruppe. Tumormarker (▶ 14.5) CEA, CA 72–4, CA 19–9 zur Verlaufskontrolle

Differenzialdiagnosen Magenulkus, Magenlymphom, benigne Tumoren, malignes Melanom, Kaposi-Sarkom.

Therapie Nach Empfehlungen interdisziplinärer Tumorkonferenzen; allgemein:

- **Endoskopisch:** nach strengen Kriterien: oberflächliche/mukosale Tumoren (T1a N0 M0) < 2 cm erhabener Typ oder < 1 cm flacher Typ, G1/2, keine Ulzeration endoskopische Mukosektomie oder Submukosadissektion möglich. Kontrolle alle 3 Mo im 1.J., alle 6 Mo im 2.J., dann jährlich.

- **Chirurgisch:** Ther. der Wahl, ca. 80 % aller Ca sind resezierbar, R0-Resektion bei 60 % möglich + Lymphadenektomie. Letalität bei Gastrektomie ca. 5 %
  - Präop. neoadjuvante Chemother. bei lokal fortgeschrittenem (>uT2) und nicht resezierbarem Tumor zum Downstaging möglich. Präop. erneutes Staging zum Ausschluss von Fernmetastasen. KI: schlechter AZ
  - Adjuvante Radio-/Chemother. nach R0-Resektion nicht indiziert

Palliativmaßnahmen

- Polychemother. bei fortgeschrittenem, inoperablem, metastasiertem Ca: verschiedene Schemata, kurze Remissionen, gering verlängerte Überlebenszeit
- Operativ: Umgehungsanastomose bei stenosierendem Ca, endoskop. nicht stillbaren Tumorblutungen
- Endoskopisch: Einlage eines Stents bei stenosierendem Ca. KO: Dislokation, Tumorulzeration oder -perforation. Endoluminale Laserther.

7.5 Pankreas

7.5.1 Akute Pankreatitis

Interstitiell freigesetzte Enzyme führen zur Selbstverdauung des Pankreas. Exokrine und endokrine Organfunktion bleiben initial erhalten. Verlauf sehr variabel, 85 % akute ödematöse Form, 10–15 % nekrotisierender Verlauf mit Teilnekrose (Letalität ~ 15 %) oder Totalnekrose (Letalität > 50 %).

Leitbefunde
Oberbauchschmerzen, die nach allen Seiten ausstrahlen, gürtelförmig. Anstieg von Lipase i. S. auf das > 3-Fache der Norm.

Ätiologie Alkoholtoxisch (50 %), biliär (40 % meist präpapilläre Steine). Selten: Kollagenosen, Inf. (Mumps, Hepatitis u. a.), Trauma (auch postop. und nach ERCP), ischämisch (nach Reanimation, Schock), medikamentös (Glukokortikoide, Östrogene, Antikoagulanzien, Saluretika, Azathioprin u. a.), bei Hyperkalzämie (Hyperparathyreoidismus), Hyperlipidämie, Urämie, mechanische Hindernisse (Pancreas divisum, Tumoren, narbige Gangveränderungen), genetische Veranlagung, autoimmun. Bis 10 % d. F. unklar.

Klinik

- Leitsymptom Oberbauchschmerz, oft gürtelförmig in den Rücken ausstrahlend. Häufig plötzlicher Beginn mit heftigem, konstantem Oberbauchschmerz. Übelkeit und Erbrechen, Meteorismus, evtl. Gesichtsrötung (Flush). Bei biliärer Genese häufig zuvor kolikartiger Schmerz im re Oberbauch. Bei schwerem Verlauf Schock- und Sepsiszeichen
- **Befund:** Abdomen diffus druckschmerzhaft, zunächst gering gespannt („Gummibauch"), selten bretthart. Subileus (Darmgeräusche ↓). Häufig: Fieber, Tachykardie, Ikterus bei biliärer Genese. Selten: Aszites, Pleuraerguss, palpabler Tumor, Oligurie/Anurie. Kutane Fettgewebsnekrosen bei Adipösen, bei hämorrhagischen Verläufen Einblutungen in die Flanken (Grey-Turner-Zeichen) oder periumbilikal (Cullen-Zeichen)

Komplikationen

- Pseudozyste: in > 50 % spontane Rückbildung innerhalb von 6 Wo., andernfalls evtl. Punktion, Drainage unter EUS-Kontrolle, operative Revision auch bei Inf., Einblutung, starker Größenzunahme. Selten nötig, eher interventionelle Endoskopie
- Infektion der Nekrosen → Punktion und Kultur auf E/R
- Endo- und exokrine Pankreasinsuff. (Diab. mell., Maldigestion)
- Pleuraerguss, Abszess, Fisteln, DIC, Sepsis, ANV, ARDS

Diagnostik

- **Labor:** Diagnose gesichert, wenn Pankreas-Amylase und/oder Lipase auf > 3-Fache der Norm erhöht. Ausnahme: (dialysepflichtige) Niereninsuff. Leukos ↑, BZ evtl. passager ↑, Hb, Hkt, Thrombos ↓ bei hämorrhagischem Verlauf, Ca^{2+} ↓, Krea und Harnstoff (ANV?), Eiweiß (Albumin), Gerinnung (DIC?), Leberwerte (Cholestase), BGA (Azidose), CK, GOT, U-Status. CRP als Marker für Schweregrad und Prognose. Andere Marker wie PMN-Elastase, α_2-Makroglobulin, pankreasassoziiertes Protein sind klin. nicht etabliert
- **Sono:** häufig luftüberlagerte vergrößerte Pankreasloge, intra- oder peripankreatische Nekrosen, Pseudozysten. Nachweis/Ausschluss biliäre Genese: Gallenwege: Steine, Dilatation
- **Rö-Thorax:** Plattenatelektasen, Pleuraerguss, li-seitiger Zwerchfellhochstand, basale Pneumonie, ARDS
- **Dynamisches CT mit KM:** idealer Zeitpunkt > 72 h nach Beschwerdebeginn. Bei unklarem Sono-Befund, zur Abschätzung des Schweregrads, Erfassung von KO (Nekrosenausdehnung)
- **Keimnachweis:** in sek. infizierten intra- oder peripankreatischen Nekrosen mittels perkutaner Feinnadelbiopsie (CT- oder Sono-gesteuert) bei Fieber oder Verschlechterung des Allgemeinbefindens
- **EUS/MRCP:** bei V. a. biliäre Genese oder bei Entzündungszeichen (CRP ↑, Fieber, Leukos ↑), bei Steinnachweis ERC früh mit ther. Papillotomie

Differenzialdiagnosen Akutes Abdomen (▶ 7.1.1), v. a. Magen- oder Darmperforation; Hinterwandinfarkt (▶ 4.4); BAA-Ruptur (▶ 5.4.5); Mesenterialinfarkt (▶ 7.6.3); Lungenembolie (▶ 6.7.1); Nierenkolik (▶ 9.1.4). **Cave:** Gallenkolik (▶ 8.10.1) oft mit Pankreatitis!

> Leichte Serum-Pankreasenzymerhöhungen sind häufig (z. B. Medikamenten-NW oder nach ERCP)! Höhe des Enzymanstiegs korreliert nicht mit Schwere des Verlaufs der Pankreatitis, immer CRP parallel bestimmen.

Therapie

- **Basisther.:** Bettruhe, evtl. Magensonde. Parenterale, deutlich pos. bilanzierte Volumensubstitution (zunächst mind. 3 l/d, z. B. Glukose 5 % und Ringer im Verhältnis 1 : 1). Volumenbedarf nach ZVD, Ziel: 4–10 cmH_2O
- **Schmerzther.:** Buprenorphin 0,15–0,3 mg i. v., Wirkdauer 8 h, Pentazocin, Wirkdauer 4 h oder Pethidin 25–50 mg i. v., Wirkdauer 3 h. Alle Medikamente auch als Dauerinfusion sinnvoll. Evtl. Periduralkatheter
- **Nahrungsaufbau:** frühe enterale Ernährung über Magen- oder Jejunalsonde (verbesserte Prognose), bei Schmerzfreiheit frühzeitiger oraler Kostaufbau. Im Verlauf Fettanteil ↑. Kein Kaffee oder Alkohol
- **Antibiotika** bei biliärer Pankreatitis, V. a. Cholangitis, Nekrosenachweis und bei Fieber > 39 °C, Cholangitis nach ERCP. Zuvor Blutkulturen abnehmen!

- Nach klin. Verlauf: Sono/CT → Nekrosen? Rö-Thorax → Pneumonie, Ergüsse, ARDS?
- Hyperglykämie: Insulin als Bolus oder als Perfusor Altinsulin 1–4 IE/h i. v.
- Hinweis auf DIC, z. B. hämorrhagische Diathese, Thrombosen

Vorgehen bei schwerer akuter Pankreatitis

- Intensivüberwachung
- **Schockther.:** bilanzierte Volumensubstitution (ZVD, Ziel 4–10 cmH_2O) mit initial 500–1 000 ml Plasmaersatzmittel (z. B. HAES®) plus 1 000 ml isotone E'lyt-Glukose-Lsg., über den Rest des Tages 3 000 ml E'lyt-Glukose-Lsg., evtl. 250 ml Humanalbumin 5 %
- Stressulkusprophyaxe bei beatmetem Pat. (▶ 7.4.1).
- **Klin. Verlaufskontrolle:** alle 4–6 h klin. Befund, RR, Puls, Ein- und Ausfuhr, ZVD
- **Laborkontrollen:** tägl. BB, Krea, E'lyte inkl. Ca^{2+}, Lipase, Cholestaseparameter, CRP, Ges.-Eiweiß, BGA. BZ 3 × tägl.
- **E'lyte substituieren:** Ca^{2+} ab 1,5 mmol/l (mit Ca^{2+}-Glukonat 10 % i. v.), K^+ unter Insulinther. (▶ 10.2.1)
- **Metabolische Azidose:** Ausgleich ▶ 10.5.2
- Hinweis auf DIC: z. B. hämorrhagische Diathese, Thrombosen
- Evtl. transgastrale oder -duodenale Drainage von infizierten Nekrosen und Pseudozysten (in Zentren mit Erfahrung in interventioneller Endoskopie)
- Evtl. OP bei schwerstem Verlauf → Sepsis, (Multi-)Organversagen, infizierte Nekrosen (Antibiotikaprophylaxe)
- Frühenterale Ernährung mit Magen-/Jejunalsonde, möglichst früher oraler Kostaufbau
- Antibiotikaprophylaxe, z. B. Meropenem 3 × 1 g/d zur Prävention sek. Inf. der sterilen Pankreasnekrosen

- Bedrohlichkeit des Krankheitsbilds wird initial häufig unterschätzt. Engmaschige Laborkontrollen durchführen!
- Für ausreichende Volumensubstitution wegen Schockgefahr und ANV sorgen. Großzügige Indikationsstellung für ZVK.
- Kein nachweisbarer Effekt durch medikamentöse Hemmung der exokrinen Pankreassekretion, z. B. durch Kalzitonin, Glukagon, Somatostatin, oder Hemmung des autodigestiven Pankreassekrets, z. B. durch Aprotinin, Gabexat-Mesilat, Camostat, Phospholipasehemmer, FFP!

7

7.5.2 Chronische Pankreatitis

Kontinuierlich oder in Schüben fortschreitende Entzündung, Ersatz des Pankreasparenchyms durch Bindegewebe mit zunehmendem endokrinen und exokrinen Funktionsverlust.

Leitbefunde

Über Stunden bis Tage anhaltende oder rezid. Schmerzen im Oberbauch, oft mit gürtelförmiger Ausstrahlung in den Rücken. Zusätzlich Nahrungsintoleranz gegenüber Fett.

Ätiologie Etwa 90 % Alkohol- und Nikotinabusus, ca. 10 % idiopathisch. Selten: Hyperparathyreoidismus, Hyperlipidämien, medikamentös, hereditär, Urämie. Sonderformen: Pancreas divisum, Pancreas anulare, Papillenstenose, Tumoren, Duodenaldivertikel, tropische Pankreatitis. Sehr selten genetisch (SPINK 1-, CFTR-, PRSSI-Chymotrypsin C-, Trypsinogen-Gen-Mutation).

Klinik

- **Chron. Verlauf:** häufig oligosympt. Bild. Meist Verlauf in Schüben. Nach Jahren manifeste exokrine und endokrine Pankreasinsuff. mit Fettstühlen, Malassimilation, Kachexie (▶ 7.6.11), später insulinpflichtiger Diab. mell. Bei „ausgebrannter" Pankreatitis kaum noch Schmerzen.
- **Akuter Schub:** Oberbauchschmerzen mit Ausstrahlung in den Rücken, häufig ausgelöst durch Essen oder Alkohol. Übelkeit, Erbrechen. Schmerzintensität sehr variabel, selten schmerzloser Verlauf. Manchmal gebückte Haltung („Pankreasstellung").
- **KO:** Pseudozysten, Duodenalstenose, Pankreasgangsteine/-stenosen, Gallengangkompression, Gefäßkomplikationen, Malassimilation, chron. Schmerzsy. Erhöhtes Risiko für Pankreas-Ca.

Basisdiagnostik

- **Abdom.-Sono:** prim. Diagnostik. Organ unregelmäßig, Pseudozysten, Verkalkungen, Gangweite > 3 mm, Nekrose
- **Labor:** im akuten Schub Lipase 3-fach ↑. Im Intervall oft unauffällig. Evtl. path. Glukosetoleranz (BZ-Profil)
- **Verlaufskontrollen:** nach ED alle 6–12 Mon. zur Erfassung einer exokrinen oder endokrinen Insuff. und von KO

Erweiterte Diagnostik

- **EUS:** hochsensitiv v. a. Frühformen (Einteilung nach Cambridge, 0–4), ggf. + **FNP** (fokaler Herde)
- **Pankreasfunktionstest:** spät aussagekräftig (Sekretin-Test, Best. fäkale Elastase, ^{13}C Atemtest) (▶ 7.2.3)
- **ERCP:** Gangveränderungen, Pseudozysten, größte Trefferquote bei DD Pankreas-Ca ggf. mit Bürstenzytologie
- **Endoskopie:** Nachweis von Beeinträchtigungen der Nachbarorgane, z. B. Duodenalstenose, Magenfundusvarizen bei Hypertonie der Milzvene durch Pseudozystenbildung
- **CT-Abdomen/ MR/MRCP:** Pankreasstruktur, Pankreasgang, Pseudozysten, Verkalkungen, Nekrosen, Atrophie

Differenzialdiagnosen Akute Pankreatitis, Pankreas-Ca (Diagnose auch nach Ausschöpfen aller diagn. Maßnahmen häufig sehr schwierig, ggf. explorative Laparotomie), Ulkus, Angina intestinalis, Colon irritabile.

Therapie

- Analgesie nach WHO Stufenschema (▶ 19.6.3), ggf. Dauerther., Alkohol- und Nikotinverzicht
- **Kalorienreiche Wunschkost** in häufigen, kleinen Mahlzeiten. Mittelkettige Triglyzeride werden ohne Pankreaslipase resorbiert (z. B. Ceres®-Diätmargarine)
- **Enzymsubstitution** bei exokrine Insuff. (Pankreatin), z. B. 3–4 × 1–2 Beutel Kreon®-Granulat (100 000–200 000 IE/d), mind. 20000–40 000 IE zu den Mahlzeiten; wirkt oft auch schmerzlindernd und verdauungsregulierend. Bei Unverträglichkeit Präparat wechseln

- **Parenterale Substitution:** fettlösliche Vit. bei Mangel, z. B. ADEK-Falk® 1 × 1 Amp. i. m., Spurenelemente, ggf. Kalziumsubstitution
- **Insulinther.:** bei pankreoprivem Diab. mell. initial möglichst häufige kleine Gaben, da Insulinempfindlichkeit ↑
- **Endoskopie bei KO:** nur bei wenigen Pat. Erfolg versprechend
  - Bei Pankreasgangunregelmäßigkeiten Dilatation von Stenosen, Einlage eines Stents (bis 50 % Erfolg)
  - Bei Pankreasgangsteinen extrakorporale Stoßwellenlithotripsie/Steinextraktion und Stenteinlage
  - Bei größenprogredienten/inf. Pseudozysten EUS gesteuerte transgastrale/duodenale Drainage (z.B. Hot AXIOS Stent®)
  - Bei Gallengangskompression/Cholestase ohne Pankreasverkalkung Stenteinlage
- **OP-Ind.:** bei therapierefraktären Schmerzen, endoskopisch nicht beherrschbare KO (Gallengangs-, Magenausgangs- und Duodenalstenosen, Pseudozysten). Segmentärer portaler Hypertonie. V.a. Pankreas-Ca. Resezierende Verfahren: Whipple-OP (klassisch- oder pyloruserhaltend), duodenumerhaltende Pankreaskopfresektion, Pankreassegment- oder -linksresektion.

7.5.3 Pankreaskarzinom

Meist 60.–70. Lj., Alkohol, Nikotin anerkannte Risikofaktoren. Schwierige Diagn. und Ther., schlechte Progn.: MÜZ 6 Mon. 95 % Adeno-Ca des Gangepithels. Lokalisation: 70 % im Pankreaskopf. Bei Diagnosestellung in 80 % bereits metastasiert.

Leitbefunde
Neu aufgetretene Schmerzen in Oberbauch und Rücken, Appetit- und Gewichtsverlust, Übelkeit und Erbrechen. Schmerzloser Ikterus. Akute Pankreatitis unklarer Ätiologie.

Klinik Gewichtsabnahme mit Appetitverlust, Oberbauchschmerz evtl. mit Ausstrahlung in den Rücken, Verdauungsstörungen, psychische Veränderungen, Phlebothrombose, rezid. Thrombophlebitiden. Pankreasinsuff., selten Steatorrhö, Diab. mell. ist ein Spätzeichen. Bei Pankreaskopf- und Papillentumoren: Verschlussikterus und Courvoisier-Zeichen.

Diagnostik/Staging:
- **Abdom.-Sono:** Primärdiagnostik. Tumoren von exzellenten Untersuchern ab 2 cm zu sehen, in bis zu 80 % d. F. Diagnosestellung, Organ unscharf, erweiterte Gallengangs- und Pankreasgänge
- **EUS:** bei Tumoren < 2 cm + ggf. Punktion DD zystische Prozesse (Zytologie, CEA, Ca19-9 aus Aspirat)
- **MRCP/MRT** bei Tumoren > 2 cm; **MR-Angio:** nur bei geplanter OP sinnvoll. Im Zweifel Feinnadelpunktion unter Sono- oder CT-Kontrolle. **Cave:** Implantationsmetastasen!
- **CT/ Dyn. Angio-CT:** Tumorgröße, Lymphome, Resezierbarkeit
- **ERCP + Bürstenzytologie haben niedrige Sensitivität,** daher primär nicht ind. Abbrüche im Gangsystem, Gangstenosen mit prästenotischer Dilatation, ther. Optionen
- **Labor** nicht hilfreich. Tumormarker nur bei Nachweis einer Raumforderung (CEA, Ca19–9) (▶ 14.5) und Verlaufskontrolle und Nachsorge

- **Röntgen-Thorax / CT-Thorax:** Lungenmetastasen
- Evtl. diagn. **Laparoskopie oder Laparotomie** (Peritonealkarzinose)
- **Skelettszintigrafie** (V.a. Knochenmetastasen)

Differenzialdiagnosen Chron. Pankreatitis, distale Gallengangsveränderungen.

Therapie Nach Empfehlungen interdisziplinärer Tumorkonferenzen.
- Kurative Ther. bei Resektabiliät, lageabhängig:
  - Partielle Duodenopankreatektomie mit/ohne Pyloruserhalt (Kausch-Whipple-OP), sofern 2 cm Sicherheitsabstand
  - Subtotale oder totale Pankreatektomie
  - Pankreaslinksresektion + regionäre Lk
  - R0-Resektion: adjuvante Chemother. (Gemcitabin, 5FU, Folinsäure) 6 Wo. postop. für 6 Mon.
- Palliative Ther. bei lokal fortgeschrittenem und/oder metastasiertem Ca:
  - Chemother. mit Gemcitabin mit/ohne EGFR-Inhibitor (EGFR = Epidermal Growth Factor Receptor) oder FOLFIRINOX-Schema (5-FU, Irinotecan und Oxaliplatin)
  - Chirurgie bei KO.: biliodigestive Anastomose (Cholestase), Gastroenterostomie (Stenose). Postop. adjuvante, additive oder palliative Chemother.
  - Endoskopie bei KO: Stenteinlage bei Ikterus /Magenausgangsstenose
  - Schmerzther.: intraop. oder Sono-, CT-gesteuerte Infiltration des Plexus coeliacus mit 90 % Alkohol
  - Ernährungsther.

Prognose Schlecht. 5-JÜR bei Resektion und Tumor < 2 cm, ohne Lk-Metastasen ca. 5 %. Bei palliativer Ther. < 1 %.

> V. a. bei unspezifischer Symptomatik an Pankreas-Ca denken!

7.6 Dünn- und Dickdarm

7.6.1 Akute Appendizitis

7

Meist Kinder und Jugendl. Bei sehr alten Menschen häufig perforiert. Auch vom erfahrenen Arzt häufig fehldiagnostiziert. Nur die Hälfte der Pat. zeigt die klassischen Sympt., bei alten Pat. können typische Sympt. völlig fehlen.

> **Leitbefunde**
> Übelkeit, ggf. Erbrechen. Periumbilikaler Schmerz, der im Verlauf in den re Unterbauch wandert. Lokale Abwehrspannung, begleitende Appetitlosigkeit. Temperaturdifferenz rektal axillär > 0,8 °C. Leukozytose.

Anamnese Appetitlosigkeit, Übelkeit und Erbrechen, zunächst ziehende, oft kolikartige Schmerzen periumbilikal oder im Epigastrium; belegte Zunge. Nach einigen Stunden Schmerzverlagerung in re Unterbauch. Dauerschmerz mit Verstärkung beim Gehen. Beugung des re Beins bringt Entlastung. In der Spätschwangerschaft Schmerzlokalisation im re Oberbauch. **Cave:** Guter Appetit schließt eine Appendizitis mit großer Sicherheit aus.

Klinik Leichtes Fieber, oft rektal-axilläre Differenz > 0,8 °C, immer lokale Abwehrspannung, Druck- und Klopfempfindlichkeit im re Unterbauch, bei atypischer Lage der Appendix, z. B. im kleinen Becken oder unter der Leber jedoch atypische Schmerzlokalisation.

Komplikationen

- **Perforation:** meist am 2. Tag. Gedeckte Perforation: Zunächst Bildung eines perityphlitischen Infiltrats (typhlos: blind) mit palpablem Tumor 3–5 d nach Symptombeginn. Ther.: Eisblase, Nulldiät, parenterale Ernährung (▶ 2.7), Antibiotika (▶ 18.2), chir. Konsil
- **Eitrige Einschmelzung:** Abszessbildung. Ther.: Eröffnung und Drainage. Appendektomie nach 3 Mon.

Anamnese häufig entscheidend.

Diagnostik

- **Druckpunkte** (▶ Abb. 7.4):
  - **McBurney-Punkt:** Mitte zwischen Nabel und Spina iliaca anterior superior
  - **Lanz-Punkt:** re Drittel zwischen den beiden Spinae
  - **Blumberg-Zeichen:** ipsi- und kontralateraler Loslassschmerz nach langsamem Eindrücken der Bauchdecken und raschem Loslassen
- **Rektale Untersuchung:** obligat! Druckschmerz, bei Beckenlage der Appendix manchmal einziges Symptom. Douglas-Abszess: fluktuierende Vorwölbung
- **Labor-Basisprogramm:** BB → Leukos ↑, CRP ↑, E'lyte, Krea, BZ, Lipase, α-Amylase (Pankreatitis). **Cave:** stark erhöhte CRP und BSG sprechen eher für andere entzündliche Baucherkr. wie Enteritis regionalis Crohn, Pyelonephritis, Adnexitis usw.
- **Urinsediment:** Mikrohämaturie manchmal bei retrozökaler Appendizitis
- **Sono Abdomen:** nicht komprimierbare aperistaltische Appendix, Entzündungskriterien, Kokardenphänomen. Abszess? Perityphlitisches Infiltrat?

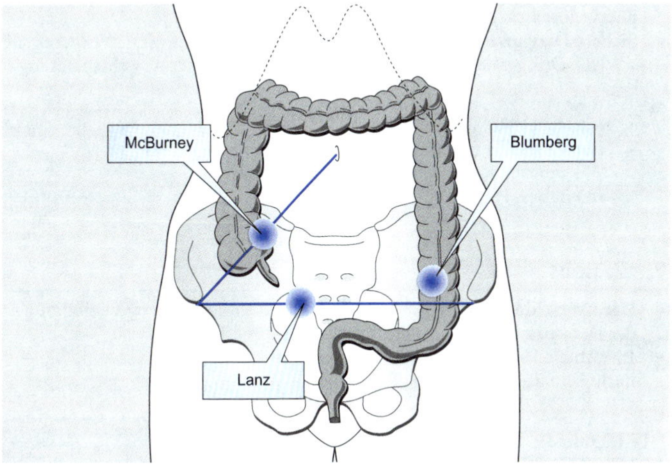

Abb. 7.4 Druckpunkte bei Appendizitis [L106]

- **Rö-Abdomen:** bei unklarem Abdomen bes. bei V. a. Ileus (Spiegel?), Perforation (subphrenische Luft?), Nierenstein

> - Bei Frauen immer Gravidität ausschließen (β-HCG i. U.), gyn. Konsil
> - CT-Abdomen nicht hilfreich

Differenzialdiagnosen
- Alle Ursachen eines akuten Abdomens (▶ 7.1.1)
- **Gynäkologische DD:**
  - Adnexitis: oft bds.; nach gyn. Eingriffen, Geburt oder Menstruation → Fluor oder Schmierblutungen
  - Follikelsprung → Zyklusmitte, kein Fieber
  - Tubargravidität → β-HCG-Test, Isthmusruptur → Douglas-Punktion: Blutkoagel
  - Stielgedrehte Ovarialzyste
- **Urologische. DD:**
  - Zystitis → meist kein Fieber, Leukozyturie, Bakteriurie
  - Pyelonephritis → Klopfschmerz im Nierenlager, meist hochfieberhaft, Leukozyturie, Bakteriurie
  - Ureterstein → Kolik, Mikrohämaturie
- **Internistische DD:** Gastroenteritis, Cholezystitis, Ulkus, Enteritis regionalis Crohn, basale Pneumonie.

> Die Appendizitis kann Erstmanifestation einer Enteritis regionalis Crohn sein. Intraop. Befund anstelle einer Appendizitis mesenteriale Lymphadenitis (geschwollene Lk an der Mesenterialwurzel ohne sonstige Veränderungen) oder keine path. Veränderungen.

Therapie
- **Unklare Diagnose:** 12–24 h Überwachung, Nahrungskarenz, Bettruhe (periphervenöse Ernährung ▶ 2.7)
- **Sichere Diagnose:** rasche und frühzeitige Appendektomie (OP-Vorbereitung ▶ 7.1.1). Dringende OP bei Peritonitis mit generalisierter Abwehrspannung

7

> - Keine Antibiotika verabreichen
> - Die intraop. entnommene Appendix histologisch untersuchen auf Wurmbefall, Karzinoid, Enteritis regionalis Crohn
> - KO nach OP: Bridenileus (▶ 7.6.2)

7.6.2 Ileus

- **Darmverschluss:** paralytische, mechanische oder kombinierte Behinderung der Darmpassage. Eine der gefährlichsten Darmerkr.
- **Intestinale Pseudoobstruktion:** selten. Über Jahre rezid. Ileussympt. ohne nachweisbare mechanische Obstruktion

> **Leitbefunde**
> Übelkeit, Erbrechen, krampfartige abdom. Schmerzen, Meteorismus, Stuhl- und Windverhalt.

Ätiologie mechanischer Ileus Behinderung oder kompletter Stopp der Darmpassage infolge mechanischer Verlegung.

> Lebensbedrohliche Erkr., die sofort chirurgisch behandelt werden muss!

- **Strangulationsileus:**
  ! Beteiligung der Mesenterialgefäße und segmentale Minderdurchblutung, meist im Dünndarm gelegen
  - **Inkarzeration:** Einklemmung von Darmanteilen in innere oder äußere Hernien oder durch Briden
  - **Invagination:** Einstülpung eines Darmanteils in einen anderen. Häufig bei Kindern oder beim Meckel-Divertikel (▶ 7.6.4)
  - **Volvulus:** Torsion des Darms um die Mesenterialachse, häufig bei Kindern. Bei älteren Erw. meist im Sigma.
- **Okklusionsileus:**
  - **Stenose:** Kolon-Ca häufigste Ursache (~ 60 %), langsame Progredienz. Stuhlveränderungen (▶ 7.6.7). Entzündungen, Fehlbildungen. Darmwandhämatom unter Antikoagulanzienther.
  - **Striktur:** entzündliche Genese, z. B. Divertikulitis, Enteritis regionalis Crohn, Colitis ulcerosa, rezid. (Sub-)Ileusattacken, Tbc
  - **Obstruktion:** Gallensteine in 7 % d. F., alte Pat., häufig mit Gallensteinanamnese; Rö: in 50 % Luft in den Gallenwegen (biliodigestive Fistel). Fremdkörper, Kotsteine, Askariden
  - **Kompression:** Tumoren, die das Darmlumen von außen komprimieren
  - **Abknickung:** Briden, Adhäsionen

Ätiologie paralytischer Ileus

! Darmlähmung durch eine unspezifische Reaktion auf lokale oder systemische Störungen

- **Entzündlich:** diffuse bakt. oder chemisch-tox. Peritonitis, intraabdominale Abszesse, Sepsis
- **Metabolisch:** Urämie (▶ 9.7.4), Hypokaliämie, diab. Azidose (▶ 16.1.5)
- **Reflektorisch:** Harnverhalt mit Blasenüberdehnung, Hodentorsion, Gallenkolik, Nierenkolik, Stieldrehung des Ovars, retroperitoneales Hämatom
- **Vaskulär:** Mesenterialverschluss (▶ 7.6.3)
- **Spastisch** (selten): Askariden, Bleiintox.

Klinik Übelkeit, Erbrechen, krampfartige abdom. Schmerzen, Meteorismus, Stuhl- und Windverhalt.

Komplikationen Darmwandödem mit Einstrom großer Flüssigkeitsmengen in das Darmlumen. Folgen: Hypovolämie, Hypalbuminämie, E'lytstörungen (K^+ ↓, Na^+ ↓), reduziertes Herzminutenvolumen. Endstadium: Kreislaufschock, Sepsis, ARDS, Nierenversagen, Leberinsuff.

Diagnostik

- **Anamnese:** Vor-OPs, chron. entzündliche Darmerkr., Gewichtsabnahme, paradoxe Diarrhö (V. a. Tumorerkr.), begünstigenden Medikamente (Opiate, Kodein, Laxanzien, Antidepressiva), Stoffwechselerkr. (Diab. mell., Niereninsuff.)
- **Körperliche Untersuchung** (▶ 7.1.1): sorgfältige Untersuchung der Bruchpforten
- **Rö-Abdomen:** im Stehen und in Linksseitenlage, „Spiegelbildung"

- **Labor:** BB, E'lyte, Krea, BZ, Laktat, GOT, γ-GT, Bili, Lipase, Amylase, Gerinnung, AP, BGA, Urin-Status, zur OP Blutgruppe und Kreuzblut (z. B. für 4 EK)
- **Rö-Thorax:** z. B. Pneumonie oder Pleuritis, freie Luft
- **Sono Abdomen:** flüssigkeitsgefüllte Darmschlingen („Pendelperistaltik", „Strickleiterphänomen"), Darmschlingenkonglomerate, Gallenwege (Aerobilie bei Gallensteinileus, Cholezystolithiasis), Nierensteine, Harnaufstau, BAA, Pankreatitis, freie Flüssigkeit
- **Bildgebung:** Bei V. a. mechanischen Dickdarmverschluss Kolonkontrasteinlauf (wasserlösliches KM Gastrografin®). Bei V. a. hohen Ileus Magen-Darm-Passage mit Gastrografin®. V. a. Mesenterialinfarkt (▶ 7.6.3): Laktat ↑, dann ggf. Mesenterikografie, CT-Abdomen
- **Probelaparatomie**

Vorgehen (Immer in Zusammenarbeit mit dem Chirurgen): frühzeitiges Konsil
- Nahrungskarenz, venöser Zugang
- „Tröpfeln und Saugen": Flüssigkeits- und E'lytsubstitution (▶ 2.7, ▶ 10.2), Magen- und/oder Dünndarmsonden (Dennis-Sonde): Absaugen und Druckentlastung (▶ 2.5.2)
- Blasenkatheter (▶ 2.5.4). Ein-/Ausfuhrbilanz (auch über Magensonde)
- Bei V. a. Darmwandeinblutung Gerinnung stabilisieren, konservatives Vorgehen möglich
- Bei V. a. auf Strangulation Breitspektrumantibiotika (▶ 18.1.2), Vorsicht mit Analgetikagabe vor Diagnosesicherung
- Bei schwerer Ileuskrankheit mit Schock: Plasmaexpander, Säure-Basen-Ausgleich (▶ 10.5), bei Anämie Bluttransfusion (▶ 2.6). Evtl. ZVK
- OP-Vorbereitung ▶ 7.1.1

Sofort-OP
Bei mechanischem Ileus, Strangulationsileus, Inkarzeration bei innerer oder äußerer Hernie, Mesenterialinfarkt, Peritonitis mit paralytischem Ileus, Versagen der kons. Ther. **KI:** paralytisch reflektorischer Ileus z. B. bei Harnverhalt, Wirbelkörperfraktur, Beckenfraktur, Ketoazidose bei Diab. mell., Urämie.

7

Therapie Bei subtotalem Ileus, paralytischem Ileus ohne Peritonitis, postop. Darmatonie, ggf. inkomplette Stenosen nach Vorstellung beim Chirurgen.
- Mehrere Schwenkeinläufe/d, parenterale Ernährung (▶ 2.7.2), Peristaltika, z. B. Prostigmin 0,5 mg = 1 Amp. und Dexpanthenol 2 mg = 4 Amp. in 500 ml Ringer-Lsg. über 4 h, ggf. nach 6–8 h wiederholen
- Alternativ Ceruletid, z. B. 2 Amp. à 40 µg (z. B. Takus®) in 500 ml NaCl 0,9 % über 4–6 h i. v., meist wirksam. **Cave:** Koliken. Stopp der Infusion bei Effekt. Bei totaler Paralyse (Auskultation: Totenstille) erst Sympathikotonus senken: HAES-Infusionen (verbessern Mikrozirkulation), Dihydroergotaminmesilat 1–2 mg i. m., ggf. Periduralkatheter zur Sympathikolyse

7.6.3 Ischämische Darmerkrankungen

Mesenterialinfarkt

Darmnekrose durch Verschluss der Mesenterialarterien oder -venen bei Arteriosklerose, Angitiden, Aneurysmen oder intrakardialen Thromben. Diagnosestellung meist zu spät (Letalität ~ 70 %).

- In 50–60 % embolischer Verschluss der A. mesenterica superior, häufig bei generalisierter Arteriosklerose
- Art. Thrombose oder Thrombose der Mesenterialvenen (20–40 %)
- Sehr selten „nichtokklusive" Erkr. im Sinne einer passageren Ischämie (z. B. Spasmen)

Leitbefunde
Angina visceralis/abdominalis, blutige Diarrhöen.

Klinik Meist vieldeutig. Häufig zusätzlich KHK oder pAVK. Verschlechterung des AZ, diffuse abdom. Beschwerden. Im weiteren Verlauf paralytischer Ileus und Peritonitis. Häufig schwerer Schock. Meist subakuter Verlauf mit Angina abdominalis: intermittierende, p. p. auftretende abdom. Schmerzen.

Diagnostik
- Körperliche Untersuchung: Darmgeräusche, blutiger Stuhl/Teerstuhl (rektale Untersuchung)
- Rö-Abdomen-Übersicht: Bild eines Ileus
- Zöliako- oder Mesenterikografie bei geringstem Verdacht
- Suche nach Emboliequellen. EKG (abs. Arrhythmie), Echo (Mitralvitium, intrakardiale Thromben)
- BGA: Laktat ↑, schwere metabolische Azidose
- Duplex-Sono der Mesenterialarterien zur Bestimmung der Flussgeschwindigkeit in den Mesenterialgefäßen nur durch geübte Untersucher
- DD ▶ 7.1.1

Therapie Möglichst Embolektomie, bei Infarzierung Resektion des betroffenen Segments: „Second-Look-OP" zur Überprüfung des Revaskularisierungsergebnisses. Folge bei ausgedehnter Resektion: Kurzdarmsy. (▶ 7.6.11). Postop. Intensivther.

Ischämische Kolitis

Ischämische Schädigung des Kolons mit sek. Entzündung; i. d. R. segmental begrenzt, meist im Bereich der li Kolonflexur: „Letzte Wiese" zwischen Aa. mesenterica sup. und inf.

Leitbefunde
Plötzlich einsetzende, kolikartige Schmerzen im li Unter- oder Mittelbauch, evtl. massiv blutige Diarrhöen.

Ätiologie Verschluss der Mesenterialgefäße meist bei Arteriosklerose (ältere Pat.). Nach Resektion eines BAA bei insuff. Riolan-Anastomose (Verbindung zwischen den beiden Mesenterialarterien → Kollateralkreislauf bei Verschluss einer der beiden Arterien), bei Aneurysma dissecans der Aorta, Schock (Perfusionsausfall). Seltener „nichtokklusive" ischämische Kolitis, z. B. bei Vaskulitiden, Amyloidose, Herzinsuff., Viskositätserhöhung.

Klinik Meist chron. Verlauf mit uncharakteristischen Beschwerden; evtl. „Angina abdom." (Mesenterialinfarkt); evtl. Stuhlunregelmäßigkeiten bei Stenosen. Im akuten Stadium li-seitige Bauchschmerzen, blutige Diarrhö, Übelkeit, Erbrechen, später evtl. Fieber.

Diagnostik

- Koloskopie: zunächst ödematöse Schleimhautareale mit Einblutungen, später dunkelrote bis schwarze Mukosa
- Labor: evtl. Leukos ↑
- Selektive Mesenterikografie, Duplex-Sono durch geübten Untersucher
- DD ▶ 7.1.1

Therapie

- Akuter, schwerer Verlauf: evtl. Darmresektion
- Subakuter Verlauf: parenterale Ernährung (3–7 d), Kontrollendoskopie nach 3 und 7 d, bei Zeichen der Inf. (CRP, Leukos ↑) Antibiotikather. (▶ 18.1.2). Im Verlauf vorsichtiger Kostaufbau

> ! Perforation 3–5 d nach akutem Ereignis möglich.

7.6.4 Divertikulose

Einteilung

- **Pseudodivertikel:** Ausstülpungen der Mukosa durch die Muskularis (falsche Divertikel) bei den meisten Menschen > 70. Lj. Hauptlokalisation Sigma (90 %)
- **Echte Divertikel:** Ausstülpung der gesamten Darmwand, z. B. Meckel-Divertikel als angeborenes Rudiment des Ductus omphaloentericus, etwa 90 cm prox. der Ileozökalklappe

Klinik Meist asympt. Manchmal Beschwerden wie Reizkolon (▶ 7.6.10).

Komplikationen Divertikulitis (10–20 %); Blutung (~ 10 %, ▶ 7.1.6), Perforation (▶ 7.1.1).

Diagnostik Meist Zufallsbefund bei Endoskopie oder Kolonkontrasteinlauf.

Therapie Schlackenreiche Kost, evtl. Weizenkleie oder Leinsamen. Divertikulitis ▶ 7.6.5.

> Bei alten Menschen sind Divertikel häufig → vor der Diagnose einer Divertikulose Kolon-Ca ausschließen.

7

7.6.5 Divertikulitis

Bakt. Entzündung der Divertikelwand, fast immer im Sigma. Hohe Rezidivrate.

> **Leitbefunde**
> Schmerzen im li Unterbauch („Linksappendizitis“), Obstipation, Meteorismus.

Klinik Variables Bild. Klassisch: „Linksappendizitis“ (Schmerzen im li Unterbauch, oft kolikartig), Stuhlunregelmäßigkeiten (Obstipation, Diarrhö), Ileus, Fieber. Seltener Blut- und Schleimbeimengungen im Stuhl, Dysurie.

Komplikationen (30 %)

- Abszess: meist Folge einer gedeckten Perforation (parakolisch, mesokolisch, kleines Becken). Heftige Schmerzen, Stuhl- und Windverhalt, Dysurie, hohes Fieber, starke Leukozytose. Rektale Untersuchung → vorgewölbter Douglasraum

- Stenosen, akute Blutungen (▶ 7.1.6), mechanischer Ileus (▶ 7.6.2), v. a. bei chron. Verlauf
- Fisteln in Blase, Scheide, Dünndarm, Haut. Diagn.: KM-Einlauf, Zystoskopie, i. v. Pyelografie
- Selten: freie Perforation in die Bauchhöhle mit diffuser Peritonitis (▶ 7.1.1)

Diagnostik

- **Anamnese:** Leitbefunde, Risikofaktoren
- **Körperliche Untersuchung:** Palpation (Druck-, Loslassschmerz, lokale Abwehrspannung, bei chron. Verlauf evtl. druckschmerzhafte Walze tastbar). Rektale Untersuchung, Temperaturmessung
- **Labor:** CRP, Leukos ↑, bei Fieber Blutkultur, Urinanalyse
- **Sono Abdomen:** verdickte Darmwand/Pseudotumor, Abszess, freie Flüssigkeit; im Farbdoppler Hyperämie
- **CT:** bei sonografisch schlechter Beurteilbarkeit oder V.a. KO bestes Verfahren zum Ausschluss extraluminaler Abszesse

> **!** Im akuten Schub strenge Ind. für Rö-Diagnostik mit enteraler KM-Gabe und Endoskopie wegen Perforationsgefahr! Nach Ende des akuten Schubs auf endoskopische Abklärung drängen (Ca, Ausdehnung, Stenose).

Differenzialdiagnosen Insb. Kolon-Ca → endoskopisch Abklärung! Colitis ulcerosa, Enteritis regionalis Crohn, ischämische Kolitis, gyn. Prozess, Abszess. Kolonstenose → starres Segment bei chron. Verlauf der Divertikulitis.

Therapie ▶ Tab. 7.8

Tab. 7.8 Klassifikation der Divertikelkrankheit (CDD – Classification of Diverticular disease)

Stadium		Bezeichnung	Therapie
0		Asympt. Divertikulose (Zufallsbefund)	Keine spezifische Ther., prim. prophylaktische Maßnahmen (körperliche Aktivität, Normgewicht, ballaststoffreiche Kost)
1		Akute unkomplizierte Divertikulitis	Meist ambulante Ther. ausreichend. Ohne Risikoindikatoren[1] für KO kann unter engmaschiger Kontrolle (Klinik, Leuk, CRP) auf Antibiotika verzichtet werden. Sonst Cefuroxim/Ciprofloxacin plus Metronidazol
	a	Ohne Umgebungsreaktion	
	b	Mit phlegmonöser Umgebungsreaktion	
2		Akute komplizierte Divertikulitis	
	a	Mikroabzess (gedeckte Perforation, kleiner Abszess <1 cm), minimal parakolische Luft	Stationär, konservativ antibiotisch möglich (s. o.) unter engmaschiger klinischer Kontrolle OP wenn kein Ansprechen innerhalb 72 h
	b	Makroabzess (para- oder mesokolischer Abszess >1 cm)	Antibiotika (s. o.), ggf. antibiogrammgerechte Anpassung + interventionelle Drainage OP (laparoskopische Resektion) im entzündungsfreien Intervall / wenn kein Ansprechen auf konservatives Regime innerhalb 72 h

Tab. 7.8 Klassifikation der Divertikelkrankheit (CDD – Classification of Diverticular disease) *(Forts.)*

Stadium		Bezeichnung		Therapie
	c	Freie Perforation (freie Luft/Flüssigkeit, Peritonitis)		OP Erst empirische Antiobiotikather., später antibiogrammgerecht
		1	Eitrige Peritonitis	
		2	Fäkale Peritonitis	
3		Chronische Divertikelkrankheit		
	a	Sympt. unkompliziert		Konservativ: Allgemeinmaßnahmen, Ernährungsther., Therapieversuch mit Mesalazin oral
	b	Rezid. unkompliziert		
	c	Rezid. kompliziert (Stenosen/Fisteln/Konglomerate)		Fisteln: enterovesikale Fisteln (Urosepsis) OP, bei anderen Fisteln und hoher Komorbidität auch konservatives Vorgehen oder ggf. Deviationsstoma möglich Stenosen: abhängig vom klinischen Bild dringliche, früh-elektive oder elektive OP OP-Ind. nicht abhängig von Schubanzahl, aber von Risikofaktoren (Immunsuppression), Beschwerdebild, Schweregrad der Schübe, Komorbidität
4		Divertikelblutung		Absetzen gerinnungshemmender Medikation, Endoskopie mit Blutstillung. Meist reicht bereits die Vorbereitung zur Koloskopie (antegrade Darmlavage). Bei anhaltender Blutung ohne endoskopisch identifizierbare Blutungsquelle Angiografie und Embolisation. Rezid./anhaltende Blutungen bei Versagen o. g. Ther. OP.

[1] Risikoindikatoren: Immunsuppression, Chronische Nierenerkr., Arterielle Hypertonie, Allergische Disposition
Aus: s2k-Leitlinie Divertikelkrankheit, L. Leifeld, AWMF 021/20

- Keine Laxanzien!
- Einläufe wegen Perforationsgefahr möglichst vermeiden.

7.6.6 Dickdarmpolypen

Meist Adenome (▶ Abb. 7.5), selten entzündliche Genese und Hamartome. Bei 10 % der Erw., Lokalisation zur Hälfte im Rektum. Sonderformen erblich. Entartung möglich.

Klinik Meist koloskopischer Zufallsbefund. Blut- und Schleimabgang, evtl. Durchfälle bei großen distalen villösen Adenomen, E'lyt-Verlust. Bei großen Polypen Passagestörungen, evtl. Invagination.

Karzinomrisiko bei nicht erblichen Polypen
Das Risiko beruht auf folgenden Faktoren:

- **Adenomhistologie:**
  - Tubulär: 70 %. Entartungsrisiko 3–5 %
  - Villös: 10 %. Entartungsrisiko ~ 50 %
  - Tubulovillös: 20 %. Entartungsrisiko ~ 20 %
- **Polypengröße:** Wahrscheinlichkeit der Entartung nimmt mit der Größe zu: < 1 cm → < 1 %; 1–2 cm → < 10 %; > 2 cm → bis 50 %
- **Dysplasiegrad:** Entartungsrisiko nimmt mit dem Grad der intraepithelialen Neoplasie (IEN) zu. Leichte IEN < 5 %, hochgradige IEN > 50 %
- Neue Form: serratierte Adenome v. a. im re Hemikolon mit höherem Entartungsrisko

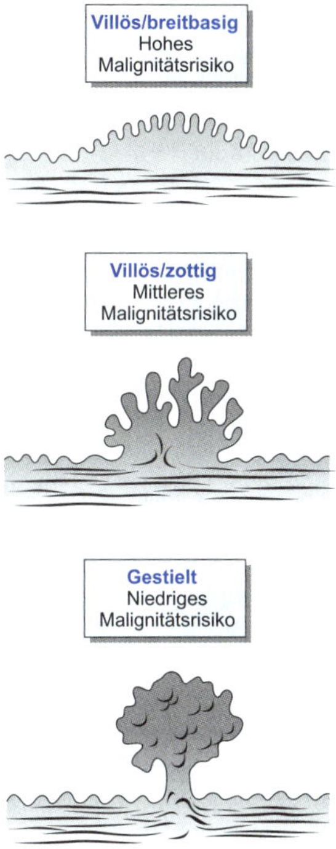

Abb. 7.5 Adenomtypen [L106]

Diagnostik und Therapie Primär Endoskopie mit Abtragung aller Polypen unter Angabe der Lokalisation. < 5 mm Abtragung mit der Zange, > 5 mm mit der Schlinge. Immer histologische Aufarbeitung nach WHO-Kriterien mit Angabe von Vollständigkeit, Wachstumsmuster/Adenomhistologie (s.o.), Grad der IEN, Ca (Invasionstiefe, Grading, Lymphgefäßinvasion, Resektion) für weiteres Polypenmanagement/Nachsorge.

Nachsorge/Polypenmanagement

- **Einzelne nicht neoplastische „Polypen“** (hyperplastisch, juvenil, lymphatisch bzw. entzündlich bedingte Pseudopolypen, Hamartome, Lipome): Nachsorge nicht notwendig
- **Neoplastische Polypen = Adenome:** bei histologisch vollständiger Resektion Nachsorge abhängig von Anzahl, Größe und Histologie
  - 1–2 Adenome, < 1 cm, ohne villöse Komponente ohne hochgradige IEN → Kontrolle nach 5 bis 10 Jahren
  - 3–4 Adenome < 1 cm oder 1 Adenom > 1 cm oder 1 villöses Adenom oder hochgradige IEN (vollständig reseziert) → Kontrolle in 3 J.
  - > 5 Adenome → Kontrolle nach < 3 J.
  - Histologisch unvollständige Resektion, Resektion flacher oder sessiler Adenome in Piecemeal-Technik → Kontrolle in 2–6 Mon.
  - Serratierte Adenome → Kontrolle wie bei klassischen Adenomen

- Adenome mit Ca (pT_1):
  - Low Risk ($pT_1G_1/_2L_0$) → Endoskopie nach 6, 24 und 60 Mon.
  - High Risk ($pT_1G_3/_4$ +/– L_{0-1}) → OP, Endoskopie nach 24 und 60 Mon.
  - Unvollständige Abtragung → je nach Histologie auch OP

Erbliche Sonderformen

- **Familiäre adenomatöse Polyposis (FAP):** autosomal dominant, selten auch sporadisch. Histologisch Adenome, > 100 Polypen. Häufig Beteiligung von Dünndarm, Duodenum und Papille; in 80 % assoziiert mit harmloser Retinahypertrophie
  - **Diagn.** bereits präsympt. mittels Gentest möglich
  - **Ther.:** wegen sicherer Karzinomerwartung (100 % bis 40. Lj.) Proktomukosektomie und Kolektomie nach Diagnosestellung; Übernahme in spezif. Nachsorgeprogramme. Evtl. Behandlung der Dünndarm- bzw. Duodenaladenome mit dem Antirheumatikum Sulindac 2 × 150 mg/d oder Celecoxib 1 × 200 mg/d
  - **Sonderformen:** Gardner-Sy.: autosomal dominant, Adenomatosis coli (hohe Entartungsrate), Magenpolypen, multiple Osteome, Fibrome, Lipome und Epidermoidzysten. Turcot-Sy.: autosomal dominant, Adenomatosis coli unklarer Dignität
- **Peutz-Jeghers-Sy.:** autosomal dominant, histologisch Harmatom aus atypisch differenziertem Keimblattgewebe. Vereinzelt Malignomentwicklung, v. a. Magen und Dünndarm. Melaninflecken an Lippen und Mundschleimhaut.
- **Familiäre juvenile Polyposis:** autosomal dominant. Bei Hamartomen in Kolon und Rektum Karzinomrisiko < 10 %. Regelmäßige Koloskopie ab dem 20. Lj.

7.6.7 Kolorektales Karzinom

7

Entstehung meist aus neoplastischen epithelialen Adenomen (▶ 7.6.6). Zweithäufigstes Malignom (5 % der Bevölkerung). Meist 50.–70. Lj. Relativ günstige Prognose, jedoch bei 25 % zum Zeitpunkt der Diagnose bereits Lebermetastasen. Lokalisation ▶ Abb. 7.6.

Leitbefunde

Blut im Stuhl und plötzliche Änderung der Stuhlgewohnheiten, oft Stuhlabgang mit Flatus. Leistungsabfall, Müdigkeit.

Risikofaktoren

- Sporadisch, Normalbevölkerung > 40 J.: 5 % Karzinomrisiko
- Adenome (> 3 cm und < 1 cm) ▶ 7.6.6

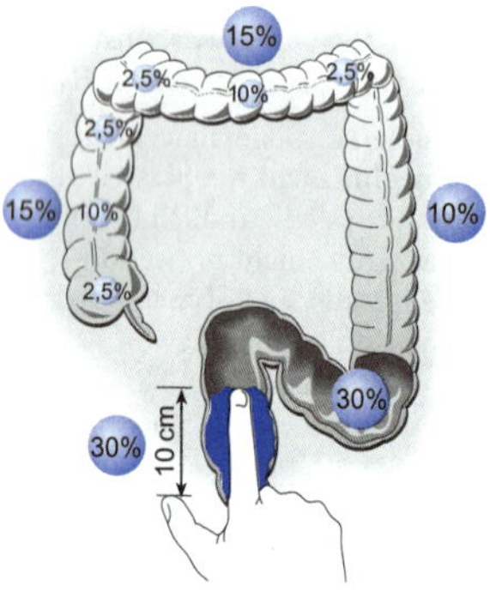

Abb. 7.6 Lokalisation des Kolonkarzinoms [L106]

- Pos. Familienanamnese (Verwandte 1. Grades > 2. Grades): 10 % Karzinomrisiko
- Colitis ulcerosa > 15 J.: 15 % Karzinomrisiko
- Hereditäres nicht polypöses Kolonkarzinom-Sy. (HNPCC): 90 % Karzinomrisiko
- Familiäre adenomatöse Polyposis (FAP): 100 % Karzinomrisiko

Hereditäres nicht polypöses Kolonkarzinomsyndrom (HNPCC/LYNCH-Sy.)
Autosomal dominant vererbt, Ca. ≥ 45. Lj., bei Frauen Risiko bei Endometrium- oder Ovarial-Ca ↑ (LYNCH II).
- **Diagn.:** erweiterte Amsterdam-Kriterien (alle müssen erfüllt sein).
  - Mind. ein Verwandter 1. Grades mit Kolorektal-, Endometrium-, Dünndarm-, Ovarial-, Magen-, Gallengangs- oder Urothel-Ca.
  - Zwei aufeinanderfolgende Generationen genetisch betroffen.
  - Ein Betroffener < 50. Lj.
- **Vorsorge:** engmaschig ab ~ 25. Lj., 1 × jährl. Sono, Koloskopie, gyn. Untersuchung, Urinzytologie, ggf. Gastroskopie. Molekulargenetische Diagn. und Beratung.

Histologie Mehr als 80 % Adeno-Ca, 10 % Siegelring- und Gallert-Ca, selten Adenoxanthome und Plattenepithel-Ca. TNM-Klassifikation (▶ 14.2).

Klinik

Symptome treten erst spät auf!

- **Alarmsymptome:**
  - Blut und blutiger Schleim im Stuhl (▶ 7.1.6). Je häufiger, desto weiter distal das Ca.
  - Plötzliche Änderung der Stuhlgewohnheiten: Obstipation, Diarrhö, Meteorismus, Flatulenz, unwillkürlicher Stuhlabgang
- **Weitere Sympt.:** reduzierter AZ, Gewichtsabnahme, chron. Blutungsanämie, Schmerzen, evtl. tastbarer Tumor. Im Spätstadium Ileus, Fistelbildung (Scheide, Harnröhre) oder Perforation
- **Ausbreitung und Metastasierung:**
  - **Kontinuierliches Wachstum:** Längenwachstum begrenzt, überwiegend in oraler Richtung, kontinuierliche Infiltration des Fett- und Bindegewebes bis in benachbarte Organe oder Strukturen
  - **Lymphogene Metastasierung:** früh regionale und mesenteriale Lk entlang art. Gefäße; bei Rektum- und Anal-Ca höhenabhängig. Im oberen Rektumdrittel nach kranial (entlang A. rectalis sup. und A. mesenterica inf.), im mittleren Drittel nach kranial und lateral (Becken-Lk), im unteren Drittel nach kranial, lateral und inguinal
  - **Hämatogene Metastasierung:** spät via Pfortader in die Leber (~ 75 %), von dort aus in Lungen und Skelett. Tiefe Rektum-Ca direkt über V. cava in Lunge

Diagnostik
- Körperliche Untersuchung: abdom. Resistenzen (v. a. re)
- Rektale Untersuchung: in 30 % tastbarer Tumor, evtl. Blut am Fingerling
- Labor: BSG ↑, BB (Anämie?), CEA zur Verlaufskontrolle (▶ 20)

- Vorsorge/Früherkennung:
  - Screening: 1 ×/J. ab 40. Lj. Stuhl auf okkultes Blut, z. B. Hämoccult® (**Cave:** kein rohes Fleisch, Eisengabe oder Gemüse) und regelmäßige rektale Untersuchung
  - Vorsorgekoloskopie ab 50. Lj., dann alle 10 J. bei unauffälligem Befund, bei familiärer Belastung (Verwandte 1. Grades) 10 J. vor Erkrankungsalter, spätestens ab 45. Lj.
  - Wenn Koloskopie abgelehnt wird, Angebot Sigmoideoskopie + jährliche Untersuchung des Stuhls auf okkultes Blut
  - CT-/MR-Kolonografie bei imkompletter Koloskopie möglich
- Staginguntersuchungen ▶ Tab. 7.9

Tab. 7.9 Staging bei kolorektalen Karzinomen

Untersuchung	Fragestellung
Komplette Koloskopie	Histologie
Sono-Abdomen	Lebermetastasen, paraaortale Lk, KO (z. B. Nierenstau)
Rö-Thorax	Lungenmetastasen
EUS rektal, starre Rektoskopie	Tiefenausdehnung bei Rektumkarzinom
CT-Thorax/Abdomen, ggf. MRT-Abdomen, ggf. cCT	Radiologischer oder sonografischer V. a. Metastasierung
Knochenszintigrafie	Knochenmetastasen
Tumormarker	CEA, CA 19–9
Gyn. Untersuchung	Ggf. bei V. a. vaginale Infiltration bei Rektum- und Sigma-Ca
Zystoskopie	Ggf. bei V. a. Blaseninfiltration bei Rektum- und Sigma-Ca

7

Differenzialdiagnosen Chron. Divertikulitis, villöses Adenom (immer entfernen! ▶ 7.6.6), Enteritis regionalis Crohn, Colitis ulcerosa (▶ 7.6.9), Leiomyosarkome, Lymphome, Hämorrhoiden.

> Vorsicht bei der Diagnose „Hämorrhoiden“: immer an blutendes Kolon-Ca denken!

Therapie Nach Empfehlungen interdisziplinärer Tumorkonferenzen.

- **Resektion:** wenn möglich (AZ, Alter, OP-Risiko)
- **Bestrahlung:** postop. senkt Lokalrezidive; präop. nur bei fraglich operablen Befunden, da kein Einfluss auf ÜLR
- **Chemother.:** individuelle, aber leitlinienbasierte Entscheidung
- **Palliativverfahren:** z. B. Stentimplantation, Anus-praeter-Anlage, Umgehungsanastomosen, bei Rektum-Ca transanale Tumorverkleinerung z. B. durch Laserther., Kryother., Elektrokoagulation
- **Regionale Ther. isolierter Lebermetastasen:** Metastasierung ins Leberparenchym erfolgt relativ häufig isoliert, deshalb nach Ausschluss weiterer Metastasen (▶ Tab. 7.9) Ther. erwägen.

- Leberteilresektion bei regional begrenztem Leberbefall
- Regionale Chemother. bei Inoperabilität und/oder adjuvant zur Metastasenchirurgie. Über die Arterie, welche die Metastasen versorgt, wesentlich höhere Dosen als i. v. möglich. Zytostatikagabe über s. c. implantiertes Anspritzteil („Port“), z. B. 5-FU und Folinsäure als Ki. Ansprechrate etwa 60 %, nachfolgend jedoch gehäuft extrahepatische Metastasen
- Thermoablation (LITT), TACE

7.6.8 Analkarzinom

Leitbefunde
Anale Tenesmen, Blut- und Schleimabgang. Später Fremdkörpergefühl und Inkontinenz.

Klinik Blutung, Schmerzen, Fremdkörpergefühl, Pruritus, Stuhlunregelmäßigkeiten.

Diagnostik Rektale Untersuchung, Proktorektoskopie mit Biopsie, Leisten-Lk.

Differenzialdiagnosen Analfissur, ulzerierter Hämorrhoidalknoten, hypertrophe Analpapille, spitze Kondylome, Dermoidzysten, Bowen-Krankheit, Paget-Krankheit.

Therapie Bei kleinen, hochdifferenzierten Plattenepithel-Ca lokale Exzision mit nachfolgender Bestrahlung, in frühen Stadien Radiochemother., bei ausgedehntem Tumor Vorbestrahlung, abdom.-perineale Rektumamputation (Kontinenzverlust) und Exstirpation befallener inguinaler und iliakaler Lk.

Prognose 5-JÜR 50 %. Bei 15 % Befall der Leisten-Lk, selten Leber- und Lungenmetastasen.

7.6.9 Enteritis regionalis Crohn und Colitis ulcerosa

Chron. entzündliche Darmerkr. unklarer Genese. Erstmanifestation meist 20.–30. Lj. Familiäre Häufung.

Leitbefunde
Rezid. blutig schleimige Durchfälle mit kolikartigen Bauchschmerzen.

Bei bis zu 20 % aller Fälle kann keine eindeutige Differenzierung zu einem der Krankheitsbilder vorgenommen werden (Crohn-Sy.). Ther. wie Enteritis regionalis Crohn.

Diagnostik DD ▶ Tab. 7.10. Die Diagnose erfolgt durch die Komb. aus Anamnese, klinischem Bild und Verlauf sowie endoskopischen, histologischen, radiologischen und laborchemischen Methoden. Neben der Diagnose der Erkr. werden das Befallsmuster und die Krankheitsaktivität zur Auswahl einer Ther. festgestellt. Basisdiagn. ▶ Tab. 7.11, ▶ Tab. 7.12, ▶ Tab. 7.13. Vor Therapiebeginn sollte immer eine infektiöse Genese ausgeschlossen werden.

Tab. 7.10 Differenzialdiagnose von Colitis ulcerosa und Enteritis regionalis Crohn

	Colitis ulcerosa	Enteritis regionalis Crohn
Epidemiologie		
Geschlechterverhältnis (m : w)	1 : 1	2 : 1
Nikotin	Kann Erkr. verhindern*	Löst Erkr. bzw. Schub aus
Genetische Komponente	Ja, aber weniger als bei Enteritis regionalis Crohn	Ja
Klin. Symptome		
Hämatochezie	Häufig	Selten
Abgang von Blut und Schleim	Häufig	Selten
Dünndarmbefall	Nein (außer bei „backwash ileitis")	Ja
Befall des oberen GIT	Nein	Ja
Abdominale Raumforderung	Selten	Manchmal im re unteren Quadranten
Extraintestinale Manifestationen	Häufig	Häufig
Dünndarmileus	Selten	Häufig
Kolonobstruktion	Selten	Häufig
Perianale Fisteln	Nein	Häufig
Biochemisch		
ANCA-pos.	Häufig	Selten
ASCA-pos.	Selten	Häufig
Histopathologie		
Transmurale Entzündung der Mukosa	Nein	Ja
Gestörte Kryptenarchitektur	Ja	Ungewöhnlich
Kryptitis und Kryptenabszesse	Ja	Ja
Granulome	Nein	Ja, aber selten in mukosalen Biopsien vom Darm

* Jedoch nicht im pharmakolog. Sinn; Therapiestudien neg.
ANCA = antineutrophile zytoplasmatische AK; ASCA = Anti-Saccharomyces-cerevisiae-AK
Aus: Daniel C. Baumgart: Diagnostik und Therapie von M. Crohn und Colitis ulcerosa. Dtsch Arztebl Int 2009; 106(8): 123–33. Mit frdl. Genehmigung.

7

Tab. 7.11 Basisdiagnostik bei Verdacht auf Colitis ulcerosa oder Enteritis regionalis Crohn gemäß der eigenen Hochschulambulanzpraxis*

Fokussiertes diagn. Vorgehen	Colitis ulcerosa	Evidenz**	Enteritis regionalis Crohn	Evidenz**
Anamnese				
Symptombeginn, Blut/Schleim im Stuhl, Tenesmen, Stuhlinkontinenz, nächtl. Diarrhö, Reise- und Ernährungsanamnese, Darminf., NSAID-Gebrauch, Tabakabusus, pos. Familienanamnese, Impfstatus, Appendektomiestatus, extraintestinale Sympt.	Ja	EL 5, RG D	Ja	EL 5, RG D
Status praesens				
Puls, RR, Temperatur, Gewicht, Größe, BMI, Abdomen, Inspektion Perineum, rektal-digitale Untersuchung, Prüfung auf extraintestinale Manifestationen (Augen, Haut, Gelenke, Muskulatur)	Ja	EL 5, RG D	Ja	EL 5, RG D
Labor				
Diff.-BB, CRP, E'lyte, Harnstoff, Krea, BSG, Leberenzyme, Bili, alkalische Phosphatase, Transferrin, Ferritin, Vit. B_{12} und Folsäure, Urinstatus	Ja	EL 5, RG D außer CRP und BSG	Ja	EL 5, RG D außer CRP, EL 2, RG B
Stuhldiagnostik				
Stuhl auf E/R, C. diff., Lactoferrin oder Calprotectin	Ja	C. difficile EL 4, RG C Calprotectin EL 2b, RG B	Ja	EL 5, RG D außer C. diff., EL 2, RG B
Endoskopie				
ÖGD mit Biopsien	Nein		Ja	EL 5, RG A
Ileokoloskopie mit Stufen-PE	Ja	EL 5, RG D	Ja	EL 1b, RG A
Bildgebende Diagnostik				
Sono-Abdomen und -Darm	Ja	EL 3, RG C	Ja	EL 1a, RG A
Erweiterte Dünndarmdiagn. (MR-Sellink)	Nein		Ja	EL 1b, RG A
Video-Kapselendoskopie (WCE)	Nein		Ja, wenn terminales Ileum normal oder nicht einsehbar oder andere bildgebende Verfahren neg.	EL 2, RG B

7

Tab. 7.11 Basisdiagnostik bei Verdacht auf Colitis ulcerosa oder Enteritis regionalis Crohn gemäß der eigenen Hochschulambulanzpraxis* *(Forts.)*

Fokussiertes diagn. Vorgehen	Colitis ulcerosa	Evidenz**	Enteritis regionalis Crohn	Evidenz**
V.a. extraintestinale Manifestation. Sono, MRT (CT)	Ja, wenn vermutet	EL 2b, RG B	Ja, wenn vermutet	EL 1c, RG A
V.a. extramurale KO. (Fisteln, Abzesse) Sono, MRT (CT)			Ja, wenn vermutet	EL 1c, RG A
Virtuelle Kolografie	Nein	EL 4, RG C	Nein	
Enteroskopie	Nein		Bei isoliertem Dünndarmbefall, Histologiegewinnung/ Ther. von Stenosen	
MRCP	Bei V.a. PSC		Bei V.a. PSC	EL 2a, RG B
ERC(P) mit ggf. Ballondilatation	Bei PSC mit dominanten Strikturen		Bei PSC mit dominanten Strikturen	
Konsiliarische Vorstellung/Mitbetreuung				
Chirurgie, Rheumatologie, Dermatologie, Ophthalmologie, Gynäkologie, Urologie	Wenn indiziert		Wenn indiziert	

* Für die Diagn. existiert kein Goldstandard (ECCO, EL 5, RG D). Diese Liste soll eine Orientierung geben und erhebt keinen Anspruch auf Vollständigkeit. Bei entsprechendem Befallsmuster, bei KO oder vor bestimmten Ther. können und müssen weitere diagn. Verfahren eingesetzt werden.
** Der Evidenzgrad (EL, Evidence Level) basiert auf dem ECCO-Konsensus; RG = Empfehlungsgrad (Recommendation Grade).
ECCO = European Crohn's and Colitis Organization; C. diff. = Clostridium difficile; ÖGD = Ösophagogastroduodenoskopie; Stufen-PE = Probenentnahme; WCE = wireless capsule endoscopy = Kapselendoskopie; MRCP = magnetresonanztomografische Cholangiopankreatikografie; PSC = primär sklerosierende Cholangitis
Aus: Daniel C. Baumgart: Diagnostik und Therapie von M. Crohn und Colitis ulcerosa. Dtsch Arztebl Int 2009; 106(8): 123–33. Mit frdl. Genehmigung.

Hilfreich zur klin. Einschätzung sind Aktivitätsindizes, die anhand von Formblättern erstellt werden (Dr. Falk Pharma GmbH, Leinenweberstr. 5, 79108 Freiburg, Tel.: 0761–13 0 34–0, Fax: 0761–13 0 34–21, E-Mail-Adresse: Dr. Falk@t-online.de).

Tab. 7.12 Bestimmung des Aktivitätsindex der Enteritis regionalis Crohn (CDAI nach Best)

Multiplikationsfaktor	Parameter
2	Stuhlfrequenz der letzten Wo.
5	Grad der Bauchschmerzen (Wochenbericht; Summe der 7 Tageswerte: 0 = keine, 1 = leicht, 2 = mäßig, 3 = stark)
7	Allgemeinbefinden der letzten Wo., Summe der Tageswerte (0 = gut, 1 = mäßig, 2 = schlecht, 3 = sehr schlecht, 4 = unerträglich)
20 (je Symptom)	Begleitsympt.: Iridozyklitis, Uveitis, Erythema nodosum, Pyoderma gangraenosum, Stomatitis aphthosa, Arthralgien, Analfissuren, -fisteln, -abszesse, Temp. > 37,5 °C letzte Wo.
30	Sympt. Durchfallbehandlung: 0 = nein, 1 = ja
10	Resistenz im Abdomen: 0 = nein, 2 = fraglich, 5 = sicher
6	Hkt: Subtraktion bei Frauen von 42, bei Männern von 47
1	KG: [1 – (Gewicht/Standardgewicht)] × 100
Auswertung	
> 150 Pkt.: aktive Erkrankung > 220 Pkt.: mittelschwerer Schub > 450 Pkt.: schwerer Schub Reduktion unter Ther. um 100 Pkt.: Therapieansprechen Reduktion unter Ther. unter 150 Pkt.: Remission	
Aktivitätsindex = Summe (Parameterwerte × Multiplikationsfaktor)	

Tab. 7.13 Schweregradbestimmung der Colitis ulcerosa (nach Rachmilewitz)

	Leicht	Mittel	Schwer
Tägl. Stuhlfrequenz	< 4	4–6	> 6 (blutig)
Pulsfrequenz	< 90	90–100	> 100
Hämatokrit	Normal	30–40 %	< 30 %
Gewichtsabnahme	Keine	1–10 %	> 10 %
Temperatur	Keine	< 38 °C	> 38 °C
BSG	< 20 mm/h	20–30 mm/h	> 30 mm/h
Serumalbumin	Normal	3,0–3,5 g/dl	< 3 g/dl

Therapie Enteritis regionalis Crohn (▶ Tab. 7.14), Colitis ulcerosa (▶ Tab. 7.15).

7

Tab. 7.14 Evidenzbasierte Therapie der Enteritis regionalis Crohn

Medikament	Dosierung	Leichter bis mittelschwerer Crohn		Schwerer Crohn		Perianales Fistelleiden		Postop. Remissions-erhaltung
		Induktion	Erhaltung	Induktion	Erhaltung	Induktion	Erhaltung	
Mesalazin (oral)		Nein[1]	Nein[1]					Nein[1]
Prednisolon (oral)	Induktion 0,25 mg/kg KG bis 0,75 mg/kg KG	Ja	Nein	Ja	Nein			Nein
Methylprednisolon (oral)	Induktion 48 mg/d	Ja	Nein	Ja	Nein			
Prednisolon (i. v.)	Induktion 60 mg/d			Ja				
Budesonid (oral)	Induktion 9 mg/d Erhaltung 6 mg/d[2]	Ja	Nein[2]		Ja[2]			Nein
Metronidazol (oral)	Induktion 10–20 mg/kg KG/d	Nein[1]				Ja[3]		Nein[4]
Azathioprin (oral)	2–3 mg/kg KG/d	Nein[5]	Nein[6]	Nein[5]	Ja	Nein[5]	Ja	Ja
6-Mercaptopurin (oral)	Erhaltung 1,5 mg/kg KG/d	Nein[5]	Nein[6]	Nein[5]	Ja	Nein[5]	Ja	Ja
Methotrexat (i. m.)	Induktion 25 mg/Wo. Erhaltung 15–25 mg/Wo.			Ja[5]	Ja			
Infliximab (i. v.)	Induktion 5 oder 10 mg/kg KG in Wo. 0, 2 und 6 Erhaltung 5 oder 10 mg/kg KG alle 8 Wo.			Ja	Ja	Ja	Ja	

Tab. 7.14 Evidenzbasierte Therapie der Enteritis regionalis Crohn *(Forts.)*

Medikament	Dosierung	Leichter bis mittelschwerer Crohn		Schwerer Crohn		Perianales Fistelleiden		Postop. Remissionserhaltung
		Induktion	Erhaltung	Induktion	Erhaltung	Induktion	Erhaltung	
Adalimumab (s. c.)	Induktion 80 bzw. 160 mg in Wo. 0 und 40 bzw. 80 mg in Wo. 2 Erhaltung 40 mg alle 2 Wo. oder wöchentl.			Ja	Ja	Ja, in einer Subgruppenanalyse	Ja, in einer Subgruppenanalyse	

Ein leerer Bereich weist darauf hin, dass es keine hinreichende Evidenz für eine Aussage gibt.
Für rechtsverbindliche Aussagen zu Ind. und Dos. sind die Rote Liste und die entsprechenden Fachinformationen zu konsultieren.

[1] Empfohlen in einigen aktuellen Leitlinien; Evidenzlage ist inkonsistent, zeigt keine eindeutige Wirksamkeit

[2] Budesonid in einer Dos. von 6 mg/d verlängert das Intervall bis zu einem Rückfall, aber genügt standardisierten Remissionserhaltungskriterien nicht. Es kann als „steroidsparendes" Medikament bei prednisolonabhängigen Pat. betrachtet werden.

[3] Empfohlen in einigen aktuellen Leitlinien; evidenzbasiert in unkontrollierten Studien; bisher keine kontrollierten Studien durchgeführt.

[4] Studien haben eine kurzzeitige Reduktion des Auftretens von ausgedehnten endoskopischen Läsionen, aber keinen Unterschied in klin. Remissionsraten nach 1 J. gezeigt.

[5] Langsamer Wirkeintritt begrenzt Eignung zur Remissionsinduktion.

[6] Toxizitätsprofil des Wirkstoffs schließt Eignung für diese Ind. aus.

Aus: Daniel C. Baumgart: Diagnostik und Therapie von M. Crohn und Colitis ulcerosa. Dtsch Arztebl Int 2009; 106(8): 123–33. Mit frdl. Genehmigung.

7

Tab. 7.15 Evidenzbasierte Therapie der Colitis ulcerosa

Medikament	Dosierung	Leichte bis mittelschwere Colitis ulcerosa		Refraktäre Colitis ulcerosa	Schwere Colitis ulcerosa	Remissionserhaltung	
		Distal	Extensiv			Distal	Extensiv
Mesalazin (Suppositorien)	Induktion 0,5–1,5 g/d Erhaltung 0,5–1 g/d	Ja	Nein	Ja[1]	Nein[2]	Ja	Nein
Mesalazin (Einläufe)	Induktion 1–4 g/d Erhaltung 1–4 g/d (Ther.)	Ja	Ja (ergänzende Ther.)	Ja[1]	Nein[2]	Ja	Nein
Mesalazin (oral)	Induktion 1,6–4,8 g/d Erhaltung 0,75–4 g/d	Ja	Ja	Ja[1]	Nein[2]	Ja	Ja
Olsalazin	Erhaltung 1–2 g/d	Nein[3]	Nein[3]	Nein[3]	Nein[3]	Ja	Ja
Balsalazid	Induktion 6,75 g/d (äquivalent zu Mesalazin 2,4 g/d) Erhaltung 4 g/d (äquivalent zu Mesalazin 1,4 g/d)	Ja	Ja	Ja[1]	Nein[2]	Ja	Ja
Hydrocortison (Einläufe)	Induktion 100 mg/d	Ja	Nein	Ja[1]	Ja[4]	Nein	Nein
Budesonid (Einläufe)	Induktion 2–8 mg/d	Ja	Nein	Ja[1]	Ja[4]	Nein	Nein
Kortikosteroide (Cortison oral)	Induktion 100 mg/d	Ja	Ja	Ja[1]	Nein	Nein	Nein
Kortikosteroide (Prednisolon oral)	Induktion 40–60 mg/d	Ja	Ja	Ja[1]	Nein	Nein	Nein
Kortikosteroide (Prednisolon i. v.)	Induktion 60 mg/d	Nein	Nein	Ja[5]	Ja	Nein	Nein

Tab. 7.15 Evidenzbasierte Therapie der Colitis ulcerosa *(Forts.)*

Medikament	Dosierung	Leichte bis mittelschwere Colitis ulcerosa		Refraktäre Colitis ulcerosa	Schwere Colitis ulcerosa	Remissionserhaltung	
		Distal	Extensiv			Distal	Extensiv
Azathioprin (oral)	Erhaltung 2–2,5 mg/kg KG/d	Nein	Nein	Ja	Nein	Ja	Ja
Ciclosporin (i. v.)	Induktion 2–4 mg/kg KG/d	Nein	Nein	Nein	Ja	Nein	Nein
Tacrolimus (oral)	Induktion Serumtalspiegel 5–15 ng/ml[6]	Nein	Nein	Nein	Ja	Nein	Nein
Infliximab (i. v.)	Induktion 5 oder 10 mg/kg KG in Wo. 0, 2 und 6 Erhaltung 5 oder 10 mg/kg KG alle 8 Wo.	Ja	Ja	Ja	Ja	Ja	Ja

Für rechtsverbindl. Aussagen zu Ind. und Dos. sind die Rote Liste und die entsprechenden Fachinformationen zu konsultieren.

[1] Meistens weitergegeben bei leichter und mittelschwerer Kolitis, während andere Wirkstoffe dazu eingeschlichen werden.

[2] Meistens beendet wegen der Möglichkeit einer Intoleranz für Sulfasalazin, Mesalazin oder Balsalazid.

[3] Diarrhö tritt häufig in höheren Dosierungen bei Colitis-ulcerosa-Pat. auf.

[4] Ergänzende Ther. zu i. v. Glukokortikoiden.

[5] Einige Pat., die auf orale Glukokortikoide nicht angesprochen haben, sprechen auf i. v. Glukokortikoide nach stationärer Aufnahme an.

[6] Retrospektive und unkontrollierte Studien zeigen, dass auch Talspiegel von 4–8 ng/dl effektiv und mit weniger NW assoziiert sind.

Aus: Daniel C. Baumgart: Diagnostik und Therapie von M. Crohn und Colitis ulcerosa. Dtsch Arztebl Int 2009; 106(8): 123–33. Mit frdl. Genehmigung.

7.6.10 Reizkolon (Colon irritabile, irritables oder spastisches Kolon)

Häufige funktionelle Darmstörung ohne fassbare organische Ursache. Meist 30.–40. Lj., F > M.

Leitbefunde
Obstipation, oft im Wechsel mit Diarrhö, abdom. Schmerzen (krampfartig, brennend, stechend), Druckgefühl im Unterbauch. Schmerzerleichterung nach Stuhlentleerung.

Klinik Intermittierender, meist spastischer Bauchschmerz (> 3 Mon.) wechselnder Stärke und Lokalisation mit Verstopfung, Diarrhö oder beidem im Wechsel. Oft Meteorismus, „dyspeptische" Beschwerden (▶ 7.1.8), selten Schleimbeimengungen im Stuhl (Colica mucosa). Bei der mit Obstipation einhergehenden Form („spastisches Kolon") oft Laxanzienabusus (Obstipation ▶ 7.1.5).

Anamnese
- Chron., oft über Jahre bestehende Beschwerden; hierzu diskrepant guter AZ!
- Schmerzen nie nachts, aber oft morgens beim Aufstehen.
- Zunahme der Stuhlfrequenz und Abnahme der -konsistenz bei Auftreten der Beschwerden.
- Wechselndes Beschwerdebild: oft Nachlassen der Schmerzen nach Darmentleerung.

Diagnostik
- Anamnese ist richtungweisend
- Körperlicher Befund unergiebig, evtl. druckdolentes oder als Strang tastbares Sigmoid, Plätschergeräusch
- Ausschluss anderer Krankheiten
- **DD:** chron. Bauchschmerz v. a. bei Karzinom und entzündliche Dickdarmerkr.

7

- Je kürzer die Vorgeschichte und je älter der Pat., desto unwahrscheinlicher ist ein Reizkolon.
- Fieber, nächtliche Schmerzen, Gewichtsverlust, Blut im Stuhl und Leukozytose schließen die Diagnose aus.

Therapie Schwierige Aufgabe. Im Gespräch Pat. ernst nehmen, beruhigen und aufklären, evtl. Konflikte aufdecken (ggf. Psychother.). Empfehlung: Ernährungsumstellung mit kleinen, ballaststoffreichen Mahlzeiten; evtl. zusätzlich Weizenkleie. Bei Frauen mit obstipationsdominanter Sympt. Prucaloprid (Resolor). Depressive Begleitsympt.: z. B. Amitriptylin 25 mg z. N. bis 3 × 25 mg/d p. o. steigern. NW ▶ 19.7.3. Obstipation ▶ 7.1.5, Diarrhö ▶ 7.1.4, Dyspepsie ▶ 7.1.8.

7.6.11 Malassimilationssyndrom (MAS)

Komplex von Sympt. verschiedenster Genese als Folge einer Malabsorption, einer Maldigestion oder der Komb. beider.
- **Maldigestion:** Störung der (intraluminalen) Verdauung der Nahrung.
- **Malabsorption:** gestörte Resorption und gestörter Abtransport der (verdauten) Nahrungsbestandteile.

Leitbefunde
Chron. Diarrhö mit oft voluminösen Stühlen (> 300 g/d). Gewichtsverlust und Mangelsymptome.

Ätiologie Maldigestion

- Exokrine Pankreasinsuff.: meist chron. Pankreatitis, aber auch Substanzverlust durch OP, Tumor
- Magenresektion
- Mangel an konjugierten Gallensäuren: Cholestase (meist Verschlussikterus und intrahepatische Cholestase, selten PBC), Gallensäureverlust-Sy. (meist Z. n. OP, Ileumresektion, Fisteln, Enteritis regionalis Crohn, selten Blindsack-Sy. mit bakt. Fehlbesiedlung).

Ätiologie Malabsorption

- Laktasemangel (▸ 7.6.11): häufig (10 %), Beschwerden nach Milchgenuss
- Verkleinerte Resorptionsfläche: Resektion (Kurzdarmsy.), Blindsäcke, Fisteln
- Dünndarmerkr.: glutensensitive Enteropathie, Enteritis regionalis Crohn (▸ 7.6.9)
- Infektiös: z. B. Yersiniose, Amöben, Lamblien, Tbc
- Allergisch: z. B. Nahrungsmittelallergie (DD Diarrhö ▸ 7.1.4)
- Amyloidose des Dünndarms
- Tumoren: maligne Lymphome, Karzinome des Dünndarms, Lk-Metastasen
- **Whipple-Krankheit:** sehr seltene Inf. mit Tropheryma whipplei, M > 50 J., chron. Durchfälle, Lk-Schwellung, Polyarthritis, Fieber, zerebrale Beteiligung möglich. Diagn.: tiefe Duodenal- bzw. Jejunal-PE, ggf. Liquordiagn. Ther.: prim. Co-trimoxazol oder Ceph. III für 1 J.
- Durchblutungsstörungen: Angina visceralis (▸ 7.6.3); chron. Rechtsherzinsuff. bei Cor pulmonale (▸ 6.3.2)
- Hormonelle Störungen: VIPom (▸ 12.5.3). Diab. Enteropathie (seltene Diab.-KO mit Durchfällen, oft zusammen mit peripherer PNP). SD-Überfunktion (▸ 12.1.6), Karzinoid (▸ 12.5.4)

Klinik

- Voluminöse Durchfälle, evtl. Fettstühle. Steatorrhö: lehmartig, klebrig, glänzend, scharf riechend, Fettaugen in der Toilette
- Gewichtsverlust
- Gärungsstühle, Flatulenz: bei Laktasemangel einziges Sympt.
- Mangel an fettlöslichen Vit.: Nachtblindheit, Tränensekretion ↓, trockene Haut (Vit. A); Rachitis bei Kleinkindern, Osteomalazie bei Erw. (Vit. D ▸ 11.10.2); Gerinnungsstörungen (Vit. K)
- Anämie: Eisenmangel → hypochrom; Vit.-B_{12}-Mangel → megaloblastisch
- Osteoporose, Osteomalazie, Tetanie: Ca^{2+}-Mangel
- Selten Hypoproteinämie, Ödeme bei Serumalbumin < 25 g/l

Basisdiagnostik

- **Anamnese:** Nahrungsunverträglichkeiten, OP, Tumoren
- **Labor:** BSG, CRP, Diff-BB, E'lyte, Leberwerte, AP, Harnstoff, Krea, BGA, Albumin, Cholinesterase, Ges.-Eiweiß, BZ-Profil, Ca^{2+}, Gerinnung, Fe, Ferritin, Triglyzeride, ggf. Folsäure, Vit. B_{12}, E'phorese, Chol., Vit.-Spiegel, Zink, Mg^{2+}, Gastrinspiegel
- Stuhlvisite, Stuhlmengen und -fettbestimmung (▸ 7.2.3).

Erweiterte Diagnostik

- Differenzierung zwischen Maldigestion und Malabsorption durch Xylosetest (▶ 7.2.3) und Schilling-Test (▶ 13.2.2)
- Ätiol. Klärung: Pankreasfunktionsdiagn. (▶ 7.5.2), Endoskopie mit tiefer Duodenalbiopsie (bei V. a. Lambliasis ▶ 17.7.3), Sono-Abdomen, Rö nach Sellink, CT, bakt. und parasitologische Stuhluntersuchungen (▶ 2.3.5)
- V. a. Laktasemangel: Laktosebelastungstest (▶ 7.2.3), H_2-Exhalationstest mit Laktose (▶ 7.2.3)
- V. a. bakt. Überwucherung: H_2-Atemtest mit Glukose oder Laktulose (▶ 7.2.3)
- V. a. Sprue: Endomysium- und Gliadin-AK
- V. a. Gallensäureverlust-Sy.: Glykocholat-Atemtest. Therapieversuch mit Colestyramin

Therapie

- Primär Grunderkr. therapieren, z. B. Verzicht auf Laktose bei Intoleranz
- Bei schlechtem AZ Regulierung des Wasser- und E'lythaushalts (Ca^{2+} 1–3 g/d, Mg^{2+} 300–700 mg/d), evtl. parenterale Ernährung (▶ 2.7)
- Parenterale Substitution fettlöslicher Vit., z. B. ADEK® 1 × 1 Amp./Wo. i. m.
- Vit. B_{12} anfangs 1 000 μg/d s. c. oder i. m., dann 1 000 μg alle 1–3 Mon. (▶ 11.10.2)
- Folsäuresubstitution 15 mg/d s. c. oder i. m.
- Eisensubstitution (▶ 13.2.1), Zinksubstitution 30–60 mg/d
- Steatorrhö: Fettzufuhr (< 40 g/d) in Form mittelkettiger TG (MCT-Fette, z. B. Ceres®-Öl/-Margarine)
- Chologene Diarrhö (Gallensäuremalabsorption im Ileum → Reizung des Kolons): Colestyramin 1–3 × 4 g/d. **Cave:** bei verminderter Dünndarmresorption (Resektion) Diarrhö (Colestyramin bindet Gallensäuren → enteraler Gallensäureverlust → mangelnde Fettresorption im Dünndarm → Diarrhö)
- Enzymsubstitution bei exokriner Pankreasinsuff. (▶ 7.5.2)

8 Leber und Gallenwege

Jens Niehaus

8.1 Leitsymptome und ihre Differenzialdiagnose

8.1.1 Ikterus

Gelbfärbung von Haut, Schleimhäuten und Skleren bei einem Ges.-Bili ≥ 43 µmol/l (≥ 2,5 mg/dl).

Pathophysiologie Häm → Abbau im RES: wasserunlösliches, indir. Bili (im Blut an Albumin gebunden) → Konjugation in den Hepatozyten: wasserlösliches, dir. Bili → via Gallenwege in den Darm → Umwandlung in Urobilinogen durch Bakterien → ca. 80 % Ausscheidung im Stuhl, ca. 1 % über die Nieren, ca. 20 % Rezirkulation im enterohepatischen Kreislauf.

Differenzialdiagnosen Ursache meist Gallengangsverschluss bei Choledocholithiasis oder obstruierenden Tumoren, akute virale Hep. (▶ 8.2) oder Medikamente. Prognose ist abhängig von der Grunderkr.

- **Prähepatischer Ikterus:**
  - Störung der Konjugation: häufig Icterus neonatorum, erworben (medikamentös, hepatozellulär), selten Wilson-Krankheit, Gilbert-Meulengracht-Sy., Crigler-Najjar-Sy.
  - Verminderte hepatische Bili-Aufnahme: häufig Rechtsherzinsuff., medikamentös, selten längeres Fasten, septisch tox.
  - Erhöhter Anfall von Bili: häufig Hämolyse (nach Bluttransfusion, toxisch, Hämatomresorption, Herzklappen-OP), selten ineffektive Erythropoese (Thalassämie, Porphyrie, megaloblastäre Anämie), portosystemischer Shunt, Zieve-Sy.
- **Hepatischer Ikterus (intrahepatische Cholestase):**
  - Hep., Leberzirrhose: häufig Virushep. (A, B, C, D, E, CMV, EBV), tox.-allergisch (Alkohol, Medikamente); selten bakt. (Weil-Krankheit), Autoimmunhep. (AIH), metabolisch (Wilson-Krankheit, Hämochromatose, Sexualhormone)
  - Fortschreitende Destruktion oder Hypoplasie der Gallengänge (selten): prim. biliäre Zirrhose (PBC, ▶ 8.10.2), prim. sklerosierende Cholangitis (PSC, ▶ 8.10.3), Vanishing-Bile-Duct-Sy., idiopathische Duktopenie
  - Vaskulär (selten): Ischämie, Budd-Chiari-Sy.
  - Funktionelle, idiopathische Cholestase (selten): idiopathische Schwangerschaftscholestase (▶ 8.9.1), benigne intrahepatische Cholestase (Summerskill-Tygstrup-Sy.)
  - Sekretionsstörung durch Mangel an Exportpumpen (selten): Dubin-Johnson-Sy., Rotor-Sy., Bylers-Sy. mit hoher γ-GT, Cholestase bei Mukoviszidose.
- **Posthepatischer Ikterus (extrahepatische Cholestase):**
  - Häufig: Choledocholithiasis (▶ 8.10.1), chron. Pankreatitis (▶ 7.5.2), Pankreas-Ca (▶ 7.5.3), Cholangio-Ca, Papillen-Ca (▶ 8.10.5)
  - Selten: Striktur, Duodenaldivertikel, Mirizzi-Sy. (▶ 8.10.1), Leberzysten, Caroli-Sy., Parasiten

8

Gilbert-Meulengracht-Syndrom
Meist autosomal dominant vererbte Aktivitätsminderung der Glukuronyltransferase mit/ohne Lebervergrößerung. Manifestationsalter etwa 20. Lj. Uncharakteristische Sympt. Fasten und Nikotinsäure provozieren Bili-Anstieg. Unauffällige Histologie. Gute Progn., keine Ther.

Klinische Untersuchun ▶ Abb. 8.1

- **Prähepatischer Ikterus:** häufig symptomlos, Anamnese richtungweisend. Ggf. Juckreiz, unspezif. Oberbauchschmerzen, Leberhautzeichen (▶ 8.5), Rechtsherzinsuff.
- **Hepatischer Ikterus:**
  - Grippales Gefühl, Übelkeit, Abgeschlagenheit, Fieber. Anamnese: Sexualanamnese, Bluttransfusionen, Drogenabhängigkeit, Zugehörigkeit zu medizinischen Berufen, vorbestehende Hep., Auslandsreisen, Kontakt mit potenziell Infektiösen → virale Hep.
  - Leberhautzeichen, Aszites, Caput medusae, Lackzunge, Palmarerythem → dekompensierte Leberzirrhose
  - Oberbauchbeschwerden, Übelkeit, vergrößerte Leber, Alkoholabusus → Fettleberhep., Zieve-Sy. (▶ 8.4.1)
- **Posthepatischer Ikterus:**
  - Juckreiz, dunkler Urin, heller Stuhl, kolikartige Schmerzen im re Oberbauch evtl. mit Ausstrahlung in re Schulter → Verschlussikterus bei Choledocholithiasis
  - Schüttelfrost, Fieber → Cholangitis, Leberabszess

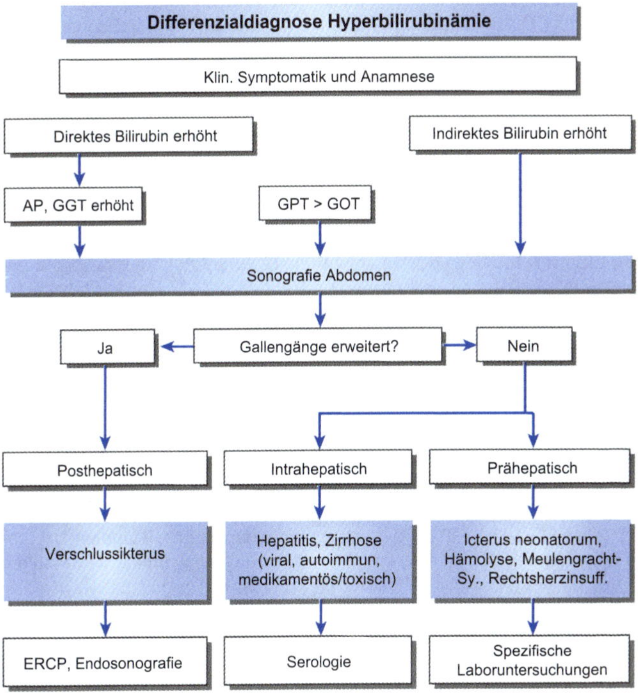

Abb. 8.1 Differenzialdiagnose der Hyperbilirubinämie [L157]

- Zusätzlich gürtelförmig in den Rücken ausstrahlende Schmerzen → biliäre Pankreatitis
- Schmerzloser Ikterus, Gewichtsverlust → Pankreas-, Cholangio-Ca, Lebermetastasen

Pseudoikterus ohne Beteiligung von Skleren und Schleimhäuten bei exzessivem Genuss von Karotten.

Apparative Diagnostik ▶ Abb. 8.1

- **Sono:** immer durchführen, richtungweisend für weitere DD. Erweiterte intra- oder extrahepatische Gallengänge, Choledocholithiasis, Cholezystolithiasis, Tumoren, Lk, Leberparenchym, Metastasen. Ergänzend KM-Sono
- **ERCP:** Sondierung des Ductus choledochus und pancreaticus, radiologische Darstellung durch KM-Gabe
  - Diagn. Ind.: Anomalien, PSC
  - Ther. Ind.: Choledocholithiasis mit/ohne Pankreatitis, Pankreatikolithiasis, maligne Gallengangsstenosen, Strikturen (postop., PSC)
  - Ther. Interventionsmöglichkeiten: Papillotomie, Gallengangssteinextraktion (in ca. 80 % möglich), Stent-Einlage (z. B. zur Galleableitung bei maligner Stenose), nasobiliäre Sonde, Dilatationen, Lithotripsie
- **PTC/PTCD:** transhepatische Punktion der erweiterten Gallengänge zur Darstellung der intra- oder extrahepatischen Gallengänge (wenn ERC nicht möglich, z. B. nach B-II-OP), zur Anlage einer externen oder internen Gallengangsdrainage
- **MRC/MRCP:** Darstellung des Gallengangsystems und Pankreasgangs. Diagn. Ind. mit ERCP vergleichbar, keine ther. Intervention möglich
- **Endosonografie:** zur Klärung der extrahepatischen Cholestase, chron. Pankreatitis (z. B. Tumor, Choledocholithiasis), insb. zum Ausschluss kleiner Gallengangssteine (Mikrolithiasis) bei deutl. geringeren NW als bei ERCP.
- **Leberfunktionsszintigrafie (hepatobiliäre Sequenzszintigrafie):** kaum noch indiziert. Beurteilung der Durchblutung, Leberfunktion und Ausscheidung über intrahepatische Gallengänge, Gallenblase und DC. Zur DD fokal noduläre Hyperplasie (FNH); Kontrolle nach LTx (Leckage?)

8.1.2 Aszites

Ansammlung von Flüssigkeit in der freien Bauchhöhle, in ca. 80 % auf dem Boden einer fortgeschrittenen parenchymatösen Lebererkr. (Leberzirrhose).

Differenzialdiagnosen

- **Portal** (~ 80 %): Leberzirrhose, Fettleberhep., akute Hep., Pfortaderthrombose, Budd-Chiari-Sy., Veno-Occlusive Disease, Zystenleber
- **Maligne** (~ 10 %): z. B. Peritonealkarzinose, intraabdom. Tumoren, hepatozelluläres Ca (HCC), Metastasenleber, Mesotheliom, lymphatische Systemerkr., Meigs-Sy. (Ovarial-Ca mit Aszites und Hydrothorax)
- **Kardial** (~ 3 %): Rechtsherzinsuff., Trikuspidalinsuff., Kardiomyopathie, Pericarditis constrictiva
- **Entzündlich** (~ 2 %): akute Pankreatitis, spontan bakt. Peritonitis, bakt. Peritonitis, Tbc, Vaskulitis, Enteritis
- **Selten** (~ 5 %): Kavathrombose, Mesenterialvenenthrombose, Hypalbuminämie (nephrotisches Sy.; intestinaler Eiweißverlust z. B. bei Ménétrier-Krank-

heit, einheimischer und tropischer Sprue, Whipple-Krankheit, Amyloidose; idiopathisch), Hypothyreose, Stärkeperitonitis, chylöser Aszites bei Abflussstörung des Ductus thoracicus

Basisdiagnostik ▶ Abb. 8.2

- **Anamnese:** bekannte Lebererkr., Tumoren, Herzerkr.?
- **Körperliche Untersuchung:**
  - Perkussion des Abdomens → verschiebliche Flankendämpfung (ab etwa 1 l Aszites nachweisbar)
  - Verstrichener Bauchnabel. Oft starker Meteorismus (kann Erstsymptom sein)
  - Splenomegalie → z. B. Leberzirrhose, Pfortaderthrombose, lymphatische Systemerkr.
  - Pleuraerguss → kardiale Stauung, Leberzirrhose, Metastasierung, Kollagenosen, Meigs-Sy.
  - Periphere Ödeme → kardiale Stauung, untere Einflussstauung, renaler oder enteraler Eiweißverlust (▶ 9.5.6)
- **Sono:** Ergussnachweis bereits ab 50 ml. Hinweise auf Leberzirrhose (knotige Oberfläche, inhomogenes Parenchym, vergrößerter Lobus caudatus, Splenomegalie), Metastasen, Solitärherde, peritoneale Herde?

Weiterführende Diagnostik ▶ Abb. 8.2

- **Farbduplex-Sono:** Semiquantitative Beurteilung von Größe und Richtung des Blutflusses. Ind.: Diagnostik von vaskulären Erkr., außerdem Kontrolle bei portosystemischem Shunt, postop. Überprüfung bei LTx. Bewertung: Portale Kollateralkreisläufe, retrograder Fluss in der V. portae, ggf. auch V. lienalis und V. mesenterica sup.; evtl. erhöhter Blutfluss in der A. hepatica (Kon-

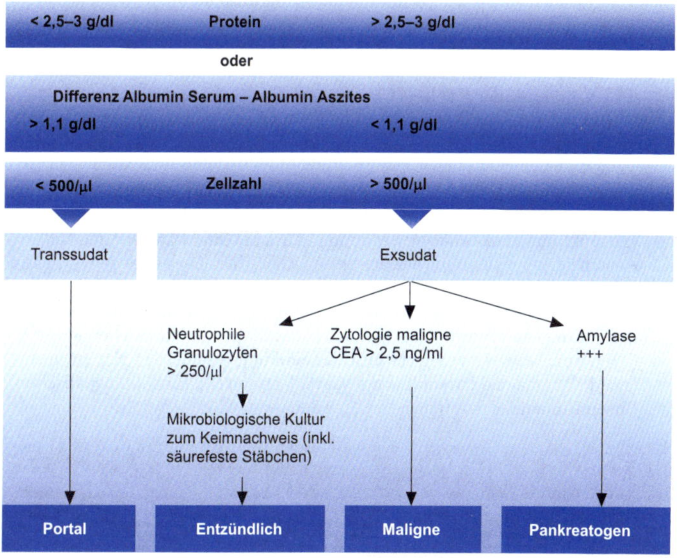

Abb. 8.2 Aszitesdiagnostik [L157]

gestionsindex) → portale Hypertonie, Leberzirrhose. Fehlender Fluss, Thrombusnachweis → Pfortaderthrombose. Verschluss, Stase oder retrograder Fluss in den Lebervenen → Budd-Chiari-Sy.
- **Rö-Thorax:** Pleuraerguss, Tumor oder Metastasen, kardiale Dekompensation, Zwerchfellhochstand.
- **Diagn. Punktion:** Grundsätzlich bei unklarer Ursache. Technik ▶ 2.2.6. Bestimmung von Protein, Differenz aus $\text{Albumin}_{\text{Serum}}$ und $\text{Albumin}_{\text{Aszites}}$, Zellzahl und Differenzierung, zytolog. Untersuchung, ggf. CEA, mikrobiolog. Kultur (in anaeroben und aeroben Blutkulturflaschen). **Cave:** Das Fehlen maligner Zellen schließt maligne Genese nicht aus.

Therapie

Infektiöser oder tumoröser Aszites: Ther. der Grunderkr. Bei malignem Aszites wiederholte Punktionen

Stufentherapie des portalen Aszites: Gewichtsreduktion von 500 g/d ohne Beinödeme, mit Beinödemen 1 000 g/d. Steigerung der Ther. je nach Erfolg der jeweiligen Stufe. 90 % der Pat. lassen sich diätetisch und medikamentös führen. Die früher empfohlene Bettruhe sollte nur bei ausgedehnten Beinödemen erfolgen (Thromboseprophylaxe ▶ 19.8.2).

- **Stufe 1 – Basistherapie:**
  - Na^+-Restriktion: 2–3 g/d. Ziel: tägl. Na^+-Ausscheidung > Na^+-Einfuhr. Ggf. K^+-Zufuhr (60–100 mval/d)
  - Flüssigkeitsrestriktion: 1 500 ml/d (Serum-Na > 130 mmol/l); 750–1 000 ml/d (Serum-Na < 130 mmol/l)
- **Stufe 2 – zusätzlich Diuretika:** Spironolacton 50–100 mg/d, Steigerung um 50 mg/d bis max. 400 mg (Wirkung erst nach 3 d), ggf. zusätzlich Furosemid 20–40 mg max. 160 mg/d (nie als Monother.) oder Xipamid 10–20 mg max. 80 mg/d oder Torasemid 5–10 mg max. 40 mg/d.
  - Kontrollen: KG, Serum-E'lyte, Krea. Na^+-Ausscheidung i. U. bei Verdopplung des initialen Krea-Werts (bei Na^+-Ausscheidung < 10 mmol/d) Diuretika absetzen
  - Unzureichender Erfolg → Ursachen prüfen: Compliance, zu hohe Na^+-Zufuhr, Krea, nephrotoxische Medikamente (NSAID, Antibiotika), spontan bakt. Peritonitis, GIT-Blutung, Pfortader-, Mesenterialvenenthrombose?
- **Stufe 3 – diuretikarefraktärer, Spannungs- oder rezid. Aszites:** Parazentese: Bei Spannungsaszites mit Luftnot, Nabel- und Inguinalhernien, Ösophagusvarizenblutung zur Senkung des abdom. Drucks. Diuretikaresistenz, Na^+-Ausscheidung < 10 mmol/d unter diuretischer Ther. Tägl. etwa 4–6 l langsam ablassen. Substitution mit 6–10 g Albumin pro entnommenem Liter Aszites. KI: Quick < 40 %, Thrombozyten < 40 000/µl, Krea > 3 mg/dl, HE Grad III, Bili > 10 mg/dl. Transjugulärer intrahepatischer portosystemischer Shunt (TIPS) v. a. bei gleichzeitig erwünschter Senkung des portalen Hypertonus (rezid. Ösophagusvarizenblutung). **Cave:** Verschlechterung des hepatischen Enzephalopathiegrads (▶ 8.5.4). LTx ▶ 8.8.

8

> **!** Bei Abfall der Na^+-Ausscheidung (hepatorenales Sy.! ▶ 8.5.3) während der Diuretikather. des Aszites Diuretikadosis reduzieren. Keine NSAID, da Gefahr der Natriumretention.

8.2 Akute Virushepatitis

8.2.1 Grundlagen

Klinik

- Die Formen der Virushep. lassen sich klin. nur schwer unterscheiden!
- Meist subklin. Verlauf, bei Hep. C in 90–95 %!
- **Prodromalphase** (Tage bis 3 Wo.): subfebrile Temperaturen, Abgeschlagenheit, Appetitlosigkeit, Übelkeit, leichte Diarrhö oder Obstipation, Juckreiz, Druckschmerz im re Oberbauch, Arthralgien.
- **Fakultativ ikterische Phase** (4–8 Wo.): Haut- und Sklerenikterus, Dunkelfärbung des Urins und acholischer (entfärbter) Stuhl. Bei Hep. C anikterischer Verlauf häufig (75 %). Meist Hepatomegalie, Splenomegalie in 20–30 %. Mit Beginn des Ikterus geht es dem Pat. meist subjektiv besser.
- **Extrahepatische Manifestationen:** am häufigsten bei Hep. B mit Arthralgien, Exanthem, Urtikaria, Panarteriitis nodosa, GP (meist membranös oder membranoprolifertiv), Purpura Schoenlein-Henoch, Guillain-Barré-Sy., aplastische Anämie, ggf. Panzytopenie, Kryoglobulinämie, Myokarditis, Polymyalgia rheumatica.

Diagnostik

- **Anamnese:** Nahrungsmittel (Muscheln), Reisen in Endemiegebiete, Bluttransfusionen, Medikamentenanamnese, Sexualpraktiken, berufliche Risiken, Dialysepat., i. v. Drogenabusus, Zugehörigkeit zu Familien mit Kindern in Kindertagesstätten
- **Labor:** Transaminasen ↑ (GPT > GOT), AP und γ-GT ↑ nur initial und bei cholestatischem Verlauf, Bili ↑, Fe ↑. Serum-E'phorese: γ-Globuline ↑. Bei fulminantem Verlauf Lebersyntheseparameter ↓ (ChE, Albumin, Quick)

! Zur Aktivitätsbeurteilung regelmäßige Kontrolle von Syntheseparametern, Transaminasen und Bili bis zu ihrer Normalisierung

Differenzialdiagnosen

- Viral: Hep. A, B, C, D, E (▶ Tab. 8.1); EBV (Mononukleose ▶ 17.3.10), Coxsackievirus, CMV, HSV, VZV, Poliovirus, Gelbfieber-, Lassafiebervirus, Adeno-, Entero-, Ebolaviren, selten Hep. G, Torque-teno-Virus (TTV), Parvovirus B19
- Bakt.: Bruzellose, Leptospirose (Weil-Krankheit), Pneumok., Salm. u. a.
- Medikamentös-tox.: Paracetamol, Halothan, INH, Methyldopa, Phenylbutazon, NSAID, β-Blocker, ACE-Hemmer, Penicillin, Phenytoin, Chlorpromazin, Fluconazol
- Alkoholtox.: Fettleberhep.
- Autoimmun: Autoimmunhep. (▶ 8.3.3)
- Chemisch-tox.: chlorierte Kohlenwasserstoffe
- Sehr selten: Tbc, Lues, Aktinomykose, Amöbiasis, Schistosomiasis, Leishmaniose, Toxoplasmose, Malaria

! Anamnese und Häufigkeit der Erkr. berücksichtigen. Mit absteigender Häufigkeit: medikamentös, alkoholisch, Hep. B und C, NSAID, Hämochromatose

Tab. 8.1 Übersicht über klassische Virushepatitiden

Art	Übertragung	Viren	Inkubationszeit	Verlauf	
				Chronisch	Fulminant
Hep. A	Fäkal oral, selten parenteral (i. v. Drogenabhängige)	RNA (Picorna)	2–6 Wo.	Nie	< 1 %
Hep. B	Parenteral, sexuell, perinatal	DNA (Hepadnaviridae)	1–6 Mon.	5–10 %, abhängig vom Immunstatus	1 %, Mutanten 30 %
Hep. C	Parenteral, perinatal, sporadisch, selten sexuell, unklarer Übertragungsweg bis zu 50 %	RNA (Flavivirus)	2 Wo. bis 6 Mon.	~ 85 %	< 1 %
Hep. D	Parenteral, benötigt HBV-Hüllproteine	Inkomplette RNA (viroid-like)	1–6 Mon.	Superinf. > 90 % Simultaninf. 5–10 %	2–10 %, in Endemiegebieten bis 30 %
Hep. E	Fäkal oral	RNA (Caliciviridae)	30–40 Tage	Selten	~ 10 %; bei Gravidität bis zu 20 %

Namentliche Meldung bei dir. oder indir. Keimnachweis und akuter Inf. bei Hep. A, B, D und E. Bei Hep. C namentliche Meldung aller Nachweise, sofern keine chron. Inf. bekannt ist.

8.2.2 Hepatitis A

Diagnostik

- Primärdiagn. der akuten Inf.: Anti-HAV-IgM.
- Abgelaufene Inf.: Anti-HAV-IgG. Kann lebenslang persistieren

! Mehrphasiger Verlauf möglich (Titerabfall von IgM mit erneutem Anstieg)

Verlauf Lebenslange Immunität. 50–90 % verlaufen asympt. Infektiosität 2 Wo. vor bis etwa 2 Wo. nach Erkrankungsbeginn. HAV können bis 3 Mon. p. i. im Stuhl nachgewiesen werden. **Progn.:** gut.

Therapie

- Infektionswege unterbinden. Verhaltensmaßregeln mitteilen (Händedesinfektion, Toilettenbenutzung). Alkoholkarenz; hepatotox. Medikamente absolut meiden!
- Stationäre Isolierung nur bei Pat. in Gemeinschaftsunterkünften. Strenge Bettruhe nur bei schwerem Verlauf
- Keine weitere spezifische Ther. Symptomatisch z. B. bei Übelkeit und Erbrechen
- Prophylaktische Impfung möglich

8.2.3 Hepatitis B

Diagnostik ▶ Abb. 8.3, ▶ Tab. 8.2

- **Akute Inf.:** HBsAg, Anti-HBc-IgM, HBeAg, ggf. Anti-HBe.
- **Verlaufsbeurteilung:** HBsAg, HBeAg, Anti-HBe. HBV-DNA (PCR) nur vor und während Ther. oder bei unklarem/neg. HBsAg-Befund, aber hohem klin. Verdacht.
- **Infektiosität:** HBsAg, HBeAg, Anti-HBc-IgM. In Zweifelsfällen (HBsAg pos., HBeAg neg.) HBV-DNA → bei Nachweis ist Infektiosität anzunehmen.
- **Ausheilung:** Rückgang von HBsAg, HBeAg. Auftreten von Anti-HBe nach etwa 10 Wo. („Serokonversion") → Hinweis auf mögliche Ausheilung. Nach Verschwinden des HBsAg entsteht bis zum Auftreten von Anti-HBe ein „diagn. Fenster". Einziger Marker in dieser Zeit ist Anti-HBc-IgM. Endgültige Ausheilung nach 6–12 Mon., wenn HBsAg neg., Anti-HBs pos.; Anti-HBc-IgG pos., HBV-DNA neg.

! Asympt. HBs-Ag-Träger: HBs-Ag pos., Anti-HBc-IgG pos., Anti-HBe pos. Normale Transaminasen.

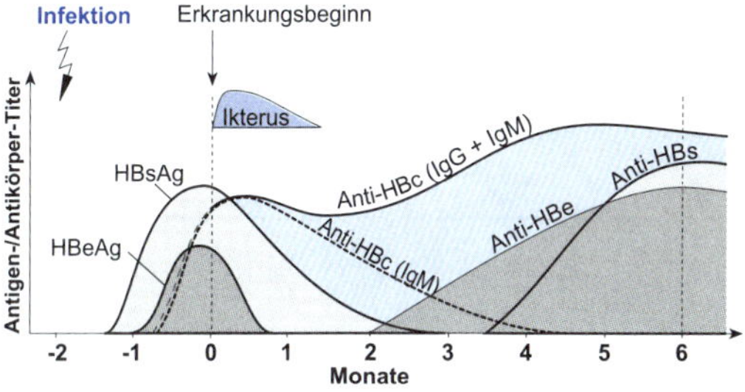

Abb. 8.3 Serologischer Verlauf bei Hepatitis B [L157]

Prognose Vier Genotypen (A–D) bekannt. Typ A und D am häufigsten, gut therapierbar. Chron. Verlauf in 5–10 %, bei Neugeborenen und Kindern in fast 100 % (vertikale Übertragung). Bei Pat. mit aktiver Virusreplikation (HBeAg pos.) hohes Maß an Entzündungsaktivität und hohes Risiko für Zirrhose, hohes Ansteckungspotenzial. Das Risiko, an einem HCC zu erkranken, ist im Vergleich zu Gesunden > 200-fach erhöht. Superinf. mit HDV verschlechtert die Progn. erheblich, obwohl Pat. meist HbeAg neg. mit niedrigem HBV-Titer.

- Atypische Verlaufsform: an Virusmutanten denken! E-minus-Variante (HBeAg neg., Anti-HBe pos., HBV-DNA pos.) mit stark fluktuierenden Transaminasen und rascher Progression bei niedriger Spontanremission
- Bei vertikaler Übertragung (Mutter auf Kind) schlechte Progn., fast 100 % chron. Verlauf

Therapie

- Keine spezif. Ther.; körperliche Schonung, ggf. sympt. Ther. Alkoholkarenz; hepatotoxische Medikamente abs. meiden, keine Isolierung notwendig. Aus-

nahme: fulminante Hep. (0,1–0,5 %) → Ther. Lamivudin + Kontaktaufnahme mit LTx-Zentrum
- Bei Übergang in chron. Hep. B ▶ 8.3.2
- Prophylaktische Impfung möglich

Tab. 8.2 Antikörperprofile der Hepatitis B

Bewertung	HBsAg	Anti-HBs	Anti-HBc-IgM	Anti-HBc	HBeAg	Infektiös
Akute Inf. (früh)	+	–	+	+	+	Ja
Akute Inf. (spät)	+	–	+	+	–	Ja
Akute Inf. („diagnost. Fenster")	–	–	+	+	–	Ja
Trägerstatus	+	–	–	+	–	Ja
Chron. Hep.	+	–	–	+	+	Ja
Ausheilung	–	+	–	+	–	Nein
Spätrekonvaleszenz bzw. Impfung	–	+	–	–	–	Nein
Z. n. Hep. ohne Anti-HBs oder „Low-Level"-HbsAg-Träger	–	–	–	+	–	Nein

8.2.4 Hepatitis C

Zurzeit Differenzierung in sechs Genotypen sowie Subtypen mit unterschiedlicher Therapieansprechrate. Potenziell schwierig zu erkennende Infektionsquelle sind symptomfreie „Carrier" (HCV-RNA pos., keine Hep.).

Risikogruppen Pat., die vor 1991 Blutprodukte erhalten haben, Hämophile, Hämodialysepat., Kinder von Müttern mit Hep. C oder Anti-HCV-pos., i. v. Drogenabhängige.

Diagnostik
- **Anti-HCV (Assay EIA3):** frühestens 1–3 Wo. nach Erkrankungsbeginn pos. → diagnost. Lücke. **Cave:** Anti-HCV-Positivität bedeutet nicht Immunität!
- **HCV-RNA:** wenn Anti-HCV neg., da frühe Inf. möglich und bei immuninkompetenten Pat. (Dialyse, HIV), wenn Anti-HCV pos., um Infektiosität zu klären oder zur Therapieplanung. Im Verlauf zur Beurteilung des Therapieerfolgs. Bei Persistenz chron. Verlauf.
- **Transaminasen:** typisch starkes Schwanken mit hoher Chronifizierungsrate (50–80 %).

Therapie Körperliche Schonung. Alkoholkarenz; hepatotox. Medikamente abs. meiden. Frühzeitige Ther., Pat. in Studien einschließen. IFN-α-2b 4–5 Mio. IE/Wo. für 24 Wo. s. c. erfolgreich, insb. um chron. Verlauf zu verhindern (▶ 8.3.2).

Prognose Bei etwa 85 % Übergang in eine chron. Inf., hiervon bei 40 % weiterhin deutliche Entzündungsaktivität.

8

8.2.5 Hepatitis D

Inf. nur bei gleichzeitiger (Simultaninf., häufiger) oder vorbestehender (Superinf., seltener) Hep. B. Vorkommen der Hep. D in Endemiegebieten (v.a. Mittelmeerraum, Balkan, vorderer Orient, Amazonas) bei 20–30 % der HBsAg pos., aber auch bei 10–75 % der HBsAg pos. i. v. Drogenabhängigen und Hämophiliepat.

Diagnostik

- **Primärdiagn.:** Anti-HDV-IgM bei HBsAg-Positivität, plötzlicher Verschlechterung einer bekannten Hep. B und/oder Pat. aus Endemiegebieten und Risikogruppen
- **Bewertung:**
  - Superinf.: HBsAg, Anti-HBc-IgM neg. oder niedrigtitrig, Anti-HDV-IgM
  - Simultaninf.: HBsAg, Anti-HBc-IgM, Anti-HDV-IgM (5–12 Wo. pos.); später Anti-HDV-IgG

Therapie Alkoholkarenz; hepatotox. Medikamente absolut meiden. Alpha-Interferon (IFN-α) nur von passagerer Wirksamkeit, deshalb kritische Abwägung. Bei fulminantem Verlauf intensivmedizinische Ther. Kontakt mit LTx-Zentrum aufnehmen.

8.2.6 Hepatitis E

In Europa und USA selten und sporadisch (Zoonose: Konsum von rohem Schweinefleisch?) (Genotyp 3 und 4), v.a. in Asien, Indien, Südamerika und Afrika epidemisch (Genotyp 1 und 2). IKZ 30–40 Tage. HEV-RNA-Nachweis in Serum und Stuhl mit Persistenz über Jahre.

Verlauf Gutartiger Verlauf. Ausnahme: Bei Schwangeren im 3. Trimenon Letalität bis zu 20 % durch fulminanten Verlauf. Selten chron. Verläufe bekannt (immunsupprimierte Pat: HIV, nach Tx, unter Chemother. Sehr selten aber auch ohne Immundefizienz).

Diagnostik Anti-HEV. Bei unklarer Hep. und entsprechender Exposition (Zoonose!) aber unzuverlässig. Bei frischer Inf. Anti-HEV(IgM) beweisend, bei abgelaufener Inf. Anti-HEV (IgG). Ggf. HEV RNA Nachweis im Serum.

Therapie Bei schwerem akutem Verlauf Ribavirin (experimentell), sonst ▶ 8.2.2.

8.3 Chronische Hepatitis

8.3.1 Grundlagen

Definition Chron. entzündliche Lebererkr. unterschiedlicher Ätiologie, kann zu Zirrhose und Leberversagen (LV) führen.

Leitbefunde
Häufig Beschwerdefreiheit. Bei Aktivität der Erkr. Müdigkeit, Abgeschlagenheit, Leistungsknick, Appetitlosigkeit, ggf. Ikterus sowie extrahepatische Manifestationen (gemischte Kryoglobulinämie, Panarteriitis nodosa, Arthralgien, Glomerulopathie, Urtikaria, PNP, Vaskulitis).

Ätiologie
- **Viral:** Hep. B, C, D und selten auch E (▶ 8.2, ▶ Tab. 8.3)
- **Autoimmun:** Autoimmunhep. Typ 1–3 (▶ 8.3.3)
- **Genetisch:** Hämochromatose (▶ 8.3.4), Wilson-Krankheit (▶ 8.3.5), α_1-Antitrypsin-Mangel, Glykogenspeicherkrankheiten, Mukoviszidose
- **Toxisch:** Fettleberhep., NASH, medikamentös (▶ 8.4)
- Kryptogene chron. Hep.: Ausschlussdiagnose

Differenzialdiagnosen
- **Cholestatische Lebererkr.:** PBC, PSC, „Overlap-Sy." mit Autoimmunhep., sek. sklerosierende Cholangitis
- **Vaskulär:** Budd-Chiari-Sy., Portalvenenthrombose, a. v. Malformation, Stauungszirrhose, Veno-Occlusive Disease
- **Sonstige:** granulomatöse Hep. (Tbc, Sarkoidose), Abstoßung nach LTx, Graft-versus-Host-Reaktion nach KMT

Therapie Unter Berücksichtigung der entsprechenden Ätiologie (▶ 8.3.2). Ferner Ther. der KO wie Enzephalopathie (▶ 8.5.4), Aszites (▶ 8.1.2), Blutungen aus Kollateralkreisläufen.

Tab. 8.3 Serologische Differenzialdiagnostik

	HBsAg	HBV-DNA	Anti-HDV HDV-RNA	Anti-HCV HCV-RNA	Autoantikörper
Hepatitis B	+	+/–	–	–	–
Hepatitis C	–	–	–	+	Anti-LKM-1 (2 %)
Hepatitis D	+	–	+	–	Anti-LKM-3 (10 %)

8.3.2 Chronische Virushepatitis

Basisdiagnostik und Therapieziel bei chron. Virushepatitis B–E
- **Diagnostik vor Therapieentscheidung**
  - **Virusmarker** (s. o.)
  - **Ausschluss von:** HIV-Inf., hepatozellulärem Ca (HCC), Autoimmunerkr. wie AIH (ANA, ASMA, LKM), PBC (AMA), PSC (p-ANCA), Kollagenose (ANA, Anti-DNS), Autoimmunthyreopathie (TG-AK, TPO-AK, Anti-TSH-Rezeptor-AK)
  - **Basislabor** (▶ Tab. 8.4): vor Ther. und im Verlauf Leukos, Hb, Thrombos, GPT, GGT, Ges.-Bili, TSH, BZ sowie PCR quantitativ. Ggf. therapiespezif. NW berücksichtigen
  - **Leberbiopsie:** histologische Differenzierung nach Entzündungsaktivität (Grading) und nach dem Ausmaß der Fibrose bzw. Zirrhose (Staging). Beurteilung der Komorbidität
  - **Nichtinvasive Verfahren** (Elastografie): Beurteilung der Leberfibrose, bei hohen Transaminasen aber erschwerte Beurteilung (Flare)
- **Therapieziele**
  - Biochemisch: Normalisierung der GPT
  - Virologisch: Virusverlust
  - Histologisch: Verbesserung der entzündlichen Aktivität und des Fibrose-Scores
  - Langzeiteffekt: Verhinderung der Zirrhose und deren KO inkl. HCC

! „Ideale Therapieziele" werden häufig nicht erreicht. Daher Wertung von Serokonversion (Hep. B) oder Abfall der Viruslast (Hep. B und C) als partiellen Therapieerfolg

Tab. 8.4 Verlaufsparameter in der Therapie

Hb, Leukos, Thrombos	Nach 2, 4, 6, 8 Wo., dann monatlich
GPT, GGT, Ges.-/indir. Bili, ggf. Krea	Nach 2, 4, 6, 8 Wo., dann monatlich
BZ, TSH, MAK, TAK	Alle 3 Mon.
PCR	Nach 3 oder 6 Mon. (je nach Ind.) und nach Therapieende

- Die Ther. der chron. Virushepatitiden B–E unterliegt einem raschen Wandel. Deshalb insb. bei Problemfällen spezialisierte Zentren in differenzialther. Erwägungen einbeziehen und aktuelle Studien beachten.
- Keine Ther. bei gleichzeitigem massiven Alkoholmissbrauch, persistierender Drogenabhängigkeit, fehlender Compliance oder nicht kurativ behandelter Tumorerkr.!
- Evtl. notwendige Impfung gegen Hep. A und/oder B beachten, da bei Superinf. prognost. ungünstigere Verläufe.

Hepatitis B

Chronizität (5–10 %) bei Persistenz von HBsAg (> 6 Mon.), HBeAg (> 11 Wo.) und HBV-DNA (> 8 Wo.).

Diagnostik HbsAg pos., Anti-HBc-IgG pos.; HBeAg pos. oder neg. (PreCore-Mutante), Anti-HbeAg neg. oder pos. (PreCore-Mutante), HBV-DNA pos. Koinf. mit HDV in 5–12 %.

Therapieindikationen
- HBsAg pos.; HBV-DNA $\geq 10^4$ Kopien/ml (Virusreplikation $> 2 \times 10^3$ IU/ml) und GPT ≥ Doppelte der Norm oder histolog. signifikante entzündliche oder fibrotische Aktivität
- Kompensierte oder dekompensierte Zirrhose
- Pat. vor/nach LTx
- **Histologische Progress oder Ausschluss anderer Ursachen:** z. B. HBeAg neg. und Episoden von entzündlichen und replikativen Schüben oder HBV-DNA < 1 000 Kopien/ml, GPT deutlich ↑, histologisch schwere Entzündung und Fibrose und ausgeprägte Beschwerden sowie bei Inf. im Kindesalter, keine akute Hep. in der Anamnese, niedrige GPT, histolog. geringe entzündliche Aktivität oder Fibrose, HBV-DNA $> 10^4$ Kopien/ml.
- **I. d. R. nicht behandlungsbedürftig:** HBsAg-Träger, aber wiederholt HBV-DNA neg. oder < 1 000 Kopien/ml, GPT wiederholt normal oder nur gering erhöht und nur minimale Entzündung/Fibrose in der Biopsie

Therapieziele
- Serokonversion: HBeAg-Verlust und Anti-HBe-Auftreten, HBsAg-Verlust und Auftreten von Anti-HBs

8

- Abfall bzw. Verlust der HBV-DNA mind. < 10^4 Kopien/ml, ideal 300 Kopien/ml
- Normalisierung der Transaminasen, histolog. Aktivitätsabnahme
- Potenziell: Verhinderung der Progression zur Leberzirrhose und des HCC

Therapieversager

- Wichtig ist die Verlaufskontrolle zur Erkennung von Therapieversagern und Resistenzen, deshalb Bestimmung von HBV-DNA und Transaminasen alle 3 Mon. Als prim. Therapieversager gelten: Abfall der Viruslast nach 3 Mon. < 1 Log-Stufe, nach 6 Mon. noch > 10^4 bzw. > 300 Kopien/ml.
- Bei Resistenzen sog. Add-on-Therapie z. B. bei Lamivudin-Resistenz Zugabe von Adefovir; bei Adefovir-Resistenz bei lamivudinnaiven Pat. Zugabe von Entecavor oder Telbivudin oder Lamivudin etc.
- Bei Problemfällen, Therapieversagern und Transplantierten immer Kontaktaufnahme mit spezialisiertem Zentrum unter Berücksichtigung laufender Studien.

Vorgehen

- Bei 90 % der therapiebedürftigen Pat. Ther. mit Nukleosiden/Nukleotiden; nur ein kleiner Teil der Pat. ist für die früher übliche IFN-Ther. geeignet
- Bei > 1 Mio. Kopien/ml Nukleoside/Nukleotide mit starker Wirksamkeit, z. B. Entecavir; alternativ Kombinationsther
- Bei HBV-DNA < 1 Mio. Kopien/ml alle zugelassenen Nukleoside/Nukleotide
- Grundsätzlich gilt: nach erfolgreicher Serokonversion weitere Therapiedauer von 12 Mon.; oft Dauerther. erforderlich
- Ther. bei Mehrfachinf. (HBV/HCV, HBV/HDV/HCV oder HIV/HBV) nur an spezialisierten Zentren
- **Nukleoside/Nukleotide:** Neben den spezif. KI ist allen Nukleosiden/Nukleotiden gemein, dass sie bei Jugendlichen/Kindern < 18 J. kontraindiziert sind und in Schwangerschaft und Stillzeit unter Abwägen von Nutzen und Risiken eingesetzt werden. NW und Risiken sind den Fachinformationen zu entnehmen.
  - **Lamivudin** (Zeffix®): 100 mg/d p. o. (bei HBeAg pos.). Nukleosidanalogon von Cytidin, das über den kompetitiven Einbau während der reversen Transkription zum Kettenabbruch führt. **KI:** HbeAg neg. Pat., Autoimmunhepatitiden, Hep.-C-Koinf., gleichzeitige immunsuppressive Ther. Kann bei dekomp. Lebererkr. eingesetzt werden. **Cave:** hohe Relapserate durch rasch wieder einsetzende HBV-Replikation bei Auftreten lamivudinresistenter Mutanten (ca. 20 %/Therapiejahr). Kombination mit Peg-IFN-α in Studien.
  - **Entecavir** (Baraclude®): 0,5 mg/d; 1,0 mg/d p. o. bei Lamivudin-Resistenz. Nukleosidanalogon von Guanosin, das die Virusreplikation stärker hemmt als Lamivudin. Sehr selten Resistenzen (< 1 % nach 3 J.). **KI:** Koinf. mit Hep. B/C oder HIV
  - **Telbivudin** (Sebivo®): 600 mg/d p. o. Nukleosidanalogon mit stärkerer Hemmung der Virusreplikation als Lamivudin, aber hohe Resistenzrate mit Kreuzresistenz zu Lamivudin. **KI:** dekomp. Leberzirrhose. Erhöhte Vorsicht bei Niereninsuff. oder > 65 J.
  - **Adefovir** (Hepsera®): 10 mg/d p. o. Nukleotidanalogon von Adenosinmonophosphat. Resistenzen im Vergleich zu Lamivudin geringer (8 % nach

2 J., ca. 40 % nach 3 J.). Bisher keine Kreuzresistenz beschrieben. **KI:** Einnahme von die Nierenfunktion beeinträchtigenden Medikamenten oder > 65 J.
  - **Tenovovir** (Viread®): 245 mg/d p. o. Nukleotidanalogon **KI:** > 65 J., dekomp. Lebererkr., lebertransplantierte Pat.
- **Interferon:** nur bei HBeAg pos. Pat. mit kompensierter Lebererkr. (Child-Pugh A). Dosierung ▶ Tab. 8.5

Tab. 8.5 Dosierung von Interferon zur Therapie der Hepatitis B

Substanz	Dosis	Therapiedauer
Peg-IFN-α-2a (pegyliertes IF; Pegasys®)	180 μg/Wo.	48 Wo.
IFN-α-2a (Roferon® A)	3 × 2,5–5 Mio. IE/m² KOF/Wo.	4–6 Mon.
IFN-α-2b (Intron® A)	3 × 5–10 Mio. IE/Wo.	4–6 Mon.

Hepatitis C

Klinik Trotz häufig nur gering erhöhter Transaminasen histolog. oft erhebliche entzündliche Aktivität. Risiko für Zirrhose bei chron. aktiver Hep. etwa 2–35 % nach 25 J., kumulatives 5-J.-HCC-Risiko bei ca. 17 % der Zirrhosepat. Schnelle Fibrosierung und Progression, wenn Infektionszeitpunkt ≥ 40. Lj., Alkoholkonsum ≥ 50 g/d, männlich, bei gemischter Kryoglobulinämie, membranoproliferativer GN, HIV- und/oder Hep.-B-Koinf.

Diagnostik

- Anti-HCV pos. (EIA3), HCV-RNA pos. (> 6 Mon.); GPT ↑; Genotypbestimmung bei geplanter Ther.
- Histolog. chron. nekroinflammatorische Entzündung

Therapieindikationen

- Aufgrund der erhöhten Morbidität und Mortalität ist der Nachweis der chron. Hep. C für sich eine Ind. zur Ther. Sympt. Pat. mit erhöhten Transaminasen, aktiver Virusreplikation (HCV-RNA pos.), entzündlicher Aktivität und Fibrose (Leberbiopsie) sowie extrahepatischen Manifestationen (u. a. Kryoglobulinämie, GN) sind zusätzliche Kriterien.
- **Retherapie** bei Pat. mit Relapse (virolog. Rückfall auf eine Vorther.: bei asympt. Pat. mit Genotyp-1-Inf. ist ein abwartendes Verhalten gerechtfertigt) und bei Nonrespondern (Pat. mit fehlendem Ansprechen auf eine Vorther.: bei adäquater Vorther. nur in Ausnahmefällen indiziert).

Therapiedauer Überwiegend vom Genotyp abhängig, wobei Genotyp 2 und 3, niedrige Virämie (< 600 000–800 000 IU/ml), niedriges Staging (geringe Fibrose nach Scheuer) und kurze Krankheitsdauer deutlich bessere Therapieergebnisse haben. In Deutschland ist jedoch der Genotyp 1 mit schlechter Progn. verbreitet.

Therapieerfolg

- HCV-RNA neg. 24 Wo. nach Therapieende = Sustained Virological Response (SVR)
- Günstige Prädiktoren für eine Viruselimination: Alter < 40 J., BMI < 30 kg/m², fehlendes Vorliegen einer fortgeschrittenen Leberfibrose, Steatose oder Insulinresistenz, kaukasischer oder asiatischer Hintergrund, Polymorphismen in der Nähe des IL28B-Gens

- Bei schwierigen Therapieentscheidungen grundsätzlich Kontaktaufnahme mit Zentrum.
- Spezif. NW und Therapieempfehlungen müssen den Fachinformationen entnommen werden.

Medikamente zur Kombinationstherapie

▶ Tab. 8.6

- **Pegyliertes IFN:** Peg-IFN-α-2b und Peg-IFN-α-2a
  - **Abs. KI:** dekomp. Leberzirrhose (Child B und C), akute Psychose, Depression, aktueller i. v. Drogenkonsum, Alkoholabusus, Leukopenie < 1 500/µl, Thrombopenie < 50 000/µl, Organtransplantat (außer Leber), präterminale Niereninsuff., sympt. Herzerkr., Autoimmunerkr., Gravidität, HCC
  - **Relative KI:** Schilddrüsen-AK, Epilepsie anamnestisch, Diab. mell., Dialysepat.
  - **NW:** Lokalreaktionen, Haarausfall, Depression bis Suizid, Aggressivität, Schlafstörungen, Schilddrüsenfunktionsstörungen, Leuko-, Thrombopenie. Zur Verringerung der grippeähnlichen Sympt. (Fieber, Myalgien, Arthralgien, Kopfschmerzen, Abgeschlagenheit) 1 h vor abendlicher IFN-α-Gabe Paracetamol 500 mg p. o.
- **Ribavirin:** Guanosinanalogon
  - **KI:** terminale Niereninsuff. (Krea-Clearance < 50 ml/min), hämolytische Anämie, schwere kardiopulmonale Erkr., Gravidität, fehlende Kontrazeption
  - **NW:** Fieber, Kopfschmerzen, Depression, Hb-Abfall, reversible Hämolysen
- **Nukleos(t)idische Polymerase (NS5B)-Inhibitoren:** Sofosbuvir als Komb.-Ther. zur Erst- und Rether. für alle HCV-Genotypen. Alleine und in fixer Komb. mit Ledipasvir und Velpatasvir verfügbar.
- **NS5A-Inhibitoren:**
  - Daclatasvir (DCV): Erst- und Rether. für HCV Genotypen 1–6; Komb. mit anderen Substanzen
  - Ledipasvir (LDV): Erst- und Rether. für die HCV-Genotypen 1, 4, 5 und 6. Nur in Komb. mit Sofosbuvir verfügbar
  - Ombitasvir (OBV): Erst- und Rether. für die HCV-Genotypen 1 und 4. Nur in fixer Komb. mit Paritrapevir und Ritonavir verfügbar
  - Velpatasvir (VEL): Erst- und Rether. für die HCV-Genotypen 1 bis 6. Nur in Kombination mit Sofosbuvir verfügbar
  - Elbasvir (EBR): Erst- und Rether. für die Genotypen 1 und 4. Nur in fixer Kombination Grazoprevir verfügbar
- **Nicht nukleosidische Polymerase (NS5B)-Inhibitoren:** Dasabuvir zur Erst- und Rether. für den HCV-Genotyp 1. Komb. mit anderen Substanzen
- **Proteaseinhibitoren**
- **Grazoprevir (GZR), Paritaprevir (PTV), Simeprevir** in Komb. mit anderen Substanzen zur Ther. der HCV-Genotypen 1 und 4. PTV und GZR nur in fixer Komb. mit NS5A Inhibitoren erhältlich.

Problemfälle

- Resistenzentwicklung bei den direkten antiviralen Wirkstoffe beachten (insbes. Genotyp 3)

- Pat. mit dekompensierter Leberzirrhose sowie vor und nach Ltx nur an Zentren (Sofosbuvir plus Ribavirin; Sofosbuvir, PEG-Interferon und Ribavirin; Sofosbuvir plus Simeprevir +/– Ribavirin als mögliche Komb.)
- HIV/HCV Koinfektion Genotyp 1–6: antivirale Ther. analog zu den monoinfizierten Pat.

Tab. 8.6 Auszug der Empfehlungen für die antivirale Ther. unter Berücksichtigung des Zirrhosestadiums, des Vortherapiestatus, viraler Resistenzen, der Dringlichkeit der Behandlung und der individuellen Interferon und Ribavirin verträglichkeit

HCV-Genotyp	Substanzen	Therapiedauer
HCV 1	Sofosbuvir, PEG-Interferon und Ribavirin	12 Wo.
	Simeprevir plus Sofosbuvir +/– Ribavirin	12 Wo. bei Unverträglichkeit bzw. KI von Interferon
HCV 2	Sofosbuvir + Ribavirin	12 Wo. Erstther. bei Pat. ohne Zirrhose
	Velpatasvir + Sofosbuvir	12 Wo.
HCV 3	Sofosbuvir, Daclatasvir	12 Wo.
	Sofosbuvir + Velpatasvir	12 Wo.
HCV 4	Sofosbuvir, PEG-Interferon und Ribavirin	12 Wo.
	Simeprevir, PEG-Interferon und Ribavirin	24 Wo.
HCV4	Simeprevir plus Sofosbuvir +/– Ribavirin	12 Wo. bei Unverträglichkeit bzw. KI von Interferon
HCV 5 und 6	Sofosbuvir plus Ribavirin	12–24 Wo. bei Unverträglichkeit bzw. KI von Interferon
HCV 5 und 6	Sofosbuvir, PEG-Interferon und Ribavirin	12 Wo.

Hepatitis D

Diagnostik Serol.: HBsAg pos., HDV-RNA pos., gleichzeitig Anti-HDV-IgM und -IgG sowie Anti-HBe pos.

Klinik Letalität 10-fach gegenüber der alleinigen HBV-Inf. erhöht. Chron. Verlauf bei Superinf. in 90 %. Häufiger fulminante Verläufe (ca. 2 %). Zwei Formen der Inf.: simultan mit HBV oder HDV-Superinf. von HBV-Trägern. Natürliches Satellitenvirus des HBV, welches das Hüllprotein für HDV liefert.

Therapie 3 × 9–10 Mio. IFN-α-2a über 12 Wo. oder nur in Studien. Therapieerfolg nur bei gleichzeitiger Ausheilung der Hep. B (HBsAg neg.). Ggf. LTx.

Hepatitis E

Reduktion der Immunsuppression führt zu einer Viruselimination bei ⅓ der Pat. Antivirale Ther. ist experimentell und lediglich in einzelnen Fällen oder kleinen Gruppen erprobt: Ribavirin 600–800 mg/d für 12 Wo. führte in ⅔ d. F. zur Viruselimination (Peg-IFN allein oder in Komb. mit Ribavirin ebenfalls erprobt).

8

8.3.3 Autoimmunhepatitis (AIH)

Syn.: autoimmune chron. aktive Hep.
Chron. Entzündungsprozess unklarer Ätiologie. Als Auslöser werden hepatotrope Viren (Hep. A, B, C, D, HSV), Arzneimittel und Umweltgifte diskutiert. Genetische Prädisposition. 80 % Frauen, 50 % < 30 J. Häufig zweigipflig. Assoziation mit anderen Autoimmunerkr. (Thyreoiditis, Sjögren-Sy., RA, Vaskulitis, renotubuläre Azidose, Alveolitis, Akne).

Leitbefunde
Trias: periportale Hep., γ-Globuline ↑, Antikörper.

Klinik Müdigkeit, Übelkeit, Gewichtsverlust, abdom. Schmerzen, Exantheme, Fieber, Gelenkbeschwerden und rezid. Augenentzündungen, Juckreiz. 10 % asympt., 10 % als akute Hep.

Diagnostik Sicherung und Einteilung der AIH anhand Klinik, AK-Profil, Histologie und neg. Virusserologie (▶ Tab. 8.7, ▶ Tab. 8.8).

- Labor: γ-Globuline ↑ ↑. Quantitative IgG-Bestimmung, initial auch von IgA und IgM, BSG ↑, GPT ↑, Bili ↔ ↑, Albumin ↓, Quick ↓, AP-/GPT-Quotient
- AK: ANA, SMA (gegen glatte Muskulatur), LKM1 (gegen mikrosomales Ag aus Leber und Niere), SLA (gegen lösliche Leberantigene), LP (Leber-Pankreas-Ag), AMA, bei neg. Auto-AK und fortgesetzten klinischen Verdacht pANCA und ASGPR (Asialoglycoproteinrezeptor-AK)

! Bei Hep. C in 2–10 % pos. LKM-1-AK, bei Hep. D in 10–20 % Anti-LKM-3

- Genetische Marker: HLA-DR-3, HLA-DR-4, HLA-B8
- Histologie: nicht charakteristisch, jedoch richtungweisend (lymphoplasmazelluläre Infiltration, Mottenfraßnekrosen, Grenzphasenhep.). Hauptbedeutung liegt im Ausschluss anderer histologisch sicher zu differenzierender Erkr.

Tab. 8.7 Antikörperkonstellationen bei der Autoimmunhepatitis

	ANA	LKM-1	SLA/LP	SMA
Autoimmunhepatitis **Typ 1** (80 %)	+	–	–	±
Autoimmunhepatitis **Typ 2** (20 %)	–	++	–	–

Tab. 8.8 Wahrscheinlichkeit einer AIH (Angelehnt an den Score der Internationalen Autoimmune Hepatitis Gruppe)

Starker Hinweis auf AIH	
Bei 4 pos. Punkten 1–4 AIH sicher Bei 3 pos. Punkten 1–4 AIH wahrscheinlich	
1.	γ-Globulinvermehrung (IgG!)
2.	Pos. AK: ANA, LKM, SLA/LP oder SMA
3.	Pos. Leberhistologie
4.	Ausschluss virale Hepatitis

8

Tab. 8.8 Wahrscheinlichkeit einer AIH (Angelehnt an den Score der Internationalen Autoimmune Hepatitis Gruppe) *(Forts.)*	
Möglicher Hinweis auf AIH	
5.	Andere Autoimmunerkr.
6.	Pos. Familienanamnese
7.	Weibliches Geschlecht
8.	Genetische Marker (HLA-B8, DR3 oder 4)
9.	Normale ERC

Therapie ▶ Tab. 8.9

- **Indikationen:**
  - Symptomatisch
  - GPT > 1,5-Fache und/oder γ-Globuline > 1,5-Fache der Norm
  - Histolog. gesicherte, floride chron. Hep.
  - Bei LKM-1 pos. AIH immunsuppressive Ther. nur bei Anti-HCV oder HCV-RNA neg. Sonst wie Hep. C
- **Vorgehen:** Immunsuppression als Monother. mit Prednisolon, z. B. bei Frauen im gebärfähigen Alter wegen der teratogenen NW von Azathioprin oder als Kombinationsther. mit Azathioprin, wenn eine Reduktion der Steroid-NW (Cushing, Osteoporose in der Postmenopause, Diab. mell.) erreicht werden soll.

Tab. 8.9 Therapie der Autoimmunhepatitis

Therapiephase		Dosierung pro Tag	
		Monother.: Prednisolon (P)	Komb. Prednisolon (P) + Azathioprin (A)
Induktion	1. Wo.	60 mg/d oder 1 mg/kg KG	60 mg/d (P) + 50 mg (A)
	2. Wo.	Reduktion um 10 mg	50 mg/d (P) + 50 mg (A)
	3. Wo	Reduktion um 10 mg	40 mg/d (P) + 50 mg (A)
	4. Wo.	Reduktion um 10 mg	20 mg/d (P) + 50 mg (A)
Erhaltung	Mind. 2 J.	Schrittweise Reduktion auf 5–20 mg/d	Reduktion auf 10 mg/d (P) + 1 mg/kg KG (A) oder max. 2 mg/kg KG/d (A) als Monother.

Bei Mangel an Thiopurin-5-Methyltransferase (TPMT) Gefahr schwerwiegender hämatolog. NW. Bei fehlendem Ansprechen auf Standardther. Diagnose überprüfen. Bei AZA-Unverträglichkeit (3–4 %) Ther. mit Mycophenolsäure (Cellcept®), Cyclophosphamid, MTX oder Tacrolimus.

Prognose

- Unbehandelt schlecht, unter Ther. ca. 14 % prim. Therapieversager, Remission in ca. 85 %. Relapse ca. 65 % (erneuter Therapieversuch mit höherer und längerer Glukokortikoiddosis). 5-JÜR 87 % nach erfolgreicher Ther.
- **Ind. für LTx:** zunehmende Leberinsuff., multilobuläre Nekrose, Bili ↑ ↑, fehlende Remission innerhalb von 4 J.

8.3.4 Hereditäre Hämochromatose (HH)

Erkr. mit vermehrter intrazellulärer Eisenakkumulation (paradoxe Regulation des Peptidhormons Hepcidin) aufgrund einer genetischen Störung. Zielorgane: Leber, 30–50 % Pankreas, 5–15 % Herz, Gelenke. Prävalenz 1 : 4 000 (heterozygot ca. 9 %, homozygot 0,45 % in der Normalbevölkerung), überwiegend Männer.

Leitbefunde
A = Arthralgien, **A** = Asthenie, **A** = erhöhte Aminotransferase.

Ätiologie Verschiedene genetische Defekte, anhand derer die Klassifikation (I–V) erfolgt. Am häufigsten ist die HFE-assoziierte Hämochromatose Typ 1 (C282Y-, H63D-Mutation).

Klinik
- Müdigkeit, Gelenkbeschwerden, unspezif. Oberbauchbeschwerden, gehäufte Infekte, Symptome eines Diab. und Dunkelpigmentierung der Haut („Bronzediabetes"), Libidoverlust, Potenzstörung, Verwirrtheit, HRS bei kardialer Beteiligung
- **Labor:** leichtgradige Erhöhung von GOT, GPT; Fe im Serum > 200 µg/dl, Transferrinsättigung > 60 % nach 12 h Fasten, Ferritin > 1 000 ng/ml

Jede noch so geringfügige Transaminasenerhöhung erfordert den Ausschluss einer HH, häufigster Fehler ist die verzögerte Diagnostik.

Diagnostik Empfohlene Diagn. bei V. a. HH:
- Bestimmung der Transferrinsättigung →
- Bei > 45 %: 2 × Bestimmung von Ferritin und HFE-Genanalyse (C282Y homozygot/C282Y+H63D heterozygot) →
- Bei homozygoter HH und Ferritinerhöhung (M: > 300 mg/ml; F: 200 mg/ml): Leber-PE (außer Alter < 35 J., normale Transaminasen und Ferritin < 750 ng/ml) →
- Bei erhöhtem Lebereisengehalt (bei HH > 1 mg/g Trockengewicht, Leber-Eisen-Index > 1,9), sofortige Ther.
- Bei normalem Ferritin Kontrolle 1×/J. →; bei ansteigendem Ferritin Ther.
- Bei heterozygoter Form je nach Transferrinsättigung, Transaminasen und Serum-Ferritin entweder Ther. oder Beratung
- Bei jeder Form der HH Familienscreening mit Gentest!

Therapie Initial 500 ml Aderlass/Wo. (nur bei HB > 12 g/dl) bis Normalisierung des Serum-Ferritins (< 50 ng/ml), dann 4–8 Aderlässe/J. Wenn Aderlässe nicht möglich (z. B. wegen Anämie) Desferoxamin 25–50 mg/kg KG s. c. über 5–7 d. LTx.

8.3.5 Wilson-Krankheit

Autosomal rezessiv vererbte Cu-Stoffwechselerkr. mit Cu-Anreicherung in den Organen (Leber, ZNS) aufgrund einer gestörten Cu-Ausscheidung in die Galle mit Akkumulation von Cu in den Hepatozyten (Hep., Fibrose, Zirrhose). Inzidenz: heterozygot 1 : 90, homozygot 1 : 30 000.

Leitbefunde
Junger Pat. (< 40 J.) mit Hepatopathie und neurolog. Sympt.

Ätiologie Genetischer Defekt des Wilson-Gens auf Chromosom 13 (ATP7B).

Klinik

Unterscheide Neurologische (N) und hepatische (H) Manifestationen:
- **H1:** akute Wilson-Krankheit
- **H2:** chron. Wilson-Krankheit
- **N1:** neurologische und hepatische Manifestationen
- **N2:** nur neurologische Manifestationen.

- Verhaltensauffälligkeiten und neurologische Sympt. mit Dysarthrie, Tremor, Ataxie, Konzentrationsstörungen
- Labor: GOT- und GPT ↑, Bili ↑, Bili/AP < 2 (**Cave:** fulminanter Verlauf); Zeichen der Hämolyse mit K-, LDH-Erhöhung und Haptoglobin-Erniedrigung

Diagnostik
- Kayser-Fleischer-Kornealring (Spaltlampe)
- Cu-Ausscheidung im 24-h-Urin: > 100 µg
- Freies Cu im Serum > 3,9 µmol/l
- Coeruloplasmin im Serum < 20 mg/dl
- Leber-PE („diagnost. Goldstandard") mit quantitativer Cu-Bestimmung (250–300 µg/g Trockengewicht) und mikro-, makrovesikuläre Verfettung

Therapie

! Ein Unterlassen oder eine Unterbrechung der Ther. gilt als Kunstfehler und führt zu fulminanten Verläufen bis zur orthotopen LTx, deshalb sofortige Einleitung der Ther., bei H1 oft hochdringliche LTx.

- D-Penicillamin 20 mg/kg KG/d vor den Mahlzeiten in drei Einzeldosen (max. 2 g/d)
- Pyridoxin 25 mg/d, da DPA Pyridoxinantagonist
- Meiden von Cu-haltigen Nahrungsmitteln (z. B. Leber, Bohnen, Nüsse, Chips, Schokolade)
- Therapiekontrolle mithilfe der 25-h-Cu-Ausscheidung im Urin nach 2-tägiger Medikamentenpause

8.4 Toxische Leberschädigung

8.4.1 Fettleberhepatitis

Oft auf dem Boden einer subklin. Leberzellverfettung (< 50 % der Hepatozyten) oder Fettleber (> 50 % der Hepatozyten), meist als „Alkoholhepatitis". Bei fortgeschrittener alkoholischer Leberschädigung wird die Erkr. trotz Alkoholkarenz vermutlich durch einen immunologische Mechanismus aufrechterhalten. Dauer und tägl. Alkoholmenge bestimmen das Risiko der Zirrhoseentstehung (M: > 60 g/d; F: > 20 g/d).

Leitbefunde
Müdigkeit, Abgeschlagenheit, Appetitlosigkeit und Gewichtsverlust. Rechtsseitige Oberbauchbeschwerden durch Hepatomegalie, Ikterus und Fieber.

Ätiologie
- **Häufig:** Alkohol, Diab. mell. (v. a. Typ 2), Überernährung, Hyperlipoproteinämie
- **Selten:** Unterernährung (Proteinmangelernährung), medikamentös toxisch (z. B. Tetrazykline, Glukokortikoide, hoch dosierte Östrogene, Valproinsäure, Methotrexat, Bleomycin, Amiodaron), Schwangerschaft, jejunojejunaler Bypass, Z. n. Leberteilresektion, angeborene Stoffwechselerkr., Zieve-Sy., Reye-Sy.

Klinik Fieber, Schmerzen im re Oberbauch, Übelkeit, Erbrechen, Leistungsknick, Gewichtsverlust. Meist Ikterus, Zeichen der chron. Leberschädigung mit fließenden Übergängen in Leberzirrhose. 30 % asympt. und anikterisch.

Diagnostik
- **Labor:** γ-GT ↑ ↑, GLDH ↑ ↑, Transaminasen ↑ (GOT > GPT), Bili ↑, Quick ↔ ↓, Chol./Triglyzeride ↑; Leukos ↑, evtl. Linksverschiebung, Makrozytose ohne Folsäure- oder Vit.-B_{12}-Mangel. Carbohydrate-Deficient-Transferrin (CDT) ↑ bei alkoholischer Genese
- **Sono:** meist erheblich vergrößerte, „schillernde" Leber, evtl. Zeichen der Leberzirrhose
- **Laparoskopie, Leberpunktion:** bei unklarer Ätiologie und zur Stadieneinteilung (Fettleber, Fettleberhep., Fibrose, Zirrhose)

Therapie
- Abs. Alkoholkarenz, Beseitigen anderer Ursachen, Gewichtsreduktion
- Bei Katabolie ausreichende Zufuhr von Kalorien und Kohlenhydraten; an Vit.-Mangel denken (Folsäure, Vit.-B-Komplex, Vit. D, Vit. K); Flüssigkeitszufuhr, E'lytgabe
- Bei schwerem klin. Verlauf (Bili ↑, Quick ↓, hepatische Enzephalopathie): Glukokortikoide wie Prednisolon 40–60 mg/d (z. B. Decortin H®) für 1–2 Mon. → Senkung der Frühletalität, aber kein Einfluss auf Langzeitverlauf

Prognose Das Fortbestehen eines Alkoholabusus entscheidet über die Prognose. 60 % chron. persistierende Hep. mit niedriger Entzündungsaktivität, etwa 40 % entwickeln eine Zirrhose. In 10 % fulminant mit hoher (80–90 %) Letalität; 20 % bereits bei Diagnosestellung Leberzirrhose. Prognostisch ungünstige Kriterien bei Diagnosestellung: hepatische Enzephalopathie, Bili 15–20 mg/dl, Albumin < 2 g/dl, Quick < 30 %.

8

Zieve-Syndrom

Trias aus Alkoholhep. bzw. Alkoholfettleber mit Ikterus, Hypertriglyzeridämie und hämolytischer Anämie.

Klinik Akute Oberbauchschmerzen, Übelkeit, Erbrechen, evtl. Diarrhöen. Häufig Begleitpankreatitis.

Diagnostik Leukozyten ↑, Triglyzeride ↑, Transaminasen ↑, AP ↑, indir. Bili ↑, LDH ↑, Retikulozyten ↑, Haptoglobin ↓.

Differenzialdiagnosen Cholangitis, Hämolyse anderer Ursache, Drogenikterus.

Therapie Wie Alkoholhep.

8.4.2 Nichtalkoholische Leberverfettung/Steatohepatitis (NASH)

Leberverfettung bzw. herdförmige, gemischtzellige, meist periportale entzündliche Infiltration mit leichter/mittelgradiger Fibrose bis zur Zirrhose ohne Alkoholanamnese.

Ätiologie Entwicklung auf dem Boden einer genetischen Disposition bei Adipositas, Diab. mell. Typ 2, Hypertriglyzeridämie, metabolischem Sy., Medikamenten (z. B. Amiodaron, Tamoxifen, Methotrexat, Östrogene). Pathogenese unklar. Diskutiert werden inflammatorische Reaktion/Fibrose durch Lipotoxizität bei gestörter Fettsäureoxidation, oxidativem Stress sowie proinflammatorische Zytokine/Adipokine.

Klinik 50–100 % asympt., uncharakteristische Oberbauchbeschwerden, Müdigkeit, Abgeschlagenheit.

Diagnostik
- Leberhistologie und Anamnese entscheidend: 9–90 % Mallory-Körper, 76–100 % leichte Fibrose, 15–50 % schwere Fibrose, 7–17 % Zirrhose (Stadien I–IV; bei Stadium III und IV Risiko der fortschreitenden Fibrose/Zirrhose)
- Labor: GPT >> GOT (2- bis 3-fache Norm), AP ↑ (in 50 %) bei normalem Bili, leichte Erhöhung von Ferritin und Transferrinsättigung (DD Hämochromatose)
- Sono: Bild der Fettleber

Differenzialdiagnosen Virushep., ASH, Hämochromatose, Wilson-Krankheit, α_1-Antitrypsinmangel, Autoimmunhep., medikamentös toxisch.

Therapie
- 500–1 000 kcal/d, körperliche Bewegung, Nahrungsmittel mit niedrigem glykämischem Index, hoher Gehalt an ungesättigten Fettsäuren, keine Fruktose
- Verschiedene pharmakologische Ansätze (Orlistat, GLP-1-Rezeptoragonisten, Insulinsensitizer, Antioxidanzien, zytoprotektive Ther.)
- Adipositaschirurgie

Prognose Fettleber gut, NASH in 50 % d. F. Progression über Fibrose zu Zirrhose.

8.4.3 Leberschädigung durch Arzneimittel

Leitbefunde
Ikterus, Hepatomegalie, Cholestase. Ein einer Virushep. ähnlicher polymorpher Verlauf.

8

Klinik und Ätiologie
- **Toxisch:** zweiphasiger Verlauf. Zunächst uncharakteristische Sympt. wie Übelkeit, Erbrechen, Appetitlosigkeit, meist gefolgt von einer Phase kurzfristiger spontaner Besserung. Nach etwa 48 h Verschlechterung mit Ikterus, evtl. rascher Übergang in Leberkoma. Bsp.: Ecstasy, Isoniazid (INH), Knollenblätterpilz, Paracetamol, Phenylbutazon, Phosphor, Tetrachlorkohlenstoff.
- **Idiosynkratisch** (allergisch immunologisch bzw. metabolisch): meist 1–5 Wo. nach Beginn der Medikamenteneinnahme. Häufig asympt. oder uncharakteristisches Beschwerdebild mit Müdigkeit, Leistungsknick, Abgeschlagenheit,

selten Übergang in LV. Ggf. assoziiert mit Fieber, Exanthem, Arthralgien, hämolytischer Anämie. Prim.
- **Bsp.:** Amitriptylin, Amoxicillin-Clavulansäure, Chlorzoxazon, Clozapin, Diclofenac, Doxepin, Etoposid, Etretinat, Floxacillin, Fluconazol, Flutamid, Glyburid, Halothan, Heparin, INH, Ketoconazol, Labetalol, Lisinopril, Lovastatin, Methotrexat, Norfloxacin, Ofloxacin, Para-Aminosalicylsäure (PAS), Pentamidin, Phenprocoumon, Piroxicam, Proteaseinhibitoren, Rifampicin, Terbutalin, Troglitazon, Ticlopidin, Trazodon, Valproat, Vit. A.

> Auch Heilkräuter können Leberschäden verursachen, z. B. Chaparral Leaf, Ephedra, Enzian, Germander, Senna, Kava-Kava, Skull Cap und Haifischknorpel.

Komplikationen ALV (▶ 8.6), granulomatöse Hep., Cholestase (▶ 8.1.1), Tumoren, Zirrhose (▶ 8.5), Veno-Occlusive Disease, Budd-Chiari-Sy.

Diagnostik
- Anamnese meist wegweisend. Bestimmung des zeitlichen Zusammenhangs zwischen Auftreten der Lebererkr. und Beginn der Medikamenteneinnahme!
- Höhe der Transaminasen (GPT, GOT) bzw. der eine Cholestase anzeigenden Laborparameter (AP, Bili) entscheidet über das Schädigungsmuster.
- In unklaren Fällen Leberbiopsie.

> - Bei jeder unklaren Lebererkr. auch an medikamentöse Ursache denken! Bei toxischer Ursache Dosisanpassung, bei idiosynkratischer Ursache Absetzen des Medikaments!
> - Bis zu 25 % der fulminanten Hepatitiden sind medikamentös induziert.

8.5 Leberzirrhose

8.5.1 Grundlagen

Irreversible Zerstörung der Läppchenstruktur mit knotigem Umbau. M : F = 7 : 3.

> **Leitbefunde**
> Bei dekompensierter Zirrhose: Lebersynthesestörungen, Dekompensation der metabolischen Leberfunktion, Aszites, Ödeme, hepatische Enzephalopathie, Blutungsneigung durch portale Hypertonie.

Ätiologie
- **Häufig:** Alkohol ca. 50 %, Hep. B, C und D ca. 40 %.
- **Selten:**
  - Autoimmunhep. (AIH), nichtalkoholische Steatohep. (NASH).
  - Stoffwechselerkr.: Hämochromatose (▶ 8.3.4), Wilson-Krankheit (▶ 8.3.5), Galaktosämie, Glykogenose IV, Tyrosinose, Abetalipoproteinämie, erythropoetische Porphyrie, Mukoviszidose, α_1-Antitrypsin-Mangel.
  - Biliär: PBC (▶ 8.10.2), PSC (▶ 8.10.3), sek. biliäre Zirrhose (▶ 8.1.1).
  - Kardiovaskulär: Rechtsherzinsuff., Pericarditis constrictiva, Budd-Chiari-Sy., Osler-Krankheit.

- Medikamentös-tox. ▶ 8.4.3.
- Idiopathisch: Jugendliche, Frauen in der Menopause.
- Postop.: nach intestinalem Bypass.
- Parasitär: Schistosomiasis.

! In bis zu 30 % ist keine Ursache zu finden („kryptogene Zirrhose").

Klinik

- Abgeschlagenheit, Leistungsknick, Schwitzen, vermehrte Reizbarkeit, Fieber. Libido- und Potenzverlust. Erhöhte Blutungsneigung
- **Leberhautzeichen:** Spider naevi, Palmarerythem, „Lackzunge" (glatte, rote Zunge), Mundwinkelrhagaden, Weißnägel, Gynäkomastie, Bauchglatze, Dupuytren-Kontraktur, Atrophie des Kleinfingerballens, Caput medusae (wiedereröffnete V. umbilicalis im Sinne eines portokavalen Shunts), Ödeme, Hämatome, Ikterus
- Splenomegalie ggf. auch Hepatomegalie von derber Konsistenz (Leber kann normal groß, vergrößert oder verkleinert sein!); PNP (Vit.-B-Mangel)
- Selten Erstmanifestation mit Ösophagusvarizenblutung, Aszites, hepatischer Enzephalopathie

! Bei Verschlechterung des AZ von Leberzirrhotikern SBP (▶ 8.1.2) ausschließen!

Komplikationen

- Häufig und schwerwiegend: Blutungen aus gastroösophagealen Varizen und/oder portal hypertensiver Gastropathie mit/ohne hämorrhagischer Diathese (▶ 13.1.2), Aszites (▶ 8.1.2), SBP, hepatorenales Sy. (▶ 8.5.3), Enzephalopathie (▶ 8.5.4)
- Hypersplenismus (Splenomegalie, Panzytopenie, hyperplastisches KM), HCC (▶ 8.7.3), hepatopulmonales Sy.

! Die KO bestimmen die Prognose!

Diagnostik

- **Labor:** Quick ↓, ChE ↓, Albumin ↓, ggf. BZ ↓ (verminderte Syntheseleistung), GOT ↑, GPT ↑, LDH ↑ (entzündliche Aktivität). γ-GT ↑, AP ↑, Bili ↑ (cholestatischer Verlauf), Na^+ ↓, K^+ ↓ (sek. Hyperaldosteronismus), NH_3 ↑ (gestörte Entgiftung), Krea ↑ (hepatorenales Sy.), megaloblastäre Anämie, Thrombopenie (toxische KM-Schädigung), AFP. Zur ätiolog. Klärung: HbsAg, ggf. Anti-HDV, Anti-HCV, AK (Autoimmunhep.); Fe, Ferritin, Transferrinsättigung; Cu^{2+} i. S. und i. U., Coeruloplasmin i. S.
- **Sono:** inhomogenes Parenchym, evtl. fokale Veränderungen, knotige Oberfläche, Lobus caudatus vergrößert, Aszites, Splenomegalie. Farbdoppler: portaler Hypertonus, Kollateralen
- **Gastroskopie:** Varizen, hypertensive Gastropathie
- **Leberpunktion:** ggf. als Laparoskopie (**cave:** Quick, Thrombos) zur histologischen Diagnosesicherung

Therapie

- Ther. der Grunderkr.
- Absolute Alkoholkarenz. Vorgehen bei Entzugssympt. bzw. Delir ▶ 15.4.1
- Meiden hepatotox. Medikamente (▶ 8.4.3; ▶ 19.11)
- Ausreichende Kalorienzufuhr. Eiweißreduktion nur bei portokavaler Enzephalopathie (▶ 8.5.4). Bei Aszites (▶ 8.1.2) NaCl-Zufuhr und Flüssigkeitsaufnahme einschränken
- Bei nachgewiesenem Mangel Substitution fettlöslicher Vit., Vit. B_{12}, Folsäure, Vit. B_1 und Vit. B_6, Fe (▶ 13.2.2)
- LTx (▶ 8.8)

Prognose ▶Tab. 8.10. Abhängig von Grundkrankheit und KO: meist Varizenblutung (bis zu 35 %), hepatozelluläres Ca (HCC), LV. Transplantationsergebnisse (▶8.8).

Tab. 8.10 Child-Pugh-Score zur Prognoseabschätzung bei Leberzirrhose

	1 Punkt	2 Punkte	3 Punkte
Albumin	> 3,5 g/dl	3,5–2,8 g/dl	< 2,8 g/dl
Aszites	Fehlend	Gering	Ausgeprägt
Ges.-Bili	≤ 2 mg/dl ≤ 35 µmol/l	2–3 mg/dl 35–50 µmol/l	≥ 3 mg/dl ≥ 50 µmol/l
Quick	> 70 %	70–40 %	< 40 %
Enzephalopathie	Keine	Leicht (Grad I–II)	Präkoma, Koma (Grad III–IV)
	Child A	**Child B**	**Child C**
Punkte	5–6	7–9	10–15
1-JÜR (konsequente Ther.)	> 95 %	70 %	50 %

Spontan bakterielle Peritonitis (SBP)

Inf. eines Aszites bei Leberzirrhose ohne intestinale Läsion als schwere KO. Vermutlich durch bakt. Fehlbesiedlung des oberen Dünndarms.

Einteilung Drei Formen mit unterschiedlicher Letalität:

- Mit kulturellem Nachweis von Keimen und Neutrophilen > 250 mm^3 → 40–50 %.
- Mit kulturellem Nachweis von Keimen und Neutrophilen < 250 mm^3 → 10–40 %.
- Ohne kulturellen Nachweis von Keimen und Neutrophilen > 250 mm^3 → 10–40 %.

! Sehr hohe Rezidivrate von ca. 70 % nach 12 Mon.

Klinik ⅔ der Pat. haben Schmerzen, Fieber, Ikterus, Varizen und Aszites. Nur sehr geringer Anteil Sepsis! SBP auch ohne Sympt. möglich.

Diagnostik Bei Pat. mit neu aufgetretenem Aszites, Leberzirrhotikern mit klin. Verschlechterung oder therapieresistentem Aszites immer diagn. Aszitespunktion. Sofortige Abimpfung in Blutkulturflaschen und Bestimmung der Neutrophilenzahl.

Therapie

- **Substanzen:** Ciprofloxacin 2 × 500 mg/d p. o. , Cefotaxim 2–3 × 2 g/d oder Ceftriaxon 1 × 2 g/d oder Amoxicillin/Clavulansäure 3 × 1,2 mg/d, bei Anaerobiern ggf. zusätzlich Metronidazol 3 × 500 mg/d. Ggf. zusätzlich Humanalbumin 1,5 g/kg KG am 1. Tag; am 3. Tag 1 g/kg KG bei Bili > 4 mg/dl und Krea > 1,5 mg/dl
- **Therapieziel:** Granulozytenabfall innerhalb von 48 h (wenn ja: Therapiedauer 5 d; wenn nein: 5–10 d)
- **Rezidivprophylaxe:** wegen hoher Mortalität v. a. bei Pat., die auf LTx warten, oder bei akuter GIT-Blutung Norfloxacin 400 mg/d, Levofloxacin 1 × 250 mg/d oder Ciprofloxacin 1 × 500 mg/d

8

8.5.2 Pfortaderhochdruck

50 % der Pat. haben bei Diagnosestellung der Zirrhose bereits einen portalen Hypertonus. Ursache in 90 % posthepatische, alkoholische oder kryptogene Leberzirrhose! Risiko der Erstblutung aus Varizen bei diesen Pat. 20–40 % mit 30–40 % Letalität.

Leitbefunde
Aszites mit/ohne spontan bakt. Peritonitis (SBP), Splenomegalie, Ösophagus- oder Fundusvarizen, hypertensive Gastropathie.

Ätiologie

- **Prähepatisch:** Thrombose, kavernöse Transformation der Pfortader, Milzvenenthrombose
- **Intrahepatisch:**
  - Präsinusoidal: Schistosomiasis, Sarkoidose, myeloproliferative Erkr., Myelofibrose, kongenitale hepatische Fibrose, idiopathische portale Hypertonie, chron. Arsen-, Azathioprin-, Vinylchlorid-Leberschaden, frühes Stadium der PBC und PSC
  - Sinusoidal: posthepatische Zirrhose, alkoholische Hep. und Zirrhose, kryptogene Zirrhose, Methotrexat, Hypervitaminose A, inkomplette septale Fibrose
  - Postsinusoidal: Veno-Occlusive Disease, Budd-Chiari-Sy.
- **Posthepatisch:** konstriktive Perikarditis, Trikuspidalinsuff., schwere Rechtsherzinsuff.

Klinik

- Ösophagus-, Fundusvarizen, Caput medusae, anorektale Varizen, bei ca. 44 % der Pat. mit portaler Hypertonie. Letalität der akuten Varizenblutung bei ca. 30–40 %! Erhöhtes Risiko der Entwicklung einer hepatischen Enzephalopathie
- Hypertensive Gastro- und Kolopathie: In bis zu 25 % Blutungsursache
- Aszites: portale Hypertonie selten alleinige Ursache der Aszitesentstehung (▶ 8.1.2)
- Splenomegalie mit/ohne Hypersplenismus: korreliert nicht mit portalem Druck. Ausdruck einer Hyperplasie des RES. Deshalb häufig durch Senkung des portal-venösen Drucks nicht beeinflussbar

Diagnostik

In ca. 90 % d. F. gelingt die Diagnosestellung klin. und anamnestisch.

- **Pfortaderdruck:** Normalwert 3–6 mmHg. Entscheidend ist der portalvenöse Druckgradient (HVPG): normal 3–5 mmHg, Varizenentstehung bei 10 mmHg, Varizenblutung oder Blutung aus hypertensiver Gastropathie und Aszitesentstehung bei 12 mmHg. Messung entweder transhepatisch oder transjugulär-transvenös
- **Sono mit Duplex-Sono:** Verlangsamung bzw. Flussumkehr des Pfortaderflusses, Kollateralen, Cruveilhier-von-Baumgarten-Sy. (rekanalisierte V. umbilicalis), Splenomegalie, Aszites
- **Gastroskopie:** Varizen, hypertensive Gastropathie
- **Prokto-, Koloskopie** (nicht als Screening): Varizen in Kolon und/oder Rektum, Hämorrhoiden

Therapie

- Aszites ▶ 8.1.2
- **Prophylaxe der Ösophagus- und Fundusvarizenblutung** (Akuttherapie ▶ 7.1.7):
  - **Primärprophylaxe:** Betablocker (Propranolol, Nadolol). Zur Dosisfindung Senkung der Herzfrequenz um 25 %, z. B. Propranolol 2 × 20–180 mg. Ggf. Nitrate, Molsidomin. Bei Varizen > 5 mm und Blutungsstigmata Gummibandligatur
  - **Rezidivprophylaxe:** Rezidivrisiko ca. 70 %. Gummibandligatur und medikamentöse Senkung des portalen Hypertonus (Primärprophylaxe)
- **TIPS oder LTx:** bei Versagen der endoskopischen Ther.
  - **Transjugulärer portosystemischer Shunt (TIPS):** Über die V. jugularis wird mittels eines Stents ein portokavaler Shunt hergestellt. Ind.: frühe Child-Stadien (A und B), rezid. oder nicht stillbare Ösophagus- oder Fundusvarizenblutung; therapierefraktärer Aszites; als Überbrückung bis zur LTx
  - **LTx** (▶ 8.8): einzige kurative Ther., sofern Ein- und Ausschlusskriterien berücksichtigt werden.

8.5.3 Hepatorenales Syndrom (HRS)

Funktionelles, progressives, oligurisches Nierenversagen (< 500 ml/d) bei schwerem Leberzellschaden. Verminderung der GFR durch Vasokonstriktion mit Minderperfusion der Nierenrinde bei ausgeprägter Wasser- und Na^+-Retention ohne Verbesserung bei Volumengabe.

Leitbefunde
Oligurie, therapierefraktärer Aszites, ZNS-Beteiligung, Zeichen des LV.

Ätiologie Volumenmangel durch drastische Diuretikather. oder Diuretika-Überdosierung (▶ 8.1.2), großzügige Parazentese ohne Substitutionsbehandlung, schwere Diarrhö (z. B. durch Laktulose), GIT-Blutung; zunehmender schwerer Ikterus.

Klinik Oligurie, therapierefraktärer Aszites, Übelkeit, Erbrechen, Durstgefühl und zentralnervöse Sympt. Klinik der fortgeschrittenen Lebererkr. dominiert ggü. der Niereninsuff.

Diagnostik

- Nierenfunktion:
  - **HRS Typ I:** rasch fortschreitendes Nierenversagen innerhalb < 14 d mit Krea-Anstieg auf > 2,5 mg/dl oder mind. 50 % Reduktion der Krea-Clearance auf < 20 ml/Min.
  - **HRS Typ II:** Krea > 1,5 mg/dl oder Krea-Clearance < 40 ml/Min. mit langsamer Verschlechterung
- Ausschluss Schock, nephrotox. Substanzen und Volumenmangel
- Keine Besserung nach Absetzen der Diuretika oder nach Infusion von 1 g/kg KG Humanalbumin
- Proteinurie < 0,5 g/d und unauffällige Nierensono

Therapie

- Absoluter Verzicht auf nephrotox. Medikamente (z. B. Aminoglykoside, NSAID). Diuretika absetzen, ggf. Frischplasma geben.

- LTx als kausale Ther., da die Genese in der Lebererkr. zu suchen ist.
- Child-Pugh A/B, Ges.-Bili < 10 mg/dl: TIPS.
- Child-Pugh C und schlechter AZ:
  - Terlipressin 0,5–1,0 mg alle 4–6 h; bei Krea-Abfall > 25 % nach 2 d Dosisverdopplung alle 2 d (max. 12 mg/d bzw. 2 mg/4 h, max. Therapiedauer 14 d) und Albumin 20–40 g/d
  - Alternativ Midodrin 3 × 7,5–12,5 μg/d oder Octreotid 3 × 100–200 μg/d s. c. und Albumin
- Bei Inf. Antibiotika

Prognose Ohne LTx schlecht: Letalität 90–100 %.

8.5.4 Hepatische Enzephalopathie (HE) und Leberkoma

Metabolisch induzierte, potenziell reversible Funktionsstörung des ZNS bei Leberzirrhose und Leberversagen anderer Ursache. Klin. Bild abhängig von Ausmaß und Geschwindigkeit des Leberzellzerfalls, wobei die Ausprägung des hepatischen Umgehungskreislaufs und das Vorhandensein weiterer Noxen wie Alkohol den Grad der Enzephalopathie prägen. Durch eine Hydratationsstörung Veränderung der Astrozytenmorphologie und Entwicklung einer HE.

Ätiologie ▶ Tab. 8.11. 25–30 % Azotämie, hoher Flüssigkeitsverlust (Diuretika, Diarrhö, Erbrechen); 18–20 % GIT-Blutung, 14–24 % Sedativa, 5–11 % Inf., 7–10 % zu hohe Proteinzufuhr.

Tab. 8.11 Ätiologie und Klinik der hepatischen Enzephalopathie (HE)

	Akute/subakute HE	Chronische HE
Entwicklung der Symptomatik	Innerhalb von h bis d	Mon. bis J., Verschlechterung wird durch unterschiedliche Ursachen ausgelöst
Hirnödem	Häufig	Selten
Neurologie	Schneller Übergang ins Koma, Flapping-Tremor, schlaffe Tetraplegie, Beuge- und Streckspasmen, extrapyramidale Sympt., Krampfanfälle	Initial: Merkfähigkeits- und Konzentrationsstörungen, Verwirrtheit Später: Herdsympt. mit Halbseitenlähmungen, Flapping-Tremor, MER ↑, Pyramidenbahnzeichen (+)
Ursachen	Fulminante Virushep., Intox. (z. B. Pilze, CCl_4, Paracetamol), akute Schwangerschaftsfettleber, Alkoholhep., Reye-Sy.	Leberzirrhose, Enzephalomyeloneuropathie
Prognose	Schlecht	Gut

Diagnostik
- Erfassung des Enzephalopathiegrads (▶ Tab. 8.12) durch psychometrische Tests (z. B. Zahlenverbindungstest), EEG, visuell evozierte Potenziale und das Ausmaß des Flapping-Tremors (Asterixis)
- **Labor:**
  ! Keine spezif. Laborparameter!
  - Na^+ ↓ durch Vasodilatation und gesteigerte ADH-Produktion.
  - K^+ ↓ durch sek. Hyperaldosteronismus, rezid. Erbrechen und Durchfälle, metabolische Alkalose und Diuretika.

8

- NH_3 ↑, Bili ↑ als Ausdruck der Leberzellschädigung, korrelieren nicht mit dem Schweregrad der Enzephalopathie.
- Albumin ↓, Quick ↓, ChE ↓, AT III ↓ als Ausdruck fehlender Syntheseleistung.
- Massiver Abfall der Transaminasen bei ausgeprägter Leberzellnekrose.
- Weitere wichtige Laborparameter: BZ, E'lyte, Krea, BGA (respir. Alkalose durch Versagen der Harnstoffsynthese in der Leber mit Akkumulation der Vorläufersubstrate Ammonium und Bikarbonat).

Tab. 8.12 Klinische Stadien der hepatischen Enzephalopathie (HE)

Latente HE	Normale Bewusstseinslage, nur in psychometrischen Tests zu erfassen
Stadium I	Verlangsamung, rasche Ermüdbarkeit, Sprachstörungen, Merkstörungen, Apathie, Fingertremor
Stadium II	Persönlichkeitsveränderungen, Verwirrtheit, Müdigkeit, Konzentrationsstörungen. Flapping-Tremor: Wird der Pat. aufgefordert, die Hand bei gestreckten Fingern gerade zu halten, treten 1–3 Flexionen/Sek. im Handgelenk auf
Stadium III	Verwirrtheit, Somnolenz, Hyperreflexie, Rigidität, Foetor hepaticus
Stadium IV	Koma, erloschene Reflexe, starker Foetor hepaticus

Differenzialdiagnosen Chron. subdurales Hämatom, Wilson-Krankheit, Wernicke-Enzephalopathie, Entzug, Hypoxie, andere metabolische Enzephalopathien (z. B. bei Hyponatriämie, Urämie, Hypoglykämie).

Therapie

- **Allgemeine Maßnahmen:**
  - Bei komatösen Pat. Intensivüberwachung
  - Flüssigkeitsrestriktion zur Vermeidung von Hirnödem, Aszitesbildung und -zunahme
  - Bei Hirnödem (75–80 % im Stadium IV; Letalität ca. 50 %) Beatmung und Hyperventilation, Oberkörperhochlagerung um 45°, osmotische Ther., z. B. mit Mannit 0,3–0,4 g/kg KG als wiederholte Bolusinfusionen, ggf. nach Platzierung einer periduralen Hirndrucksonde
  - DIC: Quick ↓, Thrombos ↓
  - Kontrollen: tägl. BB, BZ, Krea, E'lyte, aPTT, Quick, Bili, ggf. BGA
- **Diätetische Maßnahmen:**
  - Ausreichende Kalorienzufuhr (Glukose) von ca. 2 000 kcal/d. **Cave:** Laktatazidose
  - HE-Stadium I und II: Eiweißreduktion auf 1 g/kg KG/d. Wenn vom Pat. nicht toleriert, Zusatznahrung mit verzweigtkettigen AS
  - Nach GIT-Blutung und HE-Stadium IV: völlige Eiweißkarenz (max. 3 d), bei Besserung mit 20–30 g/d beginnen und schrittweise auf 1 g/kg KG/d steigern. Bei Proteinrestriktion auf < 50 g/d Aminosäurelsg. mit erhöhtem Anteil an verzweigtkettigen AS 1–1,5 ml/kg KG/h (z. B. Aminofusin® 5 %) für max. 3 d (parenterale Ernährung ▶ 2.7)
- **Behandlung auslösender Ursachen:** Alkoholkarenz; hepatotox. Medikamente meiden (▶ 19.11), Diuretikather. überdenken, keine Sedativa; Entgiftungsmaßnahmen bei Intox. Ther. bei GIT-Blutung (▶ 7.1.7), SBP (▶ 8.5.1)
- **Medikamentöse Ther.:** zur Verminderung der intestinalen Ammoniakbildung und Darmsterilisation.

- **Laktulose** 3 × 20–50 ml/d p. o. Dosissteigerung, bis 2–3 weiche Stühle tägl. Bei komatösen Pat. (nach Intubation) über Magensonde oder 300 ml Laktulose + 700 ml Wasser als Einlauf
- **Salinische Abführmittel,** z. B. Mg-Sulfat 10–20 g/d oral und hohe Einläufe.
- Intestinal schwer resorbierbare **Antibiotika,** z. B. Rifaximin 1 200 mg/d p. o. bzw. Vancomycin 4 × 125 mg/d p. o. oder über Magensonde. **NW:** Oto- und Nephrotoxizität (1–3 % werden resorbiert). Anwendungsdauer auf die Akutphase der Enzephalopathie beschränken
- **Ornithin-Aspartat:** bei akuter HE 20 g/d i. v., bei chron. HE 3 × 9 g/d, metabolisiert Ammoniak zu Harnstoff
- Korrektur des E'lyt- und Säure-Basen-Haushalts, Korrektur einer Azotämie (▶ 10.5.2)
- Antibiotische Ther. (▶ 18.1.2) z. B. bei SBP
- Knollenblätterpilzvergiftung (▶ 8.6)

- Hyponatriämie i. d. R. durch Überschuss an freiem Wasser (Verdünnungs-Hyponatriämie): Na^+-Gabe kontraindiziert!
- ALV mit progredienter HE: Ind. zur LTx prüfen!

8.6 Akutes Leberversagen (ALV)

Ausfall der Leberfunktion ohne vorausgegangene chron. Lebererkr. Einteilung anhand des zeitlichen Abstands zwischen Ausfall der Leberfunktion und Auftreten der HE:

- < 7 d: hyperakutes oder fulminantes LV.
- 8–28 d: akutes LV.
- > 28 d: subakutes LV.

Leitbefunde
Trias aus Ikterus, Gerinnungsstörung als Zeichen der Leberinsuff., Bewusstseinsstörung bei hepatischer Enzephalopathie.

Ätiologie

- **Viral:** akute Hep. A (15–31 %), akute Hep. B ± Hep. D (13–50 %), akute Hep. C (selten), akute Hep. E (Männer 3 %, Schwangere 10–20 % in Endemiegebieten), Non-A-non-B-non-C-Hep. In ca. 10 % HSV Typ 1 und 2, HSV Typ 6, CMV, EBV, VZV, Parainfluenza
- **Sonstige:** akute Schwangerschaftsfettleber, Reye-Sy., Autoimmunhep. (selten), Wilson-Krankheit, Budd-Chiari-Sy., Hyperthermie, Hitzschlag, Sepsis
- Toxisch, idiosynkratisch (▶ 8.4.3):
  - **Paracetamolintox.** (PCM): meist in suizidaler Absicht, Toxizität dosisabhängig und vorhersagbar. Kritische Grenze 10–12 g bzw. auch in ther. Dosen bei gleichzeitigem Alkoholmissbrauch oder Einnahme von Medikamenten, die zu einer Enzyminduktion des Cytochrom P_{450} führen. **Cave:** Vollbild des LV bildet sich verzögert aus, etwa 3–4 d nach Einnahme. **Diagnosesicherung:** Anamnese und Blutspiegel 4–16 h nach Einnahme. **Ther.:** N-Acetylcystein frühzeitig und initial 140 mg/kg KG (z. B. Fluimucil® Antidot), danach 70 mg/kg KG alle 4 h in den ersten 8–12 h, bis PCM i. S. nicht mehr nachweisbar

- **Knollenblätterpilzvergiftung** (Amanita): im Spätsommer, Herbst. **Typischer Verlauf:** 6–12 h nach Nahrungsaufnahme abdom. Schmerzen, Übelkeit und blutiges Erbrechen. Langsame Erholung. Symptomarme Phase von 1–3 d, dramatische Verschlechterung der Leberwerte. Rascher Abfall der Gerinnungsparameter, steiler Anstieg der Transaminasen. Am 3.–5. Tag Vollbild des ALV mit Multiorganversagen. Nachweis des Amanitatoxins in spezialisierten toxikologische Instituten möglich. **Ther.:** kontinuierliche Aspiration des Duodenalsafts, Aktivkohle 60–110 g alle 4 h über 72 h, forcierte Diurese, Hämoperfusion, Penicillin G 0,5–1 Mega/kg KG/24 h für 24–36 h. Silibinin („Mariendistel") 20–50 mg/kg KG/d für 4–5 d

Diagnostik

- **Labor:** Hb, Thrombos, Diff-BB; E'lyte; Blutgruppe; BZ; GOT, GPT, AP, Bili, Albumin; Quick, aPTT, AT III, Fibrinogen; Amylase; CRP; ggf. Toxikologie (Mageninhalt, Serum, Urin); Krea, Ein- und Ausfuhrkontrolle; BGA
- **Sono, ggf. mit Duplex-Sono:** Beurteilung der Lebergröße (auch im Verlauf: Rasch kleiner werdende Leber schlecht), fokale oder vaskuläre Veränderungen (Pfortader, Lebervenen, art. Durchblutung), Aszites, Splenomegalie, Begleitpankreatitis

Komplikationen

! Hepatische Enzephalopathie (▶ 8.5.4) und Hirnödem häufigste Todesursache → bei HE Grad III–IV Messung des intrakraniellen Drucks.

- Sepsis: Atemwegsinf., Harnwegsinf., pos. Blutkultur 20 %. Am häufigsten Staph., Strept., koliforme Bakterien. 32 % Pilze, v. a. Candida spp.
- Gerinnungsstörung ▶ 13.7, Nierenversagen ▶ 9.8.1.
- Pulmonale KO: Hypoxämie, bronchopulmonale Inf., Kapillarleck und ARDS-ähnliches Bild. Funktioneller Re-Li-Shunt im Sinne eines hepatopulmonalen Sy.
- Metabolische Störungen: Hypoglykämie (▶ 16.1.6) wegen gestörter Glukoneogenese, alimentärer Mangel und Hyperinsulinämie durch reduzierte hepatische Elimination. **Cave:** Sympt. der Hypoglykämie werden durch HE maskiert.
- Azidose (▶ 10.5.2): bei PCM-Intoxikation in bis zu 30 % (progn. Faktor und Indikator zur LTx). Bei 5 % der ALV anderer Genese Laktatazidosen durch Mikrozirkulationsstörungen, Mikrothromben bei DIC, Gewebeödem bei erhöhter Kapillarpermeabilität.
- Alkalose (▶ 10.5.3): wesentlich häufiger als Azidose. Durch Versagen der Harnstoffsynthese in der Leber mit Akkumulation der Vorläufer Bikarbonat und Ammonium. Assoziierte Hypokaliämie (▶ 10.2.2).

Therapie

- **LTx:**
  - **Ind. („Kings-College-Kriterien"):** Pat. werden mit an Sicherheit grenzender Wahrscheinlichkeit eine Tx benötigen, wenn die Prothrombinzeit > 100 Sek. (Quick < 7 % bzw. INR > 6,7) oder wenn mind. drei der folgenden Befunde erhoben werden:
    - Kryptogene Hep., Halothanhep., Medikamententoxizität
    - Ikterus > 7 d vor HE
    - Alter < 10 und > 40 J.
    - Prothrombinzeit > 50 Sek. (Quick < 15 % bzw. INR > 4)
    - Serum-Bili > 300 mmol/l
  - **Spezialind. bei Paracetamolintox.:** art. pH < 7,3 oder alle drei folgenden: Prothrombinzeit > 100 Sek. (Quick < 7 % bzw. INR > 6,7), Krea > 300 mmol/l, HE Grad 3 oder 4

   - **Auxilläre partielle orthotope LTx** (APOLT): bei potenziell reversiblem ALV. Resektion des li Leberlappens der erkrankten Leber und Ersatz durch Teiltransplantat. Dieses übernimmt die Funktion so lange, bis die eigene Leber sich erholt hat. Gute Variante zur Vermeidung einer lebenslangen Immunsuppression
- **Leberersatzverfahren:**
   - Filtrationsverfahren: Komb. aus Plasmapherese und Spezialabsorbern zur Entgiftung. Erfolge enttäuschend.
   - „Bioreaktoren": Zellkultursysteme zur zeitweisen Übernahme der Leberfunktion bis Restitutio der Leber oder vorhandenem Transplantat

Prognose Überlebensraten ohne LTx bei fulminantem hyperakuten LV 36 %, bei akutem LV 7 %, bei subakutem 14 %. Prognose wird schlechter, wenn zusätzlich HE.

8.7 Lebertumoren

8.7.1 Fokal noduläre Hyperplasie (FNH)

Gutartige Neoplasie, vermutlich infolge einer Hyperperfusion. Überwiegend F 20.–50. Lj. Assoziation mit oralen Kontrazeptiva, Osler-Weber-Rendu-Krankheit und gehäuft mit hepatischen Hämangiomen.

Diagnostik
- **Labor:** meist keine path. Leberwerte
- **Sono:** häufig im Vergleich zum umgebenden Lebergewebe echogleich; typisches Kontrastverhalten mit Narbe und Radspeichenmuster nach Gabe von Ultraschall-Kontrastverstärkern (z. B. SonoVue®)
- **Hepatobiliäre Funktionsszintigrafie:** typische Tracerbelegung. Schlecht sensitiv in Gallenblasennähe und wenn Tumor zu klein
- **MRT:** nur als dynamisches MRT mit leberspezifischem KM; ähnliches Bild wie kontrastverstärkte Sono.

Therapie Keine, nur bei Beschwerden chir. Intervention. Absetzen oraler Kontrazeptiva.

8.7.2 Adenom

Überwiegend Frauen 15.–45. Lj. Gehäuft nach Einnahme oraler Antikonzeptiva. Risiko der malignen Entartung.

Klinik Nur bei großen Tumoren oder Einblutungen Oberbauchschmerz, Übelkeit und Erbrechen. Gefahr der Ruptur mit lebensbedrohlichen Blutungen in ca. 20 %. **Cave:** bei Gravidität Größenzunahme.

Diagnostik Sono (meist echokomplexer bis echoarmer Tumor). Abgrenzung ggü. FNH mit hepatobiliärer Sequenzszintigrafie und MRT. Bei fehlender OP-Ind. sonografisch gesteuerte Punktion.

Therapie Operative Entfernung wegen Rupturgefahr, Malignomentstehung und vor Gravidität. Orale Kontrazeptiva kontraindiziert.

> Die meisten prim. Lebertumoren sind gutartig. Am häufigsten sind Hämangiome, seltener Hamartome, Fibrome, Teratome.

8.7.3 Hepatozelluläres Karzinom (HCC)

Ätiologie 80 % der HCC entstehen in zirrhotisch umgebauter Leber:

- Häufig bei chron. viraler Hep. (B, C, D), Alkohol, α_1-Antitrypsinmangel, Tyrosinämie, PBC oder Hämochromatose
- Seltener bei Glykogenspeicherkrankheiten, Porphyrie, NASH, Aflatoxin B_1, Methotrexat, Androgenen oder Antikonzeptiva

Klinik Rechtsseitige Oberbauchschmerzen, Völlegefühl, Gewichtsverlust, Appetitlosigkeit, Müdigkeit. Körperlicher Untersuchungsbefund: Fieber, Hepatomegalie, Ikterus, Aszites (hämorrhagisch?), Splenomegalie.

Diagnostik

- **Labor:** BSG ↑; Transaminasen ↑, AP ↑, Bili ↑, LDH ↑, HBsAg, Anti-HBc, Anti-HCV ggf. Anti-HDV, AFP ↑ (> 400 ng/ml). **Cave:** AFP neg. HCC!
- **Sono,** ggf. kontrastverstärkte Sono als Screening (DD der Sono-Befunde ▶ 2.1.2). Bei Herden < 1 cm Verlaufskontrolle alle 3 Mon.
- **CT, MRT:** bei > 1 cm.
- **Punktion:** nur in unklaren Fällen oder wenn keine kurative Ther. möglich ist.
- **Staging:** nach Okuda Tumorgröße (> 50 % Lebermasse), Aszites, Albumin > 3 g/dl, Ges.-Bili > 3 mg/dl (Stadium I: 0 Zeichen pos.; Stadium II: 1–2 Zeichen pos.; Stadium III: 3–4 Zeichen pos.). Rö-Thorax, Knochenszinti.

Differenzialdiagnosen Fibrolamelläres HCC (selten), Variante des HCC mit besserer Prognose. Nicht auf dem Boden einer Zirrhose, bei jungen (5.–35. Lj.) Pat., Vit. B_{12} ↑, Ca^{2+} ↑. Atypisches Hämangiom, Metastasen, Adenom, FNH.

Therapie ▶ Tab. 8.13

Tab. 8.13 Ther. Vorgehen beim hepatozellulären Karzinom

Tumorgröße/-anzahl	Stadium	Vorgehen
1 Tumor < 5 cm oder 3 Tumoren < 3 cm	Child A	Resektion, LTx
	Child B	PEI (perkutane Ethanolinjektion), RFTA (Radiofrequenzablation), HiTT (hochfrequenzinduzierte Thermotherapie), LiTT (laserinduzierte Thermotherapie)
1 Tumor > 5 cm oder > 1 Tumor > 3 cm oder > 3 Tumoren	Child A und B	PEI bei < 3 TU; TAE, TACE (transart. Chemoembolisation), ggf. RFTA
Metastasiert	Child C	Sorafenib (Nexavar®); Antitumorangiogenese-Ther. (in Studien)

Prognose Schlecht; bei Resektabilität und LTx 1-JÜR 40 %.

8.7.4 Lebermetastasen

Häufigste Primärtumorlokalisation im Einzugsgebiet der V. portae ist das Kolon- bzw. Rektum-Ca; weniger häufig Bronchial-, Mamma-, Uterus-, Pankreas-Ca. Selten Leukämien, Lymphome, endokrine Tumoren (z. B. Karzinoid-Tumor).

Klinik Zeichen der Tumorerkr. (▶ 14.1.1), höckrige Leber.

Diagnostik ▶ 14.1.2

Therapie ▶ 14.3

8.8 Lebertransplantation (LTx)

Bei diagn. Unsicherheit und Schwierigkeiten der prognostischen Abschätzung frühzeitige Verlegung in LTx-Zentrum. 5-JÜR bei ALV 60 %. Häufigste postop. KO sind Inf. Ergebnisse der orthotopen LTx abhängig vom präop. Zustand des Pat. Prognost. ungünstig: Blutungen, Nierenversagen, exzessive Bili-Erhöhung, länger bestehender HE-Grad 4.

Indikationen

- Progressive, irreversible, benigne Lebererkr. jeder Genese nach Ausschöpfung aller konservativen Maßnahmen
- In Ausnahmefällen Anfangsstadien lokal irresektabler Neoplasien, Korrektur genetischer Defekte, z. B. familiäre Hypercholesterinämie, Wilson-Krankheit, Oxalose, Hämophilie
- ! Die Prognose wird von jeder KO der Grundkrankheit beeinträchtigt. Daher Ind. rechtzeitig prüfen und Kontakt mit dem transplantierenden Zentrum aufnehmen!
- Indikationsstellung zur OLT unter Berücksichtigung von Ätiologie und Verlauf (Kings-College-Kriterien ▶ 8.6).

Kontraindikationen

- **Absolut:** extrahepatische Malignome der Gallengänge, Metastasen, maligne Zweiterkr., schwere kardiopulmonale Erkr., ausgedehnte Thrombosen der Portalvene und der V. mesenterica superior; schwerer, irreversibler Hirnschaden
- **Relativ:** Alter 60–65 J., Sepsis, AIDS, vorausgegangene, komplexe hepatobiliäre OP, Thrombosen der Portalvene und V. mesenterica superior, aktiver Alkohol-/oder Drogenkonsum, instabiles soziales Umfeld

> Präop. Diagn. und postop. Nachsorge nach Rücksprache mit OLT-Zentrum.

8.9 Leberfunktionsstörungen in der Schwangerschaft

8.9.1 Intrahepatische Schwangerschaftscholestase

Intrahepatische Cholestase bei familiärer Disposition. Benigne Störung für Mutter, erhöhte perinatale Letalität (ca. 10 %), Frühgeburtsrate 20 %. Bei erneuter Gravidität 30–60 % Rezidive.

Klinik Meist letztes Trimenon. Initial als Leitsymptom heftiger Pruritus, 1–2 Wo. später in 75 % Ikterus, 25 % ohne Ikterus („Pruritus gravidarum"), 20–30 % GIT-Sympt., leichte Steatorrhö.

Diagnostik Sensitivster Parameter ist Gallensäure im Serum > 10 µmol/l, insb. bei fehlendem Ikterus. Anstieg von konjugiertem Bili bis 5 mg/dl, AP 5- bis 10-fache Norm, Transaminasen und γ-GT mäßig erhöht. Bei länger bestehender Cholestase Quick ↓.

Therapie Ursodesoxycholsäure 10–15 mg/kg KG/d, Vit.-K-Substitution zur Blutungsprophylaxe, ggf. Sedativum zur Nacht und Einleitung der Geburt ab SSW 37.

8.9.2 EPH-Gestose, Eklampsie, HELLP-Syndrom

Ätiologie unbekannt. 5–10 % aller Schwangeren ab SSW 20. bis 1 Wo. post partum. Leberbeteiligung bei EPH-Gestose in 20 %, bei Eklampsie in 80 %, bei HELLP-Sy. 100 %.

Leitbefunde (Präeklampsie)
E = generalisierte Ödeme, **P** = Proteinurie (> 0,3 g/l im 24-h-Urin), **H** = Hypertonie (> 140/90 mmHg).

Klinik

- **Präeklampsie:** EPH-Gestose, Oligurie (< 400 ml/24 h) und ZNS-Sympt. wie Kopfschmerzen, Augenflimmern, Übelkeit, Erbrechen, Somnolenz.
- **Eklampsie:** Steigerung der Präeklampsie-Sympt. bis zu tonisch klonischen Anfällen, Koma.
- **HELLP-Sy.:** Sonderform der EPH-Gestose mit „hemolysis, elevated liver enzymes, low platelets". Schmerzen, Druck im re Oberbauch, Übelkeit, Ikterus. Entwicklung ohne Prodromi möglich.

Diagnostik Transaminasen ↑, AP ↑, ind. Bili ↑, LDH ↑, Retikulozyten ↑, freies Hb ↑, Haptoglobin ↓, Thrombozyten ↓, Proteinurie.

Therapie Rasche Entbindung bzw. Beendigung der Schwangerschaft ggf. Sektio bei HELLP. Bettruhe, ggf. Sedierung z. B. mit Diazepam. Blutdrucksenkung mit Betablocker oder Dihydralazin (▶ 5.3.1), Magnesium oral, bei Krampfanfällen i. v. Bei KO Intensivther. und -überwachung.

8.9.3 Akute Schwangerschaftsfettleber

Seltenes, fulminantes LV ab SSW 30.

Ätiologie Hormonell bedingte Erhöhung von Triglyzeriden und freien Fettsäuren. Defekt der mitochondrialen Betaoxidation und in 10–20 % Enzymdefekt der 3-Hydroxyacyl-CoA-Dehydrogenase.

Klinik Rasch übergehend in Multiorganversagen mit progredientem Ikterus, Übelkeit, Erbrechen, hepatische Enzephalopathie. Letalität für die Mutter 10–30 %, für das Kind 25–65 %.

Diagnostik Transaminasen ↑, Leukos ↑, AT III ↓. Zeichen der Präeklampsie bei > 50 %, Hypoglykämie, Gerinnungsstörung.

Therapie Sofortige Entbindung!

8.10 Erkrankungen der Gallenblase und der Gallengänge

8.10.1 Cholelithiasis

Konkremente in der Gallenblase (Cholezystolithiasis) und/oder in den extra- bzw. intrahepatischen Gallengängen (Choledocho-/Hepatikolithiasis). Meist cholesterinhaltige Mischsteine (90 %) mit Bili und Kalziumsalzen, ca. 10 % reine Cholesterinsteine, < 10 % Pigmentsteine. F : M = 3 : 1.

Risikofaktoren

- **Cholesterinhaltige Mischsteine:**
  - „5-F-Regel": female, fat, forty, fair, fertile
  - Diab. mell. Typ 2b, hereditäre Faktoren (Auftreten vor dem 40. Lj. und intrahepatische Steine bei ABC-B4-Gen-Defekt), Gallensäureresorptionsstörungen (Ileumresektion, M. Crohn), rasche Gewichtsabnahme, total parenterale Langzeiternährung, Clofibrat, orale Antikonzeptiva, Östrogene
- **Pigmentsteine:** vermehrter Anfall von Bili z. B. bei rezid. oder chron. Hämolysen, bakt. Dekonjugation bei rezid. Cholangitiden; Gallensäureverlust-Sy.

Leitbefunde
Krampfartige Schmerzen (Gallenkolik) epigastrisch oder re Oberbauch, häufig mit Übelkeit, ggf. mit Erbrechen. **Cave:** Die Kolik kann durch einen passageren Verschluss des Ductus cysticus und/oder Gallengangs entstehen!

Cholezystolitihiasis

Klinik

- Bei 80 % der Pat. lebenslang asympt.
- Bei sympt. Pat. in 75 % Erstmanifestation als Kolik nach fettreicher Mahlzeit in Form von epigastrischem oder re Oberbauchschmerz (> 15 Min./< 5 h) ggf. mit Ausstrahlung in Rücken und re Schulter sowie Übelkeit und Erbrechen. Ansonsten unspezif. Oberbauchbeschwerden, teilweise nahrungsabhängig, z. B. nach Hülsenfrüchten, Fett, Kaffee, Räucherwaren usw.

Komplikationen Bei 1–3 % der Pat. akute oder chron. Cholezystitis, Gallenblasenhydrops, Gallenblasenempyem, -gangrän, Mirizzi-Sy. (Trias aus Cholezystolithiasis, Cholezystitis und biliärer Obstruktion durch Kompression, entzündliche Stenose oder Fistelung). Gallenblasenperforation mit Gallenstein-Ileus, Peritonitis, Fistel.

Diagnostik

- **Labor:** bei unkomplizierter Cholezystolithiasis normale Laborwerte möglich! Erst bei entzündlichen KO (akute/chron. rezid. Cholezystitis) Leukos ↑, Linksverschiebung, CRP ↑; bei entzündlicher Infiltration der Leber ggf. auch GOT und GPT ↑. Bei Hämolyse: LDH, K, Bili mit hohem indir. Anteil, Haptoglobin ↓., Retikulozyten ↑
- **Sono** (Primärdiagn.): Steinnachweis in der Gallenblase, bei KO Gallenblasenhydrops, Cholezystitiszeichen oder Begleit-KO (Choledocholithiasis, Pankreatitis, Abszess)

Choledocholithiasis

Verschluss des Ductus choledochus oder des Ductus hepaticocholedochus durch Stein. Unterscheide: Hepaticolithiasis – Stein in den intrahepatischen Gallengängen.

Klinik Kolikartige Schmerzen im re Ober- oder Mittelbauch mit Ausstrahlung in re Schulter, Übelkeit, Erbrechen; bei gleichzeitiger biliärer Pankreatitis gürtelförmig; mit 4–6 h Latenz Ikterus, entfärbter Stuhl, dunkler Urin. Bei Cholangitis klassisch als Charcot-Trias mit Fieber, Ikterus und Koliken.

Diagnostik ▶Tab. 8.14

- **Labor:** kleines BB, GGT, AP, Bili mit hohem dir. Anteil; Leukos mit Linksverschiebung, CRP, GOT (Hinweis auf Cholangitis), Lipase bei biliärer Pankreatitis. INR bei länger bestehendem Verschluss (auch PTT bestimmen vor evtl. endoskopischer/chir. Ther.). Blutkultur oder ggf. Gallegewinnung im Rahmen der ERC bei Cholangitis: Erreger meist E. coli, Pseudomonas, Enterokokken, Klebs., Proteus, Anaerobier.
- **Sono** (▶2.1.2): Steinnachweis im Gallengang und/oder Erweiterung (> 7–10 mm) der intra- und extrahepatischen Gallengänge. Ggf. Gallenblasensteine, GB-Hydrops, Cholezystitis, Pankreatitis.
- **CT** nur bei schlechten Schallbedingungen und zur Erfassung von KO ggf. vor OP.
- **Endosonografie/MRC:** bei unklaren Fällen oder wenn ERC technisch nicht möglich (Z. n. B II, Gastrektomie etc.), insb. zum Ausschluss der Choledocholithiasis. Endosonografie der MRC bei kleinen (< 5 mm) und distal gelegenen Steinen und in der DD Polyp vs. Stein überlegen.

Komplikationen Cholangitis (Entzündung der Gallengänge), biliäre Pankreatitis, extra- und intrahepatische cholangiogene Abszesse, Gallengangsperforation, sek. biliäre Zirrhose durch chron. Cholangitis mit Pericholangitis bei Keimaszension. Gallengangsfisteln.

Tab. 8.14 Wahrscheinlichkeit der Choledocholithiasis und entsprechende Diagnostik

Wahrscheinlichkeit	Befunde	Nächster Schritt
Hoch	• DHC > 7–10 mm (Sono); Bili; GGT und AP • DHC > 10 mm (Sono) + Gallenblasensteine und Koliken • Dir. Steinnachweis im DHC (Sono)	ERC
Mäßig	• Koliken, aber fehlende laborchemische/sonografische Zeichen • Atypische Beschwerden, aber sonografische/laborchemische Zeichen der Cholestase	EUS/MRC
Gering	DHC normal, laborchemisch normal, atypische Klinik	Keine, DD klären

DHC = Ductus hepaticus communis

Therapie

- Medikamentöse Ther. der Gallenkolik ▶8.10.1
- Medikamentöse Ther. der Cholangitis ▶8.10.1
- **Ther. der Choledocholithiasis:** ERC mit Papillotomie und Steinextraktion, bei sehr großen Konkrementen mit gleichzeitiger mechanischer Lithotripsie. Wenn Steinextraktion nicht möglich, dann Stenteinlage bis OP oder extrakorporale Stoßwellenlithotripsie (ESWL) oder elektrohydraulische Lithotripsie, alternativ transkutan-transhepatische Ther., insb. bei fehlender endoskopischer Möglichkeit (z. B. Z. n. B II, Gastrektomie). Bei gleichzeitigem Gallenblasenstein OP vorziehen! Nach g elungener ERC mit Steinextraktion und Cholezystolithiasis elektive Cholezystektomie innerhalb von 6 Wo.
- Bei zusätzlicher biliärer Pankreatitis ▶7.5

Cholezystitis

Akute oder chron. rezid. Entzündung der Gallenblase.

Ätiologie In 95 % durch Verlegung des Ductus cysticus oder des Infundibulums. Selten auch ohne Steine (akalkulöse Cholezystitis) nach Trauma, Verbrennungen, total parenteraler Ernährung, Salm.-Inf.

Klinik Meist kolikartige Schmerzen und Druckschmerzen im re Oberbauch (> 6 h). Fieber, Schüttelfrost, Übelkeit, Erbrechen. Kein Ikterus. Murphy-Zeichen: bei Druck auf das Gallenblasenbett unter Inspiration schmerzhafter Stopp (palpatorisch/sonografisch). Bei chron. Cholezystitis meist asympt. – kann aber jederzeit in akute Cholezystitis übergehen.

Diagnostik

- **Labor:** bei akuter Cholezystitis Leuko, Linksverschiebung, CRP; bei chron. Cholezystitis häufig normal
- **Sono** (▶ 2.1.2): Gallensteine, bei akuter Cholezystitis: Gallenblasenwandverdickung mit typischer Mehrfachschichtung und echoarmen Flüssigkeitssaum, Abszess; bei chron. Cholezystitis echoreiche Wandverdickung bei geschrumpfter Gallenblase.
- **CT** nur bei schlechten Schallbedingungen und zur Erfassung von KO ggf. vor OP

Differenzialdiagnosen Myokardinfarkt, disseziiertes Aortenaneurysma, Nierenkolik re, Pyelonephritis, Ulcus ventriculi/duodeni, Mesenterialinfarkt, Wirbelkörperfraktur.

Therapie

- **Medikamentöse Ther. der Gallenkolik:** nüchtern lassen, periphervenöser Zugang, Infusion zur Flüssigkeitssubstitution bzw. parenteralen Ernährung. Spasmolyse und Analgesie bis zur definitiven Ther.:
  - N-Butylscopolamin initial 20 mg langsam i. v., weiter mit 60 mg in 500 ml Ringer über 24 h.
  - Analgetikum: oft zusätzlich notwendig, z. B. Diclofenac 75 mg i. m., Indometacin 50 mg i. v. oder 2 × 75 mg Supp., Metamizol, Paracetamol oder bei schweren Sympt. Pentazocin 15–30 mg langsam i. v., ggf. alle 4–6 h wiederholen, alternativ Pethidin 25–50 mg oder Buprenorphin. Keine anderen Morphinderivate, da spasmogen!
- **Medikamentöse Ther. der Entzündung:** Primärther. mit Mezlocillin 3 × 2–3 g/d i. v. oder Piperacillin 3 × 2–4 g/d. i. v. Alternativ Ciprofloxacin 2 × 200 mg/d i. v. Bei KO Ceftriaxon 2 g/d ± Metronidazol 3 × 500 mg/d i. v.
- **Ther. des Steinleidens:**
  - Laparoskopische Cholezystektomie bei sympt. Cholezystolithiasis/chron. Cholezystitis elektiv, bei akuter Cholezystitis innerhalb 72 h. **KI:** Tumoren der Gallenblase/Gallengänge, Perforation, Peritonitis, biliodigestive Fisteln, Mirizzi-Sy., 3. Trimenon. Offene Cholezystektomie (4–7 %) bei KI für lap. Cholezystektomie sowie KO während der Laparoskopie; bei zusätzlichen Polypen > 18–20 mm
  - Orale Chemolitholyse nur in Einzelfällen mit 10 mg/kg KG Ursodesoxycholsäure (z. B. Ursofalk) abendlich bei nicht/gering röntgendichten Steinen (CT-Diagn.), leichten Sympt. ohne KO, funktionstüchtiger Gallenblase, Steinen < 5 mm, Ges.-Volumen < ⅓ des Gallenblasenvolumens, bei Pat. mit erhöhtem OP-Risiko; rascher Gewichtsabnahme nach Magenbypass/-banding. Abbruch der Chemolitholyse, wenn Steinvolumen nach 6 Mon. nicht um mind. 30 % reduziert, da Erfolgsrate bei ca. 60 % in 6 Mon. und 50 % Rezidive in 5 J.

- **Asympt. Cholezystolithiasis:** keine Ther./OP, außer bei:
  - Porzellangallenblase (erhöhtes Ca-Risiko)
  - Männlichem Geschlecht, Stein > 3 cm und Gallenblasenpolypen ≥ 1 cm
  - Großen abdom. Eingriffen anderer Ind.

8.10.2 Primär biliäre Cholangitis (PBC)

Autoimmunerkr. unklarer Ätiologie. 90 % Frauen, Erstmanifestation im 50. Lj. Nichteitrige, granulomatöse chron. Cholangitis mit fortschreitender Destruktion der kleinen Gallengänge, Gallengangsproliferation, biliärer Fibrose und Zirrhose im Endstadium. Gehäuft Assoziation mit Autoimmunerkr. wie Sicca-Sy. (50 %, ▶ 11.6.3), Hashimoto-Thyreoiditis (▶ 12.1.9), Arthritis. „Overlap" mit chron. Hep. in ca. 10 %, Kollagenosen in 2 %.

Leitbefunde
Müdigkeit, Abgeschlagenheit, oft therapierefraktärer Juckreiz bereits vor Auftreten des Ikterus.

Klinik

- Generalisierter, quälender Juckreiz, oft vor Auftreten des Ikterus
- Müdigkeit, Abgeschlagenheit, uncharakteristische Oberbauchbeschwerden, Hepatomegalie, Hyperpigmentation, Arthralgien
- Maldigestion mit Steatorrhö (▶ 7.6.11) durch reduzierte Gallensäureexkretion
- Osteomalazie durch Vit.-D-Resorptionsstörung
- Selten Xanthelasmen und Xanthome

Diagnostik

- **Labor:** BSG ↑, AP ↑, γ-GT ↑ ↑, Bili ges. ↑ und dir. ↑, Transaminasen ↑. Serum-E'phorese (α_2/β-Globuline ↑). Quantitative Ig (IgM ↑). Lipide (v. a. Cholesterin) ↑, Quick ↓ (durch Vit.-K-Mangel), Assoziation mit HLA-DR8.
- **Antikörper:** antimitochondriale AK (AMA) werden zu 95 % im Immunfluoreszenztest nachgewiesen (Titer > 1 : 100). Subtypisierung mit Nachweis einer Subgruppe E2 der Pyruvatdehydrogenase (PDH-E2), gegen die in 95 % der PBC-Fälle AK vorhanden sind (AMA-M2), um PBC zu beweisen. Weiteres Zielantigen ist die Verzweigtketten-Dehydrogenase-E2-Untereinheit.
- **Sono, CT:** keine spezif. Bildmorphologie. Ausschluss z. B. von intra- und extrahepatischen Gallengangssteinen, Tumoren von Leber, Pankreas und ableitenden Gallengängen.
- **ERCP:** Kaliberunregelmäßigkeiten, unregelmäßige Verläufe und Rarefizierung der intrahepatischen Gallengänge als unspezif. Zeichen; zum Ausschluss der DD, v. a. in Abgrenzung zur PSC.
- **Leberpunktion:** zur Beurteilung des Stadiums (▶ Tab. 8.15), auch als Entscheidungshilfe für LTx.

8

Tab. 8.15 Histologische Stadieneinteilung der PBC

Stadium I	Lokale, entzündliche Reaktion im Bereich der kleinen Gallengänge
Stadium II	Gallengangsproliferation
Stadium III	Fibrose, Rarefizierung der kleinen Gallengänge, Mottenfraßnekrosen
Stadium IV	Mikronoduläre Zirrhose

Differenzialdiagnosen

- Autoimmuncholangitis (AIC): AMA neg.; ANA, SMA 17–71 % + AP, γ-GT, IgM ↑
- Overlap-Sy.: AIH/PBC; AIH/AIC; AIH/PSC; AIH/Hep. C
- Prim. sklerosierende Cholangitis (PSC) ▶ 8.10.3
- Vanishing-Bile-Duct-Sy.: Destruktion der Gallengänge nach LTx mit akuter Abstoßung (reversibel) oder chron. Rejektion (irreversibel)
- Idiopathische Duktopenie des Erw.: Verminderung interlobulärer Gallengänge und Cholestase unklarer Ursache. Keine histolog. oder immunolog. pathognomonischen Marker!

Therapie

! Eine kausale Ther. ist nicht bekannt.

- **Asympt., anikterischer Pat. > 60 J.:** fettarme, eiweißreiche Kost.
- **Sympt. Pat. und asympt. Pat. < 60 J.:** individuell abzuwägen.
  - Ursodesoxycholsäure 13–15 mg/kg KG (Dauerther., Ausnahme erstes Trimenom)
  - Bei Juckreiz Antihistaminika, Gallensäurebinder wie Colestyramin 8–24 g/d oder Colestipol 5–30 g/d. Wirkbeginn nach 10 d. Nicht zusammen mit anderen Medikamenten nehmen (WW ▶ 19.3), vor und nach dem Frühstück. Bei ausbleibendem Erfolg Rifampicin 2 × 300 mg/d bei Bili > 3 mg/dl 2 × 150 mg/d; Ondansetron 3 × –8 mg/d
- **Malabsorptionssy.:** bei Mangel fettlöslicher Vit. Substitution, Fettbeschränkung auf 40–50 g/d + mittelkettige Triglyzeride (Ceres®). Bei Osteomalazie Kalzium 2 × 500 mg/d, Östrogene bei postmenopausalen Frauen, Vit. D 1 000 mg/d (▶ 7.6.11)
- **Leberzirrhose** (▶ 8.5)**:** LTx (▶ 8.8) im fortgeschrittenen Stadium, bei Bili > 6 mg/dl (> 100 µmol/l) und/oder Aszites, stark reduzierter Leistungsfähigkeit, therapierefraktärem Juckreiz

Prognose Im asympt. Stadium (AMA pos., normale Leberwerte) gut (mittl. ÜLZ 12 J.), schlechte Progn. bei Bili > 6 mg/dl, Ikterus, Aszites, Splenomegalie (portaler Hypertonus), verminderter Syntheseleistung. Nach LTx 5-JÜR 70–80 %; Rezidiv möglich.

8.10.3 Primär sklerosierende Cholangitis (PSC)

Chron. Entzündung mit Fibrosierung und Obliteration der extra- und intrahepatischen Gallengänge unklarer Ätiologie. In etwa 75 % Komb. mit Colitis ulcerosa, seltener Enteritis regionalis Crohn. Meist M, 30.–40. Lj.

Leitbefunde
Ikterus, Splenomegalie, Müdigkeit, Gewichtsverlust, Fieber und Juckreiz mit gehäuftem Auftreten bei Colitis ulcerosa.

8

Klinik Sehr variabel! Müdigkeit, Gewichtsverlust, Fieber, Juckreiz. Schmerzen im re. Oberbauch. In ca. 50–70 % Ikterus, Hepatomegalie, in ca. 25 % Splenomegalie. Selten Xanthome oder Xanthelasmen. **Cave:** Assoziation mit Colitis ulcerosa und enteritis regionalis Crohn in bis zu 75 % der Fälle.

Komplikationen Rezid. bakt. Cholangitis, biliäre Zirrhose, cholangiozelluläres Ca (~ 10 %; ▶ 8.10.5), Kolon-Ca (▶ 7.6.7).

Diagnostik

- Labor: AP ↑↑, γ-GT ↑, Bili ↑, Transaminasen n–↑. In 70–84 % pANCA, keine AMA
- Abdomen-Sono: Leberparenchymveränderungen, hiläre Lymphadenopathie, intra- und extrahepatische Cholestase
- MRC: typischer perlschnurartiger Wechsel zwischen Striktur bzw. Stenose und Dilatation.; ERC zur Frühdiagn., da sensitiver
- Leber-PE: in 40 % richtungweisend
- Kontrolle auf Cholangio-Ca mit CA 19–9, CEA bei persistierendem Bili
- **DD:** PBC ▶ 8.10.2, IgG4-assoziierte Cholangitis (IAC), sek. sklerosierende Cholangitis

Therapie

- Ursodesoxycholsäure 13–15 mg/kg KG (z. B. Ursofalk®). Immunsuppressiva (nur in Studien).
- Juckreiz ▶ 8.10.2, Cholangitis ▶ 8.10.2.
- Endoskopische Dilatation der Strikturen, ggf. passagere Kunststoffstenteinlage für 10–14 d bei hochgradigen Stenosen unter Antibiotikaschutz: Single-Shot-Prophylaxe z. B. mit Ceftriaxon 1 × 1 g i. v. 30 Min. vor Intervention.
- LTx ist Ther. der Wahl.

Prognose Bei sympt. Pat. nach Diagnosestellung mittl. ÜLZ 12 J.

8.10.4 Cholangiozelluläres Karzinom

Maligner Tumor der Gallengänge mit schlechter Progn., in 95 % Adeno-Ca. M > F, 5.–6. Lebensjahrzehnt. Gehäuftes Auftreten bei chron. Cholangitis, PSC, kongenitalen Gallengangsanomalien, Leberegelbefall.

Leitbefunde
Erstmanifestation häufig als schmerzloser Ikterus. Gewichtsverlust und Juckreiz.

Klinik Häufig schmerzloser Ikterus. Evtl. Courvoisier-Zeichen (schmerzlos vergrößerte Gallenblase mit/ohne Ikterus). Juckreiz, Gewichtsverlust. Je nach Sitz des Tumors (intrahepatisch peripher, hilär oder extrahepatisch) unterschiedliche Klinik:

- „Gabeltumor" (Klatskin-Tumor) am Zusammenfluss von re und li Ductus hepaticus: Ausgeprägter Ikterus
- Periphere Verlaufsform mit multiplen kleinen Tumoren: Schmerzen, Gewichtsverlust, Fieber (Cholangitis). Ikterus schwächer ausgeprägt

Diagnostik

- **Labor:** AP ↑↑, γ-GT ↑↑, Bili ↑. Ggf. GOT ↑, GPT ↑, CA 19–9 ↑. Nicht spezif. BSG ↑↑, Anämie.
- **Sono:** als indir. Zeichen einer Gallengangsobstruktion meist gestaute Gallengänge, je nach Sitz des Tumors in unterschiedlichem Ausmaß. Distale Primärtumoren häufig schlecht zu erkennen.
- **Spiral-CT, MRT/MRCP:** nahezu gleichwertige Methoden, allerdings bei MRCP Vorteil der dir. Darstellung der Gallenwege. CT bei der Beurteilung der Gefäßinfiltration leicht überlegen.
- **ERCP, PTC:** Darstellung der Obstruktion, gezielte Entnahme von Gewebeproben oder Bürstenzytologie, palliative Einlage einer Gallengangsdrainage (Stent) oder z. B. fotodynamische Ther.

- **Endosonografie:** zum Tumorstaging. Sensitivität bei distalen Ca mit erkennbarem Primärtumor etwa 70–80 %. Schlecht bei proximalem Tumorsitz. Bessere Ergebnisse durch Komb. mit Feinnadelpunktion (EUS-FNA).
- **Einteilung nach Bismuth:**
  - Bismuth I: Tumor betrifft nur den proximalen Hepatikus, nicht die Hepatikusgabel.
  - Bismuth II: Tumor betrifft auch die Hepatikusgabel, die sek. Aufzweigungen rechts und links jedoch nicht.
  - Bismuth III: Tumor reicht auf einer Seite (re. oder li.) bis an die sek. Zusammenflüsse.
  - Bismuth IV: Die sekundären Zusammenflüsse re und li sind betroffen.

Differenzialdiagnosen Papillentumoren (prognost. günstiger, 75 % resektabel!), periampulläres Pankreas-Ca.

Therapie

- **OP:** einzige potenziell kurative Ther.!
  - Intrahepatischer Sitz: Leberteilresektion; bei Klatskin-TU (je nach Bismuth-Klassifikation) entweder als Resektion mit Lymphadenektomie und Y-Roux-Hepatikojejunostomie oder als Hemihepatektomie (5-JÜR 10–45 %)
  - Distales extrahepatisches Ca: wie Pankreaskopf-Ca als Whipple-OP mit schlechter Progn. (5-JÜR 15–25 %)
- Keine standardisierte Chemother. oder adjuvante/neoadjuvante Verfahren. Einzelne pos. Daten nicht kontrollierter Studien zur Strahlenther. und fotodynamischen Ther. Palliativ: ERCP/PTCD mit Drainageeinlage (Stent) oder biliodigestiver Anastomose. Ther. der Cholangitis ▶ 8.10.2

8.10.5 Gallenblasenkarzinom

Selten. F > M. In 70 % mit Gallensteinen vergesellschaftet. 1–2 % aller Gallensteinträger entwickeln ein Gallenblasen-Ca. Meist Adeno-Ca, selten maligne entartetes Papillom. Risikofaktoren: Porzellangallenblase und Polypen > 1 cm (Indikation zur Cholezystektomie). Frühe hämatogene und lymphogene Metastasierung.

Klinik Uncharakteristisch, wie bei chron. Cholezystitis (▶ 8.10.2). Evtl. Ikterus mit/ohne Bauchschmerzen, Gewichtsverlust und tastbare Resistenz im re Oberbauch.

Diagnostik Sono/CT zeigen irreguläre Raumforderung, oft vergesellschaftet mit Gallensteinen, ggf. Porzellangallenblase. Diagnosesicherung meist durch explorative Laparotomie.

Therapie Cholezystektomie mit Lymphdissektion als einzige kurative Ther. (in < 10 % d. F. möglich) ggf. mit Leberteilresektion. Wirksamkeit adjuvanter Therapiemaßnahmen nicht erwiesen. Chemotherapie in der palliativen Situation (Gemcitabin, Folinsäure/5-FU-Therapie) in besonderen Fällen möglich.

Prognose 5-JÜR T1/T2 ca. 50 % (selten so früh erfasst), T3/T4 ≤ 20 %.

8

9 Niere

Cord Schneuzer, Burkhard Kreft

9.1 Leitsymptome und ihre Differenzialdiagnose

9.1.1 Oligurie und Anurie

Harnausscheidung < 500 ml/d (Oligurie) bzw. < 100 ml/d (Anurie).

Differenzialdiagnosen

- **Prärenales ANV (80 %):**
  - **Exsikkose:** (Exsikkosezeichen ▶ 10.1.3) funktionelle Oligurie. Urin meist dunkel und konzentriert (spezifisches Gewicht > 1 025 mg/l, Osmolalität > 1 000 mosmol/l).
  - Flüssigkeitszufuhr und E'lytsubstitution führen zu Diureseanstieg.
  - Volumenmangel: z. B. bei hämorrhagischem Schock, durch RR-Abfall, postop., Diuretikather.
  - Kreislaufversagen mit renaler Hypoperfusion, z. B. kardiogener Schock.
  - Selten: bds. Nierenarterienverschluss, z. B. bei disseziierendem Aortenaneurysma.
- **Intrarenales ANV:**
  - **Akute GN** (▶ 9.5.2), rapid progressive GN (▶ 9.5.5, wenn unbehandelt, ANV häufig): art. Hypertonus, Proteinurie, Erythrozyturie, Ery-Zylinder i. U.
  - **Akute tubuläre Nekrose:** postischämisch, Hämolyse (z. B. Transfusionsreaktion), Rhabdomyolyse (Trauma, Verbrennung, Myositis, Alkohol), Schwangerschaft (septischer Abort, Eklampsie, Blutung), Medikamente (▶ 9.6.2).
  - **Interstitielle Nephritis** (▶ 9.6.1): medikamentös toxisch oder allergisch, Antibiotika, Sulfonylharnstoffe, NSAID, Schwermetalle, Inf. (z. B. Hanta-Nephritis), idiopathisch.
  - **Systemerkr.** (▶ 11.6): z. B. SLE, Granulomatose mit Polyangiitis, mikroskopische Polyangiitis, Sklerodermie, Panarteriitis nodosa, Goodpasture-Sy.
  - **Rö-KM** (▶ 2.1.3): Risiko v. a. bei Diabetikern mit Krea i. S. > 1,7 mg/dl, (Dehydratation; bei Plasmozytom (▶ 9.6.3, ▶ 13.5.3).
- **Postrenales ANV:** mechanische Obstruktion im Bereich von Blase und Urethra (z. B. Prostataadenom, Blasen-Ca), Medikamente (Opiate, Psychopharmaka, Parasympatholytika). Obstruktion der Ureteren durch Steine, Fehlbildungen, retroperitoneale Fibrose (Blase leer). Infravesikale Hindernisse (Harnverhalt, Blase voll).
- **Chron. Niereninsuff.** (▶ 9.8.4): DD zum ANV: urämisches Hautkolorit (Café-au-Lait-Farbe), renale Anämie, PO_4^{3-} ↑, Ca^{2+} ↓, Parathormon ↑. Sono: z. B. kleine Nieren, Zystennieren.

Basisdiagnostik

- **Anamnese:** Trinkmenge (funktionelle Oligurie), Schwitzen, Fieber, Durchfälle, Erbrechen (E'lytstörungen), Harnträufeln (Harnverhalt), Koliken, vorbestehende Nierenerkr. (aufgepfropftes ANV), Diab. mell., Infekte Wo. und Mon. vor Klinikeinweisung (akute GN, z. B. Poststrept.-GN ▶ 9.5.2), Hypertonie, Medikamente (toxisch allergische Nephritis, ACE-Hemmer), Rö-KM-Untersuchungen
- **Körperliche Untersuchung:** Perkussion der Blase (prall volle Blase → Harnverhalt), Nierenlager schmerzhaft? Rektale und vaginale Untersuchung (Tumor?), Ödeme (nephrotisches Sy.); Hautfalten, Halsvenen, weiche Bulbi (Dehydratation)

- **Ein- und Ausfuhrbilanzierung:** komplette Anurie → oft postrenales ANV
- **Blut-Labor:** BB, Krea und E'lyte, Phosphat, Harnstoff, Serumosmolalität (Exsikkose?). BGA (Azidose?). Krea steigt im ANV oft um etwa 1,136 mg/dl/d an, Harnstoff um etwa 30–60 mg/d, E'phorese, qualitative und quantitative Immun-E'phorese zur Myelomdiagn. (▶ 13.5.3), Auto-AK-Diagn. (▶ 11.2.3) zur DD von GN und Systemerkr.
- **Urinlabor:** Urinteststreifen und Harnsediment. Erythrozyturie und Proteinurie → V. a. GN; Leukozyturie und pos. Nitritnachweis → V. a. HWI; Osmolalität ≥ 500 mosmol/l und spezif. Gewicht > 1 030 bei prärenalem ANV, bei renalem ANV ↓

Weiterführende Diagnostik

- **Sediment und quantitative Eiweißausscheidung (24-h-Urin):** bei renalem ANV Erythrozyturie, Proteinurie, granulierte Zylinder. Harnzytologie zum Nachweis glomerulärer dysmorpher Erys (▶ 9.1.5). Disk-E'phorese zur Prodifferenzierung (▶ 9.1.7). Bei prä- und postrenalem ANV oft unauffällig oder nur leichte Veränderungen
- **Urinkultur und Blutkultur** bei V. a. Pyelonephritis, Urosepsis
- **Sono:** Harnaufstau, Nierengröße, Seitendifferenz, Breite des Parenchymsaums, Nephrolithiasis? Duplex-Sono (Perfusionsausfall?)
- **Rö:** Thorax (Überwässerung?), Abdomenübersichtsaufnahme (Steine?). Evtl. Infusionsurogramm (▶ 9.2.3), KI: Krea > 3 mg/dl
- **Nierenbiopsie:** bei V. a. rapid progressive GN oder GN bei Systemerkr.; bei nephrotischem Sy.; Histologie ist häufig Voraussetzung für eine differenzierte Ther. (▶ 9.5.1). **KI:** (funktionelle) Einnierigkeit, hämorrhagische Diathese

Bei neu aufgetretener Oligo- oder Anurie sofort Ultraschalluntersuchung von Nieren und Blase durchführen → Harnstau? (▶ 9.8.2). **Cave:** verstopfter Dauerkatheter als Ursache einer „Anurie".

9.1.2 Polyurie

Urinausscheidung > 3 l/d.

Differenzialdiagnosen

- **Prim. (psychogene) Polyurie:** bei psychiatrischen Erkr. (DD oft schwierig). Durstauslösende Medikamente: Clonidin, Phenothiazin
- **Zentraler Diab. insipidus:** ADH-Mangel nach Zerstörung des Hypophysenhinterlappens (durch Trauma, Blutung, Ischämie, Hypophysenresektion, Meningoenzephalitis, idiopathisch). Meist abrupter Beginn. Ther. Ansprechen auf Vasopressin. Durstversuch neg.
- **Renaler Diab. insipidus:** Resistenz der Sammelrohrzellen gegenüber ADH → Rückgang der Harnkonzentrierung. X-chromosomal vererbt, durch Lithiumther. oder Hyperkalzämie. Kein ther. Ansprechen auf Vasopressin
- **Osmotische Diurese:** Glukosurie bei Diab. mell., Mannitolinfusion, Rö-KM
- Außerdem polyurische Phase des ANV, Alkohol (hemmt ADH-Sekretion), Hypokaliämie, Bartter-Sy. (kongenitale Resistenz der Gefäße gegen Angiotensin II, Hyperaldosteronismus, hypokaliämische Alkalose, Hypotonie)

Basisdiagnostik

- **Anamnese:** Medikamente, psychiatrische Vorgeschichte, Meningoenzephalitis, pos. Familienanamnese, Alkoholabusus

- **Klin. Untersuchung:** Überwässerungszeichen (Ödeme, Lungenstauung) oder Exsikkose (▶ 10.1.3)
- **Labor:** BB, Krea, E'lyte. Serum-Na ↓ bei Polydipsie. Serumosmolalität zur Unterscheidung hypotone, hypertone Dehydratation (▶ 10.1.3)

Weiterführende Diagnostik

- **Glukose:** Nüchtern-BZ, BZ-Tagesprofil, Glukose i. U.
- **24-h-Urin:** Osmolalität und spezifisches Gewicht (Isosthenurie?). Diabetes insipidus bei Osmolalität > 800 mosmol/kg KG im Morgenurin ausgeschlossen. E'lyte (Natriurie?)
- **Durstversuch:** zur DD Diabetes insipidus vs. Polydipsie
  - **Durchführung:** Testbeginn morgens um 8 Uhr, Trinkverbot während des Testablaufs. Stündlich Miktionsmenge, Urinosmolalität und spezifisches Gewicht, Serumosmolalität und Serumnatrium bestimmen. Testdauer bis Abbruchkriterien erreicht: Abnahme des KG > 3–5 %, beim Erw., Anstieg des Serum-Na. ≥ 165 mmol/l, spontane Abnahme der Miktionsvolumina und Anstieg der Urinosmolalität
  - **Bewertung:** Diabetes insipidus bei geringer Abnahme oder Konstanz der Urinvolumina, Konstanz der Urinosmolalität (< 300 mosmol/kg KG) und des spezif. Gewichts (< 1 008). Prim. (psychogene) Polyurie: Urinosmolalität steigt auf 500–600 mosmol/kg KG
- **Weitere Diagn. bei Diab. insipidus:**
  - Zentraler Diab. insipidus: ADH-Gabe führt zum Anstieg der Urinosmolalität und Rückgang der Diurese
  - Renaler Diab. insipidus: subnormaler Anstieg der Urinosmolalität nach exogenem ADH

9.1.3 Pollakisurie und Dysurie

Pollakisurie

Häufiger Harndrang mit Entleerung kleiner Mengen.

Differenzialdiagnosen

- Zystitis (Dysurie; Urinkultur, Sediment), Prostatitis
- Urethritis
- Prostatahypertrophie oder -Ca (rektale Untersuchung, Sono, Restharnbestimmung)
- Verminderte Blasenkapazität durch Schrumpfung z. B. infolge Dauerkatheterisierung mit kontinuierlicher Harnableitung, rezid. Zystitiden
- Neoplasien der Harnblase (Sono bei max. gefüllter Blase)
- **Überlaufblase:** Harntröpfeln bei überfüllter Blase. Prostatahypertrophie, Urethrastrikturen, Detrusorlähmung (Inkontinenz)
- **Funktionelle Pollakisurie:** meist Frauen mittleren Alters. Typischerweise keine Nykturie, unauffälliges Urinsediment, Urinkultur. DD: Zystozele!

9

Dysurie

Schmerzen oder Brennen beim Wasserlassen. DD: HWI, Tumoren in Blase und Urethra.

Nykturie

Nächtliches Wasserlassen. DD: Herzinsuff. (▶ 4.5.1), Niereninsuff., Diuretikather., selten Diabetes insipidus (DD Polyurie ▶ 9.1.2), Prostataleiden mit Restharnbildung.

9.1.4 Schmerzen im Nierenlager

- **Klopfschmerz:** ein- oder beidseitige Pyelonephritis (▶ 9.3.3)
- **Dumpfer Dauerschmerz:** akute GN (▶ 9.5.2), Harnaufstau, z. B. bei Prostatahypertrophie, Medikamenten (Opiate, Psychopharmaka, Parasympatholytika). Nierenzell-Ca (meist erst bei fortgeschrittenem Ca), Urothel-Ca (Diagn.: Ureteroskopie, Harnzytologie)
- **Nierenkolik:** meist Nierensteine (▶ 9.8.3), Blutkoagel. Heftige Schmerzattacke, oft mit Brechreiz und Subileus. Ausstrahlung in Rücken oder Hoden bzw. Schamlippen. Dauer 1–2 h

Häufige Fehldiagnose ist Lumbago!

9.1.5 Hämaturie

Differenzialdiagnosen

- **Makrohämaturie:** sichtbare Urinverfärbung; bereits bei 1 ml Blut/Liter Urin. **DD:** häufig Nierensteine (▶ 9.8.3), Tumoren der Nieren oder Harnwege, Urogenital-Tbc, Trauma (z. B. nach Katheterisierung!), Zystennieren (▶ 9.6.2), hämorrhagische Diathese (Antikoagulanzien), hämorrhagische Zystitis (▶ 9.3.1), Endometriose der Harnwege, Glomerulonephritis
- **Mikrohämaturie:** > 5 Erys/Gesichtsfeld (Vergrößerung 400-fach). **DD:** oft renal, Ureterstein (Kolik), Pyelonephritis (▶ 9.3.3), interstitielle Nephritis (▶ 9.6.1), Vaskulitis, GN. IgA-Nephropathie (▶ 9.5.3, oft Makrohämaturie), hereditäre Nephritis (pos. Familienanamnese bzgl. chron. Niereninsuff.), Sy. der dünnen Basalmembran (pos. Familienanamnese bzgl. Hämaturie, jedoch keine chron. Niereninsuff.)

- Vorübergehende Hämaturie bei Nierentrauma, Fieber, Inf., Prostatahypertrophie, Prostatitis und körperlicher Anstrengung möglich
- Tumor der Harnwege und Nieren ausschließen
- Auch bei antikoagulierten Pat. kann Hämaturie Symptom eines Tumors sein → Diagnostik!
- Häufig bleibt die Ursache unklar; 10 % „essenzielle“ Mikrohämaturie

Basisdiagnostik

- **Teststreifen:** wenn roter Urin auf Blut neg., V. a. Porphyrie (▶ 16.4). Rotfärbung z. B. durch rote Bete bzw. Pharmaka (z. B. Sulfonamide, Rifampicin) ausschließen
  - Leukozyturie bei sterilem, saurem Harn → Urogenital-Tbc
  - Leukozyturie, Bakteriurie → Pyelonephritis, HWI
- **Sediment:**
  - Keine Erys: Hämoglobinurie (Hämolyse ▶ 13.2.3), selten Myoglobinurie nach schweren Traumen mit Muskelnekrosen; Gefahr des ANV
  - Blutkoagel: meist postrenale Ursache, fast nie bei glomerulärer Blutung
  - Zeichen glomerulärer Schädigung: Proteinurie > 500 mg/d (DD Proteinurie ▶ 9.1.7); Ery-Zylinder pathognomonisch, oft keine Makrohämaturie. Bei > 80 % dysmorphen („glomerulären“) Erys Glomerulonephritis sicher. Akanthozyten im Urin

Weiterführende Diagnostik

- **Harnzytologie:**
  - Durchführung: 1. Morgenurin verwerfen. Danach „sammelt" Pat. über 30 Min. Diesen Urin frisch verarbeiten. Beurteilung ungefärbt im Phasenkontrastmikroskop.
  - Beurteilung: Dysmorphe Erys sind renalen (glomerulären) Ursprungs.
- **Zystoskopie:** bei Makrohämaturie möglichst noch in der Blutungsphase (Seitenbestimmung bei renaler Blutung), evtl. i. v. Urogramm.
- **Sono:** Zystennieren, Nierentumoren, Nierensteine.

9.1.6 Leukozyturie

> 5 Leukos/Gesichtsfeld bzw. > 10 000/ml. Eitriger Urin: Pyurie.

Differenzialdiagosen

- HWI (▶ 9.3): F > M, begünstigt durch Urolithiasis, Diab. mell., Restharn, Schwangerschaft (DD: Gonokokken, Trichomonaden, Candida, Tbc, Mykoplasmen)
- Prostata-, Blasen-Ca
- Trauma der Urethra, z. B. nach Katheterisierung, Zystoskopie
- Urolithiasis, vesikoureteraler Reflux
- Glomerulonephritis (▶ 9.5), interstitielle Nephritis (z. B. Analgetikanephropathie), bei Vaskulitiden

Basisdiagnostik

- **Klin. Untersuchung:** druckschmerzhafte Harnblase (Zystitis), klopfschmerzhaftes Nierenlager (Pyelonephritis)
- **Teststreifen:** bei pos. Nitrittest und Leukozyturie HWI wahrscheinlich. Leukozyturie bei sterilem Urin → anbehandelter HWI. DD: Urogenital-Tbc

Weiterführende Diagnostik

- **Urinkultur:** im Mittelstrahlurin (MSU) > 10^5 Keime/ml signifikant, bei Immunsuppression, Schwangerschaft oder Sympt. können schon 10^4–10^5 Keime/ml krankheitsrelevant sein. Im Punktionsurin ist jeder Keimnachweis path. V. a. Gonorrhö: Kultur von frischem Urethralabstrich, spezielles Transportmedium
- **Sono-Abdomen:** Harnaufstau, Nierensteine

9.1.7 Proteinurie

Path. Proteinurie: Ausscheidung von > 150 mg/d Eiweiß oder Abweichung vom physiolog. Proteinuriemuster. Mikroalbuminurie bis 30 mg/24 h physiologisch. Angabe möglichst als mg/g Kreatinin, wenn kein 24-h-Sammelurin.

Differenzialdiagnosen

- Physiologische Proteinurie: < 150 mg/d
- Systemerkr.: z. B. SLE, Goodpasture-Sy. (▶ 11.6), Kryoglobulinämie, prim. und sek. Amyloidose
- Metabolische Störungen: z. B. Diab. mell. (▶ 16.1), familiäres Mittelmeerfieber, Hypothyreose (▶ 12.1.6), Hyperthyreose (▶ 12.1.6)
- Infektionen: Post-Streptokokken-GN (▶ 9.5.2), chron. Pyelonephritis (▶ 9.3.3), Hepatitis B und C (▶ 8.2.3, ▶ 8.2.4), CMV (▶ 17.3.16), Hanta-Nephritis
- Paraneoplastisch: z. B. bei Bronchial-, Kolon-, Mamma-Ca, Leukämie (▶ 13.3), Hodgkin-Lymphom (▶ 13.5.1) über Entwicklung einer paraneoplastischen GN, Plasmozytom

- Präeklampsie, chron. Nierentransplantatversagen, Medikamente, z. B. Interferon-α, Rifampicin, Gold
- Glomerulonephritis (▶ 9.5)

Basisdiagnostik Quantifizierung der Proteinmenge.

- Teststreifen: Nachweisgrenze 15 mg/100 ml.
- Quantitative Proteinbestimmung: Protein-Krea-Quotient im Spontanurin, gute Korrelation mit 24-h-Proteinausscheidung; 24-h-Sammelurin.

> Der Teststreifen erfasst v. a. Albumin, daher kein Nachweis einer path. Ausscheidung von Immunglobulinen oder Leichtketten bei Plasmozytom (→ Immun-E'phorese im Urin). Falsch pos. Resultat nach Rö-KM möglich!

Weiterführende Diagnostik Differenzialdiagn. Zuordnung in Abhängigkeit von der erhöhten Proteinfraktion.

- E'phorese und Immun-E'phorese zeigen (Bence-Jones-)Paraproteine: evtl. M-Gradient in der E'phorese durch monoklonale Gammopathie bei Plasmozytom (▶ 13.5.4)
- Disk-E'phorese zur Differenzierung der Proteine: hohes Molekulargewicht glomerulärer Defekt; niedriges Molekulargewicht (< 25 000 Da): tubulärer Defekt (▶ Tab. 9.1)

Tab. 9.1 Bewertung der Urinproteindifferenzierung

Schädigung	Urinproteine	Ursachen
Prärenale Proteinurie		
	Hämoglobin	Intravasale Hämolyse
	Myoglobin	Rhabdomyolyse
	Ig-Leichtketten	Plasmozytom
Renale Proteinurie		
Glomerulär, selektiv	Albumin (IgG < 10 %)	Frühstadium der Nephropathie bei Diab. mell. und Hypertonie; Minimal-Change-GN
Glomerulär, unselektiv	IgG + Albumin (Verhältnis > 1 : 10)	Diab. mell., GN (parainfektiös, systemische Kollagenosen, Vaskulitiden, Amyloidose); körperliche Belastung, Fieber, orthostatische Proteinurie
Tubulär	α_1-Mikroglobulin	Bakt. Pyelonephritis, interstitielle Nephritis, toxische Nephropathie, Fanconi-Sy., körperliche Belastung
Postrenale Proteinurie		
	α_2-Makroglobulin/Albumin, IgG/Albumin (Erys)	Postrenale Hämaturie, z. B. hämorrhagische Zystitis, Nierensteine, Tumoren

9.2 Diagnostische Methoden

9.2.1 Urinuntersuchungen

Wichtige nichtinvasive nephrologische Untersuchungsmethoden. Gute Aussage für Verlaufskontrollen und Abschätzung des Schweregrads einer glomerulären Erkrankung. Normalisierung einer path. Urinanalyse, aber auch bei Parenchymverlust infolge Fibrosierung der Niere, z. B. bei GN möglich.

Urinfarbe

- Hell bei starker Diurese. Meist niedriges spezifisches Gewicht < 1 020 (Ausnahme: osmotische Diurese, z. B. bei Hyperglykämie, Mannitol)
- Dunkel bei sehr stark konzentriertem Urin, Hämaturie, Myoglobinurie, Bilirubinurie, Porphyrie (Nachdunkeln bei Lichtexposition, Urin kühl lagern)
- Trübung meist unspezifisch; bei Inf.

Teststreifen

Indikationen Inf. und Blutungen im Urogenitalbereich, Mikro- und Makrohämaturie, Hämoglobinurie, Myoglobinurie, Überwachung von Diabetikern, Azidose, Alkalose, Harnsteindiagn.

Durchführung Frischen Urin (möglichst 2. Morgenurin) innerhalb von 2 h untersuchen. Teststreifenhandhabung s. Herstellerangaben.

Bewertung

- Protein: Empfindlichkeit 150 mg/l. Fast ausschl. Nachweis von Albumin. **Cave:** andere Proteine (z. B. Leichtketten bei Plasmozytom) werden nicht erfasst!
- Leukozyten: pos. ab 20 Granulozyten/µl
- Erythrozyten: (Nachweisgrenze 10 Erys/µl) pos. bei Erythrozyturie, Hämoglobinurie, Myoglobinurie, falsch neg. bei Zufuhr hoher Mengen Ascorbinsäure

Urinsediment

Indikationen Differenzierung renale und postrenale Hämaturie (Ery-Zylinder, Ery-Morphologie), Identifizierung von Lymphozyten und eosinophilen Granulozyten, speziellen Bakterien und Parasiten (z. B. Trichomonas, Schistosoma, Spirochäten, Mycobakterium).

Durchführung Nach Zentrifugation von 10 ml Urin (nicht älter als 2 h) Auszählung der ungefärbten Zellen bei 400-facher Vergrößerung in Hellfeldmikroskopie.

Bewertung

- **Erys:** normal 0–5/µl, DD Hämaturie ▶ 9.1.5
- **Leukos:** normal 0–10/µl, DD Leukozyturie ▶ 9.1.6
- **Bakterien:** Form und Färbeverhalten geben vor der Kultur Hinweise auf den Erreger
- **Epithelien:** Runde und polygonale Zellen stammen v. a. aus der Niere
- **Zylinder:** Vereinzelte hyaline Zylinder sind normal, in großer Menge Zeichen einer glomerulären Proteinurie. Leuko-Zylinder bei Pyelonephritis, interstitieller Nephritis, SLE-Nephritis. Ery- bzw. Hb-Zylinder pathognomonisch für GN, Ery-Zylinder immer path., Epithelzylinder, granulierte Zylinder bei ANV, interstitieller Nephritis, rapid progressiver GN, gelegentlich beim Gesunden
- Kristalle: nur selten von klin. Bedeutung

Urinkultur

Indikationen V. a. HWI, Dysurie, Leukozyturie, Keimnachweis im Sediment.

Durchführung Aus Mittelstrahlurin (▶ 2.3.2) nach vorheriger gründlicher Reinigung der Genitalien. Bei unklarem Ergebnis (wechselnde Mischbesiedelung, steriler Urin trotz Sympt.) Einmalkatheter (▶ 2.5.4) oder Blasenpunktion. Neben der üblichen Diagn. ggf. Tbc-Kulturen anlegen und im Sediment nach seltenen Erregern suchen (Pilze, Parasiten).

Bewertung Keimzahl bei eindeutiger Sympt. und Leukozyturie ab 10^4/ml signifikant.

> Möglichst keine Antibiotikagabe vor Abnahme der Urinkultur. Urin kühl lagern, da Keimzahl/ml relevant.

9.2.2 Blutuntersuchungen

Kreatinin

Kreatinin ist Abbauprodukt des Kreatins (Muskulatur), wird glomerulär frei filtriert und zudem tubulär sezerniert (10–20 %). Ausscheidung etwa 1–1,5 g/d.

Indikationen V. a. akute oder chron. Nierenerkr., Stoffwechselstörungen (z. B. Diab. mell., Hyperurikämie), Systemerkr. (z. B. Kollagenosen), Hypertonie, Kreislaufversagen, Volumenmangel, Ther. mit nephrotoxischen oder nierengängigen Medikamenten, V. a. toxische Nierenschädigung; Überprüfung der Funktionstüchtigkeit eines Nierentransplantats, Effektivität der Dialysether.

Bewertung Steigt erst bei GFR-Einschränkung von > 50 %, dann gute Korrelation zur GFR bzw. Krea-Clearance.

- **Normalwert:** 0,6–1,0 mg/dl (53–88 µmol/l).
- **Fehlerquellen:** bei hohem BZ, Ketoazidose, hoher Muskelmasse und Muskelläsionen (Rhabdomyolyse) zu hohe, bei kleiner Muskelmasse und Hyperbilirubinämie zu niedrige Werte. Bei stark eingeschränkter GFR zunehmend tubuläre Krea-Sekretion → GFR zu hoch eingeschätzt (→ Krea-Clearance).

Cystatin C

Protease mit niedrigem Molekulargewicht (13 kD). Wird frei glomerulär filtriert, tubulär nicht sezerniert aber rückresorbiert und metabolisiert.

Indikationen Cystatin C zeigt frühzeitig im Krea-blinden Bereich eine Nierenfunktionsverschlechterung an.

Bewertung

- **Normalwert:** Beim Erwachsenen im Bereich 0,6 – 1,1 mg/l (methodenabhängig)
- **Vorteile:** Anstieg im sog. Kreatinin-blinden Bereich sensitiver und spezifischer als Kreatinin, unabhängig von Muskelstoffwechsel/Muskelmasse
- **Nachteile:** Beeinflussung durch hohes KG, Diab. mell., SD-Über- und Unterfunktion, Glukokortikoid-Ther.

Harnstoff

Entsteht in der Leber als Endprodukt des Aminosäureabbaus aus Ammoniak und CO_2 und wird überwiegend renal ausgeschieden. Harnstoffbildung ist von Eiweißzufuhr abhängig.

Indikationen Siehe Kreatinin.

Bewertung
- Normalwerte: M 10–40 mg/dl, F 23–44 mg/dl (× 0,17 = mmol/l). Harnstoff × 0,46 = Harnstoff-N (mg/dl).
- Bei normaler Proteinzufuhr und normaler Diurese steigt die Harnstoffkonz. ab einer GFR < 30 ml/Min. an.
- Erhöhte Werte bei kataboler Stoffwechsellage, hoher Proteinzufuhr, Dehydratation, schwerer Niereninsuff.

Endogene Kreatinin-Clearance

Indikationen Z. B. normales oder grenzwertiges Serum-Krea, nephrotoxische Medikamente, Diab. mell., Hypertonie, Kollagenosen, Hyperurikämie.

Durchführung Urin über 24 h sammeln, Bestimmung von Urinvolumen (V; in ml), Urin-Krea (mg/dl) und Serum-Krea (Mittelwert aus Proben zu Beginn und Ende der Sammelzeit), Sammelzeit in Min. (t; 24 h = 1 440 Min.). Wichtig: komplette Urinsammlung.

Bewertung Erniedrigte Werte bei eingeschränkter Nierenfunktion, erhöhte Werte bei glomerulärer Hyperperfusion (z. B. Diab. mell., Schwangerschaft).

Endogene Krea-Clearance mit Urinsammlung

$$C_{\text{Krea}}\,(\text{ml/Min.}) = \frac{U_{(\text{Krea})} \times V}{S_{(\text{Krea})} \times t}$$

- Krea-Angaben in mg/dl oder µmol/l
- t = Zeit (Min., 24 h = 1 440 Min.)
- V in ml
- Einheiten des Krea beachten

Norm: M = 97–140 ml/Min., F = 75–125 ml/Min. Ab 40 Lj. Reduktion um ca. 1 ml/J.

- **Vereinfachte MDRD-Formel** (Modification of Diet in Renal Disease) zur Schätzung der GFR. **Cave:** Bei „Nierengesunden“ wird die GFR eher unterschätzt, daher Anwendung bei GFR < 60 ml/Min.:

$$\text{GFR (ml/Min.)} = 170 \times (\text{Serum-Krea})^{-0{,}999} \times (\text{Alter})^{-0{,}176} \times (\text{Harnstoff/Serum})^{-0{,}176} \times (\text{Albumin})^{0{,}318} \times (0{,}762 \text{ bei Frauen}) \times (\text{Faktor } 1{,}180 \text{ bei Schwarzen})$$

- **GFR aus Cystatin:** Konz. von Cystatin i. S. korreliert mit der GFR; ↑ bei Rauchern, Hyperthyreose, Glukokortikoidther., ↓ bei Hypothyreose

9

9.2.3 Bildgebende Verfahren

Rö-Abdomen-Übersicht („Leeraufnahme“)

Zeigt kalkhaltige Steine, Nephrokalzinose, Lage der Nieren, Psoasrandschatten (unscharf bei perirenalem Abszess), Aortenaneurysma.

Intravenöses Ausscheidungsurogramm

Indikationen V. a. Nierentumor, Nephrolithiasis, anatomische Varianten.

Kontraindikationen Hyperthyreose (ohne Thyreostatika), Krea > 3 mg/dl (250 µmol/l), Paraproteinämie. KM-Allergie (▶ 2.1.3).

Durchführung Zur Vorbereitung gut abführen, Darmgasentblähung. Zu Beginn Übersichtsaufnahme. Infusion von KM (bei V. a. SD-Funktionsstörung vorab SD-Hormone bestimmen, ▶ 12.1.1). Aufnahmen nach 10 und 20 Min. sowie nach Miktion (vesikoureteraler Reflux?); bei verzögertem Abfluss → Spätaufnahme. Bei eingeschränkter Nierenfunktion Hydratation vor KM-Gabe.

Bewertung Aussage über Lage, Form, Kontur, Durchblutung und Ausscheidungsfähigkeit der Nieren; Steine, Kelchruptur, Ureterstenose, Harnaufstau. Aufnahme im Stehen zeigt „Wanderniere".

Miktionszystourethrogramm (MCU)

Indikationen Stressinkontinenz, Obstruktion, v. a. Reflux, Rezidiv-HWI.

Durchführung Blase mittels Katheter mit KM füllen. Aufnahmen während der Miktion.

Nierensequenzszintigrafie (Isotopennephrogramm)

Indikationen Seitengetrennte Clearance-Bestimmung, z. B. vor geplanter Nephrektomie, V. a. NAST.

Durchführung I. v. Gabe von ^{123}J-Hippuran. Durch zusätzliche Gabe von Captopril Nachweis der funktionellen Relevanz einer einseitigen Nierenarterienstenose (Sensitivität: 80–95 %; Spezifität: 70–95 %), durch zusätzliche Gabe von Furosemid Nachweis einer funktionell relevanten Abflussstörung möglich.

Magnetresonanztomografie (-angiografie)

MRT hat wegen der koronaren Schnittführung eine höhere Aussagekraft bei unklarem CT-Befund. Primär insb. bei Tumoren der Nierenpole (DD: Nebennierentumor). Ferner keine Belastung mit Rö-KM.

Abdomen-Computertomografie (mit KM)

Nachweis von retroperitonealen Tumoren und Metastasen, zum Staging von Nieren-, Blasen- und Prostatatumoren. CT-A (Rekonstruktionen).

Digitale Subtraktionsangiografie (DSA)

Bei V. a. Nierenarterienstenose oder Ca (Darstellung der Tumorgefäße).

9.3 Harnwegsinfektion

9.3.1 Zystitis

> Bei Frauen die häufigste Infektionskrankheit. Bei Männern seltener, aber komplizierter: Gehäuft ab 50. Lj. (→ Prostatavergrößerung). Erreger nicht nosokomialer Inf. sind in 90 % Enterobacteriaceae (davon 80 % E. coli, seltener Proteus und Klebs.). Nosokomial erworbene HWI sind häufig durch „Problemkeime" wie multiresistente E. coli verursacht → Antibiogramm.

Entzündung der Harnblase meist durch E. coli (80 %), S. saprophyticus 5–15 %, Klebs., Proteus oder Enterokokken.

Leitbefunde
Dysurie, Pollakisurie, Leukozyturie, pos. Urinkultur.

Klinik Pollakisurie, Dysurie, meist kein Fieber. Risikofaktoren: F > M (verzögerte postkoitale Miktion, Verwendung von Diaphragma und spermizidem Gel). Asympt. Bakteriurie bei etwa 5 % der Frauen im Erwachsenenalter.

Diagnostik
- Sediment, Teststreifen: Leukozyturie, Bakteriurie; Nitrit meist pos., (Nitrit entsteht aus Nitrat durch Nitratreduktase v. a. der Enterobakterien) evtl. Mikrohämaturie
- Urinkultur mit Antibiogramm (▶ 2.3.2): > 10^5 cfu/ml (cfu = colony forming units) sind signifikant. Bei Sympt., Immunsuppression oder (jüngere Frauen) Leukozyturie auch schon 10^4 cfu/ml. Urinkultur bei unkomplizierten HWI junger Frauen nicht zwingend indiziert
- Bei Männern rektale Untersuchung (Prostatavergrößerung?), evtl. Prostatasekretgewinnung (chron. Prostatitis)

Differenzialdiagnosen Akute Urethritis (Erreger meist C. trachomatis, N. gonorrhoeae, Herpes simplex), akute Vaginitis (Erreger meist Candida spp. oder Trichomonaden). Bei beiden Erkr. in der Urinkultur < 10^2 cfu/ml.

Therapie
- **Asympt. Bakteriurie:** Ther. nur bei Gravidität, Diab. mell., Kindern, Immunsuppression, da sich häufig sympt. HWI entwickeln. Bei Gravidität in 10 % Pyelonephritis
- **Akute bakt. Zystitis:** ansonsten gesunde Frauen, Prämenopause: Fosfomycintrometamol 1 × 3 000 mg/d, Nitrofurantoin 2 × 100 mg/d über 5 d. Kontrolle des Therapieerfolgs bei Beschwerdefreiheit nicht erforderlich
- **Rezid. bakt. Zystitis:** Anamnese, Untersuchung, Urinstatus einschl. Kultur. Ciprofloxacin 2 × 500 mg/d über 3 d oder Levofloxazin 1 × 250 mg/d über 3 d
- **Zystitis bei Gravidität:** Fosfomycintrometamol (Einmalgabe), Aminopenicillin oder Oral-Ceph II oder III
- **Zystitis bei Diab. mell.:** stabile Stoffwechsellage, keine diab. Nephropathie, Ther. wie HWI bei Pat. ohne Diab. mell.

9.3.2 Komplizierte Harnwegsinfektion

HWI bei Abflussstörung (Nierensteine, Harnröhrenstriktur, Prostatahypertrophie, Querschnittslähmung). Bei Blasendauerkatheter erleiden pro Tag Verweildauer etwa 5 % der Pat. einen HWI, deshalb strenge Indikationsstellung.

Klinik Sehr variabel (asympt. bis hin zu Urosepsis).

Diagnostik Urinkultur > 10^4 cfu/ml signifikant, oft Problemkeime. Mischinf. häufig.

Therapie
- Bei Abflussstörungen urologische Ther., periop. Antibiose nach Antibiogramm.
- Kann keine op. Sanierung erfolgen und ist der Pat. sympt., hoch dosierte gezielte Behandlung über 10–14 d, z. B. mit Chinolon, Ceph. III, Ampicillin/Sulbactam oder Piperacillin/Tazobactam.

- Bei Dauerkatheter Ther. nur bei Sympt. und nach Antibiogramm. Katheterwechsel, keine Antibiotikaprophylaxe!

9.3.3 Pyelonephritis (PN)

Akut auftretende Entzündung der Niere, meist durch E. coli (~ 80 %), P. mirabilis, K. pneumoniae.

Leitbefunde
Klopfschmerzhafte Nierenlager, Dysurie, Fieber, Leukozyturie, pos. Urinkultur.

Klinik Akutes Krankheitsbild mit Fieber > 38 °C, Schüttelfrost, Flankenschmerz, klopfschmerzhaftes Nierenlager (meist einseitig), Übelkeit und Erbrechen. Pollakisurie und Dysurie können fehlen! **Cave:** potenziell lebensbedrohliche Erkr., da sich eine Pyonephrose oder eine Urosepsis entwickeln können.

Diagnostik
- **Labor:** Sediment, Urinkultur, Blutkultur (in etwa 20 % pos.). BB (Leukozytose?), BSG ↑, CRP ↑ ↑. Tägl. Serum-Krea, um Nierenfunktionsverschlechterung frühzeitig zu erfassen. Ein- und Ausfuhr
- **Sono** (obligat): Niere vergrößert, Narben, Nierensteine, Harnaufstau, Abszess
- Fakultativ i. v. Urogramm und gyn. Untersuchung bei Harnabflussstörung

Therapie
- Temperatur tägl. messen, viel trinken (Ausfuhr > 1 500 ml/d)
- Ambulant erworbene Pyelonephritis: z.B. Ciprofloxacin 2 × 500–750 mg/d p. o. über 7–10 d, bei Niereninsuff. Dosis reduzieren. Bei Übelkeit/Erbrechen i. v. Gabe
- Schwere Pyelonephritis: Ceph III oder Chinolone für 10–14 d i. v., alternativ Piperacillin/Tazobactam

! Nach Eintreffen des Antibiogramms Wahl des Antibiotikums überprüfen
- Therapiekontrolle: Kontroll-Urinkultur 5 d und 6 Wo. nach Therapiebeginn

9.3.4 Urosepsis

Leitbefunde
Fieber oder Hypothermie, Hypotonie, pos. Urinkultur und Urinstatus, pos. Blutkultur.

Ätiologie
- Ausgang oft akute, aszendierende, obere HWI, meist durch gramneg. Erreger (E. coli 70 %, bei älteren Pat. gehäuft Proteus spp., Pseud. aerug.). Keiminvasion in die Blutbahn führt zur Urosepsis, häufig kompliziert durch endotoxinbedingten septischen Schock
- Prädisponierende Faktoren: Harnaufstau (Prostatahypertrophie, Nephrolithiasis, Ca, anatomische Anomalie), Zystennieren, Schwangerschaft, Diab. mell., Harnblasen-Dauerkatheter

9

Klinik Meist einseitiger Flankenschmerz, Fieber, häufig mit Schüttelfrost, Dysurie und andere zystitische Beschwerden; v. a. bei älteren, dehydrierten Pat. rasche Entwicklung eines Kreislaufschocks. Hohe Letalität bei septischem Schock (▸ 17.1.2).

Diagnostik

- **Urin:** Urinstatus (Leukozyturie, pos. Nitrittest), Urinkultur (> 10^5 cfu/ml)
- **Labor:** Blutkultur, Krea meist mäßig erhöht, E'lyte, Leukozytose, BSG und CRP massiv erhöht. Gerinnung (Verbrauchskoagulopathie)
- **Sono:** Harnaufstau, Milzgröße, Abszess

Differenzialdiagnosen Akutes Abdomen, Gallenkolik, Appendizitis, Extrauteringravidität. Andere Ursachen des Schocks.

Therapie Kalkulierte Chemother. (▶ 18.1.2), Beginn immer parenteral, z. B. Aminopenicillin, Cephalosporin III, Carbapenem, ggf. In Komb. mit Aminoglykosid. Ausreichende Flüssigkeitszufuhr, Schockther., Low-Dose-Heparinisierung (▶ 19.8.2).

- Bei Harnaufstau Wiederherstellung des Harnflusses wichtigste ther. Maßnahme: Urinkatheter, Ureterschiene, ggf. perkutane Nephrostomie
- Bei Antibiotikagabe Dosisreduktion bei Niereninsuff. beachten (▶ 19.10)

9.4 Vaskuläre Nierenerkrankungen

9.4.1 Nierenarterienstenose (NAST)

Ein- oder doppelseitige Stenosierung der A. renalis mit Stimulation des Renin-Angiotensin-Aldosteron-Systems. Häufige potenziell kausal therapierbare Hypertonieursache.

Ätiologie

- Meist Arteriosklerose (70 %) bevorzugt M im höheren Alter, meist proximales Arteriendrittel betroffen, schlechtere postinterventionelle Progn.
- Fibromuskuläre Dysplasie (ca. 20 %), bevorzugt F 30.–40. Lj. meist distale ⅔ A. renalis betroffen, sehr gute postinterventionelle Progn.
- Selten akuter (und schmerzhafter) Nierenarterienverschluss durch Embolie (kardial). ANV bei bds. Verschluss der A. renalis. Bei akutem Verschluss medikamentöse Thrombolyse möglich (bis 24 h nach Symptombeginn)

Klinik Kopfschmerzen, evtl. Ang. pect. und Herzinsuff. durch medikamentös schwer beherrschbare Hypertonie. Sek. Hyperaldosteronismus mit Hypokaliämie und metabolischer Alkalose. Hyperkaliurie, Retinopathie, Visusminderung.

Diagnostik

- **Auskultation:** in ca. 40 % paraumbilikales Stenosegeräusch
- **Doppler-Sono, FKDS:** Vorteil → auch bilaterale Stenosen nichtinvasiv diagnostizierbar. Nachteil → stark untersucherabhängig, schwierig bei Adipositas, Darmgasüberlagerung
- **Nierensequenzszinti mit seitengetrennter Clearance:** verminderte und verzögerte Aktivitätsanflutung der betroffenen Niere(n). Abfall der GFR nach Gabe eines ACE-Hemmers (z. B. Captopril 25 mg) auf der betroffenen Seite weist auf eine funktionelle Relevanz der Stenose hin. Bei Untersuchung ohne ACE-Hemmer 25 % falsch neg. Befunde
- **DSA:** evtl. selektive Nierenarterien-Angio. **Ind.:** bei ther. Konsequenz. **KI:** Schrumpfniere!
- **MR-Angio:** nichtinvasive Darstellung der Aorta, Aa. renales und ihrer Aufzweigungen. Problem: Überschätzen eines Stenosegrads

Therapie (Bei Stenose > 70 %).

- **Perkutane transluminale Ballondilatation (PTA):** Ther. der Wahl bei fibromuskulärer Dysplasie. Bei arteriosklerotischen Prozessen zunehmend zurückhaltende Indikationsstellung. Ind.: therapierefraktäre Hypertonie, wenn intrarenaler Widerstandsindex < 0,8, rasch progrediente Niereninsuff.
- Kompl. Intimadissektion, Cholesterinembolien, Restenose, Nierenfunktionsverschlechterung durch KM

! ACE-Hemmer können bei renovaskulärer Hypertonie zum ANV führen.

9.4.2 Thrombotische Mikroangiopathie (TMA)

Endstrecke multipler Schädigungsmechanismen am Gefäßendothel, tritt bei vielen Systemerkrankungen auf und geht mit mikrovaskulären Thrombosen einher.

Leitbefunde
Komb. aus mikroangiopathischer hämolytischer Anämie, Thrombozytopenie und ANV.

Ätiologie Multifaktoriell. Bei Kindern prim. endotheliale Schädigung durch bakt. Verotoxin (enterohämorrhagische E. coli O 157: H7); Störung des Komplementsystems z. B. durch Medikamente wie Ciclosporin A, Cisplatin, Mitomycin C, orale Kontrazeptiva, Malignome oder postpartal.

Klinik Purpura, Oligurie, ANV, neurologische Sympt., Hypertonie, extrakorpuskuläre intravasale hämolytische Anämie, Thrombozytopenie, Organischämie.

Diagnostik

- Urin: geringe Proteinurie, Ery-Zylinder möglich
- Serum: Fibrinspaltprodukte; BB: Fragmentozyten. Haptoglobin ↓, Komplementaktivierung ADAM-TS13 im Unterschied zur TTP normal
- Nierenbiopsie: intraglomeruläre Thromben, Fibrinablagerungen (**Cave:** Thrombozytopenie). Keine Routinediagn., bleibt unklaren Fällen vorbehalten.

Therapie Schwierig! Gabe von FFP oder Plasmapherese. Absetzen aller potenziell ursächlichen Medikamente. Möglichst keine Thrombozytenkonzentrate! Bei Ciclosporin-A-induzierter TMA reicht oft das Absetzen des Medikaments aus. Supportive Maßnahmen. Antibiotikather. bei enterohämorrhagischer E. coli induzierter TMA vermutlich sinnvoll. Hämodialyse bei Nierenversagen.

9.5 Glomerulonephritis (GN)

9.5.1 Grundlagen

Strukturelle Störung der glomerulären Zirkulation infolge inflammatorischer Prozesse.

Leitbefunde
Hämaturie, nephritisches Sediment, je nach Verlauf Erhöhung der Retentionsparameter bis zur Urämie, metabolische Azidose, Hyperkaliämie, Oligo-, Anurie, selten Flankenschmerz.

Ätiologie

- **Prim. Glomerulonephritis:** IgA-Nephropathie, membranöse GN, mesangioproliferative GN, Anti-Basalmembran-GN, Minimal-Change-GN, primäre Nephrosklerose (FSGS).
- **Sek. Glomerulonephritis:**
  - Infektionskrankheiten: z. B. Poststreptokokken-GN, infektiöse Endokarditis, Shunt-Nephritis, Sepsis, Pneumok.-Pneumonie, Typhus, Meningok.-Sepsis, HIV, Hep B/C
  - Systemerkr.: SLE, ANCA-assoziierte Vaskulitiden (Granulomatose mit Polyangiitis, mikroskopische Polyangiitis), RA, Goodpasture-Sy., Purpura Schoenlein-Henoch, Malignome

Klinik

Nach dem klin. Verlauf unterscheidet man:

- **Mono- oder oligosympt. GN-Sy.:** Erythrozyturie mit geringer oder fehlender Proteinurie, oft Zufallsbefund. Übergang in akute oder chron. Form möglich (z. B. IgA-Nephropathie ▶ 9.5.3)
- **Akutes GN-Sy.:** unkompliziert mit Hämaturie, nephritischem Sediment und leichter Proteinurie. Ödeme und Hypertonus fakultativ (z. B. Poststreptokokken-Nephritis ▶ 9.5.2)
- **Nephrotisches Sy.** (▶ 9.5.6): z. B. membranöse GN; membranoproliferative GN
- **Rapid progressives GN-Sy.** (▶ 9.5.5): innerhalb von Wo. bis Mon. zum terminalen Nierenversagen führende Verlaufsform. Im Nierenbiopsat Ausbildung glomerulärer entzündlicher „Halbmonde“ durch Entzündungszellen im Bowman-Raum (z. B. Anti-GBM-GN; GN bei Lupus erythematodes, Granulomatose mit Polyangiitis)
- **Chron. GN-Sy.:** geringe subjektive Beschwerden, Erythrozyturie, Proteinurie, Hypertonus mit langsam fortschreitender Niereninsuff. (im Prinzip alle nicht rapid progressiven Formen)

Basisdiagnostik

- **Körperliche Untersuchung:** Vaskulitis, Purpura, Arthralgien, pulmonale Stauung, Ödeme, Nierenlager klopfschmerzhaft, Anhalt für Tumor → paraneoplastische GN
- **Urinsediment** (▶ 9.2.1): Hämaturie, Leukozyturie, Leuko-, granulierte Zylinder. Glomeruläre Hämaturie (dysmorphe Erys, Akanthozyten, Ery-Zylinder)
- **RR-Messung:** Hypertonus typischerweise ohne Nachtabsenkung in LZ-RR („Non-Dipper“)
- **Labor:** BB, Krea und E'lyte, BGA, CRP, Ges.-Eiweiß, Albumin, Serum-E'phorese, Urin-Stix, Gesamteiweiß/Krea-Quotient und Albumin/Krea-Quotient aus Spontanurin, Urin-Sediment

Weiterführende Diagnostik

- **Auto-AK-Screening** (▶ 11.2.3): v. a. ANA, ENA, Antibasalmembran-AK (Goodpasture-Sy.), Anti-ds-DNA (SLE), antizytoplasmatische AK (cANCA) bei Granulomatose mit Polyangitiis, pANCA bei mikroskopischer Polyangiitis, PLA-2R-AK bei prim. membranöser GN
- **Serologie:** Komplement C3, C4 (erniedrigt bei Komplementverbrauch), zirkulierende Immunkomplexe, Hepatitisserologie, Kryoglobuline, Immun-E'phorese/Immun-Fixation u. freie Leichtketten i. S. und i. U. („Bence-Jones-Proteinurie, Paraproteine bei Plasmozytom). Ggf. Komplementfaktoren-Analyse vom alternativen Komplementweg u. C3-Nephritis-Faktor bei membranoproliferativer GN

- **24-h-Urin:** für Krea-Clearance, Proteinurie, Disk-E'phorese (▶ 9.1.8)
- **Sono-Abdomen:** evtl. Schrumpfnieren bei chron. GN, große Nieren bei akuter GN
- **Rö-Thorax:** pulmonale Stauung, Pleuraergüsse, Infiltrate, Tumor, Perikarderguss
- **Perkutane Nierenbiopsie:** bei Proteinurie > 3,5 g/d, raschem Krea-Anstieg oder V. a. Systemerkr. KO: Hämaturie bis 10 %, Nephrektomie wegen Blutungen < 0,2 %

Therapie Immer Therapie des Hypertonus, Bilanzierung, ggf. Dialysetherapie. Kochsalzrestriktion, antibiotische Therapie bei Infektionen, ggf. immunsuppressive Ther. (z. B. Glukokortikoide, Ciclosporin, Cyclophosphamid, Plasmapherese, Rituximab), Armvenenschonung zwecks Shunt-Anlage.

9.5.2 Postinfektiöse GN/Akute Poststreptokokken-GN (PSGN)

Entsteht durch Immunreaktion auf bestimmte Infektionen mit inflammatorischem Schaden durch Immunkomplexablagerungen (Antigen-Antikörper-Komplexe) im Glomerulus.

Ätiologie Pharyngeale oder kutane Inf. mit β-hämolysierenden Strept. der Gruppe A (in den westlichen Ländern selten), bakterielle Endokarditis, infizierte ventrikuloatriale Shunts (Shuntnephritis).

Klinik Rasches Auftreten (Latenzzeit 6–14 d) von Ödemen, Proteinurie, Hypertonie. Sehr selten gleichzeitig rheumatisches Fieber.

Diagnostik Abstriche bei Rachen- und Hautinf. BSG beschleunigt, CRP oft normal. Wiederholte Bestimmungen von Antistreptolysin-Titer (Pharyngitis) und Anti-DNAse-B-Titer (Pharyngitis, Hautinfektionen), ASL-Titer kann neg. sein. Meist Komplement-C3- und -CH50-Verbrauch. Im Urin nephritisches Sediment, unselektive Proteinurie (< 3 g/d). Hypertonie häufig. Nierenpunktion v. a. bei rasch progredientem Verlauf.

Therapie Salz- und Wasserrestriktion, ggf. Saluretika. Keine kaliumsparenden Diuretika. Bei Strept.-Nachweis bis 10 d Penicillin G oder Makrolid; i. d. R. keine Glukokortikoide.

Prognose Meist gut, path. Urinanalyse kann jedoch über Jahre bestehen bleiben. Passager dialysepflichtiges ANV möglich. Immunität nach Erkr.

9.5.3 IgA-Nephropathie

Häufigste idiopathische GN (15–40 % aller GN).

Ätiologie Meist idiopathisch (IgA-Glykosylierungstörung mit Auto-AK-Bildung), sek. bei Leberfunktionsstörung, pulmonalen Inf., Arthritiden.

Klinik Oft wenige Tage nach bronchialem Infekt Makro- oder Mikrohämaturie (geringe Proteinurie). Selten rapider Verlauf mit GFR-Einschränkung, nephrotischem Sy., Hypertonie, ggf. lumbale Schmerzen. Meist langsam progredient, nach 10 J. 10 % dialysepflichtig.

Diagnostik Nur durch Nierenbiopsie. Typischer immunfluoreszenzoptischer Nachweis von mesangialem IgA und Komplement C3. Im Urinsediment Ery-Zylinder, dysmorphe Erys.

Therapie Keine spezif. Ther. Bei rasch fortschreitender Niereninsuff. ggf. immunsuppr. Ther., strikte RR-Kontrolle, ACE-Hemmer. Ggf. Ntx. Zu 50 % Rezidiv im Transplantat, das oft ohne klin. Relevanz ist.

Schoenlein-Henoch-Syndrom
- **Klinik:** mesangiale IgA-Ablagerung mit Zeichen der Systemerkr.: Hämaturie, Purpura, Arthritis, abdominale Sympt. (Blutung). Häufiger bei Kindern, v. a. nach bronchialen Inf. Oft selbstlimitierende Erkr., gelegentlich ANV.
- **Therapie:** nicht gesichert, evtl. Glukokortikoide.

9.5.4 Membranoproliferative Glomerulonephritis (MPGN)

Eher seltene Erkr. Nach derzeitigem Verständnis der Pathogenese Entstehung durch zirkulierende Immunkomplexe (**immunkomplexvermittelte MPGN**) bei Grunderkr. wie Hep. B/C, SLE, RA, Plasmozytom, Lymphom oder durch genetisch bedingte Fehlregulationen des alternativen Komplementweges (**komplementvermittelte MPGN** bzw. C3-GN).

Klinik Häufig nephritisches Sy., nephritisches Sediment, asympt. Hämaturie mit eher leichtgradiger Proteinurie. Selten nephrotisch. Art. Hypertonie und beginnende Nierenfunktionsverschlechterung.

Diagnostik Nierenbiopsie entscheidend. Fokussuche. Ggf. Komplementanalyse, z. B. Erniedrigung von Komplement C3, C3-Nephritis-Faktor (Auto-AK gegen C3-Konvertase bei 20–60 %).

Therapie Behandlung der Grunderkr., evtl. Immunsuppression. Allgemeine supportive Ther., v. a. Blutdruckeinstellung.

Prognose Ungünstiger Verlauf, wenn bei Diagnosestellung bereits Hypertonus und Niereninsuff. bestehen.

9.5.5 Rapid progressive Glomerulonephritis (RPGN)

Aggressive GN mit nephritischem Verlauf und Nierenfunktionsverlust innerhalb von Wo.– Mon. Tritt als Sonderform der schweren glomerulären Entzündung bei verschiedenen GN auf. Häufigste Ursachen sind ANCA-assoziierte Vaskulitiden.

Typ I: Anti-GBM-Erkrankung

Zirkulierende AK gegen Antigene (Ag) der glomerulären Basalmembran (GBM).

Klinik ANV mit mäßiger oder fehlender Proteinurie, nephritisches Sediment. Bei pulmonaler Beteiligung (Goodpasture-Sy.) Hämoptysen, pulmonale Hämorrhagie. Schweres Krankheitsbild!

9

Diagnostik Nachweis von AK gegen glomeruläre Basalmembran (α3-Kette des Typ-IV-Kollagens) in der Niere oder i. S. In der Nierenbiopsie Halbmondbildung, lineare Ablagerung von IgG an der glomerulären Basalmembran.

Therapie Bei Kreatinin > 7 mg/dl geringe Aussicht auf Erhalt der Nierenfunktion, daher keine risikoreiche Immunsuppression. Elimination der Anti-GBM-AK mittels Plasmapherese, Immunsuppression (Glukokortikoide und Cyclophosphamid) zur Hemmung der AK-Neuproduktion. Therapie bei pulmonaler Hämorrhagie auch bei irreversibel gestörter Nierenfunktion. Rezidivrate der Erkr. im Nierentransplantat 10–30 %.

Typ II: Immunkomplex RPGN

Ätiologie IgA-Nephropathie, postinfektiöse GN, Lupus-Nephritis.

Diagnostik ANA, DS-DNS, C3, C4-Komplement, ASL. Histologisch granuläre Ablagerungen von Immunkomplexen an der glomerulären Basalmembran.

Therapie Prednisolon und Cyclophosphamid als Therapieoptionen.

Typ III: Pauci-Immun-RPGN

Immunfluoreszenz neg. GN. Meist ANCA-pos., klin. Zeichen der Vaskulitis.

Ätiologie und Diagnostik

- Granulomatose mit Polyangiitis (früher Wegener-Granulomatose): nekrotisierende GN, cANCA pos., Ther.: Glukokortikoide und Cyclophosphamid (▶ 11.6.10) ggf. Plasmaseparation
- Mikroskopische Polyangiitis: pANCA pos. (▶ 11.6.7)
- Churg-Strauss-Sy.: segmental nekrotisierende GN, eosinophile Infiltrate, Bluteosinophilie (▶ 11.6.11)

Klinik Oligurie, Hämaturie, Ödeme, Luftnot. Ery-Zylinder und dysmorphe Erys im Harnsediment. Proteinurie oft wenig ausgeprägt. Bluthusten.

Therapie Hoch dosierte Prednisolonstoßther. 1 g/d i. v. für 3 d, danach 1 mg/kg KG p. o. Cyclophosphamid (Fauci-Schema oral oder als Bolus i. v.). Erhaltungsther. mit Prednisolon und Cyclophosphamid für z. B. 6 Mon. **Cave:** Lymphopenie, Immunsuppression.

9.5.6 Nephrotisches Syndrom

Entsteht durch strukturelle und funktionelle Schädigungen der Podozyten mit Funktionsstörung der glomerulären Schlitzmembran. Dadurch konsekutiver Proteinverlust.

Klinik Zunächst Lid-, Gesichts- und Unterschenkelödeme mit Gewichtszunahme. Später generalisierte Ödeme mit Aszites, Pleuraergüssen, Lungenödem. Durch Ig-Verlust Infektneigung, Thrombosen infolge AT-III-Verlust (▶ Tab. 9.2).

Tab. 9.2 Nephrotisches Syndrom

Renaler Verlust von	Klinische Konsequenz
Albumin	Ödeme, Salz- und Wasserretention
Thyroxin bindendes Globulin, T_4	T_4-Erniedrigung (oft subklin.)
Vit.-D-bindendes Globulin	Hypokalzämie, sek. Hyperparathyreoidismus
Transferrin	Mikrozytäre hypochrome Anämie
Antithrombin (AT-III)	Hyperkoagulabilität (Nierenvenen-) Thrombose
IgG	Infektionsgefährdung
Komplementfaktoren	Infektionsgefährdung

Diagnostik Proteinurie > 3,5 g/d; Hypalbuminämie (Ödeme meist erst bei Albumin < 25 g/l); Hyperlipoproteinämie. E'phorese (Albumin und γ-Globuline ↓; α_2- und β-Globuline ↑). Gerinnung (inkl. AT III), Bestimmung der Selektivität der Proteinurie durch Disk-E'phorese (▶ 9.1.7; je selektiver, desto besser ist das Ansprechen auf Glukokortikoide). Nierenbiospie anstreben (▶ 2.4.3).

Differenzialdiagnosen

- **Membranöse GN** (30–40 %): oft unselektive Proteinurie. Bei prim. Form Auto-AK gegen Phospholipase-A2-Rezeptor (PLA2R-AK). Sek. Formen bei Infektionen (z.B. Hep. B/C), paraneoplastisch, Autoimmunerkr. Spontane Remission möglich. **Ther.:** idiopathische Form: Prednisolon, Cyclophosphamid und/oder Ciclosporin A, ggf. Rituximab. Nierenfunktionsverlust v. a. bei fortbestehender großer Proteinurie. **Cave:** Nierenvenenthrombose, Antikoagulation.
- **Minimal-Change-GN** (~ 20 %): selektive Albuminurie, Krea-Clearance meist normal, häufig spontane Remission. Prim. Form zu 90 % autoimmun, sek. Form häufig paraneoplastisch (Lymphom), durch Medikamente/NSAR. **Ther.:** prim. Form: Prednisolon z. B. 1 mg/kg KG/d über 4 Wo., dann Dosisreduktion. Rezidive nach Absetzen häufig, ggf. weitere Immunsuppression.
- **Fokal segmentale Glomerulosklerose** (10–20 %): Unselektive Proteinurie, Hämaturie, Hypertonie häufig. Kontinuierlich fortschreitende Verschlechterung der Nierenfunktion. **Ther.:** Versuch mit Glukokortikoiden. Bei Resistenz evtl. Ciclosporin A (Sandimmun®). **Cave:** hohe Rezidivrate nach Ntx.
- **Andere:** mesangiokapilläre GN (▶ 9.5.4), Amyloidose, diab. Nephropathie (▶ 16.1.4), Inf. (z. B. Malaria, Hepatitis B + C, Poststreptokokken-GN), Medikamente (z. B. Captopril, Gold, Probenicid), Malignome (z. B. Lymphome, Leukämien, Ca), Systemerkr. (z. B. SLE, Purpura Schoenlein-Henoch, Goodpasture-Sy.), EPH-Gestose, chron. Nierentransplantatabstoßung.

Allgemeinmaßnahmen

- Körperliche Schonung, kochsalzarme Diät (3–5 g/d NaCl), eiweißarme Diät
- Ther. der Ödeme durch Diuretika (▶ 10.1.2) z. B. mit Furosemid, K^+-Kontrolle (K^+-Verluste substituieren), Flüssigkeitsbilanz, Trinkmengenbeschränkung
- Senkung des glomerulären Perfusionsdrucks und Reduktion der Proteinurie durch RAAS-Blocker
- Heparin s. c. zur Thromboseprophylaxe bei ausgeprägter Hypalbuminämie (< 20 g/l) (▶ 19.8.2)
- Infekte rechtzeitig mit Antibiotika behandeln
- Statine bei perst. Hypercholesterienämie

Spezielle Therapie Abhängig von der Grunderkr.:

- Bei sek. Formen der GN Ther. der Grunderkr.
- Immunsuppressive Ther. mit Glukokortikoiden, Cyclophosphamid, Ciclosporin A, Tacrolimus, Mycophenolat-Mofetil und Rituximab möglich

- Bei zu intensiver diuretischer Ther. Gefahr von Volumenmangelschock und ANV.
- Nierenvenenthrombose: Flankenschmerz, Proteinurie ↑, Hämaturie, Nierenfunktionsverschlechterung.

9

Amyloidose

Extrazelluläre Ablagerung von Eiweißfibrillen in verschiedenen Organen. Symptome v.a. durch Befall von Nieren (Proteinurie, Nierenversagen), Herz (CM, Herzinsuff., Rhythmusstörungen), Nerven (autonome Neuropathie) und Magen-Darm-Trakt (Blutungen, Malabsorption, Diarrhö).

Einteilung

- **Prim. Amyloidose:** selten, u. a. Hautmanifestation, Makroglossie.
- **Sek. Amyloidose:** bei chron. Entzündungen wie RA, Colitis ulcerosa, Osteomyelitis, Tbc, Bronchiektasen, Sarkoidose, Kollagenosen (Amyloid A; AA), bei Plasmozytom, Waldenström-Krankheit (Amyloid L; AL).
- **Familiäre Amyloidose:** selten, z. B. familiäres Mittelmeerfieber (FMF) mit rezid. Fieberschüben (Amyloid AA, autosomal rezessiv).
- **Altersamyloidose:** bei 60 % der über 80-Jährigen, meist asympt.

Diagnostik Tiefe Rektumschleimhautbiopsie (bis zur Submukosa); Färbung mit Kongo-Rot → grüne Doppelbrechung unter Polarisationsmikroskop. Ggf. Nierenbiopsie.

Therapie Bei sek. Amyloidose sind Remissionen durch Behandlung der Grunderkr. möglich. Colchicin bei FMF, Melphalan, Prednisolon, Thalidomid bei AL-Amyloidose, Ther. von Organ-KO.

9.6 Tubulointerstitielle Nierenerkrankungen

9.6.1 Interstitielle Nephritiden

Heterogene Gruppe von Erkr., die morphologisch und funktionell v. a. Interstitium und Tubulusapparat und weniger die Glomeruli und Nierengefäße betreffen. Übergang zur interstitiellen Fibrose. Tubulusfunktionsstörungen → Natriumverlust (→ Hypovolämie), Hyperkaliurie, gering ausgeprägte Proteinurie (niedriges Molekulargewicht), Bikarbonatverlust, Glukosurie, Phosphatverlust, ADH-Resistenz (→ Diab. insipidus renalis). Ursachen ▶ Tab. 9.3.

Leitbefunde
Polyurie, tubuläre Proteinurie, metabolische Azidose, Leukozyturie/-zylinder, Hypertonus

Klinik Langsam fortschreitende Niereninsuff., die lange Zeit asympt. bleibt. Poly- und Nykturie. Koliken durch abgehende Papillennekrosen, rezid. HWI. Anämie (durch Erythropoietinmangel), Hypertonie.

Diagnostik

- Labor: sterile Leukozyturie (Frühsymptom!), Mikrohämaturie, tubuläre Proteinurie (Disk-E'phorese), renaler Na^+-Verlust, ggf. Urinkultur, BGA (tubuläre Azidose), Urämie
- Sono: inhomogene echoreiche Nieren, evtl. Verkalkungen (akut: vergrößert, chron: verkleinert)
- Nierenbiopsie (Goldstandard)

Tab. 9.3 Ursachen der interstitiellen Nephritiden (Auswahl)

Ursache		Klinik	Prophylaxe, Therapie
Toxine			
	Blei	Anämie, Neuropathie, Hyperurikämie, Hypertonie	Exposition vermeiden, EDTA-Chelatbildung
	Lithium	Polyurie, Polydipsie, Diab. insipidus renalis	Strenge Ind. für Lithiumgabe, insb. bei vorbestehender Nierenfunktionsstörung
Harnsäure		Akut: bei Chemother. lymphatische oder myeloische Neoplasien: Obstruktion der Sammelrohre → Oligo- bis Anurie	Allopurinol vor Chemother., Diuretika. Alkalisierung: Natriumbikarbonat 5–10 g/d
		Chron. (Gichtnephropathie): intrarenale Kristallisation von Harnsäure und lymphozytäre Inflammation. Häufig bakt. Pyelonephritis, Hypertonie, Harnsäuresteine	Allopurinol oder Febuxostat nur bei sympt. Hyperurikämie, Urikosurika nur bei Unverträglichkeit der Xanthinoxidasehemmer Neu: Canakinumab bei spezieller Ind. (rezid. Gichtanfälle)
Hyperkalzämie		Tubuluszellnekrose, Fibrose, Nephrokalzinose, Nephrolithiasis, Polyurie	Ther. der Hyperkalzämie ▸ 10.3.3
Hypokaliämie		Polyurie, Polydipsie, geringe Proteinurie. Vakuolisierung der Tubulusepithelien (Zystenbildung)	Ther. der Grunderkr., Kaliumsubstitution
Chron. Analgetika-Einnahme		Chron. Niereninsuff., Koliken durch Papillennekrosen, Hämaturie KO: Urothel-Ca.	Absetzen der Analgetika (Phenacetin, Paracetamol, ASS), sympt. Therapie der KO
Weitere Ursachen: medikamentös, parainfektiös, autoimmun			

9.6.2 Zystenniere (ADPKD)

Adult Polycystic Kidney Disease (ADPKD). Durch Mutationen im PKD 1 (85 %) oder PKD-2-Gen (15 %), autosomal dominanter Erbgang. Veränderte epitheliale Differenzierung mit Zystenbildung in Niere, Leber, seltener auch Pankreas, Milz. Zystennieren sind Ursache der Niereninsuff. bei etwa 10 % der Dialysepat. In 10 % zusätzlich Hirnarterienaneurysmata.

Klinik Familienanamnese (Nierenversagen in der Familie, „Nierenzysten"), Sympt. beginnt im 30.–50. Lj. mit Hypertonie, abdom. Schmerzen.

Verlauf Langsam progredient. Im 50. Lj. 25 %, im 65. Lj. 75 % dialysepflichtig. Schmerzen (Zystenruptur, Einblutung), HWI (Zysteninfektion).

Diagnostik Evtl. große und palpable Nieren, Hämaturie, Hypertonie. Sonografischer Nachweis von multiplen Zysten. Nieren sind meist vergrößert. Die Anzahl der Zysten nimmt mit dem Alter zu.

Therapie Ther. der chron. Niereninsuff. und des Hypertonus. Nephrektomie bei besonderer Ind. Neu: Tolvaptan (Jinarc ®) zur Progressionshemmung der Zystenvolumenzunahme.

9.6.3 Nephropathie bei multiplem Myelom

▶ Tab. 9.4

Tab. 9.4 Nephropathie bei multiplem Myelom (Plasmozytom)

Ursache	Klinik	Diagnostik	Therapie
Myelomniere	Tubuläre Toxizität und Obstruktion	Nachweis freier Leichtketten durch Urin-Immun-E'phorese	Chemother. (▶ 13.5.3)
Amyloidose Typ AL	Nephrose	Sicherung z. B. durch Rektum-, Nierenbiopsie	Ther. der Grundkrankheit
Hyperkalzämie	Polyurie, Polydipsie	Serum-Ca^{2+}, PTH, Ca^{2+} im 24-h-Urin	▶ 10.3.3
Rö-KM	Prophylaktische Hydratation	ANV nach KM-Gabe	Strenge Indikationsstellung, gute Hydrierung, evtl. Dialyse unmittelbar nach der Untersuchung
Hyperviskosität	ZNS-Sympt., Herzinsuff.	Ges.-Eiweiß	Plasmaseparation, Chemother.

9.7 Diabetische Nephropathie

Bei Diab. mell. Typ 1 und 2 als mikroangiopathische Spät-KO (10–15 J.). Initiale Hyperfiltration, dann Albuminurie (Mikro- u. Makroalbuminurie), progrediente Proteinurie bis zum nephrotischen-Sy. möglich, Nierenfunktionseinschränkung bis zur terminalen Niereninsuff. (▶ Tab. 9.5).

Tab. 9.5 Stadien der diabetischen Nierenerkrankung mit ihren Begleiterkrankungen

Stadium	Beschreibung	ACR[1] (mg/g)	eGFR[2] (ml/min/ 1,73 m^2 KO)	Begleiterkr.
Nierenschädigung bei normaler Nierenfunktion				
1a	Mikroalbuminurie	20–300	> 90	Serumkrea normal RR normal, ansteigend oder Hypertonie Dyslipidämie, Progression von KHK, AVK, Retinopathie und Polyneuropathie
1b	Makroalbuminurie	> 300	> 90	
Nierenschädigung mit Niereninsuffizienz (NI)				
2	Leichtgradige NI	> 300	60-89	Serumkrea grenzwertig oder erhöht Dyslipidämie, Hypertonie Häufigere Progression von KHK, AVK, Retinopathie und Neuropathie Anämie, Störung des Knochenstoffwechsels
3	Mäßiggradige NI	variabel	30-59	
4	Hochgradige NI	variabel	15-29	
5	Terminale NI	variabel	< 15	

[1] Albumin/Kreatinin-Quotient im Urin
[2] Geschätzte glomeruläre Filtrationsrate

Klinik Initial meist unauffällig, vermehrt Harnwegsinfekte möglich, ggf. art. Hypertonus, evtl. Ödeme bei Proteinurie, Symptome der chron. Niereninsuff.

Diagnostik
- **Labor:** Krea, ggf. Cystatin C (zeigt frühzeitig im Krea-blinden Bereich Nierenfunktionsverschlechterung an), Harnstoff, BB, E'lyte (Hyperkaliämie?), BGA, HbA_{1c}
- **Urin:** Proteinurie aus Spot-Urin (Albumin/Krea-Quotient, Eiweiß/Krea-Quotient), Erythrozyturie, Leukozyturie (Pyelonephritis?), Urinsediment
- **Sono-Abdomen:** Nieren initial groß und kräftig, später chron. degenerativ verändert, schmaler und kleiner

Therapie Einstellung des Diab. mell., RR-Kontrolle, Ther. Proteinurie (RAAS-Blocker zur RR-Senkung und Reduktion der Albuminurie), ggf. Therapie der Begleiterkr.

9.8 Niereninsuffizienz

9.8.1 Akute Nierenschädigung (ANS)

Rasch progrediente Einschränkung der Nierenfunktion durch kritische Minderperfusion („zirkulatorisches bzw. prärenales Nierenversagen") oder durch z. B. tox. Schädigung der Tubuluszellen. Beide Faktoren stehen in enger Wechselwirkung: hypoxische Schädigung der Tubuluszellen bei prim. zirkulatorischer Noxe bzw. tubuloglomeruläres Feedback bei prim. toxischer Noxe. Sie führen zu einem akuten Funktionsverlust mit (oligo-, anurischem ANS) oder ohne (norm- oder polyurisches ANV) Beeinträchtigung der Diureseleistung (▶ Tab. 9.6).

Tab. 9.6 Stadien der akuten Nierenschädigung [H085-001]

Stadium	Serum-Krea	Urinausscheidung
1	Anstieg um ≥ 0.3 mg/dl oder 1,5- bis 2-facher Krea-Anstieg zum Ausgangswert	< 0,5 ml/kg/h für 6 h
2	2- bis 3-facher Krea-Anstieg	< 0,5 ml/kg/h für ≥ 12 h
3	3-facher Krea-Anstieg oder Serum-Krea > 4 mg/dl oder Beginn eines Nierenersatzverfahrens	< 0, 3 ml/kg/h für ≥ 24 h oder Anurie für ≥12 h

Ätiologie ▶ Tab. 9.7

Tab. 9.7 Ätiologie der akuten Nierenschädigung (Verläufe meist überlappend!)

Prärenal	**„Zirkulatorisches Nierenversagen"** durch Kreislaufschock, Hypotension, Herzinsuff., Dehydratation (postop., Polytrauma, Verbrennung, Sepsis, Pankreatitis, Peritonitis), Blutung, rupturiertes Bauchaortenaneurysma, Nierenarterienstenose und Embolie, hepatorenales Sy. Häufige Kofaktoren: Ther. mit ACE-Hemmern oder NSAID (schränken renalen Plasmafluss und GFR zusätzlich ein), Eklampsie

9

Tab. 9.7 Ätiologie der akuten Nierenschädigung (Verläufe meist überlappend!) *(Forts.)*

Intrarenal		
	Tubuli/ Interstitium	• **Akute Tubulusnekrose (ATN) toxisch o. ischämisch:** KM, Schwermetalle, Hämolyse, Rhabdomyolyse („Crush-Niere", z. B. bei Polytrauma, Verbrennung, Alkohol, Barbituratintox.), Medikamente (Aminoglykoside, Cisplatin, Methotrexat, Amphotericin B), Ischämie: Hypovolämie, Hypotension, Sepsis • **Intrarenale Obstruktion** (Plasmozytom, Uratkristalle), Cholesterinembolie, z. B. nach Linksherzkatheter
	Glomeruli/ kleine Gefäße	• **Interstitielle Nephritis** (medikamentös-toxische/allergische Schädigung): z. B. durch Sulfonamide, Sulfonylharnstoffe, Penicilline, Rifampicin, NSAID, HES, Serumkrankheit, Virusinfekte (z. B. Hantavirusinf.) • Rapid-progressive GN, Glomerulonephritiden, Vaskulitiden der kleinen Gefäße (Granulomatose mit Polyangiitis, mikroskopische Polyangiitis, Lupus), TTP/HUS, DIC
Postrenal		Obstruktive Uropathie, Prostatavergrößerung, Urolithiasis, Malignome im kleinen Becken, Blasenatonie bei neurogener Blase, andere Harnabflussstörungen.
DD: Akut auf chronisches Nierenversagen bei akuter Verschlechterung einer chronischen Nephropathie (z. B. Infekt getriggert): normochrome normozytäre Anämie, Hypokalzämie, Hyperphosphatämie, iPTH ↑, art. Hypertonie, Schrumpfnieren, Zystennieren.		

Klinik ▶ Tab. 9.8

- Abhängig von der Ursache. In variablem Abstand (Stunden bei Schock, bis zu mehreren Wo. bei Medikamenten bzw. Infektionen) entwickelt sich eine **Oligurie** (Urinausscheidung < 500 ml/d) oder **Anurie** (< 100 ml/d) mit Anstieg der harnpflichtigen Substanzen
- Zeichen der Überwässerung, Hyperkaliämie, metabol. Azidose. Bei vorangegangenem Flüssigkeitsverlust evtl. Exsikkose, Hyponatriämie, Hypokaliämie
- **Evtl. urämische Symptomatik:** z. B.
  - Foetor uraemicus, Schwäche, Ödeme, blasse Haut, Pruritus
  - **GIT-Störungen:** Übelkeit, Erbrechen, Durchfall, Gewichtsverlust
  - **ZNS:** Kopfschmerz, Benommenheit, Koma, zerebrale Krampfanfälle, Myoklonien
  - **Herz:** Kardiomyopathie, hämorrhagische Perikarditis, HRST
  - Lunge: Pleuritis, „Fluid Lung" (toxisches Lungenödem)

Tab. 9.8 Phasen der akuten Nierenschädigung

Phasen der ANS	
1. Schädigungsphase	Dauer: Stunden bis Tage. Oligurie bis Normurie bei zunächst noch erhaltener Konzentrationsfähigkeit
2. Oligo-/Anurie	• Dauer: 7 d bis max. 10 Wo. Oligo-/Anurie • **Cave:** 15 % von Anfang an normo- oder polyurischer Verlauf mit besserer Prognose
3. Polyurie	Dauer: Tage bis Wo. Rückgang der Urämiesymptome
4. Restitution	Dauer: bis zu 12 Mon., im Mittel 1–3 Mon.

Diagnostik

- **Körperliche Untersuchung:** Bewusstseinslage, Hautkolorit, Ödeme oder Exsikkose, Perikardreiben, Lungenstauung, Nierenklopfschmerz, Blasenfüllung, RR
- **Labor:** BB (Anämie? Retikulozyten?), Krea, Cystatin C (zeigt frühzeitig im Kreatinin-blinden Bereich Nierenfunktionsverschlechterung an), Harnstoff, E'lyte (Hyperkaliämie?), Bili, LDH, Haptoglobin, Coombs-Test (Hämolyse?), BZ, BGA (metabol. Azidose?), E'phorese, BSG, CRP, Hepatitisserologie (Hep. B, Hep. C), HIV, Hanatvirus, Autoantikörper (ANAs, ANCAs, Anti-dsDNA, Anti-GBM), Komplement C_3/C_4 (Verbrauch?), Antistreptolysin-Titer, Immun-Fixation u. freie Leichtketten im Serum + Urin (Multiples Myelom?!), Fragmentozyten (hämolytisch-urämisches Syndrom = HUS?), Thrombozyten (Thrombopenie → TTP, HUS?), Gerinnung
- **Urin:** Osmolarität, Na^+-Exkretion, Proteinurie inkl. freie Leichtketten aus Spontanurin (GN, MM?), Erythrozyturie, Leukozyturie (Pyelonephritis?), Urinsediment, Hb und Myoglobin (Urinverfärbung?)
- **EKG:** Hyperkaliämiezeichen, HRS, Niedervoltage bei Perikarderguss
- **Rö-Thorax:** Herzgröße, Lungenstauung, Pleuraergüsse, Perikarderguss
- **Sono-Abdomen:** Nierengröße, Harnaufstau, ANV-typische Markpyramiden, Perikarderguss, Splenomegalie. Duplex-Sono: Perfusionsstörung, NAST, venöse Thrombose?
- **Nierenbiopsie:** bei V. a. rapid progressive GN oder Vaskulitis bei Systemerkr. (z. B. SLE ▶ 11.6.1, Granulomatose mit Polyangiitis ▶ 11.6.10)

Therapie

! Die oligurische (prä- und intrarenale) ANS hat eine schlechtere Progn. als die nichtoligurische ANS

- Keine spezif. medikamentöse Ther. der ANS
- Medikamentendosierung an eingeschränkte Nierenfunktion anpassen
- Ausschalten der zugrunde liegenden Noxe: Ausgleich von Flüssigkeitsdefizit, E'lyt-Entgleisung, Azidose, Absetzen auslösender Medikamente, Schockther.
- Behandlung der Grunderkr.: z. B. Glukokortikoide, Cyclophosphamid, Plasmapherese bei GN (▶ 9.5)
- Sorgfältige RR-Kontrolle, Normotonie anstreben
- Prophylaxe und Ther. der KO: z. B. Volumenüberladung → Salz- und Wasserrestriktion, Diuretika, Dialyse; Hyperkaliämie → Diät, K^+-Ionenaustauscher, Dialyse; Azidose → Bikarbonat, Dialyse; Infektionsprophylaxe
- Prognost. Wert frühzeitiger Dialysether. nicht gesichert

Prävention einer ANS

- Wenn KM-Gabe bei renalen Risikopat., dann iso- oder niedrigosmolares KM, möglichst kein hochosmolares KM, geringe Menge (möglichst < 100 ml)
- ANS durch KM-Gabe: Volumenther. mit 1 000 ml NaCl 0,9 % i. v. 12 h vor bis 12 h nach KM-Gabe kann bei Risikofaktoren (GFR < 30 ml/min, Proteinurie, Diabetiker, Hypotonie, Herzinsuff.) hilfreich sein → Cave: Hypervolämie

! ACC und Natriumhydrogencarbonat haben keinen nachweisebaren Nutzen!

- Diuretika bei Hypovolämie absetzen
- NSAR absetzen (stören renale Autoregulation durch Blockierung intrarenaler vasoaktiver Prostaglandinproduktion)
- ACE-Hemmer und AT_1-Antagonisten reduzieren oder absetzen (können glomerulären Filtrationsdruck vermindern)
- Wenn Aminoglykoside indiziert, Gabe 1×/d bevorzugen (Ausnahme Endokarditis)

- Bei Rhabdomyolyse und Tumorlysesyndrom/Zytostatikather. (v. a. Cisplatin) großzügige Volumenther. (ca. 1 l NaCl 0,9 %/h). Ggf. Urinalkalisierung mit Natriumbikarbonat (Ziel pH > 6,5), ggf. Rasburicase/Allopurinol bei Tumorlyse

9.8.2 Harnwegsobstruktion (postrenale ANS)

Akute oder chron., unilaterale oder bilaterale, partielle oder komplette Harnwegsobstruktion. Häufigste Ursache sind Steine und Tumoren.

Leitbefunde
Oft Schmerzen in der Flanke, Oligo- bis Anurie.

Ätiologie
- **Nierenbecken:** Steine, abgestoßene Papille, NB-Abgangsstenose
- **Ureter:** Urolithiasis, HL-Tumoren und -Strikturen, Koagel, gyn. Tumor, Blasen-Ca, retroperitoneale Prozesse (z. B. Lymphome, Fibrose), Schwangerschaft, Aortenaneurysma
- **Urethra:** Prostatahypertrophie, Prostata-Ca, Blasen-Ca, Urethraklappen, Urethrastrikturen, Meatusstenose, neurogene Blasenfunktionsstörungen

Typische Altersverteilung
- Kinder und Jugendliche: Fehlbildungen, Strikturen, Harnröhrenklappen.
- Junge Erw.: Harnsteine.
- Ältere Erw.: Neoplasien (auch retroperitoneal und im kleinen Becken), Prostatahypertrophie, gyn. Tumoren.

Klinik Bei akuter und kompletter Obstruktion Flankenschmerzen bei Nierenbecken- oder oberen Harnleitersteinen, Schmerzen im äußeren Genitale bei unterem Harnleiterstein. Häufig Oligo- bis Anurie. Eine normale oder sogar vermehrte Urinausscheidung schließt eine partielle Harnwegsobstruktion nicht aus (Sono!). Pat. bei chron. Verlauf oft asympt.

Diagnostik des postrenalen ANV
- ! Schnelle Diagnose wichtig
- Palpation der Blasenregion (Blase gefüllt?) und rektale Untersuchung (Prostatabefund)
- Sono: Blase, Harnleiter und Nieren zur Lokalisationsdiagn.
- ! Urinanalyse häufig unauffällig
- Anstieg des Krea i. S. Bei ausschließlich unilateraler Obstruktion und normaler kontralateraler Nierenfunktion Krea i. S. oft normal oder gering erhöht
- Rö: Abdomenübersichtsaufnahme, evtl. Schichtaufnahmen (Urolithiasis), Abdomen CT mit KM und Urografie bei nicht eindeutigem Sono-Befund
- I. v. Urogramm: indiziert, wenn Lokalisation der Obstruktion mittels Sono und CT nicht gelingt, bei V. a. Urolithiasis ohne Obstruktion. KI: Krea i. S. > 3,3 mg/dl und/oder akute Stauung

Therapie Rasche Entlastung der Harnwege, z. B. Blasenkatheter bei infravesikalem Geschehen, Nierenfistel einseitig oder bds. Innere Harnleiterschienen bei Obstruktion der Ureteren. Kausale Ther. oft urologisch, chir., gyn.

Postobstruktive Diurese: Faktoren, die eine massive Diurese nach Behebung der Obstruktion bedingen, sind vorausgehende Volumenexpansion, Harnstoffausscheidung und ADH-Resistenz des Tubulusapparats. Die ausgeschiedene Flüssigkeitsmenge soll nicht substituiert werden, es sei denn, es kommt zu Volumenmangel und Hypotonie (selten).

9.8.3 Nephrolithiasis

Leitbefunde
Wellenförmig krampfartig wiederkehrende, stärkste Schmerzen im Rücken oder seitlichen Unterbauch, motorische Unruhe, Mikro- oder Makrohämaturie. Sonografisch ggf. Nachweis schalldichter Konkremente in den Harnwegen.

Risikofaktoren Eiweißreiche Kost, Hyperurikämie, prim. Hyperparathyreoidismus, obstruktive Uropathie, rezid. HWI (HWI und Nephrolithiasis begünstigen sich gegenseitig!), renale tubuläre Azidose, idiopathische Hyperkalzurie usw.

Klinik Solange Steine ortsständig, häufig symptomlos, gelegentlich unspezif. Rückenschmerzen. Bei Steinmobilisation Irritation des Harnleiters:
- **Nierenkolik:** wellenförmig krampfartig wiederkehrende stärkste Schmerzen im Rücken oder seitlichen Unterbauch, bei tief sitzendem Ureterstein Ausstrahlung in Hoden bzw. Schamlippen. Häufig Übelkeit, Erbrechen, reflektorischer Ileus. Pat. ist unruhig und geht umher.
- **Hämaturie:** In 70 % Mikrohämaturie, in 30 % Makrohämaturie. Keine Ery-Zylinder, keine Akanthozyten.

Differenzialdiagnosen der Nierenkolik Alle Ursachen eines akuten Abdomens (▶ 7.1.1), insb.:
- Gallenkolik: Schmerzausstrahlung in re Schulter, evtl. Bili, γ-GT, AP ↑
- Appendizitis: schleichender Beginn, Druckpunkte, Loslassschmerz (▶ 7.6.1)
- Stielgedrehte Ovarialzyste, Extrauteringravidität, Adnexitis
- Abgehende Papillennekrosen, Blutkoagel bei Analgetikanephropathie, Diab. mell., Tumoren
- Niereninfarkt: Proteinurie, Hämaturie, sehr hohe LDH, GOT nur leicht ↑. Oft abs. Arrhythmie oder thrombogener Aortenbogen

Diagnostik
- **Urin:** Sediment (Hämaturie, Kristallanalyse), pH (↑ bei Phosphat- und Infektsteinen), Bakterien (ggf. Kultur). Bei Rezidivsteinen 24-h-Sammelurin bei normaler Kost- und Flüssigkeitszufuhr. Analyse der lithogenen Stoffe Ca^{2+}, Oxalat, Mg^{2+}, Harnsäure, Phosphat, Zystin
- **Serum:** E'lyte, Phosphat (↓ bei prim. Hyperparathyreoidismus), Harnsäure, Krea, Bikarbonat (bei tubulärer Azidose ↓), Parathormon, alkalische Phosphatase
- **Steinzusammensetzung:** chemische oder spektroskopische Analyse abgegangener Steine (Urin sieben) → Ca^{2+}-Oxalat (80 %), Urat (15 %), Zystin, Xanthin, Karbonatapatit u. a.; häufig Mischsteine
- **Sono:** Steinschatten auch bei nicht röntgendichten Steinen (mäßige Sensitivität und Spezifität!), Harnaufstau
- Abdomen CT nativ, ggf. mit KM und Urografie
- **Rö-Abdomen:** Übersichtsaufnahme (80 % aller Steine sind röntgendicht. Ausnahme Urat- und Xanthinsteine). DD der konkrementverdächtigen Schatten: Gallensteine, verkalkte Mesenterial-Lk, Phlebolithen, Kompaktainseln des Knochens

Therapie
- **Steinentfernung:** bei „schlingengerechtem" Stein (bis bohnengroßer Stein im distalen Ureterdrittel) transurethrale Katheterisation mit Einlage einer Zeiss-Schlinge. Op. offene Steinentfernung als Ultima Ratio.
- **Litholyse:**
  - Evtl. extrakorporale Lithotripsie (bei schattengebenden Steinen 80 % Erfolg).
  - Medikamentöse Litholyse bei V. a. Harnsäurestein: Uralyt U®+ Allopurinol 300 mg/d.

Therapie der Nierenkolik
(Schmerzther. ▸ 19.6).
- Analgetika, z. B. Pethidin 30 mg langsam i. v. **Cave:** bei diagn. Unsicherheit Vorsicht mit Morphinderivaten!
- Spasmolytika, z. B. N-Butylscopolamin 20 mg langsam i. v. oder Metamizol 1–2 g i. v.
- Temperaturkontrolle; bei V. a. HWI Urinkultur und hoch dosierte Antibiotika wegen Urosepsisgefahr (▸ 9.3.4)
- Viel Bewegung, viel Flüssigkeit (KI: Harnverhalt). In etwa 80 % spontaner Steinabgang (bei Größe > 6 mm unwahrscheinlich!)

Prophylaxe Rezidivhäufigkeit 50–70 %! Je nach Steinzusammensetzung reichliche Flüssigkeitszufuhr, eiweißarme Diät, ggf. oxalat- bzw. purinarm (z. B. vegetarisch). Urin alkalisieren bei Harnsäure- und Zystinsteinen (Natrium-Hydrogencitrat nach Urin-pH: Ziel 6,5–7,0). Thiaziddiuretika senken renale Kalziumausscheidung. Konsequente Infektbekämpfung, bei obstruktiver Uropathie op. Korrektur.

9.8.4 Chronische Niereninsuffizienz (CKD)

(Engl.: Chronic Kidney Disease) Irreversible Funktionsminderung der Nieren durch progredienten Parenchymverlust. Gemeinsame Endstrecke der meisten Nephropathien.

Leitbefunde
Urämisches Hautkolorit, Foetor uraemicus, Oligo- bis Anurie, Ödeme, Hyperkaliämie, metabolische Azidose, Hypokalzämie, Anämie.

Ätiologie z. B. diab. und vaskuläre Nierenerkr., chron. Pyelonephritis, GN, interstitielle Nephritis, Zystennieren.

Klinik der Urämie und der chronischen Niereninsuffizienz ▸ Tab. 9.9
- **Azotämie:** Anstieg stickstoffhaltiger Endprodukte des Eiweiß- bzw. Muskelmetabolismus, v. a. Harnstoff und Krea, Erhöhung von Harnsäure, K^+, PO_4^{3-}, Verminderung von Ca^{2+}. Folgen: Schwäche, Gewichtsverlust, Foetor uraemicus (Pat. riecht nach Urin), erhöhte Infektanfälligkeit
- **Herz und Kreislauf:** Hypertonie (Hypotonie kann Zeichen einer Perikardtamponade bei urämischer Perikarditis sein!), Perikarditis (Perikardreiben, manchmal ST-Erhöhung in allen Brustwandableitungen ohne R-Verlust), Perikarderguss (Echo, Sono), Überwässerung (Gewicht ↑) mit Dyspnoe und Ödemen

9

- **GIT:** Übelkeit, Erbrechen, Durchfälle, urämische Gastritis
- **Lunge:** Fluid Lung, Pleuraergüsse, Pneumonie, Pleuritis
- **Neurologie:** Konzentrationsschwäche, Wesensveränderungen, Verwirrtheit, Krampfneigung, Bewusstlosigkeit, urämisches Koma, PNP
- **Haut:** Café-au-Lait-Kolorit. Pruritus. Ther.: Dimetinden Trpf. 3 × 20/d oder Cetirizin p. o.
- **BB:** Meist normo- bis hypochrome Anämie (▶ 13.2) durch Erythropoietinmangel und Eisendefizit, Thrombozytopenie und -pathie (▶ 13.6)
- Renale Osteopathie durch sek. Hyperparathyreoidismus und Mangel an Vit. 1,25$(OH)_2D_3$ (▶ 11.10.2)

! Vitale Bedrohung durch Hyperkaliämie, Azidose, Lungenödem, Perikarditis, Infektionen.

Tab. 9.9 Stadieneinteilung der CKD nach KDIGO

Stadium	Bezeichnung	GFR (ml/Min./1,73m²)	Beschreibung/Therapie
1	Nierenschädigung bei normaler oder erhöhter GFR	≥ 90	Progressionsminderung durch Ther. der Begleit- und Grunderkr.
2	Leichte Niereninsuff.	60–89	Wie Stadium 1
3a	Leichte bis mittelschwere Niereninsuff.	45–59	Wie Stadium 1
3b	Mittelschwere bis schwere Niereninsuff.	30–44	Noch keine urämische Symptomatik, renale Anämie, sek. Hyperparathyreodismus und metabolische Azidose möglich
4	Schwere Niereninsuff.	15–29	Evtl. Urämiesymptome, Ther. der KO (renale Anämie, sek. Hyperparathyreodismus, Hyperkaliämie, metabolische Azidose), Vorbereitung der Nierenersatzther.
5	Terminale Niereninsuff.	< 15	Wie Stadium 4, Urämiesymptome, Nierenersatztherapie einleiten

Therapie

- Rechtzeitige Vorbereitung auf Nierenersatzther.: Anlage einer Cimino-Fistel oder eines Peritonealdialysekatheters einige Wo. vor absehbarem Dialysebeginn; Schonung der Gefäße: Blutentnahme nur aus Handvenen!
- Flüssigkeitseinlagerungen: Trinkmengenbeschränkung, Furosemid z. B. 125–500 mg/d p. o. Regelmäßige E'lyt- und Gewichtskontrollen
- E'lyte: bei Hyperkaliämie kaliumarme Diät (kein Obst), ggf. Ionenaustauscher oral (z. B. Resonium A®), keine kaliumsparenden Diuretika. Bei schwerer metabolischer Azidose orales Bikarbonat und/oder Dialyse
- Diät: Salzrestriktion bei Ödemen oder Hypertonus, phosphatarme Kost. Protein 0,8-< 1 g/kg KG/d. Streng eiweißarme Diät (0,6 g/kg KG) von umstrittenem Wert, Malnutrition vermeiden.

9

- Behandlung von Hypertonie (▶ 5.3.1, bessert sich meist durch Dialyse), Herzinsuff. (▶ 4.5.1), nephrotischem Sy. (▶ 9.5.6). Bei Anämie Erythropoietin etwa 3 × 40 IE/kg KG/Wo. s. c., bei renaler Osteopathie ggf. Ca^{2+} oder $1{,}25(OH)_2$-D_3 z. B. 0,25–0,5 µg/d; evtl. Phosphatbinder
- Prophylaxe und Ther. von HWI (strenge Indikationsstellung für Urindauerkatheter)
- Dosisreduktion renal eliminierter Medikamente, keine nephrotox. Medikamente geben (▶ 19.10)

> - Bei Anämie immer auch an zusätzliche GIT-Blutung denken
> - Vit.-D_3-Substitution erst nach Korrektur des PO_4^{3-}-Spiegels: bei Hyperphosphatämie und Hyperkalzämie Gefahr der Ausfällung von Kalziumphosphatkristallen in Weichteilen

9.8.5 Dialyse

Ersatz der exkretorischen Nierenfunktion bei akuter und chron. Nierenfunktionsstörung. Dient der Elimination von Flüssigkeit und harnpflichtigen Substanzen, Ausgleich einer metabolischen Azidose.

Indikationen Akutes und chron. Nierenversagen (▶ 9.8.1, ▶ 9.8.4), E'lytstörungen, v. a. Hyperkaliämie (▶ 10.2.3), Hyperkalzämie (▶ 10.3.3); Hyperhydratation (▶ 10.1.2), Lungenödem (▶ 4.5.3), metabolische Azidose (▶ 10.5.2), Intox.

Gefäßzugang

- **Akut:** über ZVK (z. B. Shaldon-Katheter), z. B. Vv. jugularis interna, subclavia, femoralis
- **Zeitlich begrenzte Dialysedauer** (Wo. bis Mon.): intravenöser ein- oder zweilumiger Katheter mit längerem subkutanem Verlauf (Demers-Katheter)
- **Dauerhaft:** End-zu-Seit- oder Seit-zu-Seit-Anastomose zwischen A. radialis und oberflächlichen Armvenen (Cimino-Fistel, Shunt) oder Goretex-Interponat (Schleifenshunt, „Loop").

> Bei sich kontinuierlich verschlechternder Nierenfunktion rechtzeitige Shuntanlage vor Einschleusung ins Dialyseprogramm, um ZVK-Anlage und deren KO bei Erstdialyse zu vermeiden.

Verfahren

- **Hämodialyse (HD):** Stoffaustausch durch Diffusion (Konzentrationsgradient) über semipermeable Membran (Permeabilität bei „High-Flux"-Membranen bis 66 000 Dalton). Gegenstrom von Blut und Dialysat
- **Hämofiltration (HF):** durch Aufbau eines Druckgradienten über der Dialysemembran Elimination von Flüssigkeit und gelösten Substanzen (Konvektionsprinzip). Ersatz des abgepressten Volumens durch Infusion von E'lyt-Lsg. Weniger kreislaufbelastend als Hämodialyse, weniger effektiv bei Hyperkaliämie
- **Hämodiafiltration:** Komb. von Diffusion und Konvektion, dadurch gute Elimination kleiner und großer Moleküle; technisch aufwendiger und kostenintensiver

9

- **Peritonealdialyse:** Dialyse über das Peritoneum als Dialysemembran nach Anlage eines Peritonealdialysekatheters, osmotischer Gradient bewirkt Ultrafiltration.
  - Vorteile: größere Unabhängigkeit vom Dialysezentrum, kein Venen-Shunt
  - Nachteile: Proteinverlust, verminderte Effektivität bei der Clearance kleinmolekularer Substanzen (z. B. Harnstoff, Krea)
  - KI: größere abdominale Vor-OP, entzündliche Darmerkr., große Zystennieren, unzuverlässige Pat., generalisierte Hauterkr.
  - ! Gefahr der Peritonitis: Dialysat mit Trübung und Leukozyten. Abdominale Schmerzen. Erreger meist Staph. Je nach Schwere intraperitoneale und/oder systemische Antibiotikather.

Komplikationen

- **Gefäßzugang:**
  - Infektion v. a. bei ZVK, Demers-Katheter, Goretex-Loop. Erreger oft S. aureus (▶ 17.2.23)
  - „Shuntverschluss" durch Thrombose: sofortige chir. (z. B. mittels Thrombektomie) oder radiologische (z. B. mittels Dilatation, Lyse) Wiedereröffnung
  - Hämatome nach Punktion, Aneurysmabildung, akute Blutung bei Shuntruptur
  - Selten: High-Output-Herzinsuff. durch hohes Shuntvolumen, art. Steal-Sy. mit akralen Nekrosen distal der Shuntanastomose
- **Während der Dialyse:**
  - Hypotonie durch Volumenentzug.
  - Dysäquilibriumsy.: durch Entzug osmotisch wirksamer Substanzen Flüssigkeitsverschiebung von extra- nach intrazellulär mit Übelkeit, Kopfschmerz, Verwirrtheit, Hirnödem, Muskelkrämpfen. V. a. im Rahmen der ersten Behandlungen, daher initial kurze Dialyse, möglichst wenig Flüssigkeitsentzug, keine großen E'lytschwankungen
  - Hämolyse, Luftembolie, Hypokaliämie, Blutung
- **Allgemein:** Überwässerung und Hyperkaliämie (durch Diätfehler), Hyperparathyreoidismus (▶ 12.3.1), extraossäre Verkalkungen, erhöhte Infektanfälligkeit, KHK (▶ 4.3, deutlich erhöhtes Risiko), art. Hypertonus (▶ 5.3.1), pAVK (▶ 5.4.1), Hyperphosphatämie, selten Aluminium-Intox. (chron., z. B. durch Al-haltige Phosphatbinder).

9.8.6 Nierentransplantation (Ntx)

In Deutschland 2017 1.364 postmortale Ntx sowie 597 Lebendnierenspenden. Zahlen seit Jahren leider weiter rückläufig!

Indikation Absehbare Dialysepflichtigkeit, chron. dialysepflichtige Niereninsuff. (▶ 9.8.4).

Kontraindikationen

9

- Maligne Erkr., die nicht definitiv geheilt ist. Wartezeit nach Mamma-Ca und Melanom z. B. 5 J., sonst meist 2 J.
- Chron. nicht ausreichend therapierte Inf.: z. B. Hep. B/C, HIV-Inf., Tbc
- Schwere akute Inf.: z. B. Pneumonie, Endokarditis, Peritonitis bei Peritonealdialyse
- Alkohol- und Drogenabhängigkeit

- Schwere psychische Erkr.
- Andere vital bedrohliche, nicht behandelbare Erkr. (z. B. schwere Herzinsuff., Leberinsuff.), fehlende Operabilität

Voraussetzungen

- **Transplantationsvorbereitung des Pat. vor Aufnahme in die Warteliste:** Labor (mit Blutgruppe, HLA-Typisierung, HIV-Test, Hepatitisserologie, CMV-Serol.), Fokussuche (z. B. HNO, zahnmedizinische, urolog., gyn. Untersuchung), Rö-Thorax, Rö-NNH, Lungenfunktion, EKG, Ergometrie, Echokardiografie, ggf. Koronarangio, Sono. Ggf. CT-Thorax und -Abdomen. Fakultativ psycholog. Gutachten (Motivation zur Transplantation, Compliance, Sucht)
- **Organgewinnung:** Feststellung des Hirntods eines möglichen Leichennierenspenders (▶ 1.5.3). Hypovolämie und Schock vermeiden (reichlich Flüssigkeit). Spenderuntersuchung: BB, Quick, aPTT, Krea, E'lyte, GOT, γ-GT, Stundendiurese, Urinsediment, Blutgruppe, HLA-Typisierung, Hepatitisserologie, HIV, CMV. Zusätzlich Sono-Abdomen (Nierengröße, Nierentumor), evtl. Echokardiografie (Endokarditis). Auch Lebendspende (Verwandte) möglich
- **Crossmatch:** dient der Verträglichkeitsprüfung des Empfängerserums mit HLA-Ag des Spenders. Empfängerserum wird mit Lymphozyten des Spenders (aus Milz oder Lk) gemischt: Bei pos. Crossmatch (> 20 % der Lymphozyten zerstört) ist Transplantation nicht möglich. Langzeiterfolg ist abhängig von der Gewebeverträglichkeit im HLA-System und vom Prozentsatz präformierter AK

Immunsuppression nach Ntx Unterschiedliche Protokolle je nach Transplantationszentrum.

- Standardprotokoll Calcineurin-Inhibitor (Tacrolimus/Ciclosporin A) + Mycophenolat + Steroide
- **Prednisolon** (▶ 19.5): initial 100–500 mg/d, Dosisreduktion auf 15–20 mg/d. Alle 2 Wo. Reduktion um 2,5 mg bis zur Erhaltungsdosis
- **Mycophenolat-Mofetil:** ähnliche Wirkung, Dosis bis 2 × 1 g/d. **NW:** u. a. Diarrhö, Leukopenie, Anämie
- **Tacrolimus:** in Komb. mit MMF 2 × 500–750 mg p. o., regelmäßige Spiegelbestimmung: ther. Talspiegel etwa 5–8 ng/ml. **NW:** Tremor, diabetogen
- **Ciclosporin A:** 2 × 1–1,5 mg/kg KG p. o. in Komb. mit MMF. Wiederholte Spiegelbestimmung (▶ 19.2): ther. Talspiegel etwa 80–150 ng/ml. Viele Medikamenten-WW (Metabolisation P-450-abhängig, ▶ 19.2) z. B. Antiepileptika, Makrolidantibiotika, Diltiazem. **NW:** z. B. Nephrotoxizität (!), Hypertonie, Hyperkaliämie, Gingivahyperplasie, Hypertrichose, Hypercholesterinämie, HUS (selten)
- **M-Tor-Inhibitoren:** Sirolimus, Everolimus
- **Antikörper:** z. B. Antithymozytenglobulin (ATG, polyklonal, Kaninchen). Basiliximab (chimärer monoklonaler AK gegen CD 25). Starke Immunsuppression, allergische Reaktionen

Differenzialdiagnose der Transplantatdysfunktion

! Diureserückgang, Krea-Anstieg

- **Akute Tubulusnekrose** (ATN): meist akut postop., abhängig von kalter Ischämiezeit (Zeit zwischen Organperfusion bei Explantation und Reperfusion nach Implantation)

- **Akute Abstoßung** (Rejektion): rascher Krea-Anstieg, selten Fieber, Schmerzen. Diagn.: Duplex-Sono, Nierenstanzbiopsie
- **CMV-Infektion:** v. a. nach Transplantation eines CMV-pos. Organs auf einen CMV-neg. Empfänger. Diagn.: Klinik, CMV-PCR, Serol. CMV-Inf. kann mit Rejektion assoziiert sein. CMV-Retinitis beachten → Erblindung!
- **Medikamentös-toxisch:** v. a. bei Überdosierung von Calcineurininhibitoren, Antibiotika
- **Chron. Abstoßung:** langsamer Krea-Anstieg, Proteinurie. Diagn.: Nierenstanzbiopsie. Wenige ther. Optionen, evtl. Umsetzung der Immunsuppression, Hinweis für BK-Virusnephropathie?
- **Verschluss bzw. Stenose der art. Anastomose:** art. Hypertonus. Diagn.: Auskultation der Transplantatregion, FKDS, Angio
- **Nierenvenenthrombose:** Diagn.: Duplex-Sono, Angio
- **Urologische KO:** z. B. Ureterkompression, Lymphozele, Ureternekrose. Diagn.: Sono, anterograde Pyelografie, CT. Ther.: ggf. Re-OP
- **Inf. bei Immunsuppression:** bakt. (v. a. HWI, Urosepsis, Pneumonie), viral (v. a. CMV-Pneumonitis, CMV-Hepatitis, Ther.: z. B. Ganciclovir; ▶ 19.3)
- **Art. Hypertonus:** medikamentös, z. B. durch Ciclosporin A und Glukokortikoide, durch genuine Nieren, durch Nierenarterienstenose der Transplantatniere
- **Andere:** z. B. wiederkehrende Grunderkr. (z. B. GN, diab. Nephropathie), De-novo-GN, prärenales Nierenversagen (z. B. bei Hypovolämie, Fieber)
- Nicht bekannte Nierenerkr. des Spenders

9.9 Fehlbildungen und Tumoren

9.9.1 Fehlbildungen

- **Hufeisennieren:** beckenwärts verlagerte, U-förmige Verschmelzungsniere. Meist symptomlos; evtl. Harnabflussstörungen oder Einengung der großen Bauchgefäße.
- **Doppelnieren:** zweigeteilte Niere (Anlagestörung). Der Ureter des oberen Nierenpols mündet tiefer und medial des Ureters des unteren Nierenpols in die Blase. Meist asympt.

9.9.2 Nierenzellkarzinom

Klarzelliges Adeno-Ca. M : F = 2:1, Häufigkeitsgipfel nach dem 50. Lj. Heute 70 % sonografischer Zufallsbefund. Frühzeitige hämatogene Metastasierung in Lunge, Knochen, Leber, Hirn.

Klinik (Spätsymptome) Flankenschmerz, Makrohämaturie, Gewichtsabnahme, tastbarer Tumor, unklares Fieber. Bei Einbruch in die li V. renalis Varikozele des li Hodens. In ca. 60 % paraneoplastisches Sy., z. B. Polyzythämie, Hyper-/Hypotonie, PNP, Hyperreninismus.

9

Diagnostik Sono, Angio-CT. Metastasensuche (Rö-Thorax, Skelettszinti, Sono, CT Leber, MRT Schädel).

Differenzialdiagnosen Alle Ursachen einer Makrohämaturie, v. a. Nephrolithiasis – auch beim Nierenzell-Ca Koliken durch abgehende Blutkoagel möglich (▶ 9.1.4).

Therapie

- Nierenteilresektion/Nephrektomie. 5-JÜR: Stadium I und II bis 90 %.
- Weitere Therapieoptionen:
  - Antiangiogenese: z. B. TKJ (z. B. Sunitinib, Sorafenib), Bevacizumab
  - mTor-Inhibitoren (z. B. Temsirolimus, Everolimus)
  - Chemother. (z. B. Gemcitabin + Capecitabin)

10 Wasser- und Elektrolythaushalt

Cord Schneuzer

10

10.1 Leitsymptome und ihre Differenzialdiagnose

10.1.1 Grundlagen

Definitionen ▶Tab. 10.1

- Bei einer Verkleinerung des EZR spricht man von **Dehydratation,** bei einer Vergrößerung von **Hyperhydratation.**
- Bei erniedrigter Osmolalität wird von **hypotoner,** bei erhöhter von **hypertoner Entgleisung** gesprochen. Wichtigster Parameter für die Osmolalität ist das Serum-Natrium (Na), Störungen des Serum-Na gehen daher meist mit gleichsinnigen Störungen der Serum-Osmolalität einher.
- Störungen des Wasserhaushalts sind wegen Flüssigkeitsverschiebungen zwischen IZR und EZR meist mit E'lytstörungen kombiniert.

Faustregeln zur Abschätzung der Serumosmolalität

- 2× Na^+-Konz. in mmol/l + 10. **Cave:** Gilt nicht, wenn andere osmotisch wirksame Substanzen stark erhöht sind, z. B. Glukose im hyperosmolaren Koma!
- Genauere Schätzung: Osmolalität [mosmol/kg KG] = 2 × (Na^+ + K^+) [mmol/kg KG] + Glukose [mg/dl]/18 + Harnstoff [mg/dl]/6.

Tab. 10.1 Flüssigkeitsbilanz (Richtwerte, tägl. E'lyt-Bedarf ▶2.7.1)

Tägliche Aufnahme (ml)		Tägliche Ausscheidung (ml)	
Flüssigkeit	1 500	Perspiratio*	800
Feste Nahrung	600	Stuhl	200
Endogenes Oxidationswasser	400	Harn	1 500
	2 500		2 500

* Perspiratio sensibilis = Schweiß; P. insensibilis = sonstige Verdunstung (z. B. über Lunge). Weitere Verluste z. B. bei Fieber (pro °C Temperaturerhöhung etwa 1 l), Diarrhö oder Erbrechen.

10.1.2 Ödeme und Überwässerung

Ausbildung generalisierter Ödeme bei Einlagerung von Wasser in den interstitiellen Raum. Leitsymptom: Schwellung, die sich wegdrücken lässt; bei pulmonaler Überwässerung Dyspnoe. Häufigste Ursache ist die Herzinsuff.

Klinik Abgeschlagenheit, Gewichtszunahme. Beinödeme, Anasarka, Luftnot bei Pleuraergüssen oder Lungenödem, praller Hautturgor (glänzende Haut), Tachykardie, hoher Blutdruck (Ausnahme: dekompensierte Herzinsuff.), Halsvenenstauung.

Differenzialdiagnosen

- **Hypo- oder isotone Hyperhydratation:**
  - **Meistens bei Herzinsuff.** (▶4.5.1): bei Rechtsherzinsuff. typischerweise Unterschenkelödeme (lageabhänige Ödeme) bzw. Anasarka (bei bettlägerigen Pat.) und Pleuraerguss, bei Linksherzinsuff. typischerweise pulmo-

nale Überwässerung bis hin zum Lungenödem. Na^+ Erniedrigung weist auf verschlechterte Prognose
   - **Akutes und chron. Nierenversagen:** Oligurie/Anurie, steigende Retentionswerte und Urämiezeichen, zunehmende Luftnot bei Lungenödem („fluid lung"), Unterschenkelödeme, Aszites
   - **Nephrotisches Sy.** (▶ 9.5.6): Proteinmangel durch renalen Verlust mit vermindertem plasmatischen onkotischen Druck. Klin. massive generalisierte Ödeme mit Betonung des Gesichts, massive Gewichtszunahme, Hypertonus
   - **Leberzirrhose:** nichtosmotische Vasopressinausschüttung, sek. Hyperaldosteronismus, Hyponatriämie (▶ 8.5). Klin. Aszites (▶ 8.1.2), Zeichen der portalen Stauung
   - **Eiweißverlust-Sy.** bei Verbrennungen, Darm- und Hauterkr. oder mangelnder Resorption (z. B. exsudative Gastroenteropathie), Enteritis regionalis Crohn (▶ 7.6.9), Colitis ulcerosa (▶ 7.6.9), Zöliakie (▶ 7.6.11)
   - **Sy. der inadäquaten ADH-Sekretion** (SIADH, Schwartz-Bartter-Sy.): typischerweise ausgeprägte Hyponatriämie ohne Ödeme (s. u.)
   - **Selten:** endokrin bei Mineralo- oder Glukokortikoidexzess (Cushing-Sy. ▶ 12.2.2, Conn-Sy. ▶ 12.2.4, Hyperaldosteronismus ▶ 12.2.4; iatrogen), Schwangerschaft, postop., paraneoplastisch (v. a. Bronchial-Ca), Medikamente (z. B. Phenothiazine, Antidepressiva, NSAID, Morphin, Furosemid, Vincristin, Cyclophosphamid, Sulfonylharnstoffe), prämenstruell, idiopathisch (Ausschlussdiagnose)
- **Hypertone Hyperhydratation:**
   - Sehr selten (meist iatrogen)
   - Na^+-Belastung, z. B. bei Gabe von hypertoner NaCl-Lsg.
   - Ertrinken in Salzwasser

Basisdiagnostik

- **Anamnese:**
   - Allg.: Belastungsdyspnoe, Schlafen mit angehobenem Oberkörper, Nykturie, KHK in der Vorgeschichte? → Herzinsuff.
   - Oligurie, Appetitlosigkeit, Übelkeit und Durchfälle → Urämie bei Nierenversagen
   - Ikterus, Alkoholabusus, chron. Virushep. → Hepatopathie
   - Eiweißmangel-Sy. → z. B. Tumor
   - Schwangerschaft → EPH-Gestose
   - Medikamente: Kalziumantagonisten vom Nifedipintyp, ACE-Hemmer, α-Methyldopa, Minoxidil, Glukokortikoide, Carbenoxolon, Phenylbutazon
   - Selten „Pseudo-Conn" bei Lakritzabusus (> 500 g/d)
- **Körperliche Untersuchung:**
   - Symmetrische Beinödeme oder bei bettlägerigen Pat. Ödeme z.B. an Rücken und Flanken (Anasarka), Aszites, Pleuraerguss (re > li), prominente Halsvenen bei 30°-Oberkörperhochlage → Rechtsherzinsuff. („obere Einflussstauung")
   - Lungenstauung, Lungenödem → Linksherzinsuff. (▶ 4.5.3)
   - Bei akutem umschriebenem Beginn (meist im Gesicht), Juckreiz und ggf. Urtikaria → angioneurotisches Quincke-Ödem (▶ 6.1.2, allergisch meist nach Insektenstich, auch hereditär, evtl. Eosinophilie)
   - Palpation: wegdrückbar bei systemischer Genese, keine sichtbaren Dellen bei Lymphödem, Lipödem und Myxödem, schmerzhaft bei Thrombophlebitis (▶ 5.5.3) oder Phlegmasia coerulea dolens

10

Weiterführende Diagnostik

- **Labor:**
  - Serum-Na und Osmolalität bestimmen: Unterscheidung in hypo-, iso- oder hypertone Störung. Zur weiteren Differenzierung Serum-E'lyte, Urinmenge, Urinosmolalität und Urin-E'lytkonz.
  - Ges.-Eiweiß, E'phorese → Eiweißverlust, Bildungsstörung (▶ 20)
  - Krea, eGFR, Urinstatus, Eiweiß- und Albumin/Krea-Quotient aus Spot-urin. , Flüssigkeitsbilanz → Nierenfunktionsstörungen (▶ 9.1). Bei Proteinurie und begleitender Erythrozyturie an Glomerulonephritis denken
  - ! Konzentrierter Urin (Na^+ > 280 mmol/24 h bei normaler Diät) bei gleichzeitig niedriger Serum-Osmolalität (meist < 260 mosmol/l) → Schwartz-Bartter-Sy.
- **Rö-Thorax:** Lungenstauung, Pleuraerguss
- **EKG:** KHK, Myokardinfarkt als Ursache einer Herzinsuff. (▶ 4.4)
- **Echo:** Ventrikelfunktion, Klappenvitium, Perikarderguss, Pleuraerguss
- **Sono:** Aszites, keine Atemmodulation der V. cava, Lebervenenstauung
- **Tumorsuche** bei lokalisierten Ödemen, z. B. Mammografie, CT Abdomen und Becken

Prim. Lymphödeme sind klin. Diagnose! Eine radiologische Darstellung der Lymphgefäße (z. B. Lymphografie, Lymphsequenzszinti) wird nur noch selten durchgeführt.

Therapie

- Grunderkr. behandeln, z. B. Herzinsuff. ▶ 4.5.2
- **Cave:** Die meisten Pat. sind zwar hyponatriäm, es handelt sich aber um eine Verdünnungshyponatriämie durch zu viel Wasser. Daher keine Kochsalzgabe, sondern Flüssigkeitsrestriktion (z. B. Wasser 1,2–1,5 l/d). Ein- und Ausfuhrkontrolle, tägl. Gewichtskontrolle
- Diuretikather. bei erhaltener Diurese ▶ 4.5.1
- Bei mangelhafter Diurese trotz konservativer Bemühungen: Hämofiltration oder Dialyse
- **Ausschwemmung massiver Ödeme:**
  - Langsam ausschwemmen (Regel: 0,5–1 kg KG/d), neg. Flüssigkeitsbilanz.
  - Initial Schleifendiuretika, z. B. Furosemid 20–40 mg i. v., möglichst morgens. Alternativ Piretanid initial 12 mg i. v. **Cave:** Hyponatriämie und Hypokaliämie, besonders problematisch bei gleichzeitiger Herzerkr. oder Digitalisther.
  - Zusätzlich Spironolacton (v. a. bei sek. Hyperaldosteronismus); wirkt erst nach 2–3 d, daher initial über 3–6 d 100–200 mg/d i. v. oder p. o., Erhaltungsther. 25–200 mg/d p. o. **Cave:** Hyperkaliämie, insb. bei Niereninsuff. **KI:** eGFR < 30 ml/min
  - Bei mangelhaftem Ansprechen sequenzielle Tubulusblockade = Komb. Schleifendiuretikum mit Thiaziddiuretikum, dabei Thiazid 1 h vor Schleifendiuretikum geben, z. B. Chlortalidon 50–100 mg/d.
  - Low-Dose-Heparinisierung (▶ 19.8.2) wegen Thromboserisiko
  - Gewicht und Serum-E'lyte, Krea, ggf. Albumin tägl. kontrollieren

Hyponatriämie

Serum-Na < 135 mmol/l.

Ätiologie (▶ Tab. 10.2)

- **Na-Verlust:** über GIT (Diarrhö, Erbrechen, chir. Fistel), Nieren (Diuretika, osmotische Diurese, NN-Insuff., Nephropahtie mit Salzverlust)
- **Na-Verdünnung (Wasserüberschuss):** durch Herzinsuff., nephrotisches Sy., Leberzirrhose, Niereninsuff., Wasserintox., osmotische Überladung (z.B. Hyperglykämie), Glukokortikoide, ADH-Exzess/SIADH

Tab. 10.2 DD der Hyponatriämie nach EZV und Urin-Na^+

Urin-Na^+	EZV	Ursachen
20 mmol/l	Hypovolämie	Renale Salzverluste, Diuretika, Hypoaldosteronismus
10 mmol/l	Hypovolämie	Extrarenale Verluste: Erbrechen, Diarrhö, Pankreatitis, Verbrennung, Trauma, Peritonitis
10 mmol/l	Hypervolämie	Ödeme bei Herzinsuff., Leberzirrhose, nephrotisches Syndrom
30 mmol/l (Urin-Osm > 100 mosm/kg)	Euvolämie	SIADH (z. B. Malignom), pulmonale Erkr., Medikamente (HCT, SSRI, NSAR usw.), andere (z. B. Hypothyreose, Kortikoidmangel)

EZV = Extrazellulärvolumen, HCT: Hydrochlorothiazid, SSRI = selektive Serotonin-Wiederaufnahmehemmer, NSAR = nichtsteroidale Antirheumatika

Klinik Sympt. (▶ Tab. 10.3) oft nur nach raschem Natriumabfall (aggressive Diuretikather., Verdünnungshyponatriämie nach postop. Überwässerung). Chron. Hyponatriämie nur vermeintlich symptomlos, oft Grund für Stürze älterer Pat. im häuslichen Umfeld oder für organische Psychose.

Tab. 10.3 Einteilung der Hyponatriämie [W1053]

Schweregrad	Na^+ im Serum	Neurologische Symptomatik
Leichte Form	130–135 mmol/l	Gering
Mittelschwere Form	125–129 mmol/l	Mäßig stark (Übelkeit, Kopfschmerzen)
Ausgeprägte Form	< 125 mmol/l	Stark (Lethargie, zerebrale Krampfanfälle, Verwirrtheit, Koma)

Therapie Meistens besteht bei Hyponatriämie ein Überschuss an Wasser, selten ein echter Mangel an Na^+.

- **Symptomlose Hyponatriämie:** meist chron. (> 48h) bestehend, keine schnelle Korrektur anstreben, sondern Ursache beheben, z. B. Flüssigkeitsrestriktion auf 1–1,2 l/d bei Überwässerung, Absetzen der Diuretika oder langsame Infusion von NaCl 0,9 % bei hypotoner Dehydratation (1 000 ml heben Na^+ um 1–2 mmol/l)
- **Sympt. Hyponatriämie** meist akut (< 48 h) aufgetreten (Krampfanfälle, Koma, deutliche neurologische Ausfälle): Verlegung des Pat. auf die Intensivstation. Prompte Kurzinfusion von 150 ml NaCl-Lösung 3% i.v. über 20 Min. Wiederholung bis 3 × in der 1. h oder bis klinische Besserung.

10

Faustregel „rule of six“: Anstieg um max. 6 mmol/l in den ersten 6 h und um weitere 6 mmol/l in 24 h. **Cave:** bei zu schneller Substitution zentrale pontine Myelinolyse

Hertsellung von **100 ml NaCl 3 %:** 30 ml NaCl 10 % + 70 ml Aqua dest.

- **Allgemein:** Behandlung der Grunderkr. (z. B. Pneumonie), Identifizierung medikamentöser Ursachen, Tumorsuche.

- Natriumsubstitution bis Verschwinden der Sympt. oder bis max. 130 mmol/l Serum-Natrium in 24 h.
- Bei Pat. mit Leberinsuff. sind neurologische Sympt. neben der Hyponatriämie evtl. auch auf die hepatische Enzephalopathie zurückzuführen.

Syndrom der inadäquaten ADH-Sekretion (SIADH)

Synonym: Schwarz-Bartter-Syndrom

Bei Serum-Na^+ < 130 mmol/l und Urinosmolalität > 100 mosmol/kg KG bei normalem Säure-Basen-Status an das Vorliegen eines SIADH denken!

Ätiologie
- **Zentral:** durch Apoplex, intrazerebrale Blutung, SHT, Psychosen
- **Medikamentös:** häufig durch Thiaziddiuretika, Carbamazepin, Serotonin-Wiederaufnahmehemmer oder High-Dose-Cyclophosphamid, seltener durch trizyklische Antidepressiva, MAO-Hemmer, Neuroleptika und „Ecstasy“, Desmopressin (Hämophilie) oder Oxytocin (Wehenstimulation)
- **Paraneoplastisch:** durch ektope ADH-Sekretion bei kleinzelligem Bronchial-Ca, Neuroblastom oder duodenalen Tumoren
- **Parainfektiös:** bei Pneumonie, HIV-Inf.
- **Postop.:** bei bauch- oder thoraxchirurgischen Eingriffen

Therapie Wie bei Hyponatriämie. Bei Therapieresistenz Einsatz eines Vasopressinantagonisten (Tolvaptan). Mit niedrigst möglicher Dosierung beginnen (max. 15 mg/d). Dosisanpassung unter engmaschiger Serum-Na^+-Kontrolle.

10.1.3 Exsikkose und Dehydratation

Verminderung des Körperwassers, häufig mit Hypernatriämie (Na^+ > 150 mmol/l). Klin. relevant nur bei defektem Durstmechanismus, z. B. bewusstlose oder verwirrte Pat., postop. oder im Alter.

Ätiologie nach Klinik
- Medikamentös, z. B. Diuretika: hypotone Dehydratation bei älteren Pat. (sehr häufig)
- Erbrechen, Diarrhö und Fisteln: hypertone Dehydratation mit Alkalose und Hypokaliämie
- Aszites, Pankreatitis, Peritonitis, Ileus: hypotone Dehydratation bei Flüssigkeitsverlust in körpereigene Hohlräume (= Third-Space-Phänomen)
- Somnolenz, Koma, hypothalamische Läsionen: hypertone Dehydratation bei gestörtem Durstempfinden („alte Leute trinken zu wenig“)

- Schwitzen, Fieber, Verbrennungen, Beatmung (erhöhte Perspiratio insensibilis): hypertone Dehydratation
- Gestörte renale Konzentrationsfähigkeit bei:
  - Polyurischer Phase des ANV; bestimmte Formen der chron. Niereninsuff.
  - Diab. mell. (osmotische Diurese), bei Diab. insipidus (ADH-Mangel).
  - E'lytstörungen (z. B. Hypokaliämie und Hyperkalzämie).
  - Addison-Krankheit (Hypotonie, Hyperkaliämie).

Klinik der Exsikkose

- Durst (fehlt häufig bei alten Pat., hypotoner oder isotoner Dehydratation, zerebralen Störungen oder Psychostimulanzien); Schwächegefühl, Urinausscheidung ↓
- Trockene Schleimhäute (rissige Zunge, borkige Beläge), Hautturgor ↓ (stehende Hautfalten)
- Tachykardie, Hypotonie, fadenförmiger Puls, kollabierte Jugularvenen, Oligo- oder Anurie
- Hirnorganisches Psychosy., schnell fortschreitende Lethargie, Somnolenz bis Koma (v. a. bei exzessiv erhöhtem Na^+), Fieber, zerebrale Krampfanfälle (insb. bei Störungen der Osmolalität)
- Periphere Muskelkrämpfe bei Hyponatriämie

Diagnostik

- Differenzierung anhand von Na^+- und Serum-Osmolalität in hyper-, iso- oder hypoton
- Urin-Osmolalität und spezifisches Gewicht (z. B. Urinfarbe), Konzentrationsfähigkeit der Niere erhalten?
- Hkt meist erhöht. Krea-Erhöhung. ZVD niedrig

> Bei leichter Sympt. ohne Kreislaufreaktion Wasserdefizit etwa 2 l, bei beginnender Kreislaufsymptomatik ≥ 4 l (abhängig u. a. von Alter, Gewicht, Herzfunktion).

Therapie

- **Grunderkr. behandeln.** Sympt. Ther. je nach Ausprägung der Störung (hypo-, iso- oder hyperton). Flüssigkeitsdefizit nicht zu schnell korrigieren! Diuretika absetzen
- **Isotone Dehydratation:** in leichten Fällen ca. 10 g NaCl in 2–3 l Flüssigkeit p. o. („Maggisuppe"). Bei schwerem Volumenmangel isotone Vollelektrolytlösung i. v., z. B. Ringer-Lsg., am besten unter ZVD-Kontrolle. Bei Oligo- oder Anurie oder Niereninsuff. NaCl 0,9 % (kaliumfrei!), Überwässerung vermeiden (Bilanz)
- **Hypotone Dehydratation:** in leichten Fällen wie bei isotoner Dehydratation. Bei ausgeprägtem Volumenmangel oder beginnender zerebraler Sympt. (z. B. $Na^+ < 125$ mmol/l) halbes geschätztes Volumendefizit mit NaCl 0,9 % langsam ersetzen (≥ 24 h), Hyponatriämie korrigieren (▶ 10.1.2)
- **Hypertone Dehydratation:** bei leichten Störungen möglichst reichliche Flüssigkeitszufuhr (Wasser, Tee). Bei schwerer Störung Wasserbedarf abschätzen: Wasserbedarf (l) = $(1-140/Na^+) \times 0{,}6$ kg. Langsam ausgleichen unter ZVD-Kontrolle: Wegen Gefahr des Hirnödems zunächst hypotone, e'lythaltige Lsg. (z. B. NaCl 0,45 %), erst im weiteren Verlauf e'lytfreie Lsg. (z. B. Glukose 5 %). Je höher das Serum-Na, desto langsamer der Ausgleich (z. B. bei $Na^+ > 170$ mmol/l 2–3 d!)

10

Hypernatriämie

Serum-Na > 150 mmol/l. Meist hypertone Dehydratation (Kleinkinder, alte Menschen), durch Verlust von Körperflüssigkeiten, selten hypertone Hyperhydratation (z. B. exzessive Kochsalzinfusionen).

Klinik

- Sympt. der Hypovolämie (bei hypertoner Dehydratation)
- Verwirrtheit, Krampfanfälle, Lethargie, Somnolenz, Koma (Letalität 50 %)

Therapie

- Bei gleichzeitiger Dehydratation: schrittweise Flüssigkeitssubstitution mit NaCl 0,9 %. **Cave:** Hirnödemrisiko! Na^+-Spiegel um max. 1 mmol/l/h und nicht > 10 mmol/l/24 h senken
- Bei gleichzeitiger Hyperhydratation: Salz- und Volumenrestriktion. Ggf. Diuretika (Furosemid) einsetzen
- Bei gleichzeitiger Normovolämie: DD und Ther. zentraler oder nephrogener Diab. insipidus

10.1.4 Tetanie

Gesteigerte neuromuskuläre Erregbarkeit bei erhöhtem György-Quotienten.

Ätiologie Meist Hyperventilation (▶ 10.5.5; respir. Alkalose → ionisiertes Ca^{2+} ↓), Hypokalzämie (▶ 10.3.2), Hyperkaliämie (▶ 10.2.3), Hypomagnesiämie (▶ 10.4.1), schwere Inf. (▶ 17.2), Hyperemesis, Intox. (z. B. CO), Schwangerschaft, Stillen, Hypertonie mit normokalzämischer Tetanie.

Klinik

- **Prodromi:** Parästhesien (meist perioral), Kribbeln in den Fingerspitzen, Gliederschmerzen, pelziges Gefühl der Haut
- **Anfall:** Angst, Krampf der Arm- und Beinmuskulatur, Pfötchenstellung der Hände, Spitzfußstellung, „Fischmaulstellung" des Munds, Kopfschmerzen. Selten Laryngospasmus, vasospastische Ang. pect. durch „viszerale Tetanie"

Diagnostik

- Trousseau-Test bei latenter Tetanie: zunächst 1 Min. hyperventilieren lassen, dann 3 Min. RR-Manschette auf art. Mitteldruck am Oberarm → Pfötchenstellung der Hand
- Chvostek-Test: Muskelzucken nach Beklopfen des N. facialis
- BGA: Alkalose, Hyperventilation
- Serum-E'lyte: Normo- oder Hypokalzämie (▶ 10.3.2), Protein, ggf. ionisiertes Ca^{2+}

Therapie Hypokalzämische Krise (▶ 10.3.2), Hyperventilationstetanie (▶ 10.5.5).

10.2 Kaliumhaushalt

10.2.1 Grundlagen

- Sowohl K^+-Überschuss als auch K^+-Mangel blockieren die Erregungsleitung. Wie bei allen E'lytstörungen ist die Sympt. umso bedrohlicher, je schneller die Entgleisung eingetreten ist.
- Bei Hypokaliämie immer intrazellulärer K^+-Mangel. Bei Hyperkaliämie auch normale oder verminderte intrazelluläre K^+-Konz. möglich.

- Tägl. Bedarf etwa 1 mmol/kg KG.
- Transmineralisation (= K^+-Verschiebung IZR ↔ EZR): Insulin (Hypokaliämiegefahr bei Insulininfusion), Adrenalin, inhalative β_2-Mimetika, Theophyllin, Aldosteron und Alkalose fördern K^+-Aufnahme in die Zelle. Vermehrte Freisetzung von K^+ aus dem IZR bei Azidose → Hyperkaliämie.
- Intrazelluläre Störungen des K^+-Haushalts spiegeln sich im EKG wider!
- Oft parallele und gleichsinnige Veränderungen des Mg^{2+}-Spiegels (▶ 10.4).

- Bewertung der K^+-Konz. immer im Zusammenhang mit Blut-pH! **Faustregel:** Bei Änderung des Blut-pH-Werts um 0,1 gegensinnige Veränderung des K^+ um 0,4–0,5 mmol/l.
- Normales Serum-K^+ bei Azidose bedeutet K^+-Mangel.
- Vorsicht bei der Blutentnahme: zu lange Stauung → lokale Hämolyse und falsch hohes Kalium, falsch niedriges Kalium bei gleichzeitig laufender kristalloider Infusion.

10.2.2 Hypokaliämie (K^+ < 3,5 mmol/l)

Ätiologie

- **Iatrogen:** Diuretika (häufig), Amphotericin B, Aminoglykoside, Glukokortikoide und Platinderivate
- **GIT:** Kaliumverlust bei Erbrechen, Diarrhö, Drainagen, Sonden, Fisteln und Stomata, villösen Adenomen, Laxanzien, Ileus, akuter Pankreatitis und bei Peritonitis. Gelegentlich bei parenteraler Ernährung ernährungsbedingter Mangel
- **Renaler Verlust:** osmotische Diurese (Diab. mell.), ANV (polyurische Phase), Cushing-Sy., Hyperaldosteronismus (auch sek. z. B. bei Herzinsuff., Leberzirrhose), renal-tubuläre Azidose (bestimmte Formen); chron. interstitielle Nephritis
- **Transmineralisation** von K^+ in die Zelle bei Alkalose bzw. eingeleitete Azidosether., Ther. mit β_2-Sympathomimetika oder Insulin
- **Verdünnung** durch kaliumfreie Infusionen
- **Gitelman-Sy. (selten):** meist zusätzlich Hyponatriämie, Hypomagnesiämie, Hyperkalzämie

Klinik

- Brady- oder Tachykardie bis zum Kammerflimmern, oft Vorhofflimmern, Hypotonie (bei Hypokaliämie mit Hypertonie V. a. Hyperaldosteronismus oder Cushing-Sy.)
- Digitalis-Überempfindlichkeit trotz ther. Serumspiegel
- Muskelschwäche (Schluckbeschwerden), Lähmungen möglich (auch glatte Muskulatur → Obstipation, paralytischer Ileus), Faszikulationen, Reflexe ↓, Parästhesien
- Polyurie, Polydipsie
- Apathie, Verwirrtheit, Koma

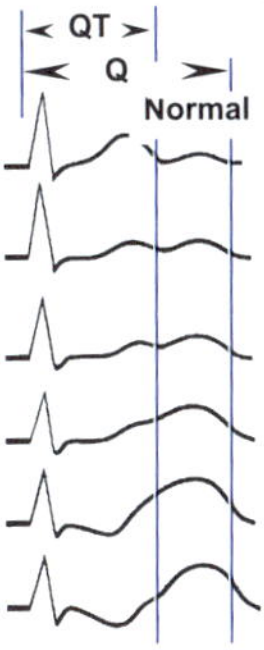

Abb. 10.1 EKG bei fortschreitender Hypokaliämie [A300]

Diagnostik

- **Labor:**
  - E'lyte (inkl. Mg^{2+}) i. S., Krea
  - Urin-K^+(falls keine Diuretika): zur DD immer bestimmen, bei < 20 mmol/l vermutlich kein renaler K^+-Verlust, an GIT-Verlust denken
  - BGA: fast immer metabolische Alkalose
- **EKG** (▶ Abb. 10.1): PQ-Verkürzung, Verlängerung des QT-Intervalls, Abflachung oder Negativierung der T-Welle, U-Welle (U evtl. höher als T; evtl. TU-Verschmelzungswelle), supraventrikuläre und ventrikuläre Rhythmusstörungen

> **Merksatz**
> No pot [assium]; no tea; but „U“ [wave].

Therapie

> Ist bei Hypokaliämie das Serumbikarbonat (= Alkalose) erhöht, liegt ein chron. K^+-Mangel vor und ist eine Substitution für mehrere Tage erforderlich. Da Kalinor-Brause® Bikarbonat enthält, Gabe von Kalinor ret. (Kaliumchlorid), sonst Verstärkung der metabolischen Alkalose und meist wirkungslos.

- **Faustregel zum K^+-Substitutionsbedarf:** Zur Anhebung um 1 mmol/l werden bei normaler Nierenfunktion bei einem Ausgangswert von < 3 mmol/l mind. 200 mmol K^+, bei einem Ausgangswert von 3–4 mmol/l mind. 100 mmol benötigt.
- **Orale Kaliumsubstitution** oft ausreichend. Bananen, Orangensaft, Trockenobst oder KCl-Tbl. (**Cave** Dünndarmulzera: viel Flüssigkeit zugeben). Bei Alkalose KCl, z.B. Kalinor ret. Kps. (1 Tbl. = 8 mmol). Bei Azidose Kaliumbikarbonat/Kaliumzitrat, z.B. Kalinor-Brause® (1 Tbl. = 40 mmol). **NW:** Ösophagus- u. magenreizend.). **Cave:** K^+-Substitution zeitlich begrenzt ansetzen!

> **I. v. Kaliumsubstitution**
> - Hypovolämie beseitigen, Diurese sichern (> 50 ml/h)
> - Infusionslsg.: 20–40 ml KCl 7,45 % (1 ml = 1 mmol) in 1 000 ml isotoner Lsg. Infusion möglichst über Infusionspumpe. Alternativ K^+-Konzentrat über ZVK per Perfusor (▶ 19.9), z. B. 50 mmol KCl/50 ml mit 5–10 mmol/h. **Cave:** Hyperkaliämie mit Kammerflimmern
>
> K^+ schädigt die Venen → peripher max. 40 mmol/l, sonst ZVK

10.2.3 Hyperkaliämie (K^+ > 5,5 mmol/l)

Ätiologie

- **Niereninsuff.** mit Oligo- oder Anurie (mangelhafte Ausscheidung)
- **Iatrogen:** Medikamente, z. B. ACE-Hemmer, Aldosteronantagonisten, β-Blocker, NSAID. **Cave:** Komb. von ACE-Hemmer und Aldosteronantagonist bei Niereninsuff. Auch durch exzessive Kaliumzufuhr (z. B. alte Blutkonserven, K^+-Penicillin, KCl)

- **K^+-Freisetzung aus dem Gewebe:** Trauma, OP, Verbrennung, Hämatom, Hämolyse, Zytostatikather.
- **Transmineralisation** von K^+ aus den Zellen bei Azidose und Hyperosmolalität. Bei Insulinmangel Einschleusung von K^+ in die Zelle erschwert
- **Nebennierenrindeninsuff.** (Addison-Krankheit ▶ 12.2.3)
- **Pseudohyperkaliämie:** Vortäuschen eines hohen Kaliumspiegels durch zu langes Stauen, zu spätes Zentrifugieren (Lagerung im Kühlschrank), zu schnellem Zellzerfall in der Probe bei Thrombozytose oder Leukämie

Klinik Lebensbedrohliche Herzrhythmusstörungen, Parästhesien, Hypo- und Areflexie, Muskelschwäche, Obstipation, Azidose. Verstärkung der Sympt. bei niedrigem Na^+ oder Ca^{2+}.

Diagnostik

- **Labor:** E'lyte i. S. (DD Pseudohyperkaliämie, s. o.), Krea (eingeschränkte Nierenfunktion?), LDH, CK (erhöhter Zellzerfall/Muskelzerfall?), E'lyte im Urin; BGA (Azidose?)
- **EKG** (▶ Abb. 10.2): flaches P, überhöhte T-Welle v. a. in Brustwandableitungen („Kirchturm-T"), AV-Blockierung, Schenkelblockbilder („Elefantenfüße" bei verbreiterten und deformierten Kammerkomplexen), ventrikuläre Rhythmusstörungen bis zu Kammerflattern oder -flimmern, Bradykardie, Asystolie
- **Sono:** rascher Ausschluss eines postrenalen Nierenversagens

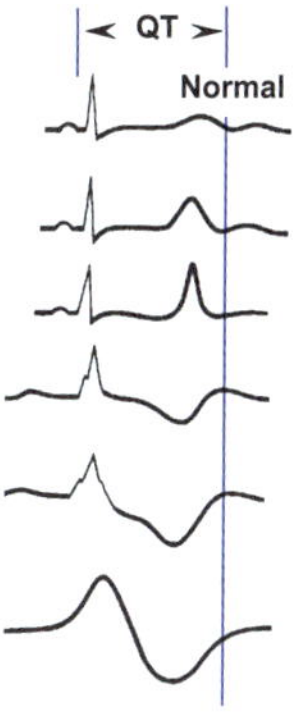

Abb. 10.2 EKG bei fortschreitender Hyperkaliämie [A300]

Therapie bei chronischer Hyperkaliämie

- Behandlung der Ursache, z. B. Medikamente absetzen (s. o.). Ursache einer Azidose behandeln
- Schleifendiuretika, z. B. Furosemid
- Diät: Obst (z. B. Erdbeeren, Spargel), Gemüse, Säfte, Fleisch einschränken
- Kationenaustauscher bis 4 × 15 g/d p. o. (z. B. Polystyrolsulfonat = CPS-Pulver®, Anti Kalium®) in viel Flüssigkeit!

Notfalltherapie der Hyperkaliämie (Intensivüberwachung)

- **Ind.:** $K^+ > 6$ mmol/l oder Zeichen der Kardiotoxizität (EKG!)
- **Vorgehen:**
  - Bei ausreichender Ausscheidung forcierte Diurese, z. B. Furosemid 40–80 mg i. v., Wirkdauer 1–4 h. Flüssigkeitsverlust ggf. durch NaCl 0,9 % ersetzen, möglichst unter ZVD-Kontrolle. E'lytkontrollen inkl. Mg^{2+}
  - Bei lebensbedrohlicher Hyperkaliämie nur als Überbrückungsbehandlung bis zur Dialyse 200 ml Glukose 20 % + 20 IE Altinsulin über 20 Min. Ggf. nach BZ- und E'lytkontrollen wiederholen. **Cave:** bei Niereninsuff. Insulindosis reduzieren, Hypoglykämiegefahr!
  - β_2-Sympathomimetika, z. B. Terbutalin 0,5 mg s. c. oder Salbutamol 0,5 mg über 15 Min. i. v. Auch inhalative β_2-Mimetika sind gut wirksam. **NW:** Tachykardie

- Natriumbikarbonat 8,4 % 25–100 ml über 20 Min. i. v. (Volumenbelastung!) **Cave:** Extravasat → Gewebenekrose
- Bei lebensbedrohlicher Hyperkaliämie und EKG-Veränderungen Kalziumglukonat 10 % 20 ml langsam unter EKG-Kontrolle i. v., ggf. nach 5 Min. wiederholen. **KI:** Digitalisierung
- Kationenaustauscher: z. B. Kalziumpolystyrensulfonat 30 g in Glukose 10 % 200 ml rektal alle 8 h. Wegen Obstipation mit Sorbitol geben, z. B. 15 g Sorbitol/100 ml
- Dialyse-Ind. bei lebensbedrohlicher Hyperkaliämie und Nichtansprechen auf konservative Maßnahmen, alle medikamentösen Maßnahmen nur kurzfristig effektiv

10.3 Kalzium- und Phosphathaushalt

10.3.1 Grundlagen

- **Phosphat:** 85 % des Körperphosphats sind als Hydroxyapatit im Knochen gebunden, 15 % als intrazelluläres Anion (Bereitstellung von ATP). Nur ca. 0,1 % des Gesamtbestands in EZR. Aufnahme über Darm, renale Ausscheidung.
- **Kalzium:** Wirksam ist der ionisierte Anteil (~ 50 %), im Labor gemessen wird meist das Ges.-Ca^{2+} (normal: 2,2–2,6 mmol/l). Bei Schwankung der Serum-Albuminkonz. um 10 g/l gleichsinnige Änderung des gemessenen Ges.-Ca^{2+} um ca. 0,2 mmol/l bei unverändertem ionisierten Ca^{2+}. Bei Azidose steigt und bei Alkalose sinkt der Anteil des ionisierten Ca^{2+} am Ges.-Ca^{2+}.
- **Parathormon** (PTH):
  - Erhöht den Ca^{2+}-Serumspiegel. Gleichsinnige Störungen von PTH und Ca^{2+} → prim. Störung der Nebenschilddrüse.
  - Senkt den Phosphatserumspiegel durch erhöhte renale Ausscheidung, gleichzeitig vermehrte Mobilisation aus dem Knochen.
- **Kalzitonin** senkt den Ca^{2+}-Serumspiegel, fördert Ca^{2+}-Einlagerung in Knochen und renale Ca^{2+} -Ausscheidung.
- **Kalzitriol** [= 1,25-$(OH)_2$-D_3] entsteht in der Niere aus 25-OH-D_3 (Vit. D_3).
  - Fördert die renale Ca^{2+}-Rückresorption, die intestinale Ca^{2+}-Resorption und die Knochenmineralisation.
  - Fördert die Phosphatrückresorption im Darm, die Mobilisation aus dem Knochen. Hemmt die renale Phosphatausscheidung. FGF-23 (Polypetidhormon aus Osteoblasten) erhöht bei steigendem Phosphatspiegel die renale Phosphatausscheidung, hemmt die Vit.-D-Bildung und reduziert die PTH-Sekretion.

10.3.2 Hypokalzämie (Ca^{2+} < 2,2 mmol/l)

Ätiologie

- **Vit.-D-Stoffwechselstörung:** mit sek. Hyperparathyreoidismus (▶ 12.3.1) bei chron. Niereninsuff. (▶ 9.8.4), Malassimilationssy. (▶ 7.6.11), Cholestase, Sprue, unter antikonvulsiver Ther., bei Mangel an Sonnenlicht (gestörte Bildung von Vit. D_3,, häufig!) oder Mangelernährung (führt bei Kindern zu Rachitis), selten bei Leberzirrhose (gestörte Hydroxylierung von Vit. D_3)

- **Akute Pankreatitis** (▶ 7.5.1): Mechanismus ist möglicherweise eine Sequestration von Kalk ins Abdomen (umstritten)
- **Hypoparathyreoidismus** (▶ 12.3.2): nach Strumektomie bzw. Parathyreoidektomie, nach Radiojodther., durch Hämochromatose, Autoimmunprozesse, PO_4^{2-} gleichzeitig ↑
- **Hypalbuminämie:** z. B. bei Leberzirrhose (▶ 8.5), nephrotischem Sy. (▶ 9.5.6), Malassimilationssy. (▶ 7.6.11)
- **Polyurische Phase des ANV** (▶ 9.8.1): renaler Ca^{2+}-Verlust und Diuretika-Ther.
- **Hyperphosphatämie:** (Ausfällung von Kalziumphosphat) bei terminaler akuter oder chron. Niereninsuff., bei massivem Zellzerfall (z. B. Sepsis, schwere Verbrennung, Tumorzerfall, Leukämiether.)
- **Hypomagnesiämie** (▶ 10.4.1): beeinträchtigte PTH-Sekretion
- **Massentransfusion:** hohe Zitratzufuhr → Zitrat bindet Ca^{2+}
- **Vermehrter Ca^{2+}-Bedarf:** in Schwangerschaft, Stillzeit, Pubertät, aber auch bei Beginn der Ther. einer Osteomalazie mit Vit. D („Rekalzifizierungstetanie").

> Bei Hypalbuminämie (z.B. nephrotisches Syndrom, Lerberzirrhose) kann das Gesamtkalzium bei normalem ionisiertem Ca^{2+} erniedrigt sein.

Klinik
- **Akut:** Tetanie (▶ 10.1.4), zerebraler Krampfanfall, Parästhesien (perioral, Hände u. Füße), Hyperreflexie, Synkope, verlängerte QT-Zeit, Arrhythmien
- **Chronisch:** ektodermale Sympt. wie trophische Hautstörungen (trocken, rissig), Alopezie, Nagelquerrillen, Katarakt. Außerdem Diarrhö, Herzinsuff., Osteomalazie (▶ 11.10.2), bei Niereninsuff. als renale Osteopathie

Diagnostik
- **Labor:** Krea, E'lyte, AP, Phosphat, Albumin, BGA –Alkalose? (ionisiertes Ca^{2+}), ggf. PTH und Vit.-D-Metaboliten
- **EKG:** QT-Verlängerung, HRS

Therapie Grunderkr. behandeln. Bei chron. Verlauf:
- Ca^{2+}-reiche Nahrung mit Milchprodukten. 1 l Milch enthält etwa 1 g Ca^{2+}.
- Ca^{2+}-Brausetabletten bis 2 g/d p. o. Bei Hypoparathyreoidismus (▶ 12.3.2) oft erheblicher Ca^{2+}-Bedarf („hungry bone").
- Bei Rachitis bzw. V. a. Vit.-D-Mangel orale Substitution, z. B. Colecalciferol 1 × 0,5 mg/d (= 20 000 I. E.) p. o. über 5–10 d, danach Erhaltungsther., z. B. 1 × 0,5 mg/Woche
- Bei Niereninsuff. Kalzitriol 0,25 µg/d p. o.. **Cave:** Ca^{2+}-Kontrollen, Gefahr der Hyperkalzämie!

> **Hypokalzämische Krise**
> - **Klinik:** Ca^{2+} < 1,3 mmol/l oder neurologische Sympt.
> - **Vorgehen:**
>   - Langsame Infusion von 10 % Ca^{2+}-Glukonat (z. B. in Glukose 5 %), bis Klinik rückläufig. Laborkontrolle! (**Cave:** bei digitalisierten Pat. nie Ca^{2+} i. v.!)
>   - Ggf. Mg^{2+} substituieren (▶ 10.4.1)

10.3.3 Hyperkalzämie (Ca^{2+} > 2,6 mmol/l)

Ätiologie

- **Maligne Erkr.:** osteolytische Metastasen (z. B. Mamma-Ca, Prostata-Ca), paraneoplastisch (z. B. Bronchial-Ca, Nierenzell-Ca), Knocheninfiltration durch hämatolog. Systemerkr. (v. a. Plasmozytom), prim. Knochentumoren
- **Knochenabbau:** Immobilisation, Paget-Krankheit (▶ 11.10.3)
- **Endokrin:** meist prim. Hyperparathyreoidismus (▶ 12.3.1), Hyperthyreose (▶ 12.1.6), Addison-Krankheit (▶ 12.2.3).
- **Granulomatöse Erkr.:** Sarkoidose, Tbc (vermutlich vermehrte Produktion von Kalzitriol in Granulomen)
- **Iatrogen:** Vit.-D-Vergiftung, Thiazide, Lithium, Kationenaustauscher (metabolische Alkalose), Milch-Alkali-Sy., Vit. A, Östrogene, Androgene, Tamoxifen in der Tumorther.
- **Pseudohyperkalzämie** durch zu langes Stauen!

Klinik

Oft asympt. Zufallsbefund

- Typische Trias: Schwäche, Exsikkose, Erbrechen
- Neuromuskulär: Muskelschwäche, Hyporeflexie, organische Psychose, Depression, Somnolenz bis Koma
- Herz: Arrhythmien (eher bradykard bis Herzstillstand), verstärkte Digitaliswirkung
- GIT: Appetitlosigkeit, Übelkeit und Erbrechen, Verstopfung, Gewichtsverlust, Ulkuskrankheit (insb. bei Hyperparathyreoidismus), Pankreatitis
- Niere: Nephrolithiasis und Nephrokalzinose, Diabetes insipidus mit Polyurie und Polydipsie. Bei hyperkalzämischer Krise ANV
- Verkalkungen von Weichteilen und periartikulär

Diagnostik

- **Labor:** Krea, E'lyte, Phosphat, AP, E'phorese, BB, BSG, ggf. PTH, Vit.-D-Metaboliten (keine Routinediagn.)
- **EKG:** QT-Verkürzung, bradykarde HRS, ggf. digitalistypische Veränderungen verstärkt
- **Rö-Thorax:** z. B. Tbc, Sarkoidose, Bronchial-Ca
- **Sono:** Leber-, Lk-Metastasen, Nierentumor, Nebenschilddrüsenadenom
- Bei Frauen Mammografie und gyn. Untersuchung, bei Männern PSA, rektale Untersuchung (Prostata-Ca)

Therapie

- Grundkrankheit behandeln (z. B. Parathyreoidektomie bei pHPT).
- Chron. Verlauf bei Vit.-D-Intox., Sarkoidose, Tbc: kalziumarme Kost, v. a. Milchprodukte meiden, Glukokortikoide, z. B. Prednison 1–4 × 5–25 mg/d
- Bisphosphonate, z. B. Etidronsäure, Risedronsäure, Alendronat
- Ggf. Flüssigkeitsdefizit ausgleichen (NaCl-Lsg. 0,9 %)
- Ggf. forcierte Diurese (s. u., aber Thiaziddiuretika absetzen, sie erhöhen Ca^{2+}-Spiegel!)

Hyperkalzämische Krise

- **Klinik:** Ca^{2+} > 3,5 mmol/l oder Sympt.: schnelle Entwicklung von Polyurie und Polydipsie, Exsikkose mit Fieber, Erbrechen, hämorrhagischer Pankreatitis (~ 20 %), Verwirrtheit, Somnolenz bis Koma, Herzstillstand.

- **Vorgehen:**
  - **Rehydrierung und forcierte Diurese:** Furosemid 40–120 mg i. v., Flüssigkeitsersatz z. B. mit NaCl 0,9 % und Kaliumzusatz (Serum-E'lyte inkl. Mg^{2+} kontrollieren, pos. Bilanz, ZVD)
  - **Bisphosphonate:** z. B. Pamidronsäure. Dosis abhängig vom Kalziumwert, z. B. Serum-Ca 3,0 mmol/l → 30 mg Pamidronat in 250 ml NaCl 0,9 % über 2 h als einmalige Infusion. **KI:** Niereninsuff. mit Krea > 200 µmol/l, Schwangerschaft
  - **Kalzitonin:** 4 IU/kg KG s. c. alle 12 h. Variable Wirkung: Tachyphylaxie. **Cave:** anaphylaktische Reaktionen
  - **Glukokortikoide:** Prednisolon ~ 100 mg/d i. v. Bei Unwirksamkeit evtl. Mithramycin max. 2 × 25 µg/kg KG über 6 h i. v. **Cave:** Zytostatikum
  - **Hämodialyse** gegen kalziumarmes Dialysat. Schnell wirksam, aber auch schnelle Rückverteilung aus dem Gewebe

10.3.4 Hyperphosphatämie (PO_4^{3-} > 1,45 mmol/l)

Ätiologie
- Chron. und ANV (90 % d. F.)
- Massiver Zellzerfall (Tumorlyse, Leukämie unter Ther., Rhabdomyolyse u. a.)
- Vit.-D-Intox.
- Hypoparathyreoidismus, Akromegalie, Hyperthyreose
- Pseudohyperphosphatämie (durch Paraproteine bedingte Falschmessung)

Klinik
- Gelenk- und Weichteilkalzifikationen durch Ausfällung von Kalziumphosphat
- Zunehmende Gefäßverkalkung

Diagnostik
- **Labor:** E'lyte, Ca^{2+}, PO_4^{3-}, Krea, PTH, Vit. D
- **Röntgen:** bei überwärmten oder schmerzhaften Gelenken → Kalzifikationen?

Therapie
- Grunderkr. behandeln
- Phosphatarme Kost: wenig Wurst und Fleisch, bestimmte Käsesorten meiden
- Orale Phosphatbinder, z. B. Kalziumkarbonat zu den Mahlzeiten

10.3.5 Hypophosphatämie (PO_4^{3-} < 0,89 mmol/l)

Ätiologie
- **Transmineralisation:** häufigste Ursachen sind respir. Alkalose und Refeeding-Sy. (Kaloriengabe nach Hungerperiode). Selten Behandlung diabetische Ketoazidose, Hungry-Bone-Sy. nach Parathyreoidektomie (gleichzeitiger Ca^{2+}-Abfall hypokalzämische Krise)
- **Erhöhte renale Ausscheidung:** prim. Hyperparathyreoidismus, Vit.-D-Mangel, Fanconi-Sy. (renal-tubuläre Störung), Azetazolamid

Klinik Wegen mangelhafter ATP-Bereitstellung vor allem Gewebe mit hohem Energiebedarf betroffen: Kardiomypathie/Herzinsuff., neuromuskuläre Schwäche, Rhabdomyolyse, Ateminsuff., Parästhesien, Tremor, Bewusstseinsveränderungen, Hämolyse, Infektanfälligkeit.

Diagnostik E'lyte, Ca^{2+}, PO_4^{3-}, BGA, Krea, PTH, Kalzium und Phosphat i. U.

Therapie Ab PO_4^{3-} < 0,3 mmol/l oder Sympt. der Hypophosphatämie orale Phosphatsubstitution 1 200–1 500 mg/d, falls nicht möglich, i. v. Gabe, z. B. K_2PO_4 0,1 ml/kg KG/h, Überprüfung der PO_4^{3-}-Serumkonz. alle 6 h. **Cave** bei Niereninsuff.!

10.4 Magnesiumhaushalt

10.4.1 Hypomagnesiämie (Mg^{2+} < 0,7 mmol/l)

Ätiologie

- **GIT:** verminderte Aufnahme bei Diarrhö, rezid. Erbrechen, Malabsorptionssy. (▶ 7.6.11), akuter Pankreatitis (▶ 7.5.1)
- **Renal:** vermehrte Ausscheidung bei polyurischer Phase des ANV (▶ 9.8.1), chron. Niereninsuff. (▶ 9.8.4) mit verminderter tubulärer Rückresorption, Diuretika, osmotischer Diurese (z. B. bei Diab. mell.), Hyperaldosteronismus (▶ 12.2.4), Hyperparathyreoidismus (▶ 12.3.1), Hyperthyreose, maligner osteolytischer Erkr., Phosphatmangel, einigen Zytostatika (z. B. Ifosfamid, Cisplatin)
- **Mangelernährung:** z. B. bei parenteraler Ernährung, Alkoholmissbrauch
- **Vermehrter Bedarf:** z. B. Schwangerschaft

Klinik

- **Kardial:** HRS, z. B. VES, supraventrikuläre und ventrikuläre Tachykardien (typisch: Torsade-de-Pointes-Tachykardie), Angina pect., Digitalisempfindlichkeit ↑
- **Muskulär:** Tetanie, Darmspasmen als Ausdruck der erhöhten neuromuskulären Erregbarkeit
- **Zerebral:** bei schwerem Mangel hirnorganisches Psychosy. (HOPS), Somnolenz bis Koma, zerebrale Krampfanfälle
- **Symptome der Hypokalzämie** (▶ 10.3.2), da normale Nebenschilddrüsenfunktion gehemmt

Diagnostik Serumkonz. von Mg^{2+}, Ca^{2+} und K^+. Mg^{2+} im 24-h-Urin → bei > 1 mmol/d renaler Verlust wahrscheinlich.

Therapie

Besonders wichtig bei kardialer Vorerkr., z. B. bei akutem Myokardinfarkt und bei digitalisierten Pat. Vorsicht bei fortgeschrittener Niereninsuff.!

- **Chron. Mangel:** magnesiumhaltige Nahrung (z. B. Obst, Nüsse, Gemüse), alternativ Magnesiumsalze (z. B. 10–25 mmol/d)
- **Akute sympt. Hypomagnesiämie:** Magnesiumsulfat 10 % 20 ml (8 mmol Mg^{2+}) in 100 ml Glukose 5 % über 10–20 Min. i. v., anschließend etwa 10 mmol Mg^{2+}/24 h als Dauerinfusion

10.4.2 Hypermagnesiämie (Mg^{2+} > 1,1 mmol/l)

Häufig zusätzlich Hyperkaliämie (▶ 10.2.3).

Ätiologie Meist Folge einer (akuten oder chron.) Niereninsuff. V. a. iatrogene Magnesiumzufuhr bei Nierenfunktionseinschränkung z. B. in bestimmten Antazida, Laxanzien und Dialyseflüssigkeiten. Selten bei Addison-Krankheit, Cushing-Krankheit, Rhabdomyolyse, Eklampsie oder Hypothyreose, bei Ther. mit Lithium oder Zytostatika.

Klinik

- **Geringe Hypermagnesiämie:** Obstipation, Übelkeit und Erbrechen sowie Muskelschwäche und Störung der kardialen Erregungsleitung v. a. im AV-Knoten
- **Ausgeprägte Hypermagnesiämie:** paralytischer Ileus, RR-Abfall bis zum Schock, Herzstillstand, Atemlähmung, Koma

Therapie Wie bei Hyperkaliämie (▶ 10.2.3) mit Glukose und Insulin (Verschiebung von Mg^{2+} nach intrazellulär), Kalziumglukonat i. v. (Antagonisierung der Magnesiumwirkung). Ggf. Dialyse.

10.5 Säure-Basen-Haushalt

10.5.1 Grundlagen

▶ Abb. 10.3

- **Blut-pH** relativ konstant zwischen 7,35 und 7,45
- **Säureüberschuss:** Regulation durch Pufferung und Ausscheidung (s. u.)
- **Bikarbonat** wichtigstes Puffersystem im Blut (ca. 75 % der Ges.-Pufferkapazität)

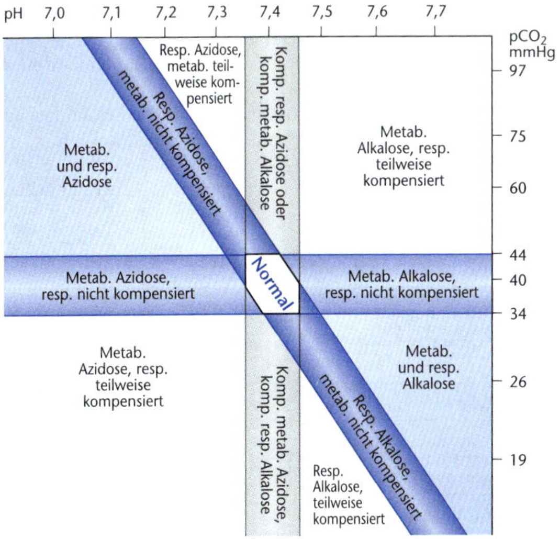

Abb. 10.3 Säure-Basen-Nomogramm [L106]

10

- **Regulation:**
  - Lunge: Abatmen von CO_2 (Säureäquivalent).
  - Leber: Metabolisierung von Ammonium-Ionen und Bikarbonat zu renal ausscheidbaren Substanzen.
  - Nieren: meist Rückresorption von Bikarbonat, Ausscheidung von Harnstoff und Ammonium-Ionen.
  - ! Die pulmonale Regulation greift schneller als die hepatische und renale Regulation.
- **Transmineralisation:** durch Kopplung von H^+- und K^+-Ionentransport enger Zusammenhang mit Kaliumhaushalt.

Einteilung von Säure-Basen-Störungen

- **Dekompensierte S.:** pH-Wert hat den Normbereich (s. o.) verlassen.
- **Kompensierte S.:** pH liegt (noch) im Normbereich, die Störung ist an den kompensatorischen Abweichungen von Basenüberschuss und Standardbikarbonat (s. u.) zu erkennen.
- **Metabolische S.:** Es fallen vermehrt Säure- oder Basenäquivalente aus dem Stoffwechsel an, oder die Regulationsfähigkeit von Leber oder Niere ist gestört. Die Kompensation erfolgt über die Lunge.
- **Respiratorische S.:** Die prim. Störung liegt im Bereich der Lunge, Retention von CO_2 bei z. B. respir. Globalinsuff. führt zu respir. Azidose, Kompensation über „metabolische Organe" Leber und Niere.

Diagnostik

- Blutgasanalyse mit pO_2, pCO_2, pH, BE oder Standardbikarbonat aus arterialisiertem Kapillarblut (Fingerbeere, Ohrläppchen) oder aus art. Blut (▶ Tab. 10.4):
  - pH: kompensierte oder dekompensierte Störung (s. o.)?
  - Standardbikarbonat: wesentliches Maß des Bikarbonatpuffers
  - Base Excess (BE): Abweichung der Ges.-Pufferbasen vom Normalwert
  - pO_2 und pCO_2 sind die wichtigsten respir. Regelgrößen
- Serum-E'lyte: K^+ i. S. gegenläufig zu H^+-Konz. verändert
- Laktat im Plasma bei anaerobem Stoffwechsel (Schock, Myokardinfarkt) oder Lebererkr. ↑ (Laktatazidose ▶ 10.5.2)
- pH im Urin: Bei normaler Nierenfunktion ist der Urin bei Azidose sauer, bei Alkalose alkalisch (Ausnahme z. B. renal-tubuläre Azidose)
- Ketonkörper i. U.: bei Ketoazidose (▶ 10.5.2) ↑
- Anionenlücke: wesentlich zur Differenzierung metabolischer Azidosen (▶ 10.5.2)

Tab. 10.4 Blutgasanalyse (BGA, ▶ 6.2.4)

	pH	pCO_2 (mmHg)	Bikarbonat (mmol/l)	BE (mmol/l)
Normwerte	7,36–7,42	36–44	22–26	–2 bis +2
Metabolische Azidose	↓ oder ↔	↔ oder ↓	↓	Neg.
Metabolische Alkalose	↑ oder ↔	↔ oder ↑	↑	Pos.
Respiratorische Azidose	↓ oder ↔	↑	↔ oder ↑	Pos.
Respiratorische Alkalose	↑ oder ↔	↓	↔ oder ↓	Neg.

Faustregel: Metabolisch Miteinander. Bei metabolischen Störungen verändern sich pH, Bikarbonat/BE und pCO_2 stets gleichsinnig!

10.5.2 Metabolische Azidose

Ätiologie

- **Additionsazidose:** durch vermehrten Anfall von Säuren, z. B. als Laktat- oder Ketoazidose
- **Retentionsazidose:** bei Niereninsuff. durch mangelnde Ausscheidung von Säuren, renal-tubuläre Azidose Typ1 u. 4
- **Subtraktionsazidose:** Bikarbonatverlust bei Diarrhöen und bestimmten Fisteln, aber auch bei einigen Nierenerkr., der zum Überwiegen von Säuren führt, renal-tubuläre Azidose Typ 2

$Na^+ - (HCO_3^- + Cl^-)$ = Anionenlücke
- **Normalwert** 8–16 mmol/l. Entspricht den normalerweise nicht gemessenen Anionen wie Albumin, Sulfaten und Phosphaten.
- **Vergrößerung** durch zusätzliche Säuren wie Laktat oder Ketonkörper (metabolische Azidose).

Ausnahmen: normale Anionenlücke bei Zufuhr chloridhaltiger Säuren (z. B. HCl oder Ammoniumchlorid), bei Bikarbonatverlust (Subtraktionsazidose) steigt kompensatorisch das Chlorid an, die Anionenlücke bleibt normal.

- **Ursachen bei vergrößerter Anionenlücke:**
  - **Laktatazidose:** Gewebshypoxie durch Kreislaufversagen, respir. Insuff. (nicht verwechseln mit respir. Azidose bei Hyperkapnie, ▶ 10.5.4), schwere Anämie. Auch bei Leberzerfall, Leukämie, Pankreatitis, Sepsis
  - Ketoazidose: diab. Koma (v. a. Typ I), Hunger, Alkoholismus
  - Nierenversagen, Urämie
  - Medikamentös: Biguanide, Thiazolidine, Zidovudin
  - Intox. (ggf. mit Laktat- oder Ketoazidose): z. B. ASS, Natriumnitroprussid, Alkohole (Ethanol, Methanol, Ethylenglykol), Biguanide, Kohlenmonoxid

Azidose mit vergrößerter Anionenlücke: Merkwort LAKMUS (**L**aktat, **A**cetylenglykol, **K**etone, **M**ethanol, **U**rämie, **S**alizylate).

- **Ursachen bei normaler Anionenlücke:**
  - Diarrhö, Fisteln (auch iatrogen, z. B. Ureterosigmoidostomie)
  - Transmineralisation bei Hyperkaliämie
  - Azetazolamidther.
  - Renal-tubuläre Azidose (bestimmte Formen)
  - Hyperchlorämische Azidose durch zu rasche Infusion von NaCl 0,9 % (ab 2 000 ml)

Klinik

- Tiefe, später auch beschleunigte Atmung (Kußmaul-Atmung)
- Vasodilatation mit warmer, geröteter Haut, Hypotonie bis hin zum Schock
- Entwicklung einer Herzinsuff., Hypotonie
- Verminderte Wirkung von Katecholaminen (endogen, ther.) auf Herz und Gefäße
- HOPS, Somnolenz bis Koma
- Hyperkaliämiezeichen, z. B. HRS

Therapie Grundkrankheit behandeln! Sympt. Ther. mit Natriumhydrogencarbonat p.o. oder i.v., z. B. 1–5 g p.o. bei renaler Azidose.

> Die Notfallther. bei akuter metabolischer Azidose ist die Notfallther. der zugrunde liegenden Ursache! Die Gabe von Natriumhydrogencarbonat 8,4 % i. v. gilt als Ultima Ratio.

10.5.3 Metabolische Alkalose

Ätiologie

- Meist mit Volumenmangel („salzsensitiv", d. h. durch Gabe von NaCl 0,9 % therapierbar, s. u.): Magensaftverlust (Säureverlust) durch Erbrechen, Absaugen, Diarrhö, durch Cl^--Verlust z. B. infolge Laxanziengabe, Mukoviszidose. Vermehrte renale H^+-Ionenausscheidung bei forcierter Diurese
- Ohne Volumenmangel („salz**in**sensitiv"): bei Conn-Sy. und Cushing-Sy. (mineralokortikoide Wirkung!)
- Bikarbonatzufuhr, Posthyperkapnie, Zitratzufuhr (Blutkonserven), maligne Hypertonie und Nierenarterienstenose (Reninwirkung), Magnesiumverlust, Bartter-Sy. (Salzverlustniere). Hypokaliämie

Klinik Verwirrtheit, Somnolenz, Koma, Durst, Tetanie, Darmatonie, Hypoventilation, HRS. Die Sympt. überschneiden sich meist mit den Zeichen der begleitenden Hypokaliämie (▶ 10.2.2), des Volumenmangels sowie des verminderten ionisierten Kalziums (▶ 10.3.2).

Therapie

- Grundkrankheit behandeln, ggf. Diuretika absetzen
- Volumenmangel bei salzsensitiven Formen mit NaCl 0,9 % ausgleichen, Kalium oral substituieren (▶ 10.2.2)
- Kaliumsubstitution i. v. bei schweren Formen
- Spironolacton 2 × 100 mg/d i. v. bei Mineralokortikoidexzess. **Cave:** bei Niereninsuff. K^+-Kontrolle
- Evtl. Azetazolamid bei Posthyperkapnie, bei Bartter-Sy. evtl. Indomethazin
- Nur bei Versagen HCl oder L-Argininhydrochlorid über ZVK langsam i. v., z. B. 50 mmol HCl auf 500–1 000 ml NaCl 0,9 %. **Cave:** Hyperkaliämie

10.5.4 Respiratorische Azidose

Ätiologie Alveoläre Hypoventilation mit CO_2-Retention (immer Hyperkapnie!).

- Ventilationsstörung: obstruktiv (z. B. Asthma bronchiale, Trachealstenose) oder restriktiv (z. B. schwere Pneumonie, ARDS, schwere Kyphoskoliose)
- Bei Insuff. der Atemmuskulatur aufgrund Erkr. peripherer Nerven oder Muskeln (z. B. Myasthenia gravis, Guillain-Barré-Sy., Poliomyelitis, Muskelatrophien) oder reflektorisch bei Schmerzen
- Zentralnervös: Störungen des Atemzentrums, z. B. ischämisch, durch Blutung oder Medikamente, z. B. Morphin, Barbiturate, Benzodiazepine, Antidepressiva

Klinik

- Oft überlagert mit Zeichen der Hypoxie (Atemnot, Zyanose, evtl. HRS) und Hyperkaliämie (▶ 10.2.3).

- Ansonsten wie metabolische Azidose (▶ 10.5.2), die sich als Laktatazidose bei Hypoxie zusätzlich entwickeln kann.
- CO_2-Narkose mit Tremor, HOPS und Somnolenz bis Koma durch Hyperkapnie.
- Bei chron. Ventilationsstörung mit chron. Hypoxie auch z. B. Polyglobulie, Trommelschlägelfinger.

Therapie Behandlung der Atemstörung. Beatmung (▶ 3.3) bei pH < 7,2 oder Zeichen der CO_2-Narkose. Bei chron. respir. Azidose pCO_2 nicht zu schnell absenken, da sich sonst wegen der begonnenen metabolischen Kompensation eine metabolische Alkalose entwickelt. Bikarbonat ist bei isolierter respir. Azidose kontraindiziert.

10.5.5 Respiratorische Alkalose

Ätiologie

- Immer Hyperventilation, oft bei Angst- oder Erregungszustand („psychogene Hyperventilation") oder Schmerz. Gelegentlich in der Schwangerschaft
- Häufig auch „Bedarfshyperventilation" bei respir. Partialinsuff. (Lungenödem, Lungenembolie, Fibrose, Aufenthalt in großen Höhen)
- Seltener bei ZNS-Erkr., durch Toxine bei Leberzirrhose oder bei gramneg. Sepsis, bei leichter Intox. mit ASS (durch Stimulation des Atemzentrums, bei schwerer Intox. überwiegt die metabolische Azidose).

> **!** Circulus vitiosus: respir. Alkalose → Bronchokonstriktion → gesteigerte Hyperventilation.

Klinik

- Angst, Atemnot **ohne** Zyanose (Ausnahme: respir. Insuff.)
- Zerebrale Minderperfusion mit HOPS durch pCO_2-Abfall
- Tetanie (▶ 10.1.4) durch Senkung des ionisierten Serum-Kalziums
- Zeichen des Kaliummangels (▶ 10.2.2) durch Transmineralisation

Therapie Ther. der Grunderkr., z. B. Beseitigung der Atemstörung oder Schmerzther. Bei „psychogener" Störung Beruhigung, Plastikbeutelrückatmung. Evtl. Sedierung, z. B. Midazolam 2–5 mg i. v. Keine Kalziumgabe erforderlich.

11 Rheumatische Erkrankungen

Matthias Braun

11.1 Leitsymptome und ihre Differenzialdiagnosen

11.1.1 Gelenkschmerz

- **Arthralgie:** Gelenkschmerz. Schmerzhafter Reizzustand ohne Flüssigkeitsexsudation (z. B. durch mechanische Überlastung).
- **Arthritis:** entzündliche Gelenkschwellung durch flüssigkeitsproduzierende Gelenkinnenhautveränderung (Synovitis).

Anamnese

- **Wann tut es weh?** Ruhe- und Nachtschmerz (entzündlich), bei Bewegungsbeginn (Anlaufschmerz) und nach Belastung (degenerativ)
- **Wo ist der Schmerz genau lokalisiert?** Artikulär = im Gelenk, periartikulär = Weichteile in Gelenknähe
- **Lindert Wärme oder Kälte den Schmerz?** Linderung durch Wärme bei degenerativer, durch Kälte bei entzündlicher Erkr.
- **Betroffene Gelenke?** Befallsmuster auch aus der Vorgeschichte erfragen:
  - Mittel- und Grundgelenke Hände/Füße: meist rheumatoide Arthritis (RA)
  - Tief sitzender Kreuzschmerz (Sakroiliakalgelenk) bei Spondyloarthritis (▶ 11.4)
  - Gelenke untere Extremität: bei Spondyloarthritis
  - Schmerzhafte Daumensattel- und Fingerendgelenke: meist Arthrose
  - Großzehengrundgelenk: typisch für Gicht
- **Morgensteifigkeit** im betroffenen Gelenk? Wie lange dauert sie? Bei Arthritis > 1 h, bei Arthrose meist < 5 Min. („Anlaufschmerz“)
- **Fieber bei Krankheitsbeginn?** → bakt. Arthritis (▶ 11.5.3)
- **Bauchschmerzen, akute oder chron. Durchfallerkr.?** V. a. reaktive Arthritis bei Darminf. durch Salm., Yersinien, Campylobacter, Shigellen, Begleitarthritis bei Enteritis regionalis Crohn, Colitis ulcerosa (▶ 7.6.9)
- **Hautveränderungen:** z. B. Erytheme, Ulzerationen bei Vaskulitis (▶ 11.6), Psoriasis (▶ 11.1.2), Raynaud-Sy. bei Kollagenosen (▶ 11.6)
- **Augenentzündung:** Sicca-Sympt. bei Sjögren-Sy. (▶ 11.6.3), Skleritis und Episkleritis bei Kollagenosen und Vaskulitiden, Konjunktivitis bei Reiter-Sy. und Gonokokkenarthritis, Iritis und Iridozyklitis bei Spondyloarthritis, Still-Sy. und Behçet-Krankheit
- **Akute Sehverschlechterung:** Arteriitis temporalis, Iridozyklitis bei Spondyloarthritis
- **Harnröhrenentzündung:** posturethritische Arthritiden (reaktive Arthritis ▶ 11.4.3), bakt. Urethritis (Gonorrhö ▶ 17.2.10)
- **Akute Arthritis** bei Adipositas, nach Alkoholgenuss oder Fasten → Gichtanfall
- **Medikamentenanamnese:** antirheumatische Medikation (z. B. „Basisther.“)
- **Familiäre Belastung:** Bechterew-Krankheit (▶ 11.4.1), RA (▶ 11.3), Gicht, Psoriasis-Anamnese (Pat. selbst oder Verwandte 1. Grades)

Differenzialdiagnosen ▶ Tab. 11.1

Tab. 11.1 Differenzialdiagnostik des Gelenkschmerzes

	Degenerativ	Entzündlich
Schmerzcharakter	Anlaufschmerz (< 5 Min.), zunehmender Belastungsschmerz	Ruhe-, Dauer-, Nachtschmerz
Gelenkschwellung	Selten, meist erst nach Belastung	Immer vorhanden, spontan auftretend
Verlauf	Langsam progredient	In Schüben
Labor	Normal	Meist BSG ↑, CRP ↑
Röntgen (▶ 11.2.4)	Mäßige Verschmälerung des Gelenkspalts, Osteophyten, subchondrale Knochensklerosierung, Geröllzysten	Gelenknahe Knochendemineralisation, starke Gelenkspaltverschmälerung subchondrale Zysten, Erosionen. Später Subluxationen, knöcherne Ankylose
Synovialflüssigkeit	Zellzahl ≤ 2000/µl, Leukozyten 10–20 %, gelb und klar, zähflüssig, muzinreich, eiweißarm (< 35 g/l)	Zellzahl 5000–50000/µl, Leukozytenanteil 50–75 %, klar oder trüb, dünnflüssig (wenig Muzin), eiweißreich (> 35 g/l)

Degenerative Gelenkerkrankungen

- **Sehr häufig:**
  - **Arthrosis deformans:** Pat. > 50 J., Befall großer, tragender Gelenke, bei Frauen auch kleine Fingergelenke (▶ 11.7.1)
- **Selten:**
  - **Diabetische Arthropathie** (▶ 16.1.2): Sehnenkontrakturen, Faszienverdickung insb. der Hände (Cheiropathie), schmerzarme Vorfußdeformität mit Subluxationen oder neuropathische Arthropathie
  - **Hämochromatose** (▶ 13.2.7): Arthropathie in 50 %, typischerweise symmetrischer Befall der Fingergrundgelenke II und III, auch Handgelenk, Fingermittelgelenke, Knie, Rö: wie Arthrose
  - **Arthropathie bei Hämophilie A und B** (▶ 13.7.1): durch intraartikuläre Spontanblutungen schwere Knorpeldestruktion und Bandinstabilität, insb. im Kniegelenk.
  - **Aseptische Knochennekrose:** Verlauf über mehrere Jahre, Schmerz durch statische Belastung und Muskelzug verstärkt, z. B. Lunatummalazie (z. B. Presslufthammerarbeiter!). Diagn.: Rö, Skelettszinti, MRT

Chronische entzündliche Gelenkerkrankungen

- **Häufig:**
  - **Rheumatoide Arthritis** (RA, ▶ 11.3): Morgensteifigkeit, Finger- und Zehengrund- sowie Fingermittelgelenke meist zuerst befallen, Rheumaknoten, später ulnare Deviation, Gelenkdeformierungen
  - **Spondylarthritiden:** Psoriasisarthritis, enteropathische Arthritis (▶ 11.4.4), Bechterew-Krankheit (▶ 11.4.1), reaktive Arthritis (▶ 11.4.3). Beginn im 25.–30. Lj. Frühmorgendliche, tief sitzende Kreuzschmerzen (Sakroiliitis) und Arthritis meist der unteren Extremitäten

11

Die neue Nomenklatur unterscheidet axiale- und nicht-axiale Spondylarthritiden. Diese Gruppe entzündlich-rheumatischer Erkr. hat folgende Gemeinsamkeiten:
- Häufig Sakroiliitis, entzündliche WS-Veränderungen, asymmetrische Arthritis, v. a. der unteren Extremität
- Häufig HLA-B27-pos., RF-, Anti-CCP, ANA-neg.
- Evtl. extraartikulärer Befall (je nach Subtyp)

- **Weniger häufig:**
  - **Löfgren-Sy.:** akute Sarkoidose (▶ 6.4.2) bei meist jüngeren Frauen mit Arthritis (oft Sprunggelenk), begleitend Erythema nodosum, Husten, Fieber.
- **Selten:**
  - **Systemischer Lupus erythematodes** (SLE, ▶ 11.6.1): oft F < 45 J. Arthritis bzw. Arthromyalgie in 90 %, dazu Haut- und Nierenbeteiligung, Pleura- und Perikardergüsse, Fieber
  - **Systemische Sklerose** (▶ 11.6.2): Raynaud-Sy., Nekrosen an Fingern („Rattenbissnekrosen"), Schluckbeschwerden, später Sklerodaktylie, Lungenfibrose, renaler Hypertonus
  - **Systemische Vaskulitiden:** z. B. Granulomatose mit Polyangiitis (▶ 11.6.10). Trias Lungen-, Nieren- und HNO-Beteiligung

Infektiöse Gelenkerkrankungen

- **Aseptisch:**
  - **Reaktive Arthritis** (▶ 11.4.3): häufig. Postinfektiöse Arthritis nach Inf. mit Yersinien (Y. enterocolitica und Y. pseudotuberculosa), Shigellen, Salm., C. trachomatis und pneumoniae und C. jejuni. Zuerst Inf., nach einer Latenz von einigen Tagen bis Wo. Oligoarthritis, bevorzugt untere Extremität (z. B. Knie, Sprunggelenk), Sakroiliitis. Mit extraartikulärer Beteiligung → Reiter-Sy. (Trias: Konjunktivitis, Arthritis, Urethritis)
  - **Lyme-Arthritis** (▶ 11.5.2): Mon. bis J. nach Borrelieninf. (▶ 17.2.3), durch Zeckenbiss Mono-/Oligoarthritis (häufig: Knie). Zusätzlich evtl. Myokarditis, Acrodermatitis chronica atrophicans und Polyneuromeningitis.
  - **Rheumatisches Fieber** (▶ 11.5.1): sehr selten. Kinder und Jugendliche, „wandernde" Polyarthritis und Endokarditis bis 4 Wo. nach Streptokokken-Angina
- **Septisch:**
  - **Bakt. Arthritiden** (▶ 11.5.3): meist monoartikulär an großen Gelenken. Prädisponierende Faktoren sind Trauma, intraartikuläre Injektion, immunsuppressive Ther., miliare Tbc, Gelenkprothesen. Starke Schmerzen, Fieber und Entzündungszeichen
  - **Virale Arthritiden** (▶ 11.5.4): polyartikulär, häufig Exanthem, meist milder Verlauf, selbstlimitierend.

Metabolische Gelenkerkrankungen

- **Gichtanfall** (▶ 16.3.2): meist Männer > 40 J., akut schmerzhaftes, gerötetes und geschwollenes Großzehengrundgelenk
- **Chondrokalzinose** (▶ 16.3): meist chron. Verlauf, aber auch akuter Schub möglich („Pseudogicht"). Exsudative Monarthritis (meist am Knie), selten polyartikulär

Diagnostik

- **Basisdiagnostik:**
  - Anamnese (▶ 11.2.1), Schmerzanamnese (▶ 11.1.1)
  - Körperliche Untersuchung (▶ 11.2.2) Gelenke: derb/weich geschwollen, Bewegungseinschränkungen
  - Labor (▶ 20, ▶ 11.2.3)
  - Röntgen: Rö-Thorax, Rö der betroffenen Gelenke, ggf. MRT (z. B. Sakroiliakalgelenk)
  - Gelenksono: Lokalisierung und Ausmaß der Entzündungsreaktion (Gelenk, Sehnenscheiden, Bursa, Synovialisverbreiterung, Baker-Zyste)
  - Skelettszinti: Mehrbelegung arthritischer Gelenke
  - Synoviaanalyse: entzündlicher oder nichtentzündlicher Erguss, diagn. beweisend bei Kristallnachweis (z. B. Gicht, Chondrokalzinose), Keimnachweis (septische Arthritis)
- **Weiterführende Diagnostik:**
  - V. a. postinfektiöse Genese: Erregerdiagn., Serologie (▶ 11.2.3)
  - V. a. Kollagenosen, pos. ANA: erweiterte AK-Diagn. (▶ 11.2.3)
  - V. a. Vaskulitis: ANCA, ggf. Histologie
  - V. a. eitrige Arthritis: Gelenkpunktion und Erregerdiagn. (Kulturen)

11.1.2 Hautveränderungen und Knoten

Hautveränderungen und -knoten können auf eine rheumatologische Systemerkr. hinweisen.

Hautveränderungen

- Psoriasis an Haut (bes. Ellenbogen, Knie) und Nägeln: Tüpfelnägel, „Ölflecke" → Psoriasisarthritis (▶ 11.4.2) Schmetterlingserythem im Gesicht → SLE (▶ 11.6.1)
- Lilafarbenes Erythem im Gesicht → Dermatomyositis (▶ 11.6.4)
- Sklerodaktylie (atrophisch verhärtete Haut der Finger), zusätzlich Zungenbandverkürzung, Lippenverschmälerung → systemische Sklerose (▶ 11.6.2)
- Tastbare Purpura: erhabene, punktförmige Hauteinblutungen → Hypersensitivitätsvaskulitis, z. B. Purpura Schoenlein-Henoch (▶ 11.6.9)
- Schleimhauttrockenheit: Xerostomie = Mundtrockenheit, Xerophthalmie = Augentrockenheit → Sjögren-Sy. (▶ 11.6.3)
- Pusteln in der Nähe des befallenen Gelenks → Gonokokkenarthritis
- Balanitis, Urethritis → reaktive Arthritis (▶ 11.4.3), Gonokokkenarthritis
- Erythema marginatum → rheumatisches Fieber (▶ 11.5.1)
- Exanthem → virale Arthritiden, z. B. Parvovirus B19 (Ringelröteln)
- Erythema chronicum migrans → Frühphase der Borreliose (▶ 17.2.3)
- Haut-, Schleimhautulzerationen: Mundschleimhaut → SLE, Behçet-Krankheit, Haut → prim. Vaskulitiden, sek. Vaskulitiden bei RA, SLE, systemische Sklerose
- Raynaud-Sy. (▶ 11.1.3).

Knoten

- **Heberden- und Bouchard-Knötchen** bei degenerativen Fingerveränderungen (▶ 11.7.1), **Rheumaknoten:** subkutan über Knochenvorsprüngen, Strecksehnen oder juxtaartikulär. Bis faustgroß, v. a. an Stellen mechanischer Beanspruchung, z. B. am Hand- und Ellenbogengelenk → RA (▶ 11.3)

- **Erythema nodosum:** subkutane druckschmerzhafte, weiche bis derbe Knoten mit rötlich livider Hautverfärbung, meist symmetrisch an Unterschenkelstreckseiten, seltener Oberschenkel, Unterarme → Löfgren-Sy. (▶ 6.4.2), akute Yersinien-Enteritis, Colitis ulcerosa, Enteritis regionalis Crohn
- **Gichttophus:** Harnsäurekristallablagerungen an den Ohrmuscheln, aber auch an den Händen, Füßen und Ellenbogen. Kleine, harte, manchmal gelblich durchschimmernde Knötchen in geröteter Haut → Gicht (▶ 16.3)
- **Ganglion:** zystische Neubildung, ausgehend von Gelenk, Sehne oder Sehnenscheide, bevorzugt an der Streckseite der Handgelenke, Fußrücken, Knie und Zehen. Praller, fluktuierender, erbsengroßer Knoten, über dem die Haut gut verschieblich ist. Größe kann belastungsabhängig variieren. **Ther.:** Glukokortikoid-Injektion, op. Entfernung.
- **Kleine schmerzhafte subkutane Knoten** → Panarteriitis nodosa (▶ 11.6.7).

11.1.3 Raynaud-Syndrom

Durch Gefäßspasmen und/oder Arterienverschluss ausgelöste „triphasische Farbreaktion" der Finger (seltener der Zehen) mit Abblassung (Digitus mortuus, „Leichenfinger"), Zyanose und nachfolgender Rötung. Keine Vaskulitis!

Ätiologie

- **Prim.:** junge Frauen, Auslösung durch Kältereiz und Stress. Symmetrisch, Spasmus löst sich nach wenigen Min., keine Nekrosen. Keine zugrunde liegende rheumatische Erkr. Die prim. Form verliert sich mit zunehmendem Alter.
- **Sek.:**
  - Kollagenosen, Vaskulitiden: SLE (▶ 11.6.1), systemische Sklerose, z. T. ischämische Nekrosen (▶ 11.6.2), MCTD (▶ 11.6.5), Dermatomyositis (▶ 11.6.4)
  - Gesteigerte Blutagglutination mit Immunkomplexbildung: Kälteagglutinine (bei Virusinf., hämolytischer Anämie, SLE), Kryoglobuline (prim. oder bei Plasmozytom, Makroglobulinämie Waldenström ▶ 13.5.3, Hep. B, C, bakt. Endokarditis, paroxysmaler nächtlicher Hämoglobinurie)
  - Akraler Gefäßverschluss: Thrombangiitis obliterans, Arteriosklerose, Embolie, Thrombose
  - Andere Ursachen (selten): Medikamente (z. B. Ergotamin-Präparate, Betablocker), chron. Intox. (z. B. Blei, Arsen), Sudeck-Dystrophie, Vibrationstraumen (z. B. Pressluftarbeiter), paraneoplastisch

Therapie Grunderkr. behandeln. Sympt. durch Vermeiden von Kältereizen (Handschuhe, Handwärmer), Nikotinverzicht, Nifedipin (z. B. 3 × 5 mg/d p. o.), Nitratsalbe lokal. In schweren Fällen Prostaglandin-Infusionen.

11.1.4 Augenveränderungen

Es können (von außen nach innen) die Bindehaut (Konjunktiva), Lederhaut (Sklera) und Bestandteile der Uvea (Iris, Corpus ciliare, Choroidea) betroffen sein. Folgende Veränderungen deuten auf eine rheumatische Systemerkr. hin:

- Konjunktivitis → Reiter-Sy. (▶ 11.4.3)
- Keratokonjunktivitis sicca → Sjögren-Sy. (▶ 11.6.3)
- Skleritis/Episkleritis → Granulomatose mit Polyangiitis (▶ 11.6.10), Colitis ulcerosa (▶ 7.6.9), Vaskulitis bei RA (▶ 11.3)

- Uveitis → Sarkoidose (▶ 6.4.2), Behçet-Krankheit, Colitis ulcerosa
- Iridozyklitis (Uveitis anterior) → idiopathisch juvenile Arthritis (▶ 11.3), Spondyloarthritis (▶ 11.4.1), Enteritis regionalis Crohn (▶ 7.6.9)

11.2 Diagnostische Methoden

11.2.1 Rheumatologische Anamnese

- Gelenkschmerzanamnese (▶ 11.1.1), ggf. Schmerzanamnese (▶ 19.6)
- Funktionsstörungen, Einschränkungen in den Aktivitäten des tägl. Lebens: z. B. Wasserhahn aufdrehen, kämmen, Schuhe zubinden, Gehstrecke, Treppen steigen, aufstehen, hinsetzen
- Haut (▶ 11.1.2, ▶ 11.2.2): z. B. schuppende Haut, Krusten am Haaransatz, nässender Bauchnabel, Rötung und Schuppung an Gelenkstreckseiten (→ Psoriasis), Erythema nodosum, Raynaud-Sy., Fingerkuppenrhagaden, Haarausfall, Veränderungen des Gesichtsausdrucks (alte Fotos!), derbe Gesichtshaut, Fotosensibilität, Ulzerationen, Gesichtserythem (→ Vaskulitis, Kollagenosen)
- Schleimhaut: Bläschen, Beläge, Ulzera, Mundtrockenheit
- Augen: Fremdkörpergefühl, Trockenheit, Sehstörungen, Rötungen
- GIT: Globusgefühl, Schluckstörungen, Tenesmen, Durchfälle, Schleim- oder Blutbeimengungen
- Nervensystem: sensible/motorische Neuropathie
- Harntrakt: Urethritis, Balanitis, Geschlechtskrankheiten
- Zeckenbiss (→ Borreliose ▶ 11.5.2).

11.2.2 Körperliche Untersuchung

Gelenke

Inspektion, Palpation

- Schwellung (Synovitis = Erguss), Schwellung der Sehnenscheiden, Rötung (insb. bei Gichtanfall oder bakt. Entzündung), Überwärmung, Deformierungen, Muskelatrophie
- Gelenkknirschen bei degenerativen Erkr.
- Druckschmerzhafte Sehnenansätze, z. B. Achillessehne (Enthesiopathie = abakt. Entzündung der Sehnen in Ansatznähe), pos. bei Fibromyalgie-Sy. (▶ 11.8) sowie bei den Spondyloarthritiden (z. B. Bechterew-Krankheit, Reiter-Sy., Psoriasisarthritis)

Funktionsprüfung

- Ausmaß der funktionellen Behinderung abschätzen, z. B. durch Nackengriff, Schürzengriff, Spitzgriff, Faustschluss usw.
- Aktives und passives Bewegungsausmaß der Gelenke (immer im Seitenvergleich)
- Einschränkungen erfassen (z. B. Schulterabduktion nur bis 90°, Streckhemmung des Kniegelenks von 10°)

> Funktionell ungünstig sind eine Streckhemmung von Hüfte und Knie sowie eine Beugehemmung der Finger.

Wirbelsäule

Inspektion

- Aus der Entfernung (2–3 m) und aus der Nähe, Ruhe- und Sitzhaltung
- Körperproportionen: z. B. vermehrte Fältelung bei Größenverlust durch Osteoporose
- Asymmetrien? Etwa WS-Achsen, Glutealfalten, Beckenschiefstand, Beinachsen, Beinlängendifferenz
- Formveränderungen an Beinen und Armen?

Palpation

- Stauchungsschmerz: Spondylitis, osteoporotische Fraktur
- Klopfschmerz: degenerativ, Bandscheibenprotrusion, Bechterew-Krankheit, osteoporotische Frakturen, Spondylitis, Tumoren
- Stufe in der Dornfortsatzreihe: Spondylolisthesis (▶ 11.7.1)
- Muskeltonus: Myogelosen, Tender Points (▶ 11.8)
- Thoraxkompressionsschmerz: Prellung, Rippenfraktur, Blockierungen

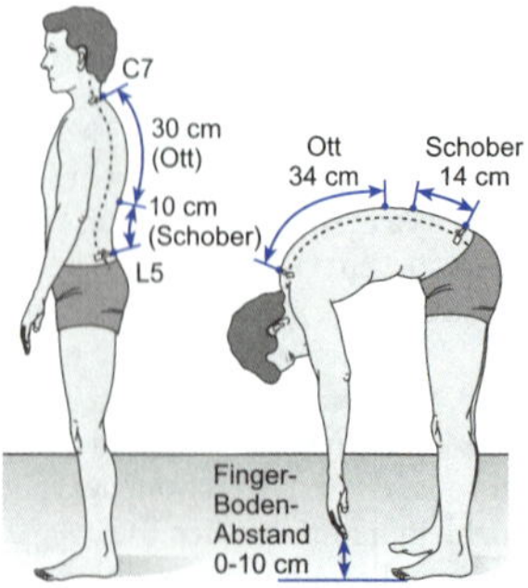

Abb. 11.1 Untersuchung der Wirbelsäulenbeweglichkeit [L106]

Funktionsprüfung

- **Finger-Boden-Abstand** (FBA) als orientierendes Maß der WS-Flexion.
- **Schober-Zeichen,** LWS: am Dornfortsatz von L5 und 10 cm weiter oberhalb einen Punkt markieren, Distanzzunahme beim Vorneigen, normal ca. 4 cm (▶ Abb. 11.1)
- **Ott-Zeichen,** BWS: Dornfortsatz von C7 und 30 cm weiter unterhalb einen Punkt markieren, Distanzzunahme beim Vorbeugen etwa 4 cm (▶ Abb. 11.1)

! Protokoll: z. B. Schober 10/14 cm bzw. Ott 30/34 cm.

- Seitneigung, Rotation, Kinn-Sternum-Abstand, Hinterhaupt-Wand-Abstand.
- **Mennell-Zeichen:** Pat. in Seitenlage, lokalisierter Schmerz im Iliosakralgelenk bei Überstrecken des Hüftgelenks der betroffenen Seite. Typisch für iliosakrale Arthritis (z. B. Spondyloarthritis, ▶ 11.4)
- **Lasègue-Zeichen:** Hüftbeugung bei gestrecktem Knie führt zu Schmerzen im Verlauf des N. ischiadicus. Pos. bei Nervenwurzelreizung oder Meningismus. Kein entzündlich rheumatisches WS-Zeichen

Durch Untersuchung (lokalisierter Druckschmerz, Mennell) ist die Differenzierung zwischen Iliosakralarthritis und degenerativen LWS-Veränderungen möglich.

11.2.3 Labordiagnostik

Bei rheumatischen Erkr. häufig hypochrome Anämie vom Entzündungstyp (Fe ↓, Ferritin ↑).

11

Basisdiagnostik

- **Internistisches Routinelabor:** BB, Diff-BB, Harnsäure, AP, Kreatinkinase, Krea, γ-GT, GOT, GPT, Gesamteiweiß, Eiweiß-E'phorese, Gerinnung
- **Entzündungsparameter:** BSG, CRP
- **Antinukleäre AK (ANA):** unterschiedliche Fluoreszenzmuster (▶ Tab. 11.2)
- **Rheumafaktor (RF):** relativ unspezifischer Parameter, bei RA in 70 % pos. (▶ 11.3 und ▶ Tab. 11.3).
  - **Latex-RF-Fixationstest:** Titer > 1 : 20 sicher pos.
  - **Waaler-Rose-Test:** besonders spezifisch (normal < 16 IE/ml)

!
- RF ist im 1. J. der Erkr. oft neg.!
- RF im Gelenkpunkt gelegentlich früher nachweisbar als im Serum
- Anti-CCP-AK am spezifischsten für RA

- **Anti-CCP-AK** (cyclisches citrulliniertes Peptid): hochspezifisch für RA, zusätzlicher Prognosefaktor für erosiven Verlauf

Tab. 11.2 Antinukleäre Antikörper – charakteristische Befundkonstellationen

ANA-Fluoreszenzmuster	Weitere Differenzierung	Assoziierte Kollagenosen
Homogen oder ringförmig	Anti-ds-DNS	Spezifisch für SLE
	Anti-Histon-AK	Medikamentös induzierter LE (70–90 %)
Zentromer	Keine	Spezifisch. für CREST-Sy.
Nukleolär	ScL 70	Systemische Sklerose u. a. Kollagenosen
Gesprenkelt/fleckförmig	ENA: Anti-U1-RNP	Mixed Connective Tissue Disease
	Anti-Sm	Hochspezifisch für SLE
	Anti-Ro (SS-A)	Sjögren-Sy., SLE
	Anti-La (SS-B)	Sjögren-Sy., SLE (geringes Nephritisrisiko)
	Anti-PM1 Anti-Jo1	Spezifisch. für Dermatomyositis-Polymyositis

Spezielles Labor

Falls ANA pos.: ENA-Differenzierung und ds-DNA (insb. bei V.a. Kollagenosen). Bei V. a. Vaskulitis ANCA, bei V. a. reaktive Arthritis bakt. AK (z. B. Chlamydien, Yersinien, Borrelien, ▶ Tab. 11.3).

- **Antineutrophile zytoplasmatische AK (ANCA):** 2 Fluoreszenzmuster-pANCA (perinukleäres Fluoreszenzmuster), cANCA (zytoplasmatisches Fluoreszenzmuster).
  - cANCA v. a. bei Granulomatose mit Polyangiitis (▶ 11.6.10)
  - pANCA v. a. bei mikroskopischer Polyangiitis (▶ 11.6.7)
  - Spezifischer: ELISA-Test → Proteinase-3 hochspezifische für Granulomatose mit Polyangiitis, Myeloperoxidase (MPO) häufig bei mikroskopischer Polyangiitis

11

Tab. 11.3 Autoantikörperdifferenzierung und -häufigkeit

Antikörper	Erkrankung	+	+	+	+	+	+
	RA (%)	SS (%)	DM-PM (%)	CREST (%)	SSc (%)	MCTD (%)	SLE (%)
RF[1]	70	75	30	30	Selten	Selten	20
CCP-AK	70	–	–	–	–	–	–
ANA	30	75	20	30	99	99	99
Anti-ds-DNS	–	< 10	–	–	–	–	55
Anti-Histon	–	–	–	–	–	–	30[2]
Antizentromer	< 10	–	–	70	40	–	–
Anti-U1-RNP	< 10	< 10	15	10	> 20	> 90	35
Anti-Sm	–	–	–	–	< 10	< 10	15
Anti-RO (SS-A)	20	60	10	10	20	20	35
Anti-LA (SS-B)	–	50	–	10 %	< 10	< 10	15
Anti-SCL-70	–	–	–	–	50	–	–

RA = rheumatoide Arthritis, CCP = cyclisches citrulliniertes Polypeptid, SS = Sjögren-Sy., DM-PM = Dermatomyositis-Polymyositis, SSc = systemische Sklerose (Sklerodermie), MCTD = Mixed Connective Tissue Disease, SLE = systemischer Lupus erythematodes

[1] Durchschnittsbevölkerung > 60 J.: bis zu 5 % pos. RF mit niedrigem Titer

[2] Beim medikamentös induzierten LE 95 %

- **Doppelstrang-DNA-AK (ds-DNA):** pos. im aktiven Stadium eines SLE (Immunfluoreszenz, RIA-Nachweis spezifischer als ELISA).
- **Komplementsystem:** Erniedrigung durch erhöhten Verbrauch bei autoimmunbedingter Immunkomplexbildung (z. B. SLE): C_3 ↓, C_4 ↓, CH_{50} ↓, evtl. zur Kontrolle von Verlauf und Therapieerfolg.
- **HLA-Typisierung:** Eine genetische Disposition für einen bestimmten HLA-Typ besteht bei vielen rheumatischen Erkr. (▶ Tab. 11.4), am bedeutsamsten ist HLA-B27. **Cave:** Die HLA-Bestimmung führt nicht zur Diagnose, sie stützt sie lediglich (z. B. HLA-B27 bei Spondyloarthritis)

Tab. 11.4 HLA-Assoziation und Geschlechtsprävalenz rheumatischer Erkrankungen

Erkrankung	HLA-Assoziation	Häufigkeit bei Erkrankten (%)	Häufigkeit Normalbevölkerung (%)	F : M
Rheumatoide Arthritis	DR 4	70	30	3 : 1
Psoriasisarthritis	B 27	48	8	1 : 1
Spondyloarthritis	B 27	90	8	1 : 3
SLE	DR 2/DR 3	46/50	22/25	10 : 1
Sjögren-Sy.	DR 3	70	25	9 : 1
Polyarthrose	Keine	–	–	1 : 1

11.2.4 Röntgenuntersuchung des Skeletts

Ausgangspunkt: Rö-Aufnahme in zwei Ebenen und im Seitenvergleich! Ggf. zusätzliche Aufnahmen unter Belastung (z. B. Knie, LWS im Stehen). Bei der Befundung des Skeletts achten auf:

- **Weichteilzeichen:** Weichteildicke um die Gelenke vermehrt, Weichteilverkalkungen/-verknöcherungen
- **Gelenkspalt:** Verschmälerung konzentrisch (eher bei Arthritis) oder exzentrisch (meist degenerativ)
- **Subchondrale Grenzlamelle und Spongiosa:** Umbau der Grenzlamelle mit Sklerosierung der Spongiosa (eher degenerativ) oder Erosionen/Destruktionen der Grenzlamelle (Arthritis)
- **Gelenknaher Knochen:** Demineralisation (= gelenknahe Osteoporose bei Arthritis), Geröllzysten und marginale Osteophyten (Arthrose), ossäre Proliferation (z. B. Psoriasisarthritis), Destruktion mit Deformierungen (z. B. diabetische Arthropathie), Akroosteolysen (z. B. systemische Sklerose)

11

11.3 Rheumatoide Arthritis (RA)

Syn.: chron. Polyarthritis (cP). Häufigste chron. entzündliche rheumatische Erkr., 1 % der Bevölkerung, F : M = 3 : 1, Gipfel um 40. Lj., familiäre Häufung (Assoziation mit HLA DR 4). Schubartiger Verlauf ohne bekannte Auslöser, selten kontinuierlich progredient. Aggressive Verläufe mit frühen radiologische Destruktionen und extraartikulärer Beteiligung müssen frühzeitig erkannt werden.

Leitbefunde
Symmetrische Arthritis, an den kleinen Gelenken beginnend. Morgensteifigkeit, Bewegungsschmerz. Rheumaknoten. Typische Rö-Veränderungen. Nachweis von Rheumafaktor und Anti-CCP-AK.

Klinik Beginnt oft mit unspezif. Zeichen wie vermehrter Schweißneigung, Appetit- und Gewichtsverlust, vegetativen Sympt. nach Wo. bis Mon.:

- **Polyarthritis:** symmetrische Gelenkschwellung, Beginn an kleinen Gelenken, mit Bewegungsschmerz der Metakarpophalangealgelenke (MCP) und proximalen Interphalangealgelenke (PIP) → schmerzhafter Händedruck sowie der Metatarsophalangealgelenke (MTP, Zehengrundgelenke, ▶ Abb. 11.4). Zehen-, Fingerendgelenke nie betroffen. Oft zusätzlich Handrückenschwellung (Tenosynovialitis der Streckersehnen). Häufig Arthritis der Hand- und Sprunggelenke. Im Verlauf können alle Gelenke einschl. der Kiefergelenke einbezogen werden. In akuten Stadien ausgeprägte Morgensteifigkeit (> 1 h). **Cave:** Bei 20 % akuter Beginn mit asymmetrischem Befall großer Gelenke, bei 5 % (v. a. Jugendliche und Alte) schleichender Beginn mit Monarthritis. Spätfolgen: schwere Gelenkdestruktionen, an den Fingergelenken typische Ulnardeviation, Schwanenhals- und Knopflochdeformitäten (▶ Abb. 11.2), Subluxationen (typisch: „Bajonettstellung" des Handgelenks), Muskelatrophie, Amyloidose
- **Periartikuläre Manifestationen:** Tenosynovialitis, Sehnenabrisse, Bursitis, Synovialzysten (z. B. Bakerzyste in Kniekehle), Myalgien
- **Rheumaknoten:** subkutane, derbe Knoten bei 25 %, oft an Hand- und Ellenbogengelenk (DD ▶ 11.1.2)

- **Wirbelsäulenbeteiligung** (C1/2): atlantoaxiale Dislokation mit Myelonkompression (Klinik: Nackenschmerzen, Parästhesien an den Händen, Muskelschwäche, schon bei Verdacht Rö-HWS mit Inklination, ggf. MRT. **Cave:** Intubation!), im fortgeschrittenen Stadium fast immer generalisierte Osteoporose
- **Rheumatoide Vaskulitis:** selten progressive Verläufe mit schmerzlosen Hautulzerationen, PNP (Befall der Vasa nervorum). Lungenbeteiligung < 10 % (Pleuritis, intrapulmonale Rheumaknoten, Fibrose) und Herzbeteiligung, Episkleritis. RF meist hochtitrig pos.

Diagnostik

- **Labor:** BSG ↑, CRP ↑ normo- bis hypochrome Anämie, Fe ↓, Ferritin ↑ (Anämie bei chron. Systemerkr., ▶ 13.2.4), RF pos. in 70 %, spezif.: Anti-CCP-AK, unspezif.: ANA in 30 % niedrigtitrig pos. (▶ 11.2.3), Dysproteinämie (Albumin ↓, α_2- und γ-Globuline ↑). **Cave:** RF im 1. J. bei 70 % noch neg.!
- **Röntgen:**
  - Handskelett einschließlich Handgelenk (a. p. möglichst in Mammografietechnik). Typischer arthritischer Befall (▶ Abb. 11.2). Frühzeichen am Proc. styloideus
  - Immer Vorfußaufnahme, auch wenn Pat. dort keine Beschwerden hat. Frühveränderungen Kleinzehengrundgelenk, evtl. klin. stumm!
  - HWS in zwei Ebenen und Inklination (atlantoaxiale Subluxation?)
- Neue Diagnosekriterien ermöglichen frühzeitigere Diagnosestellung (▶ Tab. 11.5)

Tab. 11.5 EULAR/ACR-Klassifikationskriterien für die rheumatoide Arthritis 2010

Gelenkbeteiligung	Punkte
1 mittleres/großes Gelenk Arthritis	0
2–10 mittleres/große Gelenke Arthritis	1
1–3 kleine Gelenke Arthritis	2
4–10 kleine Gelenke Arthritis	3
> 10 kleine Gelenke Arthritis	5
Serologie	
Rheumafaktor und CCP neg.	0
Rheumafaktor und/oder CCP pos.	2
Rheumafaktor und/oder CCP hochtitrig pos.	3
Dauer der Arthritis	
< 6 Wo.	0
> 6 Wo.	1
Entzündungsparameter	
CRP und BSG normal	0
CRP und/oder BSG erhöht	1
Rheumatoide Arthritis, wenn ≥ 6 Punkte erreicht werden.	

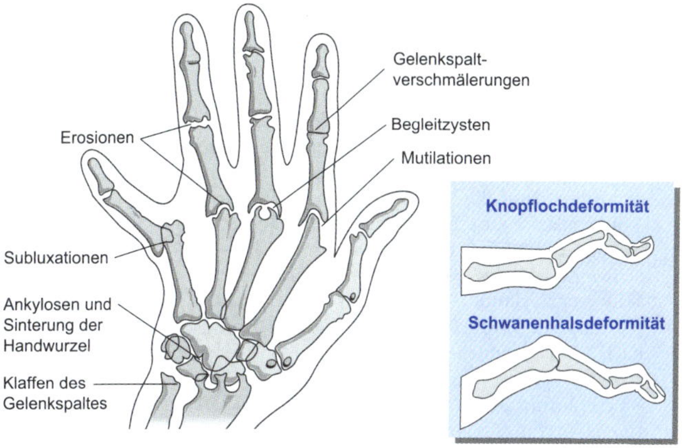

Abb. 11.2 Radiologische Veränderungen bei rheumatoider Arthritis [L157]

Typische Röntgenzeichen bei RA
(▶ Abb. 11.2)

- **Weichteilzeichen** (Folge der Gelenkschwellung) nach Tagen bis Wo. spindelförmige Weichteilauftreibungen, erweiterter Gelenkspalt.
- **Kollateralphänomene** nach Wo. bis Mon. sichtbar: Gelenknahe fleckige, bandförmige oder diffuse Osteoporose, Periostreaktionen, Fingerendgelenke sind nie betroffen.
- **Direktzeichen** nach Mo. bis Jahren: Defekt der Grenzlamellen, Erosion an Knorpel-Knochen-Grenzen (= ausgestanzte Knochendefekte), Verschmälerung des Gelenkspalts, Destruktionen, Fehlstellungen, Ankylosen.

Therapie

- **Adjuvante Ther.:** „Keine Tablette ohne Krankengymnastik"! Bei akuter Arthritis Traktion, passives Durchbewegen, lokal Kälte (z. B. Eisbeutel). Bei chron. Arthritis Muskelkräftigung (Atrophie-, Kontrakturgefahr!), Fehlhaltungsprophylaxe. Ergother.: Gelenkschutz, evtl. Schienenanpassung/Hilfsmittel, Funktionstraining insb. der Hände. Rheumaliga: Selbsthilfegruppe, Gymnastik, Lebenshilfe (z. B. Rentenantrag)
- **Entzündungshemmung im akuten Schub:** „Glukokortikoidstoß", bei hoher Aktivität z. B. Prednisolon 50 mg/d frühmorgens, alle 3 d um 10 mg reduzieren bis 20 mg, dann um 5 mg nach Klinik. Bei therapierefraktärem Schub mit Organbeteiligung (rheumatoide Vaskulitis) „Pulstherapie" mit 250–1 000 mg/d an 3 d i. v. Im hohen Alter oder bei nicht ausreichender Basisther. niedrig dosierte Glukokortikoid-Dauerther. möglichst ≤5 mg Prednisolon-Äquivalent (NW ▶ 19.5).

! Bei gleichzeitiger Gabe von NSAID und Glukokortikoiden deutlich potenzierte Ulkusgefahr!

- **Immunmodulierende Ther.** („Basisther."): Jede klin. aktive RA sollte mit einer Basisther. behandelt werden. Glukokortikoide und NSAID sind keine Basistherapeutika! Auswahl und Therapieführung durch den rheumatologisch Erfahrenen!
  - **Leichter Verlauf:**
    - **Chloroquin** 250 mg/d p. o. oder **Hydrochloroquin** 200–400 mg/d p. o. Wirkbeginn nach 3–6 Mon. **NW:** irreversible Retinopathie (Rotsehen), reversible Korneatrübung (→ ophthalmologische Untersuchung vor Therapiebeginn, dann alle 3 Mon.), Exanthem, Pruritus
    - **Sulfasalazin** zunächst 500 mg/d p. o., wöchentlich um 500 mg steigern bis max. 2–3 × 1 000 mg/d. Wirkbeginn nach 6–12 Wo. **NW:** Übelkeit, Schwindel, erhöhte Leberwerte, BB-Störungen
  - **Schwerer Verlauf:**
    - **Methotrexat** (MTX) 1 × 7,5–25 mg/Wo. p. o., s. c. oder i. v.. Wirkbeginn nach 3–6 Wo. Zunehmend auch frühzeitiger Einsatz. **NW** ▶ 11.6.12. BB-, Krea-, Leberwert- und Urinkontrollen.
    - **Leflunomid** 20 mg/d p. o. Wirkstärke mit MTX vergleichbar. **NW:** Diarrhö, Hypertonus, selten KM-Depression. BB-, Krea-, Urin- und Leberwertkontrollen.

Mittel der 2. Wahl
Azathioprin v. a. bei Niereninsuff., initial 2 mg/kg KG/d. NW ▶ 14.3.3. BB-, Krea- und Leberwertkontrollen

  - **Ausbleibende Remission nach 3–6 Mo.:** Kombinationsther. z. B. MTX und Leflunomid, alternativ MTX/Sulfasalazin/Chloroquin. Bei unzureichendem Ansprechen:
    - **Monoklonale Ak** (▶ Tab. 11.6). **NW:** Reaktivierung einer latenten Tbc, PML, erhöhtes Infektionsrisiko. **Cave:** extrem teuer (10 000–24 000 Euro/J.). Effektivität von TNF-α Blockern in Kombination mit MTX deutlich besser.
    - **JAK-Inhibitoren** als Alternative, z. B. Baricitinib 2-4 mg, Tofacitinib 2 x 5 mg/d.

Tab. 11.6 „Biologicals" (monoklonale AK) in der Rheumatologie

Antikörper gegen	Substanz (Präparat)	Dosierung
TNF-α	Adalimumab (Humira®)	1 × 40 mg s. c. alle 2 Wo.
	Etanercept* (Enbrel®)	1 × 50 mg oder 2 × 25 mg s. c. 1 ×/Wo.
	Infliximab (Remicade®)	200–400 mg i. v. alle 6–8 Wo.
	Golimumab (Simponi®)	50 mg s. c. alle 4 Wo.
	Certolizumab (Cimzia®)	200 mg s. c. alle 2 Wo.
B-Zellen (CD20)	Rituximab (MabThera®)	2 × 1 000 mg i. v. im Abstand von 2 Wo. alle 6–12 Mon.
T-Zell-Aktivierungsmolekül (CTLA4)	Abatacept (Orencia®)	500–750 mg i. v. alle 4 Wo. 125 mg s. c. 1×/Wo.
Interleukin 6	Tocilizumab (RoActemra®)	8 mg/kg KG i. v. alle 4 Wo. 162 mg s. c. 1×/Wo.

Tab. 11.6 „Biologicals" (monoklonale AK) in der Rheumatologie *(Forts.)*

Antikörper gegen	Substanz (Präparat)	Dosierung
Interleukin 17 (nur Psoriasisarthritis, Spondyloarthritis)	Secukinumab (Cosentyx®)	150–300 mg s.c. alle 4 Wo.
IL-12 und IL23 (nur Psoriasisarthritis)	Ustekinumab (Stelara®)	1 × 45 mg s.c. bei KG > 100 kg 1 × 90 mg s.c. in Wo. 0 und 4, dann alle 12 Wo.

* TNF-Rezeptormolekül, kein monoklonaler AK

- **Sympt. Ther. mit NSAID (nur bei Bedarf):** z. B. Ibuprofen max. 2 400 mg/d, Indometacin max. 150 mg/d p. o., Diclofenac max. 150 mg/d p. o. Bei GIT-NW COX-2-selektive NSAID wie Celecoxib 1–2 × 200 mg/d p. o. **Cave:** kardiovaskuläres Risiko ↑ bei Dauereinnahme.
- **Lokale medikamentöse Therapiemaßnahmen:**
  - **Intraartikuläre Glukokortikoide:** z. B. Triamcinolon-Hexacetonid 10–40 mg i. a. in große Gelenke (Knie, Schulter) unter aseptischen Bedingungen max. 1× alle 4 Wo.; entsprechend 5-10 mg für kleinere Gelenke. Seltene reaktive „Kristallsynovialitis" klingt nach 1 d wieder ab. Wirkdauer bis zu 1 J.! **Ind.:** Mono-, Oligoarthritis, einzelne im Vordergrund stehende Gelenke. **KO:** iatrogenes Gelenkempyem. **KI:** Hautinf., Blutungsneigung, chron. Antikoagulation
  - **Radiosynoviorthese:** intraartikuläre Injektion eines kurzlebigen Radionuklids, dadurch Verödung der proliferativen Synovialis. **Ind.:** oligo- oder monoarthritische persistierende Synovialitis
- **Operative Ther.:** bei rezid. Ergüssen Synovektomie, Sehnen- und Arthroplastik. Evtl. Gelenkersatz bei Sekundärarthrosen

Komplikationen Rheumatoide Vaskulitis (Episkleritis, Hautulzera), sek. Sjögren-Sy. in bis zu 30 % (▶ 11.6.3), bakt. Inf. (bei Glukokortikoidther. oft symptomarm, bei Verschlechterung des Allgemeinbefindens immer daran denken!), Karpaltunnel-Sy. (25 %). Spätfolge: Osteoporose, Amyloidose in 2 % mit Nieren- und Herzbeteiligung.

Prognose Bei 15 % im 1. Erkrankungsjahr spontane Vollremission. I. d. R. progredienter Verlauf, nur 50 % sind nach 15 J. noch arbeitsfähig. Indikatoren für einen aggressiven Verlauf: prim. polyartikulärer Befall, hochpos. Rheumafaktor, Anti-CCP-AK pos., Rheumaknoten und frühzeitige Erosionen (Rö-Bild).

Sonderformen

- **Felty-Sy.:** seltene, schwere Verlaufsform der RA bei Erw. mit Splenomegalie, Leuko- bis Panzytopenie, Rheumaknoten, Vaskulitis, Sjögren-Sy. **Labor:** RF und ANA hoch pos. **Ther.:** wie bei RA, MTX ist Medikament der 1. Wahl (trotz Leukopenie!), evtl. Splenektomie
- **Juvenile idiopathische Arthritis:** Befall ≤ 16 J. Überbegriff für Oligo-/Polyarthritis, häufig asymmetrisch und Befall großer Gelenke. Häufig ANA pos., seltener RF. **KO:** Uveitis (augenärztliche Kontrolle auch bei fehlender Klinik!). **Ther.:** NSAID (z. B. Naproxen-Saft 10–15 mg/kg KG). Zurückhaltend systemische Glukokortikoide (Wachstumsstörung!), evtl. lokal. Evtl. MTX 1 × 10–15 mg/m²/Wo.

- **Still-Sy.:** systemische Verlaufsform mit Polyarthritis, Fieber, Exanthem, Perikarditis, Pleuritis, Splenomegalie, Lymphadenopathie, Leukozytose und Anämie, ANA, RF neg. Häufiger bei Kindern

11.4 Spondyloarthritiden

11.4.1 Bechterew-Krankheit (Spondylitis ankylosans)

Chron. Entzündung von Iliosakralgelenken, Schambeinfuge, Intervertebral- und in 50 % Extremitätengelenken, die in Schüben v. a. zur Versteifung der WS führt. M : F = 3 : 1, Altersgipfel der Erstmanifestation 15–30 J., familiäre Häufung.

Leitbefunde
„Entzündlicher Rückenschmerz" (= nächtliches, frühmorgendliches Schmerzmaximum, Morgensteifigkeit, Besserung nach Bewegung), Schmerzen und Bewegungseinschränkung der WS und des Thorax. HLA-B27-Assoziation (90 %).

Klinik

- **Frühsymptome:** nächtliche und morgendliche Steifigkeit mit tief sitzendem Kreuzschmerz, in die Beine ausstrahlend. Befund: Stauchungs- und Torsionsschmerz der Iliosakralgelenke (Mennell-Zeichen pos., ▶ 11.2.2), Klopf- und Bewegungsschmerz der Wirbelsäule (WS), druckschmerzhafte Sternokostalgelenke, schmerzhafte Sehnenansätze (z. B. Achillodynie)
- **Spätzeichen:** bei bis 50 % Beteiligung der peripheren Gelenke (v. a. untere Extremität, große Gelenke), WS-Versteifung (Schober-, Ott-Zeichen ▶ 11.2.2) bis zur fixierten Kyphose, bei Befall der Kostovertebralgelenke Versteifung des Thorax mit Abnahme der Vitalkapazität. Extraartikuläre Manifestation: in 25 % Iritis

Komplikationen Restriktive Ventilationsstörung bei pulmonaler Fibrose, Amyloidose, IgA-Nephritis, kardiale Beteiligungen (Aortitis mit Insuff., Reizleitungsstörung).

Diagnostik

Klassifikationskriterien Spondyloarthritis (ASAS 2009)
Sakroiliitis in der Bildgebung plus ≥ 1 weiteres Spondyloarthritis-Kriterium:
- Entzündlicher Rückenschmerz
- Arthritis/Daktylitis
- Enthesitis (entzündlicher Sehnenansatzschmerz)
- Uveitis
- Psoriasis/entzündliche Darmerkr.
- Pos. Familienanamnese
- HLA B27+

oder
HLA B27⁺ plus ≥ 2 weitere Spondyloarthritis-Kriterien:
- Sakroiliitis in der Bildgebung
  - Entzündungszeichen MRT oder
  - Radiologisch Sakroiliitis

- **Labor:** Oft anfänglich noch ohne Entzündungszeichen, dann BSG ↑, CRP ↑, RF neg., HLA-B27-pos. in 90 %
- **MRT:** Am sensitivsten ist T2-Wichtung mit Fettsuppression (STIR) zum Nachweis entzündliches Knochenödem, z. B. Iliosakralfugen (Frühzeichen)
- **Rö der Iliosakralfugen:** Frühzeichen sind Pseudodilatation, verwaschene Gelenkstruktur, später „buntes Bild“ mit Erosionen, Sklerosierung, Ankylose
- **Rö-LWS, -BWS:** Charakteristisch sind Syndesmophyten am Übergang BWS/LWS, Kastenwirbel. Spätzeichen: Verknöcherung des vorderen und hinteren Längsbands, spangenförmige Syndesmophyten („Bambuswirbelsäule“)

! **DD:** andere Spondyloarthritisformen

Therapie Wichtig sind Bewegungsther., krankengymnastische Dehnung der Wirbel- und Rippengelenke, Wärme. Im Schub NSAID (z. B. Indometacin, ▶ 19.6). Bei hochentzündlichen Verläufen TNF-α-Blockade, Interleukon-17-Ak (▶ Tab. 11.6). Bei Beteiligung peripherer Gelenke Basisther. mit Sulfasalazin 2–3 g (▶ 11.3). Glukokortikoide nur bei Augenbeteiligung und peripherem Gelenkbefall. Physikalische Ther. (z. B. Ultraschall), Ergother. Im Spätstadium evtl. Aufrichtungsoperationen an der WS, z. B. Keilosteotomie.

Prognose Variabler Verlauf, meist über Jahrzehnte. Erkr. kann in jedem Stadium zum Stillstand kommen. 10–20 % verlaufen progredient, v. a. bei Beginn vor 18. Lj. (Verlaufsverlangsamung bei frühzeitiger TNF-α-Blockade), 80 % bleiben bei eingeschränkter Beweglichkeit erwerbsfähig. Lebenserwartung kaum reduziert. Bessere Prognose bei Frauen und späterer Erstmanifestation.

- Für den Erhalt der WS-Beweglichkeit sind konsequente Krankengymnastik und Eigenübungen entscheidend.
- Der „entzündliche Rückenschmerz“ ist morgens am ausgeprägtesten und bessert sich durch Bewegung, bei degenerativen WS-Veränderungen umgekehrt!
- Einzige hocheffektive Basisther. sind die TNF-α-Blocker.
- In Deutschland sind 8 % der Bevölkerung HLA-B27-pos., davon erkranken etwa 5 % an einer Spondyloarthritis, mehr als 95 % der HLA-B27-pos. Bevölkerung bleiben gesund!

11.4.2 Psoriasisarthritis

30 % aller Psoriatiker haben zusätzlich eine meist asymmetrische Arthritis.

Klinik Arthritis der Gelenke entlang eines Strahls (Wurstfinger, -zehen) einschl. Endgelenke, Iliosakralgelenke, WS (Rö: Parasyndesmophyten, ▶ Abb. 11.4). Zum Teil akuter Beginn, tritt manchmal auch vor Haut- und Nagelveränderungen (subunguale Keratosen, Ölflecke und Tüpfelnägel) auf.

Diagnostik Rö: Nebeneinander von Ab- und Aufbauprozessen (Erosionen und Proliferationen).

Therapie NSAID (▶ 19.6). Basisther. mit Sulfasalazin, MTX, bei schweren Verläufen TNF-α-Blocker, alternativ Il17-Antikörper (Sekukinumab), Il12- und Il23-Antikörper (Ustekinumab) (▶ Tab. 11.6).

Prognose Tendenziell günstiger als RA.

11.4.3 Reaktive Arthritis, Reiter-Syndrom

Postinfektiöse sterile (!) Arthritis, bevorzugt Iliosakralgelenk und untere Extremität. Manifestationsalter 20–40 J.

Leitbefunde
- Infektassoziierte, aber sterile Arthritis, HLA-B27-assoziiert
- Reaktive Arthritis: asymmetrische Mono-, Oligoarthritis mit Betonung der unteren Extremität
- Reiter-Sy.: seltenes Vollbild mit der Trias Urethritis, Arthritis, Konjunktivitis

Ätiologie Etwa 80 % HLA-B27-pos. (Normalbevölkerung 8 %). Auslösende Erreger: C. trachomatis/pneumoniae, Y. enterocolitica, Mykoplasmen, Salm., Shigellen, C. jejuni.

Klinik
- 2–4 Wo. zuvor GIT- oder urethraler Infekt
- Meist asymmetrische Oligoarthritis (v. a. der großen Gelenke der unteren Extremität), akute Sakroiliitis
- **Extraartikuläre Manifestationen bei Reiter-Sy.:** Urethritis, Balanitis circinata, Konjunktivitis, Haut- und Schleimhautläsionen (hyperkeratotische Veränderungen an Hand- und Fußflächen), Erythema nodosum. Häufig Insertionstendopathie im Bereich der Sehnenansätze, z. B. Achillessehne mit Fersenschmerz.

Diagnostik
- **Kulturen** (Stuhl, Urethraabstrich) meist neg.
- **Serologie** (▶ Tab. 11.7): IgA-AK sprechen für kürzlich durchgemachten Infekt (Titerverlauf!). Chlamydien-PCR aus Morgenurin. HLA-B27 bei 30–50 %

Tab. 11.7 Serologische Diagnostik bei V. a. postinfektiöse reaktive Arthritis

Erreger	Klinik	Nachweis
Y. enterocolitica (03/09)	Enteritis	ELISA, Immunoblot IgA und IgG
C. trachomatis, C. pneumoniae	Urethritis, Adnexitis, Pneumonie	ELISA IgA und IgG
C. jejuni	Enteritis	ELISA IgA und IgG
Salm., Shigellen	Enteritis	KBR
Mykoplasmen, Ureaplasmen	Urethritis	KBR
Borrelien	▶ 17.2.3	ELISA, Immunoblot IgM und IgG, PCR aus Synovia
β-hämolysierende Strept. A	Tonsillitis	AK Streptolysin 0, DNAse

Differenzialdiagnosen Andere Spondyloarthritiden (z. B. enteropathisch, Psoriasis-), Behçet-Krankheit (zusätzlich Schleimhautulzerationen an Mund und Genitale, Uveitis), Lyme-Arthritis, selten Gonokokkeninf. (septische Arthritis, Abstrich, ▶ 2.3.9).

Therapie
- KG, Ergother., physikalische Ther. (Kryother., Ultraschall, Iontophorese)
- NSAID (▶ 19.6): sympt., ggf. bedarfsorientiert
- Tetrazykline (▶ 18.2.4) bei Chlamydien-Nachweis (PCR), hoch positiven IgA- und IgG-AK gegen Chlamydien und Mykoplasmen. **Cave:** falls nur IgG pos. keine Antibiotika. Bei anderen Erregern keine Antibiotikather.
- Glukokortikoide nur kurzfristig bei schwerer systemischer Symptomatik, z. B. Prednisolon 20–50 mg/d. Evtl. intraartikuläre Ther.

Prognose Etwa 66 % nach 6 Mon. beschwerdefrei, jedoch erneute bakt. Triggerung eines Schubs möglich. In 10 % chron. Form mit Spondylitis (ähnlich Spondyloarthritis ▶ 11.4.1). Bei Reiter-Sy. häufiger Chronifizierung.

11.4.4 Enteropathische Arthritiden

Bei Enteritis regionalis Crohn und Colitis ulcerosa (▶ 7.6.9) sind etwa 20 % betroffen. 50 % sind HLA-B27 pos.

Klinik Oligoarthritis von Knie-, Sprung-, Hand-, Finger- und Iliosakralgelenk. Periphere Arthritiden und Darmentzündung verlaufen parallel. Achsenskelettbefall ist von der Grunderkr. unabhängig.

Therapie NSAID sind relativ kontraindiziert, evtl. Coxibe. Bei Oligoarthritis intraartikuläre Glukokortikoide (▶ 19.5). Sulfasalazin wirkt entzündungshemmend auf Darm und Gelenke (▶ 7.6.9). Grundkrankheit behandeln.

11.5 Infektiöse Erkrankungen

11.5.1 Rheumatisches Fieber

Nach Racheninf. mit β-hämolysierenden Strept. der Gruppe A auftretende systemische Erkr. mit akuter Entzündung von Gelenken, Herz, ZNS und Haut, in Komb. oder isoliert. Pathogenese ähnlich wie reaktive Arthritis. Meist Kinder und Jugendliche betroffen. Nach Einführung der Penicillinther. drastischer Rückgang der Inzidenz.

Klinik Racheninf. (z. T. asympt.) 2–4 Wo. vorausgehend (Rachenabstrich z. T. pos.). Springende Polyarthritis v. a. der großen Gelenke, Fieber, Endokarditis, Perikarditis (Perikardreiben? Neu aufgetretenes Herzgeräusch?), subkutane Knötchen an Sehnen und Knochenvorsprüngen meist in Komb. mit Karditis.

Diagnostik ASL zu unspezifisch, besser Strept.-DNAse, Hyaluronidase. Titerbewegung ist entscheidend.

Therapie Nur bei nachgewiesener Strept.-Inf. Penicillin V für 10 d (▶ 17.2.24), alternativ bei Erw. Erythromycin (▶ 18.2.6). Bei Karditis Prednisolon 40–60 mg/d, absteigend nach Fieberrückgang. Nach Ende der Akuterkr. Fokussanierung, z. B. Tonsillektomie. Penicillinprophylaxe für 5 J., z. B. Benzathinpenicillin i. m. 1 ×/ Mon.

11.5.2 Lyme-Arthritis (Borreliose)

Spätstadium einer Borrelieninf. (▶ 17.2.3), durch Zecken übertragen. Sterile Arthritis, trotz PCR-Nachweis!

Klinik Mon. bis J. nach Zeckenbiss mit Erythema migrans Mono- oder Oligoarthritis der großen Gelenke, bei 50 % Gonitis, evtl. Myokarditis, Acrodermatitis chronica atrophicans und Polyneuromeningitis.

Diagnostik Borrelienserologie pos. (Suchtest: ELISA, Bestätigungstest: Western Blot). Beweisend ist Erregernachweis im Gelenkpunktat mittels PCR.

Therapie Doxycyclin 200 mg 3 Wo., bei neurologischen Sympt. Ceftriaxon 1 × 2 g i. v. für 2 Wo.

> Bei 10–20 % der Bevölkerung besteht eine pos. Borrelienserologie als „Seronarbe" → keine Behandlungsindikation!

11.5.3 Bakterielle Arthritiden

Meist monoartikulär. Septische Arthritiden der großen Gelenke.

Prädisponierende Faktoren Iatrogen nach unsteriler Gelenkpunktion, Trauma, RA, immunsuppressive Ther., höher dosierte Glukokortikoidther., Gelenkprothesen. Häufigste Erreger sind grampos. Kokken.

Klinik Akute starke Schmerzen und Entzündungszeichen, häufig eitriger Erguss.

Diagnostik Bei V. a. Gelenkempyem sofortige Gelenkpunktion! Erregernachweis im Direktpräparat mit Gramfärbung, Kultur. Leukozyten > 20000/µl mit 90 % Granulozyten. Glukose ↓ (< 50 % der Serumkonz.), Laktat ↑.

Therapie Ruhigstellen, Saugspüldrainage, Antibiotika, optimale Physiother.

Prognose Potenziell in wenigen Tagen erhebliche Knorpeldestruktion (insb. Staph. aur.). Entscheidend für die Progn. ist die frühzeitige Antibiose und Saugspüldrainage.

> Frühzeitige Synovialanalyse bei V. a. bakt. Arthritis einschl. Direktpräparat und Kultur.

11.5.4 Virale Arthritiden

Ätiologie Bei Röteln (auch nach Impfung, Arthritis in Hand- und Fingergelenken), Hep., Mumps, Varizellen, Mononukleose, Masern, Arbo-, ECHO-, Coxsackie-, Influenza- und Parvovirus B19 (Ringelröteln).

Klinik Springend, polyartikulär. Häufig Exanthem.

Diagnostik Virale Arthritiden werden serologisch diagnostiziert.

Therapie Verlauf nicht erosiv, klingen spontan ab. NSAID sympt.

11.6 Kollagenosen, Vaskulitiden

11.6.1 Systemischer Lupus erythematodes (SLE)

Autoimmunkrankheit mit entzündlichen Reaktionen verschiedener Organsysteme. Meist bei jungen Frauen (M : F = 1 : 9).

11

Leitbefunde
„Buntes Bild“ mit Arthritis, Hautsympt. (Erythem bis Ulzeration) und viszeraler Beteiligung (Niere, Lunge, Herz). Meist junge Frauen. ANA, dsDNA-AK pos.

Klinik

- Buntes Bild: Allgemeinsympt. (90 %) mit Abgeschlagenheit, gelegentlich Fieber
- **Gelenke** (ca. 90 %): kein typischer Befall, symmetrische Polyarthritis (DD: RA) oder asymmetrische Oligoarthritis, gelegentlich nur Arthromyalgien
- **Haut** (ca. 75 %): vielfältige Komb. aus Erythem, Teleangiektasien, Atrophie und Hyperkeratose, v. a. an lichtexponierten Partien. Schmetterlingserythem im Gesicht, Schleimhautulzera, Hautulzera (diskoide und vaskulitische Läsion), Raynaud-Sy. (▶ 11.1.3)
- **Nieren** (ca. 35 %): Glomerulonephritis (▶ 9.5) mit unterschiedlichem histologischem Befund. Erythrozyturie, Proteinurie, nephrotisches Sy., progressive Niereninsuff.
- **Seröse Häute** (Polyserositis ca. 35 %): Perikarditis, Pleuritis, Pneumonitis
- **GIT:** Übelkeit, Erbrechen, Anorexie, Diarrhö
- **Herz:** verruköse Endokarditis (Libman-Sacks, selten)
- **ZNS** (40 %): Kopfschmerz, Krampfanfälle, Depression, Psychose

Diagnostik ▶ Tab. 11.8

Tab. 11.8 Diagnostische Kriterien* der American Rheumatism Association (mod. 1997)

Kriterium	Definition
Schmetterlingserythem	Fixiertes Erythem, flach oder erhaben über Wangen und Nasenrücken mit der Tendenz, die Nasolabialfalten auszusparen
Diskoider Lupus	Erhabene, gerötete, hyperkeratotische Effloreszenzen mit anhaftenden Schuppen, evtl. atrophische Narben bei älteren Herden
Fotosensibilität	Hauteffloreszenzen als ungewöhnliche Reaktion auf Sonnenlichtexposition
Orale Ulzera	Orale oder nasopharyngeale Ulzerationen
Nicht erosive Arthritis	Nicht erosive Arthritis von 2 oder mehr peripheren Gelenken mit Schmerz, Schwellung oder Erguss
Serositis	Pleuritis (anamnestisch pleurale Schmerzen) oder Pleurareiben oder -erguss oder Perikarditis (dokumentiert im EKG) oder Perikardreiben oder -erguss
Nierenbeteiligung	Persistierende Proteinurie > 0,5 g/24 h oder Zylindernachweis (Erythrozyten-, Hämoglobin-, granuläre oder gemischte Zylinder)

11

Tab. 11.8 Diagnostische Kriterien* der American Rheumatism Association (mod. 1997) *(Forts.)*

Kriterium	Definition
ZNS-Beteiligung	Krampfanfälle, Psychosen
Hämatologische Beteiligung	Hämolytische Anämie (mit Retikulozytose) oder Leukopenie < 4/nl oder Lymphopenie <1,5/nl oder Thrombopenie < 100/nl ohne auslösende Medikamente
Immunologische Befunde	Doppelstrang-DNA-AK (dsDNA) oder Sm-AK, oder falsch pos. TPHA-Test (Kreuzreaktion bei positiven Kardiolipin-AK) oder Kardiolipin-Ak oder Lupus Antikoagulans
Antinukleäre Antikörper	Erhöhter Titer in der Immunfluoreszenz oder einem äquivalenten Test ohne auslösende Medikamente

* Von 11 Diagnosekriterien müssen mind. 4 erfüllt sein.

Doppelstrang-DNA und Sm-AK sind hochspezifisch für einen SLE, Einzelstrang-DNA oder ANA nicht!

- **Labordiagnostik:**
  - Entzündungsparameter: BSG ↑↑, CRP n- ↑↑, C_3, C_4 ↓ in Akutphase, polyklonale γ-Globulin ↑
  - Evtl. Leuko-, Thrombopenie
  - Antikörperdiagn.: hochtitrig ANA (> 90 %), Anti-dsDNA-AK (bis 80 % in akuten Phasen), Sm-AK (15 %, aber spezifisch), sonstige AK ▶ 11.2.3
  - Kryoglobulinämie, mit zirkulierenden Immunkomplexen
  - Nachweis von Lupusantikoagulans (aPTT verlängert) und Kardiolipin-AK (verursachen falsch pos. Luesreaktion, TPHA-Test). Paradoxe Folge: Thrombose- und Blutungsneigung ↑
  - Bei Nierenbeteiligung: nephritischer Urinstatus mit Mikrohämaturie (Frischsediment: „dysmorphe" glomeruläre Erythrozyten), Proteinurie
- **Röntgendiagnostik:**
  - Hände und Füße: nicht destruierende Arthritis mit ulnarer Subluxation und Luxationen der Fingergrundgelenke (selten)
  - Thorax in zwei Ebenen: Lungeninfiltrate (Pneumonitis), Pleuraergüsse
- **Sonografie:**
  - Abdomen: Hepatosplenomegalie, Lymphome, Nierenparenchymveränderungen, Pleuraerguss
  - Echo (TEE): Perikarderguss, Endokarditiszeichen
- **EKG:** Zeichen einer Myokarditis, Perikarditis, HRS
- **MRT:** bei V. a. ZNS-Befall vaskulitische Läsionen (White Matter Lesions)

Differenzialdiagnosen Überlappungen mit anderen Kollagenosen möglich, maligne Lymphome, medikamentös induzierter SLE, systemische Inf., Sepsis.

Therapie ▶ 11.6.12

Prognose Hängt vom Nierenbefall ab, renovaskuläre KO sind häufigste Todesursache. 10-JÜR > 80 %. **Cave:** Inf. unter Immunsuppression ist zweithäufigste Todesursache!

Medikamenteninduzierter SLE

Ätiologie Durch Hydralazin, Procainamid, α-Methyldopa, Diphenylhydantoin, Mesantoin, Isoniazid u. a.

Klinik Leichtere Verlaufsform, Hautbefall klin. im Vordergrund, meist Pleuritis/Perikarditis, aber keine Nieren- und ZNS-Beteiligung.

Diagnostik ANA pos., Anti-Histon 95 %, Einzelstrang-DNA (ssDNA), Nicht-dsDNA- oder Sm-AK, Komplementfaktoren normal.

Therapie Medikamentenpause.

Prognose Nach Absetzen reversibel. Gute Prognose.

11.6.2 Systemische Sklerose

Progredient verlaufende Fibrosklerose von Haut, inneren Organen und Gefäßen. F : M = 4 : 1. Hauptmanifestationsalter 30.–50. Lj.

Leitbefunde
Geschwollene, verhärtete Haut (oft an den Fingern → Sklerodaktylie), Raynaud-Sy. Mikrostomie, mimische Starre.

Einteilung

- **Diffuse kutane systemische Sklerose** mit Beteiligung Haut, Lunge, Ösophagusmotilitätsstörung, Sklerodaktylie, Sonderform: CREST Syndrom. Labor: ANA, zentromer Ak, Scl-70
- **Limitierte kutane systemische Sklerose** mit Hautbeteiligung, Fingerulzera, Raynaud-Sy.
- **Zirkumskripte Sklerodermie (Morphea):** münz- bis handtellergroße sklerodermale lokalisierte Hautveränderung, keine weitere Organbeteiligung.

Klinik

- **Häufig:**
  - **Haut:** Ablauf in 3 Stadien: Ödem – Induration – Atrophie. Beginn meist symmetrisch an den Händen (geschwollene, verhärtete, derbe Finger, gespannte Haut = Sklerodaktylie), Raynaud-Sy. (▶ 11.1.3) in 90 %. Befall des Gesichts führt zu mimischer Starre, Mikrostomie und Verkürzung des Zungenbändchens. Schmerzlose Beugekontrakturen infolge Hautschrumpfungen
  - **Ösophagus:** Dysphagie
  - **Lunge:** Alveolitis, Dyspnoe durch Fibrose, später Cor pulmonale
  - **Gelenke:** Arthritis, Akroosteolysen an Fingerendphalangen, subkutane Kalzinose
  - **Herz:** Myokardfibrose, pulmonal arterielle Hypertonie (PAH), Kardiomyopathie
- **Seltener** (< 10 %):
  - **Nieren:** Gefäßsklerose führt zu Urämie, sek. Hypertonus
  - **Augen:** Sicca-Sympt. (▶ 11.6.3)

Diagnostik

- **Labor:** BSG ↑, Anämie in 25 %, γ-Globuline ↑, AK ▶ 11.2.3
- **Hautbiopsie** vor Therapiebeginn
- **Rö:** Hände und Füße (Akroosteolysen? Calcinosis?), Thorax p. a. und seitlich (Lungenfibrose?)

- **Ösophagusbreischluck:** z. B. Motilitätsstörung, Reflux, Spasmus, Starre des Ös.
- **Lungenfunktion:** Diffusionskapazitätsminderung (= Frühzeichen der Fibrose), red. Vitalkapazität

! **DD:** MCTD, andere Kollagenosen. DD Morphaea: Akrodermatitis chronica atrophicans (Spätmanifestation der Borreliose)

Therapie ▶ 11.6.12

Prognose Schlecht, oft therapierefraktär. ÜLR durch Lungen- und Nierenbeteiligung determiniert. CREST-Sy. bessere Prognose.

11.6.3 Sjögren-Syndrom

Entzündungen der Tränen- und Speicheldrüsen mit Verminderung der Sekretion, meist Frauen.

> **Leitbefunde**
> „Trockener Mund, trockene Augen"

Ätiologie Man unterscheidet das prim. vom sek. Sjögren-Sy. bei RA (30 %), systemische Sklerose (5–8 %), SLE und Dermatomyositis.

Klinik

- **„Dry eyes, dry mouth"** (Xerophthalmie, Xerostomie): Keratokonjunktivitis sicca mit Fremdkörpergefühl und Hornhautulzerationen, Parotisschwellung, Schluck- und Artikulationsstörungen, Heiserkeit, Schleimhautschäden, Tracheobronchitis, Gelenkschmerzen und -schwellung. Gelegentlich vaginaler Soor
- **Organmanifestation:** seltener. Blande interstitielle Nephritis oder Pneumonitis, sensomotorische Neuropathie. Sehr selten Pseudo- oder B-Zell-Lymphom

Diagnostik

- **Schirmer-Test:** zum Nachweis einer Funktionsstörung der Tränendrüsensekretion. Filterpapierstreifen in Unterlid einlegen. Pos. bei Durchfeuchtung < 5 mm/5 Min.
- **Labor:** ANA pos., SS-A/SS-B pos. (Differenzierung ▶ 11.2.3), RF pos., BSG ↑, γ-Globuline ↑, Leukopenie

! **DD der Parotisschwellung:** IgG4-Syndrom, SLE, Leukämie und Hodgkin-Lymphom, Heerfordt-Sy. bei Sarkoidose

Therapie Methylzellulose 5 % (künstliche Tränenflüssigkeit) intraokulär. Evtl. Bromhexin p. o. Basisther. und Glukokortikoide je nach Aktivität wie SLE (▶ 11.6.12).

11.6.4 Polymyositis und Dermatomyositis

Seltene Erkr. F : M = 2 : 1. Bei Dermatomyositis sind Pat. meist < 40 J., Verlauf akuter und schwerer als bei Polymyositis, häufig paraneoplastisch.

- **Polymyositis:** entzündliche chron. Autoimmunerkr. der quergestreiften Muskulatur.
- **Dermatomyositis:** seltener, zusätzlich Vaskulitis und Hautbefall, evtl. Hemmkörperhämophilie, oft paraneoplastisch.

Klinik

- **Polymyositis:** zunächst immer Schwäche der proximalen Bein- (Treppensteigen!) und der Schultermuskulatur (Kämmen!). Muskelschmerzen auf Druck und Bewegung (60 %), schmerzhafte Gelenkschwellung (30–50 %), Schluckstörungen (28 %), Augenmuskeln meist verschont, Myokarditis (30 %, CK-MB ↑), Raynaud-Sy. (20–30 %), Lungenbeteiligung (5 %), Fieber, Gewichtsverlust.
- **Dermatomyositis:** zusätzlich Erythem und ödematöse Schwellungen an Extremitätenstreckseite, Gesicht (lila Lider sind pathognomonisch), Hals- und Brustbereich.

Diagnostik

- Typische Klinik
- **Labor:** BSG ↑, CK-MM ↑, LDH, GOT und Aldolase ↑ in 90 %, α_2- und γ-Globuline ↑, ANA (80 %), RF (30 %). Spezifischere AK: Anti-Synthetase-AK wie Anti-Jo1 (30 %), Anti-PM1 (10 %) und Mi-2 (hochspezifisch für Dermatomyositis)
- **EMG:** typische myositische Veränderungen
- **Muskelbiospie, Histologie:** lymphozytäre Infiltration, Faserdegeneration

! **DD:** Polymyalgia rheumatica, medikamentös toxische Myositis (z. B. CSE-Hemmer, Fibrate), RA im Alter

Therapie ▶ 11.6.12

> - Diagn. Tumorausschluss vor Ther.!
> - CK-Verlauf spiegelt Myositisaktivität wider (Therapiekontrolle).

11.6.5 Mixed Connective Tissue Disease (MCTD)

Syn.: Sharp-Sy., relativ mild verlaufende Kollagenose, „Mischung" aus SLE, Sklerodermie, Polymyositis und RA. Meist Frauen.

Klinik Raynaud-Sy., Polyarthralgie, Finger- und Handödem („puffy hands"), Sklerodaktylie, Ösophagusmotilitätsstörungen, Myositis und interstitielle Lungenerkr. Nierenbeteiligung selten.

Diagnostik Klinik und pos. ANA. Anti-U1-RNP ist pathognomonisch (▶ 11.2.3).

Therapie Die Ther. richtet sich nach dem Ausmaß der Organbeteiligung (▶ 11.6.12). Bei einem Teil entwickelt sich im Verlauf die Erkr. zu einem SLE oder einer Sklerodermie.

11.6.6 Polymyalgia rheumatica, Riesenzellarteriitis

Aufgrund ihrer klin. Überlappung werden beide Krankheitsbilder zusammengefasst. F : M = 4 : 1, immer > 50. Lj. Krankheitsdauer 1–4 J.

> Charakteristisch sind die Sturzsenkung und das prompte Ansprechen auf Glukokortikoide.

Klinik

- **Polymyalgia rheumatica** (PMR): proximale Muskelschmerzen (Oberschenkel, Schultern) mit ausgeprägtem Druckschmerz, Morgensteifigkeit. Starkes allg. Krankheitsgefühl, Gewichtsverlust, Fieber

- **Riesenzellarteriitis** (Syn.: Arteriitis temporalis, Horton-Sy.): Kopfschmerzen frontal und/oder temporal, evtl. Sehstörung bis Erblindung (A.-ophthalmica-Befall → ischämische Optikusneuropathie!), starkes allg. Krankheitsgefühl, Fieber! A. temporalis verdickt, evtl. pulslos. Beteiligung Aorta und Äste. Seltener Schlaganfall, Koronararteriitis mit Ang. pect.

Diagnostik

- Typische Klinik und Alter des Pat.
- **Labor:** Sturzsenkung (BSG > 40–100 mm in der 1. Stunde). CRP ↑, hypochrome Anämie, keine Auto-AK! CK unauffällig
- **Augenkonsil:** ischämischer Fundus?
- **Diagnosesicherung:** Duplex-Sono A. temporalis (Halo Zeichen, Gefäßwandödem). Alternativ A.-temporalis-Biopsie mit Nachweis mononukleärer Infiltration aller Arterienwandschichten mit Riesenzellen. MRT/PET-CT bei V.a. Aortitis.
- EMG und Muskelhistologie normal

! **DD:** paraneoplastisch (Tumorsuche?), Kopfschmerzen anderer Genese (▶ 15.1.2). Bei Polymyalgia rheumatica RA im Alter mit myalgiformem Beginn, Myositis

> Bei etwa 5 % besteht eine okkulte Neoplasie, daher immer Tumorausschluss.

Therapie

- **Medikamentöse Ther.:**
  - **Polymyalgia rheumatica:** Glukokortikoidstoß, z. B. Prednisolon 20–50 mg/d. Glukokortikoidreduktion nach Klinik. Krankheitsdauer 1–3 J.
  - **Riesenzellarteriitis:** bei gesicherter Diagnose oder Visusminderung Prednisolon 100–250 mg/d. Falls ineffektiv, „Pulstherapie" (3 d 500–1 000 mg!). Glukokortikoidreduktion nach BSG und Klinik. **Cave:** frühzeitiger Beginn der Glukokortikoidther. wegen Erblindungsgefahr! Bei hohem Steroidbedarf MTX, Azathioprin oder Tocilizumab 162 mg s.c.

> ! Osteoporoseprophylaxe mit Ca^{2+} und Vit. D.

- **Physikalische Ther.:** kühlende Maßnahmen (Kryother., Eisbeutel) für Muskulatur.

11.6.7 Polyarteriitis nodosa, mikroskopische Polyangiitis

Früher Panarteriitis nodosa. Seltene generalisierte Gefäßentzündung (v. a. der mittelgroßen und kleinen Arterien) unbekannter Ursache. Meist Männer mittleren Alters. Die klassische Polyarteriitis (ohne Glomerulonephritis) wird von der mikroskopischen Polyangiitis (mit Glomerulonephritis) unterschieden. Ätiol. unklar. Pathogenetische Bedeutung einer chron. Hep. B wahrscheinlich für Polyarteriitis.

Klinik

- Buntes Bild. Meist Fieber, Krankheitsgefühl, Gewichtsverlust
- **Nieren:** Polyarteriitis 60 %. Bei Polyangiitis 100 % GN, z. T. rapid progressiv. Bei mikroskopischer Polyangiitis keine GN, aber Niereninfarkte. Beide: Niereninsuff., renaler Hypertonus

- **GIT** (50 %): uncharakteristische Magen-, Darmbeschwerden, Koliken, Blutungen, Infarkte, Pankreatitis, Cholezystitis, Appendizitis
- **Haut** (40 %): erbsenförmige Knoten in Subkutis und Muskel, Livedo racemosa, Hautulzerationen
- **Nerven** (50 %): progrediente Schwäche bis zu Lähmung, Spontan- und Druckschmerz, Mononeuritis, Polyneuritis (sensibel, motorisch)
- **Bewegungsapparat** (65 %): Arthritis, Myositis

Diagnostik
- **Labor:** BSG ↑, HBs-Ag bzw. HBs-AK in 30 % pos., C_3, C_4 ↓. Anämie, Leukozytose, Thrombozytose
  - PAN: selten pANCA
  - Polyangiitis: pANCA in 70 % pos., MPO-AK
- Biopsie des betroffenen Nervs oder Muskels, bei V. a. Polyangiitis evtl. Nierenbiopsie
- Arteriografie, bevorzugt Zöliakografie: Stenose, Mikroaneurysmen

! Auf nephritisches Sediment achten: Erythrozyturie, evtl. Zylinder, Proteinurie

Differenzialdiagnosen SLE, Granulomatose mit Polyangiitis. DD der Bauchschmerzen ▶ 7.1.1.

Therapie ▶ 11.6.12

11.6.8 Takayasu-Arteriitis

Seltene Vaskulitis großer Gefäße, meist Aortitis mit Mediazerstörung, Intimaproliferation und sek. thrombotischen Gefäßverschlüssen der Aortenbogenabgänge. Betrifft v. a. junge Frauen. 5-JÜR 80 %.

Klinik Typisch sind Pulslosigkeit eines Arms und ischämische Augenhintergrundveränderungen, Fieber und Polyarthralgien, Schlaganfall. RR-Differenz Arme bzw. Arme/Beine.

Diagnostik Klinik, Entzündungsparameter ↑, keine Auto-AK. Echo, Angiografie (Stenose, Dilatationen, Aneurysma), MRT/PET-CT.

Therapie Glukokortikoide (▶ 19.5), evtl. operativ.

11.6.9 Purpura Schoenlein-Henoch

Klassische Form der Hypersensitivitätsvaskulitis.

Ätiologie Häufig bei Kindern nach Virusinf. der oberen Luftwege. Bei Erw. durch Viren/Bakterien, Medikamente, sek. bei vielen entzündlich-rheumatischen Erkr.

Klinik „Tastbare" Purpura an den Streckseiten der Extremitäten und am Gesäß. 70 % Nierenbeteiligung (Immunkomplexnephritis: fokale mesangioproliferative GN, ▶ 9.5) Mikrohämaturie, Ödeme an Hand- und Fußrücken, Gelenkschwellungen und -schmerzen, blutig schleimige Stühle. Abheilung meist spontan in 4–6 Wo.

Diagnostik Klinik, BSG ↑, Thrombozytose. Bei diagnost. Unsicherheit Hautbiopsie → perivaskuläre nekrotische (= leukozytoklastische) Leukozyten.

Therapie Symptomatisch. Glukokortikoide bei ausgeprägtem extrakutanem Befall (▶ 19.5).

11.6.10 Granulomatose mit Polyangiitis (GPA)

Frühere Bezeichnung: Wegener-Granulomatose. Granulomatöse, nekrotisierende Vaskulitis unbekannter Ursache mit bevorzugtem Befall des oberen und unteren Respirationstrakts und der Nieren. Ätiol. unbekannt. Gute Progn. bei frühzeitiger Ther. (Nierenschaden entscheidet), unbehandelt schlecht.

Leitbefunde
Klassische Trias aus vaskulitischem HNO-, Lungen- und Nierenbefall mit Granulombildung.

Klinik
- **Initialphase:** Sinusitis, Nasenbluten, Nasenulzeration, Otitis, Mastoiditis, Bronchitis mit Hämoptysen
- **Generalisationsphase:** systemische nekrotisierende Vaskulitis mit GN (evtl. rapid progressiv), Arthritis, Myositis, Episkleritis, Neuritis, retrobulbärem Granulom (MRT), palpabler Purpura, Perikarditis. Schweres Krankheitsgefühl mit Fieber, Gewichtsverlust

Diagnostik
- Labor: cANCA und Proteinase-3-AK charakteristisch (Initialphase bei 60 % pos., Generalisationsphase 95 %)
- Histologische Sicherung anstreben: Biopsie Nase, NNH, evtl. Haut. Niere nicht spezifisch!
- Rö/MRT: NNH-Verschattung, Lungeninfiltrate, -granulome

! **DD:** Goodpasture-Sy., mikroskopische Polyangiitis

Therapie In der Initialphase Versuch mit Sulfonamiden (▶ 18.2.10, Wirkungsweise unklar). Bei Therapieversagen oder Generalisationsphase ▶ 11.6.12.

11.6.11 Eosinophile Granulomatose mit Polyangiitis (eGPA)

Frühere Bezeichnung: Churg-Strauss-Sy. Wahrscheinlich allergisch bedingte, systemische granulomatös-nekrotische Vaskulitis, die v. a. Lunge und Haut befällt.

Klinik Meist vorangehende allergische Diathese (Asthma bronchiale, Rhinitis). Vaskulitische Manifestation: Dyspnoe, Lungenbefall (Rö: Infiltrate), palpable Purpura, Poly-/Mononeuropathie. Allgemeinsympt. mit Fieber, Gewichtsverlust.

Diagnostik Etwa 50 % ANCA pos. (davon 75 % MPO Ak.), Eosinophile > 10 %, IgE ↑. Histologie (z. B. Suralis-PE): perivaskuläre eosinophile Infiltrate.

Therapie ▶ 11.6.12

Prognose Wegen seltenem Nieren-, Herzbefall günstiger als Panarteriitis nodosa. 5-JÜR 90 %.

11.6.12 Therapie der Kollagenosen und Vaskulitiden

- Orientierendes Schema ▶ Tab. 11.9. Letztlich entscheidet der individuelle Verlauf
- Ther. in Zusammenarbeit mit Rheumatologen!

Tab. 11.9 Therapieschema Kollagenosen und Vaskulitiden

Krankheit		**Antiphlogistika**[1]	**Glukokortikoide**[2]	**Basistherapie**[3]	**Bemerkungen**
SLE	Arthromyalgien, Hautbefall	+	–	Evtl. Chloroquin	
	Zusätzl. beginnende viszerale Beteiligung	+	+	Chloroquin, evtl. MTX	
	Systemischer Verlauf ± Nieren-, Herz- und Lungenbeteiligung	–	+	Azathioprin/ Mycophenolat, Cyclophosphamid, evtl. Plasmapherese, B-Zell-AK Belimumab	
Systemische Sklerose		(+)	(+)	MTX	Raynaud-Ther., Hautpflege
Polymyositis, Dermatomyositis		+	+	Azathioprin, MTX, Ciclosporin A	Tumorsuche
Mischkollagenose (MCTD)		(+)	+	Evtl. Chloroquin	
Riesenzellarteriitis, Polymyalgia rheumatica		–	+	Tocilizumab (Riesenzellarteriitis)	Tumorsuche
Polyarteriitis nodosa, mikroskopische Polyangiitis	Leichte Fälle	+	+	–	
	Schwere Fälle mit systemischer Beteiligung	–	+	Cyclophosphamid, Azathioprin	Antihypertensive Ther., auf drohende RPGN achten!
Granulomatose mit Polyangiitis (GPA, früher M. Wegener)	Initialstadium	+	+		Therapieversuch: Sulfonamide
	Generalisationsstadium	–	+	MTX, Leflunomid, Cyclophosphamid, Azathioprin, Rituximab	Auf drohende RPGN achten!
Hypersensitivitätsvaskulitis	+	(+)	–	–	Antigenkarenz

[1] z. B. Diclofenac 50–150 mg/d p. o.
[2] Initial Prednisolon bis zu 50–100 mg/d. Bei schwerem viszeralen Befall (z. B. GN, ZNS) Pulsther. (3 × 500–1 000 mg i. v.). Je nach Diagn. unterschiedlich schnelle Reduktion möglichst unter Cushing-Schwelle (▶ 19.5).
[3] Ther. Spezialisten vorbehalten.

Hinweise zur immunsuppressiven Therapie
- **NW:** Infektanfälligkeit. Selten: Knochenmarksuppression, Haarausfall. Auf Antikonzeption achten
- **KI:** septische Erkr.
- **Laborkontrollen:** alle 14 d, später alle 4 Wo. Diff-BB, Thrombos, Krea, Urinstatus, GOT, GPT, γ-GT, AP
- **Azathioprin:** bei RA alternativ zu MTX, bei Niereninsuff., Kollagenosen mit Organbeteiligung. **Dos.:** einschleichend bis zu 3 mg/kg KG, nach Besserung auf niedrigstmögliche Erhaltungsdosis reduzieren. **Cave:** keine Komb. mit Allopurinol. Leukopenie. **Spezifische NW:** „Azathioprin-Fieber"
- **Cyclophosphamid** (▶ 14.3.3): bei systemisch nekrotisierender Vaskulitis (z. B. Granulomatose mit Polyangiitis), aggressiven Verlaufsformen von Kollagenosen, RA. **Dos.:** 3 × 15 mg/kg KG i. v. alle 2 Wo., dann 3 × 15 mg/kg KG i. v. alle 3 Wo. (CYCLOPS-Schema). Alternativ aber toxischer 2–4 mg/kg KG/d (Fauci-Schema). **Spezifische NW:** hämorrhagische Zystitis, Kanzerogenität. KM-Suppression
- **Methotrexat** (▶ 14.3.3): bei RA, Psoriasisarthritis, Kollagenosen. **Dos.:** 1 × 7,5–25 mg/Wo. p. o., s. c., i. v. **Cave:** nicht zusammen mit Sulfonamiden. Bei Niereninsuff. Kumulationsgefahr! **NW:** Schleimhautentzündungen, Leberschaden (GOT- und GPT-Erhöhung bis auf das 2- bis 3-Fache tolerabel). Selten Pneumonitis, Leukopenie
- **Ciclosporin:** bei Polymyositis, Dermatomyositis, evtl. Psoriasisarthritis, RA. Dos.: 2–3 mg/kg KG. **NW:** Kreatininanstieg, Hypertonus.

11.7 Degenerative Gelenk- und Wirbelsäulenerkrankungen

11.7.1 Arthrosis deformans

Mechanische Zerstörung der Gelenkknorpeloberfläche durch ein Missverhältnis zwischen Belastung und Belastbarkeit. Meist bei alten Pat. an den tragenden Gelenken der unteren Extremität. 80 % der Bevölkerung > 70 J. betroffen, jedoch nur ein Teil hiervon ist klin. relevant.

Leitbefunde
Anlaufschmerz („eingerostete Gelenke", Morgensteifigkeit < 10 Min.), Belastungsschmerz (im Tagesverlauf zunehmend). Knorpelreiben fühlbar, Funktionseinschränkung geringer als bei Arthritiden. Rö: asymmetrische Gelenkspaltverschmälerung, subchondrale Sklerosierung, Osteophyten, Geröllzysten.

Klinik

Arthrose vs. Arthritis
- **Arthrose:** nur wenige Min. Anlaufschmerz/Steifigkeit nach einer Ruhephase.
- **Arthritis:** > 60 Min. Morgensteifigkeit!

- **Gonarthrose:** häufigste Arthrose der Extremitätengelenke. Knieschmerzen v. a. beim Abwärtsgehen, im Spätstadium: Streck- und Beugehemmung, Atrophie der Oberschenkelmuskulatur. Bei Überreizung Erguss
- **Koxarthrose:** Hüft- und Leistenschmerz, Schmerzprojektion in Oberschenkel und Knie. Frühzeitige Einschränkung v. a. von Innenrotation und Abduktion, später von Extension und Adduktion, zuletzt der Flexion. Im Spätstadium Psoas- und Adduktorenkontraktur mit Hohlkreuz und Beckenschiefstand
- **Spondylarthrose HWS:** Nackenschmerzen, okzipitale, nach frontal ausziehende Kopfschmerzen, Schwindel, Ohrensausen. Schulter-Nacken-Myelosen, bei Irritation der Nervenwurzel (z. B. durch Osteophyten) Ausstrahlung ins entsprechende Dermatom („Brachialgie")
- **Spondylarthrose LWS:**
  - **Pseudoradikulärer Schmerz:** diffuser, dumpfer paravertebraler Schmerz, meist belastungs- und bewegungsabhängig. Bei Spondylose, Spondylarthrose, auch bei Osteoporose mit Wirbelkörperverformung
  - **Radikulärer Schmerz:** von LWS ins Dermatom (z. B. L_4) eines Beins ausstrahlender Schmerz, Lasègue pos. bei Nervenwurzelirritation (z. B. Bandscheibenprolaps, ▶ 11.2.2). **Cave:** bei neurologischem Defizit (z. B. Reflexdifferenz, Blasenentleerungsstörungen, Paresen) Prolapsausschluss (MRT, CT)
- **Fingerpolyarthrosen:** Schmerzen beim Drehen von Griffen, Schlüsseldrehen, Auswringen und Greifen.
  - **Heberden-Arthrose:** derbe, knotige Verdickung (Heberden-Knötchen) bds. an der Streckseite der Fingerendgelenke als Folge von kartilaginär-osteophytären Wucherungen, meist Frauen (10 : 1) postmenopausal
  - **Bouchard-Arthrose:** diffuse, derbe, spindelförmige Auftreibung und Gelenkkapselschwellung der Fingermittelgelenke
  - **Rhizarthrose:** Arthrose des Daumensattelgelenks, Schmerzen beim Greifen

Differenzialdiagnosen

- **Gonarthrose:** entzündlich rheumatische Erkr., wie RA (▶ 11.3), reaktive Arthritis (▶ 11.4.3), Psoriasisarthritis (▶ 11.4.2), Kristallarthropathien (z. B. Chondrokalzinose, Gicht), Meniskusschäden, projizierter Schmerz bei Koxarthrose
- **Koxarthrose:** Fraktur, Hüftkopfnekrose, Koxitis, Sakroiliitis, Spinalkanalstenose, Nervenkompressionssy., pAVK, Leistenhernie, Tumor (z. B. Sigma-Ca)
- **HWS:** zervikale Diskushernie (Sensibilitäts-, motorische Ausfälle, Reflexdifferenz ▶ 15.2.1)
- **LWS:** lumbale Diskushernie, schwere Osteochondrose oder Osteoporosefraktur mit (pseudo-)radikulärer Sympt., Spondylolisthesis
- **Fingerpolyarthrose:** RA (sog. Pfropfarthritis), Psoriasisarthritis, Gicht, Chondrokalzinose

Komplikationen Kontrakturen, Fehlstellungen (durch Einbrüche und Umformungen), Entzündung (aktivierte Arthrose mit Reizerguss).

Diagnostik

- **Labor:**
  - Unauffällig, bei aktivierter Arthrose leichte CRP/BSG-Erhöhung
  - Ausschluss von systemisch entzündlichen Erkr. (BSG, CRP, E'phorese, ANA), metabolischen (Harnsäure) und endokrinen Ursachen (TSH basal)
  - Synoviaanalyse: Viskosität ↑, Leukos $< 2000/mm^3$. Wichtig zur DD Arthritis
- **Röntgen:** typische asymmetrische (exzentrische) Gelenkspaltverschmälerung (DD Arthritis: konzentrische Verschmälerung), subchondrale Sklerosierung, Osteophyten, Geröllzysten, Deformierung

- **Knie** (▶ Abb. 11.3): Standaufnahme! Rauber-Zeichen: Ausziehung der Tibiakonsolen
- **Hüfte:** Zusatzaufnahmen: axial, Funktionsaufnahmen für OP-Planung
- **Wirbelsäule:** zusätzlich HWS-, LWS-Schrägaufnahmen (Einengung der Neuroforamina bei Zervikal-, Lumbalsy.?)
  - **Spondylarthrose:** Gelenkspaltverschmälerung, Sklerosierung (Rö: HWS seitlich, LWS schräg) der kleinen Wirbelgelenke
  - **Chondrose:** Zwischenwirbelräume höhenvermindert wegen Bandscheibendegeneration
  - **Osteochondrose:** Chondrose und Sklerosierung der Wirbelgrund- und Deckplatten
  - **Spondylose:** osteophytäre Ausziehungen der Wirbelkörperkanten, z. T. spangenförmig
  - **Spondylolisthesis:** Verschiebung von Wirbelkörpern bei Segmentinstabilität. Rö: Seit- und Funktionsaufnahme (Inklination/Reklination)

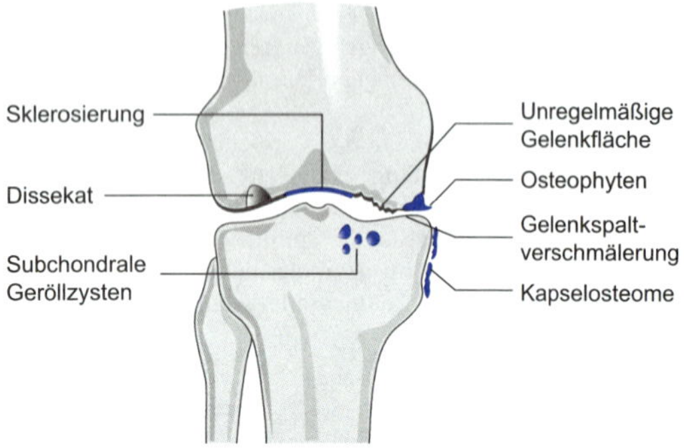

Abb. 11.3 Degenerative Gelenkveränderungen am Beispiel des Kniegelenks. **Cave:** Oft besteht ein Missverhältnis zwischen klinischem und röntgenologischem Befund [L157]

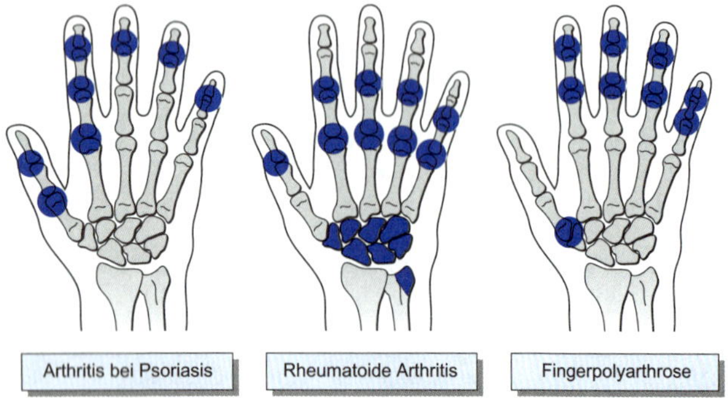

Abb. 11.4 Typische Befallsmuster im Handbereich [L106]

- **Finger:** typischer Befall (▶ Abb. 11.4). Bei Heberden- und Bouchard-Knoten oft erst nach Jahren röntgenpos. Osteophyt! Keine gelenknahe Osteoporose (DD Arthritis)
- **Fakultative Untersuchungen:**
  - **Gelenksono:** Ergüsse, Bursitis, Synovialisdicke
  - **Szinti:** 3-Phasen-Szinti zum Ausschluss entzündlicher Veränderungen
  - **MRT:** Unterscheidung struktureller, entzündlicher und nekrotischer Veränderungen (z. B. Hüftkopfnekrose), Frühzeichen bei Sakroiliitis (Knochenödem, Erguss)
  - **CT:** Nervenkompression durch Bandscheibe? Spinalstenose? Instabile Wirbelfraktur?

Therapie

! Sympt. Ther. steht im Vordergrund.

- **Belastungsschmerz:**
  - Krankengymnastik: tägl. Durchbewegen der Gelenke ohne Belastung, Abbau von Übergewicht, KG (muskuläre Kräftigung).
  - Physikalische Ther.: Wärme, bei aktivierter Arthrose Kälte, Elektrother. und Ultraschall.
  - NSAID, z. B. Diclofenac 75–200 mg/d p. o. (nur bedarfsorientiert!).
  - Evtl. zusätzlich Bandagen- und Schienenversorgung. Evtl. op. Korrektur von Achsenfehlstellungen (z. B. Genu valgum/varum).
- **Ruheschmerz:** falls OP noch nicht indiziert Glukokortikoide intraartikulär. NSAID bei Bedarf (z. B. Diclofenac 150–150 mg/d), Analgetika, wie Tramadol 2 × 50–200 mg/d. Röntgenreizbestrahlung für Fingerpolyarthrosen. Bei therapierefraktärem Verlauf Gelenkersatz (Knie, Hüfte)

> Bei NSAID-Dauermedikation kann Präparatewechsel vorteilhaft sein (z. B. von Ibuprofen auf Diclofenac). An Magenschutz (Protonenpumpenhemmer) denken.

11.7.2 Periarthropathia humeroscapularis

Unpräziser Sammelbegriff für alle Schmerzzustände der Schulter mit degenerativer Ursache im Bereich der das Schultergelenk umgebenden Weichteile.

Klinik

- **Supraspinatussy.:** Schmerzen am Schulterdach bei Abduktion (60–80°), Innenrotation und Heben gegen Widerstand
- **Biceps-longus-Sy.:** Tenosynovialitis der Bizepssehne mit Schmerzen bei kombinierter Abduktion, Streckung und Innenrotation (Schraubenzieherbewegung)
- **Frozen Shoulder:** starke Bewegungseinschränkung aller Achsen durch fibröse Verlötung von periartikulären Gewebsschichten
- **Bursitis subacromialis:** Schmerzen bei Abduktion und Anteflexion

Diagnostik

- **MRT/Schultersono:** z. B. Erguss, Bursitis, Rotatorenmanschettendefekt, Verkalkung, Bizepstenosynovialitis
- **Rö:** z. B. Arthritiszeichen oder Verkalkungen, Schulterkopfhochstand (bei Rotatorenatrophie, -ruptur). Evtl. HWS mit untersuchen (z. B. ausstrahlende Schmerzen)

Therapie Intensive KG, bei akuten Entzündungszeichen Kältether., Mobilisierung und Kapseldehnung unter Analgesie (z. B. mit NSAID, ▶ 19.6). Infiltration mit Lokalanästhetika oder intraartikuläre Glukokortikoid-Injektionen.

11.8 Fibromyalgie-Syndrom (FMS)

Syn.: Fibrositis, generalisierte Tendomyopathie.
Durch chron., generalisierte Schmerzen der Muskulatur, des Bindegewebes und der Sehnen gekennzeichnete Erkr. mit typischen extraartikulären Schmerzpunkten. Hoher Leidensdruck – schwierige Therapie. Assoziation mit Angst- und depressiven Störungen.

Leitbefunde
Wechselnde Arthromyalgien, „Ganzkörperschmerz", Steifigkeit, Abgeschlagenheit. Pathognomonisch sind Tender Points (druckschmerzhafte Sehnenansatzpunkte).

Ätiologie
- **Prim. Fibromyalgie:** Ätiol. unbekannt, > 80 % Frauen, familiäre Häufung, Manifestationsalter perimenopausal
- **Sek. Fibromyalgie:** begleitend bei Spondyloarthritiden (▶ 11.4), seltener bei SLE, RA, endokrinen (Hypothyreose), infektiösen und malignen Erkr.

Klinik Zu Beginn oft monolokulär, z. B. Zervikal- oder Lumbalmyogelosen. Über Mon. und J. entwickelt sich ein „Ganzkörperschmerz". Aktiv/passiv sind die Gelenke frei beweglich, aber „alles tut weh", „chron. Muskelkater", Steifigkeit/Abgeschlagenheit, subjektives Schwellungsgefühl der Hände. Schmerzverstärkung durch Kälte, Stress, körperliche Belastung, Inaktivität. Vegetative Begleitsympt. mit Durchschlafstörung, wechselnden Parästhesien, Zephalgien, Reizkolon.

Diagnostik
- Anamnese und körperliche Untersuchung sind wegweisend: Pathognomonisch sind druckschmerzhafte Sehnenansatzpunkte (Tender Points, ▶ Abb. 11.5)
- Labor und apparative Untersuchungen (z. B. Rö, Skelettszinti, Liquordiagn.): immer unauffällig, müssen jedoch gelegentlich zum Ausschluss anderer Erkr. durchgeführt werden

! **DD:** Hypothyreose, Addison-Krankheit, Polymyalgia rheumatica, Polymyositis, myalgiformer Beginn einer RA, Chronic-Fatigue-Sy.

Therapie
- Bei sek. Fibromyalgie Behandlung der Grunderkr.
- Regelmäßige Bewegung, Stressabbau, psychother. Maßnahmen (z. B. autogenes Training, progressive Muskelrelaxation nach Jacobson, Gesprächsther., Schmerzbewältigungsprogramm)
- Physiother. mit Dehnungsübungen und Wärmeanwendung
- Amitriptylin 10–25 mg zur Nacht (schmerzdistanzierend, schlafanstoßend)
- NSAID nur zurückhaltend
- Behandlungsversuch mit Gabapentin 300–1 800 mg/d p. o. oder Pregabalin 150–300 mg

Prognose Bei ⅔ der Pat. besteht die Sympt. noch nach 10–15 J., etwa ⅓ weist das Vollbild nicht mehr auf, ist jedoch nicht schmerzfrei.

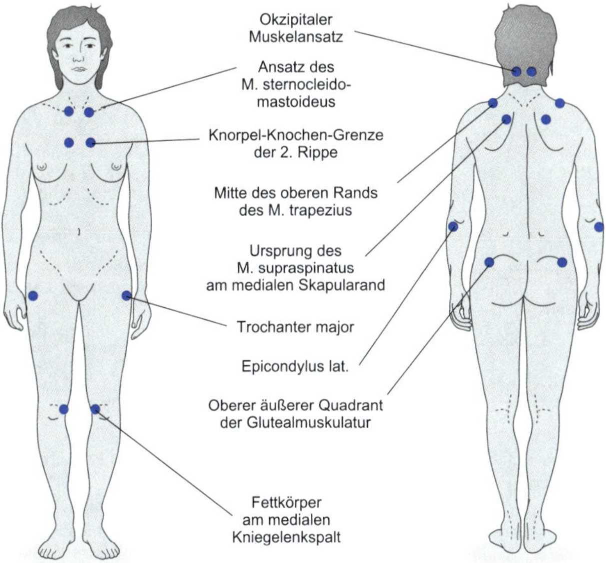

Abb. 11.5 Fibromyalgie. Zur Diagnose eines FMS müssen mind. 11 der dargestellten 18 Punkte druckschmerzhaft sein (Tender Points) [L106]

- Fließender Übergang zu „chron. Schmerzsy." mit generalisierten Dauerschmerzen.
- Wichtig, auch für Pat.: Gelenke, Sehnen, Muskeln werden nicht geschädigt.
- Bei sek. Fibromyalgie (z. B. bei RA) differenzieren, was schmerzverursachend ist (RA oder Fibromyalgie): Ther. komplett unterschiedlich.

11.9 Chronisches Müdigkeitssyndrom

Syn.: Chronic-Fatigue-Sy. (CFS), Neurasthenie. Mittl. Erkrankungsalter 35 J., F : M = 3 : 1. Mittl. Erkrankungsdauer etwa 4 J. Umstrittene Erkr., schwierig von psychosomatischen Erkr. abzugrenzen.

Ätiologie Ätiol. ungeklärt. Diskutiert werden chron. Virusinf., z. B. mit EBV, humanem Herpesvirus 6 (Lake-Tahoe-Epidemie), Enteroviren (z. B. Coxsackie B), Immundysregulation, z. B. durch Infekt, Toxine, psychische Einflüsse mit unspezif. polyklonaler B-Zell-Stimulation und psychischen Erkr.

Klinik ▸ Tab. 11.10

Tab. 11.10 CDC-Diagnosekriterien* des chronischen Müdigkeitssyndroms (1992)

Hauptkriterien	• Erstmaliges Auftreten dauernder oder rezid. paralysierender Müdigkeit oder leichte Ermüdbarkeit ohne ähnliche Sympt. in der Vorgeschichte ohne Verschwinden durch Bettruhe mit Verminderung der Tagesaktivität < 50 % für mind. 6 Mon. • Ausschluss anderer Erkr., die mit Müdigkeit einhergehen
Nebenkriterien	• Symptomkriterien: Fieber < 38,6 °C, Halsschmerzen, schmerzhafte Lk-Schwellung, generalisierte Muskelschwäche, Gelenk-, Muskelschmerzen, Kopfschmerzen, Schlafstörungen, neuropsycholog. Störungen. Entwicklung der Sympt. in wenigen h bis d • Befundkriterien: Fieber ≤ 38,6 °C, nichteitrige Pharyngitis, zervikale oder axilläre Lk-Schwellung bis zu 3 cm
Ausschlussdiagnosen	• Psychiatrisch: Schizophrenie, bipolare Psychose, psychotische Depression, Toxikomanie • Inf.: chron. Hep. B oder C, HIV, unbehandelte Borreliose, Tbc

* Diagn. eines CFS bei Erfüllung beider Hauptkriterien und mind. 6 Symptom- und 2 Befundkriterien oder aller 8 Symptomkriterien

Diagnostik
- Anamnese, körperliche Untersuchung (auch neurologisch!), Einteilung nach CDC-Kriterien (▶ Tab. 11.10)
- Labor zum Ausschluss anderer Erkr.: BB, Entzündungsparameter, Krea, E'lyte, Transaminasen, TSH, evtl. Kortisol basal, ANA, Rheumafaktor, Ig, Borrelien- und Hepatitisserologie, evtl. HIV.

! Bei chron. Müdigkeitssy. sind alle o. g. Parameter normal.
- Konsil Psychiatrie und Neurologie: Ausschluss psychiatrischer/neurologischer Erkr.

Differenzialdiagnosen Fibromyalgie-Syndrom (▶ 11.8), okkulte Neoplasie, endokrine Erkr., beginnender SLE, Hypothyreose, chron. Inf. (z. B. Hep., HIV), Anämie, Muskelerkr., Psychosen, Polytoxikomanie, nichtpsychotische Depression, Angstsy., chron. Schmerzsy.

Therapie Aufklärung des Pat. über gute Prognose und selbstlimitierenden Verlauf. Physiother., ggf. Psychother. Bisher enttäuschende Ergebnisse mit Aciclovir, Immunglobulinen, Mg^{2+}, Antidepressiva.

11.10 Osteopathien

11.10.1 Osteoporose

Minderung der Knochenmasse und Störung der Mikroarchitektur bei normalem Verhältnis von Kalksalzen zu Osteoid, dadurch erhöhte Frakturgefahr. Besonders betroffen sind Frauen nach der Menopause. Mischformen mit Osteomalazie häufig. Unterschieden wird eine präklin. Form ohne Frakturen von einer manifesten Osteoporose (mit Frakturen).

Leitbefunde
Verlust von Knochenmasse und Mikroarchitektur, die spontan oder nach inadäquaten Traumen zu Frakturen führt. Häufig betroffen: Schenkelhals, Wirbelkörper und Radius.

Ätiologie

- **Prim. Formen (häufig):** Manifestation meist postmenopausal, Frauen 3x häufiger, Beginn 50.–60. Lj. bis ins hohe Alter. Insb. Wirbelkörper und distaler Radius betroffen. Im hohen Alter beide Geschlechter, Schenkelhalsfraktur typisch
- **Sek. generalisierte Formen:**
  - **Endokrine Osteoporose:** Cushing-Sy. (häufigste sek. Form ist iatrogener Cushing, bevorzugt Stammskelett, oft mit Knocheninfarkten), Hyperthyreose, Hypogonadismus (einschließlich frühzeitiger Menopause), Hyperparathyreoidismus
  - Chron. Niereninsuff. (sek. Hyperparathyreoidismus)
  - Mangelernährung, Malabsorption
  - Leberzirrhose, Alkoholismus
  - Langzeit-Heparingabe, Anthrachinon-Laxanzien
  - Inaktivitätsosteoporose (Bettlägerigkeit)
- **Sek. lokalisierte Formen:**
  - Inaktivitätsosteoporose (z. B. länger eingegipste Extremität)
  - Plasmozytom, Leukämie, Knochenmetastasen
  - Sympathische Reflexdystrophie (Sudeck-Sy.), gelenknah bei Arthritiden und Kollagenosen

Klinik Als präklin. Osteoporose klin. stumm. Bei manifester Osteoporose: dumpfe, chron. Schmerzen v. a. im Rücken (Stauchungs- und Bewegungsschmerz), Myogelosen der Rückenmuskulatur (Fehlstatik!), BWS-Kyphosierung durch Fraktur („Witwenbuckel"). Größenverlust, Hautfalten der Flanken („Tannenbaumphänomen"). Akute Schmerzen bei Spontanfrakturen, z. B. von Wirbeln, Schenkelhals, Radius. Oft Rö-Zufallsbefund!

Diagnostik

- **Labor:** bei prim. Osteoporose unauffällig. V. a. auf sek. Osteoporose (▶ Tab. 11.11) bei: Ca^{2+}, PO_4^{3-}, AP, BB, BSG, E'phorese, LDH. Ggf. ergänzend Immunelektrophorese (Gammopathie?), Ca^{2+} und PO_4^{3-} im Urin (neg. Kalziumbilanz?). TSH ↓ (Hyperthyreose?), PTH ↑ (Hyperparathyreoidismus?), Testosteron/Estradiol ↓ (Hypogonadismus?), Kortisol-Tagesprofil (Cushing?)
- **Röntgen:** BWS und LWS in zwei Ebenen:
  - Frühzeichen (= präklin.): Strahlentransparenz ↑ (erst bei ⅓ Knochenmassenverlust erkennbar), Rahmenkonturierung der Wirbelkörper, Vertikalisierung der Spongiosa
  - Spätzeichen: Grund- und Deckplattenimpressionen, Keilwirbel, Fischwirbel (bikonkaver Wirbel)
- **Knochendichtemessung** (Densitometrie) mit DEXA (Röntgenabsorption) oder quantitativem CT (LWS oder Radius): Dichteminderung unterhalb 1,5–2,5 Standardabweichungen (SD) der Peak Bone Mass (= max. Knochendichte im jungen Erwachsenenalter) gilt als Osteopenie, unterhalb 2,5 SD. als Osteoporose
- **Beckenkammbiopsie** insb. bei jungen Pat. oder unklarer Ätiol.

11

Tab. 11.11 Typische laborchemische Befundkonstellationen bei Osteoporose und anderen metabolisch endokrinen Osteopathien

	Differenzial-diagnosen	Primäre Osteo-porose	Osteo-malazie	Hyperparathyreoidismus		
				Prim.	Sek./ intestinal	Sek./ renal
Serum	Kalzium	N	↓, n	↑	↓	↓, n
	Phosphor	N	↓, n	↓, n	↓, n	↑
	AP	n (↑)	↑	↑, n	↑	↑
	Parathormon	N	↑, n	↑	↑	↑
Urin	Kalzium	n (↑)	↓, n	↑, n	↓	↓
	Phosphor	N	n	n	↓, n	↓, n
	Pyridinolin*	N	↑	↑	↑	↑

n = im Normbereich, ↑ = erhöht, ↓ = erniedrigt, * Knochenresorptionsmarker

Therapie

- Bisphosphonate: Alendronat 1 × 70 mg/Wo., Risedronat 1 × 35 mg/Wo. oder Zoledronat 1 × 5 mg/J. i. v.
- Denosumab 1 × 60 mg s. c. alle 6 Mon., monoklonaler RANKL-Ligand-AK
- Alternativ Raloxifen 1 × 60 mg/d, Strontiumranelat 1 × 5 mg/d
- Parathormon tägl. s. c. für 24 Mon. bei progredienten Verläufen (Kosten etwa 7 000 Euro/J.)
- Bei sek. Osteoporose Grundleiden behandeln (z. B. RA)
- Körperliche Aktivität, Physiother. zur Stimulierung des Knochenwachstums
- Diätetisch oder medikamentös Ca^{2+} 1 g/d und Vit. D 800–1 000 IE/d. Auch prophylaktisch bei Risikopat. (z. B. Glukokortikoid-Langzeitther.)

! 1,5 g Ca^{2+} (Tagesbedarf) sind in 1,1 l Milch, kalziumreiche Kost: Grünkohl, Emmentaler, Parmesan, bestimmte Mineralwässer

- Bei Niereninsuffizienz oder immobilen Pat.: stoffwechselaktiver Vit.-D-Metabolit (z. B. α-Calcidol) 0,5–1 μg/d. Keine Sonnenexposition notwendig
- Sympt. Schmerzther. (▶ 19.6): Analgetika, NSAID, evtl. Korsettversorgung.

11.10.2 Osteomalazie

Mineralisationsstörung der organischen Knochenmatrix beim Erw. mit Vermehrung des unverkalkten Osteoids. Beim Kind als Rachitis mit zusätzlichen Veränderungen der Epiphysen. Mischformen mit Osteoporose häufig.

Leitbefunde
Durch Vit.-D-Mangel induzierte Mineralisationsstörung, die zu Frakturen der peripheren Knochen und des Stammskeletts führt.

Ätiologie

- Ernährungsbedingter Vit.-D-Mangel, UV-Mangel
- Malabsorption, Maldigestion: z. B. bei Sprue, Enteritis regionalis Crohn, nach Magenresektion, bei chron. Cholestase

- Mangel durch Störung des Vit.-D-Metabolismus: chron. Niereninsuff. mit Hemmung der renalen 1-α-Hydroxylase und Hyperphosphatämie, Leberparenchymstörungen, Antikonvulsiva wie Phenobarbital, Phenytoin, Carbamazepin (Metabolisierungsstörung von Vit. D)
- Seltene Ursachen: renal-tubuläre Funktionsstörungen mit Phosphatdiab. (→ verminderte Phosphatrückresorption → Hypophosphatämie, meist ohne HPT), hereditäre Hypophosphatasie (Mangel an allen Isoenzymen der alkalischen Phosphatase), tumorbedingte Hypophosphatämie = onkogene hypophosphatämische Osteomalazie (Prostata-Ca, Sarkome)

11

Klinik Diffuse, belastungsabhängige Skelettschmerzen, Deformitäten, z. B. des Thorax, Verlust an Körperhöhe, Muskelschwäche und Gangstörungen (Watschelgang), pos. Trendelenburg-Phänomen (Einbeinstand unmöglich), erhöhte Frakturneigung.

Diagnostik
- **Labor:** AP meist ↑ (außer bei Hypophosphatasie), Entgleisungen von Ca^{2+}, PTH, Phosphat, ▶ Tab. 11.11
- **Rö:** unscharf, verwaschene Spongiosastruktur, Looser-Umbauzonen (Ermüdungsmikrofrakturen der Kompakta)

Therapie
- Bei Ernährungs- oder UV-Mangel: Vit. D 800–4 000 IE/d p. o. über 6–12 Wo., dann 1 000 IE/d
- Bei Malabsorption, Cholestase, Steatorrhö: Vit. D 20 000 IE/d p. o. 3×/Wo. oder 100 000 IE/Wo i. m. oder Kalzitriol 0,5–1 µg/d p. o.

! Auf ausreichende Ca^{2+}-Zufuhr unter Ther. achten, z. B. zusätzlich Ca^{2+} bis 1,5–4 g/d p. o.

- Bei chron. Niereninsuff.: α-Calcidol 0,25 µg/d p. o. über 2–4 Wo., evtl. alle 2–4 Wo. um 0,25 µg steigern bis klin. und biochemische Reaktion (d. h. Ca^{2+} i. S. ↑, PTH i. S. ↓), meist 0,5–1 µg/d erforderlich
- Bei renal-tubulärer Azidose evtl. zusätzlich Harnalkalisierung
- Bei Antikonvulsiva-NW Vit. D 4 000–40 000 IE/d p. o.
- Bei Hypophosphatasie keine wirksame Ther.

> - Ther. unter Kontrolle von Ca^{2+} in Serum und Urin, ggf. auch der Serumspiegel von PTH und Vit.-D-Metaboliten.
> - Gefahr einer Hyperkalzämie, von Nierensteinen oder einer Rekalzifizierungstetanie!
> - AP kann unter Ther. initial ansteigen.

11.10.3 Ostitis deformans Paget

Lokalisierte Knochenerkr. unbekannter Ursache, die mit erhöhtem Knochenumbau und mechanischer Minderwertigkeit des Knochens einhergeht. Durchschnittsalter 60 J., etwa 1 behandlungsbedürftiger Pat./30 000 Einwohner.

> **Leitbefunde**
> Umschriebene bzw. multifokale überschießende, aber instabile Knochenneubildung mit lokalisierten Schmerzen. Typischer Rö- und Knochenszintigrafiebefund.

Klinik ⅓ asymptomatisch. Schmerzen in befallenen Skelettabschnitten, v. a. Becken, Kreuzbein, Femur, Tibia und LWS. Lokale Hyperthermie, Vermehrung der Knochenmasse (Hut passt nicht mehr) und Deformierung einer Extremität (Säbelscheidentibia).

Komplikationen Frakturen, Begleitarthrosen durch Fehlstellungen, neurologisches Engpass-Sy. (v. a. N. acusticus), sarkomatöse Entartung < 1 % (typischerweise Osteosarkom am Humerus, maligner Riesenzelltumor am Schädel).

Diagnostik
- Skelettszinti.
- Rö: gezielt Knochenareale mit Mehrbelegung im Szinti. Kortikalisverdickung, grobsträhniger Umbau der Spongiosa, zystische Aufhellungen, Mosaikstrukturen, Deformierungen, Abflachung und Verbreiterung der Wirbelkörper und Kartenherzform des Beckens.
- Labor: AP ↑ (Lebererkr. ausschließen, γ-GT normal), Ca^{2+} n-↑, Phosphat n, gelegentlich Hyperkalzurie (→ Urolithiasis).

! Der AP-Verlauf spiegelt die Krankheitsaktivität wider.

Differenzialdiagnosen Knochentumoren, Plasmozytom, osteoblastische Metastasen, chron. Osteomyelitis, prim. Hyperparathyreoidismus, Neurofibromatose Recklinghausen, fibröse Dysplasie.

Therapieindikationen
- Absolut: Knochenschmerzen, Deformität, Frakturrisiko, Nervenausfälle, Befall der Schädelbasis. Starke Umbauaktivität (AP > 600 IE/l)
- Relativ: jugendliches Alter mit mittl. Krankheitsaktivität, Schädelkalottenbefall, lästiges Wärmegefühl (Femur, Tibia), radiolog. Progression, Vorbereitung auf op. Korrekturen, Herzinsuff. mit Volumenbelastung
- Zweifelhaft: asympt., geringe Umbauaktivität, Pat. > 75 J., Befall wenig gefährdeter Knochen

Therapie Bisphosphonate als potenteste Osteoklastenhemmer. Am effektivsten ist Zoledronat 1 × 5 mg/J. Dosierung oraler Bisphosphonate höher als bei Osteoporose, z. B. Risedronat 30 mg/d über 2 Mon., Alendronat 40 mg/d über 2 Mon.

11.10.4 Osteopetrose

Syn: Marmorknochenkrankheit. Sklerosierung des Knochens durch Inaktivität der Osteoklasten und überschießende Knochenneubildung durch Osteoblasten.
- **Osteopetrosis congenita:** autosomal rezessiv vererbt, multiple Frakturen nach Bagatelltraumen. Gleichzeitige Blutbildungsstörung (Anämie, Thrombopenie), die lebenslimitierend ist.
- **Osteopetrosis tarda:** autosomal dominant vererbt, oft radiologischer Zufallsbefund. Verstärkte Sklerosierungssäume, z. B. Wirbelkörper „Sandwich-Phänomen“, aufgetriebene, verdickte Metaphysen. Keine signifikant erhöhte Knochenbrüchigkeit. Gute Prognose.

12 Endokrinologie

Wolfgang Ehses

12.1 Schilddrüse

12.1.1 Diagnostische Methoden

Schilddrüsenfunktionsparameter ▶ 12.1.6.

Sonografie

Indikationen Obligat bei Struma, palpablen Knoten oder Hals-Lk. Bei subjektiven Missempfindungen: Globusgefühl, Schluckstörungen.

Durchführung Volumenbestimmung: Länge [mm] × Breite × Tiefe × 0,5 für jeden Lappen. Normales Ges.-Volumen: M < 25 ml, F < 18 ml.

12

Interpretation
- **Struma:** SD-Volumen vergrößert, Schallmuster oft wie bei normaler SD oder Echovergröberung (kleinste echoarme und echoreiche Areale nebeneinander)
- **Strumaknoten und autonome Adenome:** unterschiedliche Echogenität, meist gut abgrenzbar
- **Zysten:** echofrei, dorsale Schallverstärkung.
- **SD-Ca:** meist echoarme, unscharf und unregelmäßig begrenzte Knoten.
- **Basedow-Krankheit:** echoarme, oft vergrößerte SD. Betonte ap-Ausdehnung, prominenter Isthmus. Im Farbduplex bei florider Basedow-Krankheit „vaskuläres Inferno" → vermehrte Perfusion
- **Hashimoto-Thyreoiditis:** echoarme, evtl. vergrößerte SD. Typisch: wabiges Binnenecho, teils mit Septen; ggf. mit echoreichen Adenomen → Pseudoknoten i. R. einer Immunthyreopathie. **Cave:** bei chron. Autoimmunthyreoiditis auch atrophe Verlaufsform mit kleiner SD
- **Thyreoiditis de Quervain:** unscharf abgegrenzte, echoarme Areale, teils neben normalem Binnenecho. „Landkartenartiges Binnenmuster". Druckdolenz mit Schallkopf

Feinnadelpunktion (Aspirationszytologie)

Indikationen Sonografisch echokomplexe, echoarme bis echofreie Knoten, szintigrafisch kalte Knoten.

Technik Punktion mit dünner Kanüle unter Sono-Kontrolle.

Schilddrüsenszintigrafie

Szintigrafisch sowohl regionale ^{99m}Tc-Nuklidverteilung wie auch aufgenommene Gesamtmenge (Tc-Uptake).

Indikationen Autonomie, Struma nodosa (Knoten > 1 cm; bei < 1 cm nur Sono-Kontrolle). Quantifizierung einer funktionellen Autonomie ist nur bei niedrigem TSH sinnvoll: Szinti unter „endogener TSH-Suppression", DD retrosternaler Prozesse, postop. Kontrolle bei SD-Ca mit ^{131}I.

Kontraindikation Schwangerschaft.

Interpretation
- **Normalwert (Tc-Uptake):** je nach Jodversorgung regional unterschiedlich, 1,5–5 % bei normalem TSH, bei supprimiertem TSH < 1,5 %
- **Hyperthyreose:** Diagn. einer fokalen, multifokalen oder disseminierten Autonomie; Abschätzung der funktionellen Relevanz anhand des Tc-Uptakes (zeitnah zur Szinti Serum-TSH bestimmen → zur Beurteilung entscheidend!)

- **Struma nodosa:** „kalte" Knoten (z. B. Zyste, Fibroadenom, Ca) nehmen kein ^{99m}Tc auf, „heiße" Knoten im Übermaß (meist autonomes Adenom). **Cave:** Jodexposition (z. B. Kontrastmittel) vermindert den Tc-Uptake, daher SD-Szinti erst 3 Mon. nach KM-Gabe.

Ein kalter Knoten ist in 3–5 % d. F. ein Ca → Abklärung durch Sono, ggf. Aspirationszytologie, ggf. OP. Wenn in Sesta-MIBI-Szinti Nuklidspeicherung → Malignomwahrscheinlichkeit 20 %.

Suppressionsszintigrafie

Indikation V. a. funktionelle Autonomie, szintigrafisch „warmes Areal".

Vorgehen TSH-Suppression mit L-Thyroxin 50 µg 3 d, L-Thyroxin 100 µg 3 d, L-Thyroxin 150 µg 8 d, unmittelbar danach Szinti.

Interpretation Funktionelle Autonomie bei Tc-Uptake > 1,5 %. TSH zur Dokumentation der suffizienten medikamentösen Suppression mitbestimmen. Abhängig von der Nuklidbelegung → fokale, multifokale oder disseminierte Autonomie ▶ 12.1.8.

Radiologische Untersuchungen (additive Verfahren)

- Rö-Thorax: Ausdehnung einer retrosternalen Struma (Tracheadeviation/-kompression, Mediastinalverbreiterung)
- Trachea-Zielaufnahme, ggf. mit Saug- und Pressversuch: Trachealkompression, Tracheomalazie bei Struma, Ös.-Breischluck
- Ggf. Lufu (▶ 6.2.3): Erniedrigung der FIV_1 bei Struma
- MRT: retrosternale Strumaanteile, V. a. Infiltration durch SD-Ca

! Kein KM bei Malignomverdacht (z. B. KM-CT), da spätere Radiojodther. sonst unmöglich!

12.1.2 Therapieprinzipien bei Schilddrüsenerkrankungen

Medikamentöse Therapie

Thyreostatische Ther. ▶ 12.1.6, L-T_4-Substitution ▶ 12.1.7

- **Prophylaxe vor Applikation jodhaltiger KM** (▶ 2.1.3) bei schilddrüsenkranken Pat. oder bei V. a. Autonomie (TSH ↓) 3 d vor KM-Gabe bis 5 d danach je Perchlorat 3 × 2 mg/d, ggf. zusätzlich Thiamazol 20 mg/d.
- **Hyperthyreose in der Schwangerschaft:** fast immer Basedow-Krankheit (häufigste Ursache für Hyperthyreose bei jungen Frauen). Niedrigstmögliche thyreostatische Dosis, die Euthyreose gewährleistet (→ TSH normal oder leicht supprimiert bei peripherer Euthyreose). Sonst übliche Jodsupplementation absetzen. Radiojodther. abs. kontraindiziert. **Cave:** Kontrolle der SD-Funktion beim Neugeborenen → ggf. kurzfristig L-Thyroxin erforderlich.

Chirurgische Therapie

Indikationen Struma maligna, verdächtige Aspirationszytologie, wachsender szintigrafisch kalter Knoten, Struma III.° mit lokoregionärer Kompression (Tracheomalazie, Einflussstauung), Intoleranz gegen Thyreostatika, jodinduzierte hyperthyreote Krise, Basedow-Krankheit.

Vorbereitung HNO-Konsil zur Stimmbandbeurteilung und N.-recurrens-Funktion. Bei Hyperthyreose Vorbehandlung mit Thyreostatika bis zur Euthyreose (▶ 12.1.7) (bzw. TSH leicht supprimiert bei peripherer Euthyreose).

Verfahren Bei Struma multinodosa/disseminierter Autonomie/Basedow-Krankheit meist subtotale Strumektomie, bei SD-Ca totale Thyreoidektomie mit Neck Dissection.

Komplikationen Rekurrensparese in ca. 1 % (→ Heiserkeit, Spontanremission in 30 %), Nachblutung mit lebensbedrohlicher Tracheakompression, Hypoparathyreoidismus (ca. 1 %, ▶ 12.3.2). Selten Tracheopathia fibroplastica (narbige Trachealstenose durch Adventitiaverletzung), Rarität.

Laborkontrolle 2 Wo. nach SD-OP TSH basal, fT_4, PTH, Ca^{++} (Hypoparathyreoidismus ▶ 12.3.2). Wenn Histologie benigne, Aufnahme einer SD-Substitution.

> Komplikationsrate bei Zweit- oder Dritteingriffen stark erhöht → ausreichende Radikalität bei subtotaler Strumektomie. Postop. konsequente SD-Substitution.

Radiojodtherapie

Indikationen Funktionelle Autonomie, M. Basedow, Struma mit Lokalbeschwerden (bei inoperablen Pat.). Nachbehandlung differenzierter SD-Ca.

Kontraindikationen Abs. KI: Schwangerschaft.

Vorbereitung Keine Jodapplikation (z. B. KM)! L-Thyroxin ca. 4 Wo. vorher absetzen (Ausnahme: Ther. der funktionellen Autonomie). Nach Möglichkeit Thyreostatika reduzieren oder absetzen.

Verfahren Durchführung nur stationär in relativer Isolation (kein Besuch, Ausgang nur begrenzt innerhalb der Bestrahlungseinrichtung). Nüchterngabe von ^{131}I p. o. Entlassung erst nach Abklingen der Strahlung (je nach Ind. und SD-Volumen 3 d bis 4 Wo.).

> - Hypothyreoserate ca. 10 %, auch Jahre nach Ther. möglich (50 % nach 20 J.) → Laborkontrolle in jährl. Abständen.
> - Erreichen der Euthyreose oft erst Wo. oder Mon. nach der Behandlung, daher überlappend thyreostatische Ther. noch weiter.
> - Rezidivrate 15–20 %.

12.1.3 Struma

SD-Vergrößerung. Strumen sind diffus (Struma parenchymatosa) oder knotig, teils mit Zysten, multiple Knoten sind meist Adenome.

Ätiologie Jodmangel (~ 15 % der Bevölkerung), Basedow-Krankheit (▶ 12.1.7), Ca (▶ 12.1.5), Thyreoiditis (▶ 12.1.9), Medikamente (z. B. Hydantoin, Phenytoin, Lithium).

Klinik Meist asympt. Evtl. lokales Druck- oder Kloßgefühl, Dyspnoe, inspiratorischer Stridor, Schluckbeschwerden.

Diagnostik (▶ 12.1.1).

- Palpation: Knoten, Verhärtung (Ca, Thyreoiditis), Druckdolenz (subakute Thyreoiditis de Quervain), Temperatur (Überwärmung bei bakt. Thyreoiditis, selten), Verschieblichkeit beim Schlucken (aufgehoben z. B. bei Ca), tastbares Schwirren (selten, bei Basedow-Krankheit)
- Auskultation der SD: Strömungsgeräusch bei starker Vaskularisierung (Hyperthyreose)
- Halsumfang zur Verlaufsbeobachtung
- Labor: TSH basal
- Sono, ggf. Aspirationszytologie
- Szinti bei niedrigem TSH oder sonografisch fokalen Läsionen > 1 cm
- Trachea-Zielaufnahme, Lufu bei Stridor

Therapie

- **Medikamentöser Behandlungsversuch** bei euthyreoter Struma: Nach LISA-Studie größte Effektivität mit Kombinationspräparat L-Thyroxin/Jod 50 µg für 12 Mon. Ziel: TSH unterer NB (keine TSH-Suppression, da sonst höhere Inzidenz kardiovaskulärer Erkr. und Osteoporose); alternativ reines L-Thyroxin, wenn SD-AK pos. **NW:** Hyperthyreosis factitia bei Überdosierung. Vorsicht bei KHK, HRS und Herzinsuff. → einschleichend dosieren. **Kontrollen:** TSH nach 1 Mon., dann ½ jährlich SD-Palpation, Halsumfang, Gewicht und Allgemeinbefinden regelmäßig kontrollieren! Sono-Kontrolle nach 6–12 Mon. **SD-Verkleinerung** meist innerhalb von 6–12 Mon., danach keine weitere Verkleinerung mehr zu erwarten → Bei guter Verträglichkeit L-Thyroxin/Jod fortführen, ansonsten Umstellung auf Rezidivprophylaxe (s. u.)
- **Subtotale Strumektomie** bei erheblichen Lokalsympt.
- **Radiojodther.** bei Rezidivstruma oder Inoperabilität

Prophylaxe

- Rezidivprophylaxe: Jodid 100–200 µg/d, sonografische Kontrollen jährlich
- Strumaprophylaxe: bei allen Schwangeren sowie bei familiärer Belastung Jodid 100–200 µg/d, wenn SD-AK neg.

> - Je älter und knotiger die Struma, desto geringer der Therapieerfolg. Im höheren Alter ist die medikamentöse Strumather. wegen einer funktionellen Autonomie oft nicht möglich.
> - Vor Diagn. „euthyreote Struma" Autonomie und Ca abklären!
> - Thyroxineinnahme morgens nüchtern.
> - Thyroxin verstärkt die Wirkung von Antikoagulanzien → INR-Kontrolle.
> - Nach Absetzen der antihyperplastischen Thyroxinther. hohe Rezidivneigung → Rezidivprophylaxe.

12.1.4 Schilddrüsenzysten

Ätiologie Solitäre Zysten entstehen meist spontan oder nach Trauma (Blutungszyste = „Schokoladenzyste"), Pat. meist < 40 J. Multiple Zysten bei Struma nodosa als Folge von Jodmangel.

Klinik Meist asympt. Blutungszysten äußern sich als plötzlich auftretende solitäre Knoten, evtl. mit Größenzunahme. **Befund:** gut abgegrenzte, prall elastische Knoten, bei Blutungszysten evtl. Druckschmerz.

Diagnostik (▶ 12.1.1) Sono, Zytologie von Zysteninhalt und aus dem Randsaum. Szinti meist nicht erforderlich.

Therapie Bei größeren Zysten Punktion mit vollständiger Aspiration des Inhalts, zytologische Untersuchung. **Cave:** Rezidivneigung. Bei Therapieresistenz oder starken Lokalbeschwerden evtl. subtotale Strumektomie.

12.1.5 Schilddrüsenkarzinom

Malignomverdächtige Struma bei raschem Wachstum, Heiserkeit, Horner-Sy., fehlender Schluckverschieblichkeit, erhöhtem Kalzitonin (C-Zell-Ca)!

Diagnostik

- Sono, gezielte Punktion (▶ Tab. 12.1), Szinti. **Cave:** Eine unverdächtige Zytologie schließt ein Ca nicht aus → im Zweifelsfall OP
- Wegen familiärer Häufung beim C-Zell-Ca RET-Protoonkogen bestimmen; wenn pos. → Familienscreening

Tab. 12.1 Schilddrüsenkarzinom – histologische Einteilung

Histologie	Metastasierung/Bemerkungen	5-JÜR (%); TU-Marker
Papillär (65 %)	Metastasierung überwiegend lymphogen (zervikale Lk)	90; Thyreoglobulin
Follikulär (20 %)	Meist hämatogene Metastasierung (Lunge, Knochen)	70; Thyreoglobulin
Undifferenziert (anaplastisch, 5 %)	Metastasierung hämato- und lymphogen, keine Jodspeicherung	< 10; CEA
Medullär (5 %)	Ca der kalzitoninbildenden C-Zellen, in 20 % familiär gehäuft (MEN); vorwiegend lymphogene Metastasierung	70; Calcitonin, CEA
Sonstige	z. B. malignes Lymphom, Plattenepithel-Ca, Metastasen	Je nach Grunderkr.

Therapie

- **OP:** i. d. R. totale Thyreoidektomie (▶ 12.1.2) mit Neck Dissection. Postop. Verlaufskontrolle: halbjährlich Thyreoglobulin für differenziertes Ca (Nachweis SD-hormonproduzierenden Gewebes nach totaler Thyreoidektomie), Kalzitonin und CEA für C-Zell-Ca, CEA für anaplastisches Ca (▶ 14.5).
- **Radiojodther.:** 4 Wo. postop. zur Elimination von SD-Restgewebe oder Metastasen. Ausnahme: papilläres Mikro-Ca (< 1 cm, ohne Metastasen) sowie medulläres/undifferenziertes SD-Ca (keine Iodspeicherung). Bei minimal-invasivem follikulärem SD-Ca ohne Angioinvasion Radiojodther. nicht zwingend notwendig.
- **Suppressionsther.:** nach Beendigung der Radiojodther. dauerhafte Suppression mit L-Thyroxin 100–200 µg. Bei Hochrisiko-Pat. TSH-Suppression, sonst TSH unterer Grenzbereich bis niedrig normal, fT_4 hochnormal (▶ 12.1.3)
- **Kontrollen:** für 10 J. alle 6 Mon., dann alle 12 Mon..: Palpation, Lk-Status, TSH basal (TRH-Test nur noch selten indiziert ▶ 12.1.6), Thyreoglobulin (Anstieg → Rezidiv), Sono.

! Keine Untersuchungen mit jodhaltigem KM → Radiojodther. sonst unmöglich.

12.1.6 Schilddrüsenfunktionsstörungen

Diagnostik

Anamnese Vorgeschichte, Medikamente (Amiodaron, Betablocker, Glukokortikoide, Carbamazepin, Salizylate, Furosemid), jodhaltige KM im letzten ½ J., Begleiterkr.

Schilddrüsenfunktionsparameter

- **Indikationen:**
  - TSH basal zum **Ausschluss** einer SD-Funktionsstörung
  - fT_3, fT_4, TSH basal zum **Nachweis** einer Hyper- oder Hypothyreose
  - TRH-Test bei hochsensitiven TSH-Assays der III. Generation nur noch selten indiziert: zur Abklärung von sek. Hypothyreose bei Hypophysenprozess, im Einzelfall Dosisüberprüfung bei SD-Ca (▶ 12.1.5) oder Abklärung latente Hypothyreose
- **Normalwerte:** methodenabhängig, z. B. fT_4 8–20 pg/ml (10–26 pmol/l), fT_3 2,5–6 pg/ml (3,8–9,2 pmol/l), Ges.-T_3 0,7–1,8 µg/l (1,1–2,8 nmol/l), Ges.-T_4 4,5–11,7 µg/dl (58–151 nmol/l), TSH basal 0,3–4,1 µIE/ml (Graubereich 2,5–4,1, hier oft schon latente Hypothyreose).
- **Interpretation:**
  - fT_4 ↑ bzw. fT_3 ↑ **und** TSH ↓: Hyperthyreose
  - fT_4 ↓ **und** TSH ↑: Hypothyreose
  - fT_4 ↑ bzw. fT_3 ↑ **und** nicht supprimiertes TSH (inadäquate TSH-Sekretion): bei schneller Änderung in Krankheitsverlauf oder Ther. (Dosisänderung von Thyreostatika, L-Thyroxin), TSH-produzierender Hypophysentumor (sehr selten), hypophysäre SD-Hormonresistenz, Mangel an hypophysärer Typ-II-Dejonidase (sehr selten). Andere Gründe für euthyreote Hyperthyroxinämie (fT_4 ↑): schwere nichtthyreoidale Krankheit, L-T_4-Substitutionsther., hoch dosierte Betablocker
  - fT_3 ↓ (evtl. auch fT_4 ↓) **und** TSH normal: häufig auch bei schweren Allgemeinerkr. (Low-T_3-Sy.) → euthyreote Stoffwechsellage!
  - fT_4 ↓ **und** TSH normal oder ↓: hypophysäre, sek. Hypothyreose (selten)

Hyperthyreose

Leitbefunde
Ungewollter Gewichtsverlust, Hyperhidrosis, Palpitationen, Tachykardie, feinschlägiger Tremor, Hyperaktivität, innere Unruhe, Nervosität, Alopezie.

Ätiologie Meist immunogen (Basedow-Krankheit ~ 40 % ▶ 12.1.7), durch funktionelle Autonomie (30–50 %) oder jodinduziert (KM, Amiodaron). Selten iatrogen bzw. patienteninduziert (Hyperthyreosis factitia, Triglyzeride ↓), Thyreoiditis (initial passagere Hyperthyreose möglich ▶ 12.1.9). Raritäten: Hyperthyreose bei differenziertem SD-Ca oder durch inadäquate TSH-Sekretion (HVL-Adenom, paraneoplastisch).

Klinik Gewichtsverlust bei großem Appetit, Wärmeintoleranz, Hyperhidrosis, Muskelschwäche, Reizbarkeit, Dysthymie, erhöhte Stuhlfrequenz, Zyklusstörun-

12

gen. Feinschlägiger Tremor, feuchte, warme Hände, Struma (nicht obligat), Sinustachykardie, Rhythmusstörungen, hohe RR-Amplitude, Alopezie.

Diagnostik Labor und bildgebende Verfahren (▶ 12.1.1). In 15 % isolierte T_3-Hyperthyreose.

Differenzialdiagnosen Diab. mell., vegetative Dystonie, Tumor (B-Sympt.), Phäochromozytom, Menopause.

Im Alter oft oligosympt.: nur Gewichtsverlust, „Depression", Herzinsuff. oder Rhythmusstörungen.

Thyreotoxische Krise, thyreotoxisches Koma

- **Ätiol.:** oft nach Jodgabe (KM) bei Autonomie, im Rahmen einer septischen Inf., OP bei florider Hyperthyreose
- **Klinik:** hochgradige Tachykardie, evtl. Tachyarrhythmie, RR und RR-Amplitude hoch. Fieber bis 41 °C, Durchfall und Erbrechen mit Dehydratation, Muskelschwäche, hochgradige Erregung (Stadium I), später Desorientierung, Halluzinationen, Somnolenz (II), Koma (III). Letalität 30–50 %
- **DD:** Coma diabeticum, hypoglykämischer Schock, Myasthenie, Lungenembolie, Alkoholdelir, Phäochromozytom, Addison-Krise (RR niedrig), Intox., Psychosen
- **Therapie** (Intensivstation):
  - **Thyreostatika:** Thiamazol 4 × 40 mg/d i. v.
  - **Prednisolon** 100–200 mg/d i. v. → Beseitigung einer NNR-Insuff.; zur Konversionshemmung von T_4 in T_3, umstritten
  - **β-Blocker:** bei Tachykardie und Hypertonie z. B. Propranolol 1–5 mg i. v. unter Monitorkontrolle, danach 4 × 1 mg/d i. v. Alternativ z. B. Metoprolol initial 5 mg i. v.
  - Reichlich Flüssigkeit (4–6 l/d) und Kalorien (4 000–6 000 kJ/d), E'lyt-Ersatz, Infektprophylaxe, Wadenwickel zur Fiebersenkung, Thromboseprophylaxe, Sedierung
  - Bei Tachyarrhythmie Digitalisierung (▶ 4.6.2)

Hypothyreose

Leitbefunde
Häufig als Altersdepression verkannt. Typischerweise Verlangsamung, Gewichtszunahme, Obstipation und Kälteintoleranz.

Ätiologie Hashimoto-Thyreoiditis (▶ 12.1.9), häufig iatrogen (Thyreostatika, Jodexzess, Lithium, OP oder Radiojodther.). Kongenital (insb. Jodmangel). Selten: sek. Hypothyreose durch TSH-Mangel bei Hypophysenprozess.

Klinik

! Betrifft 1–2 % aller alten Pat. Im Alter häufig oligosympt.

- Schleichender Beginn, Depression, geistiger Abbau, Ödeme
- Haut blass, rau, trocken, teigig infiltriert (*Myxödem*), struppige Haare. Raue, heisere Stimme. Bradykardie, evtl. Herzinsuff. mit Ödemen und Ergüssen (Perikarderguss). Reflexe (insb. Achillessehnenreflex) verlangsamt

- Spätsymptome: Gewichtszunahme (Flüssigkeitseinlagerung), Obstipation, Kälteintoleranz, Müdigkeit, Menstruationsstörungen, unerfüllter Kinderwunsch

Diagnostik

- Labor: fT_4 ↓, TSH ↑, AK-Titer (bei Hashimoto-Thyreoiditis Anti-TPO ↑). BB (Anämie?), Hypercholesterinämie, bei sek. Hypothyreose (TSH nicht erhöht) Hypophysendiagn. (▶ 12.4.1)
- SD-Sono, EKG

! **Low-T_3-Sy.:** fT_3 ↓, fT_4 und TSH normal; oft bei Schwerkranken. Keine SD-Hormonsubstitution

Therapie Substitution mit L-Thyroxin (Einnahme nüchtern!). Bei herzgesunden Pat. < 50 J. L-Thyroxin ca. 1 µg/kg/d (einschleichend dosiert), bei Herzkranken Beginn mit 25 µg/d, Steigerung um 25 µg (max. 50 µg) alle 2–3 Wo., bis zur Erhaltungsdosis. Dosisanpassung nach Klinik: keine Palpitationen, keine Temperaturmissempfindungen, keine besondere Müdigkeit, TSH nach 3 Mon.: unterer NB. Später jährliche Kontrolle. **Cave:** Bei Addison-Krankheit mit Hypothyreose unbedingt zuvor mit Glukokortikoidsubstitution beginnen.

12

- Bei Thyroxinsubstitution gesteigerter Insulinbedarf.
- Erhöhter Substitutionsbedarf in Schwangerschaft und Stillzeit. Faustregel: 2. Trimenon + 25 %, 3. Trimenon + 50 %, Stillen + 25 %, daher in der Schwangerschaft alle 4 Wo. Kontrolle der SD-Werte.

Myxödemkoma

Seltene, schwere Hypothyreose durch Stress, Infekt, Kälte, Sedativa.

- **Klinik:** Somnolenz bis Koma, verstärkte Sympt. der Hypothyreose, ferner Hypothermie, Hyponatriämie, Hypoglykämie, Hypoventilation, Krampfanfälle
- **DD:** Koma bei zerebralen Erkr., Addison-Krise, Coma diab., hypoglykämischem Schock, Anorexie.
- **Therapie:**
  - L-Thyroxin 500 µg am 1. d, dann 100–200 µg/d i. v. (Vorsicht bei KHK und Herzinsuff.!).
  - Hydrokortison 200 mg/d i. v.
  - Bei Hypothermie langsame Erwärmung um etwa 1 °C/h. **Cave:** Kreislaufkomplikationen!
  - Allg. intensivmed. Ther., ggf. Digitalisierung, Herzschrittmacher

12.1.7 Basedow-Krankheit

Familiär gehäuft, überwiegend F, v. a. 30.–50. Lj. Auto-AK (TRAK) gegen TSH-Rezeptor der Thyreozytenmembran.

Leitbefunde

Hyperthyreose mit diffuser Struma und häufig Exophthalmus.

Klinik Zeichen der Hyperthyreose, endokrine Orbitopathie. Leichte, meist weiche Struma, prätibiales Myxödem (blaurot, grobporig, nach Druck bleibt keine Delle ▶ 10.1.2). SD evtl. überwärmt, palpatorisch und auskultatorisch Schwirren.

Diagnostik
- Endokrine Orbitopathie nahezu pathognomonisch
- Sono, TSH, fT_3, fT_4, TRAK (üblicherweise pos.), evtl. TPO/Tg-AK, da Überschneidungen möglich, BB, Leberwerte
- Selten TRAK neg. → Szinti zum Nachweis einer fokalen oder disseminierten Autonomie

Therapie Aufklärung über Verlauf (Remissionsrate in Deutschland ca. 50 %), Notwendigkeit der Überwachung (Rezidiv, Hypothyreose nach ablativer Ther.) und Gefahr thyreotoxischer Krise nach Jodgabe (KM!).
- **Thyreostatika:**
  - Beginn mit Carbimazol 30 mg p. o. oder Thiamazol 20 mg p. o. über 3–4 Wo., dann Kontrolle von fT_3 und TSH mit Dosisanpassung, BB, Leberwerte. Euthyreose wird meist nach 2–8 Wo. erreicht.
  - Erhaltungsther: Carbimazol 5–15 mg bzw. Thiamazol 5–10 mg. Dosierung nach Klinik und TSH (soll im NB liegen). Behandlung über 12 Mon., dann Auslassversuch mit TSH-Kontrolle nach 6 Wo.
  - Bei Tachykardie und Hypertonie zusätzlich Propranolol 4 × 10–40 mg/d p. o.
  - Kontrolle von SD-Werten, BB (Agranulozytose?), Leberwerten initial alle 4 Wo., im Verlauf alle 8–12 Wo.
  - Hinweise auf Remission: niedrigere Thyreostatikadosis notwendig, Verkleinerung der SD. Nach Remission Kontrolle alle 6 Mon.
- **Subtotale SD-Resektion** (▶ 12.1.2): bei Struma mit Lokalsympt. oder Rezidiv nach 1-jähriger thyreostatischer Ther.
- **Radiojodther.:** bei Rezidiv nach Thyreostatika, Inoperabilität, Rezidiv nach OP. Jährl. Kontrollen, ggf. L-Thyroxin-Substitution (▶ 12.1.6).

- 1 mg Thiamazol ist 1,6 mg Carbimazol äquivalent.
- NW-Rate der Thyreostatikather. ca. 15 %. Häufigste NW sind Hautsympt. → evtl. Umstellung auf Propylthiouracil. Seltene, aber schwere NW ist die Agranulozytose 3–8 Wo. nach Therapiebeginn, daher Pat. aufklären → sofortige Vorstellung zur BB-Kontrolle bei Angina tonsillaris. Cholestase → BB und Leberwerte nach 3 und 8 Wo. kontrollieren.
- NW sind dosisabhängig → möglichst niedrige Initialdosis (Thiamazol < 25 mg).
- Thyreostatika sind strumigen → möglichst niedrig dosieren.
- TRAK sinkt unter Ther. meist ab. Als progn. Verlaufsparameter jedoch ungeeignet.
- In Schwangerschaft und Stillzeit thyreostatische Ther. mit Propylthiouracil, in möglichst niedriger Dosierung (TSH leicht supprimiert, fT_3 im oberen NB). Stillen unter thyreostatischer Ther. (Propylthiouracil) ist möglich.

Endokrine Orbitopathie (EO)

Autoimmunerkr. Begleitet 70 % aller immunogenen Hyperthyreosen. Kann auch bei Euthyreose und/oder Hashimoto-Thyreoiditis vorkommen oder der Hyperthyreose vorausgehen. Der Schweregrad der EO korreliert nicht mit der SD-Funktion!

Klinik ▶ Tab. 12.2

Tab. 12.2 Symptomatik-Klassifikation nach Werner	
Grad I	Oberlidretraktion (Dalrymple-Zeichen), Konvergenzschwäche (Möbius-Zeichen), Zurückbleiben des Oberlids bei Blick nach unten (Graefe-Zeichen), seltener Lidschlag (Stellwag-Zeichen)
Grad II	Weichteilinfiltration: Konjunktivitis, Chemosis (ödematöse konjunktivale Schwellung), periorbitale Schwellung (eingelagerte Mukopolysaccharide)
Grad III	Exophthalmus
Grad IV	Befall der extraokulären Muskeln (Doppelbilder, Ptose)
Grad V	Hornhautbeteiligung (Lagophthalmus → Kornea-Ulzerationen)
Grad VI	Visusverlust (Druckläsion des N. opticus)

Diagnostik Ophthalmologisches Konsil, Orbita-Sono, MRT.

Therapie
- Euthyreote Stoffwechsellage anstreben (Thyreostatika), rechtzeitige L-T_4-Substitution nach Schilddrüsen-OP oder Radiojodther.
- Nikotinabusus einstellen
- Mittelschwere EO: externe Retrobulbärbestrahlung
- Schwere EO: hoch dosierte Glukokortikoide
- Bei persistierenden Doppelbildern Korrektur-OP. Chir. Druckentlastung der Orbita nur bei Orbitakompression Grad V oder VI nach Werner

Prognose In 10 % Verschlechterung, in 30 % Besserung der Sympt.

- Ein Exophthalmus ohne Weichteilbeteiligung ist meist keine endokrine Orbitopathie.
- Augenbefund meist doppelseitig, nicht zwingend symmetrisch. Bei Einseitigkeit retrobulbären Tumor ausschließen.
- Ältere Passbilder zeigen lassen – Progredienz?
- Hypothyreose vermeiden.
- Bei persistierendem Nikotinabusus deutlich schlechtere Prognose.

12.1.8 Funktionelle Autonomie

Diagnostik Nachweis und Quantifizierung der Autonomie durch Szinti bzw. (bei normalem TSH) durch Suppressionsszinti (▶ 12.1.1).

Therapie
- **Manifeste Hyperthyreose:** zunächst Thyreostatika, z. B. Thiamazol 10–20 mg. Bei Jodkontamination sind höhere Dosen erforderlich. Zur definitiven Ther. subtotale Strumektomie (▶ 12.1.2) oder Radiojod
- **Latente Hyperthyreose:** zunächst abwarten, Laborkontrollen (TSH basal, fT_3, fT_4), EKG-Kontrollen (Vorhofflimmern?) alle 3–6 Mon. **Cave:** Jodbelastung (KM)

- Jodbelastung v. a. durch KM, seltener durch zahlreiche andere Substanzen, z. B. Betaisodona®, Amiodaron, bestimmte Augentropfen oder Geriatrika, Multivitaminpräparate
- KM-Applikation bei V. a. Hyperthyreose (▶ 2.1.3)

12

12.1.9 Thyreoiditis

Hashimoto-Thyreoiditis (chronische autoimmune Thyreoiditis)

Wird heute zu den chron. Autoimmun-Thyreoiditiden gezählt, ebenso wie die „Silent Thyreoiditis" und die „Post-partum-Thyreoiditis".

Klinik Hypothyreose und/oder meist diffuse Struma, bei älteren Pat. auch große, harte Struma möglich (DD Malignom). Sehr selten Kompression von Trachea bzw. Ösophagus. Häufig Engegefühl am Hals, selten schmerzhafte SD.

Diagnostik (▶ 12.1.1). Auto-AK-Titer (Anti-TPO), Sono, SD-Funktion.

Differenzialdiagnosen Schnell wachsende Struma **und** TPO-AK → hochverdächtig auf SD-Lymphom.

> Ein SD-Malignom bei Frauen vom 50.–80. Lj. mit Hashimoto-Thyreoiditis ist histologisch meist ein SD-Lymphom.

Therapie

- Bei Hypothyreose Thyroxinsubstitution; Dosisanpassung → TSH im unteren bis mittleren Normbereich
- Bei jungen, gesunden Pat. L-Thyroxin ca. 1 µg/kg/d. Mit halber Dosis beginnen, nach 7–10 d ganze Dosis
- Bei älteren Pat. (**Cave:** kardiovaskuläre Erkr.!) Beginn mit 12,5–25 µg/d, Dosissteigerung alle 6 Wo.

! In der Schwangerschaft häufig sukzessive Dosissteigerung nötig

> Chron. Autoimmunthyreoiditis gelegentlich im Rahmen eines Autoimmundefizienz-Sy. (Addison-Krankheit ▶ 12.2.3), auch assoziiert mit Turner-Sy., Down-Sy. → jährliche TSH-Kontrollen!

Subakute Thyreoiditis (de Quervain)

Virusbedingt. Histologisch Riesenzellgranulome.

Klinik Schweres Krankheitsgefühl, meist einseitige SD-Schwellung mit heftigen Schmerzen. Initial Fieber. Vorübergehend Hyper- oder Hypothyreose.

Diagnostik BSG/CRP ↑. Sono auch zur Verlaufskontrolle (Befunde ▶ 12.1.1). Feinnadelpunktion (mehrkernige Riesenzellen). ^{99m}Tc-Aufnahme in Szinti vermindert. SD-Funktion prüfen (transitorische Hyperthyreose)!

Differenzialdiagnosen Akute eitrige Thyreoiditis (mit stärkerer Leukozytose, lokaler Lymphadenitis).

Therapie In 70 % Spontanheilung. Evtl. Antiphlogistika, in schweren Fällen Glukokortikoide (→ schnelle Besserung). **Cave:** Thyreostatika kontraindiziert.

Akute Thyreoiditis

- **Nichteitrige Form:** meist durch hoch dosierte Radiojodther. (Strumitis). Ther.: Glukokortikoide und NSAID
- **Eitrige Form:** Fieber, Druckdolenz, Lk-Schwellungen. Labor: BSG ↑↑ Leukozytose. KO: Abszedierung. Ther.: Antibiotika

12.2 Nebenniere

12.2.1 Diagnostische Methoden

- **Serum, Plasma und Urin:**
  ! **Normwerte labor- und methodenspezif.!**
  - **Kortisol (Serum):** Normalwert morgens 5–25 µg/dl, abends 2–12 µg/dl. Fehlerquellen: erhöhte Werte durch Anstieg der Bindungsproteine (z. B. bei Pille, HRT). Anstieg bei Stress (z. B. Blutentnahme, akute oder chron. Allgemeinerkr.!), Alkoholismus.

> **!** Mitternachtsspeichelkortisol bzw. freies Kortisol im 24 h Urin zur Abklärung Cushing-Syndrom; nicht geeignet zur Abklärung NN-Insuff.

  - **ACTH (Plasma):** Normalwerte morgens 9 Uhr < 45 ng/l. Erhöhte Werte durch ACTH-Fragmente, andere Proteine (paraneoplastisch) und ACTH-abhängiges Cushing-Sy.
  - **Aldosteron (Serum):** bei normaler Natriumzufuhr im Liegen (mind. 30 Min.) 12–150 ng/l, im Stehen 70–350 ng/l. Anstieg durch Diuretika!
  - **Plasmarenin-Konz.:** liegend (mind. 30 Min.) 2,4–21,9 ng/l, stehend 3,5–65,6 ng/l.
- **Dexamethason-Kurztest:** Dexamethason 2 mg p. o. um 23 Uhr, Serum-Kortisol am nächsten Morgen um 8 Uhr abnehmen. Bei Serum-Kortisol < 3 µg/dl ist ein Cushing-Sy. ausgeschlossen.
- **Dexamethason-Langtest:** Dexamethason 0,5 mg (2 mg) alle 6 h über 2 d, Serum-Kortisol am 3. Tag morgens um 8 Uhr abnehmen.
- **ACTH-Kurztest:** Serum-Kortisol 0 und 60 Min. nach 250 µg ACTH i. v., normal Kortisolanstieg auf > 20 µg/dl oder auf das Doppelte des Ausgangswerts.
- **CRH-Test:** CRH 1 µg/kg i. v.: Anstieg von ACTH > 50 %, Anstieg von Kortisol > 20 %. Fehlender Anstieg bei ektoper ACTH-Produktion. Sinnvoll in Ergänzung zum Dexamethason-Kurztest zur Differenzierung des Cushing-Sy. von ektoper ACTH-Produktion.

12.2.2 Cushing-Syndrom (CS)

Ätiologie

- **Iatrogen:** am häufigsten bei Kortikoid-Langzeitther. (▶ 19.5)
- **Hypothalamisch hypophysär:** 70 % der nichtiatrogenen Formen, Cushing-Krankheit. Meist Hypophysenmikroadenome < 1 cm Durchmesser, Makroadenome selten. Durch Hypersekretion von ACTH bilaterale NNR-Hyperplasie und Kortisolexzess
- **Prim. adrenal:** 20 % der nichtiatrogenen Formen, überwiegend Adenome → häufig Kortisolexzess führend, seltener bilaterale Hyperplasie. Sehr selten Ca → häufig Androgenexzess und Virilisierung führend. Daher bei rasch einsetzender Hyperandrogenämie/Virilisierung Hyperkortisolismus ausschließen.
- **Paraneoplastisch:** 10 % der nichtiatrogenen Formen. Ektope ACTH-Bildung, v. a. bei kleinzelligem Bronchial-Ca → Hypokaliämie, Ödeme, schnelle Entwicklung einer Hypertonie. Selten ACTH-sezernierendes Karzinoid oder Lymphom.

12

Anamnese und Klinik

- Gewichtszunahme: Stammfettsucht, Vollmondgesicht, Stiernacken. Typisch: Fettschwellung in Fossa supraclavicularis (Humps)
- Hautveränderungen: Plethora (Gesichtsrötung), Ekchymosen, breite Striae rubrae (dunkelrot). Seborrhö, Akne und Hirsutismus
- Hypertonie und Ödeme
- Muskelschwäche: v. a. proximale Extremitäten, durch Proteinkatabolismus oder Hypokaliämie
- Osteoporose mit Keil- und Fischwirbelbildungen. Hüftkopfnekrosen
- Psychische Veränderungen: meist Depression, aber auch manische Episoden
- Hypogonadismus: Zyklusstörungen (nicht obligat), Potenzverlust
- Gestörte Glukosetoleranz, Nephrolithiasis (meist Ca^{2+}-Oxalat), Infektanfälligkeit
- Labor: Eosinopenie, Lymphopenie, Hypokaliämie (häufig bei ektoper ACTH-Produktion). Hyperlipoproteinämie. Diab. Stoffwechsellage

Diagnostik Diagnosesicherung und -ausschluss:

- Mangelnde Suppression des Serum-Kortisols im Dexamethason-Hemmtest (**Cave:** Pille, HRT), erhöhtes freies Kortisol im 24-h-Urin
- Differenzierung ACTH-abhängiges oder unabhängiges CS:
  - Supprimiertes ACTH: adrenales CS, iatrogenes CS
  - Normales oder erhöhtes ACTH: ACTH-abhängiges CS
- Differenzierung eutopes/ektopes ACTH-abhängiges CS:
  - Verlängerter Dexamethason-Hemmtest: Abfall des Kortisols auf < 50 % des Ausgangswerts → Cushing-Sy.; fehlende Suppression → ektope ACTH-Produktion
  - CRH-Test: ACTH-Anstieg um mind. 40 % → Cushing-Krankheit; fehlender Anstieg → ektope ACTH-Produktion
  - Bei diskrepanten Befunden Sinus-petrosus-inferior-Katheter mit CRH-Stimulation

Therapie

- **Iatrogenes CS:** Reduktion der Glukokortikoiddosis
- **Cushing-Krankheit:** transsphenoidale Hypophysenadenom-Exstirpation bei Mikroadenom. Postop. Abklärung HVL-Insuffizienz, ggf. Hormonsubstitution (▶ 12.4.2); ggf. Hypophysenbestrahlung in Komb. mit Adrenostatika (z. B. Ketoconazol)
- Ektope ACTH-Sekretion: Ther. der Grunderkr. Bei unklarer Lokalisation ggf. bilaterale Adrenalektomie mit nachfolgender NN-Substitution (▶ 12.2.3)
- **NNR-Adenom oder -Ca:** unilaterale Adrenalektomie unter Kortikoidschutz, sehr langsame Dosisreduktion bis zur Erholung der kontralateralen NN (▶ 19.5). Bei Inoperabilität oder inoperablen Metastasen Mitotan (biochemische Adrenalektomie)
- Bilaterale adrenale Hyperplasie: bilaterale Adrenalektomie (▶ 12.2.3)

12.2.3 Hypokortisolismus, Nebennierenrindeninsuffizienz

Einteilung und Ätiologie

- **Prim. Hypokortisolismus (Addison-Krankheit):** üblicherweise alle NNR-Funktionen betroffen (Kortisol, Aldosteron, DHEA ↓), ACTH ↑. Häufig Autoimmunprozess: gelegentlich im Rahmen eines
  - Autoimmundefizienz-Sy. Typ I (autosomal rezessiv): mukokutane Candidiasis, Hypoparathyreoidismus, Hashimoto-Thyreoiditis, Autoimmunhepatitis, Malabsorptionssy., Alopezie, Vitiligo, Perniziosa, Hypogonadismus

- Autoimmundefizienz-Sy. Typ II : Immunthyreopathie, Diab. mell. Typ 1, Malabsorptionssy., Perniziosa, Alopezie, Vitiligo, Hypogonadismus, Hypophysitis
- Entzündungen (seltener): Tbc, Zytomegalie, z. B. bei HIV-Inf., Waterhouse-Friderichsen-Sy. bei Meningok.-Sepsis
- Ischämischer oder hämorrhagischer Infarkt (Antikoagulation)
- Metastasen (kleinzelliges Bronchial-Ca, Mamma-Ca, Lymphome)
- Adrenogenitales Sy.
- Adrenomyeloneuropathie (Variante der Adrenoleukodystrophien), wird zunehmend als Ursache der NN-Insuff. bei jungen Männern erkannt (X-chromosomal rezessiv)
- Medikamente: Ketoconazol, Rifampicin, Phenytoin

- **Sek. Hypokortisolismus:** üblicherweise nur glukokortikoide NNR-Funktionen betroffen (Kortisol ↓, ACTH ↓)
  - HVL- oder Hypothalamusinsuff.
  - Nach Glukokortikoid-Langzeitther. → Glukokortikoide nach längerer Anwendung nie abrupt absetzen (▶ 19.5)!

Klinik

- **Allgemeinsympt.:** Adynamie, Gewichtsverlust, Hypotonie, Hypovolämie, GIT-Symptome. **Cave:** Fehldiagnosen Depression und Anorexia nervosa
- **Prim. Hypokortisolismus:** Hyperpigmentierung (Handfläche, Narben, Mamille, Mundschleimhaut). Vitiligo (20 %)
- **Sek. Hypokortisolismus:** alabasterfarbenes Hautkolorit; Adynamie, Gewichtsverlust, Hypogonadismus/Amenorrhö, sek. Hypothyreose; Wachstumshormonmangel (erhöhtes Fett/Muskel-Verhältnis). **Cave:** häufig Gesichtsfeldausfälle

Addison-Krise

Häufigste Erstmanifestation einer NNR-Insuff. Exazerbation durch Infekte, Durchfall, Trauma, OP.

- **Klinik:** Verdacht bei katecholaminresistenter Hypotonie unklarer Genese. Zeichen der NNR-Insuff. (s. o.), zusätzlich Exsikkose, Schock, Oligurie, Pseudoperitonitis, evtl. Durchfall, Erbrechen, Hypoglykämie. Anfangs Temperatur ↓. Delir, Koma
- **Therapie:**
  ! Therapiebeginn vor Diagnosesicherung der NNR-Insuff. ist lebensrettend
  - Blutabnahme zur Diagnosesicherung (Kortisol, ACTH)
  - Initial 50 ml Glukose 40 % + 500 ml NaCl 0,9 %, später Glukose 5 %
  ! K^+ kontraindiziert!
  - Hydrokortison 100 mg i. v. initial, dann Dauerinfusion mit 10 mg/h. Sobald orale Zufuhr möglich, Umstellung auf Hydrokortison 4 × 50 mg, schrittweise auf Erhaltungsdosis reduzieren (in 4–5 d)
  - Bei Schock Dopamin oder Dobutamin, bei Inf. Antibiotika
  - Thrombembolieprophylaxe: Vollheparinisierung (▶ 19.8.2)

Diagnostik

- **ACTH-Kurztest** (▶ 12.2.1): bei normalem Kortisolanstieg NNR-Insuff. ausgeschlossen. Wenn ACTH ↑ → prim. NNR-Insuff., sonst sek. (▶ 12.4.2). **Cave:** normales Plasmakortisol schließt NNR-Insuff. bei akut erkrankten Pat. nicht aus.

- **Weiteres Labor:** Aldosteron i. S., Plasmarenin, Hkt ↑, Harnstoff ↑, BZ ↓. K^+ ↑, Na^+ ↓, metabolische Azidose, Lymphozytose, Eosinophilie, in 30 % Ca^{2+} ↑.
- Ggf. weitergehende Abklärung Autoimmundefizienz-Sy. (s. o.)
- **Bildgebende Diagn.:** Sono-Abdomen, CT/MRT NN, bei sek. NN-Insuff. MRT-Hypophyse.

Therapie

- **Substitution:** Gluko- und Mineralokortikoide. Hydrokortison 20–25 mg/d, Dosisaufteilung z. B. 10–10–5–0 mg (7, zwischen 11 und 12, zwischen 14 und 15 Uhr), zirkadiane Rhythmik abbilden; Alternativ Plenadren® 1-0-0 (Einmalgabe, 2-phasige Wirkstofffreisetzung). Fludrokortison 0,1 mg ½–1 Tabl. morgens. **Cave:** kein Fludrokortison bei sek. Hypokortisolismus
  - ! In Belastungssituationen (Infekt, Zahnarztbesuch) 2- bis 3-fache Dosis, bei hohem Fieber (> 39 °C) bis 5-fache Dosis zu den entsprechenden Tageszeiten. Bei Erbrechen Hydrokortison i. v. (stationäre Aufnahme)
  - ! Bei OP/Trauma peri- und postop. i. v. Hydrokortisonsubstitution. Abhängig vom chir. Eingriff 200–300 mg Hydrokortison im Perfusor: 100 mg periop., je nach Schwere des Eingriffs 100–200 mg im Perf. für die nächsten 24 h; je nach Klinik im Verlauf Umstellung auf orale Ther. und Reduktion auf übliche Substitution; bei Intensivpat. 200 mg HC im Perfusor/24 h
- **Therapiekontrollen:** KG, RR, E'lyte, ACTH und Plasmarenin. Bei Überdosierung Hypertonie, Ödeme; bei Unterdosierung Hypotonie, Na^+ ↓, K^+ ↑ und Plasmarenin ↑

> - Notfallausweis mit Hinweis auf Glukokortikoidsubstitution aushändigen.
> - Patientenaufklärung: Hydrokortison zur Substitution bei Addison-Krankheit hat in der empfohlenen Dosierung im Gegensatz zur systemischen Glukokortikoidther. anderer Ind. sehr selten NW! Nicht aufgeklärte Pat. setzen das lebenswichtige Hydrokortison wegen der Angst vor NW der „Kortisonther." oft ab!

12.2.4 Hyperaldosteronismus, Conn-Syndrom

Einteilung und Ätiologie

- **Prim. Hyperaldosteronismus (PHA):** häufiger als angenommen, 2–15 % aller Hypertoniker! Klassisches Conn-Sy. mit Hypokaliämie: NNR-Adenom (80 %, selten maligne), bilaterale NNR-Hyperplasie (20 %). Häufiger ist die normokaliämische Form des PHA mit bilateraler NNR-Hyperplasie in 60–90 %. Selten: dexamethasonsupprimierbarer PHA.
- **Sek. Hyperaldosteronismus (SHA):** prim. Stimulation des Renin-Angiotensin-Systems (Diuretika, Nierenarterienstenose, Niereninsuff., maligne Hypertonie). „Lakritz-Conn" bei exzessivem Lakritzkonsum.

Klinik Keine Leitbefunde! Nicht obligat (s. o.) hypokaliämische therapierefraktäre/akzelerierte Hypertonie und metabolische Alkalose. Sympt. bei Hypokaliämie ▶ 10.2.2.

Diagnostik

- **Labor:**
  - PHA Aldosteron (i. S./i. U.) ↑, Renin ↓
  - SHA Aldosteron ↑, Renin ↑

- Screeningtest für PHA: Bestimmung von Plasmarenin und Serumaldosteron mit Bildung des Aldosteron/Renin-Quotienten. Cave: Medikamenteneinfluss (Aldosteronantagonisten, Pille, Diuretika; ggs. Umstellung der antihypertensiven Medikation auf Ca-Antagonisten/alpha-Blocker) Evtl. Bestimmung der Aldosteron-18-Glukuronid-Ausscheidung im 24-h-Urin. Bei erhöhtem ARQ NaCl-Belastungstest, Fludrocortison-Suppressionstest (fehlender oder subnormaler Abfall des Aldosterons bei PHA).

- **Weiterführende Diagnostik zur DD Hyperplasie/Adenom und Lokalisationsdiagn.:** Orthostase-Test mit Aldosteron-Bestimmung i. S. um 8 Uhr liegend und um 12 Uhr stehend. Interpretation: Abfall → Adenom, kein Abfall → Hyperplasie. MR, CT, Sono, selektive NN-Venenblutentnahme. Diagn. Flussschema unter www.conn-register.de.

Therapie Bei solitärem Adenom minimalinvasive Adrenalektomie nach Vorbehandlung mit Spironolacton. Bei bilateraler Hyperplasie Dauerbehandlung mit Spironolacton oder Triamteren.

12.2.5 Phäochromozytom

Meist gutartiger Tumor (95 %), 80 % einseitig im NN-Mark, 10 % doppelseitig, der Rest in sympathischen Ganglien des Brustraums. Bei 0,5 % aller Hypertoniker. Selten im Rahmen von MEN Typ II (medulläres SD-Karzinom, Hyperparathyreoidismus, Neurinome) und Von-Hippel-Lindau-Sy. (mit Retinaangiomen, Hämangioblastomen des ZNS, Nierenzell-Ca, Pankreaszysten und epidymalen Zystadenomen).

Anamnese und Klinik

- Anfallsweise Kopfschmerzen, Herzrasen, Schweißneigung, Blässe, Palpitationen, selten Tremor, Schwäche, Leibschmerzen, Nephrokalzinose, Müdigkeit, proximale Muskelschwäche

! Blutdruckkrisen in 40 % eruierbar, in 60 % schwer einstellbare Dauerhypertonie. Hypertonie nicht obligat!

Diagnostik

- **Katecholamine** (Adrenalin, Noradrenalin, Dopamin) und Metanephrine im angesäuerten 24-h-Urin ↑. **Vorgehen:** MAO-Hemmer, Reserpin, α-Methyl-Dopa und zentrale alpha-adrenerge Agonisten vorher absetzen. Ggf. unmittelbar nach Anfall sammeln. Sammlung an drei Tagen. Normalwerte labor- und methodenabhängig. **Cave:** Umstellung der Ernährung 3 d vor Sammelurin, da erhöhte Werte durch Bananen, Zitrusfrüchte, Nüsse, Schwarztee, Kaffee, Vanille
- **Tumorsuche** nach (!) biochemischem Nachweis eines Phäochromozytoms: Sono, CT oder MRT Abdomen + Thorax, MIBG-Szinti. Szinti auch bei bereits nachgewiesenem NNR-Tumor zum Ausschluss ektopes P. und Metastasen. Bei neg. Lokalisationsdiagn. Octreotid-Szinti. Kalzitonin (MEN II), Kalzium (MEN I, II).

Differenzialdiagnosen Sympathikovasale Anfälle (Flush), Hyperthyreose (▶ 12.1.6), Karzinoid (▶ 12.5.5), Tabes dorsalis, Temporallappenepilepsie, Bleivergiftung. Menopause.

Therapie Vorgehen bei hypertensiver Krise ▶ 5.3.2

- **OP-Vorbereitung:** präop. Alphablockade über mind. 10–14 d. Initial 10 mg/24 h Phenoxybenzamin p. o., in Schritten um je 10–20 mg steigern, bis Normotonie erreicht. Meist 40–80 mg/d notwendig, selten bis 200 mg/d.

Cave: erst nach wirksamer Alphablockade bei Tachykardie zusätzliche β-Blockade
- **OP:** minimalinvasive Tumorexstirpation. Intraop. adäquate Volumensubstitution wichtig

12.2.6 Inzidentalom der Nebenniere

Zufällig im Sono/CT/MRT entdecktes NN-Adenom, wenn Ind. zur Bildgebung nicht der NN galt (ca. 8 % der Bevölkerung).

Diagnostik Abklärung endokrine Aktivität (▶ 12.2.1). Zur DD MRT-Abdomen, Houndsfield-Einheiten im Nativ-CT.

Therapie Wenn endokrin inaktiv und < 4,0 cm regelmäßige Verlaufskontrollen (Labor alle 6–12 Mon., MRT initial nach 6–12 Mon., später alle 1–2 J.). Bei größerem Tumor, Größenprogredienz oder Entwicklung einer endokrinen Aktivität → minimalinvasive Adrenalektomie. Keine Biopsie.

12.2.7 Nebennierenkarzinom

Selten, 100–200 Neuerkr./J. in der BRD, gehäuft 30.–50. Lj., kann aber in jedem Alter auftreten. Meist Zufallsbefund. Schlechte Prognose.

Klinik Abhängig von endokriner Aktivität: bei Glukokortikoidexzess Cushing-Sy., bei Androgenexzess bei Frauen Zyklusstörungen, Hirsutismus, Alopezie, bei Männern Hypertonie, evtl. Gynäkomastie. Stadieneinteilung nach ENSAT-Klassifikation (www.ensat.org). NN-Ca Register (www.nebennierenkarzinom.ukw.de).

Therapie Chir. Enbloc-Resektion in No-touch-Technik (OP nur in NN-Op-erfahrenem Zentrum). Evtl. Tumorbett-Bestrahlung. Adjuvante Ther. mit Mitotane, ggf. CT je nach Stadieneinteilung. Engmaschige Nachsorge mit MRT Abdomen/Labor alle 3 Mon.

12.3 Nebenschilddrüse

12.3.1 Hyperparathyreoidismus (HPT)

- **Prim.:** In 80 % solitäres Adenom (selten Ca), in 15 % Hyperplasie aller Epithelkörperchen, davon 50 % familiäre Sy., z. B. MEN I (HPT, HVL-Adenome, Inselzelladenome, Vipome, Gastrinome, Glukagonome) oder MEN II ▶ 12.2.5. Paraneoplastisch (PTHrp ↑, PTH ↓) bei DD Hyperkalzämie (▶ 10.3.3)
- **Sek.:** regulatorische PTH-Erhöhung. Ca^{2+} ↓ oder P ↑ bei chron. Niereninsuff. (▶ 9.7.4), Ca^{2+} ↓ Vit.-D_3-Mangel (z. B. Malabsorption).

Leitbefunde
Hyperkalzämie, Hypophosphatämie (nicht obligat), Nephrolithiasis oder Nephrokalzinose, Appetitlosigkeit, Übelkeit, Obstipation, evtl. Osteopenie/-porose („Stein, Bein- und Magenpein").

Klinik Urolithiasis, GIT-Beschwerden und Polyurie. Klin. und DD der Hyperkalzämie ▶ 10.3.3.

Diagnostik

- **Labor:** meist Zufallsbefund einer Hyperkalzämie bei asympt. Pat.
  - Ca^{2+} ↑ (mild oder intermittierend): immer Serum-Albumin zur Korrektur mitbestimmen.; P ↓. Ca im 24-h-Urin (bei pHPT normal oder ↑)
  - PTH ↑: moderne immunometrische Assays messen „intaktes“ PTH
  - Osteodensitometrie (DXA)
  - **Cave:** Hypokalzurie → familiäre hypokalzurische Hyperkalzämie. Defekt im Sensing-Rezeptor der NSD, keine OP-Ind.
- **Lokalisationsdiagn.:** anzustreben, da operativ minimalinvasives Vorgehen möglich. Sono, Nebenschilddrüsen-Szinti (Sesta-MIBI, hohe Sensitivität). MRT

Therapie

- **Kons. Ther.:** bei mildem pHPT (Ca^{2+} < 2,8), älterem Pat. und fehlender Osteoporose abwartendes Prozedere: kalziumnormale Ernährung, keine Vit.-D_3-Substitution. Ggf. Bisphosphonate. Ausreichende Flüssigkeitssubstitution. Bei ausgeprägter Hyperkalzämie und inoperablem Pat. Bisphosphonate. Alternativ Kalzimimetika, wie Cinacalcet (Mimpara®), **Cave:** kardiologische KI, GIT-NW, teuer!
- **Operative Ther.:**
  - Bei erfolgreicher Lokalisationsdiagn. minimalinvasiv, sonst Aufsuchen aller möglichen Lokalisationen. Intraop. PTH-Bestimmung
  - Postop. Tetanieprophylaxe: v. a. bei Skelettbeteiligung (überstürzte Rekalzifizierung führt zu Hypokalzämie ▶ 10.3.2). Sofort am ersten Tag postop. mehrfache Kontrollen des Serum-Ca^{2+}. Ca^{2+}-Perfusor, Kalzitriol (▶ 12.3.2)

> **Cave:** Erhöhtes PTH postop. nicht Ausdruck einer erfolglosen Operation, da regulatorische PTH-Erhöhung i. S. eines „Hungry-Bone-Sy.“.

12.3.2 Hypoparathyreoidismus (HypoPTH)

> **Leitbefunde**
> Hypokalzämische Tetanie, oft mit Parästhesien und Pfötchenstellung.

Ätiologie

- Meist nach SD-, Kehlkopf- oder Parathyreoidea-OP. Sehr selten idiopathisch, im Rahmen eines polyglandulären Autoimmunsy. (▶ 12.2.3) oder kongenital, z. B. bei Di-George-Sy. (Thymus und Parathyreoidea fehlentwickelt)
- **Pseudo-HypoPTH (Albright-Sy.):** Klinik und E'lyte wie bei HypoPTH, aber PTH ↑; Störung der PTH-Wirkung, u. U. mit typischem Körperbau (Rundgesicht, Kleinwuchs, subkutane Knötchen, Pubertas praecox), familiär gehäuft.

Klinik Parästhesien, trophische Hautstörungen, Hyperreflexie, pos. Chvostek- und Trousseau-Zeichen, Stammganglienverkalkung. Klin. und DD der Hypokalzämie ▶ 10.3.2.

Diagnostik PTH ↓, Ca^{2+} ↓, Mg^{2+} ↓, PO_4^{3-} ↑. Urin: Ca^{2+}, PO_4^{3-}, ggf. cAMP-Ausscheidung ↓. Andere Ca^{2+}-Einflussgrößen kontrollieren: Ges.-Eiweiß, Krea, AP, Vit. D.

Differenzialdiagnose Hypokalzämie ▶ 10.3.2.

Therapie Akute hypokalzämische Krise ▶ 10.3.2. Hypo-PTH (nach SD-OP oft passager): kalziumreiche Kost oder Kalzium oral, ggf. Kalziuminfusion. Bei gesichertem Hypo-PTH Dauerbehandlung mit 1 g Ca^{2+} und Dihydrotachysterol 0,5 mg oder Cholecalciferol 1 mg oder Kalzitriol 0,25–1 µg/d. Letztere nach Serum-Ca^{2+}/PO_4 dosiert. Anfangs wöchentliche Kontrollen. Serum-Ca^{2+} in den unteren Normbereich einstellen, Normophosphatämie anstreben.

> **!** Folgen einer Kalzitriol-/Kalziumüberdosierung sind irreversible Organkalzinosen.

12.4 Hypophyse

12.4.1 Diagnostische Methoden

Testung der Hypophysenachsen durch Gonadotropin-Releasing-Hormon (GnRH), Thyreotropin-Releasing-Hormon (TRH), Corticotropin-Releasing-Hormon (CRH) und Growth-Hormone-Releasing-Hormon (GhRH); Clonidin-Test; Insulintoleranztest (ITT); Metoclopramid-Stimulation (funktionelle Hyperprolaktinämie); Durstversuch.

- **Wirkmechanismen:**
  - GnRH → LH ↑, FSH ↑
  - TRH → TSH ↑, Prolaktin ↑
  - GhRH → GH ↑
  - Clonidin → GH ↑
  - CRH → ACTH ↑, Kortisol ↑
  - ITT → ACTH ↑, Kortisol ↑, GH ↑
  - Metoclopramid → Prolaktin ↑
- **Kombinierter Hypophysenstimulationstest:**
  - Nüchtern Abnahme von Kortisol, Wachstumshormon, TSH, LH, FSH, Prolaktin zu den Zeiten –15, 0, 15, 30, 45, 60, 90 Min.
  - Injektion zum Zeitpunkt 0: CRH 1 µg/kg, GhRH 1 µg/kg, GnRH 25 µg/kg bei Frauen, 100 µg/kg bei Männern und TRH 200 µg/kg. Alternativ Altinsulin (0,1 IE/kg) + GnRH + TRH
  - Bei isolierter Abklärung Wachstumshormonmangel bei Kleinwuchs Clonidin 75–150 µg/m² KOF p. o. (**Cave:** bei 150 µg/m² KOF Hypotonie möglich)
  - Bewertung nur durch erfahrenen Endokrinologen!

12.4.2 Hypophysenvorderlappeninsuffizienz (Hypopituitarismus)

Ätiologie Hypophysentumoren, Verdrängung, Z. n. OP eines HVL-Adenoms, HVL-Nekrose durch Schock (postpartal: sehr selten Sheehan-Sy.), Verdrängung durch Tumoren, Traumen (Schädelbasisfraktur), Bestrahlung, Granulome (Tbc, Sarkoidose, Lues, Wegener-Granulomatose), autoimmun, Empty-Sella-Sy.

Klinik

- Hormonmangelsympt. wie Hypogonadismus, sek. Amenorrhö Libidoverlust, Impotenz, Hypothyreose (▶ 12.1.6) und NNR-Insuff. (▶ 12.2.3)

- Blasse Haut (Alabasterhaut), postpartal Versiegen der Laktation, Hypoglykämien, Brustatrophie, Verlust der Sekundärbehaarung, Ausdünnung laterale Augenbrauen, kleine Hoden
- Bei lokaler Kompression durch Tumoren: bitemporale Hemianopsie, okulomotorische Paresen, Hypophysenapoplexie
- Schleichender Verlauf, akute Exazerbation
- Unter Belastung (OP, Trauma) hypophysäres Koma: Somnolenz, Hypothermie, respir. Azidose → **Myxödemkoma** (▸ 12.1.6) oder Erbrechen, Kreislaufkollaps, Hypotonie, Schock → **Addison-Krise** (▸ 12.2.3)

Diagnostik Kombinierter Stimulationstest ▸ 12.4.1.
- **Lokalisationsdiagn.:** Anamnese (OP, Unfall?), MRT der Hypophyse (CT lediglich bei KI für MRT), Gesichtsfeldmessung
- **Labor:** BZ, $Na^+ \downarrow$, $K^+ \uparrow$, evtl. mäßige Anämie, Eosinophilie, Leukozytose. Evtl. Auto-AK. Bei supraselIären Tumoren Prolaktinanstieg durch Ausfall des Prolactin Inhibiting Factor (PIF) im Hypophysenstiel → Entzügelungshyperprolaktinämie
- **MRT:** präop. der Hypothalamus-Hypophysen-Region (mit Gadolinium-KM), postop. erste Kontroll-MRT nach 3 Mon. (Resttumor)

Therapie
- Substitution mit Hydrokortison (▸ 12.2.3), L-Thyroxin (erst einige d später, ▸ 12.1.6), evtl. Sexualhormone (M: Depot-Testosteron 250 mg i. m. alle 3 Wo., F: konjugierte Östrogene), evtl. Wachstumshormon (HGH 0,002–0,005 mg/kg, je nach IGF-I auf 0,01 mg/kg steigerbar)
- Ggf. Tumorexstirpation, -bestrahlung
- Notfallausweis ausstellen, Pat. über Hypophyseninsuff. und Hormonsubstitution aufklären!

12.4.3 Prolaktinom

Häufigster hormonell aktiver Hypophysentumor (Adenom). Hyperprolaktinämie ursächlich bei 20 % aller Amenorrhöen.

Klinik Amenorrhö, Galaktorrhö, Libidostörungen, Hirsutismus, Akne. Bei Männern Gynäkomastie.

Diagnostik
- Medikamentenanamnese: z. B. Östrogene, Neuroleptika, Metoclopramid, Methyldopa
- Labor: Schwangerschaftstest, TSH, Krea, Prolaktin i. S., HVL-Test (▸ 12.4.1)
- MRT der Hypophyse bildgebendes Verfahren der Wahl; CT nur bei KI für MRT
- Gesichtsfeldmessung
- Ggf. Metoclopramid-Stimulationstest zur Abklärung funktioneller Hyperprolaktinämie bei Zyklusstörungen, leicht erhöhtem Prolaktin und neg. MRT

Therapie Bromocriptin (**Cave:** Kreislaufkollaps, daher einschleichend dosieren, auf nicht nüchternen Magen), bei Unverträglichkeit Umstellung auf Cabergolin. Häufig Tumorreduktion. **Ind.:**
- Mikroprolaktinom (< 1,0 cm): Frauen mit Kinderwunsch, Libidoverlust, störende Galaktorrhö. Männer bei Libidoverlust, Infertilität, Gynäkomastie
- Makroprolaktinom (> 1,0 cm): medikamentös, OP nur bei lokaler Kompression (Chiasma-Sy.)
- Funktionelle Hyperprolaktinämie bei Kinderwunsch

Leicht erhöhte Prolaktinwerte nach Palpation der Mammae, Stress, Hypothyreose!

12.4.4 Akromegalie

Unproportioniertes Akrenwachstum, meist durch HVL-Adenom. Nach Abschluss des normalen Längenwachstums (im Gegensatz zu hypophysärem Riesenwuchs bei Wachstumshormonexzess vor dem Epiphysenschluss).

Leitbefunde
Vergrößerung von Augenbrauen, Ohren, Nase, Lippen, Fingern und Zehen, Parästhesien, häufig Hypertonus. Meist bei HVL-Adenom.

Klinik Parästhesien (Karpaltunnel-Sy.), Akrenwachstum (nach Schuhgröße, Handschuhen und Hut fragen!), vergröberte Gesichtszüge (Lippe, Zunge, Mandibula mit Überbiss, Brauen), klobige Finger, Schwitzen/Spannen der Hände, Splanchnomegalie (Vergrößerung innerer Organe), Hyperhidrosis, Kopfschmerzen, Gesichtsfeldausfälle, Müdigkeit, zentrale Schlafapnoe, Kolonpolypen, häufig Störung reproduktiver Funktionen (Zyklusstörungen, Amenorrhö, Galaktorrhö, verminderte Libido). Zusätzlich häufig art. Hypertonie oder Diab. mell. Typ 2. Verkürzte Lebenserwartung wegen respir., metabolischer, kardiovaskulärer und maligner KO.

Diagnostik

- IGF-I: guter Screening-Indikator für Wachstumshormonexzesse.
- Oraler Glukosetoleranztest: zur Bestätigung einer abnormalen Wachstumshormonsekretion. Morgens nüchtern Glukose 75 g oral, GH-Bestimmung bei 0, 30, 60, 90 und 120 Min.; GH < 1 mg/l → GH supprimierbar → Akromegalie ausgeschlossen
- MRT-Schädel: zum Nachweis eines Hypophysentumors (Diagnosesicherung!)
- Gesichtsfeldprüfung (GF), kombinierter HVL-Test (▶ 12.4.1), Prolaktinbestimmung (Akromegalie häufig assoziiert mit Prolaktinom)
- Kardiolog. Abklärung, Koloskopie, Schlaflabor

Therapie

- Transsphenoidale Resektion: Ther. der Wahl
- Bestrahlung: bei Inoperabilität, fehlendem OP-Erfolg
- Medikamentöse Ther.: bei KI oder ausbleibendem Erfolg von OP oder Bestrahlung oder bei notwendiger GH-Suppression (Schlafapnoe, entgleister Diab., schwere Kopfschmerzen) Bromocriptin, Octreoid. Octreoid als Zusatzbehandlung direkt nach Radiatio, in einigen Fällen auch präop. Pegvisomant (GH-Rezeptorantagonist)
- Therapiekontrolle: Erfolg bei normalem IGF-I, im oralen Glukosetoleranztest supprimiertem GH und Symptomremission

12.4.5 Hormonell inaktive Tumoren

Im Bereich der Hypophyse: chromophobe Adenome (60 % aller Adenome), Zysten, Kraniopharyngeom (10.–25. Lj.), selten Metastasen (v. a. bei Mamma-, Bronchial-, Magen-Ca).

Klinik HVL-Insuff. (▶ 12.4.2) und Sehstörungen (Chiasma-Sy.).

Therapie Bei lokaler Raumforderung (Chiasma-Sy.) transsphenoidale Resektion. Ansonsten nach Ausschluss hormoneller Aktivität abwartendes Prozedere mit regelmäßiger Verlaufskontrolle (Labor/GF alle 3–6 Mon., MRT jährl.).

12.4.6 Diabetes insipidus (DI)

- **Zentraler DI:** ADH-Mangel idiopathisch (30 %) oder sek. bei Tumoren, Traumen, OP, Entzündungen, Granulomatosen, Hirntod
- **Renaler DI:** fehlende Ansprechbarkeit des distalen Tubulus auf ADH, hereditär (X-chromosomal rezessiv) oder erworben bei interstitieller Nephritis, Medikamenten (z. B. Lithium).

Leitbefunde
Polyurie und Polydipsie, Hypernatriämie bei mangelnder Flüssigkeitsaufnahme.

12

Klinik Polyurie (5–20 l/24 h) und Polydipsie, meist plötzlicher Beginn, nächtliches Wasserlassen. Durchschlafen ohne Aufwachen zum Wasserlassen und Trinken schließt DI aus. DD: psychogene Polydipsie, osmotische Diuresen (Diab. mell.), nach akutem oder postobstruktivem Nierenversagen.

Diagnostik Durstversuch (▶ 9.1.2).

- **Durchführung:** mehrfach Probenpaare für Osmolalität und Natrium im Plasma und Urinosmolalität, Körpergewicht.
  - Phase I: Nachweis eines kompletten zentralen DI durch fehlenden oder bei partiellem DI submaximalen Anstieg der Urinosmolalität.
  - Phase II nach DDAVP-Gabe: Anstieg der Urinosmolalität bei zentralem DI, bei fehlendem Anstieg in Phase II renaler DI. Bei Anstieg der Urinosmolalität auf > 750 mosmol/kg DI ausgeschlossen.
- **Abbruchkriterien:** Exsikkose, Hypotonie, Entwicklung von Kopfschmerzen.

Therapie

- Ther. der Grunderkr. bei sek., zentralem DI oder renalem DI.
- Substitution von ADH: Desmopressin 2 × 0,05–0,2 ml/d intranasal, beim Bewusstlosen (z. B. nach SHT) Vasopressin s. c.. Dosierung nach E'lyten, KG und Wässerungszustand.

12.5 Neuroendokrine Tumoren des Gastrointestinaltrakts

12.5.1 Übersicht

Neurendokrine Tumoren (NET) der APUD-Zellen („Apudome"). APUD-Gewebe (Amine-Precursor-Uptake and Descarboxylation) bilden biochemisch ähnliche Peptidhormone in HVL, C-Zellen der SD (Kalzitonin), Pankreasinseln (Insulin), G-Zellen des Magens und enterochromaffinen Darmzellen (GIT-Hormone wie Gastrin, Insulin, Somatostatin, Glukagon, Motilin, VIP u. a.). Tumoren können funktionell aktiv oder inaktiv sein. Häufig hohe Somatostatin-Rezeptor-Expression (von diagn. und ther. Bedeutung, s. u.).

Je nach Ursprungsort Unterscheidung in:
- Vorderdarm-Tumoren: Pankreas, Magen, Duodenum
- Mitteldarm-Tumoren: Jejunum, Ileum, Colon ascendens
- Hinterdarm-Tumoren: Colon transversum und descendens, Sigma und Rektum

Je nach Lokalisation unterschiedliche Sekretionsprodukte.

Klassifikation ▶Tab. 12.3

Tab. 12.3 Klassifikation neuroendokriner Tumoren nach WHO

I	Hoch differenzierter neuroendokriner Tumor, benigne oder unklare Dignität; Ki-67 Index < 2 %
II	Hoch differenziertes neuroendokrines Karzinom, niedrig maligne, Ki-67 Index 2–20 %
III	Niedrig differenziertes neuroendokrines Karzinom, hoch maligne, Ki-67 Index > 20 %

12.5.2 Insulinom

Häufigster endokriner Pankreastumor. 90 % solitär, 90 % gutartig, 5 % ektopisch (meist in Intestinum). Evtl. MEN I. In 50 % bilden Insulinome außer Insulin weitere gastrointestinale Hormone.

Leitbefunde
Nüchternhypoglykämien mit Sympt. der Unterzuckerung.

Klinik Nüchternhypoglykämien (> 5 h nach letzter Mahlzeit) mit neuroglukopenischen Sympt. (Verwirrtheit, Doppeltsehen, Koma, Krampfanfälle) und adrenerger Gegenregulation (Schwitzen, Heißhunger, Palpitationen). Gewichtszunahme (nicht obligat).

Diagnostik
- **Whipple-Trias:** Hypoglykämische Sympt. (s. o.) treten gleichzeitig mit erniedrigter Plasmaglukose auf und lassen sich durch Gabe von Glukose beseitigen.
- **72-h-Fastentest (stationär):** 72 h fasten, reichlich Mineralwasser trinken, normale Bewegung. Bestimmung von BZ, Insulin, C-Peptid alle 4 h, bei BZ < 60 mg/dl stündl. BZ-Messung im Labor, Teststreifen zu ungenau. Abbruch: bei BZ ≤ 50 mg/dl *und* Hypoglykämie-Sympt. oder BZ < 40 mg/dl in zwei aufeinanderfolgenden Messungen *ohne* Sympt.
- **Insulinom:** Insulin/C-Peptid ↑ bei gleichzeitiger Hypoglykämie.
- **Lokalisationsdiagn. (nach biochemischem Nachweis):** Sono, Endosonografie, CT, MRT, Somatostatinrezeptor-Szinti, op. Exploration durch erfahrenen Chirurgen mit intraop. Sonografie des Pankreas.

Therapie
- Op. Entfernung, meist Enukleation ausreichend; bei großen Tumoren oder MEN I subtotale Pankreatektomie, Chemother. (Streptozotocin, 5-FU)
- Periop.: ggf. Gabe von Octreotid oder Diazoxid

Differenzialdiagnosen
- Postprandiale reaktive Hypoglykämie (Magen-OP, schnelle Magenentleerung, Diag: verlängerter OGTT)
- Hypoglycaemia factitia (Sulfonylharnstoff: Nachweis i. U.; Insulin: Insulin i. S. ↑, C-Peptid i. S. ↓)
- Paraneoplastisch (Sarkome, Lymphome)
- Auto-AK gegen Insulin
- Prim./sek. NNR-Insuff. (▶ 12.2.3)

12.5.3 VIPom (Verner-Morrison-Syndrom)

Überschießende Bildung von vasoaktivem intestinalem Polypeptid (VIP). 50 % Nicht-B-Inselzell-Tumoren (25 % Adenome, 25 % Karzinome), 20 % Inselzellhyperplasie, 20 % kleinzelliges Bronchial-Ca. Mischformen mit Karzinoid und Phäochromozytom kommen vor.

Leitbefunde
Wässrige Durchfälle, Hypokaliämie, Achlorhydrie (WDHA-Sy.).

Klinik
- WDHA-Sy.: wässrige Durchfälle, Hypokaliämie, Achlorhydrie (fehlende Säureproduktion im Magen)
- Metabolische Azidose, Dehydratation, Azotämie, Schock, Hyperglykämie, Hyperkalzämie und Flush-Anfälle

Diagnostik VIP-Nachweis im Plasma, Tumorsuche (Sono, CT, Angio)

Therapie Tumorexstirpation, Octreoid, ggf. Chemother.

12.5.4 Gastrinom (Zollinger-Ellison-Syndrom)

Lokalisation Pankreas (75 %), Duodenum (20 %). In > 50 % multipel. 60 % maligne.

Ätiologie In 20 % bei multipler endokriner Neoplasie (MEN I, ▶ 12.3.1).

Klinik Vorwiegend gastrinproduzierende Tumoren. Therapieresistente Ulzera in Magen, Duodenum, Jejunum. Hypersekretion und -azidität des Magensafts. Refluxösophagitis. In 50 % wässrige Durchfälle, selten Steatorrhö.

Diagnostik
- Gastrin i. S. ↑, beweisend > 480 pmol/l (1 000 ng/l) bei **gleichzeitiger** Hyperchlorhydrie des Magensafts (BAO →). Absetzen aller Magensäurehemmer > 1 Wo. In Zweifelsfällen Stimulation mit 75 KE Sekretin, Gastrin abnehmen nach 0, 5, 10, 15 Min. Bei Gesunden sinkt Gastrin, bei Gastrinom Anstieg auf Vielfaches
- Lokalisationsdiagn. (nach biochemischem Nachweis): Oberbauchsono, Endoskopie mit Biopsien, Endosonografie, CT, MRT, Somatostatinrezeptor-Szinti, Kapselendoskopie

Therapie Hochdosierte PPI. OP bei Nachweis eines Tumors. Eine Lokalisierung kann wegen möglichen extrapankreatischen Vorkommens schwierig sein.

12

12.5.5 Neuroendokrine Tumoren von Ileum/Appendix (Karzinoidsyndrom)

Tumor mit Produktion von Serotonin u. a. intestinalen Peptiden. Gonadenteratome. Häufig metastasierend, Progn. abhängig von Primärlokalisation und Stadium. Appendixkarzinoid häufig Zufallsbefund nach Appendektomie.

Klinik Anfallsweise Durchfall, Koliken, Flush, Asthma bronchiale. Sympt. erst bei Leberfilialisierung. Bei ausschl. im Pfortaderbereich lokalisiertem Karzinoid werden die sezernierten Hormone in der Leber metabolisiert. Spätfolgen sind Endokardfibrose v. a. im re Ventrikel, evtl. mit Trikuspidalinsuff. (→ Echo); Zyanose und Teleangiektasien im Flush-Bereich.

Diagnostik

- Mehrmals 5-OH-Indolessigsäure im angesäuerten 24-h-Urin; 3 d vorher Phenothiazine absetzen, keine Bananen, Nüsse, Ananas. Nachweis Karzinoid bei > 80 µmol (15 mg)/d, fraglich > 40 µmol (8 mg). Korrelation zu Anfällen wichtig. Chromogranin A ↑ (sensitiv, unspezifisch)
- Tumorsuche mittels Endosonografie, Somatostatin-Rezeptorszinti, CT, MRT, ggf. Leberbiopsie

Therapie

- **Operativ:** Entfernung des Primärtumors und der regionären LK.
- **Konservativ:** bei Inoperabilität (häufig) Octreotid zur Hemmung der Serotoninsekretion, α-INF, Methysergid (Serotonin-Antagonist); ggf. palliative Chemother.
- **Peptid-Radiorezeptorther.:** bei hoher Somatostatinrezeptor-Expression ^{90}Yttrium/^{177}Lutetium-DOTATOC (→ NUK/Radiologie, spezialisierte Zentren)
- **Sympt.:** bei Diarrhö Loperamid, bei Flush H_1- und H_2-Blocker, bei Asthma bronchiale Glukokortikoide

13 Hämatologie

Reinhard Saß und Jörg Braun

13.1 Leitsymptome und ihre Differenzialdiagnose

13.1.1 Anämie

Verminderung von Hb, Ery-Zahl und/oder Hkt bei normalem Blutvolumen. Häufigste Ursache ist die Eisenmangelanämie, gefolgt von Anämien bei Entzündungen, Inf. und Tumoren. Unterteilung nach Färbeindizes (▶ Tab. 13.1) und Retikulozytenzahl (↑ bei Umsatzstörung, ↓ bei Bildungsstörung).

Tab. 13.1 Einteilung der Anämien nach Färbeindizes

Bezeichnung, Befund	MCV	MCH	MCHC
Mikrozytär, hypochrom	↓	↓	N ↓
Normozytär, normochrom	n	n	n
Makrozytär, hyperchrom	↑	↑	n

13

Normwerte
- Männer: Hb 14–18 g/dl, Hkt 41–53 %
- Frauen (prämenopausal): Hb 11–15 g/dl, Hkt 34–46 %
- Frauen (postmenopausal): Hb 12–16 g/dl, Hkt 36–48 %
- Frauen (Schwangerschaft): Hb 10–14 g/dl, Hkt 31–43 %

Basisdiagnostik
- **Anamnese:**
  - Sympt.: Schwäche, Müdigkeit, Leistungsknick, Kopfschmerzen, Schwindel, Belastungsdyspnoe, Tachykardie, Herzklopfen
  - Ursachen: Blutungen (vaginal: Monatsblutung, postmenopausale Blutung immer tumorverdächtig; intestinal), postop., Inf., Medikation, Ess-/Trinkgewohnheiten (Eisen-, Vit.-B_1-, -B_6-, -B_{12}- und Folsäure- Mangel)
  - Farbveränderungen von Stuhl (Teerstuhl) und Urin (Makrohämaturie)
- **Klin. Differenzialdiagn.:**
  - **Befunde bei Anämie:** Blässe (Konjunktiven, Nagelbett, Hautfalten der Handflächen), Tachypnoe, Tachykardie, evtl. Ang. pect.
  - **Akute Blutung:** Blutungsquelle (Hämatemesis? Meläna?), Tachykardie, Hypotonie. Evtl. Bewusstseinsstörung, Schock
  - **Eisenmangelanämie** (▶ 13.2.1): Hohlnägel (brüchige Nägel mit Rillen und zentraler Eindellung; Koilonychie), trockene, rissige Haut, Haarausfall, Mundwinkelrhagaden, selten Dysphagie (Plummer-Vinson-Sy. ▶ 7.1.2)
  - **Perniziöse Anämie** (▶ 13.2.2): Magenbeschwerden, Mundwinkelrhagaden, „Hunter-Glossitis", PNP (funikuläre Spinalerkr.), Mangelernährung
  - **Hämolytische Anämie** (▶ 13.2.3): Ikterus (Café-au-Lait-Haut) und Splenomegalie. Bei akuter Hämolyse Rücken- und Flankenschmerzen, ANV, Fieber.
  - **Anämie bei hämatolog. Systemerkr.:** Lk-Vergrößerung, Splenomegalie, Infektzeichen (durch begleitende Leukopenie) oder Blutungszeichen (durch begleitende Thrombopenie)

Weiterführende Diagnostik und Differenzialdiagnosen

- **Mikrozytäre hypochrome Anämie:**
  - **Eisenmangel** (▶ 13.2.1): Ferritin ↓, Serum-Eisen ↓, Transferrin ↑
  - **Hämoglobinopathien:** z. B. Thalassämie (hämolytische Anämie, ▶ 13.2.3).
  - **Infekt- und Tumoranämie:** (oft auch normozytär, normochrom) bei Eisenverwertungsstörung Transferrin normal oder ↑ (Akute-Phase-Protein; Transferrinsättigung dagegen ↓), Ferritin normal oder ↑ (▶ 13.2.1)

> - Weitere Unterscheidung nach Parametern des Eisenstoffwechsels (▶ Tab. 13.2)
> - Bei Eisenmangel immer Gastroskopie und Koloskopie sowie bei F gynäkologisches Konsil (Blutungsquelle, Tumorausschluss). Ausnahme: eindeutig nutritiver Eisenmangel mit Anstieg unter Substitution.

Tab. 13.2 Differenzialdiagnose der hypochromen Anämien

	Eisen	Transferrin	Ferritin
Normwerte	M 10,6–28,3 μmol F 6,6–26,0 μmol/l	M 2,2–3,7 g F 220–370 mg/dl	15–300 μg/l
Eisenmangel	↓	↑	↓
Gravidität, Östrogenther.	↔/↓	↑	↓
Chron. Entzündung, Tumor	↔ bzw. ↓	↓ oder ↑	↑
Renale Anämie	↓	↔	↔ bzw. ↑

- **Normochrome normozytäre Anämie:**
  - **Chron. Systemerkr.** ▶ 13.2.4
  - **Akute Blutung:** Tachykardie, Hypotonie. Evtl. Bewusstseinsstörung, Schock. Oft leichte Leuko-, seltener Thrombozytose, erst spät Eisenmangel
  - **Hämolyse** (▶ 13.2.3): Bili ↑, LDH ↑, Reti ↑, Haptoglobin ↓
  - **KM-Insuff.:** aplastische Anämie, Panmyelopathie (mit Leuko- und Thrombopenie), paroxysmale nächtliche Hämoglobinurie, Verdrängung des blutbildenden KMs bei malignen hämatologischen Systemerkr. oder KM-Metastasen solider Tumoren
- **Makrozytäre hyperchrome Anämie:**
  - **Atrophische Gastritis:** Vit.-B_{12}- oder Folsäuremangel (▶ 13.2.2). Speziallabor: Vit. B_{12}, bei Werten im unteren Normbereich auch Holotranscobalamin, Folsäure, Nachweis von Auto-AK gegen Magenparietalzellen und Intrinsic Factor
  - Makrozytäre Anämie ohne für megaloblastäre Anämie typische KM-Veränderungen bei chron. Erkr. von Leber oder Niere, Inf., nach ionisierenden Strahlen, Intox. mit Gold (Rheumather.), Alkohol
- **Weitere Unterteilung nach Retikulozytenzahl:**
  - **Retikulozyten ↑ (hyperregenratorische Anämie):** akute Blutung, Hämolyse (Bili ↑, LDH ↑, Haptoglobin ↓; ▶ 13.2.3). Im Blutausstrich evtl. Sphärozytose, Elliptozytose, Targetzellen (z. B. bei Thalassämie), Sichelzellen; direkter/indirekter Coombs-Test (Blutgruppenbestimmung!) und Kälteagglutinin-Suchtest zeigen AK-bedingte Hämolyse. Hb-E'phorese si-

chert die Diagn. Thalassämie (▶ 13.2.3) und Sichelzellanämie (▶ 13.2.3). Erythrozytenenzyme zum Nachweis von Enzymdefekten (sehr selten, z. B. G6PD, Pyruvatkinase, Glukosephosphat-Isomerase)
- **Retikulozyten ↓ (hyporegenratorische Anämie):** z. B. durch Substratmangel (z. B. Vit.-B_{12}-, Folsäure-, Eisenmangel), Eisenverwertungsstörung (Inf., Tumor), Verdrängung der Erythropoese oder Stammzellstörung → myelodysplastisches Sy. (▶ 13.2.6), aplastische Anämie (▶ 13.2.5) mit Leuko- und/oder Thrombopenie. Selten Pure Red Cell Aplasia, z. B. durch Parvovirus B19, paroxysmale nächtliche Hämoglobinurie.

- KM-Biopsie (▶ 2.4.1) bei unklarer Ätiol. zum Nachweis von hämatologischen Systemerkr.
- Keine KM-Biopsie bei gesichertem Eisen-, Vit.-B_{12}- oder Folsäuremangel

13

13.1.2 Hämorrhagische Diathese (Blutungsneigung)

Path. Blutungsneigung mit zu langer, zu starker oder zu schnell auslösbarer Blutung. Häufig iatrogen (orale Antikoagulation) oder bei Leberzirrhose. Ätiol. liegt entweder eine Störung der Thrombozytenzahl (Thrombopenie) oder -funktion (Thrombopathie), der Gefäße (Vasopathie) oder der Plasmafaktoren (Koagulopathie) vor.

Basisdiagnostik ▶ Tab. 13.3

Tab. 13.3 Differenzialdiagnose der hämorrhagischen Diathese

	Koagulopathie	Thrombopathie/Thrombopenie	Vasopathie
Klinik	Hämatome (Blutung in Subkutis und Muskulatur) Bei schweren Formen Hämarthros (v. a. Pat. < 15 J.)	Stecknadelkopfgroße Blutungen (Petechien) Kleinflächige Kapillarblutungen v. a. der unteren Extremität (Purpura) Flächenhafte Blutungen (Ekchymosen = Sugillationen) Schleimhautblutung	Uncharakteristisch, meist Petechien an Haut, Schleimhäuten, Purpura Ekchymosen
INR	Erhöht*	Normal	Normal
aPTT	Verlängert**	Normal	Normal
Blutungszeit	Normal	Verlängert	Verlängert
Rumpel-Leede-Test* **	Normal	Normal oder path.	Path.

* Normal bei Mangel an Faktor VIII, IX, XI, XII
** Normal bei Faktor-VII-Mangel
*** Rumpel-Leede-Test: Blutdruckmanschette 5 Min. lang über diastolischen RR aufpumpen. Bei Kapillarfragilität zahlreiche punktförmige Blutungen v. a. in der Ellenbeuge

- Thrombopenie: Thrombos < 150/nl. Störung der Blutstillung meist erst bei Thrombos < 30/nl
- Thrombopathie: normale Thrombozytenzahl, gestörte Funktion
- Koagulopathie: Störungen des Gerinnungssystems, Thrombos intakt
- Vasopathie: Gefäßläsion, Gerinnungssystem intakt

Differenzialdiagnosen der Thrombopenie

- **Pseudothrombopenie ausschließen:** EDTA-induzierte In-vitro-Agglutination, Kontrolle mit Thrombozytenzählung in Zitratblut (Gerinnungs- oder „ThromboExact-Röhrchen")!
- **Produktionsstörung:** aplastisches Sy., myelodysplastisches Sy, KM-Infiltration und -Verdrängung durch Neoplasma, Lymphom, Plasmozytom, Leukämie. Toxisch (Alkohol, Urämie, Zytostatika, Radiatio, Medikamente ▶ 13.6.1), Mangelzustände (Vit. B_{12}, Folsäure ▶ 13.2.2, ▶ 13.2.1). Nach Virusinf. (z. B. Röteln, Hepatitis, EBV, CMV, HIV) und bakt. Inf. (z. B. Typhus, Lues, Weil-Krankheit, Diphtherie)
- **Gesteigerter peripherer Abbau** (mittleres Thrombozytenvolumen meist ↑): Leberzirrhose (Hypersplenismus bei Splenomegalie ▶ 13.1.6), Auto-AK bei idiopathische thrombozytopenische Purpura (ITP; ▶ 13.6.1), SLE (▶ 11.6.1), Inf., Verbrauchskoagulopathie, Posttransfusionspurpura, künstliche Herzklappen, nach extrakorporalem Kreislauf, medikamentös allergisch (▶ 13.6.1), Moschcowitz-Sy. (thrombotisch thrombozytopenische Purpura =TTP, sehr selten, mit mikro-angiopathischer hämolytischer Anämie, LDH ↑, Krea ↑, ADAM-TS 13 im Citrat-Blut ↓ ↓, Ery.-Fragmentozyten im Blutausstrich, Coombs-Test neg. (dringlich FFP und Plasmapherese)
- Heparininduzierte Thrombopenie (▶ 19.8.2)

Differenzialdiagnosen der Thrombopathie

- Meist medikamentös bedingt: ASS und andere Prostaglandinsynthese-Hemmer, auch schon bei einmaliger Einnahme in üblicher Dosierung!
- Urämie, Leberzirrhose, hämatologische Systemerkr.
- Selten angeboren, z. B. Thrombasthenie
- **Diagnostik:** Blutungszeit, Thrombelastogramm, Thrombozytenfunktionstests

Differenzialdiagnosen der Koagulopathie (▶ Abb. 13.1)

- **Mangel eines Gerinnungsfaktors:** Hämophilie A und B (▶ 13.7.1), Hemmkörperhämophilie (▶ 13.7.3), Von-Willebrand-Jürgens-Sy. (▶ 13.7.2), Faktor-XIII-Mangel (▶ 13.7.4), Anamnese!
- **Mangel mehrerer Gerinnungsfaktoren:** erworbene Gerinnungsstörungen (häufiger).
  - **Lebererkr.:** ↓ Faktoren II, VII, IX, X. INR und aPTT ↑
  - **Vit.-K-Mangel:** meist durch orale Antikoagulation mit Vitamin-K-Antagonisten (z. B. Phenprocoumon), Antibiotika (z. B. hepatisch metabolisierte Cephalosporine, wie Ceftriaxon), Mangelernährung (Alkohol), Neugeborenen. Durch Störung der intestinalen Vit.-K-Resorption bei Malabsorption, Cholestase. Hemmung der intestinalen Flora durch Antibiotika, Colestyramin
  - Ther. mit neuen oralen Antikoagulanzien (z. B. Faktor-Xa- und Prothrombinantagonisten ▶ Tab. 5.10)
  - Verbrauchskoagulopathie
- Blutung bei Lysether. ▶ 19.8.5

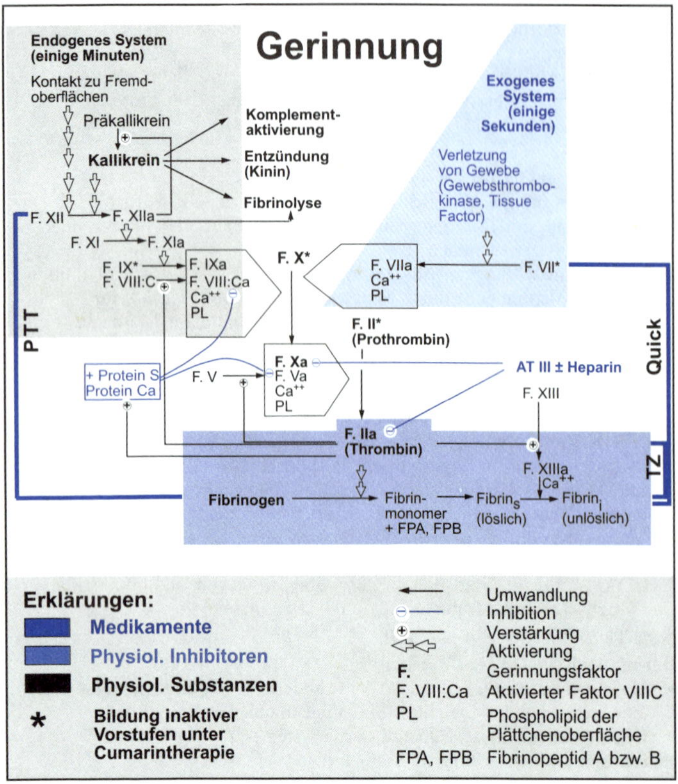

Abb. 13.1 Gerinnung [L190]

Differenzialdiagnosen der Vasopathie

- **Purpura senilis:** spontan oder nach Bagatelltrauma entstandene, kleinflächige Hautblutungen v. a. an Handrücken und Unterschenkelstreckseiten älterer Menschen (dunkelviolett, scharf abgegrenzt)
- **Osler-Rendu-Weber-Krankheit** (hereditäre hämorrhagische Teleangiektasie): autosomal dominante Erkr. Mit zunehmendem Alter immer häufiger Blutungen aus Gefäßanomalien

Leitbefunde
Nasenbluten, aber auch GI-Blutungen, Hämoptyse.

  - **Diagnostik:** durch Inspektion; ca. 3 mm große, flache, rotbraune Gefäßerweiterungen im Gesicht (auch Nasen- und Mundschleimhaut, s. l.). Im Gegensatz zu Petechien verschwindet die Farbe unter Druck mit dem Glasspatel

- **Therapie:** lokale Blutstillung, Eisensubstitution, evtl. Bluttransfusion bei gastro-intestinaler Blutung

- **Purpura Schoenlein-Henoch:** bei Kindern und Jugendlichen 2–3 Wo. nach einem Infekt auftretende allergische Vaskulitis mit Fieber, Arthralgien, Abdominalschmerzen, evtl. GI-Blutungen und in 70 % GN (häufig Makrohämaturie ▶ 9.1.6). Andere Vaskulitiden ▶ 11.6
- **Purpura simplex:** z. T. familiär, meist F. prämenstruell, v. a. an Beinen und Rumpf schmerzhafte flächige Blutungen („Teufelsflecken"), gute Progn.

> - Bei hämorrhagischer Diathese Volumenersatz durch EK und FFP
> - Kein Heparin, keine Thrombozytenaggregationshemmer (z. B. ASS, Clopidrogel, NSAR), keine Dextrane oder HES und keine i. m. Injektionen

13.1.3 Leukozytose

Die Leukozytose (Leukos > 10/nl) ist wie die BSG ein unspezifischer Parameter, der keine enge Korrelation zu Erkrankungsschwere und Heilungsverlauf zeigt. Häufigste Ursache ist ein akuter Infekt. **Cave:** bei Rauchern häufig leichte Leukozytose (meist < 14/nl).

13

Differenzialdiagnosen

- Akute oder chron. Infektionskrankheiten (▶ 17)
- Hämatologische Neoplasien: CML (▶ 13.4.1), Osteomyelofibrose (▶ 13.4.2), Polycythaemia vera (▶ 13.4.3), Leukämien, andere Malignome mit Zytokinaktivierung
- Kollagenosen (▶ 11.6), RA (▶ 11.3)
- Coma diabeticum (▶ 16.1.5), Coma uraemicum, Coma hepaticum (▶ 8.5.4)
- Glukokortikoide (meist < 14/nl), Cushing-Sy. (▶ 12.2.2), Hyperthyreose (▶ 12.1.6)
- Stress (körperliche Anstrengung, Schwangerschaft, OP), Trauma, Infarkte, Verbrennung, Schock

Basisdiagnostik

- **Diff-BB:** Identifizierung der vermehrten Leukozytenfraktion (DD von Lymphozytose, Neutrophilie, Eosinophilie, Basophilie, Monozytose ▶ 20).
- **Leukozytenmorphologie:**
  - **Tox. Granulationen:** v. a. bei bakt. Inf.
  - **Vakuolisierungen:** bei Lebererkr. (Leberabszess, Coma hepaticum)
  - **Linksverschiebung:** bei vermehrter KM-Ausschwemmung (z. B. bakt. Inf., Intox., Leukämien, Hämolyse)
  - **Unreife weiße Vorstufen:** myeloproliferative Erkr. (▶ 13.4; „path. Linksverschiebung")
  - **Blasten:** immer path., z. B. bei KM-Verdrängung, Leukämie

13.1.4 Neutropenie

> **Leitbefunde**
> Akuter Beginn mit Fieber, Schleimhaut-, Tonsillenulzeration, Sepsis, seltener rezid. Inf. Im BB Neutropenie: leicht 1–1,5/nl, mäßig 0,5–1,0/nl, schwer (Agranulozytose) < 0,5/nl.

Ätiologie Meist medikamententoxisch, z. B. Zytostatikather. (▶ 14.3.2), oder Rheumather. (MTX, Azathioprim), seltener medikamentös-allergisch, z. B. Analgetika wie Metamizol (etwa 1 : 150 000), Phenothiazine, Oxyphenbutazon, Phenylbutazon (etwa 1 : 100 000), Allopurinol, Antibiotika wie Penicillinderivate, Sulfonamide, Propranolol (selten). Schwefelhaltige Thyreostatika (häufig), Sulfonylharnstoffe, Thiaziddiuretika (gelegentlich).

Klinik Akuter Beginn mit Fieber, Schleimhaut-, Tonsillenulzeration, Sepsis.

Therapie

- Alle als Auslöser infrage kommenden Medikamente (Einnahme in den letzten 14 Tagen, z. B. Analgetika) absetzen, lebenslange strenge Allergenkarenz
- Supportive Ther. (▶ 14.3.4) bei Neutrophilen < 0,5/nl
- Bei Fieber sofortige kalkulierte i. v. Antibiotikather. nach Abnahme einer Blutkultur, ggf. Stimulation mit G-CSF

Prognose Wird akute Phase überlebt, Erholung der Granulopoese in 2–4 Wo.

13

13.1.5 Lymphadenopathie

- Inguinale und axilläre Lk können physiologisch bis auf Erbsengröße vergrößert sein.
- Jeder tastbare supraklavikuläre Lk ist pathologisch und sollte abgeklärt werden. Die Palpation kann von gezielter Sonografie ergänzt werden!

Differenzialdiagnosen

- Infektionskrankheiten (▶ 17), v. a. EBV (Mononukleose) und HIV
- Malignes Lymphom (▶ 13.5), Leukämie (▶ 13.3), maligne Histiozytose, Metastasen
- Kollagenosen (▶ 11.6), RA (▶ 11.3)
- Sarkoidose (▶ 6.4.2), Amyloidose, Lipidspeicherkrankheiten, Hyperthyreose (▶ 12.1.6)
- Medikamente: z. B. Phenytoin, Hydralazin

Basisdiagnostik

- **Entwicklung der Lk-Schwellung:**
  - **Akut:** Infekt, Leukämie, hoch-malignes Lymphom
  - **Langsam:** Metastase, niedrig-malignes Lymphom, Tbc, HIV-Inf.
- **B-Sympt.:** Fieber, Nachtschweiß, Gewichtsverlust → Lymphom, Leukämie, Tumor, Tbc
- **Anamnese:** Auslandsaufenthalt, Tierkontakt, Sexualgewohnheiten, Medikamente, z. B. Penicillin, Phenytoin, Hydralazin, Allopurinol, Gold, Impfungen

Klinische Differenzialdiagnostik

- **Untersuchung der Lk:**
  - Weiche, druckschmerzhafte Lk → meist akut entzündlich
  - Lk hart, indolent und evtl. mit der Unterlage verbacken → meist maligne
  - Kleine lokalisierte Lk-Schwellung → meist lokale Inf. (z. B. Tonsillitis) oder maligne
  - Generalisierte Lk-Schwellungen → meist Virusinf. (z. B. HIV) oder malignes Lymphom
- Infektionsfokus suchen → z. B. Zähne, Tonsillen, NNH, Abszess

- Wird ein vergrößerter Lk getastet, nochmals alle Lk-Stationen sorgfältig untersuchen

! Immer Splenomegalie ausschließen (Palpation und Sono)

Weiterführende Diagnostik

- **BB:** Leukämie, Anämie (z. B. bei chron. Entzündung), Thrombopenie (z. B. bei SLE, akuter Leukämie), Linksverschiebung (z. B. bei Abszess)
- **BSG, CRP:** ↑ bei bakt. Inf. (dann auch Procalcitonin erhöht), Kollagenosen
- **Infektion:**
  - **Serologie:** z. B. Mononukleose-Schnelltest, EBV, HIV, Röteln, CMV, Hep. A, B und C
  - **Bakt. Inf.:** Strept. (ASL-Titer, Tonsillenabstrich), Staph. (Abstrich), Salm. (Stuhl- und Blutkultur), Bruzellen (KBR), Listerien (KBR), Chlamydien (PCR), M. leprae (PCR?), M. tuberculosis (Quantiferon-Test und Morgensputum), Syphilis (TPHA-Test)
  - **Pilzerkr.:** Blastomykose
  - **Parasitosen:** Trypanosomen, Toxoplasmose, Filarien
- **Auto-AK:** ANA als Suchtest, RF und Anti-CCP, c-ANCA, p-ANCA
- **Rö-Thorax:** bihiläre Lymphadenopathie (Sarkoidose? ACE i. S.? sIL2-Rezeptor?), Metastase, Pleuraerguss
- **CT-Thorax, CT-Abdomen, PET/CT:** Nachweis von Lymphomen oder Metastasen
- **KM-Biopsie:** malignes Lymphom (▶ 13.5), Leukämie, maligne Histiozytose, Metastasen
- **Histologie,** zumindest Stanzbiopsien, keine Zytologie (**Cave:** falsch neg. Befund): bei unklarer Ätiol. Exstirpation des am besten zugänglichen Lk. **Cave:** keine kleinen inguinalen Lk exstirpieren, da oft unspezifische Veränderungen

13.1.6 Splenomegalie

Normale Milzgröße 4 × 7 × 11 cm („4711"- Regel). Tastbar vergrößert ab etwa 20 cm Länge.

Ätiologie Häufigste Ursachen:

- Portale Hypertonie, z. B. bei Leberzirrhose mit Lebervergrößerung (▶ 8.5.2)
- Inf., oft mit begleitender Lymphadenopathie (▶ 13.1.5, dann immer DD malignes Lymphom)

Basisdiagnostik – Anamnese

- Auslandsaufenthalt → z. B. Malaria, Leishmaniose
- Chron. Entzündung → z. B. RA, Sarkoidose, Osteomyelitis
- Hämolytische Anämie → z. B. Sphärozytose, Sichelzellanämie
- Alkohol → z. B. Leberzirrhose
- B-Sympt. (▶ 13.5.1) → Lymphom, Leukämie, Tumor, Tbc

Klinische Differenzialdiagnostik Lk-Untersuchung ▶ 13.1.5

! **Sono:** bestes Verfahren zur Milzgrößenbestimmung
  - **Mäßige Vergrößerung** (≤ 20 cm) bei Inf. (Mononukleose, Sepsis, Endokarditis, Tbc, Malaria, Schistosomiasis, Trypanosomen, virale Hep., HIV, Typhus, Fleckfieber, Brucellose, Leptospirose), portaler Stauung, akuter Leukämie, malignem Lymphom, hämolytischer Anämie, Kollagenosen, Sarkoidose, Hämochromatose

- Starke Vergrößerung (> 20 cm): CML, Osteomyelosklerose, Polycythaemia vera, Haarzellen-Lymphom/Leukämie, Kala-Azar (Leishmaniose). Speicherkrankheiten, Amyloidose, Sarkoidose (selten)
- **Milzpalpation:** Milz ist weich bei akuten Entzündungen (z. B. Sepsis), mittelhart bei portaler Stauung und Hämolyse, hart bei malignen Erkr.

Weiterführende Diagnostik

- **Labor:** Krea, E'lyte mit Ca^{2+}, GOT, GPT, γ-GT, LDH, Lipase, Malaria-Ag-Test zur Malariadiagn. (bei klin. Verdacht)
- **Diff.-BB:** Polyglobulie (z. B. Polycythaemia vera ▶ 13.4.3), Thrombopenie (▶ 13.6.1), Leukämie
- **Hämolyseparameter:** Retikulozyten, LDH, Bili, Haptoglobin, evtl. direkter Coombs-Test
- **Bildgebung:** Sono und CT, ggf. PET/CT bei Malignomverdacht
- **KM-Histologie:** malignes Lymphom (▶ 13.5.2), Leukämie (▶ 13.3.1, ▶ 13.3.2), maligne Histiozytose, Karzinose, myeloproliferative Neoplasie, Leishmaniose
- **Lk-Histologie:** bei V. a. Lymphom

13

13.2 Erkrankungen der roten Blutzellen

13.2.1 Eisenmangelanämie

Häufigste Anämieform und häufigstes Mangelsy. überhaupt! Entsteht durch Missverhältnis zwischen Eisenzufuhr und -bedarf. Häufigste Ursachen sind erhöhter Bedarf (z. B. bei Schwangerschaft), verminderte Zufuhr (z. B. vegetarische, vegane Ernährung) und erhöhter Verlust (chron. GIT-Blutung, chron. uterine Blutung).

- **Tägl. Bedarf:** 1 mg (M), 2 mg (F), 3 mg (Schwangere)
- **Körpervorrat:** 50 mg/kg KG (M, bei 70 kg etwa 3,5 g) bzw. 35 mg/kg KG (F, bei 70 kg ca. 2,5 g).
- **Tägl. Eisenverlust:** 1 mg (M) bzw. 2 mg (F). Verlust durch Menstruation 15–45 mg, durch Blutung 500 mg/l Blut. Bei 50 % aller menstruierenden Frauen prälatenter oder latenter Eisenmangel. Bei Schwangeren im letzten Trimenon ohne Eisenprophylaxe etwa 90 % Eisenmangel; davon 30 % mit Eisenmangelanämie!

Leitbefunde
Blässe der Schleimhäute und Müdigkeit. Im Blutbild mikrozytäre hypochrome Anämie mit ↓ Ferritin und ↑ Transferrin (▶ Tab. 13.2).

Physiologie Das im Körper enthaltene Eisen ist gebunden an:

- **Hämoglobin** (65 %): 1 g Hb enthält 3,4 mg Eisen; 100 ml Blut enthalten 50 mg Eisen
- **Myoglobin** (10 %)
- **Ferritin** (20 %): Serum-Ferritinwert entspricht der Menge des Depoteisens. Bei Inf., Tumoren und Leberzirrhose ist Ferritin jedoch ohne Korrelation zum Depoteisen ↑ (DD ▶ 20). Ferritin ↓ ist beweisend für Eisenmangel.
- **Hämosiderin:** lichtmikroskopisch gelbbraune Granula. Bei Eisenüberangebot vermehrt in Makrophagen und Parenchymzellen (Leber, Herz)
- **Transferrin** (nur 0,1 %): Eisentransport im Blut. Normalerweise ist die Eisenbindungskapazität (EBK) des Transferrins nur zu 30 % ausgenutzt (DD ▶ 20)

Ätiologie

- **Zu geringe Zufuhr:** eisenarme Diät (z. B. vegetarische, vegane Ernährung), Hemmung der Aufnahme durch vegetarische Kost, Vit.-C- und kalziumarme Ernährung
- **Zu geringe Resorption:** bei Anazidität, 50 % der Pat. nach totaler Gastrektomie bzw. B-II-Magen, Malabsorption bei Sprue, Lamblienbefall des Duodenums; bakt. Überwucherung (Sy. der blinden Schlinge, ▶ 7.4.4), bei Ausfall der peptischen Magenverdauung
- **Erhöhter Eisenbedarf:** Wachstum, Menstruation, Schwangerschaft, Laktation
- **Eisenverlust:** meist durch chron. Blutungen.
  - **GIT** (> 50 %): Ulkus, Hiatushernie, erosive Gastritis, Ösophagusvarizenblutung, Hämorrhoiden, GIT-Karzinome (!), Polypen, selten Parasiten (z. B. Hakenwurm), Angiodysplasien, Osler-Rendu-Weber-Krankheit (Teleangiektasien an Haut und Schleimhäuten), hämorrhagische Diathese (v. a. bei Thrombopenie, -pathie, Von-Willebrand-Jürgens-Sy. ▶ 13.7.2), Ménétrier-Sy. (diffuse Mukosahypertrophie der Magenschleimhaut)
  - **Genitale Blutung bei der Frau** (10 %): Menorrhagie (Blutverlust ca. 40 ml/Zyklus, bei 10 % > 80 ml/Zyklus); Myome, Uterus-Ca. **Cave:** postmenopausale Blutung immer malignomverdächtig!
  - Selten durch Makrohämaturie oder Hämoptysen, Blutverlust durch wiederholte Blutentnahmen (z. B. iatrogen, Blutspender)

Klinik Symptome der Anämie (▶ 13.1.1), Hohlnägel (brüchige Nägel mit Rillen und zentraler Eindellung Koilonychie), trockene, rissige Haut, Haarausfall, Mundwinkelrhagaden (DD: Candida-Inf., v. a. bei Diab. mell., Inhalation von Glukokortikoiden, Vit.-B_{12}-Mangel), selten Dysphagie (Plummer-Vinson-Sy., ▶ 7.1.2).

Diagnostik ▶ Tab. 13.4.

- **Prälatenter Eisenmangel:** erschöpfte Eisenreserven, Eisenresorption ↑, Ferritin ↓, kein Eisen im KM. Potenziell sympt. (Müdigkeit, Erschöpfung, evtl. Mundwinkelrhagaden)
- **Latenter Eisenmangel:** zusätzlich Eisen i. S. ↓, Transferrin und totale Eisenbindungskapazität ↑, Transferrinsättigung ↓
- **Manifester Eisenmangel:** zusätzlich Hb ↓ mit hypochromer mikrozytärer Anämie
- **Fokussuche:** bei jedem Pat. mit Eisenmangelanämie blutenden GI-Tumor ausschließen (▶ 7.1.6), Blutung im Bereich der Urogenitalorgane ausschließen (Harnstatus, ggf. gyn. Konsil), wenn keine Eisenmangelernährung gesichert ist.

Tab. 13.4 Eisenmangel

	Eisen i. S.	Ferritin	Transferrin	Totale Eisenbindungskapazität	Hb	BB
Prälatent	↔	↓	↔	↔	↔	
Latent	↓	↓	↑	↑	↔	Mikrozytose
Manifest	↓	↓	↑	↑	↓	Mikrozytäre, hypochrome Anämie

Therapie

- Fe-Bedarf: Hb-Defizit in g/dl/4 = Ges.-Bedarf in g.
- Beispiel: Hb-Defizit 4 g/dl = Bedarf 1 g ≅ 10 g orales Eisen.

- **Orale Substitution:** Zweiwertige Eisensulfatverbindungen zeigen die beste Bioverfügbarkeit. Trotzdem nur 10–20 % Resorption!
  - **Ind.:** jede Form des Eisenmangels (nach Klärung der Ursache)
  - **Dos.:** zunächst 2–3 × 50 mg/d, später 2–3 × 100 mg möglichst auf leeren Magen (15 Min. vor oder > 2 h nach dem Essen, zur Nacht. **Cave:** verstärkt GIT-NW). Bei Therapieerfolg zunächst Retikulozytenanstieg (nach 1–2 Wo.), erst später Hb-Anstieg um 0,1–0,2 g/dl/d. Zum Auffüllen der Eisenspeicher noch mind. 3 Mon. nach Normalisierung des Blutbilds 100 mg/d (bis Ferritin normal)
  - **NW:** Übelkeit, Durchfall, Verstopfung. Maskierung von Blutstuhl durch dunkel verfärbten Stuhl
- **Parenterale Substitution** mit dreiwertigem Eisen bei schwerer Anämie oder schwerer enteraler Unverträglichkeit, akut entzündlichen GIT-Erkr., Malabsorption. Neue Präparate (z. B. Venofer® und Ferinject®), sind gut verträglich, relativ teuer, aber billiger als EK.

- Keine Eisensubstitution bei Infekt- und Tumoranämien ohne Eisenmangel (Ferritin normal oder ↑).
- Gleichzeitige Gabe von Antazida, Tetrazyklinen, Penicillamin, Cimetidin oder Colestyramin führt zu wechselseitiger Resorptionsstörung.
- Bei flüssigen Fe-Präparaten Gefahr der irreversiblen Schwarzfärbung der Zähne, insb. bei Kleinkindern.
- Depotpräparate können zu Ulzera, Perforation und Pylorusstenose führen.
- Eisentabletten sind im Rö-Bild schattengebend und verleiten zur Fehldiagnose Gallen- oder Nierenstein.

13.2.2 Perniziöse Anämie

Makrozytäre, hyperchrome Anämie (MCV ↑ , MCH ↑) durch Mangel an Vit. B_{12} und/oder Folsäure.

Leitbefunde
Trias hämatologische (Müdigkeit, strohgelbe Hautfarbe), neurologische (funikuläre Myelose, Verlust des Vibrationsempfindens) und GIT-Sympt. (atrophische Gastritis, Hunter-Glossitis). Im BB makrozytäre hyperchrome Anämie und oft Leukopenie, Thrombopenie.

Ätiologie

- **Gesteigerter Bedarf:** Gravidität, Kinder, Neoplasmen, gesteigerte Hämatopoese (z. B. hämolytische Anämie), Hämodialyse
- **Mangelnde Zufuhr:** Fehlernährung (z. B. Alkoholiker, Kinder, vegane/vegetarische Ernährung)

- **Malabsorption:** Erkr. des terminalen Ileums (z. B. Enteritis regionalis Crohn), Vit.-B_{12}-Resorptionsstörung durch verminderte Synthese von Intrinsic Factor in der Magenschleimhaut bei atrophischer Gastritis oder nach Magenresektion 3–10 J. postop., Fischbandwurm, bakt. Überwucherung beim Blind-Loop-Sy. (▶ 7.1.4)
- **Medikamente:** z. B. Trimethoprim, Zytostatika (z. B. Methotrexat, Azathioprin, 5-FU), orale Kontrazeptiva, Triamteren, Aciclovir, jahrelange PPI-Ther. (z. B. Pantoprazol, Omeprazol)

! Makrozytäre Anämie auch bei myelodysplastischen. Sy., chron. Erkr. der Leber oder Niere, Inf., nach ionisierenden Strahlen.

Klinik

- Pat. meist > 40 J.
- Müdigkeit, Schwäche (90 %), Gewichtsabnahme (90 %), Dyspnoe (70 %), Diarrhö, Fieber. Mischung von Blässe und Subikterus (Café-au-Lait-Hautfarbe)
- PNP (funikuläre Myelose 75 %): schmerzhafte Parästhesien (40 %) an Händen und Füßen (Kribbeln, pelziges Gefühl), Störung der Tiefensensibilität, Gangstörung, evtl. fehlende Eigenreflexe, pos. Babinski, Retrobulbärneuritis, Augenmuskellähmungen. Selten Verwirrtheit und Halluzinationen
- Atrophische Hunter-Glossitis (65 %): glatte, rote, brennende Zunge

! Glossitis und neurologische Sympt. auch ohne Anämie möglich

Diagnostik

- Vit.-B_{12}-Plasmaspiegel ↓ (normal 200–900 pg/ml), bei niedrig-normalen Werten zusätzliche Bestimmung von Holotranscobalamin ggf. auch Methylmalonsäure i. S., Folsäurebestimmung
- Diff-BB: makrozytäre Anämie (▶ 13.1.1), häufig mit Thrombo- und Leukopenie (übersegmentierte Granulozyten) und Splenomegalie, Retikulozyten ↓, bei extremer Anämie Normoblasten im peripheren Blut
- Zeichen der intramedullären Hämolyse: LDH ↑, indir. Bili ↑, Haptoglobin ↓
- Nachweis von Auto-AK gegen Parietalzellen (90 %), Intrinsic Factor und Schilddrüse (50 %)

Therapie

- Bei Folsäuremangel 5 mg/d Folsäure p. o.
- Bei Vit.-B_{12}-Mangel:
  - **Isolierte Perniziosa:** Hydroxycobalamin 1 × 1 mg/Wo. i. m. oder s. c., nach 3 Mon. 1 × alle 3 Mon. **lebenslang!**
  - **Neurologische Störungen:** Hydroxycobalamin 1 mg/d über 2 Wo., dann bis zur Normalisierung des Hkt. 2 × 1 mg/Wo. Dauersubstitution mit 1 mg alle 2–3 Mon. Bei schweren neurologischen Sympt. nicht die Einzeldosis erhöhen (vermehrte renale Elimination), sondern die Häufigkeit der Injektionen.

  ! **Cave:** oft relativer Eisenmangel durch starke Stimulation der Erythropoese möglich (bis 40 % Retikulozyten am 4.–5. Tag), dann Ferritin-Werte kontrollieren oder prophylaktische orale Eisengabe (▶ 13.2.1)

> - Multivitaminpräparate bei normaler Ernährung und Vit.-B_{12}-Resorptionsstörung nutzlos!
> - Untersubstitution („Frühjahrs-Vitaminspritze") erbringt anhaltend niedrig-normale Vit.-B_{12}-Werte, verhindert aber die schweren neurologischen KO nicht!

13.2.3 Hämolytische Anämie

Hämolyse ist der Abbau von Erythrozyten vor Erreichen ihres physiolog. Alters (ca. 120 d), meist extravasal (Milz, Leber), selten intravasal. Ursache ist entweder ein korpuskulärer Defekt (fast immer angeborener), ein intraerythrozytärer Defekt (z. B. Enzymdefekt) oder ein (meist erworbener) extrakorpuskulärer Abbaufaktor.

Leitbefunde
Chron. Hämolyse ist meist symptomarm. Bei hämolytischer Krise aber akutes Krankheitsgefühl mit Schüttelfrost und Hämoglobinurie.

Ätiologie der extrakorpuskulären hämolytischen Anämie
- **Mechanisch:** Kunstklappe, Herz-Lungen-Maschine, „Marschhämoglobinurie"
- **Toxisch:** Urämie, Hämodialyse, Insekten- und Schlangengift; chemische Substanzen (Phenole, Benzin, Sulfonamide, Pilzgifte, verschiedene Tiergifte, Seifen, Seifenabort)
- **Infektiös:** Malaria, Toxoplasmose, Clostridien, Cholera, Sepsis
- **Immunhämolyse durch Alloantikörper:**
  - **Isoimmunhämolytische Anämie:** durch AB0-inkompatible Transfusion (→ schwerste intravasale Hämolyse) oder bei irregulären AK in Rhesus- oder anderen Blutgruppensystemen (Sensibilisierung durch Schwangerschaften, frühere Transfusionen)
  - **Medikamentös induzierte Auto-AK:** hohe Penicillindosen, Isoniacid, Sulfonamide, α-Methyldopa, Chinidin, Phenacetin, Pyramidon, Chlorpromazin.
- **Autoimmunhämolytische Anämien:**
  - 80 % Wärme-Auto-AK (meist IgG), seltener Kälte-AK (Kälteagglutinine, meist IgM), sehr selten biphasische AK (meist Kinder, intravasale Hämolyse)
  - Bei malignem Lymphom (v. a. CLL), Autoimmunerkr. (z. B. SLE), meist asympt. bei Inf. (z. B. Mykoplasmenpneumonie), Colitis ulcerosa

Ätiologie der korpuskulären hämolytischen Anämie
- **Sphärozytose (Kugelzellanämie):** häufigste angeborene hämolytische Anämie in Mitteleuropa. Meist autosomal dominant durch Membrandefekt verminderte, osmotische und mechanische Resistenz der Erys.
  - **Klinik:** Splenomegalie, Turmschädel, hämolytische Krisen mit Ikterus und Fieber bei Inf. möglich, bei 50 % Gallensteine (Bilirubin) → sehr junge Pat. mit Cholezystolithiasis auf Sphärozytose untersuchen: Milz-Sono., LDH, BB, Retikulozyten, Blutausstrich mit gezielter Fragestellung!
  - **Ther.:** Splenektomie, möglichst nach dem 4. Lj. **Cave:** Pneumokokkensepsis (Prophylaxe: 2 Wo. vor Splenektomie Pneumokokkenimpfung), Folsäure-Supplementierung
- **Thalassämie:** v. a. Mittelmeerländer! Gestörte Synthese von Hb-β-Ketten (β-Thalassämie) bzw. Hb-α-Ketten (seltene α-Thalassämie, v. a. in Asien).
  - **Thalassaemia minor:** hypochrome mikrozytäre Anämie mit normalem Serumeisen, meist erhöhtem Ferritin, Targetzellen und leichter Splenomegalie. Keine Eisensubstitution, kontraindiziert!
  - **Thalassaemia major:** Bluttransfusionen in Komb. mit Eisenelimination (Chelatther.), evtl. hämatopoetische Stammzelltransplantation. Erhöhtes Risiko für Yersiniensepsis. Evtl. Splenektomie

- **Sichelzellanämie:** durch Punktmutation qualitativ verändertes Hb mit relativer Malariaresistenz auch bei Heterozygotie (dadurch hohe Prävalenz in Malaria-Endemiegebieten).
  - **Klinik:** nur bei homozygoter Form Hepatosplenomegalie, durch Hypoxie ausgelöste hämolytische Krisen mit multiplen Thrombosen, ischämische Darmblutungen
  - **Ther.:** Folsäuresupplementation, frühe Antibiotikather. von Inf., Hypoxie vermeiden. Opiate bei Krisen
- **Paroxysmale nächtliche Hämoglobinurie** (PNH): einzige nicht erbliche korpuskuläre hämolytische Anämie. Sehr selten. Häufig mit Leukopenie und Thrombopenie
  - **Diagn.:** Durchflusszytometrie des peripheren Bluts (EDTA) auf Nachweis der GPI-verankerten Proteine (z. B. CD59 und DAF) auf Erys und Granulozyten
  - **Ther.:** Antikoagulation, Eculizumab (Soliris®), Meningok.-Impfung, ggf. allogene KMT

Klinik

- **Akute Hämolyse:** Übelkeit, Erbrechen, Fieber, Schüttelfrost, Kopfschmerzen, Rückenschmerzen, akutes Abdomen, Ikterus, Hämoglobinurie (bierbrauner Urin), RR-Abfall, ANV
- **Chron. Hämolyse:** Anämie (▶ 13.1.1), leichter Ikterus, Splenomegalie, gehäuft Bilirubingallensteine

Diagnostik Normochrome normozytäre Anämie. Retikulozyten ↑, LDH ↑, Haptoglobin ↓ (kann als Akutphaseprotein bei gleichzeitiger Entzündung normal oder erhöht sein).

- **Isoimmunhämolytische Anämie:** ausbleibender Hb-Anstieg nach Transfusion, Hämolysezeichen, AK-Suche und direkter Coombs-Test pos. (Akutreaktion ▶ 2.6.4)
- **Medikamentös induzierte Auto-AK:** Nachweis der AK im direkten Coombs-Test (an Erys haftende AK)
- **Thalassämie:** Hb-E'phorese, HbF, ggf. HbA_2 ↑
- **Mikroangiopathische hämolytische Anämie:** BB (Fragmentozyten, Thrombopenie), ADAM-TS 13-Bestimmung im Citratblut
- **Sichelzellanämie:** mikroskopisch (nach Zugabe von Na_2SO_4 typische Sichelform) und durch Hb-E'phorese

Therapie Möglichst erst nach hämatologischer Abklärung, keine EK vor AK-Suche. Im Notfall langsam transfundieren!

> Bei mikroangiopathischer hämolytischer Anämie/TTP bzw. Moschcowitz-Krankheit sofort nach Diagnosestellung (Klinik, Fragmentozyten im Blutausstrich) FFP oder Plasmapherese! Lebensgefahr!

13.2.4 Anämie bei chronischen Systemerkrankungen

Nach Eisenmangelanämie zweithäufigste Anämieform. Multifaktoriell bedingt: z. B. zytokinvermittelt (z. B. TNF-α, IL-1, INF-γ), therapieassoziiert (z. B. Chemother.) oder Störung der Erythropoese im Rahmen der Grunderkr. Zugrunde liegt u. a. eine Eisenverwertungsstörung, bei der trotz Eisenüberladung im Knochenmark (KM) der Einbau des Eisens in das Häm-Molekül nicht ausreichend gelingt.

Entzündung

Bei jeder ausgedehnten Entzündung > 1 Mon. normo- bis mikrozytäre, normo- bis hypochrome Anämie mit Hb > 9 g/dl. Bei niedrigeren Werten zusätzliche Faktoren wie Blutverlust, KM-Infiltration durch Tumorzellen, Mangelernährung (v. a. Folsäuremangel), traumatische Hämolyse oder KM-Depression durch Zytostatika oder Bestrahlung

Ätiologie Häufig bei Endokarditis lenta, Osteomyelitis, Lungenabszess, Tbc, Pyelonephritis, Kollagenosen, Vaskulitiden, RA, Sarkoidose, M. Crohn.

Diagnostik (▶ Tab. 13.4); Serum-Eisen ↓, Ferritin ↑, Transferrin meist ↓.

Therapie Behandlung der Grunderkr., i. d. R. keine Bluttransfusionen oder Eisensubstitution

Urämie

Anämie durch Mangel an Erythropoetin, Retention harnpflichtiger Substanzen (toxische KM-Suppression), Hämolyse und Blutverluste (z. B. durch GIT-Ulzera).

13

Diagnostik Café-au-Lait-Farbe der Haut durch Anämie und Ablagerung von Urochromen. Meist normochrome Anämie mit sehr niedrigem Hb (< 6 g/dl).

Therapie Erythropoetinsubstitution, initial z. B. 3 × 20 IE/kg KG/Wo. bis max. 720 IE/kg KG/Wo. (**NW:** Hypertonie, Thrombose), Hämodialyse, NTx. Bluttransfusionen möglichst vermeiden.

Chronische Lebererkrankungen

Meist makrozytär, hyperchrom, gelegentlich normochrom. I. d. R. mäßig ausgeprägt (Hb > 9 g/dl).

Ätiologie Mangelernährung (z. B. im Rahmen eines chron. Alkoholabusus), tox. Effekt auf Stammzellen.

Klinik GIT-Blutungen bei Thrombopenie und/oder gestörter Synthese von Gerinnungsfaktoren, Hämolyse.

Therapie Substitution von Vit.-B_1,-B_6,-B_{12},-K und Folat., ist dies nicht ausreichend ggf. Transfusion bei Hb < 8,0 g/dl und Sympt.

Endokrine Insuffizienz

Bei Hypothyreose, Addison-Krankheit, Hypogonadismus, Hypopituitarismus. Meist normo- oder makrozytär (bei Autoimmunthyreopathie erhöhte Inzidenz von perniziöser Anämie). Bei Addison-Krankheit ist das Plasmavolumen reduziert und normalisiert sich unter Substitution, Hb sinkt.

13.2.5 Aplastisches Syndrom

Meist erworbene, seltene Erkr. (Inzidenz etwa 0,3/100 000 Einwohner jährl.).

Einteilung

- **Schädigung pluripotenter Stammzellen:** Unterproduktion aller Zellreihen → **Panzytopenie**
- **Schädigung determinierter Stammzellen:** isolierte Hypoplasie bestimmter Zelllinien:
  - **Amegakaryozytische Thrombopenie:** vorwiegend die Thrombozytenreihe betroffen.

- **Blackfan-Diamond-Anämie:** ausschließlich rote Zellreihe betroffen, wird als „pure red cell aplasia" von der aplastischen Anämie abgegrenzt.

Ätiologie

! In etwa 50 % kann die Ursache nicht geklärt werden, selten auch angeboren.

- Sek. z. B. durch:
  - Medikamente: z. B. Chloramphenicol, NSAID (z. B. Phenylbutazon), Gold, Zytostatika (z. B. Busulphan, Doxorubicin), Carbamazepin, Cephalosporine, INH, Rifampicin
  - Chemikalien (z. B. Benzol), Insektizide
  - Ionisierende Strahlen

Differenzialdiagnosen

- Auto-AK: z. B. bei SLE
- Inf.: z. B. Virushep., Masern, Herpesviren, Parvovirus B19, Tbc
- Thymom, KM-Infiltration, z. B. durch Hodgkin- oder Non-Hodgkin-Lymphom, akute Leukämie, Plasmozytom oder Ca
- Paroxysmale nächtliche Hämoglobinurie (paroxysmale nächtliche Hämoglobinurie)
- Sehr selten bei Schwangerschaft (Autoimmunprozess?)

Diagnostik

- **BB:** meist Panzytopenie, Retikulozyten als Ausdruck der Bildungsstörung ↓
- **KM-Biopsie:** zwingend erforderlich zum Ausschluss anderer Erkr., stark hypozelluläres KM („leeres" Mark)

Weiterführende Diagnostik Ausschluss paroxysmale nächtliche Hämoglobinurie, Virusserologie (EBV, CMV, HBV, HCV, HIV, Parvovirus B19), Zytogenetik, HLA-Typisierung.

Therapie Therapieziele sind die Überbrückung der akuten Phase der Panzytopenie und die Restauration einer normalen KM-Funktion, z. B. durch ATG plus Ciclosporin, evtl. KMT.

13.2.6 Myelodysplastische Syndrome (MDS)

Erkr. der hämatopoetischen Stammzelle mit verminderter Produktion und eingeschränkter Funktion von Blutzellen, z. B. refraktäre Anämie, Thrombopenie und Leukopenie (▶ Tab. 13.5). Leitbefund meist unklare Anämie, oft auch Bi- oder Panzytopenie. Erhöhtes Risiko für AML. Jahresinzidenz ca. 4–5/100 000 Einwohnern, damit häufige maligne hämatolog. Erkr., medianes Erkrankungsalter 75 J. **Therapieassoziierte MDS** z. B. nach vorangegangener Chemo- und/oder Strahlenther.

Diagnostik

- Basisdiagn.: Retikulozyten, LDH, Ferritin, Folsäure, Vit.-B_{12}-Spiegel, Erythropoetinspiegel, KM-Zytologie.
- Chromosomenanalyse aus dem KM-Blut: Bei > 50 % der MDS-Pat. finden sich chromosomale Aberrationen mit progn. Bedeutung im KM-Blut.
- Molekularbiologische Untersuchungen zum Nachweis von PDGFR-α/β-, bcr-abl- und JAK-2-Mutationen zur Abgrenzung von myeloproliferativen Sy.
- Blutausstrich.

Tab. 13.5 WHO-Klassifikation myelodysplastischer Syndrome (2016)				
Kategorie	**Zytopenien[1]**	**Ringsideroblasten**	**Blasten**	**Zytogenetik**
MDS mit Single-lineage-Dysplasie (MDS-SLD)	1–2	< 15 %	< 1 % (PB), < 5 % (KM), keine Auerstäbchen	Jede, sofern nicht die Kriterien der isolierten del(5q) erfüllt sind.
MDS mit multilineärer Dysplasie (MDS-MLD)	1–3	< 15 %	< 1 % (PB), < 5 % (KM), keine Auerstäbchen	Jede, sofern nicht die Kriterien der isolierten del(5q) erfüllt sind.
MDS mit Single-lineage-Dysplasie und Ringsideroblasten (MDS-RS-SLD)	1–2	≥ 15 % oder ≥ 5 % und SF3B1-Mutation	< 1 % (PB), < 5 % (KM), keine Auerstäbchen	Jede, sofern nicht die Kriterien der isolierten del(5q) erfüllt sind.
MDS mit multilineärer Dysplasie und Ringsideroblasten (MDS-RS-MLD)	1–3	≥ 15 % oder ≥ 5 % und SF3B1-Mutation	< 1 % (PB), < 5 % (KM), keine Auerstäbchen	Jede, sofern nicht die Kriterien der isolierten del(5q) erfüllt sind.
MDS mit del(5q) Chromosom (uni- bis trilinear)	1–2	Keine oder jeder Wert	< 1 % (PB), < 5 % (KM), keine Auerstäbchen	del(5q) allein oder mit 1 Zusatzanomalie (nicht von Chromosom 7)
MDS mit Blastenvermehrung (MDS-EB1)	1–3	Keine oder jeder Wert	2–4 % (PB) oder 5–9 % (KM), keine Auerstäbchen	Jede
MDS mit Blastenvermehrung (MDS-EB2)	1–3	Keine oder jeder Wert	5–19 % (PB) oder 10–19 % (KM) oder Auerstäbchen	Jede
MDS unklassifiziert (MDS-U)				
MDS-U mit 1 % Blasten im Blut	1–3	Keine oder jeder Wert	1 %[2] (PB), < 5 % (KM), Auerstäbchen	Jede
MDS-U mit SLD und Panzytopenie	3	Keine oder jeder Wert	< 1 % (PB), < 5 % (KM), keine Auerstäbchen	Jede
Definierende zytogenetische Veränderung	1–3	< 15 %[3]	< 1 % (PB), < 5 % (KM), keine Auerstäbchen	MDS-definierende Veränderung
RCC	1–3	Keine	< 2 % (PB), < 5 % (KM), keine Auerstäbchen	Jede

KM = Knochenmark, MDS = myelodysplastisches Sy., PB = peripheres Blut, RCC = refraktäre Zytopenie des Kindesalters

[1] MDS-definierende Zytopenie: Hb <10 g/dl, Thrombozyten <100/nl, Leuco<1,8/nl, absolute Monozytenzahl < 1,0/nl

[2] 1 % periphere Blasten zu mind. 2 verschiedenen Zeitpunkten

[3] Falls > 15 % Ringsideroblasten und signifikante Ery-Dysplasie Klassifikation als MDS-RS-SLD

Nach: Arber DA, et al. The 2016 Revision to the World Health Organization Classification of myeloid neoplasms and acute leukemia. Blood 2016; 127(20): 2391–405.

Prognoseparameter Blastenanteil im KM bzw. Blut, zytogenetische Befunde se. wichtig, Transfusionsbedarf. Zur Abschätzung des individuellen Risikos gibt es Prognose-Scores (IPSS, www.dgho-onkopedia.de)

Therapie

- **EK:** abhängig von klin. Bedarf und Komorbidität (z. B. Pat. mit schwerer KHK). **Cave:** sek. Hämochromatose, Ferritin-Kontrollen erforderlich
- **TK:** Substitution bei klin. Blutungszeichen, Blutungen meist erst bei Thrombos < 10/nl
- **Antibiotika:** frühzeitiger Einsatz bei Inf. wegen Neutropenie.
- **Eisenchelatoren** (z. B. Desferasirox, Desferioxamin) bei Serum-Ferritinspiegel > 1 000 ng/ml ggf. erwägen (Evidenzstärke Ib, Empfehlungsgrad A, DGHO)
- **Thrombopoetin-Rezeptoragonisten** (Romiplostim s. c., Eltrombopag p. o., Evidenzstärke IIa, Empfehlungsgrad B) evtl. bei schwerer Thrombozytopenie bei Low-Risk-MDS-Pat.
- **Immunmodulatoren** sind in der Prüfung oder bei Subgruppen gesichert, z. B. 5q-Syndrom → Lenalidomid-Ther.
- **High-Risk-MDS-Pat.:** unbehandelt ungünstige Progn. mit hohem Risiko für Übergang in sek. akute Leukämie. Mediane ÜLZ 12 Mon. Je nach Komorbidität ggf. Chemother. im Rahmen von Studien an hämatologischen Zentren. Bei jüngeren Pat. evtl. allogene Stammzelltransplantation.

13

13.2.7 Hämochromatose, Hämosiderose

Erhöhte Eisenresorption und -ablagerung in parenchymatösen Organen.

- **Hämochromatose:** selten, prim. genetisch determinierte Form (Familienuntersuchung). Meist Punktmutation (C282Y) mit Verlust des HFE. Bei fehlender Mutation Non-HFE-Hämochromatose (Typ 2–6), H63D-, S65C-, E168X-Mutation
- **Hämosiderose:** häufiger, sek. erworben, z. B. bei chron. Niereninsuff., Anämie (durch wiederholte Bluttransfusionen), Alkoholismus. M : F = 6 : 1 (Eisenverlust durch Menstruation)

Leitbefunde
Typische Trias: Leberzirrhose, Diab. mell., dunkle Haut („Bronzediabetes").

Klinik Diab. mell., Herzinsuff. (durch CM), Hepatosplenomegalie bei Leberzirrhose, Arthralgien, Libidoverlust, Hypogonadismus.

Diagnostik

- **Hämosiderose und -chromatose:** Eisen ↑, Transferrin ↓, Ferritin ↑ ↑ (meist > 1 000 µmol/l). Hohe Eisensättigung von Transferrin (55–75 % bei heterozygoter, > 75 % bei homozygoter Form). **PCR** zum Nachweis der C282Y-Mutation; selten. Bestätigung durch Leberbiopsie mit Nachweis der vermehrten Eisenablagerung
- **DD Porphyrie:** Eisen ↑, Transferrin ↔, Ferritin ↑
- **Leberbiopsie:** bei klassischem genetischem Befund nicht zwingend erforderlich. Ggf. zum Ausschluss anderer parenchymatöser Lebererkr. mit Zirrhose. (Ggf. Absprache mit Speziallabor für quantitative Lebereisenbestimmung)
- **CT/MRT:** Leberdichte messen

nin-Test:
ırung: Eisenbestimmung im 6-h-Urin. Am nächsten Tag Desfer-
ı 500 mg i. m. oder s. c., erneute Eisenbestimmung im 6-h-Urin
ng: path. bei > 5-fachem Anstieg

Therapie

- Aderlässe von je 500 ml (entspricht 200–250 mg Eisen) alle 7–14 d: Ferritinspiegel bleibt erhöht, bis Eisenvorräte erschöpft sind (dauert meist 2–3 J.).
- Sind Aderlässe wegen Anämie nicht möglich: Desferrioxamin 14 g/d kontinuierlich über 8–12 h i. v. oder s. c. bindet tägl. 10–20 mg Eisen oder orale Ther., z. B. mit Deferipron und Deferasirox.
- Verlaufskontrolle: Sono, α-Fetoprotein alle 12 Mon. (gehäuft hepatozelluläres Ca!)

Prognose Unbehandelt Tod durch Herzinsuff. (30 %), Leberinsuff. (25 %) oder hepatozelluläres Ca (30 %).

13

13.3 Erkrankungen der weißen Blutzellen

13.3.1 Akute Leukämie

Maligne Neoplasie einer der hämatopoetischen Zellinien mit ungehemmter Proliferation des malignen Zellklons im KM und Verdrängung der normalen Zellen. Streuung unreifer path. Zellen über das Blut in alle durchbluteten Organe.

> **Leitbefunde**
> Anämie, Thrombopenie (Blutungen, Petechien), Granulozytopenie (bakt. Infektionen, Sepsis) können unbehandelt rasch tödlich verlaufend. Begleitend Milzvergrößerung u. Lymphknotenvergrößerungen (bei ALL).

Einteilung Klassifikation je nach mutierter Stammzelle in akute myeloische Leukämie (AML), akute lymphatische Leukämie (ALL) oder, wenn Zuordnung nicht möglich, akute undifferenzierte Leukämie (AUL). Weitere Differenzierung nach der letzten WHO Klassifikation 2016 (www.onkopedia.com) mit Berücksichtigung der speziellen nach der Zytogenetik zu unterteilenden Subgruppen mit sehr unterschiedlicher Prognose u. z.T. sehr differenzierter Ther.

- **Akute lymphatische Leukämie** (ALL): häufigste Leukämie des Kindesalters (80 %).
- **Akute myeloische Leukämie** (AML): Erkr. des Erwachsenenalters (80 %; 30 % > 60. Lj.).

Klinik

- Meist plötzlicher Beginn mit Fieber, Schüttelfrost und schwerem Krankheitsgefühl. Initial auch Bauchschmerzen, Knochen- und Gelenkschmerzen
- Müdigkeit und Schwäche durch die Anämie
- Akute bakt. Inf. mit oft initial septischem Verlauf, selten opportunistische Inf. (z. B. Herpes zoster, Mykosen) durch Mangel an funktionstüchtigen Granulozyten
- Hämorrhagische Diathese durch Thrombopenie mit Petechien, Nasenbluten, Zahnfleischbluten, evtl. Verbrauchskoagulopathie
- Path. Lk-Vergrößerung im Halsbereich
- ZNS-Sympt. (Meningeosis leucaemica) mit Sehstörungen oder Cephalgien.

Diagnostik

- **BB:** mäßige normochrome Anämie, Retikulozyten ↓, Thrombopenie. Zahl leukämischer Zellen, Blasten im peripheren Blut häufig, z.B. 20 bis > 100/nl, z. T. auch aleukämisch: Blasten breiten sich dann fast ausschließlich im KM aus.
- **Labor:** Hb ↓, Thrombos ↓ ↓, Harnsäure ↑ ↑, LDH ↑ ↑, BSG ↑, Gerinnungsstatus evtl. mit Zeichen der DIC (Fibrinogen ↓, ATIII ↓, aPTT ↑)
- **Durchflusszytometrie** im hämatologischen Fachlabor oder Hämatopathologie
- **KM-Punktion** in der weiterbehandelnden hämatologischen Klinik, inkl. Chromosomenanalyse: (▶ 2.4.1): Hyperzellularität, > 20 % Blasten, Verdrängung der normalen Hämatopoese
- **Zytogenetische Diagnostik** der Blastenpopulation (Nachweis von prognostisch bedeutsamen Chromosomenanomalien) und Onkogenexpressionen

Therapie **Immer in hämatologischem Zentrum.** Standardther. sind Chemother. und KMT für Pat., grundsätzlich spezielle Supportivther.

Risikostratifizierung anhand von progn. Parametern, insbes. Zytogenetik und Immunphänotyp

- **Induktionsther.:** zur raschen Reduktion der leukämischen Blastenpopulation. Ziel ist die Vollremission mit in Routineuntersuchungen nicht mehr nachweisbaren path. Zellen (Reduktion um ~ 99,9 % der Ausgangsparameter)
- **Konsolidierungsther.:** zur Stabilisierung der Vollremission (Vernichtung residualer Blasten). Meist Wiederholung der Induktionsther. Ziel: Continuous Complete Remission (CCR)
- **Erhaltungsther.:** zur Proliferationshemmung residueller Blasten (Ther. mit relativ geringer Aggressivität über längeren Zeitraum)

13

13.3.2 Chronische lymphatische Leukämie (CLL)

Niedrigmalignes B-Zell-Lymphom mit leukämischem Verlauf. Autonome klonale Proliferation immuninkompetenter B-Lymphozyten in Blut, Lk, Milz, KM. Häufigste Leukämie in Europa; medianes Erkrankungsalter 70–75 J.

Leitbefunde

Asympt. Lymphozytose im peripheren Blut, derbe, indolente Lymphknotenschwellung, Milzvergrößerung, v. a. bei älteren Pat.

Klinik Oft symptomarm. Evtl. Pruritus, Bauchschmerzen, Durchfall, opportunistische Inf., Hautinfiltrationen. Häufig symmetrische Lk-Vergrößerung (90 %), evtl. Hepatosplenomegalie. Gelegentlich Parotisschwellung und Tränendrüsenbefall (Mikulicz-Sy.).

Klassifikation nach Binet (bevorzugt Europa)

1. Niedriges Risiko, < 3 befallene Lk-Stationen, MÜZ > 10 J.
2. Intermediäres Risiko, ≥ 3 befallene Lk-Stationen, MÜZ etwa 7 J.
3. Hohes Risiko, Hb < 10 g/dl ± Thrombopenie, MÜZ etwa 1,5 J.

Klassifikation nach RAI (bevorzugt USA)

- Stadium 0: Lymphozytose > 15/nl und KM-Infiltration > 40 % („smoldering CLL")
- Stadium I: zusätzlich Lk-Vergrößerung
- Stadium II: zusätzlich Hepato- und/oder Splenomegalie

- Stadium III: zusätzlich Anämie < 110 g/l
- Stadium IV: zusätzlich Thrombopenie < 100/nl

Diagnostik
- **BB:** Lymphozytose > 10/nl (70–95 %), Gumprecht-Kernschatten.
- **Lymphozytentypisierung:** Durchflusszytometrie zur Diagnosesicherung (KM-Biopsie dann oft nicht erforderlich) mit Erfassung progn. Parameter, ggf. ergänzt mit zytogenetischen Befunden
- Lk-oder KM-Biopsie nur, wenn der Befund durch die Durchflusszytometrie nicht zu klären ist und Abgrenzung von anderen indolenten leukämischen B-Zell-Lymphomen erforderlich
- Oft zusätzlich: AK-Mangelsy., Paraproteine, Autoimmunhämolyse (▶ 13.2.3)

Therapie (stadienabhängig)
- In frühen Stadien (ohne neg. prognostische Risikofaktoren, wie del(17p) oder TP53-Mutation) Beobachten und Zuwarten („watchful waiting"), alle 3 Mon. fachhämatologische Mitbeurteilung
- Höheres Risiko: Lymphozytenverdopplungszeit < 6 Mon., LDH ↑, B-Symptome, Chromosomenaberrationen del(17p13), TP53-Mutationsanalyse, CD38 oder ZAP70-Expression auf den Lymphozyten pos., fehlende Hypermutation der IgVH-Region → Ind. für früheren Therapiebeginn
- Komb. von Purinanaloga (Fludarabin) oder Alkylanzien (meist Bendamustin) plus gezielte monoklonale AK z. B. gegen CD20 (Rituximab), alternativ z. B. Ofatumumab, Alemtuzumab, Obinutuzumab, Ibrutinib. Jüngere Pat. sollten grundsätzlich in Studien der German-CLL-Study-Group behandelt werden (www.dgho-onkopedia.de)
- Prednison bei akuter Autoimmunhämolyse notwendig, initial hoch dosieren
- Immunglobulin-Substitution: bei rezid. Inf. und sek. AK-Mangelsy.

Prognose Verlauf stadienabhängig und sehr variabel.

13.4 Klassische myeloproliferative Neoplasien (MPN)

13.4.1 Chronische myeloische Leukämie (CML)

Klonale myeloproliferative Erkr. einer pluripotenten hämatopoetischen Stammzelle.

Leitbefunde
Schleichender Beginn mit Splenomegalie und Leukozytose. Höchste Leukozytenzahl unter den Leukämien.

Ätiologie Reziproke Translokation t(9;22)(q34;q11) zwischen Chromosom 9 und 22 (Philadelphia-Chromosom). Hieraus resultiert ein Fusionsgen BCR-ABL1, dessen Fusionsprotein eine Tyrosinkinase dysreguliert.

Klinik Typischer dreiphasiger Verlauf seit Einführung der Tyrosinkinase selten.
- **Chron. Phase:** langsam zunehmende Allgemeinsympt. wie Blässe, Müdigkeit, Nachtschweiß, li Oberbauchschmerzen, Knochenschmerzen, bei exzessiver

Leukozytose selten auch leukämische Thromben mit Milzinfarkt, -ruptur, Zentralvenenthrombose oder „leukämischer Priapismus“
- **Akzelerierte Phase:** Fieber, extramedulläre Blutbildung, Milzinfarkte, linksseitige Bauchschmerzen
- **Blastenkrise:** Symptome einer akuten Leukämie, Fieber, Blutungen, Inf.

Diagnostik
- **Diff.-BB:** starke Vermehrung aller granulopoetischen Zellen, Leukozytose oft > 100/nl, path. Linksverschiebung bis zu Myeloblasten, oft Eosinophilie oder Basophilie, mäßige Anämie, oft initial Thrombozytose, Thrombopenie möglich
  - **Akzelerierte Phase:** BB mit > 15 % Blasten, > 20 % basophile Granulozyten, Thrombozyten < 100/nl
- **Multiplex-PCR** auf BCR-ABL-Transkripte im peripheren EDTA-Blut als Ausgangspunkt der Therapieverlaufskontrollen
- **Labor:** Diff.-BB, manuell, LDH, Harnsäure
- **Sono:** Ausmaß der Splenomegalie

Differenzialdiagnosen Myelodysplastisches Sy., chron. myelomonozytäre Leukämie, AML M2 (▶ Tab. 13.5).

13

Therapie der chronischen Phase
- **BCR-ABL-Tyrosinkinase-Inhibitoren** (TKI): z. B. Nilotinib, Dasatinib oder Imatinib ; hämatologisches und zytogenetisches Monitoring. Allopurinol.
- **Allogene KMT:** nur noch selten bei Pat. < 55 J., v. a. bei fehlendem komplettem zytogenetischem Ansprechen auf TKI
- **Leukapherese** bei Hyperleukozytose und drohenden Organinsuff. (ZNS, Lungen, Nieren).

Prognose Heilung bei kompletter zytogenetischer Remission durch TKI und fortdauernder Behandlung oder allogener KMT. Todesursache bei fehlender Behandlung oder Resistenz meist Myeloblastenschub mit Inf. oder Blutung.

13.4.2 Primäre Myelofibrose (PMF)

Primäre KM-Fibrose mit Verdrängung der Hämatopoese und nachfolgender extramedullärer Blutbildung, die nicht auf andere hämatologische Neoplasien (z. B. CML, Polyzythämie, essenzielle Thrombozythämie oder myelodysplastisches Sy.) zurückgeführt werden kann (Die PMF ist eine **Ausschlussdiagnose!**).

> **Leitbefunde**
> Regelmäßig extreme Splenomegalie mit Gewichtsabnahme und Leistungsminderung. Zunehmende Anämie, Thrombopenie und Leukopenie. In späteren Stadien rote und weiße Vorstufen im BB.

Klinik Initial asympt., schleichender Verlauf, häufig Zufallsbefund; meist extreme Splenomegalie, in 70 % plus Hepatomegalie.

Diagnostik
- **BB:** Anämie, Leukozytose, seltener Leukopenie, oft initial Thrombozytose. Im Diff.-BB weiße und rote Vorstufen (Myeloblasten, Normoblasten) infolge extramedullärer Blutbildung
- **Gendiagnostik mit PCR im EDTA-Blut:** 60 % Janus-Kinase-2-Mutation (JAK2 pos.), 25 % CALR pos., 5 % MPL pos.

- **Beckenkammbiopsie** (▶ 2.4.1): Fibrose oder Sklerose. Entscheidende Untersuchung

Therapie

! Spät und schonend, am besten im Rahmen von Studien
- Bei JAK2-Mutation: Ruxolitinib (Jakavi®) in der hyperzellulären Phase
- Hydroxyurea bei Thrombozytose in der frühen hyperzellulären Phase
- Evtl. allogene Stx. bei jungen Patienten oder rasch progredientem Verlauf

Prognose Tod im Myeloblastenschub oder durch Inf., Blutungen.

13.4.3 Polycythaemia vera (PV)

Klonale Erkr. der hämatopoetischen Stammzelle. Sympt. Durch gesteigerte, unkontrollierte Proliferation der Erythropoese. Meist auch Steigerung von Megakaryopoese und Granulopoese. I. d. R. im Verlauf zunehmende Splenomegalie. Mutation im Gen der JAK2-Tyrosinkinase ist häufigste genetische Aberration.

13

Leitbefunde
Rötung von Gesicht und Extremitäten, periphere Zyanose, Hepato-Splenomegalie. Thromboembolien, Pruritus, Hypertonie. Erkrankungsgipfel 60 J.

Klinik Rötung von Gesicht und Extremitäten, Zyanose, „Kreislaufbeschwerden" (Schwindel, Ohrensausen, Kopfschmerzen, Müdigkeit, Sehstörungen, Atemnot), Ang. pect., Nasenbluten, Thrombembolien, Pruritus, Hyperurikämie. Hepatosplenomegalie. Müdigkeit, Leistungsknick (50 %), B-Sympt. (30 %), Hypertonie.

Komplikationen Thromboembolien (30 % der Todesfälle), Schlaganfälle, Pfortaderthrombosen, Budd-Chiari-Sy., hämorrhagische Diathese durch funktionsuntüchtige Thrombozyten (obere GIT-Blutung!). Selten Übergang in akute Leukämie/Blastenschub (▶ 13.3.1).

Differenzialdiagnostik

- **Differenzialblutbild:**
  - **Polyglobulie:** Erys ↑ (7–9/fl), Hb ↑ (180–240 g/l)
  - **Polycythaemia vera:** zusätzlich zur Polyglobulie Leukos 10–20/nl mit relativer Lymphopenie, Thrombozytose bis > 1 000/nl
  - ! **Pseudopolyglobulie:** Gesamt-Erys normal, Hb und Hkt erhöht bei Dehydratation (Exsikkose, chron. Diarrhoe, forcierter Diurese)
- **PCR:** Janus 2-Kinase-Mutation V617F (Exon 14 oder 12) im EDTA-Blut, falls neg., ggf. Next Generetion Sequencing (NGS) in Fachlaboren für seltenere Mutationen.
- **Erythropetin:** niedrig!
- **Beckenkammbiopsie:** bei pos. JAK-2-Kinase, neg. BCR-ABL und klassischem BB ohne Blastenvermehrung und niedrigem Erythropetin nicht erforderlich
- **BGA:**
  - Normale O_2-Sättigung: Polyglobulie bei Polycythaemia vera. **DD:** Polyglobulie bei Cushing-Sy. (▶ 12.2.2), Nierenerkr., z. B. Zystennieren, Nierenarterienstenose (▶ 9.4.1). Paraneoplastisch v. a. bei Hypernephrom, Ovarial-Ca, Hämangioblastom (Kleinhirntumor), hepatozellulärem Ca.
  - Erniedrigte O_2-Sättigung: sek. Polyglobulien durch O_2-Mangel v. a. bei COPD (▶ 6.3.2), Schlafapnoe-Sy., Pickwick-Sy. (▶ 6.8), chron. Linksherzinsuff. (▶ 4.5.1), Rauchern, längerem Aufenthalt in großen Höhen

Therapie Bei guter Prognose sympt. Ther.:
- Aderlässe
- Allopurinol bei Hyperurikämie
- Zytostatika: z. B. Hydroxyurea bei thromboembolisch gefährdender Polyglobulie oder Thrombozytose
- Thrombozytenaggregationshemmer: z. B. ASS 100 mg bei normaler Blutungszeit und Thrombozytose

Prognose Gut, mittlere ÜLZ mit Aderlässen 11 J., ohne Ther. nur 2 J.

13.4.4 Essenzielle (primäre) Thrombozythämie (ET)

Auschlussdiagnose! Klonale, autonome Thrombozytose, die nicht durch Polyzythämie, Myelofibrose, CML oder myelodysplastisches Sy. hervorgerufen wird.

Ätiologie
- **Thrombozytose (reaktiv, sek., passager):** nach Splenektomie, bei oder nach Inf., chron. Entzündungen (z. B. Colitis ulcerosa!), Stress (z. B. nach Blutung, Schock, OP), Eisenmangel, paraneoplastisch bei Malignomen
- **Thrombozythämie** (Thrombos anhaltend ↑ bzw. steigend).

Klinik Thromboembolien (häufigste Todesursache), Schlaganfälle, GIT-Blutung, Pfortaderthrombose, hämorrhagische Diathese durch Thrombozytenfunktionsstörung. evtl. Splenomegalie.

Diagnostik
- **BB:** Thrombos > 500/nl mit steigender Tendenz, oft Leukozytose
- **Mutationsstatus (EDTA-Blut):** 55 % JAK-2 pos., 30 % CALR pos., 3 % MPL pos., 12 % triple neg.
- **Serum/Plasma:** Pseudohyperkaliämie (In-vitro-Effekt). Bei Thrombos > 1 000/nl ggf. Bestimmung von Blutungszeit und Thrombozytenaggregation (Ausschluss Thrombozytenfunktionsstörung)

Therapie
- „Watch and wait"
- Thrombozytenaggregationshemmer wie ASS 100 mg (▶ 19.8.4) bei Thrombozyten > 1 000/nl und Ausschluss einer Thrombozytenfunktionsstörung (▶ 13.6)
- Hydroxyurea oder Anagrelid bei hohem Thrombembolierisiko

13.5 Erkrankungen des lymphoretikulären Systems

13.5.1 Hodgkin-Lymphom (Lymphogranulomatose)

Von Lk ausgehende maligne Erkrankung, die unbehandelt progredient und tödlich verläuft.

Leitbefunde
Persistierende oder progrediente Lymphknotenvergrößerung mit oder ohne B-Symptomatik.

Klinik

- Lk-Vergrößerung (90 %). Leistungsminderung, Müdigkeit, Juckreiz
- B-Sympt.: ungeklärter Gewichtsverlust > 10 % innerhalb von 6 Mon., ungeklärtes Fieber (> 38 °C), Nachtschweiß

Diagnostik

- BSG ↑, BB kann normal sein, oft absolute Lymphopenie (< 0,1/nl), Eosinophilie in 30 %.
- **Histologie:** Abklärung jeder persistierenden oder progredienten Lk-Vergrößerung. Sternberg-Reed-Zellen (CD30+, beweisend), Hodgkin-Zellen. Ggf. wiederholte Lk-Exstirpation (besser als Biopsien). Inguinale Lk für Histologie oft ungeeignet
- **Staging:** Bildgebung mit Hals-, Thorax-, Abdomen-CT, evtl. PET/CT. Jamshidi-KM-Biopsie
- **Risikofaktoren der Deutschen Hodgkin Studiengruppe** (DSHG) siehe www.ghsg.org

Therapie Grundsätzlich kurativ. Die Erkr. ist chemotherapie- und strahlensensibel. Die Ther. richtet sich nach dem Stadium und dem Vorliegen von Risikofaktoren und sollte immer im Rahmen von klin. Studien erfolgen.

Prognose

- Stadium I und II: ohne Risikofaktoren 10-JÜR > 90 %, mit Risikofaktoren 5-JÜR 80 %.
- Stadium III und IV: 5-JÜR 50–75 % mit B-Sympt., > 75 % ohne B-Sympt.

13.5.2 Non-Hodgkin-Lymphome (NHL)

Maligne klonale lymphozytäre Neoplasie mit Ursprung im lymphatischen Gewebe (Ausnahme: multiples Myelom mit prim. medullärer Manifestation). Nach klin. Verlauf Unterscheidung in hochmaligne und niedrigmaligne NHL (▶ Tab. 13.6).

Tab. 13.6 WHO-Klassifikation der Non-Hodgkin-Lymphome

B-NHL	T-NHL
Precursor-B-Zell-Neoplasien • Prä-B-ALL • Reife B-Zell-Neoplasien • B-CLL/lc-NHL • Lp-NHL • Splenisches Marginalzonen-NHL • Haarzell-Leukämie • Multiples Myelom (Plasmozytom) • Extranodale Marginalzonen NHL (MALT) • Mantelzell-NHL • Follikuläres NHL • Nodales Marginalzonen-NHL • Diffuses großzelliges NHL • Burkitt-NHL	**Precursor-T-Zell-Neoplasien** • Prä-T-ALL • Reife T-Zell-Neoplasien • T-PLL • T-Zell granular lymphozytische Leukämie • Aggressive NK-Zell-Leukämie • ATLL (HIV-I-assoziiert) • Extranodales NK/T-NHL (nasaler Typ) • Enteropathie-Typ-T-NHL • Hepatosplenisches gamma-delta-T-NHL • Subkutanes pannikulitisartiges T-NHL • Mycosis fungoides/Sézary-Sy. • Großzellig anaplastisches T-NHL der Haut • Peripheres T-NHL, nicht anders spezifiziert (NOS) • Angioimmunoblastisches T-NHL (AILD) • Großzellig anaplastisches T-NHL, primär systemisch

Leitbefunde
Persistierende oder progrediente Lymphadenopathie mit/ohne B-Symptomatik.

Klinik Lymphadenopathie, Splenomegalie, Hepatomegalie, Hauterscheinungen (erythematös-papulös); B-Symptome (Fieber, Nachtschweiß, Gewichtsabnahme), Infekt- und Blutungsneigung, Zeichen der Organinfiltration.

Diagnostik
- Lk-Exstirpation mit histologischer, immunhistologischer und molekulargenetischer Klassifizierung durch Hämatopathologen
- **Staging:** Bildgebung (CT, PET/CT), KM-Biopsie (▶ Tab. 13.7)

Tab. 13.7 Staging (Stadieneinteilung); Ann-Arbor-Konferenz 1971

I	Einzelne Lk-Region oder 1 extranodaler Herd (I E)
II	≥ 2 Lk-Regionen auf derselben Zwerchfellseite (II N) oder 2 extranodale Herde (II E)
III	Lk-Regionen auf beiden Seiten des Zwerchfells (E), (S)
IV	Diffuser Befall eines extralymphatischen Organs mit/ohne Lk-Befall
A	Ohne Gewichtsverlust, Fieber und Nachtschweiß (s. o.)
B	Mit Gewichtsverlust, Fieber und Nachtschweiß (s. o.)
(E)	Zusätzlicher Befall eines extralymphatischen Organs
(S)	Milzbefall.
(X)	Bulky Disease: Lk oder Konglomerattumor > 5 cm Durchmesser

Therapie
- Niedrig maligne und indolente Lymphome in fachhämatologischen Praxen und Abteilungen
- Hochmaligne Lymphome in hämato-onkologischen Zentren, oft in Studien, immer adaptiert an Risikofaktoren (z. B. International Prognostic Index, IPI-Score; s. www.onkopedia.com)

Risikofaktoren: Alter > 60 J., Karnofsky-Index < 70 %, Stadium III–IV, erhöhte LDH, extranodaler Befall in zwei Regionen.

Extranodale Lymphome

MALT-Lymphome (Mukosa Associated Lymphoid Tissue), GIT-Lymphome. 30–40 % aller Lymphome, davon > 50 % Magen, häufig multilokaler Befall.

Therapie In frühen Stadien des MALT-Lymphoms des Magens H.-pylori-Eradikation (▶ 7.4.3). In fortgeschrittenen Stadien Radio- oder Chemother. + AK-Ther., nachfolgend ggf. Radiother.

Kutane NHL

- **Mycosis fungoides:** kutanes T-Zell-Lymphom. **Ther.:** Psoralen und UV-A-Licht (PUVA), evtl. Prednisolon, niedrig dosierte Chemother.
- **Sézary-Sy.:** kutanes T-Zell-Lymphom mit Lymphadenopathie. Ther.: nur in erfahrenen dermato-onkologischen Fachabteilungen

13

13.5.3 Multiples Myelom (Plasmazell-Myelom, Plasmozytom)

Maligne Erkr. mit monoklonaler Plasmazellvermehrung im KM, die gemäß WHO-Kriterien zu B-Zell-Lymphomen gehört. Geht mit vermehrter Produktion kompletter oder inkompletter monoklonaler Ig einher, die als Paraproteine (= monoklonale Proteine) bzw. M-Gradient in Serum und/oder Urin nachweisbar sind (www.onkopedia.com).

Leitbefunde
Anämie, Niereninsuff. und erhöhte Infektanfälligkeit. In der E'phorese schmalbasiger γ- oder β-Peak, path. Frakturen, oft Osteolysen, „Osteoporose-Beschwerden"

Klinik Asympt. oder B-Sympt., Knochenschmerzen (Osteolysen, „Osteoporose"), Sympt. der Hyperkalzämie, Niereninsuff. (Plasmozytomniere), Infektionsanfälligkeit (sek. AK-Mangelsy., Neutropenie), neurologische Sympt. (Hyperviskosität), Amyloid, Blutungen (bei Thrombopenie oder plasmatische Gerinnungsstörungen durch das Paraprotein), Anämie.

13

Komplikationen Path. Spontanfrakturen, Niereninsuff., Sepsis. **Cave:** ANV bei KM-Gabe. Hyperkalzämische Krisen, sek. Amyloidose, Panzytopenie.

Diagnostik
- **Labor:** BSG meist extrem beschleunigt (z. B. > 100 mm in der 1. h), nicht bei Leichtketten-Plasmozytom. Routine-Labor mit Diff.-BB, Krea, Ca^{2+}, Harnsäure, LDH.
  - Immer freie Leichtketten (entgehen oft dem Nachweis in der Serum-E'phorese) in Serum und Urin, β_2-Mikroglobulin und Albumin im Serum bestimmen
  - Paraproteine: in 80 % schmalbasiger γ-Peak in der E'phorese (▶ 20); Immunfixation zur Diagnosesicherung und Differenzierung, IgG, IgA, IgM quantitativ
- **Bildgebung:** immer Low-dose-Ganzkörper-Skelett-CT, ggf. einzelne Osteolysen konventionell röntgen. Wertigkeit von PET/CT in Studien in Prüfung. Keine Skelett-Szinti.
- KM-Biopsie (▶ 2.4.1): immer durchführen, zeigt vermehrt polymorphe Plasmazellen (> 10 % der kernhaltigen Zellen im KM)

Häufige Fehldiagnosen: „Rheuma", Altersosteoporose, Nierenleiden, traumatische Fraktur, „Migräne".

Differenzialdiagnosen Monoklonale Gammopathie unklarer Signifikanz (MGUS; Gammopathie ohne Osteolysen bzw. AK-Mangelsy., Plasmazellen im KM < 10 %, konstante Paraproteinkonz. > 2 J.: Ther. nicht erforderlich). Viele Pat. entwickeln im Verlauf ein multiples Myelom → Beobachtung wichtig.

Therapieindikationen
- ≥ ISS-Stadium II (▶ Tab. 13.8)
- Progredienter Verlauf
- Nachweis von Leichtketten (Gefahr der Nierenschädigung)

Tab. 13.8 International Staging System (ISS)

Stadium	Kriterien	Mittlere ÜLZ
ISS I	β_2-Mikroglobulin < 3,5 mg/l, Albumin ≥ 35 g/l	62 Mon.
ISS II	β_2-Mikroglobulin < 3,5 mg/l und Albumin < 35 g/l oder β_2-Mikroglobulin 3,5–5,5 mg/l	44 Mon.
ISS III	β_2-Mikroglobulin > 5,5 mg/l	29 Mon.

CRAB-Kriterien
- **Hyperkalzämie (C):** > 2,75 µmol/l (> 10,5 mg/dl) oder > 0,25 µmol/l oberhalb des oberen Normwertes
- **Niereninsuffizienz (R):** Krea ≥ 2,0 mg/dl (> 173 µmmol/l)
- **Anämie (A):** Hb < 10,0 g/l oder ≥ 2,0 g/l unterhalb des unteren Normwertes
- **Knochenbeteiligung (B):** Osteolyse oder Osteoporose mit Kompressionsfrakturen

Die Erfüllung eines Kriteriums als Behandlungsindikation ist ausreichend.

13

Therapie
- **Konventionelle Kombinationsther.:** z. B. immunmodulierende Substanzen (IMID, z. B. Lenalidomid, Thalidomid, Bortezomib, Pomalidomid) plus Dexamethason (auch bei Niereninsuff. und Hyperkalzämie möglich), ggf. zusätzlich Akylanzien. Früher Ther.-Beginn verzögert Progression und Auftreten von Wirbelfrakturen. Kein Vorteil bezüglich Remissionsraten und Gesamtüberleben
- **Supportivther.:** fast immer Bisphosphonate indiziert (Hyperkalzämie, Osteolysen, Osteoporose, Knochenschmerzen), z. B. Pamidronat 90 mg alle 4 Wo. i. v. Schmerzther. (▶ 19.6), EK bei Anämie (▶ 2.6.3), IVIG bei AK-Mangelsy. mit rezid. Inf. (▶ 10.3.3), bei Hyperurikämie ggf. Allopurinol (▶ 16.3.1). bei Hyperviskositätssy. (selten) Plasmapherese
- Selten bei extramedullärem oder solitärem ossärem Myelom OP und Strahlenther.

Prognose Stadienabhängig, ▶ Tab. 13.8

13.6 Erkrankungen der Thrombozyten

13.6.1 Thrombopenie

Thrombos < 150/nl (manifeste Störung der Blutstillung meist erst bei Thrombos < 30/nl).

Leitbefunde
Typischerweise petechiale Hautblutungen.

Einteilung Abhängig vom Pathomechanismus:
- **Produktionsstörung:** bei Panmyelopathie, amegakaryozytärem KM, KM-Infiltration und -Verdrängung durch Lymphom, multiples Myelom, Leukämie. Tox. (Alkohol, Urämie, Zytostatika, Radiatio, Medikamente), Mangelzustände

(Vit. B_{12}, Folsäure ▶ 13.2.2, Eisen ▶ 13.2.1), nach Virusinf. (z. B. Röteln, Hep., Mononukleose) und bakt. Inf. (z. B. Typhus, Lues, Brucellose, Diphtherie)
- **Umsatzsteigerung:** bei Leberzirrhose (z. B. Hypersplenismus bei Splenomegalie ▶ 13.1.6), heparininduzierter Thrombopenie (HIT ▶ 19.8.2), ITP, Lungenembolie, Verbrauchskoagulopathie, SLE (▶ 11.6.1), Transfusionen (Posttransfusionspurpura), künstlichen Herzklappen, nach extrakorporalem Kreislauf, HUS, Moschcowitz-Sy., Virusinf.

Diagnostik bei thrombozytär bedingter hämorrhagischer Diathese
- **Anamnese:** vorausgegangener Infekt, Medikamentenanamnese, Vorerkr.
- **Labordiagnostik:**
  - Thrombozytenzählung in EDTA- und ggf. in Zitratblut (zum Ausschluss einer EDTA-induzierten Pseudothrombopenie), LDH, ANA, Vit. B_{12}, Folsäure, HIV, EBV, CMV.
  - Blutausstrich: bei Nachweis von path. Zellen → KM-Biopsie.
  - KM-Biopsie: Megakaryozyten, MDS, Infiltration durch Malignom.
  - Thrombozyten-AK: bei V. a. Autoimmunthrombozytopenie.
  - Thrombozytenfunktionstest: bei hämorrhagischer Diathese und normaler Thrombozytenzahl (spontane und induzierte Thrombozytenaggregation, Thrombelastogramm).

  ! Eine Immunthrombopenie kann auch im Rahmen einer HIV-Inf. oder eines malignen Lymphoms (z. B. CLL) auftreten.

13

Medikamentös induzierte Thrombopenie

Ätiologie
- **Allergisch oder knochenmarktoxisch:** im KM keine oder zu wenige Megakaryozyten (DD ▶ 13.1.2):
  - Häufig (etwa 1 : 10 000): Chinin, Chinidin, Sulfonamide, Sulfonylharnstoffe, Thiaziddiuretika (bei längerer Anwendung), Goldsalze, heparininduzierte Thrombopenie (▶ 19.8.2)
  - Gelegentlich: Acetazolamid, ASS, Barbiturate, Carbamazepin, Cephalosporine, Indometacin, Para-Aminosalizylsäure, Phenytoin, Pyrazolonderivate, Penicilline
  - Selten: α-Methyldopa, Chinolone, Chloroquin, Desipramin, Glutethimid, Novobiocin, Phenothiazine, Rifampicin
- **Selten:** posttransfusionelle Purpura durch Thrombozyten-Allo-AK gegen das PI^{1A}-Ag auf Thrombozyten. Thrombozytensturz meist 5–10 d nach Transfusion plättchenhaltiger Blutkonserven

Therapie Noxe ausschalten! Prednisolon 1–2 mg/kg KG/d (▶ 19.5), IVIG 2–3 × 10–40 g/d, Thrombozytentransfusionen nur bei drohender Blutung (▶ 2.6.2).

Idiopathische thrombozytopenische Purpura (ITP, Werlhof-Krankheit, Autoimmunthrombozytopenie)

Thrombopenie durch Auto-AK. Im Kindesalter meist akut auftretend (postinfektiöse Purpura), oft mit Vollremission. Bei Erw. (F : M = 3 : 1) zunächst akut, dann bei einem Teil chron. Verlauf (Werlhof-Krankheit).
- **Akute ITP:** meist 1–2 Wo. nach viralem Infekt
- **Chron. ITP:** Ursache meist unklar. Sek. bei SLE, malignen Lymphomen, Tbc und Hashimoto-Thyreoiditis (▶ 12.1.9)

Klinik Blutungen (meist Petechien) bei funktionstüchtigen Thrombozyten erst bei Werten < 30/nl.

Diagnostik

- Rumpel-Leede-Test (▶ 13.1.2) oft pos.
- Thrombos meist 10–80/nl. Quick und aPTT im Normbereich.
- KM hypermegakaryozytär.
- Thrombozyten-Auto-AK in > 80 % nachweisbar, aber nicht spezifisch für ITP.

! Lk-Schwellung und Splenomegalie sprechen gegen die Diagnose.

Therapie Zunächst abwarten, bis Thrombos < 50/nl oder manifeste hämorrhagische Diathese. Spontanremissionen häufig innerhalb der ersten 6 Mon.

- **Prednison:** bis 2 mg/kg KG/d p. o. für 2–4 Wo. Anschließend ausschleichen
- **Hoch dosiertes IVIG:** vor OP, Zahnextraktion, bei schwerer akuter ITP, Hämorrhagie oder bei KI gegen Glukokortikoide und Splenektomie, z. B. 1 g/kg KG hoch dosiertes IVIG über 3 d verteilt.
- **Splenektomie:** bei rezid. Verlauf oder fehlendem Therapieerfolg nach 6 Mon. bei < 50. Lj. **NW:** postop. Thrombozytose, Pneumokokkensepsis → präop. Impfung. Etwa 30 % Therapieversager nach Prednison und Splenektomie
- **Azathioprin:** evtl. 100–150 mg/d p. o. für 4–8 Wo. p. o.
  Alternativ Rituximab, Romiplostim (Nplate®)

> **!** Thrombozytentransfusionen nur bei bedrohlichen, manifesten Hämorrhagien!

13

13.6.2 Thrombopathie

Gestörte Thrombozytenfunktion, die z. B. postop. oder nach Trauma durch erschwerte Blutstillung auffällt.

Ätiologie Bildungsstörungen (z. B. durch KM-Schädigung) und Umsatzstörungen (z. B. ET). Darüber hinaus Unterscheidung in erworbene und angeborene Störungen (sehr selten). Häufig treten Thrombopathie und -penie gemeinsam auf.

Differenziadiagnosen

- **Erworbene Thrombopathien** (häufig):
  - Medikamente (häufigste Ursache): z. B. durch Hemmung der Zyklooxygenase (ASS), Veränderung der Plättchenoberfläche durch Dextran
  - Niereninsuff.: durch Urämiegifte
  - Chron. Lebererkr.: multifaktoriell, z. B. vermehrter Abbau bei portalem Hypertonus (Hypersplenismus), Bildungsstörung aufgrund toxischer KM-Schädigung
  - Hämatolog. Erkr.: Veränderung der Plättchenoberfläche, z. B. beim myeloproliferativen Sy.
- **Hereditäre Thrombopathien** (extrem selten):
  - **Störung der Plättchenadhäsion** an der Gefäßwand (Bernard-Soulier-Sy.): Aufgrund eines Defekts des Plättchenglykoproteins Ib/IX ist die Bindung an den endothelständigen Von-Willebrand-Faktor gestört. **Klinik:** petechiale Blutungen. **Diagn.:** deutlich verlängerte Blutungszeit, meist auch Thrombopenie. Die Ristocetin-induzierte Plättchenaggregation ist stark vermindert.
  - **Störung der Plättchenaggregation** (Thrombasthenie Glanzmann-Naegeli): Defekt des Glykoprotein-IIb/IIIa-Komplexes (Bindungsstelle für Fibrinogen). Dadurch ist die Aggregation der Plättchen untereinander gestört. **Klinik:** petechiale Blutungen. **Labor:** normale Thrombozytenzahlen, Blu-

tungszeit verlängert. Keine Plättchenaggregation durch ADP, Adrenalin, Kollagen, Thrombin und Thromboxan.
- **Störungen der Plättchensekretion** (α- und δ-Storage Pool Disease): gestörte Freisetzung der Granulainhaltsstoffe durch ATP-/ADP-Mangel.
- **Aspirin-like Defect:** Zyklooxygenasemangel

Medikamente, die eine Plättchenfunktionsstörung (Thrombopathie) induzieren können:
- ASS und andere NSAID (z. B. Indometacin, Phenylbutazon, Ibuprofen, Fenprofen), Dipyridamol, Ticlopidin, Glukokortikoide
- Theophyllin, Aminophyllin
- Antibiotika: Penicilline (insb. Carbenicillin, Ticarcillin) und Cephalosporine, Nitrofurantoin, Miconazol
- Heparin, Fibrinolytika (Streptokinase, Urokinase, Gewebsplasminogenaktivator)
- Plasmaexpander: z. B. Dextran, HES
- Antihypertensiva: Kalziumantagonisten, Propranolol, Nitroprussid, Nitroglyzerin
- Trizyklische Antidepressiva: z. B. Imipramin, Nortriptylin
- Zytostatika: z. B. Mithramycin, BCNU, Daunorubicin
- Andere: Phenothiazine, Chinidin, Halothan, Antihistaminika, Rö-KM
- Nahrungsmittelbestandteile: z. B. Fischöle, Zwiebelextrakte, Knoblauch

13

13.7 Koagulopathien (plasmatische Gerinnungsstörungen)

13.7.1 Hämophilie A und B

X-chromosomal rezessiv vererbter Mangel an Faktor VIII:C (Hämophilie A 85 %) oder Faktor IX (Hämophilie B 15 %). Häufigkeit 1 : 4 000, fast ausschließlich Männer betroffen. In 30 % Spontanmutation mit unauffälliger Familienanamnese.

Leitbefunde
Großflächige Blutungen, Muskel- und Gelenkblutungen mit Arthropathie. aPTT und Gerinnungszeit verlängert.

Physiologie Faktor VIII (antihämophiles Globulin) besteht aus:
- Transportprotein, an das die Funktion der Thrombozyteninteraktion gekoppelt ist (Ristocetin-Kofaktor und Von-Willebrand-Faktor = F VIII:RCoF oder WF:AG).
- Proteinanteil (F VIII:AG) mit prokoagulatorischer Aktivität (F VIII:C).

Klinik Bei 50 % schwere Form (F VIII:C oder FIX < 1 %; ▶ Tab. 13.9) mit hämorrhagischer Diathese (DD ▶ 13.1.2), Spontanblutungen in große Gelenke und Muskeln mit Entwicklung einer hämophilen Osteoarthropathie. Bei Psoasblutungen wird oft das Bein der betroffenen Seite angezogen (DD: Appendizitis). Bei starker Blutung Fieber, BSG ↑, Leukozytose.

Tab. 13.9 Schweregrade der Hämophilie

F VIII:C-Restaktivität (%)	Schweregrad
< 1	Schwer, Blutungen (Gelenke, Muskeln) häufig spontan
2–5	Mittelschwer
6–15	Mild, Blutungen sind selten
15–50	Subhämophilie

Diagnostik Familienanamnese. Prim. Blutstillung (Blutungszeit) normal; aPTT verlängert. F VIII:C ↓ (F VIII:AG ↓ oder normal) bzw. F IX ↓.

Maßnahmen bei Blutung
- Lokalmaßnahmen: Ruhigstellung, Druckverband, Hochlagerung, Kälte. Lokale Blutung z. B. der Mundhöhle: Spülung mit Antifibrinolytika, z. B. Aprotinin
- Analgetika: milde Opiate, z. B. Dextropropoxyphen, Tilidin, Buprenorphin

! ASS kontraindiziert

13

Therapie
- **Faktorensubstitution:** Substitution der fehlenden Gerinnungsfaktoren (z. B. Beriate P® = F VIII, F IX Berinin HS®, Recombinate, Immunate STIM plus®)
  - **Dos.:** 1 IE/kg KG erhöht die Aktivität um 2 %. F VIII 2–3 ×/d, F IX 2 ×/d, nach Therapiekontrolle (Klinik, aPTT, Faktorenanalyse). **Faustregel:** 2. und folgende Dosis halb so groß wie 1. Dosis. Bei geringeren Blutungen Substitutionsther. 2–3 d nach Blutstillung beenden. Nach größeren OP Substitution bis zur Wundheilung (über 1–3 Wo.) in ausschleichender Dosierung. Kontinuierliche Gabe ermöglicht Dosisreduktion.
  - **NW:** Anaphylaxie, Isoantikörperhämolyse, selten Verbrauchskoagulopathie, Hep., HIV-Inf. (90 % der Pat. mit schwerer Hämophilie, die vor 1985 in Westdeutschland therapiert wurden, sind HIV-pos.).
- **Desmopressin:** bei leichter Hämophilie A und Subhämophilie A Desmopressin 2 × 0,4 µg/kg KG/d i. v. Erhöht den Faktor-VIII-Spiegel um das 2- bis 4-Fache. Effekt nach 3- bis 4-maliger Gabe erschöpft

Hält die Blutung trotz Substitution an, kann ein Hemmkörper (ggf. rekombinanter Faktor VII ▶ 13.7.3), ein zusätzlicher Mangel eines anderen Faktors oder eine Thrombozytenfunktionsstörung vorliegen (Blutungszeit verlängert, ▶ 13.6).

13.7.2 Von-Willebrand-Jürgens-Syndrom

Autosomal dominanter Defekt des FVIII-Molekülkomplexes (▶ 13.7.1) mit variabler Penetranz und Expression. Störung der Thrombozytenaggregation bei normaler Thrombozytenzahl.

Leitbefunde
Petechiale Blutungen und Schleimhautblutungen.

Klinik Petechiale und flächenhafte Blutungen. Häufig postop. Blutung! Bei schwerer Form Klinik wie bei Hämophilie (▶ 13.7.1).

Diagnostik Blutungszeit verlängert. WF:RCo (Ristocetin-Kofaktor) < 40 %, F VIII:AG meist > 60 % (Speziallabor). Faktor VIII:C meist 15–50 %. Thrombozytenaggregationstest mit Ristocetin ↓. Typisierung im Speziallabor (Multimeren-Analyse), Kollagenbindung.

Therapie

- **Desmopressin** 0,4 µg/kg KG i. v. (▶ 13.7.1) . Kontrolle der Blutungszeit und des WF:RCo-Anstiegs (Ausnahme: Typ IIb → Desmopressin wirkungslos).
- Bei schwerem Von-Willebrand-Jürgens-Sy. WF:AG-haltiges Hochkonzentrat 20–40 IE/kg KG

13.7.3 Immunkoagulopathie (Hemmkörperhämophilie)

Aktivitätsminderung von Gerinnungsfaktoren mit hämorrhagischer Diathese durch hemmende Auto-AK gegen Gerinnungsfaktoren (meist F VIII).

Ätiologie Bei 10–30 % der Pat. mit Hämophilie im Laufe der Substitutionsther. oder bei „erworbener Hämophilie", z. B. 3–12 Mon. nach Schwangerschaft, bei SLE, malignem Lymphom, Autoimmunerkr., nach Penicillinen und Sulfonamiden, nach großen OP, Polytrauma, Verbrennungen, idiopathisch.

Klinik Hämorrhagische Diathese, die nach Faktor-VIII-Substitution keine Besserung oder einen anaphylaktischen Schock mit verstärkter Blutungsneigung zeigt.

Diagnostik Anamnese (Hämophilie? Bluttransfusion?), Hemmkörpernachweis im Plasmatauschversuch, quantitative Bestimmung (in Bethesda-Einheiten/ml).

Therapie

- Faktor-VIII-Substitution: Dosiserhöhung nur bei geringen AK-Titern (**Cave:** anaphylaktischer Schock)
- FEIBA® (Factor Eight Inhibitor Bypassing Activity), F-VIIa-Konzentrat (Novoseven®), Immunsuppression (Glukokortikoide), Plasmapherese, Therapiekontrolle durch Faktorenanalyse.

13.7.4 Gerinnungsfaktorenmangel

Ätiologie Ther. mit Cumarinen, Malabsorptionssy. (▶ 7.6.11), Verschlussikterus, akute Hepatitis, Leberzirrhose, chron. Pankreatitis, Dünndarmresektion, Antibiotikather.

- **Primär** (selten): autosomal rezessiver Mangel eines oder mehrerer Faktoren. **Cave:** bei Faktor-XIII-Mangel Globaltests der Gerinnung normal
- **Sekundär** (häufiger): Vit.-K-Mangel (durch Resorptions- oder Verwertungsstörung, Antikoagulation mit Vitamin-K-Antagonisten) → Mangel an F II, VII, IX und X (▶ 13.1.2)

Diagnostik Anamnese (Cumarine, Alkohol, Pankreatitis, Steatorrhö, Antibiose). Gerinnung.

Therapie

- **Phytomenadion** 10 mg p. o., bei Resorptionsstörung langsam i. v.
- **Frischplasma:** bei schwerer Blutung oder Verwertungsstörung

! **PPSB:** Bei schwerer Blutung oder Verwertungsstörung. Vorher AT-III-Normalisierung, sonst Gefahr von Thrombembolien und DIC. **Dos.:** 1 IE/kg KG pro gewünschtes Prozent Quickanstieg oder Faustregel: 2 Packungen PPSB = 1 000–1 200 IE als sofortige Erstdosis, 1–2 h danach Kontrolle der Gerinnungsparameter

14 Praktische Onkologie

Erdmute Knop-Braun

4.1 Der onkologische Patient

14.1.1 Tumorsuche

! Jeder ungewollte Gewichtsverlust von > 10 % des Ausgangsgewichts innerhalb von 3 Mon. ist abklärungsbedürftig, ebenso unklares Fieber > 38 °C und neu aufgetretener Nachtschweiß (B-Sympt.).

- **Weitere Warnzeichen:** Krankheitsgefühl, Leistungsknick, Appetitlosigkeit, Stuhlunregelmäßigkeiten, Hämoptysen, Blut im Stuhl, postmenopausale Blutungen, Schluckbeschwerden, vermehrte Infektneigung, Anämie, unklare BSG-Beschleunigung
- **DD:** Hyperthyreose, Depression, chron. Inf. (z. B. Tbc, Endocarditis lenta, abszedierende Pneumonie, Zahnwurzelabszess)

> Einer tiefen Beinvenenthrombose ohne adäquaten Auslöser liegt häufig ein Malignom zugrunde!

Basisdiagnostik Ziel ist neben der eigentlichen Tumorsuche die Erfassung des AZ anhand von anamnestischen Angaben und klinischen Befunden, die in entsprechenden Skalen eingestuft werden (▶ Tab. 14.1).

- **Anamnese:** Zigaretten (z. B. Bronchial-Ca, Blasen-Ca), Alkoholabusus (z. B. Mundboden-Ca, Ösophagus-Ca, Leberzell-Ca), Berufsanamnese (z. B. Asbestexposition), Familienanamnese (z. B. Mamma-Ca, Ovarial-Ca).
- **Körperliche Untersuchung:** Lk, Resistenzen, Mamma und Prostata, rektale Untersuchung, Hodenpalpation nicht vergessen!
- **„Kleines Tumorscreening":**
  - **Labor:** BSG, BB, Diff-BB, Bili, LDH, E'phorese. Urinstatus. Stuhl auf okkultes Blut. Bei Männern evtl. PSA. Darüber hinaus ist die Bestimmung von „Tumormarkern" nicht sinnvoll.
  - **Sono:** Abdomen, SD und ggf. Hoden.
  - **Rö-Thorax** in 2 Ebenen.

Tab. 14.1 Skalen zur Beurteilung des Allgemeinzustands (Karnofsky-Index/WHO-Einteilung)

	Karnofsky-Index	WHO-Einteilung	Grad
100	Normal; keine Beschwerden, kein Hinweis auf eine Erkr.	Uneingeschränkte normale Aktivität	0
90	Normale Aktivität möglich, geringe Krankheitssymptome		
80	Normale Aktivität nur mit Anstrengung, mäßige Krankheitssymptome	Tagsüber nicht bettlägerig, mit Beschwerden, kann sich selbst versorgen	1
70	Selbstversorgung, aber unfähig zu normaler Aktivität oder Arbeit		
60	Gelegentliche Hilfe, aber noch weitgehende Selbstversorgung	Versorgt sich selbst, arbeitsunfähig, tagsüber weniger als die Hälfte der Zeit im Bett	2
50	Häufige Unterstützung und medizinische Versorgung erforderlich		

Tab. 14.1 Skalen zur Beurteilung des Allgemeinzustands (Karnofsky-Index/ WHO-Einteilung) *(Forts.)*

	Karnofsky-Index	WHO-Einteilung	Grad
40	Überwiegend bettlägerig, spezielle Hilfe und Pflege erforderlich	Tagsüber mehr als die Hälfte der Zeit im Bett; pflegebedürftig	**3**
30	Dauernd bettlägerig, evtl. Krankenhauseinweisung, jedoch keine akute Lebensgefahr		
20	Schwer krank, aktive unterstützende Ther., evtl. Krankenhauseinweisung	Völlig pflegebedürftig und bettlägerig	**4**
10	Moribund, rasches Fortschreiten der Erkrankung		
0	Tod		

Weiterführende Diagnostik

- „Hohlraumdiagn.“: Gastroskopie, Koloskopie, Bronchoskopie, Endosonografie (Pankreas, Prostata, Ovar).
- Gyn., urolog. und HNO-Abklärung. Bei Frauen Mammografie
- CT-Thorax, CT-Abdomen
- KM-Punktion, Immun-E'phorese in Serum und Urin (multiples Myelom), Biopsien verdächtiger Strukturen

! Bei neg. Diagn. und weiter bestehendem Tumorverdacht ggf. PET, MRT

14.1.2 Metastasierung

Metastasen weisen häufig auf einen nicht kurabel therapierbaren Tumor hin. Daher richtet sich das diagn. Vorgehen nicht nur nach den häufigen Metastasenlokalisationen, sondern immer auch nach der ther. Konsequenz der Befunde.

Metastasensuche (Staging)

! Staginguntersuchungen abhängig von den häufigsten Metastasierungswegen (▶ Tab. 14.2)

! Gründlichere Metastasensuche bei kurativer (z. B. geplante OP) als bei palliativer Zielsetzung

- Obligate Untersuchungen: Sono-Abdomen, Rö-Thorax in 2 Ebenen
- Erweiterte Diagn.:
  - CT Abdomen (bei eingeschränkter Beurteilbarkeit der Sono), CT Thorax (bei V. a. Lungenmetastasen), Knochenszinti, CCT oder MRT des Kopfs
  - Ggf. PET: hochsensitiv, unspezifisch, teuer → Kostenübernahme einholen
  - Punktion von Pleuraerguss, Aszites und Perikarderguss zur zytologische Diagn.

Tab. 14.2 Häufige Metastasenlokalisation bei bekanntem Primärtumor

Primärtumor	Leber	Lunge	Gehirn	Knochen	Maligner Pleuraerguss	Häufigste Lokalisation von Lk-Metastasen, Bemerkungen
Schilddrüse	+ (C-Zell)	+*	(+)	++		Hals, Mediastinum; C-Zell-Ca: Hals, supraklavikulär, Leber
Lunge	+	+	+++**	+	++	Peribronchial, Lungenhilus, Mediastinum
Mamma	+++	+++	+	+++	+++	Axillär, (sub-)sternal
Ösophagus	+	(+)				Paratracheal, bronchial, ösophageal, mediastinal, zervikal, zöliakal
Magen	+++	+	+	(+)	(+)	Perigastrisch (Netz), Aa. gastrica sinistra, hepatica communis, lienalis, T. coeliacus; Peritonealkarzinose Sonderform: Krukenberg-Tumor (Ovarialmetastasierung). Supraklavikuläre Lk-Metastasen li (Virchow-Drüse)
Kolon	+++	+		(+)	(+)	Perikolisch, perirektal, entlang versorgender Gefäße
Pankreas	+	+	(+)		++	Netz, entlang versorgender Gefäße
Gallenwege	+++	+				Leberhilus (Lig. hepatoduodenale), entlang der Gallenwege und großen Bauchgefäße, Pankreaskopf, periduodenal
Niere	+	++	(+)	++		Nierenhilus, paraaortal
Prostata	+	+		+++		
Hoden* **	+	++	(+)			Retroperitoneal, iliakal, paraaortal, A. lienalis sin., mediastinal, supraklavikulär
Ovar* **	+	+			+	Paraaortal, iliakal, retroperitoneal, mediastinal, Netz, Peritonealkarzinose
Uterus, Zervix	+	+	(+)	+		Parazervikal, parametrial, Becken, inguinal, präsakral, paraaortal, iliakal (Peritonealkarzinose)
Melanom	++	++	++	+	+	Je nach Lokalisation
HNO-Tumor			+			Zervikal, supraklavikulär

+ gelegentlich; ++ häufig; +++ sehr häufig; (+) selten* v. a. follikuläres Ca; ** v. a. kleinzelliges Bronchial-Ca; *** abhängig vom histologischen Typ

14

Metastasen bei unbekanntem Primärtumor (CUP-Syndrom: Carcinoma of Unknown Primary)

Fehlender Nachweis eines Primärtumors durch Routineuntersuchungen bei histologisch/zytologisch aus Metastasen gesichertem Tumor. 2–4 % aller Tumorerkr. Primärtumoren in Abhängigkeit von Histologie, Immunhistologie und ggf. Molekularprofil der Metastasen:

- **Adenokarzinom** (40–60 %): GIT, Pankreas, Gallenwege, -blase, Leber, Mamma, Lunge, Niere, Prostata, Ovar, Uterus (Endometrium), SD. Bei Nachweis von Siegelringzellen v. a. GIT, Ovar, selten Mamma; bei Nachweis von Psammomkörpern v. a. Ovar, SD; bei papillärer Struktur v. a. SD, Ovar, Lunge
- **Plattenepithelkarzinom** (15–20 %): Lunge, Pharynx, Hypopharynx, Ösophagus, Zervix, Penis, Anus, Blase
- **Kleinzellige neuroendokrine Karzinome** (3–5 %): z. B. Lunge, neuroendokrine Tumoren (z. B. Karzinoid), SD, Ovar
- **Undifferenziertes Karzinom** (15–30 %): Lunge, Lymphome, amelanotisches Melanom, SD, Mamma, Keimzelltumoren, Plasmozytom, neuroendokrine Tumoren

14.2 TNM-System

▶ Tab. 14.3

Tab. 14.3 TNM-System*

T (Ausdehnung des Primärtumors)	
Tis, Ta	Nichtinvasives Karzinom (Tumor in situ; auch: Carcinoma in situ = Cis), Ta (nichtinvasives papilläres Ca) nur bei Tumoren von Nierenbecken und Harnleiter, Harnblase, Harnröhre, Penis
T0	Keine Anhaltspunkte für Primärtumor
T1, T2, T3, T4	Zunehmende Größe und Ausdehnung des Primärtumors
Tx	Mindesterfordernisse zur Erfassung des Primärtumors nicht erfüllt
N (regionale Lymphknoten)	
N0	Keine Anhaltspunkte für regionale Lk-Beteiligung
N1, N2, N3	Anhaltspunkte für regionalen Lk-Befall (Unterteilung in N1, N2, N3 je nach Zahl und Lokalisation der betroffenen Lk). Wegen Abhängigkeit von der Zahl der untersuchten Lk Angabe z. B. als 3/17 (3 pos. bei 17 untersuchten Lk)
Nx	Mindesterfordernisse zur Erfassung von Lk-Beteiligung nicht erfüllt
M (Metastasen)	
M0	Keine Anhaltspunkte für Fernmetastasen
M1	Anhaltspunkte für Fernmetastasen. Lokalisation: PUL (Lunge), OSS (Knochen), HEP (Leber), BRA (Gehirn), LYM (Lk), MAR (KM), PLE (Pleura), PER (Peritoneum), ADR (Nebenniere), SKI (Haut).

Tab. 14.3 TNM-System* *(Forts.)*

L (Lymphgefäßinvasion) und V (Veneninvasion)	
L/V0	Keine Lymphgefäß- bzw. Veneninvasion
L/V1	Mit Lymphgefäß- bzw. mikroskopischer Veneninvasion
V2	Makroskopische Veneninvasion
L/Vx	Mindesterfordernisse zur Beurteilung einer Lymphgefäß- bzw. Veneninvasion nicht erfüllt
G (histopath. Grading)	
G1, G2, G3, G4	Gut, mäßig, schlecht differenziert, undifferenziert
Gx	Differenzierungsgrad kann nicht bestimmt werden
R (Resektionsart)	
R0	Im Gesunden
R1	Mikroskopische Tumorreste
R2	Makroskopische Tumorreste
C (Certainty Factor) bezeichnet die Sicherheit der Einteilung	
C1	Klin. Untersuchung, Standard-Rö-Aufnahme, Endoskopie
C2	Spezielle apparative Untersuchungen (CT, Us, MRT, Endoskopie mit Biopsie)
C3	Chirurgische Exploration mit Biopsie/Zytologie
C4	Vollständige path. Aufarbeitung nach chir. Resektion
C5	Autopsie einschließlich Histopathologie
Das Präfix vor dem TNM-System bedeutet:	
p	Postop. histopathologische Klassifikation
c	Klin. Stadium (C1-C3, s. o.)
r	Rezidiv
u	Ultraschalldiagnostik (Endosonografie)
y	Z. n. Ther. (z. B. nach neoadjuvanter Chemother.)
a	Autopsie

Gekürzt nach Sobin LH, Gospodarowicz MK, Wittekind Ch (eds.). TNM Classification of Malignant Tumors. 8th ed. Oxford: Wiley-Blackwell, 2017

* Für einzelne Tumorarten existieren andere Einteilungen, z. B. FIGO-Einteilung bei Ovarial-Ca

14.3 Onkologische Therapie

14.3.1 Grundregeln

- Vor Therapiebeginn Tumorstadium festlegen: Staging (TNM-Klassifikation), Untersuchung der typischen Metastasenlokalisationen (▶ 14.1.2) und Abklärung aller klin. auffälligen Befunde
- Aufklärung des Pat. und seiner Angehörigen über Ther. und NW
- Interdisziplinäre Behandlungsstrategie in Tumorboard festlegen (schriftlicher Behandlungsplan). Ggf. Aufnahme in eine Studie
- Therapiefolgen bei akuter, verzögerter und später Toxizität bedenken
- Parameter für Verlaufskontrolle im Therapieplan festlegen und regelmäßig dokumentieren (z. B. Tumorgröße, bei Leukämien Zellzahl; evtl. Tumormarker; ▶ 14.5)
- Ggf. frühzeitige Einbeziehung palliativmedizinischer Aspekte

> KI und Interaktionen berücksichtigen: allgemeininternistische Erkr., Medikation, Schwangerschaft, Kinderwunsch, onkologische Vorbehandlung. Pat.-Wunsch einbeziehen.

Therapieziele

- **Kurativ:** Heilung wird angestrebt; bei potenziell kurablen Tumoren (z. B. Hodentumoren, ALL, Hodgkin-Lymphom, AML; bestimmte solide Tumoren im Frühstadium, z. B. Mamma-Ca)
- **Adjuvant:** Chemo- oder Strahlenther. **nach** potenziell kurativer OP
- **Neoadjuvant:** Chemo- oder Strahlenther. **vor** potenziell kurativem Eingriff. Auch zur Tumorreduktion vor OP mit kurativem Ziel oder um Operabilität zu erreichen („Downstaging“)
- **Palliativ:** Milderung von Krankheitssympt. (ohne Aussicht auf Heilung); Verbesserung von Lebensqualität, evtl. auch Lebenserwartung
- **Supportiv:** unterstützende Ther., z. B. bei NW, Inf.

Beurteilung des Therapieerfolgs

- **Komplette Remission (CR):** vollständige Rückbildung sämtlicher nachweisbarer Tumormanifestationen für mind. 1 Mon.
- **Kontinuierliche komplette Remission (CCR):** mehr als 10 J. anhaltende Remission (entspricht „Heilung“)
- **Partielle Remission (= PR):** Rückgang aller Tumorparameter, z. B. bei soliden Tumoren um ≥ 50 % der initialen Größe (Flächenmaß: zwei möglichst senkrecht aufeinanderstehende Messungen); durch 2 > 1 Mon. auseinanderliegende Beobachtungen bestätigt
- **Kein Ansprechen („No change“; NC):** Rückbildung messbarer Tumorparameter um < 50 %, Vergrößerung der Tumordimensionen um ≤ 25 %
- **Progression (PD):** Zunahme der Tumorparameter um > 25 %, Zunahme oder Neumanifestation von sicher tumorbedingten Sympt.
- **Rezidiv:** erneute Tumormanifestation nach Erreichen einer CR

14.3.2 Regeln zur Durchführung der Chemotherapie

Vor Therapiebeginn

- Infektionsherde sanieren (z. B. im Bereich der Zähne), evtl. voll implantierbaren Venenkatheter legen (z. B. „Port" ▶ 2.2.7).
- Aktuelles Gewicht und Körpergröße des Pat. bestimmen. Körperoberfläche berechnen (Nomogramm ▶ 19.1.2), ggf. Krea-Clearance.
- HLA-Typisierung falls Thrombozytensubstitution nötig wird.

Prophylaxe der Nebenwirkungen

- Antiemetische Prophylaxe (▶ 14.3.3)
- Alopezieprophylaxe: evtl. Skalp-Hypothermie (langfristige totale Alopezie insb. bei Adriamycin, VP 16, hoch dosiertem Cyclophosphamid), Perückenanpassung (Krankenkasse zahlt Zuschuss)
- Stomatitisprophylaxe (▶ 14.3.3)

Durchführung

- **Dosierungs- und Kombinationsregeln beachten:**
  - Zytostatika wirken z. T. synergistisch, z. T. additiv → tumorspezifische Kombinationsther.
  - Dosisreduktion bei KM-Depression, Leber- bzw. Niereninsuff.
- **Zubereitung:** nur durch geschultes Personal an speziell eingerichtetem Arbeitsplatz (Laminar-Airflow), grundsätzlich nur mit zytostatikadichten Einmalhandschuhen, Mundschutz und langärmeligem Schutzkittel. Zytostatika erst unmittelbar vor der Applikation lösen. Lösungsvorschriften sorgfältig beachten. Evtl. Lichtempfindlichkeit berücksichtigen
- **Verabreichung:**
  - Vor Verabreichung stets Gegenkontrolle (richtiges Medikament in gewünschter Konz.) durch den verantwortlichen Arzt
  - Bei Kombinationsther. Zytostatika getrennt und nacheinander verabreichen
  - Durchgängigkeit und sichere intravasale Lage des Zugangs (zentral, peripher) prüfen. Venenverweilkanülen gut fixieren
  - Intraarterielle Injektionen unbedingt vermeiden (→ Gefahr der Nekrose der Extremität)
  - Vorgegebene Infusionszeit einhalten

Vorgehen bei Paravasaten

- Zytostatikagabe sofort unterbrechen und Zugang unter Aspiration entfernen.
- Extremität hochlagern, trockene Eiswickel, Eiswasserumschläge.
- Bei Vinca-Alkaloiden sofortige Auflage von warmen trockenen Umschlägen.
- Rücksprache mit Spezialisten (Vorgehen hängt u. a. von Lokalisation und Art des Zytostatikums ab).
- Sorgfältige Dokumentation.
- Besonders gefährlich: Vincristin, Vinblastin, Adriamycin, Etoposid, Mitomycin-C.

Paravasate von Cyclophosphamid und Ifosfamid sind relativ harmlos.

14.3.3 Nebenwirkungen der Chemotherapie

Allgemeine Toxizität

In unterschiedlichem Ausmaß KM-Depression (v. a. Leukopenie und Thrombopenie), Immunsuppression, Appetitverlust, Übelkeit und Erbrechen, Schleimhautstörungen (Folgen sind v. a. Durchfall, Ulzera, Stomatitis), Amenorrhö bzw. Azoospermie, Alopezie, allergische Reaktionen (akut, verzögert) und Hautausschläge. Außerdem karzinogene und teratogene Wirkung (▶ Tab. 14.4).

Tab. 14.4 Toxizitätsbewertung bei Chemotherapie [WHO]

	Grad 0	Grad 1	Grad 2	Grad 3	Grad 4
Blut					
Hb [g/l]	> 110	95–109	80–94	65–79	< 65
Leukos/nl	> 4,0	3,0–3,9	2,0–2,9	1,0–1,9	< 1,0
Granulos/nl	> 2,0	1,5–1,9	1,0–1,4	0,5–0,9	< 0,5
Thrombos/nl	> 100	75–99	50–74	25–49	< 25
Gastrointestinaltrakt					
Übelkeit und Erbrechen	–	Übelkeit	Gelegentlich Erbrechen	Therapiebedürftig	Therapierefraktär
Diarrhö	–	Kurz: < 2 d	Erträglich: > 2 d	Therapiebedürftig	Dehydratation
Mundhöhle	–	Missgefühl, Rötung	Ulzera, feste Nahrung möglich	Ulzera, nur flüssige Kost möglich	Keine orale Ernährung möglich
Bilirubin-GOT/GPT/AP	< 1,25 × ONW*	1,26–2,5 × ONW	2,6–5 × ONW	5,1–10 × ONW	> 10 × ONW
Niere					
Hämaturie	–	Mikroskopisch	Schwer	Schwer und Gerinnsel	Obstruktive Uropathie
Harnstoff-Kreatinin	< 1,25 × ONW*	1,26–2,5 × ONW	2,6–5 × ONW	5,1–10 × ONW	> 10 × ONW
Proteinurie	–	< 3 g/l	< 3–10 g/l	> 10 g/l	Nephrotisches Sy.
Nervensystem					
Bewusstseinszustand	Wach	Vorübergehende Lethargie	Somnolenz, > 50 % Wachphase	Somnolenz, < 50 % Wachphase	Koma
Peripher	–	Parästhesien und/oder verminderte Sehnenreflexe	Schwere Parästhesien und/oder leichte allgemeine Schwäche	Unerträgliche Parästhesie und/oder deutliche allg. Schwäche, Antriebslosigkeit	Lähmung
Schmerz	–	Wenig	Mäßig	Schwer	Sehr schwer

14

Tab. 14.4 Toxizitätsbewertung bei Chemotherapie [WHO] *(Forts.)*					
	Grad 0	Grad 1	Grad 2	Grad 3	Grad 4
Weitere Manifestationen					
Lunge	o. B.	Leichte Symptome	Dyspnoe bei Belastung	Dyspnoe in Ruhe	Bettruhe erforderlich
Fieber nach Medikament	–	< 38 °C	38–40 °C	> 40 °C	Fieber mit Hypotonie
Allergie	–	Ödeme	Bronchospasmus	Bronchospasmus	Anaphylaxie
Haut	o. B.	Erytheme	Trockene Schuppung, Bläschen, Juckreiz	Nässende Schuppung, Ulzerationen	Exfoliative Dermatitis, Nekrosen
Haare	o. B.	Leichter Haarausfall	Mäßige, fleckige Alopezie	Vollständige Alopezie, reversibel	Irreversible Alopezie
Infektion (Herd)	–	Leichte Infektion	Mittelschwere Infektion	Schwere Infektion	Sepsis
* ONW: oberer Normalwert des Patientenkollektivs vor Therapiebeginn					

14

Tumorlysesyndrom

Klinik Hyperkaliämie, Hyperurikämie, Hyperkalzämie, evtl. Niereninsuff.

Prophylaxe Gute Hydratation, evtl. forcierte Diurese, Alkalisierung des Urins bzw. Allopurinol z. B. 300 mg/d p. o., einschleichend dosieren. Bei Harnsäureanstieg trotz Allopurinol, Urinalkalisierung und Diuretika (5–25 % der Pat.) Rasburicase 1 × 0,2 mg/kg KG/d in 50 ml NaCl 0,9 % über 30 Min. i. v. unmittelbar vor oder mit Einleitung der Chemother. für 5–7 d. überführt Harnsäure in gut wasserlösliches Allantoin und verhindert so ein ANV.

Stomatitis

Therapie und Prophylaxe

Eine Stomatitis kann Eintrittspforte für Erreger sein. Häufig durch Pilzbefall kompliziert

- **Intensive Zahn- und Mundhygiene:** Zähne mit weicher Bürste nach jeder Mahlzeit und vor dem Schlafengehen putzen, solange keine schwere Leuko-/Thrombopenie vorliegt. Gurgeln mit desinfizierenden Lsg., z. B. Betaisodona® Mundspülung und Chlorhexidin-Lsg., zusätzlich evtl. Kamille oder Bepanthen®
- **Alkohol, Nikotin:** während Chemother. oder Bestrahlung meiden
- **Regelmäßige Inspektion der Mundhöhle:** bei Belägen antimykotische Ther. mit Amphotericin-B-Lsg. 4 × 5 ml oder Fluconazol 1 × 100–400 mg p. o.
- **Ernährung:** säurearm, weich, püriert, „Astronautenkost", ggf. vor Einleiten Anlage einer PEG
- **Herpesinf.:** Aciclovir 5 × 200–800 mg/d p. o., evtl. auch lokal
- **Schmerzstillung:** flüssige Oberflächenanästhetika wie Oxetacain, Benzocain, auch bei Schluckbeschwerden

Bei massiver Stomatitis oder Ösophagitis vorübergehende parenterale Ernährung.

Übelkeit und Erbrechen

Therapie und Prophylaxe Etwa 1–10 h nach Applikation, durch psychische Belastung (v. a. Erwartungsangst) jedoch häufig schon vorher. Seltener verzögertes Auftreten bis Tage nach der Applikation (z. B. bei Cisplatin daran denken!). Emetogene Potenz der häufigsten Zytostatika ▶ Tab. 14.5. **Cave:** antiemetische Prophylaxe, um „Konditionierung" zu vermeiden.

Prinzip

- Antiemese schon beim ersten Therapiezyklus beginnen, erhöhtes Risiko bei Frauen < 35 J., bekannte Reisekrankheit
- Antiemetika 15–30 Min. vor Zytostatikagabe
- Bei Übelkeit und Erbrechen trotz Medikation → Stufenplan

Stufenplan

- Bei zu erwartender leichter zytostatikaassoziierter Übelkeit: Metoclopramid 3 × 10 mg/d p. o. vor den Mahlzeiten. Evtl. Anxiolyse z. B. Diazepam 5–10 mg p. o. oder Dimenhydrinat
- Bei unzureichender Wirkung oder mittlerer emetogener Potenz: MCP 20 mg i. v. als Bolus 30 Min. vor Zytostase, Wiederholung nach 6, 12, 18 und 24 h. Ggf. zusätzlich Levomepromazin 3 × 3 mg/d. **NW:** extrapyramidal-motorische Bewegungsstörungen, v. a. bei jungen Pat. (▶ 19.7.1). Antidot Biperiden 5 mg i. v.
- Bei unzureichender Wirkung oder zu erwartender starker Übelkeit: 5HT-3-Antagonisten, wie Granisetron 1–3 mg i. v. oder Ondansetron 2 × 8 mg p. o. 30 Min. vor Beginn der Chemother. **NW:** Sedierung, Kopfschmerzen, „Flush", geringer Transaminasenanstieg, Ileus (→ klin. Kontrollen!). Bei Ther. mit Cisplatin zusätzlich Dexamethason 12–20 mg direkt vor der Zytostatikagabe, Wiederholung mit 8 mg nach 8, 16 und 24 h. Zur Prophylaxe der verzögerten Emesis z. B. Aprepitant 1. Tag 125 mg, 2. und 3. Tag 80 mg p. o. zusammen mit Dexamethason.

- Insb. bei hoch dosierter Chemother. Komb. mit einem Tranquilizer nötig, z. B. am Abend vorher Oxazepam 10 mg p. o. oder als Supp. (▶ 19.7.2).
- Möglichst keine antiemetische Ther. „nach Bedarf". Der Emesis stets „einen Schritt voraus" sein.
- Ggf. Stufenplan frühzeitig eskalieren, Beginn der antiemetischen Ther. stets vor Beginn der Chemother.

14

Tab. 14.5 Elimination und Nebenwirkungen von Zytostatika

Freiname, Abkürzung	Elimination[1]	Haarausfall	Schleimhäute	EP[3]	Sonstige NW
Actinomycin D, ACT-D	L/N	+	+	+++	Hepatotoxisch
Aminoglutethimid, AGL	N		+	+	Müdigkeit, Depressionen
Bleomycin, BLM	N	+	+	+	Lungenfibrose, Fieber
Busulfan, BSF/BUS	L			+	Lungenfibrose
Carboplatin, CBCDA		+		+	
Carmustin, BCNU	L	(+)		+++	Lungenfibrose
Chlorambucil, CLB		+		+	
Cisplatin, CDDP	L/N	+		+++[5]	Nephro- und ototoxisch
Cyclophosphamid, CPM/CTX	N	+++		+–++[4]	Hämorrhagische Zystitis[2]
Cytarabin, ARA-C	L	(+)	+	+	Hepatotoxisch, Fieber
Dacarbazin, DTIC/DIC	L	(+)		+++	„Pseudogrippe"
Daunorubicin, DNR	L	+++	+	+	Kardiotoxisch
Doxorubicin/Adriamycin, ADM	L	+++	+	+	Kardiotoxisch
Etoposid, VP 16	L/N	+	+	(+)	Neurotoxisch
5-Fluorouracil, 5-FU	L	+	+	(+)	Diarrhö, in hoher Dosis Hand-Fuß-Sy.
Gemcitabin (dFdC)	N		(+)	(+)	Flu-like-Sy.: Müdigkeit, Kopfschmerzen, Myalgien, Ödeme
Hydroxyurea, HUR			+	+	

Tab. 14.5 Elimination und Nebenwirkungen von Zytostatika *(Forts.)*

Freiname, Abkürzung	Elimination[1]	Haarausfall	Schleimhäute	EP[3]	Sonstige NW
Ifosfamid, IFO	N	+	+	+	Hämorrhagische Zystitis[2]
Irinotecan (CPT11)	N	+	+	+	In höheren Dosen Diarrhö, cholinerges Sy.
Melphalan, MEL	L			+	Verzögerte KM-Suppression
6-Mercaptopurin, 6-MP	L/N	(+)		+	Hepato- und nephrotoxisch
Methotrexat, MTX	N	+	+	(+)	Neuro-, hepato- und nephrotoxisch, Fieber
Mitomycin C, MMC	L		+	+	Nephrotoxisch Lungenfibrose
Mitoxantron, MIT	L	+	+	+	Kardiotoxisch
Procarbazin, PCZ	N			+	Neurotoxisch
Taxane	L	+	(+)	(+)	Neurotoxisch
6-Thioguanin, TG	L			+	
Topotecan	N	+	+	++	
Vinblastin, VBL	L	+		(+)	Neurotoxisch, Fieber
Vincristin, VCR	L	+		(+)	Neurotoxisch, paralytischer Ileus, Fieber
Vindesin, VDS	L	+		(+)	Fieber, neurotoxisch

1 L = Leber, N = Niere
2 Prophylaxe: Mesna (Uromitexan®)
3 EP = emetogene Potenz: + = gering; ++ = mäßig; +++ = stark
4 Dosisabhängig, bei hohen Dosen oft erst stark verspätet (15–18 h)
5 Prolongierte Nausea und Erbrechen (3–5 d anhaltend)

14.3.4 Agranulozytose nach Chemotherapie

Granulo- und Thrombozyten erreichen ihre Tiefstwerte meist 10–14 d nach Beginn der zytostatischen Ther. („Nadir").

Risikostratifizierung
- Neutrophile 0,5–1/nl über 2–7 d: geringes Risiko, Letalität bei Sepsis ca. 15 %
- Neutrophile < 0,1 über > 7 d: hohes Risiko, Letalität bei Sepsis ca. 50 %

Prophylaxe
- Bei soliden Tumoren mit palliativem Therapieziel Dosisreduktion des nächsten Behandlungszyklus, evtl. Therapieintervall verlängern, nach febriler Neutropenie und Notwendigkeit, die volle Dosis zu applizieren, G-CSF-Gabe (Leukozytenstimulation) erwägen.
- Bei Thrombos < 10/nl Gabe von Thrombozytenkonzentraten, bei Sepsis oder hämorrhagischer Diathese früher.

Fieber > 38,5 °C bei Agranulozytose ist ein Notfall, der eine sofortige Antibiotikagabe (s. u.) erfordert!

14

Management der Agranulozytose

Allgemeine Maßnahmen (Expositionsprophylaxe)
- „Schleusenpflege": Einzelzimmer mit eigener Sanitäreinheit, keine Blumen!
- Saubere Kittel, Händedesinfektion und Mundschutz für Pflegepersonal, Ärzte und Angehörige obligatorisch!
- „Schleusenkost": keine Salate wegen Pseudomonas-Infektionsgefahr, kein Obst, keine Rohkost, kein Schimmelkäse
- Keine parenteralen Zugänge: Wenn Zugänge unbedingt erforderlich, Bakterienfilter verwenden

Schleusenpat. neigen zu Deprivations- und Trauerreaktionen („Schleusensy.") → psychische Betreuung (auch der Angehörigen)!

Medikamentöse Infektionsprophylaxe Bei zu erwartender Agranulozytose > 7 d. Dient der Dekontamination; Reduktion der körpereigenen Bakterienflora, Immunstimulation.
- **Mund:** Stomatitisprophylaxe bzw. -Ther. durch Mundspülung 4 × tägl. nach den Mahlzeiten mit Povidoniod und Chlorhexidin
- **Nase:** antibakterielle Nasensalbe (insb. gegen Staph.), z. B. Mupirocin-Kalzium
- **Darm:** selektive Darmdekontamination mit Co-trimoxazol 2 × 960 mg/d p. o. (**Cave:** Niereninsuff.) oder Ciprofloxacin 2 × 250 mg/d p. o.
- **Hautfalten** (Axilla, Anal- und Genitalregion) mit Polyvidon-Jod farblos.
- **Pilzprophylaxe:** vor den Mahlzeiten Amphotericin-B-Suspension, z. B. 400 mg p. o., alternativ Fluconazol initial 1 × 400 mg/d i. v. oder p. o., evtl. Dosisreduktion in den folgenden 3–5 d auf 1 × 200 mg/d
  - Ampho-Moronal® ovula und Betaisodona® ovula in Rektum und Vagina, z. B. 1 ×/d.
  - Abends Amphotericin-B-Inhalation, z. B. 2 × 5 mg in 1 ml per inhalationem.

Antibiotikatherapie Bei Fieber > 38,5 °C („febrile Neutropenie").

- **Suche nach Infektionsherden und Eintrittspforten** (Mund, urogenital, Zugänge): Urin- und Sputumkulturen, Abstriche, ggf. Pleura-, Aszites- und Lumbalpunktion. Bei pulmonalem Infiltrat Bronchoskopie mit BAL und ggf. transbronchialer Biopsie erwägen. Bei Durchfall Stuhlkulturen und C.-diff.-Toxin. **Cave:** Mind. drei aerobe und eine anaerobe Blutkultur sowohl peripher als auch aus ZVK oder Port abnehmen. Bei V. a. Kathetersepsis BK aus jedem Schenkel des Zugangs, Zugang entfernen und Spitze einschicken.

> **!** Gefahr der zusätzlichen Inf. bei radiologischer und v. a. invasiver Diagn. → strenge Indikationsstellung.

- **Stufe I (kalkulierte Antibiotikather.):**
  - **Initial Monother.:** z. B. mit Meropenem 3 × 1 000 mg/d i. v. als Kurzinfusion oder Piperacillin/Tazobactam 3 × 4,5 g/d oder Ceftazidim 3 × 2 g/d. Auswahl abhängig von antibiotischer Vorther., individuellem Risiko, nephro- und ototoxischem Risiko, Pseudomonasrisiko
  - **V. a. Katheterinf.:** möglichst Katheterwechsel, wenn nicht möglich: Vancomycin 2 × 1 g/d als Ki über 30 Min. (Gabe über den Katheter!)
  - Therapiedauer meist 14 d, mind. jedoch über 4–8 d nach Entfieberung fortsetzen
- **Stufe II (bei anhaltendem Fieber ≥ 48 h):** Anhaltendes Fieber ist ein Hinweis auf resistenten Keim (z. B. S. aureus oder Problemkeime), eine systemische Pilzinf. (z. B. A. fumigatus), eine Inf. mit P. jiroveci oder CMV.
  - **Erneute Diagn.:** klin. Untersuchung, Kulturen, BGA (bei schwerer Hypoxämie und erhöhtem LDH z. B. P. jiroveci), induziertes Sputum (P. jiroveci, Tbc).
  - **Antibiotikather. erweitern:** z. B. zusätzlich Vancomycin 2 × 1 000 mg/d i. v. als KI und/oder Aminoglykosid (**Cave:** Niereninsuff.). Bei nachgewiesener P.-jiroveci-Pneumonie hoch dosiert Co-trimoxazol (▶ 18.2.10)
  - **V. a. Pseudomonas-Inf.:** Ceph IIIb, z. B. Ceftazidim 2–3 × 2 g/d, plus Aminoglykosid. Alternativ z. B. Ciprofloxacin 2 × 750 mg/d p. o. und Gentamicin 1 × 3–5 mg/kg KG/d i. v. als Kurzinfusion
- **Stufe III (bei anhaltendem Fieber > 6 d):**
  - **Erneute Diagn.:** (s. o.), zusätzlich evtl. HR-CT (typische Befunde bei P.-jiroveci- und Aspergilluspneumonie), Bronchoskopie mit BAL und ggf. transbronchialer Biopsie
  - **Zusätzliche antimykotische Ther.:** bei V. a. Candida-Inf. (z. B. Soorösophagitis) Fluconazol initial 1 × 400–800 mg/d i. v. **Cave:** keine Wirkung gegen C. krusei und A. fumigatus. Alternativ Caspofungin oder Voriconazol
  - **V. a. Aspergillose:** Voriconazol 2 × 6 mg/kg KG (als Loading-Dose) i. v., dann 2 × 4 mg/kg KG/d i. v. Nach Besserung Oralisierung (z. B. 2 × 200 mg/d p. o.). Alternativ Caspofungin 70 mg i. v. (als Loading-Dose), dann 50 mg/d i. v.
  - **V. a. VZV-Inf.:** Aciclovir 1,5 g/m^2 in 3 Dosen i. v., bei V. a. HSV-Inf. Aciclovir 3 × 5–10 mg/kg KG als Kurzinfusion i. v.

Leukozytenstimulation

- **Ind.:** Hochdosisprotokolle mit hoher Wahrscheinlichkeit für lang dauernde Neutropenie, z. B. bei Ther. von Hodgkin- oder hochmalignen Non-Hodgkin-Lymphomen.

- **G-CSF:** Verkürzung der Zytostase-induzierten Leukopenie. **Cave:** Thrombopenie kann verstärkt werden! 24 h nach Chemother. bis zur Normalisierung der Leukos nach dem Nadir (s. o.), dabei verzögerte Wirkung von 2–3 d beachten.
  - **Übliche Dosis:** bei Pat. ≤ 60 kg 300 μg/d s. c.; bei Pat. > 60 kg z. B. 480 μg/d s. c.
  - **KI:** Leukos > 40/nl
  - **NW:** Muskel- und Knochenschmerzen (v. a. Sternum, Rippen, Kreuz- und Darmbein), RR-Abfall

14.3.5 Strahlentherapie

Einteilung

- **Perkutane Ther.:** Strahlenquelle außerhalb des Körpers, meist Bestrahlung in Mehrfeldertechnik; Strahlen summieren sich im Herd mit verbesserter Hautschonung.
- **Brachyther.:** Strahlenquelle im oder am Tumor lokalisiert. Die vom Gewebe absorbierte Dosis wird in Gray (Gy; 1 Gy = 100 rad, ältere Einheit) angegeben.
- **Intrakavitäre Ther. („Afterloading"):** Radionuklide werden über flexible Führungskanüle, die z. B. über ein Endoskop platziert werden kann, an den Tumor herangefahren, einige Min. belassen und dann in einen strahlensicheren Behälter zurückgezogen.

14

Indikationen

- **Kurativ:** maligne Lymphome (z. T. mit Zytostatikather.), Larynx-Ca, Zervix-Ca, Bronchial-Ca. Kombiniert mit OP z. B. bei Mamma-, Blasen- oder Rektum-Ca
- **Palliativ:** drohende path. Frakturen, Beeinträchtigung der Vitalfunktionen (z. B. Atelektasenbildung oder obere Einflussstauung bei Bronchial-Ca), bei lokalisierten Schmerzzuständen

Nebenwirkungen Abhängig von Gesamtdosis und Dosisverteilung.

- **„Strahlenkater":** Stunden bis Tage nach Radiatio Anorexie, Müdigkeit, Erbrechen, Kopfschmerzen
- **Strahlenreaktion:** bis 3 Mon. nach Ther. reversible Haut- und Schleimhautveränderungen, z. B. Rö-Erythem, -Dermatitis, -Mukositis. Langzeitschäden mit z. T. erheblicher Latenz, z. B. Strahlenulkus, -pneumonitis, -enteritis, -enzephalitis und -katarakt, sek. Neoplasien.

> Mit Beginn der Strahlenther. werden neu auftretende Sympt. vom Pat. oft als Folge der Ther. gewertet, sind jedoch häufig Ausdruck der Grunderkrankung.

14.3.6 Schmerztherapie bei Tumorpatienten

> 60–90 % der Krebspat. leiden im Verlauf der Erkr. unter chron. Schmerzen. Deswegen ist Behandlung der „Schmerzkrankheit" eine der führenden Aufgaben des Onkologen. In 40 % sind die Schmerzen durch Knochenmetastasen bedingt. Stufenpläne zur medikamentösen Schmerzther. ▶ 19.6.

Grundregeln

- Orale Applikation bevorzugen. Ausnahme Dysphagie, Stomatitis, Bewusstseinstrübung, Erbrechen, Schmerzattacken
- Regelmäßige Analgetikagabe nach 24-h-Zeitschema; analgetische Zusatzmedikation beim Auftreten von Schmerzspitzen
- Lang wirkende Präparate bevorzugen
- Individuelle Dosierung, keine Angst vor hohen Dosen
- Bei besonderen Schmerztypen modifizierte Schmerzther.

Weitere Möglichkeiten zur Linderung von Tumorschmerzen

- Strahlenther.: „Schmerzbestrahlung", externe Bestrahlung mit 10–20 Gy
- Osteosynthetische Maßnahmen: z. B. bei Wirbelkörpereinbrüchen
- Palliative Zytostatikather.
- **Hormonther.:** v. a. bei Knochenschmerzen, z. B. bei Metastasen eines Mamma-Ca: Bisphosphonate in Komb. z. B. mit Antiöstrogenen wie Tamoxifen 20 mg (Aromatasehemmer)
- **Glukokortikoide:** bei Dehnungs- und Kapselschmerzen parenchymatöser Organe oder bei perifokalem Ödem (z. B. Nerven- oder Rückenmarkkompression), z. B. Prednisolon 20 mg/d oder Dexamethason 8–24 mg/d jeweils morgens
- **Neuralgie:** Ther. „einschießender" Schmerzen z. B. mit Carbamazepin oder Gabapentin oder Pregabalin. **Cave:** einschleichend dosieren

14.4 Paraneoplastische Syndrome

- **Tumorinduzierte Funktionsstörungen,** die sich tumorfern manifestieren. Meist hormonvermittelt. Häufigkeit < 5 % aller Tumoren, bei einzelnen Tumorformen > 20 % (v. a. kleinzelliges Bronchial-Ca, APUDome, z. B. Karzinoid, seltener GIT- und Genitaltumoren)
- **Endokrine Dysfunktionen:** z. B. Cushing-Sy., SIADH (▶ 10.1.2) bei kleinzelligem Bronchial-Ca, Gynäkomastie bei Hodentumoren, Polyglobulie durch Erythropoietin bei Nierentumoren, Osteolysen z. B. durch PTH bei Mamma-Ca
- **Hautveränderungen** (selten): bullöses Pemphigoid z. B. bei Nierenzell-Ca; Acanthosis nigricans z. B. bei kleinzelligem Bronchial-Ca; Thrombophlebitis migrans/saltans: Schubweise auftretende, schmerzhafte, strangförmige Thrombophlebitis wechselnder Lokalisation, z. B. bei Pankreas-Ca.
- **Immunologisches Sy.:** z. B. Vaskulitis, Polyarthritis, Sjögren-Sy.
- **Hämatologische Veränderungen:** z. B. autoimmunhämolytische Anämie, Thrombozytosen, Mikroangiopathien, Polyglobulie, Thromboseneigung beim Pankreas-Ca
- **Neuro- und Myopathien:**
  - PNP, Myasthenia gravis, Myelo- und Enzephalopathien
  - **Paraneoplastische Kleinhirndegeneration:** akut bis subakut auftretende Stand- und Gangunsicherheit, Extremitätenataxie, Dysarthrie, Down-Beat-Nystagmus → bei Lymphom, Karzinomen der Lunge, Brust, Ovarien und des GIT
  - **Lambert-Eaton-Sy.:** proximale Muskelschwäche, Ptose, Doppelbilder, Hypotonie, trockener Mund. Beim kleinzelligen Bronchial-Ca
  - **Polymyositis und Dermatomyositis:** proximale Muskelschwäche, Dysarthrie, Schluckstörungen, CK ↑, Hautveränderungen. Bei Karzinomen der Lunge, Brust, Ovarien und des GIT.

> Paraneoplastische Sy. können der Diagnose der malignen Krankheit um Mon. vorangehen → bei unklaren Endokrinopathien, Neuro- und Myopathien sowie Dermatosen immer an paraneoplastische Sy. denken.

14.5 Tumormarker

(auch ▶ 20).

Von Neoplasmen gebildete oder induzierte Stoffe, die in normal ausdifferenziertem Gewebe nicht oder nur in geringem Ausmaß vorkommen, z. B. onkofetale Antigene, tumorassoziierte Antigene, Hormone, Enzyme, Serumproteine (▶ Tab. 14.6).

Tab. 14.6 Klinisch relevante Tumormarker

Tumor	CEA	CA 15–3	CA 19–9	CA 125	SCC	AFP	HCG	Andere
HNO (Plattenepithel-Ca, auch Ösophagus!)					++			
SD anaplastisch	+							
SD diffus								TG[3]
SD C-Zell/MEN	+							HCT[1]
Lunge: Adeno-Ca	++							
Lunge: kleinzellig	+							NSE[2]
Lunge: Plattenepithel	+							CYFRA 21–1
Mamma	+	++						MCA
Pankreas	+		++					
Leber: hepatozelluläres Ca						++		
Lebermetastasen, Metastasen anderer Tumoren	+							
Gallenwege	+		++					
Magen	+		+					CA 72–4
Kolorektales Ca	++							
Uterus: Plattenepithel-Ca (Zervix, Vulva)					++			
Uterus: Adeno-Ca (Endometrium-Ca)	+			+				
Uterus: Chorion-Ca				+				
Trophoblasttumoren							++	

Tab. 14.6 Klinisch relevante Tumormarker *(Forts.)*

Tumor	CEA	CA 15–3	CA 19–9	CA 125	SCC	AFP	HCG	Andere
Ovar: epitheliale Tumoren		+	+	++				CA 72–4
Ovar: Keimzelltumor						++	++	
Hoden: Nonseminom						++	++	
Hoden: Seminom							++	
Prostata							+	PAP, PSA
Blase	+							

+ Markereinsatz möglich; ++ Marker der 1. Wahl. Ausführliche DD ▶20
[1] Kalzitonin (▶12.5); [2] neuronenspezifische Enolase (▶20); [3] Thyreoglobulin

Indikationen

- Kontrolle der Wirksamkeit einer Ther. (wichtigste Ind.)
- Nur bei ther. Konsequenz vor Ther. (OP, Chemo-, Hormon-, Radiother.) einen geeigneten, deutlich erhöhten Marker auswählen (ein Marker ist zur Verlaufskontrolle meist ausreichend). Weitere Bestimmungen dann z. B.:
  - Postop. bzw. nach Therapiebeginn (Verlaufskontrolle/Nachsorge): 10–20 d nach Therapiebeginn (je nach HWZ des Markers), alle 3 Mon. während der ersten 2 J., alle 6 Mon. im 3., 4. und 5. J. nach der 1. Ther., vor jedem Therapiewechsel
  - Bei V. a. Rezidiv oder Metastasierung
  - Bei erneutem Staging
  - 2–4 Wo. nach Konzentrationsanstieg des Markers

Bewertung

- Tumormarker können früher als andere diagn. Verfahren auf Rezidive hinweisen.
- Bei radikaler OP Markerabfall innerhalb von 4–8 Wo. Ein Wiederanstieg spricht für ein Rezidiv oder Metastasen.
- Zur Primärdiagn. und zum Screening unbrauchbar. Ausnahmen: z. B. Verwandte von Pat. mit C-Zell-Ca bzw. multipler endokriner Neoplasie (MEN), Pat. mit Z. n. Blasenmole, V. a. Keimzelltumoren (β-HCG), Prostata-Ca (PSA).
- Zur Prognoseeinschätzung selten geeignet. Ausnahmen: CEA beim kolorektalen Karzinom, AFP und β-HCG bei Keimzelltumoren, evtl. β_2-Mikroglobulin beim multiplen Myelom, Desoxythymidinkinase (TK) beim Non-Hodgkin-Lymphom.

- Markerwerte werden durch Rauchen (CEA, TPA), Schwangerschaft (AP, HCG), Katabolismus, entzündliche oder toxische Erkr. beeinflusst. Marker-Normwerte differieren je nach Labormethode → möglichst stets im gleichen Labor bestimmen lassen!
- Kein Marker ist tumorspezifisch, erhöhte Konz. bisweilen auch beim Gesunden messbar.

15 Neurologie und Psychiatrie

Christian Arning

15.1 Leitsymptome und ihre Differenzialdiagnosen

15.1.1 Schwindel

Vielgestaltiges Symptom, Klinik erlaubt in ca. 70 % die Diagnose des Schwindelsy., technische Untersuchungen sollen zur ätiolog. Klärung ergänzend und gezielt eingesetzt werden.

Klinische Kriterien für die Differenzialdiagnose

- Schwindelart: vestibulärer Schwindel (s.u.) oder unsystematischer Schwindel (Taumel, Benommenheit), s.u.
- Zeitlicher Verlauf: Attacken- oder Dauerschwindel, Dauer der Attacken
- Begleitsympt. (kochleär: Hörminderung oder Tinnitus; neurologisch: Diplopie oder andere Hirnnervenstörung, Lähmung, Bewusstseinsstörung)
- Auslösung oder Verstärkung, z. B. durch Körperhaltung, Kopfbewegung
- Vorerkr. (z. B. Hyper- oder Hypotonie, Migräne, KHK), Medikamentenanamnese (z. B. Sedierung, Betablocker)

Vestibulärer Schwindel (Vertigo)

Gerichteter Schwindel, meist Drehschwindel (Umgebung dreht sich), kann mit einseitiger Fallneigung sowie Übelkeit und Erbrechen verbunden sein.

Ätiologie

- **Peripher vestibuläre Störung:** Läsion im Vestibularorgan oder im N. vestibularis
- **Zentral vestibuläre Störung:** Läsion in den vestibulären Bahnen oder im vestibulären Kortex

15

Bei Vorhandensein weiterer neurolog. Sympt. liegt immer eine zentral vestibuläre Störung vor. Ohne neurologische Sympt. kann die Störung zentral oder peripher vestibulär sein, Differenzierung durch Vestibularisprüfung (HNO-Arzt) oder Kopfdrehtest.

Differenzialdiagnosen

- **Peripher vestibulärer Schwindel** (keine weiteren neurolog. Sympt.):
  - **Benigner paroxysmaler Lagerungsschwindel** („Otolithen-Schwindel"): durch Partikel in einem Bogengang, die bei Kopfreklination oder Kopfseitenlagerung Drehschwindelattacken von 10–30 Sek. Dauer auslösen. Keine Hörstörungen. Häufigste vestibuläre Schwindelform, v. a. bei älteren Menschen. **Diagn.:** Klinik, Bestätigung durch Lagerungsprobe. **Ther.:** Lagerungstraining nach Brandt, keine Antivertiginosa (hemmen zentrale Kompensation).
  - **Neuronitis vestibularis:** akut einsetzender, mehrere Tage anhaltender Dauerschwindel, initial meist Übelkeit, Erbrechen und Fallneigung, keine Hörstörungen. **Klin.:** Spontannystagmus (Frenzel-Brille), bei kalorischer Prüfung (HNO) Nachweis des Vestibularisausfalls. Wahrscheinlich entzündlich (parainfektiös?) verursacht. **Ther.:** Prednison 100–80–60–40–20–10 mg für jeweils 3 d, dann weiter ausschleichen. Sympt. Antiemetikum, z. B. Dimenhydrinat 1–3 × 100 mg/d.

- **Menière-Krankheit:** Attackenschwindel, mehrere Min. bis einige h andauernd, meist mit Tinnitus und/oder Hörminderung sowie Druckgefühl im Ohr. Evtl. zunächst monosympt. ohne Hörstörungen. **Ther.:** Betahistin 3 × 8–16 mg/d, bei Therapieresistenz otochir. Behandlung.
- **Vestibularisparoxysmie:** Attackenschwindel, bis mehrfach tägl., meist nur wenige Sek. andauernd, oft ausgelöst durch Kopfbewegungen in verschiedene Richtungen, verursacht durch path. Gefäß-Nerven-Kontakt (Neuropathie des N. vestibularis) wie bei Trigeminusneuralgie. **Ther.:** Pregabalin 2 × 75 mg/d oder Gabapentin 3 × 300 mg/d, einschleichend dosieren.
- **Seltenere Ursachen:** Labyrinthitis bei Otitis media, Zoster oticus; Akustikusneurinom.

• **Zentral vestibulärer Schwindel:**
  - **Vertebrobasiläre Perfusionsstörung:** Attackenschwindel bei TIA, Dauerschwindel bei Hirninfarkt, je nach Lokalisation mit oder ohne weitere Symptome. Die Hirnstamm-TIA kann Vorbote eines Schlaganfalls oder einer Basilaristhrombose sein.

Schwindel als Schlaganfallsymptom
Bei erstmalig aufgetretenem vestibulärem Schwindel mit akutem Beginn immer an einen Schlaganfall/eine TIA denken und notfallmäßige Diagn./Ther. einleiten (▶ 15.3.1).

  - **Seltenere Ursachen:** Raumforderung (meist progrediente Sympt.), MS (Liquor!), Basilarismigräne (meist Kopfschmerz; Migräne in der Eigen- oder Familienanamnese), paraneoplastische Kleinhirndegeneration (MRT im Frühstadium unauffällig!), fokale Epilepsie im vestibulären Kortex (häufigste Ursache für Drehschwindelattacken bei Kindern).

! Bei vestibulärem Schwindel (außer bei durch Lagerungsprobe gesichertem benignem paroxysmalem Lagerungsschwindel) ist eine MRT erforderlich (Ausschluss zerebraler Prozess/Akustikusneurinom).

Unsystematischer Schwindel (Dizziness)

Ungerichteter Schwindel (z. B. Orthostasereaktion) und Benommenheitsschwindel.

Differenzialdiagnosen

• **Zentral vaskulärer/präsynkopaler Schwindel.**
  - Störung der Hirnstammperfusion durch verschiedene Ursachen (Überdosierung von Antihypertensiva, Gefäßstenosen vertebrobasilär, Steal-Effekte wie Subclavian-Steal-Sy., Herzinsuff., Herzklappenerkr.).
  - **Typisch:** Provokation durch Orthostase, bei funkt. Kreislaufstörung vorübergehend, in den übrigen Fällen anhaltend (rasche Rückbildung im Sitzen/Liegen)

Bei (Dauer-)Schwindel in Orthostase Prüfung, ob Überdosierung von Antihypertensiva vorliegt. Andernfalls neurovaskuläre Klärung (Gefäßsono extra- und intrakraniell) und ggf. kardiologische Diagn.

- **Arzneimittel-NW:** Dauerschwindel unabhängig von Körperhaltung, v. a. durch Antikonvulsiva (bei schneller Aufdosierung oder Überdosierung) und alle Gruppen von Psychopharmaka.
- **Phobischer Schwankschwindel:** Attacken ungerichteten Schwindels, die durch visuelle Reize (Treppen, Brücken, leere Räume) oder bestimmte soziale Situationen (Kaufhaus, Theater, Restaurant) ausgelöst werden und mit heftiger Angstsympt. verbunden sind. **Ther.:** gezielte Verhaltensther.
- **Andere psychogene Schwindelformen:** chronifizierte Fälle von Dauerschwindel, die zunächst körperlich ausgelöst wurden, dann psychogen unterhalten werden. Bei chron. Schwindel in mehr als 50 % psychogene Ursache bzw. Mitverursachung: psychosomatische Ther. **Diagn. Hinweis:** Angst (spontan angegeben oder erfragbar)
- **Seltenere Ursachen:** visueller Schwindel, z. B. bei Diplopie, Anpassungsstörung an neue (Gleitsicht-)Brille. Somatosensorischer Schwindel mit Störung sensibler Afferenzen, z. B. bei Hinterstrangataxie (Zunahme der Sympt. in Dunkelheit bei Ausfall der visuellen Kontrolle). Umstritten: zervikogener Schwindel durch Irritation oder Ausfall zervikaler Afferenzen

15.1.2 Akuter Kopfschmerz

- **„Prim." Kopfschmerzen** als Manifestation einer Kopfschmerzkrankheit (z. B. Migräne, Spannungskopfschmerz, Cluster-Kopfschmerz).
- **Sympt. („sek.") Kopfschmerzen** bei verschiedenen zerebralen Erkr.

! Der akute Kopfschmerz kann Symptom einer potenziell lebensbedrohlichen Erkr. sein und erfordert sofortige Abklärung. Bei Erstmanifestation akuter Kopfschmerzen ist immer zuerst an sek. Kopfschmerzen zu denken, die Diagn. einer Kopfschmerzkrankheit kann erst im Verlauf gestellt werden. Die SAB darf nicht übersehen werden (→ CT, MRT).

15

Warnsymptome bei sekundären Kopfschmerzen

- Plötzlicher Beginn („Donnerschlag")
- Bisher unbekannter Kopfschmerzcharakter
- Erstmanifestation nach dem 50. Lj.
- Neurologischer Befund: Bewusstseinsstörung, fokale Ausfälle, Meningismus
- Psychische oder kognitive Veränderungen
- Infektzeichen
- Morgendliches Erbrechen
- Schädeltrauma in der jüngeren Vorgeschichte
- Erstmaliger epileptischer Anfall
- Laufende Antikoagulation oder laufende Immunsuppression

Differenzialdiagnosen

- **Subarachnoidalblutung** (SAB ▶ 15.3.1): akut einsetzender Kopfschmerz von bisher unbekanntem Charakter (nur in einem Teil der Fälle typischer Vernichtungskopfschmerz), Meningismus (kann fehlen), teilweise initiale Bewusstlosigkeit. Neurologische Herdsympt. möglich. **Diagn.:** CCT. **Cave:** bei unauffälligem CT kann dennoch eine SAB vorliegen → Lumbalpunktion.

> Bei akut aufgetretenem, bisher unbekanntem Kopfschmerz immer SAB ausschließen.

- **Eitrige Meningitis** (▸ 15.3.4): Fieber, Meningismus, evtl. Bewusstseinsstörung, Leukozytose, CRP ↑. Diagn.: CCT mit Knochenfenster, Lumbalpunktion.
- **Intrakranielle Drucksteigerung** (Hirntumor ▸ 15.3.3, Sinusvenenthrombose ▸ 15.3.1, Hirnabszess ▸ 15.3.4, ICB ▸ 15.3.1, Hydrozephalus, Subduralhämatom). Notfalldiagn.: CCT, ggf. ergänzende Diagn.: MRT.

> Bei neu aufgetretenem Kopfschmerz älterer Menschen immer an Riesenzellarteriitis denken → BSG, CRP untersuchen (▸ 11.6.6).

- **Dissektion der A. carotis interna oder A. vertebralis** (▸ 15.3.1): Kopfschmerz als Leitsymptom der Dissektion: bei Dissektion der A. carotis interna Schmerzen in Schläfe, Kiefer, auch periorbital, periaurikulär, parietal; bei Dissektion der A. vertebralis Nacken- und Hinterkopfschmerzen unilateral auf der Seite der Dissektion (**Cave:** Dissektion in bis zu 25 % bilateral, dann bilaterale Schmerzen!).
- **Hirninfarkt:** in einigen Fällen lokaler Kopfschmerz (Arteriitis? Venöser Infarkt bei Sinusthrombose?). **Diagn.:** CCT, evtl. ergänzend MRT.
- Phäochromozytom (▸ 12.2.5) und maligne Hypertonie (▸ 5.3.1).
- **Glaukomanfall:** Orbitaschmerz, Bulbus fühlt sich hart an. **Diagn.:** Augenarzt!
- **Sinusitis:** Gesichtsschmerz, bei Manifestation an Ethmoidalzellen oder Keilbeinhöhle auch diffuser Kopfschmerz möglich. **Diagn.:** CCT mit Knochenfenster.

Indikation zu weiterführender Diagnostik

- V. a. SAB: CCT; bei unauffälligem CT Lumbalpunktion
- V. a. eitrige Meningitis: CCT, dann Lumbalpunktion
- Hirndruckzeichen (Bewusstseinsstörung) oder neurologische Herdsympt.: CCT
- V. a. Befund in der hinteren Schädelgrube: MRT
- V. a. Sinusthrombose: MRT oder CTA
- V. a. Dissektion der A. carotis interna oder A. vertebralis: Farbduplex-Sono und MRT

15.1.3 Chronische Kopfschmerzsyndrome

Migräne

6–8 % aller Männer und 12–14 % aller Frauen. Höchste Inzidenz zwischen dem 35. und 45. Lj.

Klinik

- **Migräne-Aura:** kann den Kopfschmerzen vorausgehen mit Seh-, Sensibilitäts- und/oder Sprachstörungen. Sympt. entwickeln sich allmählich (DD Embolie: schlagartig), dauern nicht länger als 1 h, sind voll reversibel. Typisch ist ein Mix aus Reiz- und Ausfallssympt. Migränekopfschmerz beginnt in der Aura oder innerhalb von 60 Min. nach der Aura.

- **Sonderform Basilarismigräne:** Aura mit vertebrobasilären Sympt. (2 der folgenden): Dysarthrie, Schwindel, Tinnitus, Hypakusis, Diplopie, bilat. Sehstörung, Ataxie, Bewusstseinsstörung, bilat. Sensibilitätsstörung. Keine motorischen Störungen.
- **Triggerfaktoren:** psychosozialer Stress und Änderung des Schlaf-Wach-Rhythmus; hormonelle Einflüsse: Menstruation, Ovulationshemmer; Nahrungs- und Suchtmittel: Schokolade, Käse, Wein, Nikotin, Kaffee, Zitrusfrüchte.
- **KO:** migränöser Infarkt. Diagn. Kriterien: anamnestisch Migräne mit Aura; aktuelle Attacke weist die bekannten Aurasympt. auf, die aber > 60 Min. persistieren. Zerebrale Bildgebung zeigt ischämischen Infarkt, der nicht auf eine andere Erkr. zurückzuführen ist.

Bei Migräne-Aura von > 60 Min. Dauer → V. a. migränösen Infarkt (→ Schlaganfalldiagn.).

Diagnostische Kriterien für Migräne ohne Aura (International Headache Society IHS)
- Mind. 5 Attacken, welche die hier aufgeführten Kriterien erfüllen.
- Kopfschmerzattacken von 4–72 h Dauer
- Mind. 2 der folgenden Charakteristika:
  - Lokalisation unilateral
  - Pulsierende Qualität
  - Schmerzintensität mäßig bis stark
  - Verstärkung oder Auslösung durch normale körperliche Aktivität (wie Gehen, Treppensteigen)
- Während der Kopfschmerzattacke mind. 1 der folgenden:
  - Übelkeit und/oder Erbrechen
  - Phonophobie und Fotophobie
- Nicht auf andere Erkr. zurückzuführen

15

Akuttherapie
- **Allg. Maßnahmen:** Reizabschirmung (abgedunkelter, ruhiger Raum)
- **Antiemetika:** bessern nicht nur die vegetativen Begleitsympt., sondern führen über eine Anregung der Magenperistaltik zu einer besseren Resorption und Wirkung von Analgetika; z. B. Metoclopramid 10–20 mg p. o., 20 mg rektal oder 10 mg i. m., i. v., s. c. **NW:** Frühdyskinesie, Unruhezustände. **KI:** Kinder < 14 J., Hyperkinesen, Epilepsie, Schwangerschaft, Prolaktinom
- **Analgetika und vasoaktive Substanzen:**
  - **NSAID:** bei leichten bis mittelschweren Attacken, z. B. ASS 1 000 mg p. o./i. v. oder Ibuprofen 400–600 mg p. o. **NW:** Magenschmerz, Gerinnungsstörung (Blutungsneigung bei Ibuprofen geringer). **KI:** GI-Ulkus, ASS-sensitives Asthma, Blutungsneigung, 1. Trimenon
  - **Triptane:** bei schwerer Attacke, z. B. Sumatriptan 50–100 mg p. o., 25 mg rektal, 10–20 mg Nasenspray, 6 mg s. c. **NW:** u. a. RR ↑ oder ↓, Tachykardie, HRS, Koronarspasmen, Benommenheit, Müdigkeit. **KI:** Hypertonie, AVK, TIA, Schlaganfall, KHK, Raynaud-Sy., multiple vaskuläre Risikofaktoren, Leber- oder Niereninsuff., Schwangerschaft, Stillzeit, Kinder < 18 J. **Cave:** Wirkdauer evtl. kürzer als Dauer der Migräneattacke, daher Komb. mit NSAID vorteilhaft. Bei Schmerzrezidiv in derselben Migräneattacke Applikation einer 2. Dosis des Triptanpräparats möglich.

Bei Einsatz von Triptanpräparat beachten:

- Applikation erst nach Abklingen der Aura (bei Migräne mit Aura)
- Anwendung nicht häufiger als an 10–12 d/Mon. (**Cave:** medikamenten-induzierter Kopfschmerz)

Migräneprophylaxe Reduziert Häufigkeit, Schwere und Dauer der Attacken und vermeidet den medikamenteninduzierten Dauerkopfschmerz. Medikamentöse Ther. sollte durch nichtmedikamentöse Verfahren wie Verhaltensther. sowie durch Ausdauersport ergänzt werden. Mittel der ersten Wahl: Betablocker Propranolol und Metoprolol (z. B. 50–200 mg/d; ▶ Tab. 4.15), Kalziumantagonist Flunarizin sowie Antikonvulsiva Valproinsäure und Topiramat. Akupunktur ist wirksame Alternative zur medikamentösen Prophylaxe.

- **Indikationen zur medikamentösen Prophylaxe**
  - ≥ 3 Attacken/Mon., die auf eine Akutther. (s. o.) nicht ansprechen, schwere NW der Akutther.
  - Hohe Attackenfrequenz mit Einnahme von Schmerz- oder Migränemitteln an > 10 d/Mon.
  - Komplizierte Migräneattacken (neurolog. Ausfälle über mehr als 7 d).

Spannungskopfschmerz

Lebenszeitprävalenz von > 90 %, unter chron. Spannungskopfschmerz mit tägl. Schmerzen leiden 2–3 % der Bevölkerung.

Diagnostische Kriterien für episodischen Spannungskopfschmerz (nach IHS)
Mind. 10 Episoden/J. (an < 12 d), welche die nachfolgenden Kriterien erfüllen:

- Dauer zwischen 30 Min. und 7 d
- Wenigstens 2 der folgenden Charakteristika:
  - Lokalisation bilateral
  - Schmerzcharakter drückend, ziehend, nicht pulsierend
  - Schmerzintensität gering bis mäßig
  - Keine Verstärkung durch normale körperliche Aktivität (wie Gehen, Treppensteigen)
- Beide folgenden Kriterien:
  - Keine Übelkeit, kein Erbrechen (allenfalls Appetitlosigkeit)
  - Keine Licht- und Geräuschempfindlichkeit (allenfalls eins von beiden)
- Nicht auf andere Erkr. zurückzuführen

Diagnostische Kriterien für chronischen Spannungskopfschmerz (nach IHS)
Wie oben außer:

- Kopfschmerz an mind. 15 d/Mon. über > 3 Mon.
- Über Stunden anhaltende oder kontinuierliche Kopfschmerzen

Diagnostik chronischer Spannungskopfschmerz

- CT oder MRT: zum Ausschluss intrakranieller Raumforderungen
- Venöse MRA: evtl. ergänzend zur Frage einer Sinusthrombose
- Liquoruntersuchung: zum Ausschluss einer chron. Meningitis
- Liquordruckmessung: evtl. zur Frage eines Pseudotumor cerebri
- Ausschluss einer art. Hypertonie oder entzündlichen Systemerkr. (Labor), Analyse des Schlafprofils (Schlafapnoe-Screening), psychiatrische Untersuchung (Depression?)

- Ausschluss von Arzneimittel-NW (z. B. Analgetika, Kalziumantagonisten, Nitropräparate, Koffein, Hormone, L-Dopa)

Therapie
- **Episodischer Spannungskopfschmerz:** sympt. ASS (1 000 mg), Paracetamol (1 000 mg) oder Ibuprofen (400–800 mg). Lokale großflächige Applikation von Pfefferminzöl
- **Chron. Spannungskopfschmerz:** allg. regelmäßiger Schlaf-Wach-Rhythmus, Entspannungsübungen nach Jacobson, Ausdauertraining (z. B. Joggen, Schwimmen, Radfahren), Stressbewältigung. Sympt. lokale Pfefferminzölapplikation. Keine regelmäßige Analgetikaeinnahme

Prophylaxe Am besten untersucht: trizyklische Antidepressiva wie Amitriptylin 25–75 mg/d z. N.

Clusterkopfschmerz (Bing-Horton-Kopfschmerz)

Klinik Episodisch oder chron., meist 2–3 h nach dem Einschlafen zur selben „Nacht"-Zeit auftretend. 1–8 Attacken/d über Wo., danach unterschiedlich lange kopfschmerzfreie Intervalle. Streng einseitige, unerträgliche, orbitale oder retroorbitale Schmerzattacken von 30–120 Min. Dauer, begleitet von Tränenfluss, konjunktivalen Injektionen, Rhinorrhö, Horner-Sy. (▶ 15.2.1), periorbitalem Ödem. Pat. laufen zur Schmerzlinderung umher.

Akuttherapie 7 l O_2/Min. über Maske, falls unwirksam Sumatriptan 6 mg s. c. oder 1 ml Lidocain-Lsg. in das ipsilaterale Nasenloch sprühen, weitere Betreuung durch Neurologen.

Prophylaxe Prednison 100 mg/d p. o., gleichzeitig Beginn mit Verapamil, auf 3 × 120 mg/d p. o. aufdosieren und nach 5 d mit dem Ausschleichen der Glukokortikoide beginnen.

Analgetikakopfschmerz

Klinik Diffuser, drückender Kopfschmerz ohne freie Intervalle nach mehrmonatiger Einnahme von Analgetika. Häufig graue Hautfarbe und struppiges Haar, auf Abhängigkeit von Tranquilizern achten.

Therapie Stationärer Analgetikaentzug, Zunahme der Kopfschmerzen in den ersten Tagen, Besserung meist nach 1–2 Wo. Kopfschmerzther. mit Eisbeutel und bei Übelkeit mit Metoclopramid.

15.2 Diagnostische Methoden

15.2.1 Neurologische Untersuchung

Psychopathologischer Befund
- Bewusstseinslage (▶ Tab. 15.1) und Orientierung ZOPS (= Zeit, Ort, Person, Situation)
- Konzentration: Monate rückwärts aufzählen
- Merkfähigkeit (z. B. Telefonnummer, 6 Gegenstände); Neu-/Altgedächtnis (Ereignisse des heutigen Tages, biografische Daten)
- Gedankengang: gehemmt, verlangsamt, eingeengt, perseverierend, ideenflüchtig, vorbeireden, gesperrt, inkohärent
- Inhaltliche Denkstörungen: Halluzinationen, Wahnideen, Zwänge, Phobien

- Ich-Störungen: Depersonalisation und Derealisation, Gedankenausbreitung oder -entzug, Fremdbeeinflussung
- Grundstimmung, Affekt: affektlabil, affektinkontinent, inadäquat, deprimiert, innerlich unruhig, gefühlsverarmt, euphorisch, klagsam, ängstlich
- Antriebsstörungen: antriebsarm, antriebsgesteigert

Tab. 15.1 Bewusstseinslage

Wach	–
Somnolent (schläfrig)	Pat. ist durch leichte Stimuli erweckbar, schläft aber im Verlauf der Untersuchung immer wieder ein
Soporös	Durch Schmerzreize erweckbar, Aktivierung nur kurzfristig
Komatös	Nicht erweckbar, verschiedene Schweregrade, definiert durch Abwehr auf Schmerzreize und erhaltene Hirnstammreflexe

Neuropsychologische Störungen

- **Sprachstörung (Aphasie):**
  - **Motorisch:** reduzierte Spontansprache, phonematische Paraphasien (Verwechslung von Silben)
  - **Sensorisch:** gestörtes Sprachverständnis, erhaltene Sprachproduktion mit semantischen Paraphasien (Verwechslung von Wörtern)
  - **Global:** motorisch und sensorisch
- **Sprechstörung (Dysarthrie):** Störung der Artikulation, verwaschenes Sprechen, Testsatz „schleimige, schuppige Schellfischflosse"
- **Neglect:** Vernachlässigung von Körperteilen oder Außenraum trotz erhaltener Wahrnehmung.
  - **Sensibler Neglect:** Test durch gleichzeitiges bds. Berühren.
  - **Visueller Neglect:** Auf ein Blatt Papier gemalte Linien können vom Pat. nicht halbiert werden.
- **Räumliche Orientierungsstörung:** Uhrzeit auf Zifferblatt eintragen oder dreidimensionale Figur (Haus) abmalen lassen.

> Geschriebene Sprache ist sensitiver im Aufdecken geringer Defizite, deshalb in Verdachtsfällen immer testen (Lesen, Schreiben).

Meningeale Zeichen und Nervendehnungszeichen

- **Meningismuszeichen:** passives Beugen des Kopfs reflektorisch gehemmt.
- **Lasègue:** Schmerzen im Bein, im Gebiet der betroffenen Nervenwurzel (L5, S1) bei Elevation des gestreckten Beins
- **Lhermitte-Nackenbeugezeichen:** ruckartiges Beugen des Kopfs führt zu Dysästhesien in Armen, Rücken oder Beinen. Bei MS, HWS-Trauma und Halsmarktumor

Überprüfung der Hirnnerven

- **Visuelles System und Pupillomotorik:**
  - **Visusbestimmung, fingerperimetrische Gesichtsfeldprüfung:** Abstand zum Pat. etwa 0,5–1 m, Pat. hält sich ein Auge zu und fixiert das Gesicht des Arztes. Der Arzt führt seinen Finger langsam von allen Richtungen her in das Gesichtsfeld des Pat., wobei die Grenze des eigenen Gesichtsfelds als Kontrolle dient. Häufig werden Gesichtsfelddefekte vom Pat. nicht bemerkt!

15

- **Pupillenweite:** bei unterschiedlicher Weite besonders auf begleitende Lidspaltendifferenz (Ptose) achten (Horner-Sy.: Ptose, Miose, Anhidrose; Okulomotoriusparese: Ptose und Mydriasis); entrundete Pupille häufig bedingt durch Katarakt-OP
- **Lichtreaktion:** bei einseitiger Lichteinstrahlung verengt sich sowohl die Pupille des angestrahlten Auges (direkte Reaktion) als auch die des Gegenauges (konsensuelle Reaktion) → Differenzierung afferente und efferente Pupillenstarre. Konvergenzreaktion nur bei path. Lichtreaktion testen.

- **Okulomotorisches und vestibulokochleäres System:**
  - **Neutralstellung der Augen:** Spontannystagmus (Bezeichnung nach der Richtung der schnellen Komponente), Schielstellung (angeboren oder erworben)
  - **Folgebewegungen:** sakkadierte („ruckartige") Blickfolge (z. B. Kleinhirnerkr.) oder Blickrichtungsnystagmus (z. B. Intox. mit Carbamazepin, Kleinhirnerkr.). Änderung einer Schielstellung (Schielwinkel wird größer bei Blick in die Zugrichtung des paretischen Augenmuskels)
  - **Vestibulookulärer Reflex:** bei schnellen Kopfdrehungen path. Auslenkung der Bulbi mit Rückstellsakkaden → z. B. nach Vestibularisausfall (▶ 15.1.1)
  - **Orientierender Hörtest:** bei einseitiger Hypakusis → DD Akustikusneurinom
- **Übrige Hirnnervenfunktionen:**
  - **Sensibilität des Gesichts:** Prüfung von Berührungs- und Schmerzempfinden (zentrale Läsion? Läsion des N. trigeminus?)
  - **Mimische Muskulatur:** Beteiligung der Stirn und unvollständiger Lidschluss → Läsion des N. facialis oder selten seines Kerngebiets im Hirnstamm. Mundastschwäche → kontralaterale Pyramidenbahnschädigung
  - **Zunge:** Abweichung zur paretischen Seite beim Herausstrecken. Zungenatrophie → Läsion im Kerngebiet oder im Verlauf des N. hypoglossus
  - **Rachenring** → Herüberziehen zur gesunden Seite (Parese der Nn. glossopharyngeus und vagus)
- **Untersuchung des motorischen Systems:**
  - **Kraftprüfung** (▶ Tab. 15.2): orientierend: Oberarmabduktion, Fingerspreizung, Zehenspitzen- und Hackengang, Erheben aus der Hocke, beim liegenden Pat. Anheben des gestreckten Beins. Testen im Seitenvergleich. Quantifizierung in Kraftgrade (0–5). Beschreibung der noch möglichen Funktion
  - **Feinmotorik:** z. B. Handschrift oder mit jedem Finger einer Hand den Daumen berühren, gestört bei diskreter zentraler Parese, Parkinson-Sy. und Kleinhirnerkr.
  - **Armhalteversuch:** mit nach oben weisenden Handtellern bei vorgehaltenen Armen. Einseitiges Absinken mit Pronation und Anbeugen im Ellenbogengelenk → zentrale Parese
  - **Beinhalteversuch im Liegen:** Die im Knie gestreckten Beine werden angehoben. Einseitiges Absinken (ohne Angabe von Schmerz) → zentrale Parese
  - **Muskeltonus:** Spastik, Rigor, schlaffer Tonus
  - **Muskeleigenreflexe** (▶ Tab. 15.3) path. sind Seitendifferenz oder einseitig fehlende Reflexe, verbreiterte Reflexzonen, unerschöpfliche Kloni.
  - **Path. Reflexe:** Babinski-Zeichen (tonische Dorsalflexion der Großzehe durch Bestreichen der lateralen Fußsohle von der Ferse zum Großzehenballen).

15

Tab. 15.2 Kraftprüfung – Kraftgrade	
5	Normale Kraft
4	Bewegung gegen Widerstand möglich; Abstufung 4+ für geringe Krafteinschränkung; 4- für nur gegen leichten Widerstand mögliche Bewegung
3	Anheben des Gliedmaßenabschnitts gegen die Schwerkraft; 3+ Bewegung nur kurz gegen leichten Widerstand und Schwerkraft möglich
2	Bewegung nur bei Aufhebung der Schwerkraft
1	Muskelkontraktionen sichtbar, jedoch keine Bewegung
0	Keine Muskelaktivität

Tab. 15.3 Physiologische Muskelreflexe

Reflex	Wurzel
Eigenreflexe	
Bizepsreflex (BR)	C5/6
Brachioradialisreflex (BRR)	C5/6
Trizepsreflex (TR)	C7
Patellarsehnenreflex (PSR)	L3/4
Achillessehnenreflex (ASR)	S1/2
Fremdreflexe	
Bauchhautreflex (BHR)	Th 6–12
Analreflex	S3–S5

15

- **Sensibilitätstestung** (▶ Abb. 15.1):
  - **Schmerzempfinden:** an allen Extremitäten testen, z. B. mit Nadelspitze. Bei ungestörtem Berührungsempfinden (dissoziierte Sensibilitätsstörung) → Schädigung meist im Tractus spinothalamicus kaudal des Pons.
  - **Temperaturempfinden:** häufig bessere Aussage als bei Testung des Schmerzempfindens. Zwei Reagenzgläser, eines gefüllt mit warmem Wasser, eines aus dem Eisfach. Orientierende Untersuchung mit metallischem Gegenstand (Reflexhammer, Stimmgabel) ist ausreichend.
  - **Lagesinn:** passive Bewegungen der Finger und Zehen → gestört bei Hinterstrang- oder Thalamusläsion sowie bei schwerer PNP.
  - **Vibrationsempfinden:** Prüfung der Tiefensensibilität mit Stimmgabel, Quantifizierung von 0/8 bis 8/8.
  - **Stereognosie:** Erkennen auf die Haut geschriebener Zahlen. Simultanes Berühren beider Körperseiten → Neglect.

- Isolierte Störung von Schmerz und Temperatur (dissoziierte Sensibilitätsstörung) wird meist vom Pat. nicht bemerkt, deshalb immer prüfen!
- Prüfung des Temperaturempfindens wichtig bei Neuropathien. Bei Small-fiber-Neuropathie (z. B. bei Fabry-Krankheit) sind alle anderen sensiblen Qualitäten ungestört.

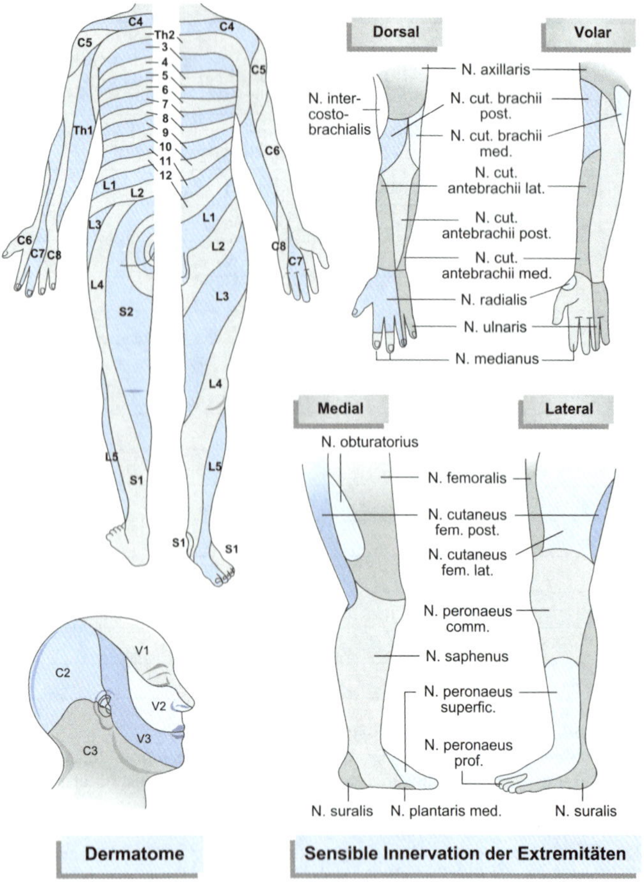

Abb. 15.1 Dermatome und Versorgungsgebiete sensibler Nerven [L157]

- **Koordinationsprüfung:**
  - **Finger-Nase-Versuch (FNV) und Hacke-Knie-Versuch (HKV):** Tremor, Ataxie, Dysmetrie → Kleinhirnerkr., Tiefensensibilitätsstörung, zentrale Parese
  - **Diadochokinese:** Dysdiadochokinese bei Kleinhirnläsion, Tiefensensibilitätsstörung, extrapyramidal-motorischer Störung und zentraler Parese
  - **Romberg-Test:** Fallneigung im Stehen mit geschlossenen Augen → sensible Ataxie (z. B. PNP), bei offenen Augen → Kleinhirnschädigung, Fallrichtung zur gleichen Seite → Kleinhirn- oder Labyrinthläsion
  - **Gangversuche:** Normalgang, Blindgang, Strichgang → Steppergang (periphere Parese der Fußheber), Wernicke-Mann-Gangbild: Zirkumduktion bei

spastischem Spitzfuß, breitbasig-ataktisches Gangbild (typisch bei toxischer Kleinhirnschädigung), kleinschrittig-hypokinetischer Gang → Parkinson-Sy.

Neurologische Untersuchung komatöser Patienten

Vor der Untersuchung immer BZ-Kontrolle. Falls dies nicht unverzüglich möglich, Glukose-Lsg. (z. B. 20 ml Glukose 40 %) verabreichen.

- **Atmung:** periodische Zu- und Abnahme der Atemtiefe (Cheyne-Stokes) → supratentorielle oder Thalamusläsion. Schnell und flach (Maschinenatmung) → Mittelhirnschädigung. Schnappatmung → untere Hirnstammläsion
- **Meningismus:** im tiefen Koma nicht mehr nachweisbar
- **Pupillen:** Isokorie und Weite.
  - Eng → Opiatintox., Ponsblutung; einseitig eng → Horner-Sy.
  - Weit → Intox. mit Anticholinergika, Hypoxie; einseitig weit → transtentorielle Herniation (Okulomotoriusparese)
  - Entrundet → Katarakt-OP, transtentorielle Herniation
  - Fehlende Reagibilität auf Licht: Mittelhirn- oder Okulomotoriusläsion
- **Kornealreflex:** bds. Ausfall bereits im flachen Koma, einseitig bei Hirnstamm- oder supratentorieller Läsion
- **Stellung der Bulbi und Augenbewegungen:** horizontale Divergenzstellung, schwimmende Bulbi (spontane horizontale Augenbewegungen) → Koma. Herdzeichen sind konjugierte Blickdeviation (fixierter Seitblick), vertikale Fehlstellung oder spontane vertikale Augenbewegung
- **Vestibulookulärer Reflex** (Puppenkopfphänomen): Bewegen des Kopfs in horizontaler oder vertikaler Richtung führt im pos. Fall zur Bewegung der Augen in der Orbita, sodass diese ohne Fixierung auf ein Ziel ausgerichtet bleiben. Einseitige Störung bei Augenmuskelparesen oder Hirnstammläsion, kompletter Ausfall bereits im flachen Koma oder bei bilateraler Läsion.
- **Würgreflex, Hustenreflex:** Auslösung durch Bestreichen der Tonsillenregion und Absaugen (nasotracheal), fehlt erst im tiefen Koma
- **Motorik:**
  - **Spontanbewegungen:** Gähnen, Schlucken im flachen Koma, Streck- (meist mit Innenrotation und Beugung im Handgelenk) oder Beuge-Streck-Synergismen, Myoklonien (einschießende kurze Bewegungen), Kloni (relativ rhythmisch, grobschlägig) bei Krampfanfällen (▶ 15.3.2).
  - **Motorische Reaktion auf Schmerzreize:** gezielte Abwehr (Wegziehen), ungezielte Abwehr (Grimassieren, Wälzbewegungen), Strecksynergismen oder keine Reaktion. Asymmetrien/Seitendifferenzen der Motorik wie Muskeltonusdifferenzen. Asymmetrische Muskeleigenreflexe oder pos. Babinski. Im tiefen Koma sind diese Reflexe erloschen, und der Muskeltonus ist schlaff.

15.2.2 Liquoruntersuchung

Indikationen Bei V. a. entzündliche Erkr. von ZNS und Nervenwurzeln, zum Nachweis einer Subarachnoidalblutung bei normalem CCT, bei manchen Tumoren, insb. bei V. a. Meningeosis carcinomatosa und leucaemica.

Kontraindikationen Hirndruck (bei Verdacht immer erst CCT), Blutungsneigung (Thrombos ≤ 50 000/μl, Quick ≤ 50 % oder INR ≥ 1,8), Entzündungen von Haut, Unterhaut oder Muskulatur im Bereich der Punktionsstelle.

Befund ▶ Tab. 15.4, ▶ Tab. 15.5

- **Aussehen:** klar (normal), trübe (Pleozytose ≥ 800/µl), eitrig (Pleozytose ≥ 3 000/µl), blutig (Subarachnoidalblutung, bei Blutschlieren artifizielle Blutung durch Punktion); blutiger Liquor nach Zentrifugieren: Überstand ab etwa 6 h nach Blutung xanthochrom; prim. xanthochrom bei stark erhöhtem Eiweiß, Ikterus und Verabreichung von Rifampicin
- **Druck:** 5–20 cm H_2O (Steigrohr, Infusionsbesteck), Druckanstieg bei Kompression der V. jugularis (Queckenstedt-Test). Fehlender Anstieg als Hinweis auf spinale Raumforderung
- **Zellzahl:** normal ≤ 4 Leukos/µl bei Erw., darüber Pleozytose. Differenzierung nach Granulozyten, Lymphozyten und Monozyten. Überwiegen von Granulozyten bei eitriger Meningitis, von Lymphozyten bei viraler Meningitis und Borreliose
- **Laktat:** normal ≤ 2,1 mmol/l, passiert die Blut-Liquor-Schranke nicht
- **Glukose:** ~70 % des BZ, verhält sich reziprok zum Laktat
- **Liquorzytologie:** bei Tumoren, insb. bei V. a. Meningeosis carcinomatosa und leucaemica
- **Immunglobuline:** Delpech-Lichtblau-Quotient = (IgG Liquor/Serum)/(Albumin Liquor/Serum) ≥ 0,8 bei intrathekaler IgG-Synthese. Zuverlässiger ist das Reiber-Diagramm. Bestimmung der lokalen IgM- und IgA-Synthese in gleicher Weise möglich
- **Oligoklonale Banden** mittels isoelektrischer Fokussierung. Sensitive Methode zum Nachweis einer intrathekalen IgG-Synthese
- **Erregerspezif. AK** (AK-Index): 8–10 d nach Inf. pos. **Cave:** Der Nachweis eines AK heißt nicht zwangsläufig, dass auch eine ZNS-Inf. mit diesem Agens vorliegt. Bei MS findet man oft eine polyklonale Immunstimulation mit AK-Bildung gegen Röteln, Masern und VZV.
- **PCR** zum Nachweis viraler DNA: z. B. HSV, VZV, CMV.

15

Tab. 15.4 Liquoreiweiß

Liquoreiweiß	Normal	Grenzbereich	Pathologisch
Ges.-Protein (mg/l)	≤ 450	≤ 450–600	≥ 600
Albumin-Quotient (× 10^{-3})	≤ 8	≤ 8–10	≥ 10

Tab. 15.5 Liquorbefundkonstellation

	Zellzahl pro µl	Zelldifferenzierung	Ges.-Eiweiß (mg/l)	Immunglobulinsynthese	Bemerkungen (Laktat in mmol/l)
Virale Meningitis	≤ 1 000	Mononukleär, aktivierte B-Lymphozyten	≤ 1 500	Keine	Laktat ≤ 2,5, meist kein Erregernachweis
Eitrige Meningitis	≥ 1 000	Neutrophilie	≥ 1 500	Keine	Laktat ≥ 4, Grampräparat, Kultur
HSV-Enzephalitis	30–300	Mononukleär, aktivierte B-Lymphozyten, Erythrophagen	≤ 1 500	IgG	PCR, Laktat ≤ 3,0 im Verlauf bis 5, AK gegen HSV
Meningeosis	15–800	Tumorzellen	≥ 1 000		Zytologie erforderlich

15.3 Wichtige neurologische Krankheitsbilder

15.3.1 Schlaganfall („Stroke")

Diagnostik ▶ Tab. 15.6

Sofortmaßnahmen bei Verdacht auf Schlaganfall

Bei akutem Schlaganfall 5 Fragen klären:

1. **DD:** Liegt überhaupt ein vaskuläres Ereignis vor? In ca. 10 % andere Diagn.: Todd-Parese (funktionelle Lähmung) nach Krampfanfall, Enzephalitis, Migräne mit Aura, Hirntumor mit Einblutung, Contusio cerebri, akuter MS-Schub, periphere Nervenläsion, psychogene Lähmung
2. **Diagn.:** Differenzierung Ischämie (85–90 %)/Blutung (10 %)/besondere Pathologie (3 %): → **sofort CCT.** Bei Ischämie im Frühstadium unauffälliges CT, intrazerebrale Blutung ist sofort erkennbar. Bei Ischämie und NIHSS-Score ≥ 6 (▶ Tab. 15.6) Gefäßdarstellung zusätzlich zum nativen CT (bevorzugt CTA).
3. **Ind. zu spezifischer Akutther.:** z. B. systemische Thrombolyse, endovaskuläre Thrombektomie. Bei Blutung Frage der OP-Ind.
4. **Ind. zu spezifischer Sekundärprävention:** bei Ischämie z. B. Beseitigung einer Gefäßstenose oder Behandlung einer Emboliequelle mit Antikoagulanzien, bei Blutung Ausschaltung der Blutungsquelle (z. B. Aneurysma, AV-Fistel).
5. **Ausschluss von:** gleichzeitigem Herzinfarkt, RR-Entgleisung, Störung von Stoffwechsel (BZ)/E'lyten: immer EKG, Basislabor (BB, Gerinnung, BZ, Elektrolyte, Nierenwerte, CRP, Troponin, CK), internistischer Befund, ggf. Rö-Thorax.

Mögliche Fehldiagnose Schlaganfall bei Enzephalitis (▶ 15.3.5). An Enzephalitis denken bei nicht schlagartigem Beginn und unerklärtem Fieber. Diagnostik: MRT, EEG, Liquor.

Tab. 15.6 National Institutes of Health Stroke Scale Score (NIHSS) als Beispiel für die systematische Erfassung des klinischen Befundes. Hier sind nur die wichtigsten Kriterien genannt. Wie im einzelnen Vorgegangen werden soll, ist z.B. unter https://stroke.nih.gov/documents/NIH_Stroke_Scale.pdf aufgeführt

Kriterium	0 Punkte	1 Punkt	2 Punkte	3 Punkte	4 Punkte
Vigilanz	Wach	Somnolent (geringe Stimuli)	Stuporös (starke/wiederholte Stimuli)	Koma	–
Orientierung: Alter? Monat?	Beide Antworten richtig	eine Antwort richtig	Keine Antwort richtig	–	–
Aufforderungen: Augen öffnen, Augen schließen	Beide befolgt	Eine befolgt	Keine befolgt	–	–

Tab. 15.6 National Institutes of Health Stroke Scale Score (NIHSS) als Beispiel für die systematische Erfassung des klinischen Befundes. Hier sind nur die wichtigsten Kriterien genannt. Wie im einzelnen Vorgegangen werden soll, ist z.B. unter https://stroke.nih.gov/documents/NIH_Stroke_Scale.pdf aufgeführt *(Forts.)*

Kriterium	0 Punkte	1 Punkt	2 Punkte	3 Punkte	4 Punkte
Blickparese	Normal	Partiell	Forciert	–	–
Gesichtsfeld	Normal	Partiell	Komplett	–	–
Mimik	Normal	Geringe Asymmetrie	Partielle Fazialisparese	Komplette Fazialisparese	–
Armmotorik	Kein absinken	Absinken in 10 s	Sinkt auf Unterlage, Anheben möglich	Kein Anheben gegen die Schwerkraft	Plegie
Beinmotorik	Kein absinken	Absinken in 5 s	Sinkt auf Unterlage, Anheben möglich	Kein Anheben gegen die Schwerkraft	Plegie
Ataxie	Normal/ nicht beurteilbar	Eine Extremität	Zwei oder mehr Extremitäten	–	–
Sensibilität	Normal	Partieller Verlust	Schwerer bis kompletter Verlust	–	–
Aphasie	Keine	Einschränkung von Flüssigkeit/ Verständnis	Schwer, fragmentierter Ausdruck	Globale Aphasie oder stumm	–
Dysarthrie	Keine	Verwaschen, aber verständlich	Unverständlich oder stumm	–	–
Neglekt	Kein	Unimodal	Multimodal	–	–

Quelle: Sitzer M, Steinmetz H. Vaskuläre Erkrankungen. In: Sitzer M, Steinmetz H (Hrsg.) Lehrbuch Neurologie. 1. Aufl. München: Elsevier; 2011, S. 125

Zerebrale Ischämie

Ätiologische Diagnostik ▶ Tab. 15.7

- Da das Hirninfarktmuster im frühen CT nicht erkennbar ist, bei anhaltendem Defizit zweite Bildgebung mit MRT oder CT (dann nach mehr als 24 h)
- Klärung der Ischämie-Pathogenese auch durch klin. und Gefäß-Ultraschallkriterien
- Unabhängig von der Ischämie-Pathogenese und -Ätiologie ggf. ergänzende Labordiagn. zur Frage einer besonderen Schlaganfallursache wie Vaskulitis, Thrombophilie

Tab. 15.7 Ätiologische Klärung der zerebralen Ischämie (häufigste Ursachen)

	Ursache	Diagnostik	Hirninfarktmuster in CT/MRT	Klinik	Gefäß-Ultraschall
Mikroangiopathie	Art. Hypertonie	RR, evtl. Langzeit-RR	Lakunär (Marklager, meist unter Balkenniveau)	Lakunäres Sy. (z. B. Pure motor stroke)	Dilatative Arteriopathie oder unauffällig
	Diab. mell.	BZ, evtl. BZ-Profil, HbA_{1c}			
	Vaskulitis	Labor, evtl. Liquor			
Low-Flow-Ischämie (hämodynamisch bedingt)	Gefäßstenose/Verschluss und unzureichende Kollateralversorgung	Doppler-/Farbduplex-Sono extra- und intrakraniell, evtl. ergänzend MR-Angio	Grenzzonen- oder Endstrominfarkt	Fluktuierende gleichartige Sympt.	Sehr hochgradige Stenose/Verschluss, unzureichende Kollateralversorgung, aufgehobene Vasomotorenreaktivität
Embolie	Atherosklerotische Stenose an den hirnversorgenden Arterien	Farbduplex-Sono	Territorial (Kortex häufig einbezogen)	Oft kortikale Sympt. (z. B. Aphasie, Apraxie, Alexie, Neglect)	Stenosenachweis (bei arterioart. Embolie) oder unauffällig (bei kardiogener Embolie)
	Dissektion	Einseitiger Kopfschmerz; Farbduplex-Sono, MRT			
	Vorhofflimmern, evtl. intermittierend	EKG, Langzeit-EKG			
	Endokarditis, Herzklappenerkr. mit Vegetationen, Z. n. Herzinfarkt mit Hypokinesien, CMP	Herzecho transthorakal, bei unauffälligem Befund auch transösophageal (TEE)			
Embolie	Emboliequelle am Aortenbogen, kardialer Re-li-Shunt	TEE oder transkranieller Doppler mit nicht lungengängigem KM (Nachweis von Emboliesignalen transkraniell)			

15

Akutbehandlung

! Akutther. muss sofort eingeleitet werden: „Time is brain"!

1. Systemische Thrombolyse:

- **Indikationen:**
  - Akuter Hirninfarkt mit Beginn der Sympt. < 4,5 h vor Lysebeginn
  - Ausfälle mittelschwer bis schwer ohne Rückbildungstendenz; Thrombolyse kann in Abwägung der Risiken auch bei Pat. mit geringem Schlaganfallschweregrad und rückläufigen Symptomen erwogen werden
- **Anwendung:** rtPA 0,9 mg/kg KG i. v., max. 90 mg. 10 % der Gesamtdosis als Bolus, Rest über 60 min. i. v. als Infusion. **Cave:** RR vor und während der Thrombolyse < 185/110 mmHg. Vorteil von rtPA zeitabhängig, Gabe so schnell wie möglich. Der Arzt sollte mit der Ther. möglicher KO von rtPA (z. B. Blutungen, angioneurotisches Ödem) vertraut sein.
- **Kontraindikationen:**
  - Koma, initialer Krampfanfall, Hirninfarkt in den letzten 4 Wo.
  - Laufende Antikoagulation (z. B. Heparin/orale Antikoagulanzien), große OP oder schweres Trauma in den letzten 2 Wo., Hirnblutung, SHT, ZNS-OP in den letzten 3 Mon., art. Punktion oder Lumbalpunktion in den letzten 3 d
  - Florides Ulcus ventriculi oder duodeni, GIT- oder Harnwegsblutung in den letzten 3 Wo., Kolitis, Ösophagusvarizen, Aortenaneurysma, konsumierende Erkr., schwere diab. Retinopathie, Schwangerschaft, klin. Zeichen der Endokarditis
  - Thrombozyten < 100 000/µl
  - CT: intrakranielle Blutung oder Hirntumor, frisches, aber bereits hypodens demarkiertes Infarktareal > ⅓ des Mediaterritoriums, verstrichene Rindenzeichnung > ⅓ des Mediaterritoriums, ausgeprägte Mikroangiopathie

2. Mechanische Rekanalisation

- **Indikationen:**
  - Akuter ischämischer Schlaganfall mit klinisch relevantem neurologischen Defizit und großem arteriellem Gefäßverschluss im vorderen Kreislauf nach systemischer Thrombolyse mit rtPA bis zu 6 h (Zeitpunkt der Leistenpunktion) nach Auftreten der Symptome
  - Bei KI für i. v. Thrombolyse und Verschluss einer proximalen Hirnbasisarterie mechanische Thrombektomie als Erstlinienther.
  - Bei akutem Basilarisverschluss mechanische Thrombektomie gemeinsam mit intravenöser Thrombolyse, ohne eindeutige Obergrenze des Zeitfensters
- **Anwendung:** mechanische Thrombektomie möglichst rasch nach Indikationsstellung mit Stent-Retriever. Durchführung in Zentren mit entsprechender Erfahrung von speziell ausgebildeten Interventionalisten

Sonderfälle

- **Low-Flow-Ischämie:** hämodynamisch bedingte Perfusionsstörung durch Druckabfall hinter Stenose bei unzureichender Kollateralversorgung. **Klin.:** fluktuierende, immer gleichartige Fokalsympt. **Diagn.:** Gefäßsono extra- und intrakraniell, CT/MRT zeigt evtl. Low-Flow-Infarkte. **Ther.:** konsequente Blutdruckanhebung bzw. -stabilisierung, ggf. mit Katecholaminen; in Einzelfällen evtl. Ind. zur frühen Revaskularisation (OP/PTA).

- **Raumfordernder Kleinhirninfarkt:** kann durch Kompression des Aquädukts einen akuten Verschlusshydrozephalus verursachen. Pat. mit Kleinhirninfarkt sollten sorgfältig überwacht werden: Bei Verschlechterung der Bewusstseinslage CCT und ggf. op. Dekompression.

Management Akute neurologische Sympt. stehen zwar im Vordergrund, die Progn. hängt aber auch wesentlich von den Begleiterkr. ab.

- **Respir. Funktion:** Schutz der Atemwege und Aufrechterhaltung einer adäquaten Ventilation, Oxygenierung via Nasensonde mit 2–4 l O_2/Min., frühe mechanische Ventilation bei abfallender Sauerstoffsättigung.
- **Herz-Kreislauf-Funktion:** Blutdruck nur vorsichtig senken, Werte von 180/100 mmHg sind im Frühstadium zu tolerieren.
- **Stoffwechsel:** Hyperglykämie prognost. ungünstig, Ziel-BZ < 200 mg/dl durch Insulingabe.
- **Körpertemperatur:** erhöhte Körpertemperatur prognost. ungünstig; bei > 37,5 °C Antipyretika wie Paracetamol.
- **Flüssigkeits- und Elektrolythaushalt** kontrollieren und ggf. ausgleichen.
- **Thromboseprophylaxe:** Prophylaxe von Lungenembolien und tiefen Beinvenenthrombosen mit niedermolekularem Heparin (▶ 19.8.2) bei bettlägerigen Schlaganfallpat. oder solchen mit relevanten Beinparesen

Sekundärprävention Pat. profitieren umso mehr, je geringer die Ausfälle durch das erste Ereignis sind. Größter Vorteil bei rascher und vollständiger Rückbildung der Defizite (TIA). Kurzes Zeitfenster: Unbehandelt erleiden 12 % der TIA-Pat. innerhalb von 30 d einen Schlaganfall, in der Hälfte dieser Fälle Insult bereits innerhalb von 2 d → frühzeitig beginnen.

- Abhängig von Ischämie-Ursache (mikroangiopathisch, embolisch, hämodynamisch) ▶ Tab. 15.8
- Unabhängig von der Ischämie-Ursache: Behandlung/Ausschaltung vaskulärer Risikofaktoren (▶ 4.3). Wenn keine Ind. zur Antikoagulation Thrombozytenfunktionshemmer, wie ASS 100 mg/d. Bei Unverträglichkeit Clopidogrel 75 mg/d

Tab. 15.8 Maßnahmen zur Sekundärprävention in Abhängigkeit von der Ischämie-Ursache

	Ursache	Therapie
Mikroangiopathie	Art. Hypertonie, Diab. mell., unbekannte Ursache	Thrombozytenfunktionshemmer
	Vaskulitis	Immunsuppression
Low-Flow-Ischämie	Gefäßstenose und unzureichende Kollateralversorgung	Revaskularisation, Thrombozytenfunktionshemmer, Blutdruck nicht stark senken
Embolie	Karotisstenose	Bei TIA und „minor stroke": OP bei Stenosegrad ≥ 70 % nach NASCET
	Stenose an anderen hirnversorgenden Arterien	A. vertebralis-Stenose: evtl. Stent-Angioplastie
	Stenose an intrakraniellen Arterien	Duale Plättchenhemmung (ASS + Clopidogrel) für 3–6 Monate, bei Rezidiv evtl. Stent-Angioplastie

15

Tab. 15.8 Maßnahmen zur Sekundärprävention in Abhängigkeit von der Ischämie-Ursache *(Forts.)*

	Ursache	Therapie
Embolie	Dissektion	Bei sehr hohem Stenosegrad Antikoagulation mit Phenprocoumon für 3–6 Mon., ansonsten Thrombozytenfunktionshemmer
	Vorhofflimmern, evtl. intermittierend	Phenprocoumon (INR 2–3), alternativ Dabigatran, Rivaroxaban, Apixaban oder Edoxaban
	Endokarditis, Herzklappenerkr. mit Vegetationen, Z. n. Herzinfarkt mit Hypokinesien, CM	Einzelfallentscheidung: OP, ggf. Antibiotikum, Antikoagulation
	Kardialer Re-li-Shunt	Revidierte Leitlinie ist in Arbeit

Intrazerebrale Blutung (ICB)

Ursachen

- **Prim. ICB:** Hypertonie, Lokalisation meist in Stammganglien oder Pons; Auslösung z. T. in physischen oder psychischen Akutsituationen mit Blutdrucksteigerung
- **Sek. ICB:** vaskuläre Malformation (AV-Angiom, AV-Fistel, Aneurysma, Kavernom), Gerinnungsther. (Marcumar®), Blutungsleiden und Gerinnungsstörung (z. B. Von-Willebrand-Jürgens-Erkr., Leberzirrhose), Tumoreinblutung (Glioblastom, Metastase), Sinusvenenthrombose, Vaskulitis, Amyloidangiopathie

15

Diagnostik

- **Obligat:** kurzfristige Verlaufskontrollen des neurolog. Status (Bewusstseinslage), CT-Kontrolle bei klin. Verschlechterung, Basislabor mit Gerinnung, immunologischer Status
- **Im Einzelfall:** bei Blutung in atypischer Lokalisation (außerhalb Stammganglien und Pons), insb. wenn keine Hypertonie vorliegt: MRT und MRA, Doppler- und Duplex-Sono extra- und intrakraniell, ggf. CT-A, ggf. Katheter-Angio; Vaskulitisdiagn.; Abklärung von Gerinnungsstörungen

Akutbehandlung

- **Spezif. Maßnahmen:**
  - **Op. Hämatomausräumung:** immer indiziert bei raumfordernder Kleinhirnblutung mit Hirnstammkompression; keine Ind. bei kleinen Hämatomen, großen linkshirnigen Blutungen sowie prim. komatösen Pat. Bei mittelgroßen Hämatomen und mittelschwerer klin. Sympt. OP evtl. bei progredienter Bewusstseinsstörung (Einzelfallentscheidung)
  - **Op. Ventrikeldrainage:** bei Hydrozephalus und Ventrikeleinblutung
  - **Gerinnungsther.:** schnellstmögliche Korrektur einer Gerinnungsstörung (PPSB, FFP)
- **Allg. Maßnahmen:**
  - **Hirndruckther.:** keine Steroide; bei Hirndruckkrisen Mannitol (bis 6 × 125 ml); frühzeitige Intubation und kontrollierte Beatmung
  - **Herz-Kreislauf-Funktion:** sorgfältiges Blutdruckmonitoring: Blutdruckwerte sollen nicht zu hoch sein, aber auch nicht zu stark gesenkt werden, Werte von 170/90 mmHg sind zu tolerieren

- **Thromboseprophylaxe:** Prophylaxe von Lungenembolien und tiefen Beinvenenthrombosen mit Kompressionsstrümpfen, evtl. Thromboseprophylaxe mit Low-Dose-Heparin

Sekundärprävention

- Hypertonie: konsequente Behandlung, ggf. Hypertonusabklärung
- Blutung aus vaskulärer Malformation: Beseitigung der Blutungsquelle (durch OP oder ggf. endovaskuläre Intervention)

Subarachnoidalblutung (SAB)

Leitsymptome
Akut einsetzende, bisher unbekannte Kopf- und Nackenschmerzen (keineswegs immer stärkste „Vernichtungskopfschmerzen") oft verbunden mit akuter Bewusstseinsstörung. In der Hälfte der Fälle kein abrupter Beginn, sondern über Min. zunehmende Kopfschmerzen.

!

- Auch die leichte SAB darf nicht übersehen werden, denn die Rezidivblutung ist häufig tödlich.
- Bei akut aufgetretenem, bisher unbekanntem Kopfschmerz muss eine SAB ausgeschlossen werden.

Ursachen In 80 % Blutung aus einem Aneurysma der basalen Hirnarterien, in 5 % Blutung aus a. v. Fehlbildung. Andere Ursachen: Dissektionen intrakranieller Arterien, Vaskulitis, Gerinnungsstörung, Sinusvenenthrombose. In 10–15 % keine Blutungsquelle nachweisbar.

Klinik (▶ Tab. 15.9) Häufige Sympt., z. T. verzögert auftretend: Nackensteife, Übelkeit, Erbrechen. Krampfanfälle oder fokale neurologische Ausfälle in der Initialphase sprechen für zusätzliches intrazerebrales Hämatom.

15

Tab. 15.9 Klassifikation der SAB nach Hunt und Hess

Grad	Kriterien
I	Asymptomatisch oder leichte Kopfschmerzen, geringer Meningismus
II	Starke Kopfschmerzen, Meningismus, keine Fokalneurologie außer Hirnnervenstörungen
III	Somnolenz, Verwirrtheit, leichte Fokalneurologie
IV	Sopor, mäßige bis schwere Hemiparese, vegetative Störungen
V	Koma, Einklemmungszeichen

Komplikationen Rezidivblutung, vasospasmusbedingte Hirninfarkte, Hydrozephalus.

Diagnostik

- **CT:** Sensitivität von 98 % in den ersten 12 h, 75 % an Tag 3, 50 % an Tag 7.
- **Lumbalpunktion:** bei unauffälligem CT und klin. Verdacht. Unauffälliger Liquor schließt eine SAB innerhalb der letzten 2–3 Wo. aus. Bei blutigem Liquor artifizielle Blutbeimengung möglich, Xanthochromie nach Zentrifuga-

tion (entsteht innerhalb weniger h) beweist prim. Blutung. Ferritin und Siderophagen können eine SAB noch nach 3–4 Wo. nachweisen.
- **Transkranielle Doppler-Sonografie:** zum Nachweis und Verlauf von Vasospasmen, soll in den ersten 10 d tägl. erfolgen.

> Bei SAB-Nachweis Verlegung in neurochirurgisches/-radiologisches Zentrum und DSA zur Suche der Blutungsquelle.

Therapie
- **Aneurysmanachweis:** Ausschaltung durch OP (Clipping) oder endovaskulär (Coiling)
- **Hydrozephalus:** Liquordrainage
- **Blutdruck:** Zielwert systolisch bei Normotonikern 140 mmHg, bei Hypertonikern 170 mmHg
- **Analgesie:** Paracetamol, ggf. Metamizol und Opioide. **Cave:** kein ASS!
- **Vasopasmus**
  - **-Prophylaxe:** Nimodipin 60 mg p. o. alle 4 h über 21 d, ggf. i. v. über Perfusor mit 1 mg/h
  - **Ther.:** hypertensive hypervolämische Hämodilution (Triple-H), z. B. 10 % HAES 130, 500–1 000 ml/d i. v.

Sinusvenenthrombose (SVT)

Ätiologie
- Vom Lebensalter abhängige Ursachen (Bsp.):
  - **Kinder:** gehäuft septische SVT (durch Übergreifen einer subakut bis chron. verlaufenden Mastoiditis auf die anatomisch eng benachbarten Sinus sigmoideus bzw. transversus)
  - **Junge Erw.:** gehäuft blande SVT bei jungen Frauen, die orale Kontrazeptiva einnehmen, sowie im Wochenbett; insb. bei Protein-C- und -S-Mangel sowie Antithrombin-III-Mangel. Als KO bei zahlreichen Erkr. wie Vaskulitiden (Behçet-Krankheit!), Leukämien, Chemo- und Kortisonther., Malignomen
  - **Erw. im höheren Lebensalter:** blande SVT bei Dehydratation sowie Herz- und Kreislauferkr.
- **Septische SVT:**
  - **Lokal:** Inf. im Mittelgesichtsbereich, Otitis media, Tonsillitis, Sinusitis, Stomatitis, Zahnabszesse, Hirnabszess, Meningoenzephalitis
  - **Generalisiert:** bakt. (Septikämie, Endokarditis, Tuberkulose), viral (Masern, Hep., Zytomegalie), parasitär (Malaria, Trichinose), Pilzinf. (Aspergillose)
- **Blande SVT:**
  - **Orale Kontrazeptiva:** bei 10 % der Fälle alleiniger ätiolog. Faktor
  - **Gerinnungsstörungen:** Faktor-V-Leiden-Mutation mit APC-Resistenz (10–25 % der Fälle), Prothrombinmutation G 20210 A, Antithrombin-III-, Protein-C- und -S-Mangel, zirkulierende Immunkomplexe, HIT II, DIC, Plasminogenmangel, Homozysteinurie, Dysfibrinogenämien
  - **Venöse Stase:** zentralvenöse Katheter, Strangulation
  - **Postpartal:** seltener auch während der Schwangerschaft
  - **Hämatologische Erkr.:** Polyzythämie, Sichelzellanämie, parox. nächtliche Hämoglobinurie, hypochrome bzw. immunhämolytische Anämie, Thrombozythämie

- **Medikamentös-tox.:** Chemother., Glukokortikoide, Malignom (Ca, Lymphom, Leukämie)
- Schwere Dehydratation, Herz- und Kreislauferkr.
- **Lokal:** SHT, neurochir. OP, mechanische Abflussbehinderung durch Tumoren

Klinik Häufig Kopfschmerz (oft fluktuierend); bei Stauungsödem oder Blutung häufig Krampfanfall und fokalneurologisch (z. B. sensomotorisches) Defizit; bei globalem Hirnödem Bewusstseinsstörung und Hirndruckzeichen (Stauungspapille).

Diagnostik

- **CT (nativ und nach KM):**
  - **Direkte Zeichen:** Cord Sign (Hyperdensität eines duralen Sinus oder einer Oberflächenvene im Nativ-CT), „Empty-Delta-Zeichen" (Aussparung im KM-CT)
  - **Indirekte Zeichen:** fokales, regionales oder globales Ödem durch stauungsbedingte Ischämie; intrazerebrale Stauungsblutungen.
  - Bei V. a. septische Thrombose (Sinus cavernosus oder Sinus transversus) Analyse der angrenzenden Strukturen (Keil- bzw. Schläfenbein) im Knochenfenster
- **MRT:**
  - **Direkte Zeichen:** Thrombus in duralem Sinus oder Oberflächenvene
  - **Indirekte Zeichen:** fokales, regionales oder globales Ödem durch stauungsbedingte Ischämie; intrazerebrale Stauungsblutungen
- **Venöse MRA:** Nachweis segmentaler Verschlüsse; Nachweis von Kollateralen
- **Spezifische Labordiagn.:**
  - **Thrombophiliediagn.:** Gerinnungsstatus (PTT, Quick, Thrombinzeit, Fibrinogen, Thrombozyten), Faktor-V-Leiden-Mutation, Antiphospholipid-AK, Prothrombinmutation G 20210A, Antithrombin 3, Protein C und S, Homozystein, Faktor VIII.
  - **Vaskulitisdiagn.:** CRP, ANA, ds-DNA, Lupus-Antikoagulans, zirkulierende Immunkomplexe, p- und c-ANCA, Kryoglobuline, Komplement C3 und 4, SSA, SSB

Therapie

- In der Akutphase unfraktioniertes Heparin i.v. mit 1,5- bis 2-facher Verlängerung der PTT, alternativ gewichtsadaptiert niedermolekulares Heparin in ther. Dosierung
- Gerinnungsther. auch bei Nachweis einer intrazerebralen Stauungsblutung!
- In der Postakutphase Vitamin-K-Antagonisten für 3-12 Mon. Langfristige oder dauerhafte orale Antikoagulation nach Rezidiv sowie bei schwerwiegender Thrombophilie

15.3.2 Epileptische Anfälle

- **Epilepsie:** spontanes wiederholtes Auftreten von epileptischen Anfällen
- **Gelegenheitsanfall** durch Schlafentzug, Fieber, Medikamente und Alkoholentzug provoziert, tonisch klonischer Anfall

Ätiologie symptomatischer Anfälle

- **Alkohol- oder Medikamentenentzug:** meist nach 1–2 d, bei Alkoholikern immer an das Vorliegen eines subduralen Hämatoms denken!
- **Stoffwechselstörungen:** Hypoglykämie, E'lytentgleisungen (Na^+, Ca^{2+}, Mg^{2+}), Urämie ▶ 9.7.4, hepatische Enzephalopathie

- **ZNS-Erkr.:** SHT, Tumoren, Meningitis (▶ 15.3.4), Enzephalitis (▶ 15.3.5), zerebrovaskuläre Erkr. (z. B. embolische Hirninfarkte, Sinusthrombose, SAB ▶ 15.3.1), degenerative ZNS-Erkr.
- **Medikamente:** Penicillin, Antituberkulotika, Theophyllin, Lokalanästhetika, Antihistaminika, Antidepressiva, Neuroleptika
- **Andere:** Fieber (bei Kindern), unregelmäßige Einnahme der Antiepileptika

Anamnese

- **Anfallsbeschreibung:** Augenzeugen, Erinnerung des Pat. an die Auraphase oder den fokalen Anfall. Topologisch kann Anfallsbeginn hilfreich sein. Dauer des Anfalls, Vorliegen einer postiktalen Umdämmerung, Einnässen, Einkoten, Verletzung im Anfall, lateraler Zungenbiss
- **Familienanamnese**
- **Provozierende Faktoren:** Schlafentzug, Alkohol, Flackerlicht, Hypoglykämie, Medikamente, Drogen (Gelegenheitsanfälle)
- **Vorerkr.:** zerebrovaskuläre Erkr., SHT, Meningitiden, Tumoren (symptomatische Epilepsie). Frühere Anfälle, Fieberkrämpfe, kindliche Entwicklung (frühkindliche Hirnschädigung)

> Im Erwachsenenalter erstmalig auftretende epileptische Anfälle, die nicht durch Alkoholentzug erklärt sind, erfordern Ausschluss eines Hirntumors (MRT) und ggf. einer Enzephalitis (Liquor) oder anderer neurolog. Erkr.

Anfallsklassifikation

- **Fokale (partielle) Anfälle:**
  - **Einfach fokale (partielle) Anfälle** (ohne Bewusstseinsstörung): mit motorischen, sensorischen, vegetativen oder psychischen Sympt.
    Jackson-Anfall: Ausbreitung („March") der epileptischen Aktivität möglich.
  - **Komplex fokale (partielle) Anfälle** (mit Bewusstseinsstörung): Beginn oft mit Aura (z. B. unbestimmtes Gefühl, vom Bauch aufsteigendes Wärmegefühl), dann Verharren, fehlende Kontaktfähigkeit, oft Automatismen (Schmatzen, Nesteln an der Kleidung). Dauer meist 1–3 Min. Daneben können auch psychische Störungen im Vordergrund stehen (affektive Störungen, Halluzinationen und Illusionen). Selten vegetative Sympt., z. B. Brady- oder Tachykardien. Iktale oder postiktale Sprachstörungen weisen auf einen Anfallsursprung in der dominanten Hemisphäre.
- **Generalisierte Anfälle:**
  - **Absencen:** plötzlich beginnende und endende Bewusstseinsstörung (seelische Pause) von 7–10 Sek. Dauer, keine Aura, häufig Myoklonien und Automatismen. Beginn im 6.–14. Lj., zahlreiche Anfälle pro Tag möglich. EEG: 3–4/Sek.-Spike-Wave-Komplexe.
  - **Tonisch klonische Anfälle (Grand Mal):** Beginn der tonischen Phase (Dauer ~20 Sek.) mit Verkrampfung der Gesichts- (geöffnete Augen, Blick nach oben) und Extremitätenmuskulatur, Initialschrei, Bewusstseinsstörung, Apnoe, Übergang in die klonische Phase (Dauer ca. 40 Sek.). Nach dieser Phase oft für mehrere Min. erneut tonische Kontraktionen. Es folgt die postiktale Phase mit Desorientiertheit oder Terminalschlaf.
  - **Myoklonische Anfälle:** kurze Muskelkontraktionen einzelner oder mehrerer Muskelgruppen (Dauer 15–60 ms), bei Auftreten in Serie sind diese nicht rhythmisch im Gegensatz zum Klonus, keine Bewusstseinsstörung → Auftreten bei zahlreichen Erkr. auch nichtepileptischer Genese.

15

Differenzialdiagnosen

- Synkopen ▶ 4.1.5
- **Psychogene Anfälle:** bizarre, unkoordinierte Bewegungen (Arc de Cercle) ohne die typische Stereotypie epileptischer Anfälle und Dauer über viele Min. Zukneifen der Augen (Lidtest: passives Öffnen der Augenlider)
- **Strecksynergismen:** meist tonisches Strecken und Innenrotieren, selten klonisch (geringere Amplitude als bei epileptischen Anfällen) → bei akuter Dezerebration (z. B. Basilarisverschluss, zerebrale Hypoxie) oder akuter Hirndrucksteigerung

> Lateraler Zungenbiss, schwerer Sturz mit starken Verletzungen und postiktale Verwirrtheit deuten mit hoher Wahrscheinlichkeit auf einen epileptischen Anfall hin. Einnässen ist ein wenig verlässlicher Hinweis, kommt auch häufig bei Synkopen vor.

Weiterführende Diagnostik

- **Labor:** BZ, CK (v. a. bei Alkoholentzugsanfällen auch im Verlauf alle 12 h, da Gefahr der Rhabdomyolyse), BB, Leberenzyme, E'lyte, Krea, Gerinnung
- **EEG:** bei unklarer Anfallsart ggf. einschl. Provokationsmethoden (Hyperventilation und Schlafentzug). **Cave:** Ein normales EEG schließt eine Epilepsie nicht aus
- **Zerebrale Bildgebung:** bei erstem Anfall MRT zur Frage Raumforderung. In anderen Fällen mit Sturz und Schädeltrauma CCT zur Frage intrakranielle Blutungs-KO
- **Liquoruntersuchung:** bei 1. Anfall zur Frage Enzephalitis

Therapie ▶ Tab. 15.10

> **Status epilepticus bei Erwachsenen**
>
> **Klinik**
>
> Epileptischer Anfall von > 5 Min. Dauer bei generalisierten tonisch klonischen Anfällen oder > 20–30 Min. bei fokalen Anfällen. Status liegt auch vor, wenn zwischen 2 tonisch klonischen Anfällen das Bewusstsein nicht wiedererlangt wird. Grundsätzlich können alle Anfallstypen als Status auftreten. Letalität des Status bei generalisierten tonisch klonischen Anfällen 5–10 %, deshalb Ther. auf Intensivstation.
>
> **Therapie**
>
> - **Allgemeine Maßnahmen:** Pat. aus Gefahrenzone bringen und Kopf mit weicher Unterlage vor Verletzungen schützen, bis die Zuckungen abklingen. Nach dem Anfall stabile Seitenlage und Freihalten der Atemwege zum Wiedererlangen des Bewusstseins. Gummikeil zwischen die seitlichen Zahnreihen, Wendel- oder Guedel-Tubus, ggf. Intubation. **Cave:** keine medikamentöse Ther. (▶ Tab. 15.10) eines einzelnen Anfalls wegen erschwerter Beurteilbarkeit der Reorientierung und damit über den Umfang der notfallmäßigen apparativen Zusatzdiagn.
> - **Medikamentöse Ther. in der Prähospitalphase bei Status generalisierter tonisch-klonischer Anfälle (SGTKA)**
>   - **Lorazepam** i. v. (2–4 mg), ggf. nach 5 Minuten einmal wiederholen
>   - **Clonazepam** alternativ als langsamer Bolus i. v. (0,015 mg/kg KG, ggf. einmal wiederholen)

- **Diazepam** alternativ rektale Applikation von 10–20 mg rektal, ggf. wiederholen, max. ca. 30 mg
- **Stationäre Therapie bei SGTKA**
  - **Stufe I: Lorazepam** 0,05 mg/kg i. v. mit Infusionsgeschwindigkeit von 2 mg/min, ggf. Wiederholung nach 5 Minuten bis zur Maximaldosis von ca. 0,1 mg/kg.
    Alternativ **Clonazepam** 0,015 mg/kg i. v. (0,5 mg/min, ggf. nach 5 Min. wiederholen, max. ca. 3 mg).
    Alternativ **Diazepam** 0,15 mg/kg i. v. (5 mg/min, ggf. nach 5 Min. wiederholen, max. ca. 30 mg)
  - **Stufe II,** bei Unwirksamkeit des initial gegebenen Benzodiazepins **Phenytoin**-Infusionskonzentrat 20 mg/kg i. v. (max. 50 mg/min, maximal 30 mg/kg) über separaten i. v. Zugang. Für die Weiterbehandlung sollte ein Phenytoinspiegel von 20–25 µg/ml angestrebt werden.
    Alternativ **Valproat** 20–30 mg/kg, max. 10 mg/kg/min, ggf. nach 10 Min. wiederholen, dann max. 10 mg/kg.
    Alternativ **Levetiracetam** 30–60 mg/kg i. v., max. 500 mg/min, ggf. nach 10 Min. wiederholen.
    Alternativ **Phenobarbital** 20 mg/kg i. v., max. 100 mg/min, höhere Gesamtdosen ggf. unter Intensivmonitoring, nach Intubation und unter Beatmungsbereitschaft.
  - **Stufe III,** bei Unwirksamkeit der bisherigen Behandlung anästhetische Antikonvulsiva, z. B. **Thiopental** 5 mg/kg als Bolus, Erhaltungsdosis EEG-gesteuert.
    Alternativ **Midazolam** 0,2 mg/kg i. v. als Bolus, Erhaltungsdosis EEG-gesteuert.
    Alternativ **Propofol** 2 mg/kg i. v. als Bolus, Erhaltungsdosis EEG-gesteuert

15

- **Antiepileptische Dauerther.:** immer erst Monother.; meist nach 2. Anfall oder bei sympt. Epilepsie auch nach einem Anfall indiziert. Spiegelkontrollen bei erneuten Anfällen oder Intox. Möglichst nur 1–2 Tagesdosen (Retardpräparate). Bei Versagen einer zweiten Monother. Kombinationsther. unter Beachtung der WW, Spiegelkontrollen, hier Ind. neuerer Substanzen.
  - **Fokale Epilepsie,** auch bei sek. generalisierten Anfällen: Levetiracetam oder Lamotrigin (langsam aufdosieren), für ältere Pat. Gabapentin. Gut wirksam, aber vom NW-Profil ungünstiger sind Carbamazepin, Valproat, Oxcarbazepin oder Topiramat.
  - **Absencenepilepsie:** Ethosuximid oder Valproat.
  - **Prim. generalisierte Epilepsien** mit generalisierten tonisch klonischen Anfällen: Valproat oder Lamotrigin.
  - **Myoklonien:** Valproat, Benzodiazepine.

Pat., die an einer Epilepsie leiden, müssen anfallsfrei sein, bevor sie wieder ein Fahrzeug führen dürfen; die genauen Kriterien und Zeiträume für Pat. mit Epilepsie oder Gelegenheitsanfall sind in den Begutachtungsleitlinien zur Kraftfahreignung der BAST (www.bast.de) dokumentiert und werden regelmäßig aktualisiert. Das Pat.-Gespräch ist in der Akte zu dokumentieren.

Tab. 15.10 Antiepileptika: Dosierung, therapeutische Serumkonzentrationen, Nebenwirkungen

Medikament	Tagesdosis Erw.	HWZ (h)	Serumspiegel (μg/ml)	Nebenwirkungen	Arzneimittelwechselwirkungen
Carbamazepin	600–1 600 mg in 2–3 Gaben Initial 400 mg/d, Dosiserhöhung alle 3 d um 200 mg, bei alten Menschen langsamer	12	4–12	Allergie, Leukopenie, Thrombozytopenie, Hyponatriämie, Osteopathie, Müdigkeit, Schwindel, Nystagmus, Doppelbilder, Ataxie, Hyperkinesen, HRS, Lupus erythematodes	Erniedrigt Serumkonz. anderer Antiepileptika sowie u. a. von Phenprocoumon, Digitalis, Kontrazeptiva, Theophyllin
Gabapentin	900–2 400 mg in 3 Gaben Initial 300 mg/d, Dosiserhöhung alle 3 d um 300 mg	6	5–20	Müdigkeit, Übelkeit, Schwindel, Ataxie, Nystagmus	Keine
Lamotrigin	100–600 mg, zusammen mit Valproat 100–200 mg in 2 Gaben Initial 25 mg/d, Dosiserhöhung alle 2 Wo. um 25 mg (bei Komedikation von Valproat Hälfte der Dosis)	30	2–8	Exanthem, selten Stevens-Johnson-Sy.; bei Exanthem für 2 Wo. absetzen, dann sehr langsam einschleichen, Kopfschmerzen, Erbrechen, Doppelbilder, Depression, Schlafstörung	Valproat hemmt den Abbau
Levetiracetam	1 000–3 000 mg in 2 Gaben Initial 500–1 000 mg/d, Dosiserhöhung jede Wo. um 500 mg	6–8	Keine Spiegelbestimmung	Schwindel, Benommenheit, Irritabilität	Keine; renale Ausscheidung
Valproat	900–2 400 mg in 2 Gaben. Initial 500 mg, Dosiserhöhung alle 3 d um 500 mg. Bei Kombinationsther. geringere Dosis (Facharzt!)	12	50–120	Gewichtszunahme, Haarausfall, Tremor (mit Betablocker zu behandeln), Schwindel, Erbrechen, Hep. (v. a. Kinder und Jugendliche gefährdet), Enzephalopathie, Gerinnungsstörung	Erhöht die Plasmakonz. von Phenytoin, Phenobarbital und Lamotrigin, kein Einfluss auf Kontrazeptiva, Phenprocoumon, Digitalis

15.3.3 Tumorerkrankungen des ZNS

▶ Tab. 15.11

Tab. 15.11 Übersicht häufiger Hirntumoren

	Charakteristika	CCT-Befund
Metastasen	Bronchial-Ca 50 %, Mamma-Ca 20 %, GIT-Tumoren 8 %, Melanom 6 %, urogenitale Tumoren 6 %, bei ~ 15 % wird kein Primärtumor gefunden	Hypo- oder hyperintens, ringförmige KM-Aufnahme, häufige Lokalisation: Rinden-Markgrenze. In 50 % singulär
Malignes Gliom (Glioblastom) 40 %	Schnell wachsend, multizentrisch vorkommend, mittlere Überlebenszeit 8–12 Mon.	Häufig hyper- und hypodense Struktur, ringförmiges KM-Enhancement
Niedriggradiges Gliom (Astrozytom) 16 %	50 % manifestieren sich über epileptische Anfälle, langsames Wachstum	Hypo- oder isodens, keine oder geringe KM-Aufnahme
Meningeom 18 %	Langsames Wachstum ausgehend von der Arachnoidea, häufig Verkalkungen	Hypo- und hyperdense Areale, meist homogene KM-Aufnahme

Klinik Kopfschmerz, Verlangsamung, Apathie, Konzentrations- und Gedächtnisstörungen, Wesensänderung, unsicherer Gang, epileptische Anfälle (▶ 15.3.2), neurolog. Herdsympt.

Diagnostik
- MRT mit KM (Kalkeinlagerungen nur im CT darstellbar)
- Hirnbiopsie: stereotaktisch oder offen
- Suche nach Primärtumor, falls V. a. Metastase aufgrund der Bildgebung: Thorax- und Abdomen-CT, Mammografie, Untersuchung der Brust- und Lk-Regionen, rektale Untersuchung, U-Status, Inspektion der Haut, Sono-Abdomen, Skelettszinti

15

Therapie
- **Hirnödemther.:** Dexamethason initial 40 mg i. v., Erhaltungsdosis 4 × 4–8 mg/d p. o. oder i. v. unter Magenschutz mit PPI, zusätzliche Osmother. möglich
- **Antiepileptische Ther.:** bereits bei Auftreten eines ersten Anfalls; gezielt nach Anfallssympt. fragen (▶ 15.3.2)
- **OP:** Resektion des Tumors oder Reduktion des Tumorvolumens
- **Radiother.:** konventionelle externe Herd- oder Ganzschädelbestrahlung. **Akute NW:** Kopfschmerzen, Müdigkeit, Übelkeit, Alopezie, Epithelschäden, akutes Hirnödem (deshalb begleitende Glukokortikoidther.). **Späte NW:** u. a. lokale Strahlennekrose, Leukenzephalopathie, Katarakt
- **Radiochirurgie:** implantierte permanente oder temporäre Strahler (Seeds) oder externe fokussierte Radiochirurgie (Linearbeschleuniger oder „Gamma-Knife") bei kleinen Tumoren
- **Chemother.:** bei hirneigenen malignen Tumoren z. B. Temozolamid (Temodal®) oder Nitrosoharnstoffe nach OP und Radiother.

15.3.4 Meningitis

Inf. der Hirnhäute über den Blutweg (Meningok., Listerien, Tbc) nuitatem (S. pneumoniae; Durchwanderungsmeningitis). Eitrige führen unbehandelt meist innerhalb weniger Tage zum Tod; eine möglichst frühe antibiotische Behandlung ist lebensrettend. Die virale lymphozytäre Meningitis ist die häufigste Infektionskrankheit des ZNS.

Leitbefunde
Nackensteifigkeit, Kopfschmerzen, Fieber, oft auch Verwirrtheit, Bewusstseinsminderung oder akute Psychose.

Ätiologie
- **Bakterien:** bei Erw. v. a. Pneumok. und Meningok. (Neisseria), selten Strept., Listerien, E. coli, daneben Spirochäten (Syphilis, Borreliose), Tbc
- **Viren:** Erreger meist nicht nachweisbar (fast sämtliche Viren kommen in Betracht)
- **Pilze** (bei Immunsuppression): Kryptok., Aspergillen, Candida
- **Parasiten:** Toxoplasma gondii, Taenia solium (Zystizerkose)
- **Tumorerkr.; systemische Erkr.:** Sarkoidose, systemischer Lupus erythematodes

Eitrige Meningitis

Ätiologie Häufigste Erreger sind Pneumok., Meningok. (Neisseria), Strept., Listerien, bei Kindern auch H. infl., E. coli, Shuntinf. durch Staph. Prädisponierende Faktoren: Schädelfraktur, Splenektomie, ventrikulärer Shunt, Immunsuppression, Komplementmangel.

Klinik Krankheitsgefühl, langsam zunehmende starke Kopf- und Nackenschmerzen, Fieber, Lichtscheu, Bewusstseinstrübung, epileptische Anfälle. Bei Meningok. typisches hämorrhagisches Exanthem.

Diagnostik

Bei wachen Pat. ohne Hirndruckzeichen CT und Lumbalpunktion, bei Sopor oder Koma und hochgradigem V. a. bakt. Meningitis sofortiger Therapiebeginn (kalkulierte Antibiotikather.) nach Abnahme von Blutkulturen, erst dann CCT und Lumbalpunktion.

- Sofort Blutkulturen, CRP, Blutbild
- Lumbalpunktion (▶ 15.2.2): makroskopisch, Zellzahl, Zelldifferenzierung, Bakteriologie (Ausstrich, Kultur), wenn neg. Latex-Agglutinationstest (Meningok., Pneumok., H. infl.). Bei Immunschwäche Kryptokokkenantigen. Eiweiß, Glukose, Laktat.
- Im Verlauf Suche nach Eintrittspforte, HNO-Konsil (Sinusitis? Otitis media?), CT der Schädelbasis.

Therapie (Erw.)
- Dexamethason 10 mg sofort i. v., unmittelbar vor Gabe des Antibiotikums (dadurch günstigerer Verlauf der Meningitis, geringere Letalität). Ther. über 4 d mit 4 × 10 mg/d i. v.

Bei unbekanntem Erreger: Ceftriaxon 1 × 4 g, ab 2. Tag 1 × 2 g/d i. v. plus Ampicillin 3 × 4 g/d i. v. über 2 Wo.
- Bei Shuntinf., nach neurochir. OP oder SHT: Vancomycin 2 × 1 g/d i. v. plus Meropenem 3 × 2 g/d i. v. oder Vancomycin plus Ceftazidim 3 × 2 g/d i. v.

Isolierung, Umgebungsprophylaxe, Meldepflicht
Bei Meningok.-Meningoenzephalitis (petechiales Exanthem, gramneg. Diplokokken):
- Isolierung bis 24 h nach Therapiebeginn
- Umgebungsprophylaxe mit Rifampicin 2 × 600 mg p. o. über 2 d (Erw.) oder Ciprofloxacin 500 mg p. o. als Einzeldosis (nicht bei Personen < 18 J. sowie in Schwangerschaft oder Stillzeit)
- Meldung schon bei Krankheitsverdacht innerhalb von 24 h an das (für den Aufenthalt des Betroffenen zuständige) Gesundheitsamt

Meningokokkenimpfung
Impfung gegen Meningokokken der Serogruppe C für alle Kinder möglichst früh im 2. Lj. Impfung gegen Meningokokken der Serogruppen B sowie A, W und Y nach individueller Risikoabschätzung, z.B. als Reiseimpfung oder bei bestimmten Formen von Immundefizienz (Empfehlungen der STIKO).

Tuberkulöse Meningitis

Ätiologie
- Vorausgegangen ist eine Organ- oder Miliartuberkulose (▶ 6.5.3)
- Prädisponierende Faktoren: Immunsuppression, konsumierende Erkr., Alkoholismus, Diab. mell.

15

Klinik Subakut über Wo. zunehmende Sympt. Hydrozephalus. Kopfschmerzen, Meningismus, Verwirrtheit, Vigilanzstörung, Hirnnervenausfälle (Doppelbilder, Hypakusis), epileptische Anfälle.

Diagnostik MRT mit KM, LP mit „buntem Zellbild" und stark erhöhtem Liquoreiweiß, erniedrigte Liquorglukose, Tbc-PCR und -Kultur beweisen die Erkr., schließen sie aber nicht aus!

Therapie
- Isoniazid 10 mg/kg KG/d p. o. in Komb. mit Vit. B_6 1 × 100 mg/d, Rifampicin 1 × 600 mg/d i. v., Pyrazinamid 1 × 35 mg/kg KG/d p. o., Ethambutol 1 × 20 mg/kg KG/d p. o., Streptomycin 1 × 750 mg/d i. m. (bei Resistenzen)
- I. d. R. Dreier- oder Viererkomb. in den ersten 3 Mon., dann über 9 Mon. Zweierkomb. aus Isoniazid und Rifampicin
- Dexamethason 4 × 4 mg in den ersten Wo. bei Vigilanzstörung und Hirnnervenausfällen

! Im Verlauf Leberwerte überwachen (Lebertoxizität von Isoniazid, Rifampicin, Pyrazinamid, Streptomycin), Visuskontrollen bei Ethambutol, Hörtest bei Streptomycin

Meldepflicht besteht namentlich für den direkten Erregernachweis sowie nachfolgend für das Ergebnis der Resistenzbestimmung.

15.3.5 Enzephalitis

Prim. Entzündung des Hirnparenchyms, meist durch Viren. Am häufigsten ist die sporadisch auftretende Enzephalitis durch HSV Typ I, die therapierbar ist. Eine frühe Diagn. entscheidet über die Prognose. Daneben kommen Bakterien (z. B. Treponema pallidum, Borrelien, Listerien), Prionen (Creutzfeldt-Jakob-Erkr.), das Varicella-Zoster-Virus und Parasiten (z. B. Zystizerkose) in Betracht.

Leitbefunde
Akut auftretende psychische Veränderungen, epileptische Anfälle, neurolog. Herdsympt., im akuten Stadium oft verändertes EEG.

Herpes-simplex-Enzephalitis

Akute hämorrhagisch nekrotisierende Entzündung bevorzugt der Temporallappen.

Klinik Prodromalstadium mit Fieber, Abgeschlagenheit, Kopfschmerzen. Nach wenigen Tagen Aphasie, Hemiparese, Psychose, epileptische Anfälle. Zunehmende Vigilanzminderung.

Diagnostik MRT, Liquor (HSV-PCR), EEG.

Therapie Schon bei Verdacht Aciclovir 3 × 10 mg/kg KG/d i. v. für 14 d; ggf. antiepileptische Ther. (▶ 15.3.2). Möglichst Verlegung in eine Schwerpunktklinik.

Prognose Letalität 20 % (unbehandelt 70 %). Bei optimaler, d. h. frühzeitiger, Ther. in 50 % Ausheilung ohne gravierende neurolog. Defekte.

Virusenzephalitis wird initial oft als Schlaganfall fehlgedeutet – mit erheblichen Auswirkungen auf die Prognose. Wegweisend ist das Prodromalstadium, während der Schlaganfall plötzlich beginnt.

15.3.6 Parkinson-Syndrom

Leitbefunde
Akinetische Bewegungsstörung und eines der Kardinalsympt. Rigor, Ruhetremor, posturale Instabilität.

Einteilung

- Idiopathisches Parkinson-Sy. (IPS, häufigste Form)
- Medikamentös induziertes Parkinson-Sy.: durch Neuroleptika, Antiemetika (Metoclopramid), Tetrabenazin (in Deutschland nicht erhältlich; Nitoman®), Kalziumantagonisten (nur Flunarizin, Cinnarizin), Reserpin, α-Methyldopa
- Symptomatische Formen: vaskulär, Normaldruckhydrozephalus, entzündlich, toxisch, metabolisch (z. B. Wilson-Krankheit bei ≤ 50. Lj.)
- Idiopathische Multisystemerkr. (z. B. Lewy-Körperchen-Demenz, Multisystematrophie)

Klinik Im Frühstadium meist unspezif. mit Muskelschmerzen, -verspannungen, innerem Zittern, Missempfindungen, depressiver Verstimmung. Bei idiopathi-

15

schem Parkinson-Sy. typischerweise einseitig beginnende Akinese, Rigor oder Tremor (z. B. fehlendes Mitschwingen eines Arms beim Gehen). Langsame Progredienz und Generalisation.

- **Akinese:** Hypomimie, leises Sprechen mit Stottern zu Beginn und Beschleunigung zum Satzende, Schluckstörung, Mikrografie, kleinschrittiges, trippelndes Gangbild bei vornübergeneigter Körperhaltung.
- **Rigor:** subjektiv Steifigkeitsgefühl, bei passiven Bewegungen wächserner Widerstand oder Zahnradphänomen. Bei Entfernen des Kopfkissens bleibt Kopf in der Luft.
- **Tremor:** Typisch ist ein Ruhetremor von 4–5 Hz (Pillendrehen), Zunahme bei Anspannung. Daneben kann ein höherfrequenter Halte- und Aktionstremor bestehen.
- **Gestörte Stellreflexe:** Test durch leichtes Anstoßen → um das Gleichgewicht zu halten, müssen Ausgleichsschritte gemacht werden.
- **Weitere Sympt.:**
  - **Sensorik:** Dysästhesien und Schmerzen.
  - **Vegetativum:** Störungen von Blutdruck, Temperaturregulation, Harnblasenfunktion und sexuellen Funktionen.
  - **Psyche:** Depression.
  - **Kognition:** frontale Störungen, Demenz.
  - **Riechen:** Riechstörung ist häufiges Frühsymptom bei Parkinson-Syndrom
  - **Schlaf:** lebhafte Träume und REM-Schlaf-Verhaltensstörung (heftige Bewegungen im Traumschlaf, manchmal mit Verletzungen betroffener Pat. oder Bettpartner); tritt oft viele Jahre vor Beginn der Bewegungsstörung auf

Akinetische Krise

Im fortgeschrittenen Erkrankungsstadium durch Inf., Unterbrechung der Medikamenteneinnahme oder Gabe hochpotenter Neuroleptika.

- **Klinik:** nahezu vollständige Bewegungsunfähigkeit, ausgeprägter Rigor, Aphonie, Schluckstörung und vegetative Sympt. (Blutdruckanstieg, Tachykardie, Schwitzen)
- **Ther.:** Amantadin 200 mg in 500 ml NaCl 0,9 % über 3–4 h, 1–3 ×/d bis zum Therapieerfolg. **KI:** Niereninsuff. NW: Delir, Hypotonie

Diagnostik

- **L-Dopa-Test:** Vorbehandlung für 1 d mit Domperidon 3 × 20 mg, danach nüchterne Einnahme von L-Dopa 200 mg. Nach 30–60 Min. Latenz deutlich Besserung der Beweglichkeit
- **CCT oder MRT:** zur Frage Pseudo-Parkinson-Sy., z. B. Normaldruckhydrozephalus.
- Kupfer i. S. und 24-h-Urin, Coeruloplasmin, augenärztliche Untersuchung (Kayser-Fleischer-Ring) bei unter 50-Jährigen (DD Wilson-Krankheit)

Differenzialdiagnosen Pseudoparkinson bei subkortikaler arteriosklerotischer Enzephalopathie, Normaldruckhydrozephalus, frontale Hirnschädigungen, z. B. durch Tumoren. Vom tremordominanten Parkinson-Sy. ist ein essenzieller Tremor zu differenzieren.

Therapie: KG und Medikation.

! **Medikamentöses Behandlungsprinzip:** So wenig wie möglich und so viel wie nötig. Initiale Ther. und Aufdosierung durch Facharzt Neurologie.

- **Op.-Verfahren:** Ind. für die Behandlung mit der tiefen Hirnstimulation bei Pat. mit idiopathischem Parkinson-Sy. und anders nicht behandelbaren hypokinetischen oder hyperkinetischen Fluktuationen oder medikamentös nicht einstellbarem Tremor.

- Bewegungsübungen, regelmäßig und konsequent durchgeführt, sind therapeutisch unverzichtbar. Wegen häufig vorhandener Antriebsstörung ist oft unterstützende Fremdmotivation notwendig.
- Psychosy. bei Parkinson-Pat. häufig durch Inf. → frühzeitige Ther. von Bronchitis, Pneumonie oder Harnwegsinfekt sinnvoll.

15.4 Wichtige psychiatrische Krankheitsbilder

15.4.1 Delir

Definition Akuter Verwirrtheitszustand, metabolische Enzephalopathie.

Leitbefunde
Akuter Beginn mit Störung der selektiven Aufmerksamkeit und Wachheit, Zerfahrenheit des Denkens, globale kognitive Beeinträchtigung mit Halluzinationen und Verkennungen, Beeinträchtigung des Gedächtnisses und der Orientiertheit, emotionaler Störung (Angst, Apathie, Euphorie), verändertem Schlaf-Wach-Rhythmus, tageszeitlichen Schwankungen der Sympt. und anterograder Amnesie.

Ätiologie
- **Entzug:** Medikamente (Benzodiazepine, Barbiturate) oder Drogen (Alkohol, Opiate, Halluzinogene)
- **Medikamentenintox.:** z. B. Amantadin, Anästhesiegase, Anticholinergika, Antidepressiva, Appetitzügler, ASS, Benzodiazepine, Chloroquin, Cimetidin, Digitalis, Glukokortikoide, INH, L-Dopa, Lidocain, Lithium, Metronidazol, Phenytoin, Propranolol, Rifampicin, Theophyllin, Valproat
- **Vergiftungen:** Bilsenkraut, organische Lösungsmittel, Organophosphate, Pilze, Schwermetalle, Tollkirsche
- **Physikalisch:** Hitze
- **Metabolisch:** Dehydratation, E'lytstörung (K, Na, Ca, Mg), endokrin (u. a. Hyper- und Hypothyreose, SIDAH), Hyper- und Hypoglykämie, Karzinoid, Organversagen (Leber, Niere, Herz, Lunge, Pankreas), Porphyrie, Vit.-Mangel (B_1, B_{12}, Thiamin, Nikotinsäure), Wasserintox.
- **Hypoxisch ischämisch:** Anämie, Herzinsuff., Hypoventilation mit CO_2-Narkose, Schock
- **Infektion:** HWI und Pneumonien (septische Enzephalopathie), v. a. bei zerebraler Vorschädigung
- **Prim. neurologische Ursachen:**
  - Vaskulär: v. a. Schädigung re inferiorer Parietallappen oder li temporookzipitale Region sowie anteromedialer Thalamus, Migräne, hypertensive Enzephalopathie

- Trauma: Kontusion, diffuse axonale Schädigung, subdurales Hämatom
- Epileptische Anfälle: meist postiktal, selten komplex partieller Status
- Degenerative Erkr.: Alzheimer-Krankheit, Pick-Krankheit, Chorea Huntington
- Entzündliche Erkr.: HSV- oder HIV-Enzephalitis, bakt. Meningitis, akute demyelinisierende Leukenzephalitis, MS, Creutzfeldt-Jakob-Erkr.
- Neoplasmen: durch zytotoxisches Ödem, Hydrozephalus, selten limbische Enzephalitis (paraneoplastisch bei Bronchial-Ca)

Anamnese

- **Medikamentenanamnese:** anticholinerge NW (z. B. Digitalis, Antidepressiva), Antiparkinsonmittel, Glukokortikoide, Antiepileptika, langjährige Einnahme von Schlafmitteln, Medikamentenumstellung
- **Alkohol, Drogen, Toxinexposition:** Menge/Wo., Einnahmezeitraum, vorangegangenes Entzugsdelir
- **Prädisponierende Faktoren:** Demenz (Gedächtnisstörung, Einschränkung der Urteilskraft, räumliche Orientierung), zerebrale Vorschädigung (Schlaganfälle, Enzephalitiden), Diab. mell., Lebererkr., hohes Lebensalter, Hör- oder Sehbehinderung, psychosoziale Stressoren
- **Tumorerkr.:** zerebrale Metastasen, Meningeosis carcinomatosa, paraneoplastisch

Klinik

15

- Prellmarken bei Kontusion, subduralem Hämatom
- Fieber bei Endokarditis mit septisch embolischer Herdenzephalitis, Hirnabszess, Meningitis, HSV-Enzephalitis
- Prodromi: Gereiztheit, Ruhelosigkeit, Schlafstörung, Dysphorie
- Aufmerksamkeitsstörung: leichte Ablenkbarkeit, Fragen müssen wiederholt werden, Unfähigkeit zum schnellen Themenwechsel mit Perseverationen
- Wachheit: gemindert oder erhöht (Agitiertheit, verstärkte Schreckhaftigkeit)
- Denken: weitschweifig, unzusammenhängend
- Halluzinationen: szenenhaft visuell („kleine Tiere"), Verkennung, erhaltene autopsychische Orientiertheit
- Kognition: Gedächtnisstörung, zeitliche und örtliche Desorientierung, anterograde Amnesie, Sprachstörung (Benennen, Paraphasien), Alexie, Agrafie (Schriftprobe besonders sensitiv), gestörtes Kopfrechnen
- Gestörter Schlaf-Wach-Rhythmus
- Affektstörung: Mischung von Angst und Euphorie

! Plötzlicher kardiovaskulärer Kollaps beim hyperkinetischen Delir, Übergang in Koma je nach Delirursache

Diagnostik

- **Labor:** E'lyte, Krea, BZ, BB, Hb, Leberenzyme, Gerinnung, CK, Amylase, BSG, CRP, NH_3, Urinstatus, TSH, Vit. B_1 und B_{12}, Medikamentenspiegel, Drogenscreening i. S. und i. U., art. BGA
- CCT oder MRT bei Sturz, Tumoranamnese, Hirndruckzeichen, fokalneurolog. Path.
- Liquoruntersuchung bei Fieber, Meningismus, V. a. Meningeosis
- EEG bei epileptischen Anfällen, Intox., Enzephalopathien

Akuttherapie Möglichst auslösende Ursache beseitigen, z. B. Medikamente absetzen, Inf. behandeln, E'lytstörung ausgleichen, Sauerstoffgabe, beruhigende Atmosphäre schaffen (Angehörige einbinden, auf Fixation verzichten).

- Hochpotente Neuroleptika wie Haloperidol 2–15 mg/d (**Cave:** Anfallsprovokation), bei ausgeprägter Unruhe mit Benzodiazepinen kombinieren, etwa Diazepam 3–4 × 5–10 mg/d. **Cave:** Atemdepression, Kumulation, Pat. muss erweckbar bleiben.
- Atypische Neuroleptika bei Parkinson-Sy. (▶ 15.3.6).

15.4.2 Alkoholkrankheit, Alkoholismus

Schädlicher Gebrauch besteht bei körperlichen oder psychischen Problemen, die im Zusammenhang mit dem Alkoholkonsum stehen (Männer 30–40 g/d, Frauen 20 g/d).

Alkoholabhängigkeit ist zu diagnostizieren, wenn mind. 3 der unten genannten Kriterien für mind. 1 Mon. vorgelegen haben:

- Starker Wunsch oder zwanghafter Konsum
- Verminderte Kontrollfähigkeit
- Körperliches Entzugssy.
- Nachweis einer Toleranz
- Fortschreitende Vernachlässigung
- Fortgesetzter Konsum trotz eingetretener schädlicher Folgen

Ätiologie

- **Disponierende biologische Faktoren:** Kinder von Alkoholikern haben ein 5-fach erhöhtes Risiko, selbst Alkoholiker zu werden, hohe Konkordanzrate eineiiger Zwillinge.
- **Eigenwirkung des Alkohols:** Gefährdet sind Personen, bei denen sich Alkohol entspannend auswirkt und die eine hohe Alkoholtoleranz besitzen.
- **Intervenierende Variable:** Persönlichkeit (Affektlabilität, dysphorische Stimmung, Selbstunsicherheit), psychische Erkr. (Depression, Angststörung, hyperkinetisches Sy., Essstörung), Arbeitslosigkeit, gestörte Familienverhältnisse.

Anamnese

- Pat. klagen häufig über unspezifische Beschwerden: Nervosität, Reizbarkeit, Schlafstörung, Belastungsintoleranz, Müdigkeit, Energielosigkeit oder Magenschmerzen, Übelkeit, Schweißausbrüche, Schwindel und Kopfschmerz.
- Kausaler Zusammenhang mit Alkoholkonsum wird nicht erkannt, Trinkmenge/-stil wird bagatellisiert, Rekonstruktion eines typischen Trinktages hilfreich.

Klinik

- **Inspektion:** Prellmarken, Facies alcoholica (Rötung und Seborrhö), Palmarerythem, Weißverfärbung der Nägel (mit rosafarbenem Halbmond), Spider naevi, stammbetonte Fettverteilung, Verlust der Körperbehaarung, Gynäkomastie und Hodenatrophie, Hämorrhagien, papierdünne Haut, pellagroide Hautverfärbung und Ichthyosis, Dupuytren-Kontrakturen, eruptive Xanthome, Verschlechterung einer Psoriasis und Rosacea mit Rhinophym, Porphyria cutanea tarda (Blasenbildung an lichtexponierten Hautbezirken), vermehrte Neigung zu Hautinf. (z. B. Impetigo und Follikulitis)
- **Alkoholtox. Neuropathie:** ASR -Verlust, Hyperhidrose, distal symmetrische Sensibilitätsstörung (Oberflächensensibilität und Vibrationsempfinden)
- **Chron. alkoholische Myopathie:** nicht schmerzhafte Muskelatrophie der Becken- und Oberschenkelmuskulatur, CK meist nicht erhöht
- **Alkoholtoxische Kleinhirnatrophie:** breitbasiger, ataktischer Gang, Standataxie mit Vorwärts- und Rückwartsschwingen des Beckens, ataktischer

Knie-Hacke-Versuch, seltener sakkadierte Blickfolge, hypermetrische Blicksakkaden
- **Wernicke-Enzephalopathie:** akut auftretende Augenmuskel- oder Blickparese, Hypothermie, Hypotonie, Bewusstseinsstörung und Delir, Gang- und Standataxie
- **Akute Alkoholintox.:** Enthemmung, Streitbarkeit, aggressives Verhalten, Affektlabilität, Aufmerksamkeitsstörung, Einschränkung der Urteilsfähigkeit, Gangunsicherheit, Dysarthrie, Bewusstseinsstörung, Gesichtsrötung, konjunktivale Injektionen

Alkoholentzugssyndrom
- Akute organische Psychose: Gedächtnisstörungen, Desorientiertheit; optische Halluzinationen, Suggestibilität; Unruhe, Schlafstörungen
- Neurologische Sympt. Tremor der Hände, Zunge und Augenlider; fakultativ: epileptische Anfälle (primär generalisiert)
- Vegetative Sympt.: Tachykardie; Hyperhidrosis

! Das Vollbild des Delirs schließt psychische, neurologische und vegetative Symptome ein. Im Prädelir fehlen Desorientiertheit und Halluzinationen.

Diagnostik
- Labor: Leberenzyme (GOT > GPT, γ-GT), MCV und CDT.
- Apparativ: Sono-Abdomen.

Therapie des Alkoholentzugs
- **Ausreichende Flüssigkeitszufuhr, Elektrolytausgleich** (Na^+ wegen Gefahr der zentralen pontinen Myelinolyse nur langsam, 0,5 mmol/l/h)
- **Clomethiazol:** Beginn mit 4–6 × 1–2 Kps. bzw. 4–6 × 5–10 ml/d p. o. Pat. sollte immer erweckbar sein. Gute antikonvulsive Wirkung, mäßig antipsychotische Wirkung. NW: Atemdepression, gesteigerte Bronchialsekretion, gute Überwachung des Pat. nötig. **Cave:** geringe ther. Breite. Behandlung nur unter kontrollierten stationären Bedingungen! Keine Komb. mit anderen Sedativa/Hypnotika (Komb. mit nicht sedierenden Neuroleptika wie Haloperidol möglich)
- **Diazepam** alternativ zu Vorgenannten 4 × 5–15 mg/d, gute antikonvulsive Wirkung. **NW:** Atemdepression, Bronchialsekretion nur gering erhöht
- **Haloperidol** bei psychotischen Sympt. 10–15 mg/d, bei bekannten Entzugsanfällen immer mit Benzodiazepinen oder Clomethiazol kombinieren. **NW:** Dyskinesien, Parkinson-Sy., Hyperthermie
- **Thiamin (Vit. B_1)** 100 mg/d i. v. zur Vorbeugung einer Wernicke-Enzephalopathie bis zum Abklingen des Delirs

Bei Entzugsanfällen, zunehmender Bewusstseinsstörung, Hyperthermie, ausgeprägter psychotischer Sympt. sorgfältige Überwachung.

Nachbehandlung Abstinenz ist ein wesentliches Ziel. Anbindung an Gruppen oder Langzeitrehabilitation, soziale und berufliche Integration.

15.4.3 Depressive Erkrankungen und Suizidalität

Medikamente und viele Erkr. können zu einer Depression führen. Viele psychische Erkr. sind von depressiven Sympt. begleitet. Viele Depressive sind suizidgefährdet. Ein erhöhtes Suizidrisiko besteht auch bei Alkohol- und anderen Drogenabhängigen, hohem Alter, Vereinsamung, chron. Krankheiten, Schizophrenie und Pat. mit organischen Psychosen.

Anamnese

- **Medikamente:** Reserpin, Betablocker, Methyldopa, Barbiturate, Digitalis, Glukokortikoide, Kontrazeptiva
- **Drogen:** Alkoholismus, Amphetamine, Ecstasy, Kokain, Cannabinoide, Opiate
- **Begleiterkr.:** u. a. SHT, chron. Erkr. wie RA, Diab. mell., Menière-Krankheit, MS, Karzinome, Bewegungsstörungen (Parkinson-Syndrom)
- **Auslösende Faktoren:** Trennung, Verlust, Konflikte, fehlende Bestätigung.

Klinik

- **Stimmung:** gedrückt, schwermütig, freudlos, ängstlich, gereizt, Gefühl der Gefühllosigkeit
- **Antrieb:** reduziert oder aufgehoben (Stupor), „kann sich zu nichts aufraffen", Erschöpftheit. Seltener gesteigerter Antrieb (agitiert, innere Unruhe)
- **Vegetative Funktionsstörung:** Schlafstörung (Ein- und/oder Durchschlafstörung; Früherwachen), Appetit- und Libidoverlust, Gewichtsverlust, Obstipation
- **Suizidgedanken** (immer erfragen), pessimistische Zukunftsperspektive, Schuldgefühle, vermindertes Selbstwertgefühl, Konzentrationsstörungen, Angst
- **Vitalstörung:** Druck und Schweregefühl in Brust und Kopf, Kloßgefühl
- **Inhaltliche Denkstörungen:** Wahnideen (passend zur Stimmung) wie Versündigung, Verarmung oder bevorstehende Katastrophen, nihilistischer Wahn (keine Familie mehr, keine Organe)
- **Larvierte Depression:** vielfältige funktionelle Organbeschwerden, leibliche Missempfindungen und vegetative Störungen, depressive Verstimmung und Antriebshemmung sind weniger auffällig

Suizidalität

Schwerpunkt für das Erkennen von vermuteter, aber nicht geäußerter Suizidalität liegt auf der Beurteilung der Depressivität des Pat. Fragen nach Schlafstörungen, Abendhoch, Morgentief, Konzentrationsverlust, Libidoverlust, Appetit- und Gewichtsverlust sowie Anhedonie („Das Leben macht keinen Spaß mehr"). Im Zweifelsfall Psychiater hinzuziehen.

Therapieansätze

! Suizidalität ansprechen!

- Nie den Pat. nach einem ersten Gespräch „ins Leere" entlassen, sondern weitere Termine fest vereinbaren und für den Pat. erreichbar bleiben.
- Bezugspersonen in die Betreuung einbinden, suizidale Pat. nie allein lassen.
- Medikamentöse Akutther., initial z. B. mit Tranquilizern wie Lorazepam; darf wegen des hohen Suchtpotenzials nur kurzzeitig eingesetzt werden.

15

- Antidepressiva, z. B. Citalopram initial 10 mg/d, nach einigen Tagen auf 20 mg/d steigern. Weitere Ther. gehört in die Hand des Psychiaters.
- Stationäre psychiatrische Behandlung bei akuter Selbstgefährdung, unbedingt bei gleichzeitiger Psychose.

Aus rechtlichen Gründen empfiehlt sich eine sorgfältige Dokumentation der durchgeführten diagn. und ther. Maßnahmen.

15.4.4 Panikstörung (Panikattacke)

Eine der häufigsten psychiatrischen Erkr.

Leitbefunde
Wiederkehrende schwere Angstattacken, die nicht an bestimmte Situationen gebunden sein müssen und meist nicht vorhersehbar sind.

Klinik Plötzlich und unerwartet überwältigende Angst. Begleitet von Sympt. wie Palpitationen, Brustschmerz, Erstickungsgefühl, Schwitzen, Frieren, Kopfschmerz, unsystematischem Schwindel, Zittern, Parästhesien, Entfremdungsgefühl, Furcht zu sterben oder verrückt zu werden, danach ständige Furcht vor erneuter Attacke.
Nächtliche Attacken führen zu plötzlichem Erwachen. Schlafentzug fördert nächtliche Panikattacken. Weitere Auslösesituationen sind z. B. Autofahren v. a. im Regen oder über Brücken, Warten in überfüllten Räumen.

Therapie

- Akut: Benzodiazepine, z. B. Diazepam 5 mg i. v.: sehr wirksam, wegen des Abhängigkeitsrisikos (Krankheit besteht ja fort) nur kurzfristig unter ärztlicher Aufsicht vertretbar
- Antidepressiva, z. B. Citalopram initial 10 mg/d, nach einigen Tagen auf 20 mg/d steigern
- Psychother., Sport

15

15.4.5 Demenz

Fortschreitende kognitive Störungen, verbunden mit Störungen der emotionalen Kontrolle, ohne Störungen der Vigilanz. In 50–60 % prim. degenerative Demenz (z. B. Alzheimer-Krankheit), in 15–20 % vaskuläre Demenz, in 15 % Mischformen beider Krankheitsbilder und in 15 % Folge einer anderen, potenziell behandelbaren internistischen oder neurolog. Erkr. wie z. B. Endokrinopathie, Vitaminmangel, chron. Hypoxie oder Normaldruckhydrozephalus. Eine sog. Pseudodemenz bei Depression oder Aphasie bei Hirntumor oder -infarkt muss ausgeschlossen werden.

Diagnostik ▸ Tab. 15.12, ▸ Tab. 15.13

Fehldiagnose Demenz

- Bei Aphasie, insbesondere bei langsam progredienter Wernicke-Aphasie mit gestörtem Sprachverständnis (z. B. durch Tumor) → kraniale Bildgebung!

- Bei sog. Pseudodemenz durch Antriebsstörung bei gehemmter Depression → DD Depression prüfen, ggf. durch psychiatrische und neuropsychologische Untersuchung

Tab. 15.12 Syndromdiagnose Demenz: diagnostische Kriterien

Befunde	• Störungen des Gedächtnisses: Aufnahme und Wiedergabe neuerer Informationen, Verlust früher erlernter und vertrauter Inhalte (in späteren Stadien) • Störungen des Denkvermögens: Störung der Fähigkeit zum vernünftigen Urteilen, Verminderung des Ideenflusses, Beeinträchtigung der Informationsverarbeitung • Störungen der emotionalen Kontrolle: Störung des Sozialverhaltens und der Motivation
Voraussetzungen für die Diagnose	• Störungen des Gedächtnisses und des Denkvermögens müssen schwer genug sein, um zu einer Beeinträchtigung des tägl. Lebens zu führen • Störung dauert bereits > 6 Mon. an • Ausschluss Pseudodemenz bei Depression und Ausschluss Aphasie bei hirnlokaler Störung (Schlaganfall, Hirntumor)

- **Messung des Schweregrads des Demenzsy.:** Einsatz des Mini-Mental-Status-Test oder anderer psychometrischer Tests. Ggf. neuropsychologische Testung. Schweregrad des Demenzsy. hat Einfluss auf Behandlung
- **Klärung der Demenzursache:** internistische und neurologische Untersuchung (einschließlich Familien- und Fremdanamnese):
  - **Ausschluss exogener Noxen:** Alkohol, Schlafmittel, Tranquilizer.
  - **Apparative Diagn.:** EKG, kraniales MRT z. A. Tumor, Normaldruckhydrozephalus, zerebrale Mikroangiopathie; EEG zur Frage chron. Enzephalitis oder Enzephalopathie (z. B. hepatisch, urämisch), Gefäß-Ultraschall (Frage vaskuläre Demenz).
  - **Labor:** BB (Polyzythämie), BSG und CRP (Kollagenose/Vaskulitis), E'lyte (Hypo- oder Hyperparathyreoidismus, Hyponatriämie), Leber- und Nierenwerte, Glukose, Schilddrüsenparameter, Schilddrüsen-Antikörper TPO-AK und TG-AK (Frage SREAT = Steroid-responsive Enzephalopathie bei Autoimmunthyroiditis), Vit. B_{12}, Folsäure, HIV-Test, Urinstatus.
  - **Liquor:** zum Ausschluss chron. entzündlicher Erkr. (Enzephalitis). Nachweis von erhöhtem Tau-Protein und vermindertem Beta-Amyloid kann die Diagnose Alzheimer-Demenz unterstützen, wegen möglicher falsch pos. und falsch neg. Befunde die Diagnose aber nicht sicher feststellen.
  - **Schlaf-Apnoe-Screening** zur Frage obstruktive Schlafapnoe.

Tab. 15.13 Diagnostische Kriterien der Demenzformen

Demenzform	Diagnostische Kriterien
Alzheimer-Demenz	• Vorliegen einer Demenz • Schleichender Beginn, langsame Verschlechterung • Keine Hinweise auf System- oder andere Hirnerkr. oder internistische Ursache • Keine neurologischen Herdzeichen

15

Tab. 15.13 Diagnostische Kriterien der Demenzformen *(Forts.)*

Demenzform	Diagnostische Kriterien
Vaskuläre Demenz	• Vorliegen einer Demenz • Nachweis einer zerebrovaskulären Erkr. • Zeitlicher Zusammenhang dieser beiden Befunde
Sympt. Form (Folge einer internistischen oder neurologischen Erkr.)	• Vorliegen einer Demenz • Nachweis einer potenziell behandelbaren internistischen oder neurolischen Erkr. (s. nachfolgender Kasten)

Symptomatische Demenzformen bei potenziell behandelbaren internistischen oder neurolog. Erkr.

- Endokrinopathien: Hypo- oder Hyperthyreose, Hypo- oder Hyperparathyreoidismus
- Vitaminmangelkrankheiten: B_{12}, Folsäure, B_1, B_6
- Metabolische Enzephalopathien: chron. Lebererkr. wie Leberzirrhose, Hämochromatose, Wilson-Krankheit, chron. Nierenerkr. wie Niereninsuff. und Dialyse-Enzephalopathie
- Nächtliche zerebrale Hypoxie (Schlaf-Apnoe-Sy.)
- Normaldruckhydrozephalus
- Intox.: Arzneimittel, z. B. Psychopharmaka; Ethanol
- E'lytstörungen: Hyponatriämie oder Hypernatriämie
- Rheologisch bedingte Störungen: Polyzythämie, multiples Myelom
- Entzündliche Erkr.: Whipple-Krankheit, Lues, Borreliose, Zytomegalie, HIV-Enzephalopathie, progressive multifokale Leukenzephalopathie, Kollagenosen/Vaskulitiden
- Spätformen der Leukodystrophien

15

Wichtigstes Ziel der Demenzdiagn. ist das Erkennen einer sympt. Form mit behandelbarer Ursache.

Therapie

- **Alzheimer-Demenz:**
  - **Acetylcholinesterase-Hemmer:** wirksam in Hinsicht auf die Fähigkeit zur Verrichtung von Alltagsaktivitäten, auf die Besserung kognitiver Funktionen und auf den ärztlichen Gesamteindruck bei der leichten bis mittelschweren Alzheimer-Demenz und eine Behandlung wird empfohlen. Substanzwahl nach NW- und WW-Profil, da keine ausreichenden Hinweise auf klinisch relevante Unterschiede in der Wirksamkeit. **Dos.:** Donepezil 5–10 mg/d, Rivastigmin 3–12 mg/d, Galantamin 8–24 mg/d. Es soll die höchste verträgliche Dosis angestrebt werden. **Cave:** keine Beeinträchtigung der Aktivitäten des tägl. Lebens oder schwere Demenz → keine Ind. für Antidementiva. **KI:** Übelkeit, Erbrechen, Diarrhö, Bradykardie, kardiale Erregungsleitungsstörungen, Blasenentleerungsstörung, neuropsychiatrische Sympt. wie Schlaflosigkeit, selten Erregungszustände, aggressives Verhalten, Halluzinationen und Krampfanfälle. **Cave:** bei Prädisposition zu GI-Ulzera, obstruktiver Lungenerkr. oder bradykarden HRS

– **Memantin:** Zulassung zur Ther. der moderaten bis sch[illegible] Demenz (MMST: 0–20 Punkte). **Dos.:** 5–20 mg/d in 2 Tag[illegible] mit 5 mg/d. Memantin ist wirksam auf die Kognition, Alltag[illegible] den klin. Gesamteindruck bei Pat. mit moderater bis schwerer [illegible] Demenz und eine Behandlung wird empfohlen.

! Die Alzheimer-Demenz ist eine progrediente Erkr. Daher Verschlechterung des Pat. trotz wirksamer Ther. vom Stadium der leichten bis mittelschweren Demenz in das Stadium der schweren Demenz.

- **Vaskuläre Demenz:** Behandlung der zerebrovaskulären Grunderkr., der vaskulären Risikofaktoren und ggf. Sekundärprävention zerebraler Ischämien (▶ 15.3.1). Es existiert keine zugelassene oder durch ausreichende Evidenz belegte medikamentöse symptomatische Ther. für vaskuläre Demenzformen, die einen regelhaften Einsatz rechtfertigen.
- **Sympt. und nichtmedikamentöse Ther.:** Unabhängig von der Demenzursache ggf. Ther. nicht kognitiver Störungen wie Unruhe oder Verstimmung mit Neuroleptika oder Antidepressiva (NW häufiger als bei nicht dementen Pat.). Ausreichende Flüssigkeitsaufnahme. Weitere Maßnahmen: Einbeziehung und Aufklärung von Angehörigen, Trainingsprogramme auf der Basis von Mnemotechniken („Gehirnjogging"), geregelter Tagesablauf.

weren Alzheimer-
gesdosen, Beginn
sfunktion und
Alzheimer-

16 Stoffwechsel

Dirk Müller-Wieland, Hans-Joachim Frercks

16.1 Diabetes mellitus

16.1.1 Einteilung und Ätiologie

- **Diabetes mellitus Typ 1:** Etwa 5 % der Pat. mit Diab. mell. Hauptmanifestationsalter 10.–25. Lj., LADA (Latent Autoimmune Diabetes in Adults) Manifestation im höheren (> 25 J.) Lebensalter, bei eineiigen Zwillingen 30–40 % der Geschwister betroffen. **Ätiologie:** meist immunologisch, seltener auch idiopathische β-Zell-Zerstörung mit nachfolgendem abs. Insulinmangel. Klin. Manifestation bei 80 % zerstörter β-Zellen, sofortige Insulinpflicht bei Jugendlichen. Nachweis verschiedener Auto-AK: Inselzell-AK, (ICA), Insulin-Auto-AK (IAA), Anti-IA-2-AK (IA-2A), Anti-GAD-AK (GADA), Anti-ZnT8-AK(ZnT8A). Entstehung möglicherweise durch Virusinf. getriggert, zusätzlich Infiltration der Pankreas-Inseln mit autoreaktiven T-Lymphozyten.
- **Diabetes mellitus Typ 2:** Etwa 7-8 % der erw. Bevölkerung, > 90 % der Pat. mit Diab., bei eineiigen Zwillingen > 90 % der Geschwister betroffen, hohe Dunkelziffer! **Ätiologie:** klin. Manifestation von Ernährungsgewohnheiten und körperlicher Aktivität abhängig, Ausgangspunkt vermutlich genetisch bedingte Insulinresistenz mit zusätzlicher Störung der pankreatischen Inseln und damit Insulinsekretionsstörung. Die Insulinresistenz ist häufig und frühzeitig mit Dyslipoproteinämie, Hypertonie und viszeraler Fettverteilung assoziiert.
- **Andere Diabetesursachen:**
  - **A:** genetische Defekte der β-Zell-Funktionen (z. B. MODY 1–13)
  - **B:** genetische Defekte der Insulinwirkung
  - **C:** Erkrankungen des exokrinen Pankreas
  - **D:** Endokrine Erkr.
  - **E:** medikamentös oder chemisch bedingt
  - **F:** Infektionen
  - **G:** seltene, immunologisch bedingte Diabetesformen
  - **H:** genetische Sy., manchmal mit Diab. mell. assoziiert
- **Gestationsdiabetes (GDM):** Bei > 5 % aller Schwangeren in Deutschland wird erstmals ein GDM festgestellt, die Dunkelziffer ist hoch (Screening).

16

Metabolisches Syndrom

Syn.: Reaven-Sy., assoziiert mit Insulinresistenz und Risikofaktor für Typ-2-Diabetes, bei dem aber zusätzlich noch eine Inselzell-Störung vorliegt.

> **Leitbefunde**
> Gemeinsames Vorkommen von Adipositas, Hyper- und Dyslipoproteinämie, Hypertonie und zunehmender Glukoseintoleranz.

Definition (Internationaler Konsensus) mind. 3 Kriterien liegen vor:

- **Taillenumfang:** M > 102 cm, F > 88 cm. Triglyzeride ≥ 150 mg/dl (1,7 mmol/l) oder medikamentöse Ther.
- **HDL-Cholesterin:** M < 40 mg/dl (1,03 mmol/l), F < 50 mg/dl (1,29 mmol/l) oder medikamentöse Ther.
- **Hypertonie:** ≥ 130/85 mmHg oder medikamentöse Ther.
- **Nüchtern-Plasmaglukose:** ≥ 100 mg/dl (5,6 mmol/l) oder medikamentöse Ther.

Klinik Typischerweise androide (bauchbetonte) Fettverteilung, Fettleber und Cholezystolithiasis. Hyperurikämie und ca. zweifach erhöhtes Risiko für kardiovaskuläre KO, wie Herzinfarkt und Schlaganfall.

Therapie

- **Ernährung:** energieangepasste Kalorienzufuhr mit ausgewogener Verteilung der Nährstoffe, z. B. mediterran. Komplexe Kohlenhydrate bevorzugen. Mit Zucker gesüßte Getränke sowie rotes Fleisch vermeiden
- **Körperliche Aktivität:** mind. 150 Min./Wo. (2,5–5 h, möglichst 30–60 Min./d) moderate bis stärkere körperlicher Belastung mit max. 2 aufeinanderfolgenden Tagen Pause und mit mind. 3x/Wo. Krafttraining
- **KG:** BMI 20–25 kg/m². Gewichtsreduktion bei BMI ≥ 25 oder Taillenumfang bei Männern ≥ 102 cm und Frauen ≥ 88 cm. Dann zunächst Reduktion des KG um 5 % des initialen Gewichts und tägl. Kaloriendefizit von 500–750 kcal anstreben
- **RR:** systol. < 140 mm Hg und diastol. < 85 mmHg bzw. ggf besser um 130/80 mmHg
- **LDL-Cholesterin:** < 70 mg/dl bzw. 1,8 mmol/l (bei sehr hohem kardiovaskulären Risiko) bzw. < 100 mg/dl bzw. 2,5 mmol/l (hohes kardiovaskuläres Risiko) und LDL-Cholesterin um mind. 50 % des Ausgangswerts senken. Sehr hohes Risiko bei manifester kardiovaskulärer Erkr. bzw. nachweisbarer Atherosklerose und bei Diab. mell. mit Endorganschäden, z.B. Mikroalbuminurie und Retinopathie oder mind. einem weiteren deutlich erhöhten kardiovaskulären Risikofaktor. Hohes Risiko liegt vor bei fehlender kardiovaskulärer Erkr. aber klinisch relevanten Risikofaktoren, z.B. deutlich erhöhtem Cholesterin
- Nicht rauchen, kein schädlicher Gebrauch von Alkohol

16.1.2 Klinik und Diagnostik

Leitbefunde

- Bei Typ-1-Diab. Polydipsie und Polyurie, oft Gewichtsverlust.
- Bei Typ-2-Diab. häufig Übergewicht.

Klinik

- **Typ-1-Diab. mell.:** Leitsympt. Polydipsie und Polyurie, die Tagesablauf und Nachtruhe stören, zusätzlich Allgemeinsympt., wie Mattigkeit, Abnahme von Leistungsfähigkeit und Gewicht; Appetit evtl. gesteigert oder zunehmende Inappetenz. Im weiteren Verlauf speziell durch Stresssituationen, wie Infekte oder Operationen, Übelkeit, Pseudoperitonitis und allgemeine Verlangsamung möglich (→ ketoazidotisches Koma).
- **Typ-2-Diab. mell.:** Bei 30–50 % Zufallsbefund. Rezid. Harnwegs- und Hautinfektionen (Soor, Furunkulosen), speziell auch im Genitalbereich, indirekte Hinweise bei Pat. mit androider Fettverteilung und Hypertonus. Häufig Diagnose erst durch Symptome der Folgeerkr. (s. u.). Selten Manifestation durch Polyurie, Polydipsie, Inappetenz und Dekompensation (→ hyperosmolares Koma). Etwa ⅓ der Pat. hat zum Zeitpunkt der Diagnose bereits Spätkomplikationen.

Diagnostik

- **Risikoscreening** mittels Fragebogen vom Deutschen Institut für Errnährungsforschung (DIfE) oder FINDRISK-Test.

- Ein Diab. mell. liegt vor bei:
  - HbA_{1c} ≥ 48 mmol/mol Hb (≥ 6,5 %) oder
  - Nüchtern-Plasmaglukose ≥ 126 mg/dl (7,0 mmol/l)
  - Gelegenheits-Plasmaglukose von ≥ 200 mg/dl (11,1 mmol/l) oder
  - oGTT-2-h-Wert im venösen Plasma von ≥ 200 mg/dl (11,1 mmol/l).
- **Sympt. des Diab. mell.** (Gewichtsverlust, Polyurie, Polydipsie) und/oder **erhöhtes Risiko bzw. Prä-Diabetes:**
  - HbA_{1c} 39–47 mmol/mol Hb (5,7–6,4 %) → gestörte Glukosehomöostase
  - Nüchtern-Plasmaglukose ≥ 100–125 mg/dl (5,6–6,9 mmol/l) → abnorme Nüchternglukose (IFG, impaired fasting glucose)
  - oGTT-2-h-Wert im venösen Plasma von 140–199 mg/dl (7,8–11,0 mmol/l) → gestörte Glukosetoleranz, (IGT, impaired glucose tolerance)
- **Kein Diab. mell. bei:**
  - HbA_{1c} < 39 mmol/mol Hb (< 5,7 %) oder
  - Nüchtern-Plasmaglukose < 100 mg/dl (< 5,6 mmol/l) oder
  - oGTT-2-h-Wert im venösen Plasma von < 140 mg/dl (< 7,8 mmol/l).

Oraler Glukosetoleranztest (oGTT)

Indikationen Klinischer Verdacht auf Diabetes oder Risikofaktoren (positive Familienanamnese, Komponenten des Metabolischen Syndroms (s.o.), Fettleber, hohes Geburtsgewicht eines Kindes, Z.n. Gestationsdiabetes, Vorliegen einer kardiovaskulären Erkrankung oder erhöhter HbA_{1c} und Nüchternglukose im Plasma (s.o.).

Vorgehen Über 3 d mind. 150 g Kohlenhydrate tägl., dann 10–16 h nüchtern, dann 75 g Glukose oder Oligosaccharide in 300 ml in 5 Min. trinken lassen. Nüchtern-Plasmaglukose und 2 h nach Einnahme messen, in der Zeit nicht rauchen, keine körperliche Tätigkeit.

- Falsch pos. bei Z. n. Magen-OP, Ulcus duodeni, Enteritis regionalis Crohn, K^+ ↓, Mg^{2+} ↓, Leberfunktionsstörungen
- Falsch neg. bei Malassimilationssy., Whipple-Krankheit, Colitis ulcerosa
- Eingeschränkt verwertbar bei kohlenhydratarmer Kost, nicht mind. 3 d vorher abgesetzten Thiaziden, Glukokortikoiden, „Pille", Nikotinsäurederivaten

16

16.1.3 Therapie

Grundsätze
- Je besser der Pat. geschult ist, desto geringer ist die Einschränkung seiner Lebensqualität.
- Festlegung eines individuellen Therapieziels: Je jünger der Pat., umso normoglykämischer sollen die BZ-Werte liegen.
- Gewichtsreduktion hat bei übergewichtigen Pat. mit Diab. mell. Typ 2 hohe Priorität.
- Pat. immer mit einem Diabetespass ausrüsten!

Therapiegrundlagen

Diab. mell. Typ 1:

- **Ziel:** kapilläre Blutglukose vor der Mahlzeit 801–130 mg/dl (4,4–7,2 mmol/l), Spitzen 2 h p. p. kapillär < 180 mg/dl (10,0 mmol/l). Bei Erw. ohne problematische Hypoglykämie HbA_{1c} ≤ 58 mmol/mol bzw. 7,5 %, bei niedrigem intrinsischem Hypoglykämierisiko auch HbA_{1c} ≤ 48 mmol/mol Hb bzw. 6,5 % anstreben
- **Insulinregime:** intensivierte Insulinther. (Basisbolus-Prinzip) oder je nach individuellem Tagesablauf (s. u.)

Diab. mell. Typ 2:

- **Ziel:** bei jüngeren Pat. HbA_{1c} 48–58 mmol/mol Hb (6,5-7,5 %), bei geriatrischen Pat. individuell bis < 64–69 mmol/mol Hb (< 8–8,5 %) anstreben, Hypoglykämie und Gewichtszunahme vermeiden
- Immer zunächst Ernährungsumstellung (hypokalorisch bei Übergewicht) und regelmäßige körperliche Bewegung
- Wenn Zielbereich nicht erreicht:
  - Metformin
  - Therapieversuch mit DPP-4-Hemmern und/oder SGLT-2-Hemmern, ggf. statt DPP-4-Hemmer Injektion eines GLP-1-Rezeptoragonisten, insbesondere bei Übergewicht. **Cave:** bei Sulfonylharnstoffe Risiko der Hypoglykämie
  - Ggf. Basalinsulin-unterstützte orale Ther. (BOT) (sowohl zu den Tbl. als auch zu einem GLP-1-Rezeptoragonisten) mit 10–12 E Insulin um 22.00 Uhr. Steuerung der Insulindosis über Nüchtern-BZ (z. B. Zielwert 100–120 mg/dl), Erhöhen oder Senken der Insulindosis um 2 E bei wiederholter Abweichung um 10–20 mg/dl vom Zielwert. Nur ausnahmsweise bei fehlender Alternative Ind. für intensivierte Insulinther.
  - Bei Pat. mit vorbestehender kardiovaskulärer Erkr. neben Metformin Zugabe des SGLT-2-Hemmers Empagliflozin (unabhängig vom HbA_{1c}) und bei Notwendigkeit der Therapie-Intensivierung bevorzugte Gabe des GLP-1-Rezeptoragonisten Liraglutid.

Inhalte der Patientenschulung

- **Alleinige Diätther.:** Erklären der Krankheit (was ist Diab.); Diätetik (Kohlenhydrat-, Fett- und Kaloriengehalt der Nahrung), Wirkung von Alkohol (Energieträger, Hypoglykämiegefahr), Körperpflege (Füße), Hypertonus
- **Orale Antidiabetika:** zusätzlich informieren über
  - Zusammenstellung der tägl. Nahrung unter bes. Berücksichtigung der KH, körperliche Bewegung und die Auswirkung auf den Zucker
  - Zeichen der Hypoglykämie, bei Ther. mit Sulfonylharnstoffen, Gliniden
- **Insulinther.:** neben den o. g. Themen zusätzlich Schulung über
  - BZ-Selbstkontrolle
  - Umgang mit Insulin, Spritz-Ess-Abstand, Injektionsorte
  - Verhalten in Ausnahmesituationen (Krankheit, Reisen, Medikamente)

Diättherapie Glukosestoffwechselstörungen durch sinnvolle Ernährung beeinflussen, bei Übergewicht Schwerpunkt auf Kalorienreduktion, bei Sulfonylharnstoff- und/oder Insulinther. muss der Pat. den KH-Anteil seiner Nahrung kennen, der in Broteinheiten (BE) oder Kohlenhydrateinheiten (KE) ausgedrückt wird (▶ Tab. 16.1).

- **Berechnung des Kalorienbedarfs:**
  - Normalgewicht nach Broca = Körpergröße in cm – 100 (bei Frauen – 10 %).
  - Bei leichter Arbeit: Normalgewicht × 30 = kcal.

16

  - Bei schwerer Arbeit: Normalgewicht × 50 = kcal.
  - Zur Gewichtsreduktion 500–1 000 kcal abziehen (2,5–5,0 kg Gewichtsverlust/Mon.), 1 000 kcal/d sollten nicht unterschritten werden.
- **Berechnung der BE und KE:** 12 g KH = 1 BE, 1 KE = 10 g KH.
- **Nährstoffzusammensetzung:**
  - 45–60 % KH (reich an Ballaststoffen)
  - 10–20 % Eiweiß (je nach Nierenfunktion, bei kompensierter Niereninsuff. 0,8 g/kg KG/d)
  - 35–30 % Fett (je nach Fettstoffwechselstörung)

Regelmäßige Mahlzeiten ohne lange Hungerphasen, der Medikation angepasst

Tab. 16.1 Orientierendes Schema für den Broteinheiten- und Kalorienbedarf bei Normalgewicht (Faustregel bei 50 % KH in der Nahrung: Kalorienbedarf = 100 × BE/d)

Personengruppe	BE	kcal
Körperlich schwer arbeitende Personen (z. B. Straßenarbeiter, Bäcker), Pat. mit Untergewicht	25–30*	2 500–3 000
Pat. mit mittlerem Kalorienbedarf ohne Übergewicht, körperlich arbeitend (z. B. Krankenschwester, Verkäufer)	21*	2 100
Jüngere Pat., Berufstätige mit vorwiegend sitzender Tätigkeit (z. B. Lehrerin, Sekretär) ohne Übergewicht	17	1 700
„Normalpat.“ (> 50 J., körperlich wenig aktiv, Normal- bzw. mäßiges Übergewicht), körperlich arbeitender Pat. mit Übergewicht	14	1 400

* Diese Pat. müssen im Krankenhaus weiter körperlich aktiv bleiben, alternativ BE-Reduktion, allerdings hat dann die BZ-Einstellung im Krankenhaus nur eingeschränkten Wert.

Orale Antidiabetika

16

- **Kohlenhydratresorptionshemmer** (α-Glukosidasehemmer): Reduktion der Glukoseaufnahme aus dem Darm ohne Gefahr der Hypoglykämie.
  - **Ind.:** Reduktion postprandialer BZ-Spitzen bei stark schwankenden BZ-Tagesprofilen bei Typ-2-Diabetes
  - **KI:** Ös.-, Magen-, Darmerkr.
  - **Substanz:** Acarbose 1 × 50 mg bis 3 × 100–200 mg/d
  - **NW:** Blähungen, Völlegefühl, Bauchschmerzen, Diarrhöen passager
- **Biguanide:** Hemmung hepatischer Glukoneogenese, gesteigerte Glukoseaufnahme in Muskulatur und Fettgewebe, erleichtern Gewichtsreduktion, da nicht appetitsteigernd
  - **Ind.:** Basismedikation für jeden Pat. mit Typ-2-Diabetes
  - **KI:** eingeschränkte Nieren- (GFR < 30 ml/Min., bei eGFR < 60 bis ≥ 45 ml/Min. max. 1500 mg/d, bei < 45 bis ≥ 30 ml/Min. max. 1 000 mg/d, ggf. nur 500 mg/d), Leberschaden, Alkoholabusus, Abmagerungskuren (< 1 000 kcal/d), dekompensierte instabile Herzinsuff., schwere respir. Insuff., Schwangerschaft, 48 h nach OP oder KM-Gabe
  - **Substanz:** Metformin 1 × 500 mg abends – 2 × 1 000 mg/d (max. 3 × 1 000 mg/d möglich aber max. Standarddosierung ist 2 × 1 000 mg/d), bei GFR < 60 ml/Min. bis ≥ 30 ml/Min. max. 1 000 mg/d also 2 × 500 mg/d oder 1 × 850 mg/d. **NW:** GIT-Störungen, BB-Veränderungen, Laktatazidose (selten bei Beachtung der KI)

- **Gliptine** (DPP-4-Inhibitoren): hemmen Abbau der Inkretinhormone → BZ-abhängige Steigerung der Insulinsekretion und Hemmung der Glukagonfreisetzung,
  - **Ind.:** Typ-2-Diabetes mit unzureichender BZ-Senkung unter Metformin
  - **KI:** Leberfunktionsstörung (Cave bei vorbestehender Pankreatitis)
  - **Substanzen:** Sitagliptin 1 × 100 mg/d p. o., Saxagliptin 1 × 5 mg/d p. o.
  - **NW:** Tremor, Kopfschmerzen, Schwindel, Übelkeit, Infektionen, Pankreatitis (sehr selten)
- **Inkretinmimetika** (GLP-1-Rezeptoragonisten): binden an den GLP-1-Rezeptor und verstärken die Inkretinwirkung.
  - **Ind.:** Typ-2-Diabetesr mit unzureichender BZ-Senkung unter Metformin. Wegen pos. kardiovaskulärer Endpunktsstudie bevorzugte Ther. bei vorbestehender kardiovaskulärer Erkr.
  - **KI:** Wirkstoffunverträglichkeit, schwere Niereninsuff. (GFR < 30 ml/Min., bei Liraglutid < 15 ml/Min.), Cave bei vorbestehender Pankreatitis
  - **Substanzen:** Exenatid 2 × 5–10 µg/d oder 2 mg 1 ×/Wo. s. c., Liraglutid 1 × 0,6–1,8 mg/d s. c. (bevorzugte Ind. bei vorbestehender kardiovaskulärer Erkr.), Albiglutid 1 × 30 mg/Wo. s. c., Dulaglutid 1 × 0,75–1,5 mg/Wo. s. c.
  - **NW:** Übelkeit, Erbrechen, Durchfall, Pankreatitis (selten)
- **SGLT2-Hemmer:** selektive Inhibition des Na-Glukose-Kotransporters 2 im proximalen Tubulus der Niere.
  - **Ind.:** Typ-2-Diabetes. Empagliflozin wegen positiver kardiovaskulärer Endpunktsstudie zusätzlich bei vorbestehender kardiovaskulärer Erkr. zur Reduktion der kardiovaskulären Sterblichkeit unabhängig vom HbA_{1c}
  - **KI:** Niereninsuff. (GFR < 60 ml/Min.), schwere Leberfunktionsstörung
  - **Substanzen:** Dapagliflozin 1 × 5/10 mg, Empagliflozin 1 × 10/25 mg
  - **NW:** Harnwegs-/Genitalinf., Dys-/Polyurie, E'lytstörungen, Hypotonie durch Flüssigkeitsverlust
- **Glitazone** (Insulinsensitizer bzw. Pioglitazon); **Cave:** keine Erstattung durch GKV: Insulinsignalverstärkung in Fett-, Muskel- und Leberzellen.
- **Glinide** (prandiale Glukoseregulatoren): rasche und kurzzeitige Insulinfreisetzung.
  - **Ind.:** Typ-2-Diab. mit Insulinresistenz, wenn Diät und Bewegung nicht ausreichen
  - **KI:** absoluter Insulinmangel, diab. Koma, schwere Nieren- und Lebererkr.
  - **Substanzen:** Repaglinid zu jeder Mahlzeit 0,5–4 mg/d. **Cave:** eingeschränkte Zulassung
  - **NW:** Hypoglykämie, Bauchschmerzen, Übelkeit, Erbrechen, Diarrhö, Obstipation.
- **Sulfonylharnstoffe:** stimulieren die körpereigene Insulinsekretion (▶ Tab. 16.2).
  - **Ind.:** Bei noch vorhandener Insulinproduktion, bei unzureichender Senkung des BZ trotz strikt eingehaltener Diät und erfolgreicher Gewichtsreduktion
  - **KI:** absoluter Insulinmangel, Schwangerschaft, Ketoazidose, Leber- und Nierenerkr., weitere je nach Medikament. Allergie gegen Sulfonylharnstoffe
  - **WW:** verstärkte Wirksamkeit durch Cumarine, Phenylbutazon, Probenecid, Tetrazyklin, ASS. Abschwächung durch Thiaziddiuretika, Pille, Glukokortikoide
  - **NW:** protrahierte Hypoglykämie, je nach Präparat Alkoholintoleranz, KM-Depression, cholestatischer Ikterus, allergische Hautreaktionen, GI-Symptome.

Sulfonylharnstoffe
(▶ Tab. 16.2)

- Möglichst erst spät und bei annäherndem Normalgewicht einsetzen, da sie die Gewichtsabnahme erschweren. Alternative, wenn andere Therapiekonzepte (s. o.) nicht greifen.
- Einschleichend dosieren mit geringen Einzeldosen morgens.
- Erst bei max. Einzeldosis am Morgen weitere Tabl. mittags oder abends.
- Komb. mit Insulin ist sinnvoll, wenn die BZ-Werte trotz max. oraler Antidiabetikather. unzureichend sind. **Cave:** Komb. meist nicht sinnvoll bei mehr als 30 IE Insulin tägl.
- Dosisreduktion bei vermindertem BZ-Spiegel nicht übersehen!

Tab. 16.2 Übersicht über Sulfonylharnstoffe und Dosierungen

Substanz	HWZ (h)	Dosierung oben: niedrig, unten: hoch (mg)			Bemerkungen
		Morgens	Mittags	Abends	
Glibenclamid	15	1,75–3,5	0	0	Stark wirksam, lange HWZ, höchstes Hypoglykämierisiko
		7	0	1,75–3,5	
Gliquidon	1,5–24	15–60	0	0	Auch bei (komp.) Niereninsuff.
		60	30	30	
Glimepirid	5–8	1	0	0	Hypoglykämiegefahr geringer
		Bis 4, max. 2 × 3	0	0	

Insuline oder Insulinanaloga (▶ Tab. 16.3). **Ind.:** Typ-1-Diab., Schwangerschaftsdiab., Sekundärversagen bei Typ 2, diätetisch und/oder durch orale Antidiabetika nicht ausreichend therapierter Typ-2-Diabetes. **Cave:** Gewichtszunahme ohne deutliche Besserung der Stoffwechseleinstellung, damit weitere Verschlechterung der Insulinresistenz, insbes. bei Adipositas.

- **Normalinsulin** (früher Altinsulin): Wirkdauer ≤ 8 h; Wirkbeginn nach ca.30 Min. Wirkbeginn, -maximum und -dauer sind u. a. von Applikationsart, -ort und -menge abhängig, daher können die Herstellerangaben irreführen. **Ind.:** präprandial, zur Korrektur zu hoher BZ-Werte (ggf. zur i. v. Gabe).
- **Schnell wirkendes Analoginsulin:** in 1 oder 2 Aminosäuren veränderte Insuline, die dadurch schneller als Normalinsulin s. c. resorbiert werden und der natürlichen Insulinkinetik näherkommen. Wirkbeginn spätestens nach 10–15 Min., Wirkdauer 2–4 h. **Ind.:** prä- oder postprandiale Gabe.
- **Lang wirkendes Analoginsulin:** durch Verlängerung der B-Kette mit verzögerter Resorption. **Ind.:** Abdeckung der Basalrate durch 1 × tägl. Gabe, Dauer 20 h bis > 28 h.
- **Intermediärinsulin** (Depot- oder Verzögerungsinsulin, NPH): durch Zusätze (Protamin, Zink) verzögerte Resorption. Nur NPH-Insuline können mit Normalinsulinen gemischt werden, ohne dass sie ihre Resorptionskinetik verändern. Wirkbeginn nach 30–90 Min., Wirkdauer 10–18 h. **Ind.:** zur Abdeckung der Basalrate.

- **Mischinsulin** (Kombinationsinsulin): Normal- und Verzögerungsinsulin; Wirkbeginn nach 30 Min. **Ind.:** konventionelle Insulinther. bei älteren Pat. mit festem Tagesablauf.

Darreichungsformen

- Insuline für Injektionshilfen (PEN zum Nachfüllen, Einmalpen) sind U-100-Insuline (1 ml = 100 IE/ml), bei einigen lang wirkenden Analoginsulinen auch 200 IE/ml oder 300 IE/ml. Wenige Normalinsuline in der Konz. U-40 (1 ml = 40 IE/ml).

Normal- und Analoginsuline sind klare Lösungen, alle anderen Darreichungsformen sind Suspensionen, die vor Applikation durchmischt werden müssen.

- Mischungsverhältnis der Insuline in eckigen Klammern [Normal/NPH], z. B. Huminsulin Profil III® 40 für Pen [30/70]: 30 % Normal- und 70 % Verzögerungsinsulin.

Tab. 16.3 Marktübersicht Insuline (Auswahl)

	Handelspräparate (Cave: Verwechslungsgefahr)
Normalinsuline	Actrapid®, Berlinsulin® H Normal, B. Braun ratiopharm® Rapid, Huminsulin® Normal, Insuman® Rapid
Depotinsuline	Berlinsulin® H Basal, B. Braun ratiopharm® Basal, Huminsulin Basal®, Insuman® Basal, Protaphan®
Analoginsulin	Schnell wirkend: Humalog®/Liprolog®, NovoRapid®, Apidra®
	Lang wirkend: Glargin (Lantus®, Abasaglar®, U300/ml Tujeo®), Detemir (Levemir®), Degludec (Tresiba®)
Mischinsuline	Actraphane® 30/50, Berlinsulin® H [30/70], B. Braun ratiopharm® comb 30/70, Huminsulin Profil III, Insuman® Comb 15, 25, 50
Mischinsuline mit schnell wirkenden Analoginsulinen	Humalog® Mix 25/50, Liprolog® Mix 25/50, Novo Mix® 30

Grundlagen der Insulintherapie

- **Insulinbedarf:** bei abs. Insulinmangel 0,2–0,7 (1,0) IE/kg KG. Erhöhter Bedarf bei fieberhaften Erkr., Hyperthyreose, Kortisonther., evtl. bei „Insulinresistenz“. Bei körperlicher Aktivität Dosis reduzieren.
- **Spritz-Ess-Abstand:** abhängig von der Insulinart. Bei schnell wirkenden Analoginsulinen direkt zum (oder direkt nach dem) Essen, bei Normalinsulin 15–30 Min. vor dem Essen (Faustregel: BZ 60 mg/dl: 0 Min., 80 mg/dl: 15 Min., 120 mg/dl: 30 Min.). Bei Verzögerungsinsulinen 30–45 Min. Abstand.
- **Injektionsort:** Injektionen in den Oberarm obsolet! Faustregel: Die letzte Injektion am Tag sowie die Verzögerungsinsuline in den Oberschenkel (→ langsame Resorption), alle anderen in den Bauch (→ schnellere Resorption).
- **Injektionswerkzeug:** wegen der einfachen Handhabung möglichst Pen verwenden. Für evtl. Pendefekte muss der Pat. auch die Handhabung mit der Einmalspritze beherrschen. **Cave:** Einmalspritzen für die Konz. U-100 1 ml = 100 IE. In Gebrauch befindlichen Pen nicht in den Kühlschrank legen, da Gefahr der Luftblasenbildung.

Therapieoptionen

▶ Tab. 16.4

Tab. 16.4 Verschiedene Schemata der Insulintherapie

Therapieschema	Morgens	Mittags	Abends	Zur Nacht
Pumpe meist mit variabler basaler Infusionsrate	Bolus NI*	Bolus NI	Bolus NI	–
Intensivierte Insulinther.	NI NI + NPH/ LWA NI + NPH NI + NPH NI + NPH NI	NI + NPH NI NI + NPH NI + NPH NI NI	NI NI NI NI + NPH NI + NPH NI	NPH NPH/(LWA) NPH NPH LW, LWA oder NPH
Konventionelle Ther. ⅔ der Dosis morgens, ⅓ abends	NI + NPH NPH	–	NI + NPH NPH	–

* NI = Normalinsulin, schnell wirkende Analoga; NPH = Intermediärinsulin; LW = lang wirkendes Insulin; LWA = lang wirkendes Analoginsulin

- **Insulinpumpenther.:** CSII = kontinuierliche s. c. Insulininfusion.
  - **Ind.:** bei Versagen der intensivierten Insulinther., v. a. bei hohem Nüchtern-BZ, häufigen Hypoglykämien, Stoffwechseloptimierung präkonzeptionell und während der Gravidität, bei Nephropathie, Ntx oder Retinopathie. Kinder mit Typ-1-Diabetes.
  - **Durchführung:** kontinuierliche Normalinsulinzufuhr s. c. mit meist variabler Infusionsrate (Basalrate); Pat. ruft zu jeder Mahlzeit durch Knopfdruck einen Bolus ab.
- **Intensivierte Insulinther.:** „nahe normoglykämische Insulinther.", Basisbolus-Konzept, ICT = intensivierte konventionelle Ther. (▶ Tab. 16.5).
  - **Ind.:** Standardther. für Pat. mit Typ-1-Diabetes, bei instabiler Stoffwechsellage oder aus anderem Grund fehlender Insulinsekretion (z. B. Pankreatektomie).
  - **Durchführung:** 50 % der Tagesdosis als präprandiales Insulin (normal oder schnell wirkendes Analoginsulin), ca. 50 % für die Basalrate. Wirkspiegel lang wirkender Analoginsuline konstanter als bei NPG-Insulinen. Bei mehreren Injektionen Vermeidung von Hypoglykämien durch zu starke NPH-Wirkung

Tab. 16.5 Zeitliche Verteilung und Dosierung der Insulingaben bei intensivierter Therapie

Morgens	Mittags	Abends	Zur Nacht (23 Uhr)
Aufteilung des Basalinsulins			
50 %			50 %
15–20 %	30–35 %		50 %
12,5–15 %	25–30 %	5–12,5 %	50 %
Aufteilung des präprandialen Insulins			
1,5–2,4 (2) IE/BE	0,7–1,1(1) IE/BE	1,3–1,6 (1,5) IE/BE	
Aufteilung von lang wirkenden Analoginsulinen			
100 %	–	Oder 100 %	Oder 100 %

- **Supplementäre Insulinther.** (SIT):
  - **Ind.:** Pat. mit Typ-2-Diabetes unter oraler Ther., bei denen p. p. zu hohe Werte auftreten.
  - **Durchführung:** kurz wirksame Insuline zu den Mahlzeiten je nach BZ und BE-Menge.
- **Basalunterstützte orale Ther.** (BOT):
  - **Ind.:** Typ-2-Diabetiker unter oraler Ther., die mit morgendlich zu hohen BZ-Werten ankommen oder insgesamt zu hohe BZ-Werte haben.
  - **Durchführung:** lang wirksame Insuline am Morgen oder Abend.
- **Konventionelle Insulinther.:**
  - **Ind.:** Pat. kann oder will intensivierte Insulinther. nicht erlernen, alte Pat. mit konstantem Tagesablauf.
  - Nahrungsgewohnheiten mit unterschiedlich hohem Normalinsulinanteil. Nahrungsaufnahme nach der Insulinkinetik: 6 Mahlzeiten (1., 2. Frühstück, Mittag, Zwischenmahlzeit, Abendessen, Spätmahlzeit).

Tipps bei Änderung der Diabeteseinstellung
(▶ Tab. 16.6)
- Nur 1 Parameter (Insulin oder Diät oder Bewegung) verändern
- Nur in kleinen Schritten ändern (1–2 IE, 1–2 BE)
- Nach Änderung mehrere Profile abwarten, Tendenzen erkennen
- Schema nicht sofort auf einmalige Hypo-/Hyperglykämie hin ändern
- BE vorausschauend mit Insulin abdecken, BZ nicht rückwirkend herunterkorrigieren

Tab. 16.6 Ursachen für Probleme bei der Blutzuckereinstellung

BZ-Niveau in Abhängigkeit von der Tageszeit verändert		
Zeitpunkt	BZ zu hoch	BZ zu niedrig
Frühmorgens, nüchtern	Abendliche Insulindosis zu gering oder Injektionszeitpunkt zu früh am Abend, Spätmahlzeit oder Abendbrot zu reichlich, nächtliche Hypoglykämie (Somogyi-Effekt, durch 3-Uhr-BZ auszuschließen), Dawn-Phänomen (Anstieg des BZ in den frühen Morgenstunden durch GH-Anstieg)	Verzögerungsinsulin am Abend zu hoch, Spätmahlzeit zu gering. Alkoholgenuss Bei Dawn-Phänomen ggf. Pumpe
Morgendlicher postprandialer BZ	Spritz-Ess-Abstand zu kurz, zu viele BE für die gespritzten Insulineinheiten, BE-Zusammensetzung ungünstig (leicht resorbierbare KH, zu viel Flüssigkeit mit der Nahrung → erhöhte Resorptionsgeschwindigkeit)	Frühstück zu gering. Alkoholgenuss. Insulin am Morgen zu hoch dosiert
Am Nachmittag	Mittags- oder Nachmittagsmahlzeit zu reichlich, morgendliches Verzögerungsinsulin zu gering, Normalinsulin zum Mittag zu gering	Basalrate zu hoch, Normalinsulin am Mittag zu hoch, Mittags- und/oder Nachmittagsmahlzeit zu gering
Vor dem Schlafengehen	Abendbrot zu reichlich, Zusammensetzung ungünstig, Normalinsulin zum Abendbrot zu gering, Spritz-Ess-Abstand zu kurz	Abendessen zu wenig, Normalinsulin zu viel

16

Tab. 16.6 Ursachen für Probleme bei der Blutzuckereinstellung *(Forts.)*

BZ-Niveau in Abhängigkeit von der Tageszeit verändert		
Zeitpunkt	BZ zu hoch	BZ zu niedrig
Nachts	Spätmahlzeit zu reichlich, Basalrate zu gering	Spätmahlzeit zu gering, Basalrate zu hoch
BZ-Niveau insgesamt zu hoch: unerkannter Infekt (Harnwege, Nasennebenhöhlen), zusätzliche Medikation (Diuretika, Pille, Glukokortikoide), Änderung der Essgewohnheiten, weniger körperliche Aktivität, Änderung des Injektionsorts. Hinweis: Ketone im Urin bei Glukosurie zeigen Insulinmangel an.		

Hypoglykämiegefahr nach körperlicher Belastung, Alkoholgenuss, Absetzen von Medikamenten (Pille, Glukokortikoide), nach versehentlicher i. m. Injektion.

Monitoring

- **Alle Pat. mit Diabetes:** bei jedem Besuch BZ-Tagebuch besprechen und ggf. Inspektion der Injektionsstellen und der Füße. Einmal im Quartal Gewicht, RR (bei Hypertonie bei jedem Besuch) und HbA_{1c}
- **Keine Folge- oder Begleiterkr.:**
  - 1×/J. BB, Harnsäure, Lipidstatus (Chol., Triglyzeride, HDL, LDL), Krea-Clearance, Mikroalbuminurie (3× Morgenurin), Urinstatus
  - 1×/J. angiologische Untersuchung (Pulsstatus, zerebrale Arterien, EKG)
  - 1×/J. neurologische Untersuchung: periphere sensible PNP (ASR, Stimmgabeltest, Temperaturempfindungen an den Füßen), autonome Neuropathie des Herzens → Frequenzvarianz, Magen-Darm-Trakt (Sono, Gastro), Urogenitalsystem (erektile Impotenz, Blasenentleerungsstörung)
  - 1×/J. Fußuntersuchung
  - 1×/J. augenärztliche Untersuchung (Fundus in Mydriasis)

16

Laborwerte bei Diabetes mellitus

- **HbA_{1c}:** Aussage über mittleren BZ-Spiegel der letzten 1–3 Mon. Norm beim Gesunden unter 39 mmol/mol Hb (< 5,7 %), beim gut eingestellten Pat. mit Typ-2-Diabetes 48–58 mmol/mol Hb (6,5–7,5 %) je nach Alter (▸ 20).
- **Mikroalbuminurie:** Ausscheidung geringer Albuminmengen (30–300 mg/g Krea i. U., 30–300 mg/24 h. Albumin-Kreatinin-Ratio > 30 mg/g) als früher Marker einer diab. Nephropathie mit erhöhtem kardiovaskulärem Risiko.
- **Auto-AK:** zur Diagnostik des Typ-1-Diabetes, s.o.

Perioperative Stoffwechselführung

Risiken

- Peri- und postop. Manifestation, Verstärkung oder Entgleisung eines Diab.
- Wundheilungsstörungen durch erhöhte Inf.-Neigung und Angiopathien
- Erhöhtes Risiko bei Allgemeinanästhesie durch Schwankungen des BZ-Spiegels und dadurch labile Stoffwechsellage sowie durch Begleiterkr. wie Adipo-

sitas, Hypertonus, KHK, Nephro- und Angiopathien, Neuropathien und Fettleber

Vorbereitung

- BZ-Einstellung optimieren
- Diabetiker zu Beginn des OP-Programms operieren, um Gesamtdauer der Nahrungskarenz möglichst kurz zu halten
- Regionalanästhesie günstiger als Allgemeinnarkose. Präop. und postop. Überwachung und Stabilisierung des Stoffwechsels
- Diätetisch und mit oralen Antidiabetika behandelten Diabetikern am Vortag der OP gewohnte Kost und/oder Medikation (z. B. Sulfonylharnstoffe) geben. Wenn Nahrungskarenz ab Vorabend erforderlich, abendliche Sulfonylharnstoffgabe weglassen. Metformin am Vortag immer absetzen

Vorgehen am OP-Tag

- **Bei Diätther.:** normales Infusionsregime bei stündliche BZ-Kontrollen
- **Bei Ther. mit Sulfonylharnstoffen)/oralen Antidiabetika:** keine Sulfonylharnstoffe und Metformin, keine Nahrungszufuhr, ab morgens (z. B. 8 Uhr) 500 ml Glukose 5 %, stündl. BZ-Kontrolle, bei BZ Anstieg > 50 mg/dl oder > 200 mg/dl kurz wirkendes Insulin. Fortsetzen, bis orale Nahrungsaufnahme wieder möglich, dann Medikation und Diät wie gewohnt
- **Bei Insulinther.:** bei kurzem Eingriff nur Basalinsulin oder bei Komb.-Ther. 50 % der Tagesdosis als basales Insulin. Dann Infusion, BZ-Kontrollen und Insulin wie bei oralen Antidiabetika. Bei langer OP-Dauer 500 ml Glukose 5 % mit E'lyten nach Bedarf und Insulinperfusor 1,0–2,0 E/h nach BZ. BZ sollte intraop. bei 110–180 mg/dl (6–10 mmol/l) liegen.

16.1.4 Folgeerkrankungen des Diabetes mellitus

Fettstoffwechselstörung

(▶ 16.2) Meist als diab. Fettleber. Bei Insulinmangel ungebremste Lipolyse → Resynthese von Triglyzeriden in der Leber ↑. Selten Übergang in Zirrhose.

Makro- und Mikroangiopathie

- **KHK und diab. Kardiomyopathie:** KHK als Small Vessel Disease, selten Ang. pect., Infarkt oft „stumm". Kardiomyopathie möglich. **Diagn.:** EKG, Koronar-Angio (▶ 4.4).
- **Periphere Durchblutungsstörungen** (pAVK; ▶ 5.4.1): häufig vom Unterschenkelverschlusstyp, Mediasklerose.
- **Zerebrale Durchblutungsstörungen:** häufig TIA, Insulte (▶ 15.3.1).

Diabetische Nephropathie

Nach 10–15 J. Krankheitsverlauf als Niereninsuff. (Glomerulosklerose und/oder Arterio-, Arteriolosklerose) bei 30–40 % der Pat. mit Typ-1- und 20 % der mit Typ-2-Diab.

Risikofaktoren Erhöhter systolischer RR, Krea-Clearance (GFR) > 120 ml/Min. → glomeruläre Hyperfiltration.

Auf eine nicht diab. glomeruläre Erkr. als Ursache einer Proteinurie bei Diabetikern weisen hin: rascher Kreatininanstieg, hohe Proteinurie (> 6 g/d); Erstdiagn. des Diab. mell. vor ≤ 5 J bei Typ-1-Diab.; Ery-Zylinder im Harnsediment.

Klinik Proteinurie, Hypertonie. Stadien ▶ Tab. 16.7.

Komplikationen HWI, Pyelonephritis → auch bei asympt. Bakteriurie Antibiotikagabe (▶ 9.3.1).

Diagnostik

- Mikroalbuminurie im Morgenurin:
  - 2 von 3 Proben < 20 mg/l → Kontrolle in ½–1 J.
  - 2 von 3 Proben > 20 mg/l (Herzinsuff., HWI, Hyperglykämie ausgeschlossen) → beginnende diab. Nephropathie
  - 2 von 3 Proben > 200 mg/l (Ausschluss anderer Ursachen s. o.) → klin. manifeste diab. Nephropathie
- Kreatinin im Urin
- Harnsediment, Sono-Nieren, Augenhintergrund, EKG/Belastungs-, Lipide, Fußpulse

Tab. 16.7 Stadien der diab. Nephropathie

Stadium	GFR (ml/min)	Albumin/Kreatinin-Quotient im Urin (mg/g)*	Bemerkungen
1	≥ 90	M: 20–200; W: 30–300[1]	
	> 90	M: > 200; W: > 300	
2 leichte NI	60–89	M: > 200; F: > 300[2]	Serum-Krea grenzwertig oder erhöht, Hypertonie, Dyslipidämie, Hypoglykämie-Neigung, Progression von KHK, AVK, Retinopathie, Neuropathie. Anämie-Entwicklung, Störung des Knochenstoffwechsels
3 mäßiggrade NI	30–59	Abnehmend	
4 hochgradige NI	15–29	Abnehmend	
5 terminale NI	< 15		

[1] bei Konzentrationsmessung ohne Bezug auf U-Kreatinin gilt: 20–200 mg/l
[2] bei Konzentrationsmessung ohne Bezug auf U-Kreatinin gilt: >200 mg/l
GFR ab Stadium 3 mit/ohne Mikroalbuminurie Indikator für Nierenschädigung. In den Stadien 1 und 2 weist eine Mikraoalbuminurie den Nierschaden nach. Eine eGFR ≥ 60 ml/Min. ohne Mikroalbuminurie schließt eine Nierenschädigung aus.

Therapie

- Optimale BZ-Einstellung: HbA_{1c} 48–58 mmol/mol Hb (6,5–7,5 %)
- Optimale RR-Einstellung: < 140/80 mmHg, ggf. tiefer z. B. < 130/80 mmHg

- **Vorgehen:**
  - Mit ACE-Hemmer beginnen, bei Unverträglichkeit AT_1-Blocker, Eiweißrestriktion auf max. 15 % der Kalorien (0,8–1,0 g/kg KG/d). ASS 100 mg. LDL-Chol. < 70 mg/dl bzw. 1,8 mmol/l, Risikofaktoren (Nikotin) minimieren.
  - **Beginnende Nephropathie** (Stadium 1 b): je höher die Proteinurie, umso niedriger der Ziel-RR, nephrologische Mitbehandlung, ACE-Hemmer evtl. mit Kalziumantagonisten, Diuretika, β-Blocker kombinieren.
  - **Klin. manifester Nephropathie** (ab Stadium 2): Überprüfung der RR-Einstellung. Eiweißrestriktion, engmaschige Kontrollen, ggf. Behandlung einer Anämie und des Phosphat-Kalzium-Stoffwechsels.

- **ACE-Hemmer:** bei normotensiven und hypertensiven Typ-1-Diabetikern mit Mikroalbuminurie. Progressionsverlangsamung erwiesen. **NW:** RR ↓↓ (→ initial geringe Dosierung, Absetzen von Diuretika vor Ther.), ANV (Ausschluss Nierenarterienstenose), Hyperkaliämie (v. a. bei Komb. mit kaliumsparenden Diuretika), Husten 1–2 Wo. nach Ther., angioneurotisches Ödem (selten) verbesserte BZ-Kontrolle, Hypoglykämie möglich.
- **Kalziumantagonisten:** allein oder in Komb. mit ACE-Hemmern → Rückgang der Proteinurie.

Diabetische Retinopathie

Bis zu 85 % nach 25 J. Diabetes, häufigste Erblindungsursache.

Klinik Plötzliche Erblindung, selten Schleier oder verschwommenes Sehen.

Diagnostik Augenhintergrundspiegelung:
- Mikroaneurysmen, punktförmige Blutungen → „Background-Retinopathie"
- Cotton-Wool-Herde → präproliferative Retinopathie
- Glaskörpereinblutung → proliferative Retinopathie. **KO:** Netzhautablösung, Sekundärglaukom, Cataracta diabetica

Therapie Laserkoagulation, bei Makulaödem intravitreale Injektion von VEGF-Antagonisten, Vitrektomie, ansonsten Stoffwechseloptimierung (bei proliferativer Retinopathie nicht zu forciert).

Diabetische Neuropathie

Klinik
- **Sensomotorische diab. PNP (SDPN)** (▶ 16.1.4): strumpfförmige Dys- (Ameisenlaufen), Hypästhesie oder Anästhesie.
- **Autonome diab. Neuropathie (ADN):**
  - Ruhetachykardie (Frequenz meist um 100/Min.), fehlende Frequenzvarianz, Rhythmusstörungen, stumme Infarkte, orthostatische Dysregulation, fehlende RR-Variabilität im 24-h-Protokoll (kardiale autonome diab. Neuropathie, KADN)
  - Magenentleerungsstörungen, diab. Enteropathie (Diarrhöen, Obstipation), Blasenentleerungsstörungen, Impotenz
  - Störung der Pupillomotorik: Miosis, verminderte Dunkeladaptation
  - Zentrale Fehlregulation der Atmung mit Schlafapnoe
  - Störung der hormonalen Gegenregulation bei Hypoglykämie
  - Störung der Schweißsekretion, trophische Störung der Haut, des Knochens, diab. Osteopathie
- **Diab. Amyotrophie:** meist asymmetrische Schmerzen und Paresen in der proximalen Oberschenkel- und Beckenmuskulatur
- **Mononeuropathie:** kranial, an Stamm oder Extremitäten

Diagnostik

Neuropathie Symptom-Score (NSS), Neuropathie Defizit-Score (NDS), Vibrationsempfinden, Monofilamenttest, Kalt-/Warmempfinden, Muskeleigenreflexe. Vit.-B_{12}- und Folsäure-Mangel ausschließen.

Therapie
- Stoffwechsel optimieren! Alkoholverzicht, RR-Einstellung
- **Schmerzther. bei SDPN:**
  - Intermittierende, leichte Schmerzen: zeitlich begrenzter Versuch mit Paracetamol (max. 3 g/d), Metamizol (max. 4 g/d) oder α-Liponsäure

  - Chron. leichte bis moderate Schmerzen: trizyklische Antidepressiva (TZA), z. B. Amitriptylin 10–25 mg langsam steigern oder Duloxetin 1 × 60 mg/d oder Pregabalin 150–300 (max. 600) mg/d in 2–3 ED oder Opioid (Tramadol). Chron. starke Schmerzen: Opioid, ggf. in Komb. mit TZA oder Duloxetin oder Pregabalin
- **Ruhetachykardie:** evtl. kardioselektiver Betablocker.
- **Orthostatische Dysregulation:** Tragen von Kompressionsstrümpfen, vorsichtiges körperl. Training, Meiden von Diuretika, TZA.
- **Gastroparese:** Ther.-versuch (kurzzeitig) z. B. mit Metoclopramid oder Domperidon.
- **Erektile Impotenz:** PDE-5-Hemmer, Schwellkörper-Autoinjektionsther. (SKAT), Vakuumpumpe.
- **Blasenentleerungsstörungen:** Blasentraining („Timed/Double Voiding"), Alphablocker.

Diabetisches Fußsyndrom

Klinik

- Mal perforans meist Fußballen (bei diab. Neuropathie).
- Diab. Gangrän an Zehen, Druckstellen an der Hacke (bei Mikro-, Makroangiopathie; ▶ 5.1.1).

Prophylaxe und Therapie Verhüten von Verletzungen, Einfetten, Entfernen von Verhornungen, weiches Fußbett mit Druckentlastung, Abrollsohle, ggf. angiologische OP (▶ 5.4.1) und Antibiotikather. von Lokalinf. Minoramputation in Spezialzentren nur bei Gangrän. Dekubitusprophylaxe.

16.1.5 Coma diabeticum

Leitbefunde
Beim ketoazidotischen Koma steht die Azidose mit Auswirkung auf den Kaliumhaushalt und deren KO im Vordergrund (Herzrhythmusstörungen), beim hyperosmolaren Koma die Exsikkose mit KO für Hirn, Herz und Niere.

16

Einteilung

- **Ketoazidotisches Koma:** lebensbedrohliche KO des Typ-1-Diab. bei absolutem Insulinmangel
- **Hyperosmolares Koma:** lebensbedrohliche KO des Typ-2-Diab. bei relativem Insulinmangel

Ätiologie

- **Ketoazidotisches Koma:** Erstmanifestation (20–30 % Typ 1) oder bei Weglassen des Insulins wegen verminderter Nahrungsaufnahme z. B. bei Inappetenz, Übelkeit und Erbrechen (Bedarf z. B. bei Fieber ↑!). Die zunehmende Stoffwechselverschlechterung führt zu weiterer Inappetenz; Nahrung und Insulin werden u. U. ganz weggelassen
- **Hyperosmolares Koma/hyperosmolares hyperglykämisches Sy. (HHS):** selten als Erstmanifestation, häufiger Diätfehler, Unterdosierung oraler Antidiabetika, Steigerung des Insulinbedarfs bei Infekt (Pneumonie, HWI), Herzinfarkt, OP und postop.; Erstmanifestation u. U. durch neu eingesetzte Medikamente (Thiazide, Glukokortikoide)

Klinik

- Prodromi: Polyurie, Polydipsie, Gewichtsverlust; Übelkeit, Erbrechen (azidotische Gastritis)
- Pseudoperitonitis, Exsikkosezeichen (v. a. bei hyperosmolarem Koma) mit Tachykardie, Fieber oder Hypothermie, Hyporeflexie bis Areflexie, Kußmaul-Atmung mit Azetongeruch (meist Typ 1)
- Fortgeschrittenes Stadium: Somnolenz bis Koma, Hypotonie bis zum Schock, Oligurie

Diagnostik

Definitionen

- **Diab. Ketoazidose:** BZ > 250 mg/dl (> 13,9 mmol/l) und Ketonämien und/oder Ketonurie bei art. pH < 7,35 oder venösem pH < 7,30, Serumbikarbonat < 15 mmol/l (270 mg/dl).
- **Hyperosmolare Hyperglykämie:** BZ > 600 mg/dl (33,3 mmol/l), pH art. > 7,35, venös > 7,30, Osmolarität > 320 mOsm/kg.

- **BZ:** ketoazidotisches Koma meist < 700 mg/dl (> 38,9 mmol/l), hyperosmolares Koma meist > 800 mg/dl (> 44,4 mmol/l)
- **BGA:** Ausmaß der metabolischen Azidose (▶ 10.5.2)
- **Labor:** Na^+, K^+, Krea. **Cave:** je nach Bestimmungsmethode evtl. falsch hoch. BB, Keton im Urin
- **Weiterführende Diagn.:** Laktat, Cl^-, Phosphat, Amylase, CK, Serumosmolalität, Transaminasen, CRP (Ausschluss von Begleiterkr., Infarkt, Pankreatitis)

Differenzialdiagnosen Hypoglykämischer Schock, Insult mit Bewusstseinsstörungen bei Diab. mell., alkoholtoxische Ketoazidose, Addison-Krise (Hypoglykämie), kardiogener Schock.

Therapie des diabetischen Ketoazidose

! **Cave:** Intensivüberwachung

- **Flüssigkeit:**
  - Kreislaufstabilisierung: initial 1 l NaCl 0,9 % in 60 Min., dann 100–500 ml/h, bei Herzinsuff. immer ZVD-gesteuert, max. 6 l/24 h
  - Bei Hyperosmolarität z.B. Na^+ > 150 mmol bzw. Osmolarität > 350 mOsmol/l ab BZ < 16 mmol/l (< 300 mg/dl) 10 % Glukose, Hypernatriämie nur sehr langsam senken, Ziel Absenkung um 1 mmol/l Na^+/h.
- **Insulin:**
  - Nierdig-Dosis-Insulin, z.B. 0,05–0,1 IE/kg KG.
  - ! Hirnödem bei zu rascher BZ-Senkung! → BZ max. 50–100 mg/dl/h senken, nicht tiefer als 250 mg/dl (< 13,9 mmol/l). Ab BZ < 300 mg/dl (< 16,7 mmol/l) zur Verlangsamung des BZ-Abfalls Glukose 10 % (ggf. Insulin anpassen).
- **Kaliumsubstitution** (▶ 10.2.2):
  - K^+ < 3,5 mmol/l: 40 mmol/l Kalium in 1 000 ml Infusionslsg. (s. o.), ggf. zusätzlich oral.
  - K^+ 3,5–5,5 mmol/l: 40 mmol/l in 1 000 ml Infusionslsg. (s. o.).
  - K^+ > 5,5 mmol/l: keine Substitution.
- **Azidosekorrektur:** prognosebestimmend, bei pH < 7,0 mit 8,4 % Natriumbikarbonat 50 mmol über 1 h bis auf 7,1 **Phosphatsubstitution:** bei < 1,5 mg/dl in der 6.–8. h Kaliumphosphat-Lsg. 4–8 mmol/h. **Cave:** Niereninsuff., Hypokalzämie.

16

- **Begleitende Maßnahmen:** Magensonde bei Erbrechen und Magenatonie, Blasenkatheter für Flüssigkeitsbilanz, Thromboseprophylaxe, ggf. Antibiose, Dekubitusprophylaxe (spez. Fersen).
- **Verlaufskontrollen:** zunächst stündlich BZ, K^+, ZVD, alle 2 h Na^+, alle 4 h BGA, alle anderen Parameter (s. o.) alle 6–12 h, Thromboseprophylaxe.

16.1.6 Hypoglykämischer Schock

Klin. Symptomatik je nach gewohntem BZ-Niveau und Geschwindigkeit des Abfalls schon bei BZ < 100 mg/dl (< 5,6 mmol/l) oder erst bei BZ < 30 mg/dl (< 1,7 mmol/l).

Leitbefunde
Nach delirantem Vorstadium innerhalb von Min. einsetzende Bewusstseinstrübung mit Tremor, feuchter, kalter Haut und oft neurologischen Ausfällen.

Ätiologie

- **Typ 1:** KH-Anteil der Nahrung zu hoch eingeschätzt, zu langer Spritz-Ess-Abstand (Insulin gespritzt und nicht gegessen), nach Absetzen von Medikamenten (Pille, Kortikoide), körperlicher Belastung, Alkoholgenuss
- **Typ 2:** Überdosierung von Sulfonylharnstoffen bzw. Insulin, zusätzliche Medikamenteneinnahme (Cumarine, Phenylbutazon, Sulfonamide, β-Blocker), Reisen und verminderte Nahrungsaufnahme

Klinik

- **Leichte Hypoglykämie:** BZ ≤ 70 mg/dl bzw. 3,9 mmol/l. Evtl. Schweißausbruch, Blässe, Unruhe, Tremor, RR-Anstieg, periorales Missempfinden, Verhaltensauffälligkeiten (z. B. Euphorie)
- **Klinisch signifikante Hypoglykämie:** BZ < 54 mg/dl bzw. 3,0 mmol/l. I. d. R. Symptome (s.o.) und ggf. leichte/beginnende Bewusstseinstrübung
- **Schwere Hypoglykämie:** unabhängig vom aktuellen BZ ausgeprägte Bewusstseinstrübung, neurologische Ausfälle, Koma mit Krampfanfällen. Fremdhilfe notwendig

16

Therapie der leichten Hypoglykämie

- Bei ersten Anzeichen sofort 20 g Traubenzucker oder 8 Stück Würfelzucker oder 1 Glas Saft mit Traubenzucker. Der BZ soll mind. 50–60 mg/dl (2,8–3,3 mmol/l) erreicht haben, dann 1–2 BE langsam resorbierbare KH (z. B. Brot)
- Bei Bewusstlosigkeit oder Eintrübung Glukagon-Fertigspritze i. m. **Cave:** keine Wirkung bei alkoholinduzierter Hypoglykämie

Therapie der schweren Hypoglykämie
- Mind. 20–50 ml Glukose 50 % im Nebenschluss zur laufenden Infusion (Ringer-Lsg.), bis zum Aufwachen ggf. wiederholen
- Bei Sulfonylharnstoff-Hypoglykämie Gefahr der protrahierten Hypoglykämie mit erneutem Schock → nach Aufklaren Glukose 10 % i. v., Überwachung für 24 h mit BZ-Kontrollen alle 2 h.

16.2 Hyperlipoproteinämien

- **Prim. Form** genetische Defekte in Rezeptoren für Lipoproteine, Apoproteinen oder involvierten Enzymen, Lipid-Transportern
- **Sek. Form** erworbene Veränderungen der Plasmalipide und Lipoproteine

Ätiologie

- **Hypercholesterinämie:** Hypothyreose, Cholestase, Dysgammaglobulinämie, nephrotisches Sy., Schwangerschaft, androgene Steroide, Gestagene, Proteasenhemmer (genetisch z.B. Defekt im LDL-Rezeptor, defektes Apo-B100, verändertes PCSK9, Apo-E4-Allel vorhanden)
- **Komb. Hyperlipidämie:** Typ-2-Diab. mell., nephrotisches Sy., Alkohol, Thiazide
- **Hypertriglyzeridämie:** Adipositas, Typ-2-Diab. mell., metabolisches Sy., Nieren-/Leberinsuff., Hypothyreose, Cushing-Krankheit, Schwangerschaft, Alkoholabusus, Östrogene, Kontrazeptiva, Glukokortikoide, Thiazide, β-Blocker, Tamoxifen, Ciclosporin, Amiodaron, Proteasehemmer
- **Veränderungen isolierter Lipoproteine, z.**B. Lp(a) erhöht, HDL-Partikel isoliert erniedrigt

Klinik Xanthelasmen und Arcus lipoides corneae sind selten und unspezifisch (50 % normale Lipidwerte). Bei Hypertriglyzeridämie > 1 000 mg/dl häufiger akute Pankreatitiden. Typisch bei ausgeprägter familiärer Hypercholesterinämie sind Sehnenxanthome.

Diagnostik

- Manifeste atherosklerotische Gefäßerkr.: z. B. KHK, Infarkt, pAVK
- **Beeinflussbare Risikofaktoren:** Nikotinabusus, Hypertonie, Diab. mell., Adipositas, Alkohol, Bewegungsmangel
- Fibrinogenerhöhung, atherosklerotische Gefäßerkr. in der Familie
- **Labor:** Chol., Triglyzeride, HDL und LDL. **Cave:** Errechnete LDL-Werte sind nur bis zu Triglyzeridwerten < 400 mg/dl (< 4,5 mmol/l) verwertbar.

Basistherapie

- Beseitigen der Ursachen von sek. Hyperlipidämien
- Ther. und präventive Lebensstilmaßnahmen (s.o. metabolisches Sy.)
- **Lipidsenkende Kost:** Reduktion des Fettanteils auf < 30 % der Kalorien, davon max. 10 % gesättigte Fettsäuren, durch Reduktion des Fleischkonsums (bis 3 ×/Wo.) und Ausweichen auf magere Fleischsorten und Fisch (bis 3 ×/Wo.), fettarme Milchprodukte und sparsam pflanzliche Speiseöle mit mehrfach ungesättigten Fettsäuren (Omega-3-Fettsäuren).
- Behandlung zusätzlicher Risikofaktoren wie Hypertonie, Nikotin, Diab. mell.
- **Risikostratifizierte (medikamentöse) Ther.** des LDL-Chol. bei dokumentierter kardiovaskulärer Erkr., Nachweis einer kardiovaskulären Erkr. in der Bildgebung, Diab. mell. mit Endorganschaden (z. B. Proteinurie) oder wesentlichen Risikofaktoren, schwerer chron. Nierenerkr. (GFR < 30 ml/Min./1,73 m^2), kalkuliertem SCORE (Systematic Coronary Risk Estimation) > 10% für tödliche kardiovaskuläre Erkr. über 10 J.
- **Zielwerte:**
  - LDL < 100 mg/dl (< 2,6 mmol/l), Reduktion um > 50% bei hohem kardiovaskulärem Risiko
  - LDL < 115 mg/dl (< 3,0 mmol/l), Reduktion um > 30%
- **Komb. Hyperlipidämie:** zur Senkung der Triglyzeride prim.-ther. Lebensstilmaßnahmen und Verbesserung der diab. Stoffwechsellage. Bei Triglyzeriden

16

> 200 mg/dl und HDL < 35 mg/dl zusätzliche Gabe von Fenofibrat. Fibrate (z. B. Fenofibrat) und Omega-3-Fettsäuren bei Triglyzeriden > 500 mg/dl zur Vermeidung einer Pankreatitis

Arzneimitteltherapie Mittel der 1. Wahl sind die Statine bzw. HMG-CoA-Reduktase-Hemmer, dann Ezetimib. Anionenaustauscher sind nur im Einzelfall sinnvoll.

- **HMG-CoA-Reduktasehemmer** (Statine): stark wirksam. Chol. um 15–30 % ↓, Triglyzeride um 10–20 % ↓, LDL um 20–40 % ↓, HDL um 5–10 % ↑.
  - **Ind.:** erhöhtes kardiovaskulares Risiko.
  - **Dos.:** Atorvastatin 10–20 (80) mg, Lovastatin 10–80 mg, Pravastatin 5–40 mg, Simvastatin 5–40 mg (**Cave:** keine Komb. mit Itra-, Keto-, Posaconazol, Erythromycin, Clarythromycin, Telithromycin, Gemfibrazol, Ciclosporin, Danazol); bei > 10 mg nicht mit Amiodaron, Verapamil, Diltiazem; bei > 20 mg nicht mit Amlodipin, Ranolazin). Fluvastatin 20–40 mg, Rosuvastatin 5–10 mg max. 40 mg.
  - **NW:** Blähungen, Diarrhöen, Übelkeit, Hautausschlag, Kopfschmerzen, passagerer Transaminasenanstieg, Myalgien bis Rhabdomyolyse, Potenzstörungen. Bei **Statinintoleranz** Statin pausieren und bis zur Toleranzgrenze hochtitrieren, ggf. Versuch mit mindestens zwei anderen Statinen.
  - **WW:** Phenprocoumon (▶ 19.8.3).
- **Cholesterinresorptionshemmer:** z. B. Ezetimib. LDL-Senkung im Mittel 20 % zusätzlich zu einer Statintherpaie (oder Mono bei Statinintoleranz).
  - **Ind.:** LDL-Zielwert mit Statinen nicht erreicht, CSE-Hemmer-Unverträglichkeit, Monother. oder Komb. mit Statinen.
  - **KI:** Lebererkr., Schwangerschaft.
  - **Dos.:** Ezetimib 1 × 10 mg/d, auch in Fest-Dosis mit Atorvastatin oder Simvastatin verfügbar.
  - **NW:** Myalgien, Rhabdomyolyse, Hepatitis, Pankreatitis, Thrombozytopenie.
  - **WW:** Warfarin, Amiodaron, Verapamil.
- **PCSK9-Hemmer:** AK zur s. c. Injektion alle 2 oder 4 Wo. Bei Komb. zur Statinther. additiver Effekt auf LDL. Senkt Lp(a) um 20 %.
  - **Ind.:** progrediente kardiovaskuläre Erkr. und LDL > 100 mg/dl bei unzureichender Wirksamkeit von Statinen oder NW (Ind. muss zur Erstattung durch Spezialisten gestellt werden).
  - **Dos.:** Evolocumab 140 mg alle 2 Wo. oder 420 mg alle 4 Wo. s.c., Alirocumab 75 oder 150 mg alle 2 Wo. s.c. (oder 300 mg alle 4 Wo. s.c.).

H. E. L. P. (heparinvermittelte extrakorporale LDL-Präzipitation)

- **Ind.:** bei homozygoter Hypercholesterinämie und Pat. mit progressiver klinisch manifester KHK und LDL-Chol. deutlich oberhalb des empfohlenen Zielwerts trotz max. tolerabler LDL-Chol.-senkender Ther. und/oder deutlicher Lp(a)-Erhöhung. Bei hohem LDL-Chol. zunächst PCSK9-AK einsetzen.
- **Verfahren:** nach extrakorporaler Plasmaseparation werden daraus mithilfe von Heparin Präzipitate von Lipo- und Plasmaproteinen gefiltert (ähnlich der Dialyse), v. a. LDL, Lp(a) und Fibrinogen.

16.3 Hyperurikämie, Gicht

16.3.1 Hyperurikämie

Ätiologie Arthritis urica M : F ca. 9 : 1; v.a. bei Adipositas, Fettstoffwechselstörungen, Diab. mell., Hypertonie (metabolisches Syndrom, 16.1.1).

Einteilung
- **Prim. Hyperurikämie (95 %):** erbliche Ausscheidungsstörung, nur 0,5 % verstärkte Harnsäurebildung durch Enzymdefekt, allerdings erleiden nur 15 % der Pat. einen Gichtanfall (Stadium II) (▶ Tab. 16.8).
- **Sek. Hyperurikämie:** vermehrter Zelluntergang (myelo- oder lymphoproliferative Erkr., Anämie, Tumorlysesy. (▶ 14.3.3), Zytostatikather., Strahlenther., Psoriasis). Hemmung der Ausscheidung (Diuretika, kompensierte Niereninsuff., Pyrazinamid, Ethambutol); Ketose (Fasten, fettreiche Diät, dekompensierter Diab. mell.), Akromegalie, Nebenschilddrüsenfunktionsstörungen, Intox. (CO, Blei).

Diagnostik Harnsäure im Serum bei Männern > 7,0 mg/dl (> 416 µmol/l) bei Frauen > 6,0 mg/dl (> 357 µmol/l), Löslichkeitsgrenze bei ca. 6,8 mg/dl.

Tab. 16.8 Klinik und Stadieneinteilung

Stadium I	Asympt. Hyperurikämie (häufig)
Stadium II	Akuter Gichtanfall
Stadium III	Symptomloses Intervall zwischen zwei Gichtanfällen
Stadium IV	**Chron. Gicht:** Uratablagerungen in und um Gelenke, Synovia, Haut, Knorpel, Ohrmuschel (Tophi) mit irreversiblen Schäden an den gelenknahen Knochen und Funktionsbeeinträchtigung der Gelenke
Wichtigste Komplikationen	**Gicht-Nephropathie:** interstitielle entzündliche Infiltrate mit Durchblutungsminderung durch Uratablagerungen → Hypertonus, chron. Niereninsuff., kompliziert durch HWI mit Pyelonephritis bei Nephrolithiasis. **Cave:** Urate sind röntgenologisch nicht schattengebend.

Differenzialdiagnosen
- DD chron. Gicht: RA, Arthrose bei begleitender Arthritis, Chondrokalzinose, reaktive Arthritis
- DD chron. Gelenkschmerz ▶ 11.1.1

Therapie Asympt. Pat. werden i. d. R. diätetisch behandelt. Medikamentöse Ther. bei klinisch manifester Gicht. Ggf. prophylaktische Ther. bei deutlich erhöhter Harnsäure (z.B. > 9 mg/dl bzw. 535 µmol/l).
- **Diät:** Alkoholverzicht. **Cave:** Kaffee, purinhaltige Lebensmittel (z. B. Innereien). ASS (> 0,5 g) und Thiaziddiuretika meiden.
- **Medikamente:** Bei mehr als 2 Gichtanfällen/a, Harnsäuresteine, Tophi, KHK, HS-Überproduktion bei Tumorzerfall, 2 Wochen nach akutem Gichtanfall (Stadium II), Harnsäurezielwert < 6,0 mg/dl (< 357 µmol/l).
  - **Allopurinol** 1 × 50–300 mg abends p. p., max. 3 × 300 mg/d, einschleichend dosieren. **NW:** GIT-Symptome, Exantheme, Vaskulitis (Haut, Niere), Leukopenie, Gichtanfall bei zu hoher Anfangsdosis, Dosisreduktion bei Niereninsuff.

16

- **Febuxostat** 1 × 80–120 mg, Reservemedikament bei Uratablagerungen. NW: Leberschädigung, GI-Sympt., Exantheme, Hypersensitivitätssy., ischämische Herzerkr., dekomp. Herzinsuff.
- **Urikosurika:** Benzbromaron, nur bei gravierenden NW von Allopurinol, einschleichend dosieren 1 × 50–100 mg, Diurese > 2 l/d, evtl. Harnansäuerung (pH 6,4–6,8). **Häufige NW:** Harnsäuresteinbildung. **KI:** Gicht-Nephropathie.

16.3.2 Akuter Gichtanfall

Leitbefunde
Sehr schmerzhafte Arthritis, meist im Großzehengrundgelenk, die anfallsartig, meist nachts auftritt. Bei 90 % der Pat. ab Harnsäurespiegeln > 9 mg/dl (535 μmol/l).

Klinik Sehr schmerzhafte, anfallsartige Monarthritis, meist nächtlich, häufig nach Alkohol- und Nahrungsexzess. Bei Erstmanifestation in 50 % Großzehengrundgelenk (Podagra), sonst Daumengrundgelenk, andere kleine Gelenke. Oft im Strahl, bes. an der unteren Extremität. Später auch große Gelenke. Lokal: Rötung, Schwellung, starker Berührungsschmerz, Überwärmung evtl. Fieber.

Diagnostik Labor: Leukozytose, BSG und CRP ↑. Bei länger bestehender Gicht kann die Harnsäure normal sein.

Differenzialdiagnosen Bakt. Arthritis (Klinik, Rö, Punktion), Arthritis bei Inf. (Coxsackie-Viren, Hep. B), Traumen, rheumatisches Fieber (Klinik), Gonorrhö, Psoriasisarthritis (typische Haut- und Nagelbefunde, Fingerendgelenke. **Cave:** Harnsäure ggf. erhöht!), aktivierte Arthrose. DD akuter Gelenkschmerz ▶ 11.1.1.

Therapie des akuten Gichtanfalls
- **Nicht steroidale Antirheumatika (NSAR):** Mittel der 1. Wahl NW ▶ 19.6.
- **Glukokortikoide:** z.B. 10(–20) mg Prednison für wenige Tage als Mittel der 2. Wahl.
- **Colchicin** 0,5–2 mg akut; Wiederholung nach 2 h möglich, Niedrigdosis gleichermaßen wirksam wie Hochdosis (max. Tagesdosis 8 mg). **NW:** Durchfälle, KM-Depression, Haarausfall. Schnellste Schmerzlinderung.
- **Lokalther.:** kühlende Alkoholumschläge, betroffenes Gelenk ruhig lagern.

16.4 Porphyrien

16.4.1 Grundlagen

Hämsynthesestörung durch angeborene oder toxische Enzymdefekte.

Einteilung
- Erythropoetische Porphyrien (sehr selten):
  - Günther-Krankheit = kongenitale erythropoetische Porphyrie (CEP), autosomal-rezessiv, Erstmanifestation im Kleinkindesalter

- Erythropoetische Protoporphyrie (EPP), autosomal-dominant
- Akute hepatische Porphyrien: vier Formen, häufigste ist die akute intermittierende Porphyrie (AIP) (▸ 16.4.3), selten sind hereditäre Koproporphyrie, Porphyria variegata und die Doss-Porphyrie.
- Chron. hepatische Porphyrie (Porphyria cutanea tarda: PCT) (▸ 16.4.2).
- Sek. Porphyrinopathien: Mitreaktion des Porphyrienstoffwechsels durch toxische, nutritive oder medikamentöse Einflüsse.

! Sek. Koproporphyrinurie und sek. Protoporphyrinämie haben keinen eigenen klin. Krankheitswert.

16.4.2 Porphyria cutanea tarda (PCT; chronisch hepatische Porphyrie)

Häufigste Porphyrie. Genetisch bedingte Aktivitätsminderung der Uroporphyrinogen-III-Decarboxylase und Leberparenchymschaden, dadurch vermehrter Anfall von Uroporphyrin und Koproporphyrin. M : F = 8,5 : 1,5; Manifestationsalter nach 40. Lj.

Leitbefunde
Blasenbildung an lichtexponierter Haut (Handrücken), erhöhte Hautvulnerabilität, Hyperpigmentation. Rosa bis braun nachdunkelnder Urin.

Manifestationsursachen Alkohol, Östrogene, selten Hämodialyse oder Umweltgifte (Hexachlorbenzol, Dioxin).

Klinik Leitbefunde, außerdem Hypertrichose (Gesicht, Schläfe, Orbita), Vergröberung der Gesichtsfalten. Leberzellschaden.

Diagnostik Porphyrine im 24-h-Urin (unter Lichtschutz) > 0,2 mmol/24 h; im Stuhl Isokoproporphyrin erhöht.

Therapie Auslösende Noxen meiden, Lichtschutzsalben, evtl. Porphyrinelimination aus den Geweben durch Chloroquin 125 mg jeden 3. Tag über 8–12 Mon. Evtl. Aderlässe (**Cave:** Proteinverlust bei Leberzirrhose).

16.4.3 Akute intermittierende Porphyrie (AIP; akute hepatische Porphyrie)

Zweithäufigste Porphyrie mit genetischer (autosomal dominant) Porphobilinogen-Deaminase-Aktivitätsminderung bei medikamentös bedingter Aktivitätssteigerung der vorgeschalteten Enzyme und Anstieg von Aminolävulinsäure und Porphobilinogen. M : F = 1 : 2–4; Manifestationsalter 20.–40. Lj.

- Latente Formen bei Angehörigen ausschließen

! Durch Vielgestaltigkeit häufig Fehldiagnosen!

Manifestationsursachen Stress, Hunger, Alkohol, Medikamente als Enzyminduktor (z. B. Barbiturate, Clonidin, Sulfonamide, Theophyllin, Östrogene, Progesteron, einige Benzodiazepine, Ergotamin), prämenstruell.

Klinik
- **GIT:** Bauchkoliken, Erbrechen, Obstipation, Diarrhö, Oligurie, Ikterus

- **Vegetativ:** Tachykardie, Hypertonie, Fieber
- **ZNS:** Paresen beginnend an Arm- und Handstreckern, Sensibilitätsstörungen, Neuralgien, Kopfschmerzen, Krampfanfälle, Somnolenz, Psychosen

! **Pathognomonisch:** nachdunkelnder Urin, Rotfärbung nur bei etwa 50 % der Pat.; Anämie, Leukozytose, GOT-/GPT-Anstieg, Bilirubinämie

Komplikationen Aufsteigende Lähmungen (evtl. letal!).

Diagnostik ▶ 20, Porphyrine.

Therapie

- Intensivmedizinische Überwachung mit ZVD, E'lytkontrolle, Urinausscheidungskontrolle, auslösende Substanzen eliminieren. Glukose 20 % 2 l/d i. v.
- Hämarginat sofort bei neurologischen Sympt. 3 mg/kg KG/d als Kurzinfusion über 15 Min. bis zum 4. Tag. **Cave:** In der Latenzphase kann Hämarginat bei erhöhtem Porphyrin und Porphyrinvorläufern im Urin das Anfallsrisiko senken!
- E'lytsubstitution v. a. Na^+, Cl^-, Mg^{2+}. Ausgleich des Flüssigkeitsdefizits.
- Forcierte Diurese, z. B. Furosemid 40–80 mg/d i. v.
- Sympt. Ther. von Schmerzen (z. B. ASS, Morphin), Hypertonie, Tachykardie (z. B. Propranolol), Erbrechen (z. B. Chlorpromazin), Spasmen (z. B. Atropin), Subileus (z. B. Neostigmin), Krampfanfällen (z. B. Chloralhydrat), Psychosen (z. B. Chlorpromazin), Atemlähmung (z. B. Beatmung), peripheren Lähmungen (z. B. Physiother.)

Übersicht der erlaubten und gefährlichen Arzneistoffe im Anhang der Roten Liste.

17 Infektionen

Arno J. Dormann, Jörg Braun und Sara Nasser

17.1 Leitsymptome und ihre Differenzialdiagnosen

17.1.1 Fieber unklarer Genese (FUO)

FUO (Fever of Unknown Origin): Fieber (Körperkerntemperatur > 38,0 °C) ohne offensichtliche Ursache ≥ 3 Wo.:
- Echtes Fieber vs. Febris factitia (bis zu 30 % aller FUO)
- Inf. oder andere Fieberursache (nur 25–50 % Inf. als Ursache eines FUO)

Nosokomiales Fieber
- Oft frühes Zeichen einer Inf. → regelmäßige Temperaturmessung bei allen Pat.
- Erregerspezif. Fiebermuster gibt es nicht!
- Häufig auch nichtinfektiöse Ursachen (z. B. „drug fever", Hämatom, Lungenembolie).

Basisdiagnostik

Anamnese
- **Risikofaktoren:** Immunsuppression, implantiertes Fremdmaterial (z. B. Katheter, Herzklappen, Stents), Krankenhausaufenthalt (nosokomial erworbenes Fieber), vorausgegangene Fernreise (auch > 1 J.!), Tierkontakte (inkl. Zeckenbisse, Mückenstiche), berufl. Exposition (Labor, Chemikalien, Personenkontakte, Publikumsverkehr)
- **Gewichtsverlust:** chron. entzündliche Erkr., Tbc, Neoplasien
- **Infektionsquellen:** Bisse, vorausgegangene OP, Wunden, Sexualkontakte, Kontakte mit Erkrankten, Beruf, Chemikalien, Tiere
- **Ernährungsgewohnheiten:** rohes Fleisch, roher Fisch, unpasteurisierte Milch
- **Medikamenteneinnahme** (auch „harmlose" Selbstmedikation wie z. B. Schmerzmittel), Impfungen, Chemikalien oder andere toxikolog. aktive Substanzen, Drogenmissbrauch, aber auch „drug fever"!
- **B-Sympt.:** Schweißausbrüche (nachts?), Gewichtsverlust, evtl. tastbare Lk, Pruritus → z. B. malignes Lymphom
- **Gelenkschmerzen, Hautbeschwerden:** systemische Inf., rheumatische Erkr., Kollagenosen
- **Dysurie, Pollakisurie:** Prostatitis, Zystitis, Pyelonephritis, intra- und perirenale Abszesse
- **Durchfall:** Enteritis, aber auch andere importierte Inf.
- **Nosokomiales Fieber:**
  - **HWI:** v. a. bei Blasenkatheter, Exsikkose
  - **Atemwegsinf.:** z. B. bei Beatmung, Bettlägerigkeit, Herzinsuff., Aspiration
  - **Katheterassoziierte Inf.:** Venenverweilkanülen, ZVK, art. Katheter. Erreger oft zur saprophytären Mikroflora gehörig (Staph., Corynebacterium)
  - **OP:** Wundinf., postop. Fieber
  - **Interventionsassoziiertes Fieber:** Dialyse, extrakorporaler Bypass, Herzkatheter, Endoskopien (passagere Bakteriämie)
  - Transfusionsreaktionen, Venenthrombose, Lungenembolie

Körperliche Untersuchung

- **Wiederholte gründliche Untersuchung:** Haut (Osler Spots), Bewegungsapparat, Lk, Milz, Augen (z. B. Uveitis bei Kollagenosen), Nebenhöhlen, rektal, vaginal, Herzgeräusche (z. B. bei Endokarditis oder Vorhofmyxom), Zeichen der TVT, Wirbeldornfortsätze (KS bei Osteomyelitis):
  - Häufigste Ursache: systemische Inf., Abszesse, Erysipel, Dekubitalulzera, Sepsis (▶ 17.1.2), septische Metastasen, Endokarditis (▶ 4.7.1), Neoplasien (z. B. maligne Lymphome, Leukämien), Sarkoidose, Lungenembolie (▶ 6.7.1)
  - Myokardinfarkt (▶ 4.4), Perikarditis (▶ 4.7.3)
  - Seltener: Kollagenosen (▶ 11.6) und RA (▶ 11.3)
  - Arzneimittelexanthem (Anamnese)
- **Fieber objektivieren:** 3–6×/d kontrolliert messen, im Zweifelsfall axillär + rektal. **Cave:** in bis zu 30 % vorgetäuschtes Fieber. Fiebertyp beschreiben:
  - Kontinua (< 1 °C Tagesschwankung) → v. a. bakt. Inf. (z. B. Pneumonie, Wundinfektion, aber auch Typhus)
  - Remittierend (< 2 °C Tagesschwankung, keine Fieberfreiheit) → z. B. rheumatische Erkr., aber auch Bruzellose, Q-Fieber
  - Intermittierend (fieberfreie Intervalle, zusätzlich Schüttelfrost) → u. a. Sepsis, Malignome, Abszesse aber auch Malaria
  - Zweigipflig → V. a. akute Inf. Sonderformen: Malaria (▶ 17.6.5), maligne Lymphome (▶ 13.5, Pel-Ebstein-Fieber bei Lymphom)

„Relative Bradykardie“, z. B. bei Typhus, Bruzellose, Rickettsiosen.

Weiterführende Diagnostik

1. Stufe: Apparative Untersuchungen

- Labor: Diff-BB, CRP, BSG, E'phorese, E'lyte, Krea, LDH, Quick, aPTT, Leberenzyme. DD: BSG-Beschleunigung, CRP-Erhöhung ▶ 20
- SD-Werte: TSH basal, ggf. fT_4 und fT_3 zum Ausschluss einer Hyperthyreose (▶ 12.1.6)
- Rö-Thorax, EKG, Echo: Pneumonie, Myokardiits, Endokarditis
- Sono-Abdomen: Parenchymorgane (z. B. Cholezystitis, Leberabszess), Milzgröße, Lymphome, Retroperitoneum
- Blutkulturen: bis zu 5 aerobe und anaerobe Blutkulturen (Technik ▶ 2.3.1), lange bebrüten lassen (Anforderung z. B. V. a. HACEK bei Endokarditisverdacht)
- Urinkulturen: mind. 2× (MSU, besser Katheter-Urin, nur bei unklarem Ergebnis Blasenpunktion), auch auf Tbc (Technik ▶ 2.3.2)
- Urethral-, Vaginalabstriche: Chlamydien (z. B. Fitz-Hughes-Curtis-Sy.), Ureaplasma, Mykoplasmen
- Stuhl auf pathogene Keime bei klin. bzw. anamnestischem Verdacht (Salm., Shigellen, Yersinien, Campylobacter, EHEC, EPEC, ETEC), nach antibiotischer Vorbehandlung Stuhl auch auf C. difficile (Toxin und Kultur) untersuchen
- Sputum: z. B. Tbc, Pseudomonas (▶ 2.3.3)
- Serodiagn.: nach Klinik z. B. Toxoplasmose, Lues, CMV, EBV, HIV-1, Hep. B/C/E, Chlamydien, Mykoplasmen, Coxiellen, Bruzellen, Leptospiren, Yersinien. Bei unklarem Befund Test wiederholen (ansteigende Titer evtl. richtungweisend). IGRA (z. B. Quantiferon®, ELISpot®)
- Auto-AK: z. B. Rheumafaktor, ANA, AMA, ENA, ds-DNS, c-/p-ANCA, Kardiolipin-AK

- Hauttests: Multitest CMI (z. A. Anergie)
- Immundefektdiagn.: Lymphozytentypisierung, Immunglobuline (IgA, IgG, IgM, IgE) i. S., evtl. IgG-Subklassen
- Abgrenzung bakt. Inf.: Procalcitonin, Interleukin 6, Leukocyte Binding Protein (LBP)

2. Stufe: Wenn Diagnose noch unklar

- Körperliche Untersuchung komplett wiederholen
- V. a. Endokarditis: TEE. **Cave:** kulturneg. Endokarditis z. B. bei Lues, Chlamydien, Coxiellen, Bartonellen, selten Mykosen oder bei langsam wachsenden Keimen (HACEK)
- V. a. Malaria: Blutausstrich oder dicker Tropfen (mehrfach! ▶ 17.6.5)
- Lk-Status: CT-Thorax mit KM, CT-Abdomen → Abszesse, retroperitoneale und mesenteriale Lk
- V. a. Polymyalgia rheumatica: z. B. A.-temporalis-Biopsie (▶ 11.6.6)
- Evtl. Granulozytenszinti zum Herdnachweis, PET zur Fokussuche (sehr teuer!)

3. Stufe: Invasive Diagnostik bei weiterhin unklarer Diagnose Gastroduodenoskopie (tiefe Dünndarmbiopsie → M. Whipple), evtl. Dünndarm-Sellick, Bronchoskopie (inkl. BAL), KM-Biopsie, Ileokoloskopie (Rektumbiopsie → Amyloidose; Biopsie terminales Ileum → Ileitis terminalis Crohn, Colitis), evtl. Liquordiagn., Leberbiopsie, Laparoskopie, Lk-Exstirpation, Haut-Muskel-Biopsie (alle Materialien immer auch mikrobiolog. untersuchen lassen!).

Antipyrese

Indikationen Herzinsuff. (jedes Grad Celsius Fieber erhöht O_2-Verbrauch um 13 %), zerebrovaskuläre Insuff., persistierendes Fieber > 39 °C. Fiebersenkung nur, wenn unbedingt erforderlich! Keine physikal. Kühlung ohne medikamentöse Ther., da der Energieverbrauch durch vermehrte Wärmeproduktion steigt.

Therapie Paracetamol 1–2 × 500 mg Supp. oder Metamizol 20–30 Trpf. p. o. (▶ 19.6.3).

17.1.2 Sepsis

Leitbefunde
Plötzlich einsetzendes hohes Fieber, Schüttelfrost, Tachykardie, Tachypnoe, Bewusstseinsstörung und RR-Abfall („todkranker Pat."), ggf. septische Mikroembolien (Osler Spots, v. a. an Finger, Zehen, Retina), Petechien.

Sepsis-3-Definition Sepsis ist eine lebensbedrohliche Organdysfunktion aufgrund einer inadäquaten Wirtsantwort auf Infektionen.

- **SOFA-Score:** Seit 2016 zur Definition der Sepsis festgelegter Score, der 6 Kriterien betrachtet (Atmung, Gerinnung, Leberfunktion, Herzkreislauffunktion, Glasgow Coma-Scale und Nierenfunktion)
- **qSOFA-Score:** bei Pat. außerhalb der Intensivstation. Betrachtet nur 3 Kriterien (RR_{systol} ≤ 100 mmHg, Glasgow-Coma-Scale-Score ≤ 14, Atemfrequenz ≥ 22/Min.). Positiv, wenn 2 der 3 Kriterien erfüllt sind. Identifiziert früh und schnell Pat. mit erhöhtem Risiko für Organdysfunktionen. qSOFA > 2: 3–11-fach erhöhtes Mortalitätsrisiko.

Septischer Schock: Hypotonie (RR systolisch < 90 mmHg oder notwendiger Vasopressoreinsatz, um den systolischen art. Blutdruck ≥ 90 mmHg oder den art. Mitteldruck = 65 mmHg zu halten trotz ausreichender Flüssigkeitszufuhr, einhergehend mit Hypoperfusionszeichen oder Organdysfunktionszeichen (s. o.). Serumlaktat > 2 mmol/l nach Volumensubstitution.

Klinik Plötzlich einsetzendes, hohes Fieber mit Schüttelfrost, Tachykardie, Tachypnoe, Bewusstseinsstörung, und RR-Abfall. **Cave:** bei höherem Alter und Immunsuppression häufig atypischer Verlauf, z. B. Hypothermie, langsamer Fieberanstieg, Bradykardie.

- Haut: typischerweise graublass, marmoriert. Akrozyanose, ggf. septische Mikroembolien (Osler Spots, v. a. an Finger, Zehen, Retina), Petechien.
- ZNS: initial häufig agitierter Pat., später zunehmende Bewusstseinsstörung.
- Septische Abszedierungen z. B. in Nieren, Milz, Lunge, ZNS (Meningoenzephalitis), Knochen (Osteitis).
- Gerinnung: Hyperfibrinolyse, ggf. Hyperkoagulabilität, Mikrothromben.

Komplikationen DIC, ANV (▶ 9.8.1), ARDS, septischer Schock.

Basisdiagnostik

- **Mikrobiologische Diagnostik:** vor Beginn der Antibiotikather.:
  - Wiederholt Blutkulturen (aerob und anaerob) von verschiedenen Lokalisationen (peripher und aus zentralen Kathetern)
  - Urinstix (initial oft Proteinurie; Leukos, Nitrit), Urinsediment und Kultur.
  - Ggf. Liquorpunktion, Trachealsekret, Stuhl (Routinediagn., bei vorausgegangener Antibiotikather. auch Clostridium-difficile-Toxin)
  - Punktion von Abszessen, Aszites, Pleuraerguss
  - Mikrobiologische Untersuchung von entfernten Fremdmaterialien z. B. ZVK, Drainagen
  - Bei frustraner Diagn. und Ther. auch an „seltenere" Sepsiserreger denken (z. B. Anaerobier, Nokardien, Coxiellen, Bartonellen, Pilze, Mykobakterien). **Cave:** Auch Viren können ein Sepsis-Sy. auslösen, z. B. akute HIV-Krankheit, disseminierte CMV-Inf., Parvovirus, schwere Influenza-Virus-Inf., MERS und andere Coronavirusinfektionen, Arbovirosen
- **BB:** Leukozytose mit Linksverschiebung (oft auch Leukopenie), „Thrombozytensturz", Thrombopenie (frühes Zeichen der Verbrauchskoagulopathie), CRP (Erhöhung nach 8 h), Procalcitonin, alternativ IL-6, LBP-Monitoring
- **Laktat:** oft erhöht, guter Verlaufsparameter
- **BGA:** initial oft respiratorische Alkalose durch Hyperventilation, später metabolische Azidose mit erhöhter Anionenlücke, Hypoxämie
- **Gerinnung:** Quick ↓, aPTT ↑, Fibrinogen (als Akute-Phase-Protein initial oft erhöht, bei Hyperfibrinolyse abfallend), AT III, Fibrinspaltprodukte (z. B. Fibrinmonomere, D-Dimere), evtl. Thrombin-Antithrombin-Komplex
- **BZ:** initial meist erhöht, evtl. Ketoazidose (Ketonurie), Ther. ▶ 16.1.5
- **Labor:** Krea, E'lyte (mit HCO_3^-, Cl^-), Phosphat (fast immer ↓), Albumin (meist im Verlauf abfallend), GOT, GPT, AP, γ-GT, Bili, CHE, CK, LDH (Hämolyse?), Lipase
- **EKG:** Ischämie, Infarkt, HRS

Lokalisationsdiagnostik des Sepsisherds

! Entscheidend für eine erfolgreiche Ther. sind frühzeitige Lokalisation und umgehende Sanierung des Sepsisherds!

- **Risikofaktoren:** prädisponierende Erkr. wie Diab. mell., Immunsuppression, alte Pat., postop., „Plastik"

- **Klin. Untersuchung:** Eintrittspforte suchen, septische Embolie, implantierte Kunststoffmaterialien („Endoplastitis", z. B. Braunüle, ZVK, DK). Unter Verbände schauen!
- **Rö-Thorax:** z. B. Pneumonie, Abszess, Überwässerung, Capillary-Leak-Sy., ARDS.
- **Sono-Abdomen:** Niere (Harnaufstau, Steine, Schockniere, septische Metastasen), Gallenblase (Empyem, Steine), Leber (septische Metastasen, Abszess), Milz (Größe, septische Metastasen), Aszites, Pleuraerguss, Perikarderguss, Douglas-Abszess
- **CT-Abdomen, CCT,** Liquorpunktion
- **Fundoskopie:** septische Metastasen? Rö-NNH, Cholesteatom, Zahnstatus

Monitoring

- Engmaschig Laktat, Gerinnung, BB, Krea, E'lyte, BGA
- Ein- und Ausfuhr (Dauerkatheter, Stundendiurese, Bilanz alle 12–24 h), ZVD, ggf. Pulmonaliskatheter (strenge Ind.-Stellung)
- Möglichst kontinuierliche (ggf. art.) Druckmessung, Atemfrequenz, EKG-Monitor, Pulsoxymetrie
- Engmaschige Temperaturkontrolle

Therapie

- Kalkulierte Antibiotikagabe (▶ 18.1.2) sofort nach Abnahme der Kulturen.
  - „hit hard": initial breite Antibiotikather. Empfohlen werden Piperacilline, Ceph III oder IV oder Carbapeneme
  - „hit early": Sterblichkeit steigt in jeder Stunde verspäteter Antibiotikagabe um 7 %
- Airway-Management und Beatmung; Sauerstoffgabe über Nasensonde
- Alle Zugänge wechseln (Braunüle, ZVK, Dauerkatheter)
- Hämodynamische Stabilisierung: Großzügige Volumengabe (möglichst Picco-gesteuert). KI: ARDS, Capillary-Leak-Sy.
- Nierenersatzther.: „Dopamin in Nierendosis" nicht mehr als Nierenschutz einsetzen. Hämodialyse (intermittierend oder kontinuierlich).
- Bei Hypotonie trotz adäquater Volumensubstitution frühzeitige Gabe von Noradrenalin, bei fehlender Besserung der LV-Funktion Dobutamin, bis MAD > 65 mmHg. Prophylaxe von Gerinnungsstörungen mit NMH bei fehlenden KI und geringer HIT-Wahrscheinlichkeit
- BZ-Kontrolle (< 180 mg/dl); bei zwei hintereinander protokollierten Werten > 180 mg/dl Insulin
- Stressulkusprophylaxe: bei hoher Wahrscheinlichkeit einer GI-Blutung

17.2 Ernährung: frühe enterale Ernährung, Bakterielle Infektionen (Auswahl)

17.2.1 Aktinomyzetales (Strahlenpilzkrankheit)

Ätiologie Actinomyces israelii wird endogen, z. B. durch kariöse Zähne, erworben. Sonderfall der Übertragung: Menschenbiss. Tage bis Mon. nach Trauma oder Gewebspenetration entstehen chron. eiternde, indurierende und granulomatöse Entzündungen in Kiefer, Hals, Thorax, Abdomen, Haut oder Knochen. Häufig Mischinf. **Risikofaktoren:** Alkoholismus, Diab., fortgeschrittene Tumoren, Kachexie.

Klinik Zunächst rötlich livide, dann blaurote, erst papulopustulöse, später wulstförmige, derbe Infiltrate mit Neigung zu Abszessen, Fistelbildung und sek. Osteomyelitis sowie superinfizierten Empyemen.

Diagnostik Nachweis von Drusen im Fisteleiter oder in Gewebebiopsien, Kultur. Beratung und Spezialdiagnostik am Institut für Mikrobiologie und Infektionsepidemiologie am Universitätsklinikum Bonn.

Therapie Zervikofazial Amocillin/Sulbactam hoch dosiert (▶ 18.2.1) über mind. 2 Wo. Thorakal oder abdominell zusätzlich Clindamycin (▶ 18.2.6), Metronidazol oder Imipenem über Wo. bis Mon. Begleitbakterien berücksichtigen. Oft zusätzliche chir. Sanierung notwendig. Rezidivprophylaxe nach Sanierung über 6–12 Mon. mit Penicillin.

17.2.2 Anaerobier

Eigenschaften Bakterien, die bei verminderter O_2-Konz. (fakultativ anaerob) oder nur in Abwesenheit von O_2 wachsen. Überwiegen zahlenmäßig in der Standortflora und gewinnen zunehmend als Erreger von Inf. Bedeutung, die meist endogen (Ausnahme Clostridien) durch Störung der Mukosabarriere u.a. bei Neutropenie, Immunsuppression (erworben, medikamentös, Tumorerkr.) oder bei Immundefekten erworben werden. Typische Erregerverteilung: obere Atemwege, GIT und Urogenitaltrakt (Bacteroides spp., Fusobacterium spp., Peptostrept., Clostridium spp., grampos. nicht sporenbildende Erreger, Bifidobacterium, Lactobacillus). Hautkeim P. acnes (metronidazolresistent).

Klinik Orodentale Inf., Peritonitis, Urogenitalinf., Abszesse (Haut, ZNS, Lunge, genital), Wundinf., putrider Geruch, Gasbildung, Toxinwirkung (Botulismus, Tetanus).

Diagnostik Kultur aus Blut, Liquor, Pleurapunktat, Galle, Aszites, Abszess. Möglichst keine Abstriche (Kontamination mit Standortflora). Rascher Transport ins Labor in Anaerobiermedium, sofortige Verarbeitung!

Therapie Prim. Fokussanierung (Drainage, Nekrosenabtragung). Kalkulierte Antibiotikather. (▶ 18.1.2). Metronidazol 3 × 500 mg/d (▶ 18.2.10). Alternativ Cefoxitin (▶ 18.2.2), Amoxicillin mit Betalaktamase-Hemmer (▶ 18.2.1) oder Clindamycin (▶ 18.2.7). **Cave:** keine Penicilline (viele Bacteroides spp. resistent). Aminoglykoside und Chinolone unwirksam (außer Moxifloxacin).

17.2.3 Borrelien

17

Gramneg. Spirochäten.

Angina Plaut-Vincenti

Ätiologie Durch T. vincenti zusammen mit Fusobakterien.

Klinik Ulzerative Tonsillitis, häufig einseitig.

Diagnostik Direktausstrich in Giemsa- oder Fuchsinfärbung.

Rückfallfieber (Febris recurrens)

Ätiologie Unter anderem durch B. recurrentis und duttonii. Übertragung durch Läuse oder Zecken.

Klinik 4–14 d p. i. rasch eintretendes, schweres Krankheitsbild mit Kopf-, Glieder- und Gelenkschmerzen, Übelkeit, hohem Fieber, Hepatosplenomegalie, evtl. mit leichtem Ikterus, Petechien oder neurologische Sympt. Fieberschübe sind mehrtägig, 2- bis 15-tägige afebrile Zwischenstadien.

Diagnostik Direktnachweis in „dickem Tropfen" oder Blutausstrich (im Fieberanstieg). Serol. unzuverlässig. Beratung und Spezialdiagnostik z. B. im NRZ für tropische Infektionserreger am Bernhard-Nocht-Institut, Hamburg.

Therapie Doxycyclin 200 mg/d (▶ 18.2.4), Tetrazykline. **Cave:** einschleichend dosieren (Herxheimer-Reaktion).

Komplikationen Myokardschaden, Bronchopneumonie, Nephritis, Arthritis. Letalität unbehandelt 2–10 %.

! **Meldepflicht:** namentlich dir. oder indir. Nachweis bei akuter Inf.

Borreliose (Lyme-Krankheit)

Ätiologie Durch B. burgdorferi, die von Zecken der Gattung Ixodes (seltener auch durch andere Insekten) übertragen wird.

Klinik

- **1. Stadium** (Frühstadium): IKZ d bis Wo. Erythema chronicum migrans an der Bissstelle (rote Papel mit zentrifugal wachsendem Erythem und zentraler Abblassung), unspezifische Beschwerden mit Fieber, Kopfschmerzen, Myalgien, Lk-Schwellungen, Konjunktivitis, Arthralgien.
- **2. Stadium:** Wo. bis Mo. p. i. Meningopolyneuritis Garin-Bujadoux-Bannwarth mit brennenden radikulären Schmerzen, ggf. asymmetrische und unsystematische Lähmungen, Fazialisparese, Herzbeteiligung bis AV-Block III°, Perimyokarditis, Kardiomyopathien, reduzierte Ejektionsfraktion.
- **3. Stadium:** Mon. bis J. p. i. Akrodermatitis chronica atrophicans Herxheimer (an den Extremitäten symmetrische, zigarettenpapierartige Atrophie der Haut mit Schwund des subkutanen Fettgewebes). Lyme-Arthritis (meist Kniegelenke). PNP der betroffenen Seite. Sehr selten chron. Enzephalomyelitis mit Para- und Tetraparesen.

Diagnostik Nachweis spezifischer AK in Serum oder Liquor. Stufendiagnostik: 1. ELISA, falls pos. → 2. Immunoblot. Initial IgM (nur 50 % pos.), im Verlauf IgG (Latenz bis zu 6 Wo.). **Cave:** Diagnose nur möglich bei pos. AK-Befund und Klinik. Ätiologisch beweisend sind PCR oder Kultur (Gelenkpunktat, Gewebebiopsien, Liquor).

Therapie In der Frühphase Doxycyclin 200 mg/d (▶ 18.2.4) oder Amoxicillin oder Cefuroxim bei Kindern und Schwangeren. In Spätstadien Ceph III für 3–4 Wo. i. v.

17.2.4 Bruzellen (Bang-Krankheit, Maltafieber)

Ätiologie Zoonoseerreger. Übertragung der gramneg. aeroben Stäbchen durch unpasteurisierte Milch, Milchprodukte, Fleisch oder Ausscheidungen von Rindern, Schafen, Ziegen oder Schweinen. Erreger gelangen über Schleimhäute, kleine Hautläsionen und über den GIT in den Organismus. Gefährdete Personengruppen: Landwirte, Tierärzte, Jäger, Personal von Molkereien.

Klinik IKZ 1–21 d (selten bis 60 d). Unspezifische Sympt. (mäßiges Fieber, Kopfschmerzen, Müdigkeit). Nach kurzem beschwerdefreien Intervall Fieberstieg auf 40 °C, relative Bradykardie, Hypotonie, Schwellung von Leber, Milz, LK. Organmanifestation: Leber, Milz, ZNS (Meningoenzephalitis), Bewegungsapparat (Osteomyelitis, Arthritis), seltener Urogenitalsystem.

Diagnostik Anamnese, AK-Titeranstieg, Blutkulturen (mehrmals im Fieberanstieg), Kulturen aus KM, Leber, Liquor und Urin (lange Bebrütung erforderlich). DD: Typhus, Granulomatosen anderer Genese. Konsiliarlaboratorium für Brucellen, Institut für Mikrobiologie der Bundeswehr, München. DD: Grippe, Q-Fieber, Ornithose, Tuberkulose.

Therapie Rifampicin 600 mg/d p. o. (▶ 18.2.10) + Doxycyclin 200 mg/d p. o. (▶ 18.2.4) für 30 d, ggf. in Komb. mit Streptomycin 1 g/d i. m. u./o. Co-trimoxazol.

! **Meldepflicht:** namentlich dir. oder indir. Nachweis bei akuter Inf.

17.2.5 Campylobacter

Gramneg., fakultativ anaerobes Stäbchen.

- **C. fetus: sehr selten,** bakteriämisches Krankheitsbild mit Absiedelung der Erreger in verschiedenen Organen. KO: Endocarditis lenta, septische Arthritis, septische Phlebitis, Meningitis, Guillain-Barré-Sy. Oft bei Immunsuppression.
- **C. jejuni und coli:** häufige Erreger von Enteritis bzw. Enterokolitis. Lebensmittelinfektion, v.a. nicht genügend erhitztes kontaminiertes Geflügelfleisch. Pat. infektiös, solange Erreger im Stuhl nachweisbar. Mittlere Ausscheidungsdauer 2–4 Wo. Bei Immunschwäche Langzeitausscheider.
  - **Klinik:** IKZ 2–5 d, Diarrhö, Abdominalschmerzen, Fieber, Kopfschmerzen, Myalgien, Arthralgien, Müdigkeit. Rezidive bei 5–10% der Pat.
  - **Diagn.:** Stuhlkultur.
  - **Ther.:** sympt., nur bei schweren Verläufen, V.a. septischer Streuung und sehr hohem Fieber: Makrolide (▶ 18.2.6). Folgekrankheiten beachten (enteropathische Arthritis, Erythema nodosum, Guillain-Barré-Sy.).
- **H. pylori** (C. pylori) ▶ 7.4.2, ▶ 7.4.3.

! **Meldepflicht:** namentlich dir. oder indir. Nachweis darmpathogener Keime bei akuter Inf.

17.2.6 Chlamydien

Obligat intrazelluläre, zellwandlose Bakterien.

Pneumonie

Ätiologie Durch Chlamydophila pneumoniae (früher: Chlamydia pneumoniae), 10–20 % aller Pneumonien (häufiger junge Pat.). Übertragung aerogen von Mensch zu Mensch, Mensch ist Erregerreservoir.

Klinik Katarrhalische Sympt.; nach 1–4 Wo. Bronchitis oder Pneumonie.

Komplikationen Endokarditis, Myokarditis, Meningoradikulitis, Erythema nodosum oder reaktive Arthritis.

Diagnostik Erregernachweis aus Sputum, BAL, Rachenspülwasser. AK-Nachweis nur verwertbar in hohen Konzentrationen verbunden mit passender Klinik.

Therapie Doxycyclin (▶ 18.2.4) für 10–21 d, alternativ Azithromycin 500 mg/d (▶ 18.2.6) sowie neuere Chinolone.

Nichtgonorrhoische Zervizitis und Urethritis

Ätiologie Erreger Chlamydia trachomatis vom Serotyp D-K. Häufigster bakterieller Erreger in den Industriestaaten. Übertragung nur sexuell oder perinatal.

Klinik IKZ 1–3 Wo., F in 80 % asympt. Genitalinfektion, eitritger Fluor. M Urethritis, in 50% asympt.

Diagnostik Nukleinsäure-Amplifikations-Techniken (NAT) aus Abstrichmaterial oder Urin. AK erst nach 6–8 Wo messbar, peristenz für J. möglich. Bei fehlender Klinik nicht zwingend persistierende Infektion.

Komplikationen Salpingitis, Epididymitis, Perihep. (Fitz-Hugh-Curtis-Sy.), Arthritis, Infertilität. Koinfektion mit Gonokokken sehr häufig.

Therapie Doxycyclin 200 mg/d (▸ 18.2.4) oder Clarithromycin (▸ 18.2.6) über etwa 14 d oder Levofloxacin, Partner mitbehandeln.

Lymphogranuloma venereum

Ätiologie Erreger ist C. trachomatis. Serotypen L1–L3, überwiegend in tropischen Ländern sexuell übertragbare Krankheit.

Klinik IKZ 7–14 d. Intial schmerzloses Genitalulkus, dann schmerzhafte Lymphadenopathie. Sek.-Stadium mit allgemeinem Krankheitsgefühl, Einschmelzen von entzündeten LK (Bubo) + Lymphabflussstörungen.

Diagnostik Abstriche von Ulkusgrund oder Buboaspirat.

Komplikationen Selten chron. Proktitis mit Strikturen oder Fisteln.

Therapie Doxycyclin, Azithromycin, Ciprofloxacin oder Erythromycin.

Ornithose („Psittakose")

Ätiologie C. psittaci verursacht eine atypische (Pleuro-)Pneumonie, selten Perikarditis und Myokarditis. Erregerreservoir sind Vögel (Truthähne, Enten, Papageien, Tauben), Übertragung auf Menschen möglich.

Klinik IKZ 1–4 Wo. grippeähnliche Sympt., trockener Husten.

Komplikationen Myo-, Peri- und Endokarditis, Thrombophlebitis und ZNS-Beteiligungen.

Diagnostik Goldstandard kultureller Nachweis (schwierig, nur im Speziallabor), Anamnese, Klinik. Rö: „atypische" pulmonale Infiltrate (auskultatorisch häufig unauffällig).

Therapie Doxycyclin 200 mg/d (▸ 18.2.4) für 10–21 d.

! **Meldepflicht:** namentlich.

17.2.7 Clostridien

Sporenbildende, grampos. anaerobe Stäbchen, Toxinbildner.

Antibiotikainduzierte pseudomembranöse Kolitis

Erreger Clostridium difficile (▸ 7.1.4).

Klinik IKZ wenige d bis mehrere Wo., wässriger Durchfall mit fauligem Geruch. KO: toxisches Megakolon.

Diagnostik Stuhlkultur, Nachweis von Toxin A und B im Stuhl (Proben innerhalb von 2 h ins Labor bringen, da sonst falsch neg. Befunde). Sigmoido-(Kolo-)skopie (Blickdiagnose einer pseudomembranösen Colitis), histologischer Nachweis.

Einteilung

- Ambulant erworben: vor, am Tag oder 1 Tag nach stationärer Aufnahme im Krankenhaus oder kein Krankenhausaufenthalt in den letzten 12 Wo.
- Schwere Infektion: Pat. muss stationär aufgenommen werden oder ist intensivpflichtig oder muss chir. saniert werden oder Tod innerhalb von 30 d C.-difficile-Infektion
- Rezidiv: erneute Sympt. ≤ 2 Mon. nach Sistieren der Beschwerden

Risikofaktoren Vorausgegangene Antibiotikather. PPI steigern Risiko um das 2–3-fache, NSAR-Einnahme, hohes Alter, GI-Krankheiten, Immunsuppression, langer Krankenhausaufenthalt.

Therapie Wenn möglich Beendigung der „auslösenden“ Antibiotikather.! Bei schweren Verläufen, alten Pat. Metronidazol 3 × 500 mg/d p. o. mind. 10 d (▶ 18.2.10), bei Rezidiven oder schweren Verläufen Vancomycin 4 × 500 mg/d p. o. (▶ 18.2.9). Neu zugelassen Antikörper Bezlotoxumab bindet Toxin B. Ind. ggf. bei schweren und rezid. Verläufen, > 65 J., Immunsuppression (sehr teuer!). Immer in Komb. mit Antibiotika geben. **NW:** Übelkeit, Fieber, Kopfschmerzen, Herzinsuff.

Lebensmittelvergiftung

Durch Clostridium-perfringens-welchii-Toxin. 8–20 h nach Ingestion krampfartige Bauchschmerzen und Durchfall, seltener Übelkeit, Erbrechen, praktisch nie Fieber. Erkrankungsdauer selten > 24 h, keine Ther. erforderlich.

Gasbrand

Ätiologie Verschiedene Clostridienspezies, häufig Mischinf. (Anaerobier, Enterobakterien). Die ubiquitär vorkommenden Bakterien gelangen durch Schmutz in Wunden und bilden Toxin. Meist postop. (z. B. nach Amputation bei Gangrän, septischem Abort).

Klinik IKZ 1–4 d, Gasbrandphlegmone ohne Beteiligung des Muskels, Gasbrandmyositis, lokaler Schmerz, Schwellung, Blasenbildung, intravaskuläre Hämolyse, Abszedierungen, ANV.

Diagnostik Krepitieren des aufgedunsenen Gewebes, Grampräparat, Anzucht auf Spezialnährböden.

Therapie Bei Verdacht Penicillin G 20–40 Mio. IE/d i. v. (▶ 18.2.1) + Clindamycin (▶ 18.2.7), OP (Exzision, Kürettage), hohe Letalität.

Wundstarrkrampf

Erreger C. tetani.

Klinik 4–60 h p. i., toxinbedingte, neurologische Störung (erhöhter Muskeltonus, Krämpfe). Risus sardonicus typisch.

Diagnostik Klinik, ausführliche Anamnese (Verletzungen? Letzte Impfung?) Toxinnachweis aus Wundmaterial oder Serum.

Therapie Tetanushyperimmunglobulin 500–1 000 IE i. m., sympt. Intensivther., evtl. Penicillin G 20–40 Mio. IE/d i. v. (▶ 18.2.1). Tetanusprophylaxe ▶ Tab. 17.1.

Tab. 17.1 Tetanus-Immunprophylaxe im Verletzungsfall

Vorgeschichte der Tetanus-Immunisierung (Anzahl der Impfungen)	Saubere, geringfügige Wunden		Alle anderen Wunden	
	Td[1]	TIG[2]	Td[1]	TIG[2]
Unbekannt	Ja	Nein	Ja	Ja
0 bis 1	Ja	Nein	Ja	Ja
2	Ja	Nein	Ja	Nein[3]
3 oder mehr	Nein[4]	Nein	Nein[5]	Nein

[1] Kinder < 6 J. T, ältere Personen Td (d.h. Tetanus-Diphtherie-Impfstoff mit verringertem Diphtherietoxoid-Gehalt)
[2] TIG = Tetanus-Ig, i. Allg. werden 250 IE verabreicht, die Dosis kann auf 500 IE erhöht werden; TIG wird simultan mit Td/T-Impfstoff angewendet.
[3] Ja, wenn die Verletzung länger als 24 h zurückliegt.
[4] Ja (1 Dosis), wenn seit der letzten Impfung > 10 J. vergangen sind.
[5] Ja (1 Dosis), wenn seit der letzten Impfung > 5 J. vergangen sind.

Botulismus

Erreger C. botulinum.

Klinik 12–36 h nach Ingestion verseuchter Konserven; Übelkeit, Erbrechen, Durchfall. Im Verlauf verschwommenes Sehen, Doppelbilder, Lichtscheu, Schluckstörungen, trockener Mund, kein Fieber! Symmetrische, absteigende, schlaffe Paresen, Verschlimmerung bis zur Atemlähmung.

Diagnostik Toxinnachweis in Erbrochenem, Blut, Stuhl, Nahrungsmittel.

Therapie Sofortige Magen- und Darmentleerung. Polyvalentes Antitoxin 500 ml i.v. auch bei geringem Verdacht! Intensivther. Frühzeitig beginnen.

! **Meldepflicht:** namentlich dir. oder indir. Nachweis von Keim oder Toxin bei akuter Inf.; Krankheitsverdacht, Erkr. und Tod an Botulismus.

17.2.8 Corynebakterien (Diphtherie)

Grampos. Stäbchen, Corynebacterium JK (jeikei) Hautsaprophyt, mit Corynebacterium (Propionibacterium) acnes häufig als Verunreinigung in der Blutkultur. Mögliche Sepsiserreger bei Immungeschwächten und Kindern.

Diphtherie

Ätiologie Durch Toxine von C. diphtheriae.

Epidemiologie Weltweit, in Industrieländern deutlich rückläufig; endemisch in u.a. Osteuropa, Afghanistan, Indonesien.

Klinik IKZ 2–5 d

- **Lokale Rachendiphtherie:** Besiedelung von Mund- und Rachenschleimhäuten, die durch die lokale Toxinwirkung geschädigt werden, mäßiges Fieber, typischer Lokalbefund (großflächig entzündete Tonsillen mit Pseudomembranen, die beim Entfernen bluten), süßlicher Foetor ex ore, Schwellung des Rachens und der regionalen Lk. Bellender Husten (Krupp).
- **Systemische Manifestationen:** Myokarditis, Polyneuritis aufgrund der Wirkung des Diphtherietoxins.

- **Hautdiphtherie** V.a. in den Tropen, in westlichen Ländern v.a. Risikogruppen, wie Obdachlose, i.v. Drogenabhängige und Alkoholiker.

Therapie: Sofortige Gabe von Antitoxin als Immunserum und Antibiotikather. (Penicillin, Erythromycin).

Prophylaxe Aktive Immunisierung (Diphtherie-Toxoid-Impfstoff). Nach Grundimmunisierung auch im Erwachsenenalter unbedingt Auffrischimpfungen alle 10 J. durchführen!

! **Meldepflicht:** namentlich dir. oder indir. Nachweis des toxinbildenden Erregers bei akuter Inf. Krankheitsverdacht, Erkr. und Tod an Diphtherie.

17.2.9 Enterobacteriaceae

Gramneg. Stäbchen. **Diagn.:** kulturell aus Urin, Blut, Wundsekret usw. Wegen Resistenzproblematik immer Antibiogramm verlangen.

Escherichia coli

- **Enterotoxische E. coli** (ETEC): produzieren Toxine, typisch für Reisediarrhö. Massive Diarrhö 1–2 d nach Ingestion von kontaminierten Lebensmitteln, nach 3–4 d spontan sistierend.
- **Enteropathogene E. coli** (EPEC), enteroaggregierende E. coli (EaggEC): v. a. Diarrhö bei Kindern.
- **Enteroinvasive E. coli** (EIEC): (ruhrähnliche) wässrig blutige Diarrhöen.
- **Enterohämorrhagische E. coli** (EHEC): unblutig, meist wässrige Diarrhöen, 10–20% hämorrhagische Kolitis, assoziiert mit HUS (hämolytische Anämie, Thrombozytopenie, Nierenversagen). **Ther.:** Auf gute Hydratation, E'lyte achten, keine Motilitätshemmer (verzögern Keimelimination). Antibiotikather. verschlechtert Progn. Nur bei Immunsuppression oder schwerem Verlauf.
- **Nicht enteropathogene E. coli** verursachen häufig Harn-, Gallenwegs- und nosokomiale Inf. (z. B. Pneumonie ▶ 6.5.1). Ther. nach Antibiogramm. Bei kalkulierter Ther. Ceph. II oder III, wie Cefotaxim 3 × 2 g/d (▶ 18.2.2).
- **Diagnostik:** Toxin- und Toxingennachweis, Stuhlkulturen.

! **Meldepflicht:** dir. oder indir. Nachweis enterohämorrhagischer oder sonstiger darmpathogener E. coli bei akuter Inf.

Enterobacter

Verbreiteter, häufig multiresistenter Hospitalismuskeim (meist E. cloacae oder E. aerogenes). Verursacht HWI sowie alle nosokomialen Inf. (v. a. bei Verbrennungen, Pneumonie, Wundinf.). **Ther.:** kalkuliert mit Chinolonen (▶ 18.2.8), ggf. mit Aminoglykosid wie Gentamicin 3–5 mg/kg KG/d (▶ 18.2.5). Alternativ Imipenem (▶ 18.2.3). Schnelle Resistenzentwicklung gegen Betalaktame, z. B. Ceph.

Klebsiellen

Häufig Erreger von Nosokomialinf., z. B. nach Instrumentierung (Urinkatheter).

Klinik Inf. der oberen Luftwege, Pneumonie, Wundinf., HWI, Gallenwegsinf., Bakteriämien.

Therapie Nach Antibiogramm. **Cave:** Penicillinresistenz.

Proteus

Klinik Verursacht neben HWI chron. Otitis media, Atemwegsinf. und selten Meningitis. Häufiger Hospitalismuskeim z. B. bei Wundinf.

Komplikationen Sepsis.

Therapie Wechselnde Antibiotikaresistenzen → unbedingt Antibiogramm!

Serratia

Inf. meist nosokomial in Kinderabteilungen oder Intensivstationen, typischerweise nach Instrumentierung oder Katheterisierung.

Klinik HWI, Pneumonien, Bakteriämien.

Therapie Nach Antibiogramm! Kalkulierte Ther. mit Cefotaxim 3 × 2 g/d (▶ 18.2.2) oder Ceftriaxon (▶ 18.2.2), ggf. mit Aminoglykosid wie Amikacin 15 mg/kg KG/d (▶ 18.2.5), alternativ Carbapeneme (▶ 18.2.8).

17.2.10 Gonorrhö („Tripper")

Durch N. gonorrhoeae verursachte Entzündung von Schleimhäuten (v. a. Urogenitaltrakt, Mundhöhle, Rektum, Konjunktiven und Kornea). Mensch ist einziger Reservoir.

Klinik IKZ 1–14 d. Bei Männern akute Urethritis mit eitrigem Ausfluss, Dysurie und Pollakisurie, bei 10 % völlig asympt. Bei F zu 50 % asympt., ansonsten vermehrter Fluor, Begleiturethritis mit dysurischen Beschwerden.

- Pharyngeale Gonorrhö: Beteiligung des Rachens bei urogenitaler Gonorrhö 5–25 %, Übertragung durch orogenitalem Kontakt.
- Ophthalmoblennorrhö neonatorum: Gonokokkenkonjunktivitis durch intrauterine Infektion → KO: Erblindung.
- Ophthalmoblennorhö adultorum: schlechte Prognose, meist durch Autoinokulation.
- Disseminierte Gonokokken-Infektion: Trias Fieberschübe, akute Polyarthritis und akral lokalisierte, vaskulitische Hauterscheinungen.

Komplikationen Gonarthritis, Iridozyklitis, Pleuritis, Meningitis, Endoperikarditis.

- **Bei der Frau:** Pelvic inflammatory disease (PID), Endometritis, Salpingitis, Peritonitis → Sterilität, chron. Unterbauchschmerzen.
- **Beim Mann:** Epididymitis, Prostatitis, chron. Urethritis, Infertilität
- **Cave:** häufig Mischinf.!

Diagnostik Urethrale (M), zervikale (F) Abstriche (4 h Miktionskarenz) (▶ 2.3.6) zeigen gramneg. intrazelluläre Diplokokken. Kultur wichtig für Antibiogramm
DD: unspezif. Urogenitalentzündungen, Lues (▶ 17.2.25), Reiter-Sy. (Balanitis, Urethritis, Monarthritis, Konjunktivitis).

Therapie Möglichst Mituntersuchung und -behandlung des Partners. Zunehmende Resistenzprobleme, gute Wirksamkeit der Einzeitther.

- **1. Wahl:** Ceftriaxon 1 × 250 mg i. m. (▶ 18.2.2) oder Cefixim 400 mg p. o. (▶ 18.2.2), alternativ Ciprofloxacin 250 mg p. o. (▶ 18.2.8)
- **2. Wahl:** Procain-Penicillin-G 1 × 4,8 Mio. IE i. m. an 2 Injektionsstellen (▶ 18.2.1) oder Spectinomycin 1 × 2–4 g i. m. (▶ 18.2.5)
- Bei disseminierter Inf. Ceftriaxon 1 × 1–2 g/d i. v. (▶ 18.2.2) bis klin. Besserung, dann orales Ceph. III für 7–10 d. Da häufig Koinf. mit Chlamydien, 7 d Doxycyclin 200 mg/d p. o. (▶ 18.2.4) oder Erythromycin (▶ 18.2.6)

- Kontrolle nach Behandlungsabschluss und nach 2 Mon.: Grampräparat, Kultur, Lues- und HIV-Serologie.

17.2.11 Haemophilus

- **H. influenzae:** gramneg., eingeteilt in nicht bekapselte und bekapselte Form. Seroform B häufigste bakt. Erkr. des Kindesalters (2 Mon.–5 J.). Erkr. u.a. Pneumonie, Sepsis, Meningitis, Otitis media, Epiglottis, Endokarditis, Ostemyolitis.
  - **Ther.:** Ceph. III wie Ceftriaxon 2 g/d (▶ 18.2.2) (▶ 18.2.4); Dexamethason adjuvant zur ersten Gabe reduziert Risiko von Langzeitfolgen einer Meningitis
  - ! **Meldepflicht:** namentlich bei dir. Nachweis aus Blut oder Liquor bei akuter Inf.
- **H. ducreyi:** Erreger des Ulcus molle (Ulzera im Genitalbereich)
- **H. aegypticus** (H. conjunctivitidis): im nahen Osten häufig Erreger purulenter Konjunktivitiden
- **H. vaginalis** (Gardnerella vaginalis): häufiger Erreger der unspezif. Vulvovaginitis und Urethritis, oft Mischinf.
  - **Klinik:** übel riechender Ausfluss
  - **Diagn.:** kulturell aus Abstrich
  - **Ther.:** lokal mit 1 × 1 Vaginal-Tbl. Metronidazol abends für 6 d, bei Persistenz 3 × 400 mg/d p. o. für 7–10 d. Alternativ Amoxicillin/Clavulansäure, Clindamycin(▶ 18.2.10). **Cave:** immer Partnermitbehandlung!

17.2.12 Legionellen

Ubiquitär vorkommendes gramneg., kapselloses, schwer anzüchtbares Stäbchen, das bis 10 % der Pneumonie-Erreger ausmacht, v. a. bei immunsupprimierten Pat. Übertragung durch Inhalation Legionellen-haltiger Aerosole, selten Mikroaspiration von kontaminiertem Wasser. Gelegentlich Ausbrüche, z.B. 2010 in Ulm. L. pneumophila verursacht bei aerogener Inkorporation die Legionärskrankheit, eine atypische Pneumonie (▶ 6.5.1) mit Letalität von 10–15 %.

Klinik

- **Legionellenpneumonie:** IKZ 2–10 d. Untypisches Prodromalstadium, innerhalb weniger h Thoraxschmerzen, Fieber bis 40,5 °C, selten Durchfall/Erbrechen, ZNS-Sympt. Häufig Vorbehandlung mit diversen Antibiotika. Leukozytose, Protein- und Leukozyturie, Hyponatriämie.
- **Pontiac-Fieber** (Legionellose ohne Pneumonie): IKZ 5-66 Std. leichterer Verlauf. Leichte grippale Symptome ohne Pneumonie. Erholung auch ohne AB.

Komplikationen Abszedierung, Empyeme, Myo- und Perikarditis, fibrosierende Alveolitis.

Diagnostik Ag-Nachweis im Urin (hohe Spez. > 99%). Falls pos. → kultureller Nachweis aus BAL, Pleurapunktat, Sputum, Lungengewebe (zur eindeutigen Zuordnung der Infektionsquelle).

Therapie Pneumonie z. B. Levofloxacin 1–2 × 500 mg/d. Therapiedauer Immunkompentent 5–7 d, abwehrgeschwächt: bis zu 3 Wo. Bei Pontiac-Fieber keine AB notwendig.

! **Meldepflicht:** namentlich bei dir. oder indir. Nachweis bei akuter Inf.

17

17.2.13 Leptospiren

Leptospiren zählen zu den Spirochäten und werden durch dir. oder in mit infizierten Tieren (z. B. Hautkontakt mit leptospirenhaltigem Uri gen. Die Erreger penetrieren durch kleine Hautwunden oder die Schleimhäute.

Klinik 7–14 d p. i., Einteilung WHO in 4 Kategorien.

- **Grippeähnliche Symptome:** Kopfschmerzen, Fieber, Konjunktivitis, Gelenkschmerzen, starke Myalgien (v.a. Waden). Häufig biphasischer Verlauf: akute Phase geht in Immunphase mit AK-Bildung über.
- **Weil-Krankheit:** Trias aus Ikterus, Nierenversagen (polyurisch, nicht anurisch!) und Splenomegalie. Erhöhtes Bili ohne hohe Transaminasen.
- **Meningitis/Meningoenzephalitis:** starke Kopfschmerzen, Photophobie, Nackensteife und geänderte Vigilanz.
- **Pulmonale Hämorrhagien:** häufiger während großer Epidemien, hohe Letalität.

Diagnostik Thrombozytopenie, Leukozytose, Neutrophilie mit Linksverschiebung. Erregernachweis durch PCR (Blut, Liquor, Gewebe, Urin), AK-Nachweis durch MAT (Speziallabor!). DD bedenken bei Reiseanamnese!

Therapie Leichte Verläufe: Doxycyclin 2 × 100 mg/d p. o. (▶ 18.2.4). Schwere Verläufe sofort Penicillin G 1,5 Mio. IE/6h i.v. (▶ 18.2.1), Ceftriaxon 1 g/d i.v. oder Cefotaxim 1 g/6 h i. v. und Doxycyclin i. v. jeweils über 7 Tage.

! **Meldepflicht:** namentlich dir. oder indir. Nachweis von Leptospira interrogans bei akuter Inf.

17.2.14 Listerien

Das grampos. stäbchenähnliche Bakterium L. monocytogenes wird durch Kontakt mit infektiösem Tierkot (Katzen) oder durch Ingestion kontaminierter Milchprodukte übertragen. Im Erwachsenenalter erkranken fast nur Immungeschwächte (v. a. Diabetiker, alte Pat., Tumorpat., Z.n. Organtranplantation) und Schwangere.

Klinik Immunkompentente Menschen: leichter Verlauf, untypischer fieberhafter Verlauf. Risikogruppe: Zunächst katarrhalisches Krankheitsbild, dann Sepsis, basale Meningitis, bei abwehrgeschwächten Pat. lebensbedrohlich, häufig neurolog. Residuen. Selten Endokarditis, Urethritis, Konjunktivitis, Hautlisteriose.

Diagnostik Serol., kulturell (Blut, Liquor, Vaginalsekret, Eiter, Lochien) oder PCR (Speziallabor).

Therapie Ampicillin 3–4 × 2 g/d i.v. (▶ 18.2.1) + Aminoglykosid (z. B. Gentamicin ▶ 18.2.5) für 2–4 Wo., alternativ Co-trimoxazol.

! **Meldepflicht:** namentlich dir. Nachweis von L. monocytogenes aus Blut, Liquor oder anderen sonst sterilen Substraten sowie aus Abstrichen von Neugeborenen.

17.2.15 Meningokokken

Gramneg. Diplokokken, bei 10 % der Gesamtbevölkerung Saprophyt des Oropharynx.

Klinik IKZ 2–10 d. ⅔ Meningitis, ⅓ Sepsis. Häufig zuerst unspezifische Beschwerden, dann Kopfschmerzen, Fieber, Schüttelfrost, Schwindel, starkes Krankheitsgefühl. Erbrechen, Nackensteifigkeit, neurologische Sympt.

Komplikationen Waterhouse-Friderichsen-Sy. bei 10–15 % der Pat. mit Bakteriämie, hohe Letalität. Im Verlauf septischer Schock, häufig ANV, NNR-Einblutung, Verbrauchskoagulopathie.

Diagnostik Blutkultur, Liquor (Mikroskopie, Kultur, Ag-Nachweis als Schnelltest). Sofortige Weiterverarbeitung des Materials!

Therapie Schockprophylaxe und -ther. (Intensivstation) bei KO, hoch dosiert Penicillin G 20–40 Mio. IE/d (▶ 18.2.1). Bei klin. Verdacht Anbehandlung mit Cefotaxim oder Ceftriaxon. Umgebungsprophylaxe mit Ciprofloxacin 1 × 500 mg (▶ 18.2.9) oder Rifampicin (▶ 18.2.10) und Vakzination.

! **Meldepflicht:** namentlich Krankheitsverdacht, Erkr. und Tod an Meningokokkenmeningitis oder -sepsis sowie der dir. Nachweis aus Blut, Liquor und anderen normalerweise sterilen Substraten oder aus hämorrhagischen Hautinfiltraten.

17.2.16 Methicillinresistenter Staphylococcus aureus (MRSA)

Mechanismus der Methicillinresistenz (Synonym: Oxacillinresistenz) ist Mutation des Penicillinbindeproteins (PBP2 → PBP2'; mecA-Gen) → alle Betalaktam-Antibiotika (Penicilline, Cephalosporine, Carbapeneme) sind unwirksam! Isolierte Methicillinresistenz ist selten. Meist gleichzeitige Multiresistenz, z. B. gegen Erythromycin, Clindamycin, Aminoglykoside, Carbapeneme und Chinolone I und II (▶ 18.2.8).

Diagnostik Goldstandard kultureller Erregernachweis z. B. im Trachealsekret, Wundabstrich, Katheterspitze. Nachweis bei Personal zunächst im Nasenabstrich; ist dieser pos., Hautabklatsch. Ist auch dieser pos. → kein Patientenkontakt, Sanierung. Wird MSSA (methicillinsensibler Staph. aur.) nachgewiesen (10–20 % der Bevölkerung), keine Ther. notwendig.

Therapie

- **Bei Kolonisation:** MRSA-Nachweis ohne Inf. → Isolierung, keine Antibiotikather., Versuch der Sanierung mit lokalen Desinfizienzien.
- **Isolierung:** Einzelzimmer oder Kohorte, Schleusenpflege (Kittel nach Nutzung entsorgen oder in Schleuse oder Zimmer lassen), Handschuhe, Mund-Nasen-Schutz (Nasopharynx häufigster Ort der Kolonisation). Pat. möglichst nicht transportieren. Alle Kontaktpersonen (möglichst wenige! Auch Reinigungsdienst, Krankengymnasten, Angehörige) informieren und aufklären! Entsorgung von Abfällen und Wäsche im Zimmer oder in der Schleuse in Spezialbehältern. Bei Verlegung oder Entlassung Scheuerwisch-Desinfektion.
- **Verminderung der Kolonisation:** waschen z. B. mit Chlorhexidinseife, gurgeln (Chlorhexidin). Mupirocin intranasal (z. B. Turixin®-Salbe). Zur Erfolgskontrolle erneute Abstriche frühestens 3 d nach Abschluss der Sanierungsmaßnahmen.
- **Antibiotikather. bei Infektion:** Glykopeptide (Vancomycin oder Teicoplanin) (▶ 18.2.9), ggf. in Komb. mit Rifampicin (▶ 18.2.10), Clindamycin (▶ 18.2.7), Gentamicin (▶ 18.2.5),Fusidinsäure (▶ 18.2.10) oder Fosfomycin (▶ 18.2.10). Bei schweren Inf. (z. B. Sepsis) Oxazolidinone (Linezolid ▶ 18.2.10)
- **Bei MRSA-Ausbruch:** Umgebungsuntersuchung des Personals (Nasenabstrich, ggf. Handabklatschpräparat), Information der örtlichen Gesundheitsbehörden.

! **Meldepflicht:** bei Nachweis aus Blut und Liquor.

- 3 Risikogruppen, molekularbiologisch zu unterscheiden:
  a. HA-MRSA (hospital-associated): postop. Wundinfekt., Osteomyelitis, Pneumonie.
  b. CA-MRSA (community-associated): Hautabszesse, nekrotisierende Pneumonie, nekrotisierende Fasziitis.
  c. LA-MRSA (livestock-associated): durch direkten Kontakt mit landwirtschaftlichen Nutztieren. Wundinf., beatmungsassozierte Pneumonie.
- Wegen hoher Persistenz von MRSA bei Wiederaufnahme eines früher MRSA-pos. Pat. ist dieser bis zum Beweis des Gegenteils weiterhin als kolonisiert anzusehen.
- Keine Antibiotikather. bei bloßer Kolonisation ohne Inf., eine Sanierung ist nur selten zu erreichen.
- Regelmäßige Schulung des Personals.

17.2.17 Andere multiresistente Erreger (MRE)

Acinetobacter

Gramneg., fakultativ pathogene Stäbchen. Einige Spezies, z. B. A. baumannii, neigen zu Multiresistenz. Der Nachweis einer Carbapenemresistenz bedeutet einen „Hygienenotfall“, der sofortige Maßnahmen erfordert. Ursache der Carbapenemresistenz ist bei > 95 % eine Carbapenemase, die z. B. plasmidvermittelt auf andere gramneg. Bakterien übertragen werden kann. Leider hohe Umweltpersistenz (z. B. wochenlanges Überleben auf unbelebten Materialien). Übertragbarkeit deutlich größer als bei MRSA. Möglicherweise Verbreitung auch über die Schmetterlingsmücke.

Therapie Kombinationsther. nach Antibiogramm, keine einheitlichen Therapieempfehlungen. Häufig noch Colistin-sensibel.

Enterobakterien

- **Carbapenemresistente Enterobakterien** (CRE): zunehmende Häufigkeit von Problemkeimen mit einer Carbapenemase. Colistin und Tigezyclin zumeist noch wirksam.
- **ESBL-bildende Enterobakterien:**
  - Die ESBL sind Enzyme, die von verschiedenen gramneg. Bakt. (z. B. E. coli, K. pneumoniae und andere Darmbakt.) produziert werden. Durch ESBL werden bestimmte Antibiotika, wie Penicilline, Ceph. I–III und bestimme Monobactame (z. B. Aztreonam) unwirksam.
  - Gramneg. Bakt. kommen v. a. in der normalen Flora des menschlichen Darms vor. Sie können zu Harnwegs-, Wund- und Atemwegsinfektionen führen. Risikofaktoren sind invasive medizinische Maßnahmen (z. B. Katheter, Beatmung, OP).
  - Zu Hygienemaßnahmen bei Infektionen oder Besiedlung mit MRE siehe Empfehlung der Kommission für Krankenhaushygiene und Infektionsprävention (KRINKO) beim RKI.

  ! Bei Ausbruch (d. h. ≥ 2 Pat.!) Meldepflicht beachten.

Vancomycinresistente Enterokokken

Vor allem bei E. faecium zunehmende Antibiotikaresistenz. Die Vancomycinresistenz ist meist plasmidvermittelt; Verbreitung und Übertragung auf andere Bak-

17

terienspezies (z. B. S. aureus) ist zu befürchten. Ther. nach Resistenzgrad (VanA-, VanB-, VanC-, VanX-, VanR-, VanS-Gene) und Amoxicillinsensibilität, kein allgemeingültiges Therapieregime. Unbedingt Isolationspflege!

Multiresistente gramnegative Bakerien (3MRGN und 4MRGN)

Definition Da unter den gramnegativen Infektionserregern neben der Bildung von ESBL zunehmend weitere Resistenzen auftreten, hat sich eine eigene Definition der Multiresistenz bei gramneg. Stäbchen entwickelt, um zusätzlich notwendige Hygienemaßnahmen in Krankenhäusern zu empfehlen:

- **3MRGN:** multiresistente gramneg. Stäbchen mit Resistenz gegen 3 der 4 wichtigsten Antibiotikagruppen.
- **4MRGN:** multiresistente gramneg. Stäbchen mit Resistenz gegen 4 der 4 wichtigsten Antibiotikagruppen.

Die Antibiotikagruppen sind: Ceph. III/IV (z. B. Cefotaxim, Ceftazidim), Acylureidopenicilline (z. B. Piperacillin), Fluorchinolone (z. B. Ciprofloxacin) und Carbapeneme (z. B. Imipenem, Meropenem).

Diagnostik Reservoir Darm. Nachweis durch Urinkultur und Analabstrich. Aktuell widersprüchliche Indikationsstellung für Screening und ggf. Dekolonisation.

Vorgehen

- Bei 3MRGN in Risikobereichen Isolation empfohlen.
- Bei 4MRGN in allen Bereichen Isolation.
- Zu Hygienemaßnahmen bei Infektionen oder Besiedlung mit MRE siehe Empfehlung der Kommission für Krankenhaushygiene und Infektionsprävention (KRINKO) beim RKI.

Penicillinresistente Pneumokokken (DRSP, Drug Resistant S. pneumoniae)

Nachweis bisher v. a. in Südeuropa, den USA und Südamerika. Unterscheidung in Relative-Level Resistance (RLR, min. Hemmkonz. Penicillin 0,1–1 mg/ml) und High-Level Resistance (min. Hemmkonz. > 1 mg/ml).

Therapie Neue Chinolone wie Moxifloxacin 400 mg/d, Glykopeptide wie Vancomycin 2 g/d (▶ 18.2.9) plus Rifampicin 600 mg/d (▶ 18.2.10).

Multiresistente Salmonella spp.

(Multiresistente S. typhi, DRST = Drug-Resistant S. typhimurium DT104) S.-typhi-Resistenz auf dem indischen Subkontinent und DRST in den USA zunehmend berichtet (auch Todesfälle!). Resistenzen gegen Betalaktame, Co-trimoxazol und Chloramphenicol häufig, DRST auch chinolon- und selten aminoglykosidresistent.

Therapie Neue Chinolone, evtl. Komb. mit Aminoglykosiden (S. typhi), DRST nach Antibiogramm (immer Kombinationsther.).

Stenotrophomonas (Xanthomonas) maltophilia

Gramneg., obligat pathogenes Stäbchen, typischerweise nach Gabe multipler Antibiotika und bei Pat. unter Chemother. oder KMT bei hämatolog. Neoplasien.

Klinik Vor allem Sepsis, Bakteriämie (Katheterwechsel), Pneumonie.

Therapie Komb. aus Co-trimoxazol 2–3 × 0,96 g/d und Ciprofloxacin 2 × 500 mg/d oder Co-trimoxazol und Aztreonam 3 × 1 g/d, evtl. Chloramphenicol 2 × 1 g/d.

Prognose Letalität sehr hoch!

17.2.18 Mykoplasmen

Zellwandlose Mikroorganismen; einige Arten zählen zur physiolog. Rachen- und Genitalflora.

Mycoplasma pneumoniae

Erreger von atypischen Pneumonien (▸ 6.5.1) (40 %). Tröpfcheninfektion.

Klinik IKZ 1–4 Wo., in 25 % Übelkeit, Erbrechen, abdominelle Schmerzen, Pankreatitis, 14 % Myalgien.

Komplikationen ZNS- und Herzbefall, Hämolyse, DIC, Hepatitis, Erythema exsudativum multiforme.

Diagnostik Dir. Ag-Nachweis. Schlechter Titeranstieg in der KBR. Häufig Kälteagglutinine nachweisbar.

Therapie Mittel der Wahl sind Makrolide wie Clarithromycin 2–3 × 250–500 mg/d (▸ 18.2.6), alternativ Doxycyclin (▸ 18.2.4) Chinolone IV (z. B. Moxifloxacin). Therapiedauer mind. 3–4 Wo., da intrazelluläre Persistenz der Erreger möglich.

17.2.19 Pseudomonaden

Gramneg. aerobe Stäbchen. Vorkommen ubiquitär, hohe Umweltpersistenz, Multiresistenz üblich. Häufiger Sekundärkeim nach vorausgegangener Antibiotikather. und bei nekrotisierenden Wundinf.

Klinik Vor allem bei geschwächten Pat. HWI, Atemwegsinf. (z. B. nach Intubation, COPD, Bronchiektasen, zystischer Fibrose), evtl. letale Inf. von Verbrennungen II.–III.°, Bakteriämien.

Diagnostik Typischer blaugrüner Eiter. Erregernachweis aus Urin, Sekreten, Blut.

Therapie

- **Prim. Prophylaxe:** aseptisches Arbeiten (z. B. Absaugen bei Beatmungspat.). Isolation in Einzelzimmer. Bei Sepsis, Pneumonie oder Abszedierung Ther. nach Antibiogramm
- **Kalkulierte Ther.:**
  - Intraabdominelle Inf.: Chinolone Gruppe 2/3 (▸ 18.2.8), Ceph. III/IV (▸ 18.2.2), Carbapenem Gruppe 1 (▸ 18.2.3), Piperacillin/Tazobactam (▸ 18.2.1) jeweils 7–10 d
  - Sepsis: Ceph. IIIb/IV (▸ 18.2.2) plus Chinolon Gruppe 2/3 (▸ 18.2.8) oder Fosfomycin (▸ 18.2.10) ggf. plus Aminoglykosid (▸ 18.2.5)
  - HWI: Chinolon wie Ciprofloxacin bis zu 2 × 750 mg/d (▸ 18.2.8)

17.2.20 Rickettsien

Obligat intrazelluläre Bakterien. Übertragung meist durch infizierte Vektoren (Läuse, Zecken, auch landwirtschaftliche Haustiere), prim. Reservoir Nagetiere und Hunde.

Klinik und Ätiologie

- **Q-Fieber:** Erreger ist Coxiella Burnetii (gehört zu den Rickettsien). Aerogene Inf. meist über kontaminierten Sekretstaub befallener Haustiere. IKZ 2–3 Wo., in 50 % asympt. Akute Inf.: hohes Fieber, starker Kopfschmerz, Myal-

gien, relative Bradykardie, Lungeninfiltrate. **KO:** chron. Inf.: Endokarditis, selten Abszesse.
  - **Meldepflicht:** namentlich dir. oder indir. Nachweis bei akuter Inf.
- **Epidemisches Fleckfieber:** klassisches Fleckfieber; R. prowazekii. Übertragung durch Läuse. IKZ 10–14 d. Schweres Krankheitsbild mit hohem Fieber, Kopf- und Gliederschmerzen, Exanthem, Splenomegalie. **KO:** Endokarditis, chron. Bakteriämie, in 10 % letal.
  - **Meldepflicht:** namentlich dir. oder indir. Nachweis bei akuter Inf.
- **Zeckenbissfieber-Gruppe:** R. sibirica und australis. Durch Schildzecken übertragen. Leichtere Verläufe mit Lymphadenitis und Exanthem.

Diagnostik IFT, Erregernachweis aus Blut und KM, Weil-Felix-Agglutination (Q-Fieber).

Therapie
- **Akute Inf.:** Doxycyclin 200 mg/d (▶ 18.2.4) über 2–3 Wo.
- **Chron. Inf.:** mind. 1 J. Komb aus Doxycyclin und Chinolon Gruppe 3/4 (▶ 18.2.8), ggf. Rifampicin. **Cave:** Schwangere und Pat. mit Herzklappenanomalien.

17.2.21 Salmonellen

Gramneg. Stäbchen.

Salmonellenenteritis („Salmonellose")

Inf. und (häufiger) Intox. durch kontaminierte Nahrungsmittel, v. a. Tiefkühlkost (z. B. Geflügel), Milch- und Eiprodukte, Fischprodukte, Speiseeis und Wasser, Haustiere (v. a. Reptilien) durch S. typhimurium, S. enteritidis (> 1 600 Serotypen und deren Toxine).

Klinik 12–36 h p. i. plötzliche Durchfälle (selten blutig), Erbrechen, Bauchschmerzen, Fieber. Selten septische Krankheitsbilder, Abszesse, Arthritis, Cholezystitis, Endokarditis. Salm.-Bakteriämie gehäuft bei HIV-Pat.

Diagnostik Nachweis der Erreger in Stuhl und Blutkultur. Antibiogramm anfordern.

Therapie Antibiotika **nur** bei septischem Verlauf, Neugeborenen, immunsupprimierten oder alten Pat. sowie bei Pat. mit Vitien erforderlich, z. B. Ciprofloxacin 2 × 500 mg/d (▶ 18.2.8) oder Co-trimoxazol 2 × 0,96–1,92 g/d (▶ 18.2.10). Alternativ Amoxicillin (▶ 18.2.1). Dauer 5 d, bei Immunsupprimierten über 14–21 d.

! **Meldepflicht:** namentlich dir. oder indir. Nachweis bei akuter Inf.

Typhus

Salmonella typhi wird fäkal-oral meist mit Nahrung oder Wasser aufgenommen, die durch den Kot von Dauerausscheidern kontaminiert sind. Auch in Europa noch unerkannte Dauerausscheider möglich.

Klinik 8–14 d p. i. Kopfschmerzen, Abgeschlagenheit, Albträume, Benommenheit („typhös"), ggf. kontinuierliches Fieber, Hepatosplenomegalie, fast immer zunächst Obstipation, dann erbsbreiartige Diarrhö, in 60 % Husten und Bronchitis, in 50 % Roseolen (2–5 mm große, häufig sehr diskrete erythematöse Effloreszenzen am Oberbauch), Typhuszunge, Panzytopenie, relative Bradykardie.

Komplikationen Darmperforation, GI-Blutung, Cholangitis, Meningitis, Osteomyelitis, Endokarditis, Pneumonie.

Diagnostik Leukopenie, Linksverschiebung, Eosinophile fehlen typischerweise, oft geringe CRP-Erhöhung. Blutkultur (> 90 % während der 1. Wo. pos.), ab 2. Wo. Erregernachweis auch in Stuhl (bei Obstipation Rektalabstrich). **Cave:** bei jedem Fieber > 4 d ohne Organbefund (Para-)Typhus als DD bedenken.

Differenzialdiagnosen Paratyphus A, B, C, Malaria, Bruzellose, Tularämie, Dengue-Fieber.

Therapie Chinolone wie Ciprofloxacin 2 × 500 mg (▶ 18.2.8), Ceph., z.B. Ceftriaxon (▶ 18.2.2). Entfieberung über 2–6 d auch bei suffizienter Antibiotikather.! Ther. über mind. 14 d fortführen. Bei Rezidiven erneute Ther., ggf. nach Antibiogramm. **Cave:** resistente S.-typhi-Stämme (▶ 17.2.17). Für diese z. B. Rifaximin 2–3 × 200–400 mg/d p. o.

! **Meldepflicht:** namentlich alle dir. Nachweise, Krankheitsverdacht, Erkr. und Tod.

Paratyphus

Salmonella paratyphi A, B und C. Erkr. klin. nicht vom Typhus unterscheidbar, Verlauf jedoch leichter und kürzer, Roseolen häufiger und länger nachweisbar. **Diagn. und Ther.** wie bei Typhus. **Meldepflicht:** namentlich alle dir. Nachweise, Krankheitsverdacht, Erkr. und Tod.

17.2.22 Shigellen

Die gramneg. fakultativ anaeroben Stäbchen Shigella sonnei und Shigella flexneri, seltener Shigella dysenteriae und Shigella boydii, werden durch kontaminiertes Wasser (auch durch Schwimmen in verunreinigtem Wasser) und fäkal kontaminierte Nahrung übertragen (10–200 Keime ausreichend!). Importiert v.a. aus Ägypten, Indien, Marokko, Tunesien und der Türkei.

Klinik 12–96 h p. i. zunächst wässriger Durchfall (Enterotoxin), später blutig-schleimiger Stuhl (Invasion der Erreger in die Darmmukosa), Bauchschmerzen (Koliken und Tenesmen), Fieber, Erbrechen. KO: Kolondilatation und -perforation, HUS, Infektarthritiden, reaktive Arthritis.

Diagnostik Stuhlkultur (thermolabil, rasch ins Labor).

Differenzialdiagnosen Salmonellosen, Balantidose, Divertikulitis, Kolon-Ca, Colitis ulcerosa, Enteritis regionalis Crohn.

Therapie Mittel der Wahl Chinolone wie Ciprofloxacin 2 × 500 mg/d (▶ 18.2.8), alternativ Co-trimoxazol (▶ 18.2.10), Amoxicillin (▶ 18.2.1) (v.a. zur Ther. von Dauerausscheidern).

! **Meldepflicht:** namentlich dir. oder indir. Nachweis bei akuter Inf.

17.2.23 Staphylokokken

Grampos. Kokken. Klin. bedeutsam v. a. koagulaseneg. S. epidermidis und S. saprophyticus (Hautflora), koagulasepos. S. aureus (häufig auf Nasenschleimhäuten). Meist Übertragung von Mensch zu Mensch, häufig nosokomialer Transfer durch Klinikpersonal (Hände, Kittel, Nasen-Rachen-Raum). Inf. v. a. bei immunsupprimierten Pat. und durch Gefäßzugänge (MRSA ▶ 17.2.16).

Klinik

- **GIT:** durch kontaminierte Nahrung Inkorporation enterotoxinproduzierender Staph. aur. 2–4 h p. i. charakteristischer, abrupter Krankheitsbeginn mit

massivem Erbrechen, seltener Durchfall, kein Fieber. **Ther.:** nur sympt., kein Antibiotika (▶ 17.1.1)
- **Inf. aller übrigen Organe:** 2–10 d p. i. Fieber, lokale Rötung, Abszess und/oder systemische Inf. (HWI, Osteomyelitis, Implantatinf., Pneumonie, Sepsis)

Komplikationen Durch Toxin verursachte Ritter-Krankheit (Staphylococcal Scaled Skin Syndrome; SSSS), bei Erw. selten; Toxic Shock Syndrome (TSS), v. a. junge Frauen (Tampongebrauch).

Diagnostik Abstrich (Grampräparat), Blutkultur, BAL, Urinkultur.

Therapie Vor allem beim Nachweis von koagulaseneg. Staph. geringe Pathogenität des Keims bedenken. **Cave:** Kontamination, Kolonisation (keine Ther.), infizierter Zugang (wechseln). Dagegen erfordert S.-aureus-Bakteriämie eine i. v. Ther. über mind. 10 d (hohes Endokarditisrisiko).
Bei nosokomialer Inf. primär Ther. nach lokaler Resistenzsituation, da Resistenz (häufig Multiresistenz) je nach Antibiotikaeinsatz sehr wechselnd. Allgemein betalaktamasestabile Penicilline wie Flucloxacillin 4 × 2 g/d (▶ 18.2.1), alternativ Cotrimoxazol (▶ 18.2.10), Clindamycin (▶ 18.2.6) oder Cefazolin (Hausstatistik!). MRSA ▶ 17.2.16.

> Bei gehäuftem Auftreten von Staph.-Inf. Screening des Personals (Nasenabstrich).

17.2.24 Streptokokken

Grampos. Kokken. Übertragung meist durch direkten Kontakt (▶ Tab. 17.2).

Tab. 17.2 Klinisch relevante Streptokokken

Partielle (α)-Hämolyse	S. viridans (vergrünende Strept.) S. pneumoniae (Pneumok.)
Vollständige (β)-Hämolyse	Gruppe A (S. pyogenes) Gruppe B (S. agalactiae) Gruppe C (S. equisimilus) Gruppen F und G (S. anginosus)
Meist ohne Hämolyse	Gruppe D (Enterok.: E. faecalis, E. faecium)
Anaerobe Strept.	Peptostrept.

α-hämolysierende Streptokokken

17

- **S. pneumoniae:** häufig Lobärpneumonie v. a. bei Alkoholikern (▶ 6.5.1), aber auch purulente Meningitis
  - **KO:** Pleuraempyem, Abszesse, Myokarditis, chron. Enzephalitis, Liquorfistel (selten). Letalität bis 40 % auch bei suffizienter Ther.
  - **Diagn.:** Blutkulturen, Kultur aus Sputum, Tracheobronchialsekret, Liquor
  - **Ther.:** Penicillin 4 × 5 Mio. IE/d i. v. (▶ 18.2.1) für 5–10 d, bei Allergie Makrolide (▶ 18.2.6). Vermehrte Resistenzen bei Makroliden. Bei Pneumokokkenmeningitis zusätzlich Dexamethason 10 mg i. v. alle 6 h für 4 d. Bei Pat. aus Spanien, Frankreich und Ungarn Penicillinresistenz (meist Multiresistenz) möglich
- **Viridans-Strept.:** Saprophyten des Oropharynx; v. a. S. bovis, S. mutans, S. sanguis, S. mitis (40 % aller Endokarditiden), Mitverursacher der Karies

β-hämolysierende Streptokokken

- **Gruppe A-Strept. (S. pyogenes):** 1–3 d p. i. Lokale Rachenerkr., wie Tonsillopharyngitis, Sinusitis, Otitis. KO: Peritonsillarabszess, Haut und Weichgewebeinf., Erysipel, Impetigo contagiosa, Abszesse, Wundinf. Generalisierte Inf.: Sepsis, toxinvermittelt Scharlach oder TSS
  - **Diagn.:** kultureller Nachweis (Tonsillen- oder Wundabstriche, Punktate, BK); AK-Nachweis bei V.a. Strept.-Folgeerkr.
  - **Ther.:** Penicillin V 3–4 × 1 Mio. IE/d (▶ 18.2.1) bei Streptokokkenangina (10–14 d), bei Penicillinallergie Ceph. (▶ 18.2.2)
  - **KO:** nach Angina in 0,5–3 % rheumatisches Fieber oder GN
- **Strept. der Gruppen B–G:** Sepsis, Meningitis, Endokarditis, Abszesse, Genitalinf. (Gruppe D), HWI, Prostatitis, Gallenwegsinf.
- **Gruppe-D-Strept. (Enterok.):** häufig HWI und Endokarditiden, Gallenwegsinf. und intraabdom. Abszesse. **Ther.:** schwierig, da häufig Multiresistenz, möglichst nach Antibiogramm (bei Resistenz ▶ 17.2.17):
  - **S. faecalis:** Amoxicillin 3 × 2 g/d (▶ 18.2.1) bei Endokarditis (▶ 4.7.1) unbedingt Komb. mit Gentamicin 3–5 mg/kg KG/d (▶ 18.2.5)
  - **S. faecium:** Vancomycin 2 × 1 g/d (▶ 18.2.9) oder Teicoplanin 400–600 mg/d (▶ 18.2.9) oder Linezolid 2 × 600 mg/d

Erysipel (Wundrose)

Akute Entzündung des Koriums durch β-hämolysierende Strept. Gruppe A, selten Staph. aureus. Ausbreitung entlang der Lymphgefäße. Eintrittspforte oft kleinste Hautläsionen, z. B. in den Zehenzwischenräumen (Interdigitalmykose).

- **Klinik:** Schwellung, Schmerzen, Fieber, Krankheitsgefühl. Scharf begrenzte, flammende Rötung, zungenförmige Ausläufer, Überwärmung, regionale Lk-Schwellung, Übelkeit
- **KO:** gangränöser Verlauf (Toxine, Superinf.), sek. Lymphödem bis zur Elefantiasis, Rezidivneigung
- **Diagn.:** Klinik!, Leukozyten ↑, BSG ↑, Erregernachweis im Blut
- **DD:** akute allergische oder tox. Kontaktdermatitis, Thrombophlebitis
- **Ther.:** Penicillin G 4 × 5 Mio. IE/d i. v. oder Amoxycillin/Clavulansäure 2–3 × 1 g/d p. o. für 10–14 d. Bei Penicillinallergie z. B. Makrolid. Bettruhe, Hochlagerung, lokale Antiseptik., Kompression im Verlauf

17.2.25 Syphilis (Lues) und andere Treponematosen

Erreger der Lues ist die Spirochäte T. pallidum. Übertragung meist durch ungeschützten Geschlechtsverkehr, selten durch kontaminierte Nadeln. Diaplazentare Mutter-Kind-Übertragung.

Klinik

- **Lues I** (Primäraffekt): etwa 3 Wo. p. i. am Eintrittsort (v. a. Genitale, Rektum, Oropharynx, prinzipiell jedoch überall) indolente, bis 1 cm große, zur Ulzeration neigende Papel, regionale Lk-Schwellung. Spontane Rückbildung nach 4–6 Wo.
- **Lues II** (sek. Syphilis): 6–8 Wo. p. i. generalisierte Lk-Schwellung, allg. Krankheitsgefühl, makulopapulopustulöses Exanthem v. a. an Stamm, Hand- und Fußflächen, selten ulzerierend (Lues maligna); grauweißliche Beläge und indolente Erosionen der Mundschleimhaut (Plaques muqueuses), anogenitale Papeln (Condylomata lata).

- **Lues III** (tertiäre Syphilis): unbehandelt bei ca. 60 % mit Gummen (ulzerierende, granulomatöse Veränderungen), 10 % kardiovaskulärer Befall (luetische [Mes]aortitis mit Aneurysma), später häufig Befall des ZNS (Tabes dorsalis, Hydrocephalus internus occlusus), Ataxie, Schmerz- und Sensibilitätsempfinden ↓, Argyll-Robertson-Sy. (beeinträchtigte Lichtreaktion bei erhaltener Konvergenzreaktion); progressive Paralyse.

Diagnostik Nachweis von T. pallidum im Ausstrichpräparat (Primäraffekt, Lk-Punktion, andere Läsion) in der Dunkelfeldmikroskopie. In Speziallabors T.-pallidum-PCR (aus kontagiösem Material), sonst Serol. (▶ Tab. 17.3):

- **TPHA-Test:** Suchtest; etwa 3 Wo. p. i. pos. (ältere Testsysteme falsch pos. bei Borrelien- und auch Campylobacter-Inf.), nach Ausheilung („Lues satis curata") lange pos. („Seronarbe")
- **FTA-abs-Test:** Bestätigungstest bei fraglichem/pos. Suchtest
- **VDRL-Test:** etwa 6 Wo. p. i. pos., nur bei akuter Erkr. oder Reaktivierung nachweisbar, bei erfolgreicher Ther. Negativierung (Dauer: Mon.)
- **FTA-abs-IgM:** Aktivitätsmarker bei zweifelhaftem TPHA und VDRL. Bewertung: Titer < 1 : 5 → neg., keine Behandlungsind.
  - **Titer 1 : 5–1 : 10** → grenzwertig, bei Frühinf. Behandlung, bei Vorbehandlung innerhalb der letzten 12 Mon. Kontrolle nach 3 Mon.
  - **Titer 1 : 20–1 : 160** → bei Inf. oder Zweitinf. Behandlung. Bei Vorbehandlung innerhalb der letzten 3 Mon. Kontrolle nach 3 Mon.
  - **Titer > 1 : 320** → behandlungsbedürftige Lues. Bei V. a. Neurolues zeitgleich Entnahme von Serum und Liquor, um TPHA-Quotient Blut/Liquor zu ermitteln

Tab. 17.3 Untersuchungsbefunde in der Lues-Serologie

TPHA	FTA-Abs.	VDRL	Bewertung
–	–	–	Keine Lues, bei V. a. Primäraffekt DD: HSV, Ulcus molle → kurzfristige Kontrolle
+	–	–	Unspezifische Reaktion, keine Lues. Bei klin. Verdacht Test in 1–2 Wo. wiederholen
+	+	–	Seronarbe bei behandelter Lues, langjährig bestehende Inf. oder frischer Inf. (< 6 Wo.)
+	+	+	Behandlungsbedürftige Lues (alle Stadien) oder Seronarbe, immer → IgM-FTA-Abs.

TPHA = Suchtest; FTA-Abs. = Bestätigung; VDRL = Test zur Beurteilung von Aktivität und Behandlungsbedürftigkeit

17

Therapie

- **Frühsyphilis:** (Partnerbehandlung!) einmalig Benzathin-Penicillin G 2,4 Mio. IE i. m. = 1,2 Mio. IE je Glutealbereich (Benzylpenicillin-Benzathin ▶ 18.2.1). Alternativ Doxycyclin (▶ 18.2.4) oder Erythromycin (▶ 18.2.6) über 14 d
- **Spätsyphilis:** Benzylpenicillin-Benzathin 3 × 2,4 Mio. IE/d i.m. (gluteal li/re je 1,2 Mio IE) an Tag 1, 8, 15 (▶ 18.2.1). Bei Penicillinallergie Doxycyclin 2 × 100 mg/d p. o. über 28 d (▶ 18.2.4) oder Erythromycin 4 × 0,5 g/d p. o. über 28 d
- **Neurosyphilis:** Penicillin G 4 × 6 Mio. IE/d, 5 × 5 Mio. IE/d oder 3 × 10 Mio IE/d über 14 d i.v. (▶ 18.2.1). Alternativ Ceftriaxon 2 g/d i.v. (Initialdosis 4 g) über 14 d (▶ 18.2.2) oder als 2. Wahl Doxycyclin 2 × 200 mg/d p. o. für 28 d

- **Jarisch-Herxheimer-Reaktion:** (Fieberanstieg bis hin zum Schock durch massiven Zerfall von Treponemen). Ther.: bei Therapiebeginn einschleichende Dosierung des Antibiotikums oder einmalig 30–60 Min. vor 1. Antibiotikagabe Prednisolon 1 mg/kg KG p.o. oder i.v.

! **Meldepflicht:** nicht namentlich dir. oder indir. Nachweis.

17.2.26 Vibrioinfektionen (Cholera)

Gramneg. bewegliche Stäbchen, v.a. in Afrika und Südostasien beheimatet. Exo- und Endotoxine von Vibrio cholerae O1, Vibrio cholerae O139 und häufiger Vibrio El-Tor verursachen Cholera. Aufnahme hauptsächlich über kontaminiertes Trinkwasser oder Nahrungsmittel.

Epidemiologie Vor allem Mittel- und Südamerika, West- und Zentralafrika sowie Endemieherde in Osteuropa.

Klinik IKZ wenige h bis d. Störung des E'lythaushalts durch Exotoxin mit sekretorischer Diarrhö. Die plötzlich auftretenden, profusen (reiswasserartig) Durchfälle führen unbehandelt rasch zur letalen Exsikkose (Flüssigkeitsverlust bis zu 20 l/d!). Bei i.v. Flüssigkeitsgabe Letalität < 1 %.

Diagnostik Stuhlkultur.

Therapie Adäquater (parenteraler) Flüssigkeits- und E'lyt-Ersatz, in leichteren Fällen WHO-Lsg. oral, ggf. Co-trimoxazol (▶ 18.2.10), Ciprofloxacin (▶ 18.2.2), Tetrazykline (▶ 18.2.10). Isolierung, Quarantänepflicht!

! **Meldepflicht:** namentlich Vibrio cholerae O1 und O139 dir. oder indir. Nachweis bei akuter Inf.; Krankheitsverdacht, Erkr. und Tod.

17.2.27 Yersinien

Ätiologie, Klinik und Diagnostik

- **Pest:** Y. pestis ist Erreger der seltenen Lungen- und Beulen-(Bubonen-)pest (Eurasien, indischer Subkontinent, aber auch Mittelamerika bis in den Süden der USA). Übertragung durch infizierte Flöhe.
  ! **Meldepflicht:** namentlich dir. oder indir. Nachweis von Y. pestis bei akuter Inf.; Verdacht, Erkr. und Tod.
- **Enterokolitis:** gramneg. Stäbchen Y. enterocolitica (in 10 % auch Y. pseudotuberculosis) werden fäkal, durch kontaminierte Hände oder Nahrung sowie durch Haustiere übertragen.
  - **Klinik:** 3–7 d p. i. Enterokolitis, Pseudoappendizitis, Lymphadenitis mesenterialis, selten generalisierte Krankheitsbilder oder Erythema nodosum, Arthritis.
  - **Diagn.:** OP-Präparate, Serol., Stuhluntersuchung (geringe Sensitivität).
  - **DD:** v. a. Appendizitis, durch andere Erreger verursachte Durchfallerkr. (▶ 7.1.4).

  ! **Meldepflicht:** namentlich dir. oder indir. Nachweis bei akuter Inf.
- **Pseudotuberkulose:** Y. pseudotuberculosis wird durch Katzen, Vögel und Nagetiere übertragen. Beim Menschen Erreger der Lymphadenitis mesenterica mit Sympt. wie Appendizitis, mesenterialer Lymphadenitis oder Typhus (enteritischer Verlauf).
- **Yersinia-Arthritis:** akute Mon- oder Oligoarthritis im Anschluss an enterale Yersiniose (s. o.). **Diagn.:** serolog., kulturell aus Gelenkpunktat. HLA-B27-assoziiert.

Therapie Doxycyclin 200 mg/d (▶ 18.2.4), Chinolone wie Levofloxacin 500 mg/d (▶ 18.2.8). Yersinia pestis Streptomycin 1 g/d i. m.

17.3 Virusinfektionen

17.3.1 Adenovirus-Infektionen

Über 40 Typen bekannt, Ansteckung meist durch Tröpfcheninf. oder in Schwimmbädern, selten über GIT. Meist Pharyngokonjunktivitis (Dauer 3–5 d), respiratorische Erkr. von banalen Inf. (Rhinitis) bis zur Pneumonie, v. a. bei Kleinkindern Diarrhö/Erbrechen, epidemische Keratokonjunktivitis, aber auch seröse Meningitis. Diagn. meist nicht notwendig (teuer), ggf. Kultur, Serol. nicht sinnvoll.

17.3.2 Arbovirus-Infektionen

Sammelbegriff für Inf. durch „**ar**thropode-**bo**rne viruses", sich hauptsächlich in blutsaugenden Gliederfüßlern (Zecken, Flöhen, Mücken usw.) vermehrende Viren. Auswahl wichtiger Arbovirosen ▶ Tab. 17.4.

Tab. 17.4 Infektionen durch Arboviren

Virusfamilie bzw. -gattung	Spezies, Krankheit	Überträger	Klinik
Toga-Flavivirus	Gelbfiebervirus	Stechmücken	Gelbfieber
	Dengue-Virus (1–4)	Stechmücken	Dengue-Fieber, Dengue-Schock-Sy.
	FSME-Virus	Zecken	FSME
	West-Nil-Virus	Mücken	West-Nil-Fieber
	Toskana-Virus	Sandfliegen	Papataci-Fieber
Bunyaviridae	CCHF-Virus	Zecken	Virales hämorrhagisches Fieber

Frühsommermeningoenzephalitis (FSME)

(▶ Tab. 17.4). Übertragung durch Zecke Ixodes ricinus. Hauptverbreitung Ost- und Mitteleuropa, in Deutschland Endemiegebiete in Bayern und Baden-Württemberg, nicht oberhalb 1 000 m.

Klinik Zweiphasiger Verlauf. 2–4 d p. i. virämische Phase z. B. mit Kopfschmerzen, Fieber. Nach 8–10 d beschwerdefreien Intervalls erneut Fieber, Meningitis oder Meningoenzephalitis. Letalität 1 %, Dauerschäden bis 10 %.

Diagnostik Simultaner Nachweis von FSME-Virus-spezifischen IgM und IgG-AK in Serum und Liquor. Alternativ signifikanter Anstieg der AK-Konz. innerhalb von 2–4 Wo. mittels ELISA oder IFT.

Therapie Sympt., aktive und passive Immunisierung.

! **Meldepflicht:** namentlich dir. oder indir. Nachweis bei akuter Inf.

17.3.3 Coxsackie-Virus-Infektionen

Erregerreservoir sind Nasen-Rachen-Raum und GIT, die Übertragung erfolgt fäkal-oral oder durch Tröpfcheninf.

Klinik IKZ 3–10 d. Coxsackie A ist Erreger der Herpangina und Hand-Fuß-Mund-Krankheit, Coxsackie B der Bornholm-Krankheit (Pleurodynie, Pseudoparesen, Myokarditis, Perikarditis). **Beide:** Meningitis, Exantheme, „Sommergrippe".

Diagnostik Erregernachweis aus Stuhl, Rachen oder Liquor, Serol. selten hilfreich.

Therapie ▶ 18.3.

17.3.4 Hantavirus-Infektionen

RNA-Viren (Fam. Bunyaviridae), Übertragung durch Nager (Inhalation von mit Exkrementen kontaminiertem Staub), regional völlig unterschiedliche Krankheitsmanifestationen.

! **Meldepflicht:** namentlich dir. oder indir. Nachweis bei akuter Inf.

Hämorrhagisches Fieber mit renalem Syndrom (HFRS)

Balkannephropathie (Hantaan-Virus), Nephropathia epidemica (Pumuula-Virus), hämorrhagisches Fieber (Dobrava-Virus). Von unerkannt verlaufener Inf. (mögliche Ursache einer chron. Niereninsuff.) mit geringer Letalität bis zu schwerem HFRS und Akutletalität bis 15 %.

Hantavirus Pulmonary (Cardiovascular) Syndrome (HPS/HPCS)

Inf. mit Four-Corner-Virus, Sin-Nombre-Virus, Bayou-Virus (USA, Mexiko, Argentinien).

Klinik Zunächst untypische Sympt., später Husten, Tachypnoe, Dyspnoe → kardiopulmonale Dekompensation mit Lungeninfiltration → ARDS. Letalität 25–40 %.

Diagnostik IgM- sowie IgG-ELISA.

Therapie Sympt. auf Intensivstation.

17.3.5 Herpes-Virus-Infektionen (Herpes simplex, HSV)

DNA-Viren. HSV-1 (überwiegend Extra-Genitaltyp, Haut und Mundschleimhaut) und HSV-2 (überwiegend Genitaltyp) werden durch Schmierinf. oder dir. Körperkontakt (Küssen, Geschlechtsverkehr) übertragen. 90 % aller Erw. sind infiziert, jedoch meist inapparent. 15 % scheiden Viren über Körpersekrete aus.

Klinik IKZ 2–7 d. Je nach Immunstatus unterschiedliche Krankheitsverläufe. Charakteristisch ist die rezid. Inf. durch Irritation latent infizierter Neurone, oft ausgelöst durch Fieber (Herpes febrilis), UV-Bestrahlung (Herpes solaris), Menstruation oder Stress. Pathognomonisch sind gruppierte juckende Bläschen auf gerötetem Grund, die zu Krusten eintrocknen und am Genitale zu polyzyklischen Erosionen führen. Bei Immunkompetenten selbstlimitierender Herpes labialis (Typ 1, selten Typ 2) oder Herpes genitalis (meist Typ 2), bei Immunsupprimierten vermehrt ausgedehnte mukokutane Inf. Sektio-Ind. bei Herpes genitalis in der Spätschwangerschaft.

Diagnostik Meist Blickdiagnose, evtl. Direktnachweis (PCR, Kultur, Ag).

Therapie

- **Herpes labialis/facialis:** Aciclovir-Creme 5×/d auftragen für 5–7 d. Bei Gingivostomatitis herpetica Aciclovir 3 × 400 mg/d p. o. für 5–7 d, bei Immunsuppression Aciclovir 3 × 5–10 mg/kg KG/d i. v. oder 5 × 400 mg/d p.o. für 7 d
- **Herpes genitalis:** bei Primärinfektion Aciclovir 5 × 400 mg/d p.o. oder Famciclovir 3 × 250 mg/d p. o. für 7 d. Bei Immunsuppression Aciclovir 3 × 5–10 mg/kg KG/d i. v. oder 5 × 400 mg/d p. o. für 7–10 d
- **Rezidiverkr.:** Aciclovir 3 × 800 mg/d p.o. für 2 d, dann 3 × 400 mg/d p. o. für 5 d. Alternativ Famciclovir 2 × 250 mg/d p. o. für 2 d dann 1 × 250 mg/d p. o. bis zur Abheilung. Bei > 6 Rezidiven/J. Prophylaxe mit Aciclovir 2 × 400 mg/d p. o. für max. 6 Mon. oder mit Famciclovir 2 × 250 mg/d p. o. für max. 6 Mon.

Herpes-simplex-Enzephalitis

- **Klinik:** ohne vorhergehende Haut- oder Schleimhautmanifestation schwere Enzephalitis (▶ 15.3.5) mit Fieber, Kopfschmerzen, organischem Psychosy., Krämpfen
- **Ther. bereits bei Verdacht:** Aciclovir 3–4 × 10 mg/kg KG/d i. v. (▶ 18.3.1)
- **Diagnostik:**
  - HSV 1-PCR im Liquor. **Cave:** Negativbefund schließt Krankheit keinesfalls aus!
  - HSV-IgG und HSV-IgM aus Serum und Liquor (→ Schrankenstörung, autochthone AK-Synthese)
  - EEG (temporaler Herdbefund), MRT (Temporallappen-Herde, besser als CT)
  - Evtl. stereotaktische Hirnbiopsie

! **Meldepflicht:** namentlich Erkr. und Tod an Virusmeningoenzephalitis

17.3.6 HIV-Infektion und AIDS

Durch ungeschützten Geschlechtsverkehr mit Infizierten, kontaminierte Blutprodukte oder Injektionsbestecke wird das Human Immunodeficiency Virus (HIV-1 u. 2, Familie der Retroviren) übertragen. **Keine** Übertragung durch Aerosole, Insekten oder Alltagskontakt. Epidemiologisch weltweit wahrscheinlich weit über 36 Mio. Infizierte und 1 Mio. AIDS-Todesfälle/J. (Stand 2016). In Deutschland ca. 88 400 Infizierte, 3 500 Neuinf./J. und 460 AIDS-Todesfälle/J. (Stand: 2017). Durch die besondere Pathogenese im Verlauf der Inf. nahezu komplette Zerstörung des wirtseigenen Immunsystems. Prävention der Inf. oder der Erkr. (Vakzine) ist derzeit nicht möglich.

! **Meldepflicht:** nicht namentlich dir. oder indir. Nachweis.

Klinik ▶ Abb. 17.1. Zwischen Kategorie A und B können Mon. bis J. ohne Sympt. liegen.

- **Kategorie (Stadium) A:** akute (prim.) HIV-Inf., Lymphadenopathie-Sy. (LAS) und asymptomatische HIV-Inf.
  - **Akute HIV-Inf.:** bis zu 30 % der Infizierten, IKZ wenige Tage bis mehrere Wo., meist unspezif., häufig mononukleoseähnliches Krankheitsbild mit typischem makulopapulösem Exanthem, selten Meningitis, Enzephalitis

oder Radikulitis. Labor meist o. B., seltener CD4+-Zell-Depletion, HIV-AK nur selten nachweisbar, dir. Virusnachweis (PCR) häufig pos.! Serokonversion 1–6 Mon. nach akuter Erkr.
  - **Lymphadenopathie-Sy. (LAS):** LAS oder PGL (persistierende generalisierte Lymphadenopathie) mit Lk-Schwellungen > 2 cm Durchmesser an mind. 2 extrainguinalen Lokalisationen, bei ca. 40 % der Pat., häufig auch konstitutionelle Sympt. (Fieber, Gewichtsverlust, Nachtschweiß).
- **Kategorie (Stadium) B:**
  - **Inf. mit opportunistischen Erregern,** keine AIDS-definierenden Krankheiten oder direkt HIV-assoziierten KO.
  - **Direkt HIV-assoziierte Krankheitsbilder:** Schädigung von Organen durch HIV, z. B. ZNS, peripheres Nervensystem (Enzephalopathie, Meningitis, Radikulitis, PNP, Mononeuritis multiplex) und GIT (HIV-Enteropathie). Dir. assoziiert mit HIV sind auch Mikroangiopathien (MAP) an Retina und Konjunktiven, kutane Xerodermie- und mukosales Sicca-Sy., selten HIV-Nephropathie oder -Myopathie. V. a. bei Kindern auch Kardiomyopathien.
- **Kategorie (Stadium) C:** AIDS-definierende Erkr.; i. d. R. deutlicher Immundefekt (immunolog. Kategorie 3). Häufigste Krankheitsbilder PjP, Candida-Ösophagitis, zerebrale Toxoplasmose, Tbc (pulmonal oder extrapulmonal), Mycobacterium-avium-intracellulare-Inf., Kaposi-Sarkom und rezid. bakt. Pneumonien (▶ Tab. 17.5).

Tab. 17.5 CDC-Klassifikation der HIV-Infektion

Immunologische Kategorie	Klinische Kategorie		
	A: Symptomatische, akute HIV-Inf., persistierende Lymphadenopathie	B: Symptomatisch weder A noch C	C: AIDS-definierende Erkr. (s. u.)
1 (CD4+-Zellen > 500/µl)	A1	B1	C1*
2 (CD4+-Zellen 200–499/µl)	A2	B2	C2*
3 (CD4+-Zellen < 200/µl)	A3	B3	C3*

AIDS-definierende Erkrankungen

Opportunistische Inf.:
- **Bakt.:** Tuberkulose, alle Formen (pulmonal, extrapulmonal, disseminiert), atypische Mykobakteriosen und disseminierte Formen, rezid. bakt. Pneumonien, rezid. Salmonella-Bakteriämien
- **Viral:** CMV-Krankheit (disseminiert, Retinitis, ZNS, GI-Trakt), ulzerierende HSV-Inf. (> 1 Mon.), progressive multifokale Leukenzephalopathie (PML)
- **Protozoal:** PjP, Toxoplasma-Enzephalitis, chron. (> 3 Mon.) GI-Kryptosporidiose, Strongyloidiasis, Isosporidiose
- **Mykotisch:** Candidose (ösophageal, tracheobronchial), Kryptokokkose und Histoplasmose (disseminiert, extrapulmonal, Meningoenzephalitis), Kokzidioidomykose (disseminiert, extrapulmonal)

Opportunistische Tumoren: Kaposi-Sarkom, alle Formen, Lymphome, NHL (hoch maligne [B-Zell-Typ], EBV-assoziiert, prim. zerebral) Anal-Ca, Zervix-Ca

* Stadien, die dem Vollbild AIDS entsprechen (europäische Def.)

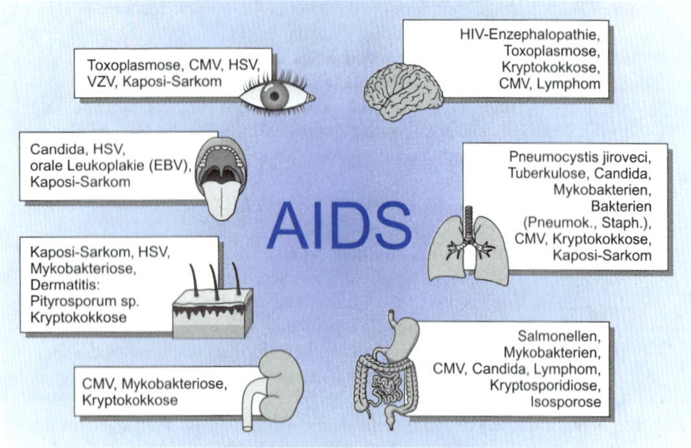

Abb. 17.1 AIDS-Manifestationen [L106]

Virusdiagnostik

> Vor HIV-Testung muss das Einverständnis des Pat. eingeholt werden.

- **Antikörper:** i. d. R. 1–3 Mon. nach Inf. nachweisbar, selten erst nach 6–12 Mon.
  - **Suchtest:** Anti-HIV-ELISA, sehr hohe Sensitivität und Spezifität (selten falsch pos.)
  - **Bestätigungstest:** Anti-HIV-Immunoblot (Western-Blot). Auftrennung HIV-spezif. Proteine und Markierung einzelner (proteinspezif.) AK (Banden). Test hochspezif., jedoch aufwendiger und teurer als ELISA
- **Direkter HIV-Nachweis:** indiziert in der Frühphase der Erkr. (Sensitivität methodenabhängig), in fortgeschrittenen Stadien für Monitoring und Therapiekontrolle
  - Viruskultur: sehr aufwendig und teuer, nur für wissenschaftliche Zwecke sinnvoll
  - HI-Viral Load, synonym HI-Viruslast (PCR, andere Amplifikationsmethoden): Hochsensitiv. Modernster und bester Marker zum Krankheitsmonitoring, zur Diagn. der HIV-Inf. bei unklarer Serol. und bei Kindern

Weiterführende Diagnostik

- **Rationale Diagn. bei HIV-Infizierten:** Neben der klin. Untersuchung empfiehlt sich ein standardisiertes Screening nach opportunistischen KO, das sich nach klin. Befund (Anhalt für oder Verdacht auf opportunistische Inf./Tumor?) und dem Ausmaß des zellulären Immundefekts richtet
- **Labor:**
  - Erstuntersuchung: BB, Leber-, Nierenwerte, E'lyte, Eiweiß, E'phorese, Immunglobuline, CRP, Lymphozytentypisierung (Helferzellzahl?), Hep.-, Lues-, Toxoplasmose-, CMV-Serol., Kryptok.-Ag i. S., HIV-RNA (PCR)
  - Geringer (max. halbjährlich) und mäßiger Immundefekt (max. alle 2–4 Mon.): BB, Leber-, Nierenwerte, E'lyte, Eiweiß, E'phorese, Immunglobuline (G, A, M), CRP, Lymphozytentypisierung, HIV-RNA (PCR)

17

- Schwerer Immundefekt: monatl. Untersuchungen, bei $CD4^+$-Zellen < 100/µl, zusätzlich Mykobakterien-Blutkulturen, CMV-PCR oder CMV-pp65-Ag, Kryptok.-Ag, HIV-Plasmavirämie
- **Weitere Untersuchungen:** bei Erstvorstellung Multitest CMI (Stempeltest mit Recall-Antigenen), IGRA (▶ 6.5.3), EKG, BGA, Sono-Abdomen, Rö-Thorax (evtl. CCT), unbedingt Fundoskopie, bei Frauen gyn. Untersuchung und Zervixabstrich (HPV). Wiederholung der Rö-Diagn. nach Klinik

Monitoring und Therapiekontrolle in fortgeschrittenen Stadien Wichtigster Surrogatmarker (▶ Tab. 17.6) derzeit HI-Viral Load (s. o.), ansonsten Lymphozytensubpopulationen ($CD4^+$-Lymphozyten, $CD8^+$-Lymphozyten, CD4-/CD8-Ratio, evtl. aktivierte T-Zellen) zur Abschätzung des Immundefekts und der Aktivierung des Immunsystems.

Tab. 17.6 Surrogatmarkerdiagnostik

	$CD4^+$ T-Lymphozyten	CD4-/CD8-Ratio
Normalbefund	> 800/µl	> 1
Geringer Immundefekt	500–800/µl	> 0,5 < 1
Mäßiger Immundefekt	200–500/µl	> 0,1 < 0,5
Schwerer Immundefekt	< 200/µl	< 0,1

Antiretrovirale Therapie Definitive Behandlungsind. bei Sympt., bei schwerem oder progredientem Immundefekt, Viruslast > 30 000 Kopien/ml Plasma, $CD4^+$-Zellen < 350 µl oder < 500/µl + Zusatzkriterien/oder Abnahme um > 25 % sowie Pat. mit Vollbild AIDS. Aktuelle Ther.-Leitlinien z. B. unter www.rki.de. **Cave:** vor Therapiebeginn HIV-Resistenzbestimmung.

- **Verwendete Substanzen:** (NW, Dos. ▶ 18.3.5).
  - **Reverse-Transkriptase-(RT-)Hemmer** (Nukleosidanaloga): hemmen HIV-Replikation durch RT-Hemmung („falsches Nukleosid"). Immer Kombinationsther. **KI:** schwere vorbestehende Myelosuppression (Hb < 80 g/l, Leukozyten < 1/nl). **Substanzen:** AZT = Zidovudin (Retrovir®), DDI = Didanosin (Videx®), D4T = Stavudin (Zerit®), 3TC = Lamivudin (Epivir®), Abacavir (Ziagen®), Tenofovir (Viread®). Emtricitabin (Emtriva®)
  - **Nichtnukleosidale Reverse-Transkriptase-Inhibitoren** (NNRTI): hohe antivirale Aktivität, jedoch schnelle Resistenzentwicklung, daher Kombinationsther., z. B. Nevirapin (Viramune®), Efavirenz (Sustiva®)
  - **Proteinaseinhibitoren** (PI): wirken durch Interaktion mit der HIV-Protease. In vitro stärkste Anti-HIV-Wirksamkeit. Problem hepatische Enzyminduktion (Cytochrom-P450-Oxidasesystem). **KO:** viele WW! (Dos. ▶ 18.3.5). **Substanzen:** Saquinavir, Ritonavir (höchste antivirale Aktivität, aber auch höchstes Potenzial an WW und NW), Indinavir, Nelfinavir, Amprenavir, Lopinavir/Ritonavir, Darunavir, Fosamprenavir, Atazanavir und Tipranavir
  - **Integraseinhibitoren** (INI): verhindern Integration proviraler DNA in Zell-DNA. Neuzulassungen in 2017: Raltegravir (Isentress®), Komb. aus Darunavir, Cobicistat, Emtricitabin und Tenofoviralafenamid (Symtuza®)
- **Kombinationstherapie:**

  ! 3- bis 4-fache Komb. bevorzugen, da lebensverlängernder Effekt nachgewiesen. Sinnvolle Initialther. bei therapienaiven HIV-Pat.

17

- **HAART** (hochaktive antiretrovirale Therapie) i. d. R. mit 2 NRTI und 1 NNRTI oder einem mit RTV geboosteten PI. Zahlreiche Kombinationspräparate, z. B. Atripla® (Kombinationstablette aus Efavirenz, Emtricitabin und Tenofovir).
- Die Komb. von 2 konkurrierenden RT-Hemmern, z. B. AZT und D4T oder DDC und 3TC, ist nicht sinnvoll.
- Individualisierte Komb. bei schon vorbehandelten Pat. (genotypische und ggf. phänotypische Resistenztestung zur resistenzadaptierten Steuerung der Ther. anstreben).
- Umstellung der Ther. bei erneuter Virämie, klin. Verschlechterung (Gewichtsverlust, persistierende B-Sympt.), Auftreten opportunistischer Inf. oder $CD4^+$-Zell-Depletion.
- Trend zur „once daily medication", um Compliance zu erhöhen.

• **Postexpositionsprophylaxe** bei beruflicher HIV-Exposition ▶ 1.9.1.

HIV-assoziierte opportunistische Infektionen

▶ Tab. 17.7

Tab. 17.7 Impfprophylaxe bei HIV-Infektion

Impfstoff	HIV-Infektion	
	Symptomatisch	Asymptomatisch
Inaktive/Toxoide	Empfohlen	Empfohlen
Polio inaktiviert	Empfohlen	Empfohlen
Masern, MMR	Nicht empfohlen	Empfohlen*
Mumps, Röteln	Nicht empfohlen	Empfohlen
Lebendimpfstoffe	Nicht empfohlen	Möglich

* Bei erhöhter Maserngefährdung indiziert

Atypische Mykobakteriosen

Fast immer disseminierte Inf. Häufigster Erreger M.-avium-intracellulare-Komplex (MAI oder MAC). Seltener M. kansasii, M. fortuitum, M. xenopi oder neu charakterisierte Spezies (z. B. M. genavense). Inzidenz bei schwerster Immunsuppression ($CD4^+$-Zellen < 50/µl) um 25 %. Nur bei früher Diagnosestellung ist erfolgreiche Ther. möglich.

17

Klinik Unspezif. Sympt. (Fieber, Gewichtsverlust), Diarrhö, häufig BB-Veränderungen und Cholestase (AP ↑).

Diagnostik Erregernachweis aus Blut- und KM-Kulturen, Leber- oder Duodenalbiopsaten. Sonografisch oder im CT häufig Nachweis abdom. Lymphome. Erregernachweis in Stuhl und Sputum ist nicht beweisend für Erkr.!

Therapie Keine einheitlichen Schemata, Kombinationsther. (4-, 5- bis 7-fach) über 2–3 Mon. ist immer erforderlich. Häufigste Medikamente:

- Rifabutin 10 mg/kg KG/d, max. 0,6 g (▶ 18.2.10) → „First-Line"-Medikament. NW: Hepatopathie, Rotfärbung des Urins, Uveitis.
- Clarithromycin 1 g/d (▶ 18.2.6) → „First-Line"-Medikament. NW: GI-Unverträglichkeit, selten Pankreatitis.
- Azithromycin 1 g/d (▶ 18.2.6). NW: GI-Unverträglichkeit, reversibler Hörverlust.

- Ethambutol 15 mg/kg KG/d, max. 1,6 g, wichtiger Kombinationspartner. NW: Retrobulbärneuritis → regelmäßige Visuskontrollen.
- Clofazimin 100–300 mg/d (ursprünglich Lepra-Medikament). NW: Pigmentierung von Haut und Schleimhäuten, Diarrhö; nur noch selten eingesetzt.
- Amikacin 10–20 mg/kg KG/d, max. 1 g (▶ 18.2.5) → hochwirksam (parenteral!). NW: Nephrotoxizität, Schädigung des N. statoacusticus.
- Chinolone: Ciprofloxacin 2 × 500 mg/d p. o. oder 2 × 200–400 mg/d i. v. (▶ 18.2.8), neuere Chinolone (z. B. Moxifloxacin) auch wirksam.

Prophylaxe Wirkung der Primärprophylaxe für Makrolide und Rifabutin (s. o.) hinsichtlich Auftreten der Erkr. und Lebensverlängerung in den USA belegt. Beginn der Primärprophylaxe in Deutschland umstritten (evtl. bei $CD4^+$-Zellen < 50/μl und bei Kolonisation). Nach Erkr. ist eine lebenslängliche Erhaltungsther. mit 1–2 Medikamenten (z. B. Rifabutin und/oder Clarithromycin) fast immer erforderlich.

Candidose

Inzidenz der oralen Candidose bei HIV-Infizierten nahezu 100 %! Auftreten schon bei $CD4^+$-Zellen > 200/μl möglich. Nur die ösophageale Candidose ($CD4^+$-Zellen meist < 200/μl) ist AIDS-definierend.

Klinik Oral weißliche, abwischbare Beläge bukkal und Rachenhinterwand, pelziger Geschmack, evtl. Foetor ex ore. Bei Soorösophagitis häufig retrosternales Brennen, Dysphagie, Übelkeit.

Diagnostik Blickdiagnose (genaue Racheninspektion bei jedem Pat.-Kontakt). Abstriche nicht erforderlich (→ Candida ist ein Saprophyt im Oropharynx, Keimzahl korreliert nicht mit klin. Manifestation), Rachenspülwasser bei V. a. resistente Stämme. Endoskopischer Nachweis bei Soorösophagitis.

Differenzialdiagnosen Orale Haarleukoplakie (gerippte, weißliche, nicht abwischbare Beläge an den lateralen Zungenrändern).

Therapie Azole, v. a. Fluconazol 100–400 mg/d p. o. (▶ 18.4) über 3–5 d. Bei azolresistenten Stämmen Versuch mit Fluconazol- oder Itraconazol-Lsg. (häufig erfolgreich), sonst Voriconazol oder Echinocandin, z. B. Caspofungin.

Prophylaxe Nur bei häufigen Rezidiven Fluconazol 2 × 200 mg/Wo. oder 100 mg/d (▶ 18.4).

CMV-Krankheit

Immer Reaktivierung einer latenten Inf. (Seroprävalenz in Deutschland > 95 %). Typische Erkr. der terminalen HIV-Inf. ($CD4^+$-Zellen < 50/μl), Inzidenz dann bis 45 %.

Klinik Zunächst unspezif., häufigste Manifestation sind Retinitis (Schleiersehen, Visusminderung → Fundoskopie!) und Nebennierenbefall (klin. inapparent), sehr selten addisonähnliches Krankheitsbild (▶ 12.2.3). Enzephalitis (Affektverflachung, demenzielles Sy.), interstitielle Pneumonie, Radikulitis sowie GI-Manifestationen (z. B. Ösophagitis, Kolitis) mit Schluckstörungen, Leibkrämpfen und Diarrhöen.

Diagnostik CMV-Nachweis im Blut (PCR oder pp65-Ag) geht der Organmanifestation häufig voraus (hoher prädiktiver Wert, jedoch teures Verfahren). Sicherung nur durch Fundoskopie, Histologie (GIT-Endoskopie) oder typische Klinik. Eine Enzephalitis wird häufig erst autoptisch festgestellt (bis 50 % der Betroffenen), bei Radikulitis Liquordiagn. (granulozytäre Pleozytose, PCR pos.).

Therapie

- **Akutther.:** über mind. 2–4 Wo. Komb. v. a. bei ZNS-Manifestationen (nur Foscarnet penetriert gut ins ZNS) und Retinitis. Ganciclovir 2 × 5 mg/kg KG/d i. v. (▶ 18.3.2), bei Ganciclovir-Resistenz (Mutation im UL97 Gen) Cidofovir (▶ 18.3.2). NW: Neutropenie; und/oder Foscarnet 2 × 90 mg/kg KG/d i. v. (▶ 18.3.2). **NW:** Nephrotoxizität (→ ausreichende Hydrierung mit NaCl 0,9 % mind. 2 × 1 000 ml/d), E'lytverschiebungen (Mg^{2+} ↓↓; Ca^{2+} ↓↓; Phosphat ↓, K^+ ↓), Übelkeit, Erbrechen. Ganciclovir-Implantat in die vordere Augenkammer mit kontinuierlicher Wirkstoffabgabe (Vitrasert®). Nachteil: minimale systemische Wirksamkeit! CMV-Hyperimmunglobulin
- **Erhaltungsther.:** mit einem oder beiden Medikamenten in verminderter Dosis (50 %). Da Eradikation nicht möglich, bei Immunsuppresion oft lebenslange Ther. (evtl. alternierend: Minderung der Resistenzentwicklung?), daher frühzeitig Implantation von Kathetersystemen (z. B. Port-a-cath)

> **!** Unter hochaktiver antiretroviraler Ther. kann es bei opportunistischen Inf., v. a. bei Mykobakterien und CMV, zum Immunrekonstitutionssy. mit schweren hyperergen Erscheinungen kommen.

Pneumocystis-jiroveci-Pneumonie (PjP)

Häufigste AIDS-definierende Erkr., in 50 % Erstmanifestation der HIV-Inf. (Letalität bis zu 20 %).

Klinik Trias aus Fieber, trockenem Husten und (Belastungs-)Dyspnoe. Bei Inhalationsprophylaxe (s. u.) extrapulmonale oder disseminierte Pneumozystosen möglich (typisch: v. a. Leber- und Milzverkalkungen, abdom. Lymphadenopathie, aber auch okuläre und ossäre Manifestationen).

Diagnostik Sicherung durch Erregernachweis (Grocott- oder Giemsa-Färbung, Immunfluoreszenz) im induzierten Sputum (Sensitivität niedrig), besser BAL. Lufu: Restriktion, Diffusionskapazität, BGA: respiratorische Partialinsuff., Rö-Thorax: bilaterale hilifugale interstitielle Infiltrate. Auskultation nicht hilfreich.

Differenzialdiagnosen Bakt. Pneumonie, lymphoide interstitielle Pneumonie (LIP), CMV-Pneumonie (sehr selten), Kaposi-Sarkom.

Therapie

- **Standardther.:** Co-trimoxazol 120 mg/kg KG/d verteilt auf 4 Dosen p. o. oder i. v. (in 500 ml NaCl 0,9 % über 1 h) für 3 Wo. (▶ 18.2.10). **NW:** Arzneimittelexantheme (> 70 %) bis zum Stevens-Johnson-Sy., Myelosuppression (evtl. antiretrovirale Medikation pausieren). Wirksamkeit > 85 %
- **Therapiealternativen:**
  - Pentamidin 4 mg/kg KG/d in 500 ml Glukose 5 % über 4 h i. v., evtl. 50 % Dosisreduktion nach 5 d i. v. Ther. NW: Pankreatitis, Niereninsuff., Laktatazidose, Myelosuppression, Phlebitis
  - Clindamycin 4 × 600–900 mg/d p. o. oder i. v. (▶ 18.2.6) mit Primaquin 30 mg/d p. o. **NW:** Met-Hb-Bildung (**Cave:** G6PDH-Mangel, Hämolysen), Exanthem (meist Clindamycin), Leuko-, Thrombopenie
  - Atovaquon 2 × 750 mg/d p. o. **NW:** Transaminasenanstieg, Exanthem
  - Dapson 1 × 100 mg/d p. o. plus Trimethoprim 3 × 5 mg/kg KG/d p. o.
  - **Supportive Ther.:** bei pO_2 < 70 mmHg obligat Glukokortikoide (Reduktion der Letalität). Initial Prednisolon 2 × 40 mg/d p. o. für 5 d, dann 1 × 40 mg/d p. o. für weitere 5 d, dann 1 × 20mg/d p. o. für 10 d. Bei schwerem Verlauf und Beatmungsind. Versuch mit CPAP-Maskenatmung

Primär- und Sekundärprophylaxe Primärprophylaxe bei CD4⁺-Zellen < 200/µl, sympt. HIV-Inf. und CD4⁺-Zellen < 250/µl oder Vollbild AIDS. Sekundärprophylaxe ist obligat (sonst Rezidivrate > 90 %). Co-trimoxazol 3 × 480–960 mg/Wo. (▶ 18.2.10), bei NW oder Unverträglichkeit evtl. Pentamidin 300 mg/Mon. inhalativ. Alternativ Dapson 2 × 100 mg/Wo. p. o. plus Pyrimethamin 1 × 75 mg/Wo. p. o. plus Folinsäure 1 × 250 mg/Wo. p. o.

Toxoplasmose

Reaktivierung der latenten Inf. meist erst bei CD4⁺-Zellen < 100/µl. 70–80 % aller Pat. in Deutschland sind infiziert (pos. IgG-AK), von diesen erkranken etwa 40 % an einer zerebralen Toxoplasmose. Manifestationen außerhalb des ZNS (z. B. Myokard, Lunge, Sepsis) sind selten. Bei rechtzeitiger Ther. selten neurolog. Defizite.

Klinik Unspezif. Sympt. (Fieber, Kopfschmerzen, AZ-Verschlechterung), seltener fokalneurolog. Defizite, gelegentlich Krampfanfälle.

Diagnostik KM-verstärktes kraniales CT (DDD-Technik → Double-Dose Delayed = doppelte KM-Dosis, Scans 1 h nach KM-Gabe) mit Nachweis von typischen Ringstrukturen (meist mit Ödem) oder kraniales MRT (bessere Beurteilung des Hirnstamms). Liquordiagn. nicht erforderlich und evtl. gefährlich (Einklemmung). In seltenen Fällen (Therapieversagen, untypische Morphologie) stereotaktische Hirnbiopsie.

Differenzialdiagnosen ZNS-Lymphom, bakt. Abszess (z. B. Nokardiose).

Therapie

- **Standardther.:** Pyrimethamin 1. d 200 mg p. o., dann 1 × 75 mg/d p. o. (> 60 kg KG) oder 1 × 50 mg/d p. o. (< 60 kg KG) jeweils plus Folinsäure 15 mg/d p. o. für 6 Wo.. Therapieende: Ödem rückgebildet, Herdgröße um mind. 75 % abgenommen. **NW:** Arzneimittelexantheme (> 70 %), auch Stevens-Johnson-Sy., Kristallurie, Tubulusnekrosen. Wirksamkeit etwa 75 %
- **Therapiealternativen:** Pyrimethamin (s. o.) und Clindamycin 4 × 600 mg/d p. o. für 6 Wo. (▶ 18.2.6). **NW:** Exantheme, Diarrhö, Leuko- und Thrombopenie. Reservemittel Atovaquon oder Trimetrexat
- **Supportive Ther:** Antikonvulsiva (Pyrimethamin senkt die Krampfschwelle!): Phenytoin 300 mg/d oder Carbamazepin 400–600 mg/d Dosisanpassung nach Serumspiegel (▶ 20). Bei erheblichem perifokalem Ödem oder Einklemmungsgefahr Dexamethason 3–4 × 4–8 mg/d, möglichst kurze Therapiedauer (alternativ Osmother.)

Primär- und Sekundärprophylaxe

- Primärprophylaxe: bei CD4⁺-Zellen < 200/µl und pos. Toxoplasmose-IgG Co-trimoxazol 1 × 480 mg/d oder 3 × 960 mg/Wo. p. o. (▶ 18.2.10). Bei CD4⁺-Zellen > 200/µl für > 3 Mon. absetzen.
- Sekundärprophylaxe: obligat, absetzen möglich bei CD4⁺-Zellen > 200/µl für > 6 Mon. Co-trimoxazol 960 mg/d (▶ 18.2.10). Alternativ Dapson 50 mg/d und Pyrimethamin 50 mg/d plus Folinsäure 15 mg/d.

Tuberkulose

(▶ 6.5.3). Pulmonale Tbc wird häufig spät diagnostiziert, extrapulmonale oder disseminierte Formen v. a. bei fortgeschrittenem Immundefekt.

Klinik Unspezif. (Fieber, Nachtschweiß, Gewichtsverlust). Tbc-typische Sympt. (Husten oder Hämoptysen) stehen nicht im Vordergrund.

Diagnostik
- **Tuberkulintestung** ist oft neg. (Anergie!), bei mäßig eingeschränkter Immunität ($CD4^+$ 200–500/µl) Mendel-Mantoux mit gereinigtem Tuberkulin (ansteigende Konz. bis 1 000 TE)
- **Rö-Thorax:** häufig untypische Lokalisation (Unterfelder) oder lediglich spezif. Residuen ohne Reaktivierungszeichen
- **Keimnachweis** in Sputum (BAL), Magensaft, ggf. Urin, Punktaten, Liquor, bei disseminierten Formen evtl. Blut- und KM-Kulturen oder Leberbiopsate
- CT-Lunge, Sono-Abdomen (Lk)

Differenzialdiagnosen Bei disseminierten Formen atypische Mykobakteriose oder disseminierte CMV-Krankheit (Differenzierung durch Gensonde/PCR).

Therapie Vierfachkomb. (▶ 6.5.3), nach 2–4 Mon. auf Zweierkomb. reduzieren und weitere 6–10 Mon. behandeln. Hauptproblem ist Compliance: kontrollierte Einnahme (DOT = direkt observierte Therapie) anstreben. Wegen vieler WW (▶ 19.3) ist die Behandlung häufig schwierig: häufig WW mit NNRTI und PI. Additive Neurotoxizität von INH und DDC oder DDI (weitere Informationen bei www.daignet.de – Deutsch-Österreichische Leitlinien zur Therapie von opportunistischen Infektionen).

Prophylaxe Primärprophylaxe nicht sinnvoll. Sekundärprophylaxe bei $CD4^+$-Zellen < 100/µl, aber nach erfolgreicher Ther. nicht erforderlich.

! **Meldepflicht:** namentlich dir. Keimnachweis sowie nachfolgend für das Ergebnis der Resistenzbestimmung, vorab auch für Nachweis säurefester Stäbchen im Sputum.

HIV-assoziierte opportunistische Tumoren

Kaposi-Sarkom (KS)

Abnehmende Häufigkeit, meist homo- oder bisexuelle Männer.

Ätiologie Reaktivierung des humanen Herpesvirus Typ 8 (HHV-8, syn.: KSHV).

Klinik Häufigste Lokalisation ist die Haut. Rötlich livide, erhabene indolente Knoten im Verlauf der Hautspaltlinien. Befall der Lk-Regionen mit Lymphödem möglich. Bei ausgeprägtem Immundefekt Befall viszeraler Organe (GIT, Lunge, seltener Leber).

Diagnostik Klin. (kutane Herde). Diagnosesicherung durch Biopsie, Histologie.

Differenzialdiagnosen Bazilläre Angiomatose (Bartonella-Inf.).

Therapie
- **Frühstadien:** Compliance hinterfragen. Wechsel der antiviralen Ther., Interferon nur bei $CD4^+$-Zellen deutlich > 200/µl, Radiatio
- **Viszerales KS und disseminierter Hautbefall:** liposomale Anthrazykline 20mg/m^2 i.v. alle 2 Wo. + HAART + Antibiotikaprophylaxe. **NW:** Neutropenie, Anämie
- **Antiretroviral:** unter spezif. antiretroviraler Ther. komplette Rückbildung auch ausgedehnter und viszeraler KS-Herde möglich

Karzinome

Vor allem HPV-assoziierte Tumoren (Zervix-Ca, Anal-Ca, aber auch aggressive Bronchial-Ca) können auftreten.

Klinik Regelmäßige Untersuchung der Anogenitalregion (1×/J.), häufig Befall der lokoregionären Lk. Aggressiver Verlauf regelhaft.

Diagnostik Verdacht klin., Sicherung durch Biopsie/Histologie.

Therapie Möglichst operativ, sonst Radiochemother. bei bestätigtem Anal-Ca.

Maligne Lymphome

Fast immer Non-Hodgkin-Lymphome (NHL) der B-Zell-Reihe mit hohem Malignitätsgrad. Auftreten ist nicht an das Stadium des Immundefekts gebunden. Prognose ungünstig, v. a. bei schlechter zellulärer Immunität und prim. ZNS-Lymphomen.

Klinik, Diagnostik ▶ 13.5.2.

Therapie Immer in Komb. mit HAART (**Cave:** WW der Substanzen). Chemother. abhängig von Tumorentität: 6–8 Zyklen R-CHOP-21 (diffuse großzellige B-Zell-Lymphome), B-ALL-Protokoll der Deutschen ALL-Studiengruppe (Burkitt-Lymphom), CHOP-Protokoll (plasmoblastische Lymphome und primäre Erguss-Lymphome; jeweils sehr ungünstige Prognose), Monother. mit Rituximab (multizentrisches Castleman-Lymphom), Ganzhirnbestrahlung mit > 30 Gy (prim. ZNS-Lymphome), 6–8 Zyklen ABVD (Hodgkin-Lymphom). (Weitere Informationen auf www.onkopedia.com – Deutsche Gesellschaft für Hämatologie und Medizinische Onkologie).

17.3.7 Humane Papillomaviren

Gruppe von DNA-Viren, bisher 118 Typen beschrieben. HPV Typ 16/18 verursachen etwa 70 % der Zervix-Ca. Übertragung beim Geschlechtsverkehr. Daher Impfempfehlung der STIKO für Mädchen 12–17 J. mit 3 Dosen HPV-Impfstoff (Gardasil® bzw. Cervarix®) vor Beginn der sexuellen Aktivität. Abhängig von der Lebensführung profitieren auch Frauen > 18 J. von einer Impfung. Dauer der Immunität ist unbekannt; Titernachweis für etwa 5 J.

17.3.8 Influenza-A-Virus

Erreger der epidemischen Virusgrippe, letzte Pandemie durch H1N1/2009 (Schweinegrippe).

Klinik In 80 % der Fälle leichte Erkältungskrankheit. KO: v. a. bei Kindern und alten Pat. mit Vorerkr. (COPD, kardiale Erkr., Stoffwechselerkr., Adipositas), Immunschwäche.

- Grippepneumonietypen: 3 Typen meist sek. bakt. durch Superinf. v. a. mit Pneumok., Staph., H. infl., seltener primär-hämorrhagisch (oft letal) oder interstitiell
- Perimyokarditis, Meningoenzephalitis

Diagnostik Virusisolation aus Rachenspülwasser, Nasopharynxsekret (bis max. 3 d nach Beginn der Erkr.), Ag-Nachweis aus Nasopharynxepithelzellen bzw. -aspirat, AK-Nachweis in Verlauf (KBR, HHT). Influenza-Schnelltest: hohe Spezifität, Sensitivität nur 75 %.

Therapie Unspezifisch, ggf. innerhalb von 24–48 h nach Krankheitsbeginn und bei schwerem Verlauf Oseltamivir (Tamiflu®, auch wirksam bei „Vogelgrippe“ durch H5N1; www.rki.de) p.o. oder Zanamivir (Relenza®) inhalativ. Bei Pneumonie infolge Superinf. Ceph. II (▶ 18.2.2) oder Aminopenicillin (▶ 18.2.1).

! **Meldepflicht:** namentlich dir. Nachweis bei akuter Inf.

17.3.9 Masern (Morbilli)

Übertragung nur von akut Infizierten durch Tröpfcheninf. oder direkten Kontakt, hohe Kontagiosität. Bis zum 10. Lj. hohe Durchseuchung, jedoch immer wieder endemisches Auftreten (zuletzt in Berlin 2015, v. a. junge Erw.). Impfung sinnvoll, da bei ZNS-KO häufig Defektheilung. Assoziation mit SSPE (chron. Enzephalitis) diskutiert.

Klinik IKZ 8–13 d, selten inapparente Verläufe. Prodromalstadium (4 d) mit Fieber, Husten, Schnupfen, Konjunktivitis und Koplik-Flecken bukkal (zartrote Flecken mit weißem Zentrum in Höhe der Molaren), nach Tagen konfluierendes, z. T. hämorrhagisches, makulopapulöses Exanthem (zunächst retroaurikulär, dann stammbetont über das gesamte Integument) sowie hämorrhagisches Enanthem, (nuchale) Lymphadenopathie.

Komplikationen Pseudokrupp, Pneumonie, Otitis media, in 0,01–0,1 % manifeste (Meningo-)Enzephalitis (**Cave:** Inzidenz der vakzineassoziierten Enzephalitis < 0,0001 %).

Diagnostik Eindeutige Klinik (DD seltenes morbilliformes Arzneimittelexanthem), ggf. ELISA, HAA aus Liquor, Rachenspülwasser, BAL, etc. Kultur und PCR möglich.

Therapie Sympt., bei KO (Pneumonie, Enzephalitis) ggf. Antibiotikather.

- **Meldepflicht:** namentlich dir. oder indir. Nachweis bei akuter Inf.; Krankheitsverdacht, Erkr. und Tod.

17.3.10 Mononucleosis infectiosa

Syn: Pfeiffer-Drüsenfieber. Das auslösende Epstein-Barr-Virus (EBV) gehört zur Herpesgruppe und infiziert Jugendliche durch Kontaktübertragung (Kissing Disease).

Klinik IKZ 1–3 Wo dann generalisiert oder lokal (v. a. zervikal und okzipital) derbe, bewegliche und wenig schmerzhafte Lk-Schwellungen. Fieber (38–39 °C), Kopf- und Gliederschmerzen, diphtherieähnliche Angina, Spleno- und Hepatomegalie, oft schweres Krankheitsgefühl. Verlauf: oft langwierig (mehrere Wo.). Gute Prognose. KO: in 7 % Ikterus, selten Hepatitis, Meningoenzephalitis, Myokarditis, Nephritis.

Diagnostik Charakteristisches BB mit 10–25 Leukos/nl, davon 50 % lymphoiden mononukleären Zellen (große Zellen, polymorpher Kern, basophiles Protoplasma mit Vakuolen). **Serol.:** Mononukleose-Schnelltest (z. B. Monospot®), Nachweis von EBV-VCA-IgG und EBV-VCA-IgM. IgM und IgG werden nahezu gleichzeitig pos., das IgM verschwindet nach einigen Wo., während EBV-VCA-IgG jahrelang persistiert.

Therapie Sympt. **Cave:** Exanthem bei Antibiotikagabe, v. a. Ampi- oder Amoxicillin. Antibiotikather. bei bakt. Superinf.

> Neben EBV können auch CMV, HHV-6 und HIV-1 bei prim. Inf. ein mononukleoseähnliches Krankheitsbild hervorrufen!

17.3.11 MERS-CoV (Middle East Respiratory Syndrome Coronoavirus)

Seit 2012 beschriebene Pneumonie mit initial grippeähnlichem Bild. Vor allem sind Pat mit chronischen Vorerkrankungen gefährdet.

Epidemiologie Entstehung auf der arabischen Halbinsel vor allem Saudi-Arabien (Letalität bis 40 %). Übertragung durch Dromedarkontakt aber auch von Mensch-zu-Mensch möglich. Bei Pat. aus Risikogebieten an die Erkr. denken und Dign. einleiten.

Therapie Bei der Versorgung von wahrscheinlichen oder bestätigten Fällen im Krankenhaus vor allem wegen des schweren Verlaufs der meisten bisher bekannten Erkr. und einzelner Ausbrüche bei medizinischem Personal strenge Hygienemaßnahmen entsprechend den Empfehlungen (www.rki.de).

17.3.12 Mumps

Syn: Parotitis epidemica. Übertragung nur durch Tröpfchen- oder Kontaktinfektion durch Erkrankte. Zumeist Kinder 3.–9. Lj.

Klinik IKZ 16–18 d In 40 % inapparenter Verlauf. Parotitis einseitig (20–30 %) bzw. beidseitig (70–80 %) beginnend, druckempfindliche Schwellung v. a. vor und unter dem Ohr tastbar.

Komplikationen > 15. Lj. bis zu 30 % Orchitis (Infertilität bei bds. Befall in 15–30 %), bis zu 10 % Meningoenzephalitis. Bei Frauen Oophoritis (ca. 5 %). Bei beiden Pankreatitis (4 %), Nephritis, Arthritis, Anämie, Myokarditis.

Diagnostik Klin., bei Ungeimpften IgM-AK. Bei Geimpften: Reverse Transkriptase-PCR aus Urin, Rachenabstrich oder Zahntaschenflüssigkeit.

Therapie Sympt. Prophylaktische Impfung empfehlenswert.

17.3.13 Poliomyelitis (Kinderlähmung)

Fäkal-orale oder Tröpfcheninf.

Klinik IKZ 3–35 d, > 95 % inapparente Inf., in 5 % leichter Verlauf mit grippeähnlichen Sympt.

Komplikationen Aseptische Meningitis ohne Lähmungen (2–4 %). In 0,1–1 % paralytische Polio mit motorischen Ausfällen (asymmetrisch), v. a. Lähmung an der unteren Extremität. Postpoliosy. J. bis Jahrzehnte nach Erkr. mit Zunahme der Paresen und Muskelschwund.

Differenzialdiagnosen Sensible extrapyramidale Ausfälle oder Schmerzen sprechen gegen Polio.

Diagnostik Erregernachweis im Stuhl.

Therapie Nur sympt. Prophylaktische Impfung unbedingt empfehlenswert.

! **Meldepflicht:** namentlich dir. oder indir. Nachweis bei akuter Inf.

17.3.14 Tollwut (Rabies)

Inf. durch frischen virushaltigen Speichel infizierter Tiere (meist Fledermäuse, Hunde, andere wildlebende Tiere) in Hautläsionen, z. B. durch Biss.

Klinik IKZ 3–8 Wo., selten bis J. Prodromalstadium (Kopfschmerz, Erbrechen, Schwindel, Fieber), akute neurologische Phase (Angst, motorische Unruhe, Speichelfluss, Schwitzen), Paralysestadium (Teilnahmslosigkeit, Lähmungen), Koma.

Diagnostik Dir. Virusnachweis im Tränenwasser infizierter Tiere (ggf. auch Tierversuch, besser Zellkultur), PCR, AK-Nachweise nur epidemiologisch sinnvoll.

Therapie Die prophylaktische Schutzimpfung wird nur für Risikogruppen (z. B. Jäger, Forstarbeiter und Reisende in Endemiegebiete) empfohlen. Entscheidend ist deshalb für die Bevölkerung die postexpositionelle Aktivimmunisierung mit je 1 ml Tollwutvakzine an Tag 1, 3, 7, 14, 28 und 90. Stets Rücksprache mit Tierarzt, Tollwutimpfstelle und Gesundheitsamt. Keine spezif. Ther. verfügbar.

- Letalität nach klin. Manifestation 100 %.

! **Meldepflicht:** namentlich dir. oder indir. Nachweis bei akuter Inf.; Krankheitsverdacht, Erkr. und Tod, Verletzung durch tollwutverdächtiges Tier.

17.3.15 Varicella-Zoster-Virus (VZV)

Gehört zur Familie der Herpesviridae. Persistiert nach der Primärinf. im Kindesalter (Varizellen) in den Nervenganglien.

Diagnostik Klin. bei typischer Anamnese und Sympt. Im Zweifel Direktnachweise wie Elektronenmikroskopie, PCR (nur bei pränatalen und kompliziert verlaufenden Inf., z. B. Pneumonitis in der Schwangerschaft sinnvoll, da teuer und störanfällig), Ag-Nachweis aus Läsionen.

Varizellen (Windpocken)

Klinik Werden von infizierten Menschen durch Tröpfchen- oder Kontaktinf. übertragen. 2 Wo. p. i. schubweise auftretende rötliche Flecken am ganzen Körper einschließlich Wangen, die sich zu juckenden Papeln und Bläschen entwickeln. Bei Immundefekt evtl. tödlich, sonst benigner Verlauf. **Cave:** Bläschen bis zum Abfall der Krusten infektiös.

Therapie Nur bei schweren Verläufen, Befall innerer Organe (Pneumonie) sowie bei immunsupprimierten Pat. Aciclovir 3 × 10 mg/kg KG/d i. v. (▶ 18.3.1).

Herpes Zoster (Gürtelrose)

Klinik Virusreaktivierung z. B. durch Kachexie, Inf., Tumoren, Immunsuppression. Im Versorgungsgebiet eines sensorischen Nervs (z. B. Rückendermatom) schmerzhafte Neuritis und lokal begrenzte Exantheme, die unter Bläschenbildung langsam abheilen. **Cave:** Bläschen bis zum Abfallen der Kruste infektiös. **KO:** Meningitis, selten Enzephalitis.

Therapie In schweren Fällen Aciclovir 3 × 5–10 mg/kg KG/d i. v. als KI für 7 d (▶ 18.3.1), bei mittelschweren Fällen (keine Nekrosen, einzelnes Dermatom) bei immunkompetenten Pat. 5 × 400–800 mg/d p. o für 7 d. Alternativen Famciclovir, Valaciclovir, Brivudin.

17.3.16 Zytomegalievirus (CMV)

HHV-5, Übertragung über infekt. Körperflüssigkeiten (Tränen, Speichel, Urin, Genitalsekret, Muttermilch, Blut).

Klinik IKZ 4–6 Wo. Prim. CMV-Inf. bei immunkompetenten Pat. zumeist asympt. Bei klin. Manifestation grippale (Fieber, „Bronchitis“, Kopfschmerzen) oder mononukleoseartige Sympt. (zervikale Lymphadenopathie, Angina tonsillaris, monozytäre Lymphozytose). Bei Immunsuppression (onkologische Pat., HIV, Z. n. Transplantation) oder Neugeborenen schwere Verläufe mit hohem Fieber, Leuko- und Thrombopenie sowie Lungen-, GIT-, ZNS-, Leber- und Augenbeteiligung (Retinitis bis zur Erblindung). Sowohl als Primär- als auch als (reaktivierte) Zweitinf. (Durchseuchung > 90 %).

Schnelldiagnostik

- CMV-Early-Antigen (= pp65-Ag) oder CMV-PCR in Blut, Urin, BAL
- CMV-IgG und CMV-IgM (evtl. auch CMV-IgA); bei Primärinf. typischer Verlauf (erst IgM, dann IgG pos.), keine Aussage bei Immunsuppression

Therapie Bei Organmanifestation (z. B. CMV-Retinitis, Pneumonie) Ganciclovir 2 × 5 mg/kg KG/d über 1 h i. v. für mind. 2–4 Wo. (▶ 18.3.1), Dosisreduktion bei Niereninsuff., Leukopenie. Alternativsubstanzen: Cidofovir, Foscarnet (▶ 18.3.1).

17.4 Pilzinfektionen

17.4.1 Grundlagen

▶ Tab. 17.8.

Tab. 17.8 Übersicht systemischer Mykosen

Erreger	Vorkommen Risikofaktoren	Krankheitsbilder	Nachweis	Therapie
Aspergillus spp. (Schimmelpilz ▶ 17.4.2)	Ubiquitär, z. B. Blumenerde; Abwehrschwäche	Otomykose, bronchopulmonaler Befall: diffus oder Aspergillome, allergische bronchopulmonale Aspergillose. Seltener Endokarditis, Endophthalmitis	Kultur aus (Sputum), BAL, Nasenabstrich, Biopsien. Histologie, Ag-Nachweis	Voriconazol; alternativ: Isavuconazol (weniger NW); Echonicandin, z.B. Caspofungin; lip. Amphotericin B; bei Endokarditis und pulmonalem Aspergillom → OP
Candida albicans (▶ 17.4.3)	Saprophyt; Abwehrschwäche, auch nosokomial	Haut- und Schleimhautbefall (Soor); Peritonitis, Sepsis	Direktpräparat; Kultur (aus Abstrichen), Biopsien, Blutkulturen, Ag-Nachweis	Fluconazol, Itraconazol, alternativ Echinocandin
Cryptococcus neoformans	Aerogen aus Erde oder Vogelmist (Taubenkot); Abwehrschwäche, v. a. bei AIDS	Bei Abwehrschwäche inapparente Lungenkryptokokkose, nach hämatogener Aussaat Meningoenzephalitis	Tuschepräparat und Kultur aus Liquor, BAL, Ag-Nachweis aus Blut oder Liquor	Amphotericin B in Komb. mit Fluorcytosin und Fluconazol Sekundärprophylaxe mit Fluconazol
Mucor (Schimmelpilz)	Ubiquitär; Abwehrschwäche, oft bei Diab. mell.	Otomykose, Sinusitis, Sinusthrombose. KO: metastatische Meningoenzephalitis, Thrombembolien	Kultur aus Abszessaspirat, Liquor. Histologie, PCR	Lip. Amphotericin B, Isavuconazol

Tab. 17.8 Übersicht systemischer Mykosen *(Forts.)*				
Erreger	**Vorkommen Risikofaktoren**	**Krankheitsbilder**	**Nachweis**	**Therapie**
Sporothrix schenckii	S-Amerika, aber auch endemisch in Südeuropa	Granulomatöse Systemmykose, Herde v. a. in tiefen Hautschichten, Lk	Histologie, Kultur aus Biopsie, Serol.	Amphotericin B, Itraconazol oder Ketoconazol

Klinik Meist schleichend beginnende und chron. verlaufende opportunistische Pilzinf. bei Pat. mit Abwehrschwäche gegen Pilze, z. B. bei Z. n. Radiatio, Zytostatika- oder Glukokortikoidther. Transplantation, Diab. mell., Bronchiektasen, Tbc, malignen Lymphomen, Leukämie, AIDS (▶ 17.3.6) oder Verbrennungen. Prim. auftretende Systemmykosen (z. B. Kokzidioidomykose) sind in Europa extrem selten, jedoch Einschleppungen v. a. aus Nord- und Südamerika möglich.

Diagnostik
- Kultureller Nachweis (Rücksprache Labor) aus Sputum (besser BAL oder Lungenbiopsie), KM, Urin, Blut, Liquor oder Biopsiematerial entscheidend (**Cave:** Fehlinterpretation infolge Probenkontamination, korrelierende Histologie)
- Serolog. Tests oft nicht eindeutig oder sinnvoll (im Liquor ist autochthoner AK-Nachweis path.)

Therapie Es gibt nur begrenzte Ind. für eine prophylaktische Ther. mit systemischen Antimykotika, z. B. die Post-Transplant-Prophylaxe oder im Rahmen der HIV-Inf. (▶ 17.3.6). Verwendete Substanzen: Dos. und NW ▶ 18.4.

17.4.2 Aspergillose

Meist Aspergillus fumigatus, ubiquitärer Schimmelpilz.

Klinik Allergische Aspergillosen (akute bronchopulmonale Aspergillose, exogen allergische Alveolitis, Asthma bronchiale mit Nachweis von spezif. AK). Invasive Form (bei immunsupprimierten Pat.) als nekrotisierende Pneumonie, häufig Streuung in andere Organsysteme, lokalisierte Form extrapulmonal, z. B. „Otomykose" (v. a. Otitis externa), Endokarditis, ZNS, Aspergillome, v. a. der Lunge, dichte Rundherde auf Rö-Thorax.

Diagnostik Bei Allergie Testung, z. B. intrakutan, RAST, AK-Diagn. (IgG/M-Titerverlauf). Antigennachweis v. a. bei immunsupprimierten Pat. notwendig: Blut, Sputum, BAL, Biopsien, evtl. Liquor. Mikroskopischer Direktnachweis, auch histolog. Untersuchung. Kultur auf Spezialnährmedien.

Therapie Voriconazol oder Isavuconazol, alternativ liposomales Amphotericin B, Caspofungin.

17.4.3 Candidose (Soor, Moniliasis)

Bei immungeschwächten, diab. und antibiotisch behandelten Pat. gehäuft. In 90 % C. albicans, in 10 % andere Hefepilze (klin. bedeutsam: Candida krusei, tropicalis, parapsilosis, glabrata).

Klinik Je nach Lokalisation Glossitis, Intertrigo, Balanitis, Vulvitis mit weißlichem Fluor oder Brennen, Paronychie oder Nagelveränderungen. Ösophagusbefall fast nur bei Alkoholismus, Leberzirrhose oder Immunschwäche. Bei Schleimhautbefall weißliche, abstreifbare Beläge, bei Genitalbefall süßlicher Geruch. Die Schleimhaut unter den Belägen ist gerötet, blutet selten. Bei Hautbefall flache, kleine Bläschen und Pusteln, manchmal weißer Belag und Schuppung. Bei Candida-Sepsis uncharakteristisches Sepsisbild. Sonderform: hepatosplenische Candidose bei Leukämien, Lymphomen auch Wo. bis Mon. nach Chemother.

Diagnostik Klinik, kultureller Nachweis (möglichst aus sterilen Medien) aus PE, Urin oder Blutkulturen (4 ×, art. bessere Ausbeute, aber insg. unzuverlässig), Serol. überflüssig. **Cave:** Skepsis bei pos. mikrobiolog. Befunden ohne adäquate Klinik.

Therapie Lokaler Befall (z. B. Mundsoor) → topisch Amphotericin B; Ösophagitis oder systemische Inf. → Fluconazol oder Voriconazol (bei Resistenz).

17.4.4 Dermatophytosen (Fadenpilzinfektionen)

Fadenpilze verursachen neben der Mikrosporie („Ringelflechte") v. a. die außerordentlich häufigen Flechten = Tineae, worunter alle durch Fadenpilz verursachten Epidermophytien (Haut), Onychomykosen (Nägel) und Trichophytien (Haare) zusammengefasst werden. Die meisten Tineae sind Mischinf. aus Epidermophyton- und Trichophytonarten.

Klinik Meist flächenhafte, oft runde oder ovale Rötung mit randständiger Schuppung, Haarausfall. Tinea manum et pedum (Hand- und Fußpilz) mit drei Schweregraden:

- **Intertriginöse Form:** in den Interdigitalräumen (oft zwischen 3. und 4. Zehe) feuchte Schuppung auf gerötetem, oft mazeriertem Grund
- **Squamös hyperkeratotische Form:** mehlstaubartige Beläge, von schmerzhaften Rhagaden durchzogen, oft an der Handinnenfläche und im Fußgewölbe
- **Dyshidrotische Form:** kleine juckende Bläschen an den Beugeseiten von Fingern und Zehen

Diagnostik Mikroskopischer Nachweis charakteristischer Myzelstrukturen, z. B. im KOH-Präparat aus Hautschuppen, auch histolog. Untersuchung! Kultur: typische Kolonien auf Spezialnährmedien. Material je nach betroffener Körperregion aus Randzonen der Effloreszenzen, z. B. Hautschuppen (mit Skalpell oder Löffel vom Rand der Effloreszenz abschaben), Haare (Epilationspinzette) oder Nägel/Nagelspäne. Serol. nicht verfügbar.

Differenzialdiagnosen Psoriasis, besondere Ekzemformen.

Therapie Lokal, z. B. Cotrimazol 2 × tägl., mind. 6 Wo. über das Verschwinden der Sympt. hinaus auftragen. Alternativ Ketoconazol oder Miconazol. Rezidive sind häufig. Bei ausgedehntem Befall Oralther. mit Itraconazol für > 4 Wo., bei Nagelbefall für 6 Mon. **Cave:** Leberwerte, adrenale NW. Bei systemischer Inf. Terbinafin.

17.5 Wurminfektionen (Helminthosen)

17.5.1 Diagnostik

▶ Tab. 17.9.

Tab. 17.9 Helminthendiagnostik

Erkrankung/Erreger	Direktnachweis	Serologie
Nematoden		
Oxyuriasis (Enterobius vermicularis)	• Mikroskopisch: Wurmeier • Material: Klebestreifentest, Stuhl	Nicht verfügbar
Trichinose (T. spiralis)	• Mikroskopisch: Larven (im Quetschpräparat) • Material: Muskelbiopsie	Möglich
Nematoden		
Andere Nematoden (Maden-, Peitschen-, Spulwurm u. a.)	• Mikroskopisch: Wurmeier • Material: Stuhl	Nicht verfügbar
Zestoden		
Schweine-, Rinderbandwurm (T. solium, T. saginata)	• Makroskopisch: Proglottiden • Mikroskopisch: Wurmeier • Material: Stuhl	Nur bei Zystizerkose (Bildung von Finnen und extraintestinaler Inf.) sinnvoll
Fischbandwurm (Diphyllobothrium latum)	Eier im Stuhl leicht identifizierbar	Nicht verfügbar
Echinokokkose (E. granulosus, E. multilocularis)	• Mikroskopisch: Scolices • Material: Zystenflüssigkeit, OP-Material. • Keine Zystenpunktion bei E. granulosus	AK-Nachweis Methode der Wahl (neben bildgebenden Verfahren)
Trematoden		
Bilharziose (Schistosoma haematobium, S. mansoni, S. japonicum)	• Mikroskopisch: Wurmeier • Material: Urin (Blasenbilharziose), Stuhl (Darmbilharziose)	Möglich
Faszioliasis (F. hepatica)	• Mikroskopisch: Wurmeier • Material: Stuhl	AK-Nachweis im IFT

17.5.2 Bandwurminfektionen

17

Taenia saginata (Rinderbandwurm)

Durch Genuss rohen, finnenhaltigen Rindfleischs (Zwischenwirt) entwickelt sich im menschlichen Dünndarm (Endwirt) der 4–10 m lange adulte Rinderbandwurm. Tägl. Ausscheidung von Proglottiden (Endgliedern) mit je bis zu 100 000 Eiern.

Klinik Leibschmerzen, gesteigerter Appetit, Gewichtsverlust, Schwäche. Bei Zystizerkose (generalisierter Befall) zentrale Sympt. im Vordergrund: Benommenheit, Kopfschmerzen, Sehstörungen, Jackson-Anfälle.

Diagnostik Mäßige Eosinophilie, Nachweis von Eiern oder Proglottiden im Stuhl; bei Zystizerkose CT und MRT des Schädels bei V. a. ZNS-Beteiligung.

Therapie Niclosamid (▶ 18.5), alternativ Praziquantel 10 mg/kg KG p.o. als Einmaldosis.

Taenia solium (Schweinebandwurm)

Bandwurmerkr. durch Genuss rohen Schweinefleischs. Zystizerkose: generalisierter Befall (Auge, ZNS, Muskel, Subkutis) mit Finnen (Zystizerken). **Klin., Diagn.** und **Ther.** wie bei Taenia saginata.

Diphyllobothrium latum (Fischbandwurm)

Sehr seltene Bandwurmerkr. nach Verzehr von ungekochtem und nicht (zuvor) gefrorenem Fisch. **Ther.** Praziquantel oder Niclosamid als Einmaldosis.

17.5.3 Bilharziose (Schistosomiasis)

Die Bilharziose wird durch im Venensystem des Menschen (Endwirt) lebende Pärchenegel (Schistosomen) verursacht. In warmem Süßwasser werden von Wasserschnecken (Zwischenwirt) die Wimperlarven (Mirazidien) aufgenommen und als Zerkarien (Infektionslarven) freigesetzt. IKZ bis 3 Mon.

- **Schistosoma haematobium:** Afrika, mittlerer Osten. Befällt das Venengeflecht des kleinen Beckens.
  - **Klin.:** Blasenbilharziose mit hämorrhagischer Zystitis. KO: Blasenpapillome, Blasenfisteln.
  - **Diagn.:** Eier im Urin.
  - **Ther.:** Praziquantel 3 Dosen à 20 mg/kg KG p. o. (▶ 18.5) mit 4–6 h Abstand für 1 d alternativ Metrifonat 3 Dosen à 10 mg/kg KG/d p. o. mit 14 d Abstand.
- **Schistosoma mansoni:** Afrika, Naher Osten, Südamerika. Befällt Leber und Darm.
  - **Klinik:** ruhrähnliche Kolitis. KO: perirektale Abszesse, Polypen, Leberzirrhose.
  - **Diagn.:** Eier im Stuhl oder Rektalbereich, Serol.
  - **Ther.:** Praziquantel (s. o.).
- **Schistosoma japonicum:** (Ferner Osten): Eiablage im Blutgefäßsystem, befällt Leber und Milz. **Klin. und Diagn.** wie Schistosoma mansoni. **Ther.:** Praziquantel (▶ 18.5).

17.5.4 Echinokokkose

Durch Echinococcus granulosus (cysticus, Hundebandwurm) und Echinococcus multilocularis (alveolaris, Fuchsbandwurm). Früher sehr selten, an Häufigkeit zunehmend. Endwirte der 3–5 mm großen Echinok. sind meist Hunde bzw. Füchse. Übertragung durch Hundekot bzw. durch bodennah gesammelte, mit Fuchskot kontaminierte Waldbeeren. Oral aufgenommene Larven wandern in die Leber (seltener in die Lunge), wo sie zu zystenartigen, teils monströsen Gebilden heranreifen, die Tausende von Bandwurmköpfen enthalten können (E. granulosus) oder kleingekammerte Hydatide bilden, deren Blasen sich infiltrativ ausbreiten (E. multilocularis).

Klinik Unspezif. Oberbauchbeschwerden, Zeichen der Cholestase.

Diagnostik Serol. (ELISA, indir. Immunfluoreszenztest, KBR), CT, Ultraschall. BB: starke Eosinophilie. Punktion der Zysten mit Risiko der Anaphylaxie vergesellschaftet.

Therapie

- **PAIR-Verfahren:** Punktion, Aspiration, Instillation, Reaspiration, 95 % Alkohol. Periinterventionell Albendazol

- **E. granulosus:** chir. Ausräumung oder vorsichtige Zystenpunktion und Alkoholinstillation intermittierend 4×/Wo. unter Albendazol-Gabe 2 × 400 mg/d (▶ 18.5)
- **E. multilocularis:** 1. Wahl: OP; 2. Wahl: Albendazol langfristig; alternativ hoch dosiert Mebendazol-Langzeitther., z. B. 40–60 mg/kg KG/d (▶ 18.5)

! **Meldepflicht:** nicht namentlich der dir. oder indir. Nachweis

17.5.5 Madenwurm (Oxyuriasis)

Häufigste Wurmerkr. Enterobius vermicularis (engl.: pinworm) befällt die Dickdarmmukosa v. a. von Kleinkindern. Die Weibchen wandern nachts zur Eiablage aus dem Anus.

Klinik Juckreiz, durch Kratzen digital-orale Reinfektion. KO: Kolpitis, Salpingitis, Endometritis.

Diagnostik Mikroskopisch Eiernachweis auf Tesafilm, der auf Anus geklebt wurde.

Therapie Pyrvinium 50 mg/10 kg KG als Einmaldosis max. 400 mg. Alternativ Pyrantel (▶ 18.5) oder Mebendazol (▶ 18.5).

17.5.6 Spulwurminfektionen (Askariasis)

Ascaris lumbricoides (engl.: roundworm) ist der häufigste Wurmparasit des Dünndarms. Inf. fäkal → Boden (Fäkaliendüngung) → oral. „Berühmter" Entwicklungsweg: Dünndarm → Portalvenen → Leber → Herz → Lunge (Übertritt Kapillarnetz → Alveolen) → Trachea → Pharynx → Darm.

Klinik Oft subklin. flüchtiges eosinophiles Lungeninfiltrat, uncharakteristische Abdominalbeschwerden. KO: sehr selten Ileus durch Wurmkonglomerate bei massivem Befall, Cholangitis, Cholezystitis.

Diagnostik Mikroskopisch Eiernachweis im Stuhl, evtl. nach Anreicherung.

Therapie Mebendazol 2 × 100 mg p. o. (▶ 18.5) über 3 d oder Pyrantel (▶ 18.5)!

! **Meldepflicht:** dir. oder indir. Nachweis von Trichinella spiralis bei akuter Inf.

17.6 Protozoeninfektionen

17.6.1 Diagnostik

▶ Tab. 17.10

Tab. 17.10 Protozoendiagnostik

Erkrankung	Direktnachweis	Serologie
Malaria (Plasmodien)	**Mikroskopisch:** Plasmodien in versch. Reifungsstadien **Material:** • 2 extrem dünne, luftgetrocknete Blutausstriche (Kapillarblut ohne Antikoagulanzien) • 2 Präparate „Dicker Tropfen"*	Möglich, aber zur Diagn. einer akuten Erkr. nicht geeignet. Ind.: Nachweis des Plasmodienkontakts, Schnelltest in der Klinik nicht sinnvoll**

17

Tab. 17.10 Protozoendiagnostik *(Forts.)*

Erkrankung	Direktnachweis	Serologie
Amöbiasis (Entamoeba histolytica)	**Mikroskopisch:** Zysten und Trophozoiten **Material:** Stuhl, Abszesspunktat	Nur bei V. a. extraintestinale Amöbiasis sinnvoll
Kokzidiose (Sarcocystis spp.)	**Mikroskopisch:** Oozysten und Sporozysten **Material:** Stuhl	Nicht verfügbar
Lambliasis (Giardia lamblia)	**Mikroskopisch:** Zysten und Trophozoiten **Material:** Stuhl, besser Duodenalsaft, PE	Verfügbar
Leishmaniosen – Hautleishmaniose (L. tropica) – viszerale Leishmaniose (L. donovani)	**Mikroskopisch:** amastigote Stadien **Material:** Punktat (KM, Leber, Milz), Ulkusrandbiopsie oder besser Abklatschpräparat	Verfügbar, empfehlenswert bei viszeraler Form der Leishmaniose
Toxoplasmose (T. gondii)	**Mikroskopisch:** Tachyzoiten **Material:** Heparinblut, Liquor, OP- und Biopsiematerial (z. B. Lk), auch PCR, Ag-Nachweis	Verfügbar (KBR, IFL, ELISA), Standardmethode zur Toxoplasmosediagn. (IFT)
Trichomonaden (T. vaginalis) ▶17.6.7	**Mikroskopisch:** Trophozoiten **Material:** Vaginalfluor, Urinsediment, Prostata- bzw. Urethralsekret	Nicht verfügbar
Trypanosomiasis (T. gambiense/ rhodesiense, T. cruzi)	**Mikroskopisch:** trypomastigote Stadien **Material:** Blut (+ Antikoagulans), Liquor	Möglich, Titerverlaufskontrollen notwendig

* Frisches Kapillarblut auf Objektträger kreisförmig bis zur Größe eines Eurostücks verreiben. Schichtdicke soll zur Peripherie hin abnehmen. Gedruckte Schrift muss durch den Tropfen hindurch lesbar sein. Danach Lufttrocknen (~2 h), fakultativ Hämolyse mit dest. H_2O, Giemsa-Färbung.
** Schnelltests: bei Plasmodium falciparum Histidin Rich Proteine, in Frühstadien und bei hoher Parasitämie gelegentlich neg. Weitere Schnelltests sind QBC (Quantitative Buffycoat) und plasmodiumspezif. DNA (Speziesdifferenz bei ↓ Parasitämie, Organproben).

17.6.2 Amöbiasis (Amöbenruhr)

Fäkal-oral oder über kontaminierte Nahrungsmittel werden die etwa 12 µm großen Entamoeba-histolytica-Zysten übertragen. Vorkommen weltweit. Im Darm Umwandlung zu 15 µm großen Minutaformen, die fakultativ in die Darmmukosa eindringen, dort Umwandlung in 20–60 µm große Magnaformen mit Nekrosen und Ulzerationen der Mukosa.

Klinik IKZ 2 Wo., selten bis mehrere Mon. Im gemäßigten Klima i. d. R. inapparenter Verlauf. Sonst krampfartige Leibschmerzen, blutig-schleimige Durchfälle, häufig auch subklin. oder „nur“ Obstipation. KO: hämatogene Dissemination mit Leberabszessen (Leberamöbiasis), Darmperforation.

Diagnostik Nachweis der Magnaformen im frischen Stuhl, Stuhlkultur. Bei V. a. fehlende Magnaformen Koloskopie mit PE, Nachweis von Entamoeba-histolytica-Ag im Stuhl (ELISA). Bei V. a. extraintestinalen Befall Serol.

Therapie Bei intestinal invasiver und extraintestinaler Form Metronidazol 3 × 10 mg/kg KG/d p. o. über 10 d (▶ 18.2.10), danach Paromomycin 15–100 mg/kg KG/d für mind 5 d.

17.6.3 Lambliasis (Giardiasis)

Durch kontaminierte Lebensmittel oder Trinkwasser werden Giardia-lamblia-Zysten verbreitet.

Klinik IKZ 3–25 d, 40–80 % der Infizierten haben Sympt. Dünndarmresorptionsstörung (MAS ▶ 7.6.11), rezid. Durchfälle, Bauchschmerzen.

Diagnostik Nachweis von Trophozoiten oder Zysten im Stuhl, ggf. mehrmals untersuchen, oder Duodenalsekret oder -biopsat.

Therapie Flüssigkeits- und E'lytersatzhther., Metronidazol, alternativ Albendazol.

! **Meldepflicht:** namentlich dir. oder indir. Nachweis bei akuter Inf.

17.6.4 Leishmaniosen

Von Haustieren durch Sandmückenstich v. a. in Asien, Mittelmeerraum, Afrika übertragen.

Klinik der viszeralen Leishmaniose IKZ Wo. bis Mo., dann Kala-Azar „schwarze Krankheit" (Leishmania donovani) mit (Hepato-)Splenomegalie, schwarzer Hautpigmentierung, Fieber, Übelkeit und Erbrechen. Bei Hautbefall häufig bakt. Superinf.

Diagnostik Mikroskopisch aus Biopsien, Kultur (Knochenmark), Serol. (IFT, ELISA, hohe Titer bei viszeraler Form). Schwere BB-Veränderungen (DD Leukämie).

Therapie

1. Wahl: liposomales Amphotericin B 3 mg/kg KG/d an den Tagen 1–5, 14 und 21
2. Wahl: Natriumstiboglukonat (Pentostam®, aus England beziehen) oder N-Methylglucaminantimonat (Glucantim®, aus Frankreich beziehen) evtl. plus INF-γ
3. Wahl: Pentamidin

17.6.5 Malaria

Eine der häufigsten Infektionskrankheiten weltweit mit etwa 300 Mio. Erkrankten jährlich, in Deutschland 1 400 Einschleppungen jährlich, 60 % importierte Inf. (⅔ M. tropica) durch Touristen (hohes Risiko Ostküste Afrika), durch weibliche Anophelesmücke übertragen, 4 % letale Verläufe. Typen ▶ Tab. 17.11.

! **Meldepflicht:** nicht namentlich der dir. oder indir. Keimnachweis.

Tab. 17.11 Malariatypen

Malariatyp Erreger	IKZ (d; auch länger möglich)	Typischer Fieberrhythmus
M. tropica, Pl. Falciparum	7–14	Unregelmäßig
M. quartana, Pl. malariae	20–40	~ 72 h; 2 d ohne Fieber
M. tertiana*, Pl. vivax und ovale	10–20	~ 48 h, dann 1 d ohne Fieber

* Exoerythrozytäre Gameten in Leber und Milz als Reservoir. Deswegen Nachbehandlung z. B. mit Primaquin 15 mg/d für 2 Wo. indiziert. Rezidive nach bis zu 18 Mon. (!) und Mischinf. möglich!

Klinik

- **Unkomplizierte Malaria:** 1–5 % Erys parasitär befallen. Initial grippeähnlich (häufige Fehldiagn.), starke Kopfschmerzen, untypisches Fieber (nur selten wie im Lehrbuch), „Bronchitis“, Bauchschmerz, Durchfall, Ikterus, Schüttelfrost, Splenomegalie (ab 2. Wo.)
- **WHO-Kriterien komplizierte Malaria:** zerebrale Beteiligung (Grand-Mal-Anfälle), schwere normozytäre Anämie (Hb < 8 mg/dl), Niereninsuff. (Oligurie < 500 ml/d, Krea > 3 mg/dl), Kreislaufschock, Spontanblutungen, Hämoglobinurie, metabolische Azidose (pH < 7,25), > 5 % Parasit, Ikterus (Bili > 3 mg/dl), Transaminase > 3-fach ↑, Hypoglykämie (< 40 mg/dl)

Komplikationen Niereninsuff. (→ Krea überwachen), zerebrale Malaria (auch ohne Fieber → algide Malaria) mit akutem Delir, Krämpfen, Koma. Selten DIC. **Schwarzwasserfieber:** intravasale Hämolyse mit Ikterus, Nieren- (dunkler Urin), Leber-, Herzschäden. Oft tödlich. gehäuft nach Chininther.

Diagnostik

! Daran denken! (auch Auslandsanamnese > 1 J. zurückliegend)

- Diff-BB, E'lyte, Harnstoff, Krea, Bili, GOT, GPT, LDH, BZ, Gerinnung, BGA
- Dicker Tropfen und Blutausstrich, mehrfach versuchen. Pappenheim- oder Giemsa-Färbung zeigt intraerythrozytäre Parasiten. **Cave:** in Malariadiagn. unerfahrenes Labor. Für Verlaufsbeobachtung Parasitenzählung pro Mikroliter im Blutausstrich

Therapie

! In allen Zweifelsfällen Rücksprache mit Infektionsklinik oder Tropeninstitut (→ aktuelle Erregerepidemiologie im Reiseland des Pat., aktuelle Resistenzsituation, Rezidivprophylaxe).

- **Unkomplizierte Malaria** (A/B-Gebiet, nicht zerebral, nicht resistent, keine Vorther., keine Prophylaxe mit Chloroquin): Bettruhe, Atovaquon 1 g/d über 3 d plus Proguanil 400 mg/d über 3 d
- **Komplizierte Malaria:** bereits bei klin. Verdacht Intensivther. und kontinuierliche Überwachung. Deutlich schlechtere Prognose. Artesunat 2,4 mg/kg KG i. v. als Kurzinfusion über 5 Min. bei Aufnahme, nach 12 h, 24 h, 48 h und 72 h.
- **V. a. chloroquinresistente Pl.-falciparum-Inf.** (Pat. B/C-Gebiet, Prophylaxe mit Chloroquin und Proguanil, keine Vorther. mit Mefloquin/Halofantrin, erfolglose Ther. mit Chloroquin):
  - **Atovaquon/Proguanil** (Malarone®): 1×/d 4 Tbl. an 3 d bei unkomplizierter Malaria tropica.

- **Chininsulfat:** Dos. ▶ Tab. 17.12. KI: Tinnitus, Hypoglykämie, Schäden am N. opticus, G6PDH-Mangel, Myasthenia gravis. Monitoring: EKG, RR, Puls, ZVD, Bilanzierung (**Cave:** ARDS, Lungenödem) und BZ
- **Mefloquin:** Dos. ▶ Tab. 17.12. (Lariam®). KI: Krampfleiden, psychische Störungen, Niereninsuff.
- **Artemether/Lumefantrin** 6 Dosen à 4 Tbl. über 3 d bei unkomplizierter Malaria tropica oder Mischinf. Cave Ther. Versager

• **Zusätzliche Maßnahmen:** Fieber senken (**Cave:** kein Paracetamol → verzögert die Eradikation der Parasiten), evtl. Pentoxyfyllin bei zerebraler Malaria. Ausgeglichene Flüssigkeitsbilanz (**Cave:** Lungenödem, ARDS, ANV, DIC), ggf. Austauschtransfusion (Zentren). Engmaschige Kontrollen: BB + Ausstrich (Parasitämie) mehrmals tägl., BZ 4 × tägl., E'lyte, Harnstoff, Krea 2 × tägl. Gerinnung, LDH. Nachsorge 4–8 Wo. nach Ende der Ther.

Tab. 17.12 Dosierung von Antimalariamitteln zur Prophylaxe und Notfalltherapie: aktuelle Empfehlungen der Deutschen Gesellschaft für Tropenmedizin und internationale Gesundheit auf www.dtg.org

Medikament (Handelsname)	Prophylaxe (1 Wo. vor bis 4 Wo. nach Aufenthalt im Malariagebiet)	Notfalltherapie, Dosierung für Erw.
Chloroquin (Resochin®, Weimerquin®)	5 mg Base/kg KG/Wo. (Erw. < 75 kg = 2 Tbl., ≥ 75 kg = 3 Tbl./Wo.) wegen zunehmender Resistenz in Komb. mit Proguanil (Paludrine®) 200 mg/d Memo: wegen besserer Wirksamkeit neuerer Präparate wird die Komb. von der DTG nicht mehr empfohlen, kann aber bei KI anderer Medikamente erwogen werden	600 mg Base, nach 6 h sowie am 2. und 3. Tag je 300 mg
Proguanil (Paludrine®)	1 × 200 mg/d	Nicht geeignet
Mefloquin (Lariam®)	250 mg/Wo.	1 × 1 000 mg oder initial 750 mg, nach 6–8 h 500 mg, nach weiteren 6–8 h 250 mg bei > 60 kg
Chinin	Nicht geeignet	10–20 mg/kg KG als Loading Dose über 4 h i.v., dann 3 × 10 mg/kg KG/d über 4 h i.v. für etwa 3 d Erhaltungsdosis um 30–50 % reduzieren
Atovaquon/ Proguanil (Malarone®)	1 × 250 mg Atovaquon und 100 mg Proguanil (1 Tbl.) 1 d vor bis 7 d nach dem Aufenthalt	Atovaquon 1 000 mg/d und Proguanil 400 mg/d = 1 × 3 Tbl./d
Artemether/ Lumefantrin (Riamet®)	Nicht geeignet	Jeweils 4 Tbl./d (Lumefantrin 120 mg, Artemether 20 mg) initial und dann nach 8, 24, 36, 48, 60 h. **Cave:** bis 5 % Ther.-Versagen

17.6.6 Toxoplasmose

Bei AIDS ▶ 17.3.6. Übertragung durch infiziertes rohes Fleisch, Katzenkot (Hauskatze mit Durchfall?), andere Haustiere und intrauterin über inapparent erkrankte Mütter. Postnatale Inf.: zervikal betonte Lymphadenopathie, uncharakteristisches Fieber, grippeähnliche Sympt., Exanthem, interstitielle Pneumonie.

! **Meldepflicht:** nicht namentlich der dir. oder indir. Nachweis bei konnataler Inf.

17.6.7 Trichomoniasis

Erreger ist der Flagellat Trichomonas vaginalis, betroffen sind v. a. Frauen. Übertragung meist durch Geschlechtsverkehr.

Klinik Weißlich-schaumiger Fluor, Jucken, Brennen, Dysurie bei Frauen, seröse Urethritis bei Männern.

Diagnostik Nativpräparat.

Therapie Metronidazol 1 × 2 g p. o. (▶ 18.2.10), Partner mitbehandeln.

17.7 Meldepflichtige Infektionskrankheiten

17.7.1 Bestimmungen zur Meldepflicht

Zuletzt im Juli 2017 geändertes Gesetz zur Verhütung und Bekämpfung von Infektionskrankheiten beim Menschen (Infektionsschutzgesetz, IfSG). Die Empfehlungen zur Infektionshygiene der KRINKO sind verbindlich. Neu gefasst wurden u. a. die Meldepflicht.

Zur Meldung verpflichtet sind der feststellende oder behandelnde Arzt sowie Angehörige der Heil- und Pflegeberufe. Die Meldung erfolgt an das örtliche Gesundheitsamt, das die Meldung an das RKI weiterleitet. Die namentliche Meldung muss unverzüglich (max. 24 h) beim zuständigen Gesundheitsamt erfolgen.

Meldepflichtige Krankheiten und Erregernachweise s. www.rki.de

Weitere namentliche Meldepflicht

- Verdacht oder Erkr. einer mikrobiell bedingten Lebensmittelvergiftung oder einer akuten infektiösen Gastroenteritis bei Personen, die in der Lebensmittelherstellung oder dem Vertrieb arbeiten und bei > 2 gleichartigen Erkr. mit wahrscheinlichem epidemiologischen Zusammenhang
- Gesundheitliche Schäden durch Impfreaktionen
- Verletzung durch ein tollwutkrankes/-verdächtiges Tier oder Kontakt mit diesem
- Erkr. oder gehäuftes Auftreten (> 2) von Krankheiten, die eine schwerwiegende Gefahr für die Allgemeinheit darstellen
- Die Verweigerung oder den Abbruch einer Behandlung bei Personen, die an einer behandlungsbedürftigen Tuberkulose leiden

Weitere nicht namentliche Meldepflicht

- Unverzüglich das gehäufte Auftreten nosokomialer Inf., sofern ein epidemiolog. Zusammenhang wahrscheinlich ist oder vermutet wird.
- Das gehäufte Auftreten multiresistenter Keime.

Cholera, Diphtherie, Fleckfieber, Gelbfieber, virusbedingtes hämorrhagisches Fieber, Pest, Poliomyelitis, Rückfallfieber und Influenza müssen vom RKI unverzüglich der WHO gemeldet werden.

17.7.2 Zusätzliche Vorschriften für Gemeinschaftseinrichtungen

Unter Gemeinschaftseinrichtungen versteht das Gesetz Institutionen, in denen Säuglinge, Kinder oder Jugendliche betreut werden.

Beschäftigungseinschränkungen

- Personen, die an Cholera, Diphtherie, Enteritis durch hämorrhagische E. coli, virusbedingtem hämorrhagischem Fieber, H.-infl.-Typ-B-Meningitis, Impetigo contagiosa, Keuchhusten, ansteckungsfähiger Tbc, Masern, Meningokokkeninf., Mumps, Paratyphus, Pedikulosis, Pest, Poliomyelitis, Krätze, Scharlach oder anderen Strept.-pyogenes-Inf., Shigellose, Typhus abdom., Virushep. A oder E oder Windpocken erkrankt sind oder bei denen dringender Verdacht besteht, dürfen in Gemeinschaftseinrichtungen keine Lehr-, Erziehungs-, Pflege-, Aufsichts- oder sonstige Tätigkeiten ausüben, bei denen sie Kontakt zu den dort Betreuten haben.
- Ausscheider von Vibrio cholerae O1 und O139, toxinbildendem Corynebacterium diphtheriae, Salmonella typhi, Salmonella paratyphi, Shigella spp. oder enterohämorrhagischen E. coli dürfen die Räume von Gemeinschaftseinrichtungen nur mit Zustimmung des Gesundheitsamts und unter Beachtung entsprechender Schutzmaßnahmen betreten.

- Sind die erkrankten Personen geschäftsunfähig, hat der Sorgeberechtigte oder Betreuer auf die Einhaltung der Bestimmungen zu achten.
- Der Träger der Gemeinschaftseinrichtung muss die Erkr. unverzüglich dem Gesundheitsamt melden.

17.7.3 Tätigkeits- und Beschäftigungsverbote

Es besteht ein Beschäftigungsverbot beim Herstellen oder Umgang mit frischen Lebensmitteln, in Küchen, Gaststätten und Gemeinschaftseinrichtungen für:

- Personen, die an Typhus abdominalis, Paratyphus, Cholera, Shigellenruhr, Salmonellose, einer anderen infektiösen Gastroenteritis oder Virushep. A oder E erkrankt oder dessen verdächtig sind.
- Personen mit infizierten Wunden oder Hautkrankheiten, von denen Erreger auf Lebensmittel übertragen werden können.
- Personen, die Shigellen, Salm., enterohämorrhagische E. coli oder Choleravibrionen ausscheiden.

18 Therapie der Infektionskrankheiten

Arno J. Dormann, Jörg Braun und Sara Nasser

18.1 Grundlagen

18.1.1 Leitsätze der antimikrobiellen Therapie

- Antibiotika sind keine Antipyretika! Fieber ohne Fokus und bei neg. Entzündungsparametern ist keine Ind. für eine Antibiotikather.!
- Gezielte Ther. anstreben, vor Beginn der antimikrobiellen Ther. Erregernachweis durchführen (▶ 2.3), z. B. Wundabstriche, mehrere Blutkulturen bei V. a. Sepsis, Pneumonie, Osteomyelitis.
- Vor Beginn der Antibiotikather. Allergien erfragen. **Cave:** Kreuzallergie von Penicillin und Carbapenem.
- Kalkulierte (initiale) Antibiotikather. bis zum Eintreffen des Ergebnisses von Keimnachweis und Resistenzbestimmung:
  - Welcher Keim kommt infrage?
  - Wurde der Erreger innerhalb oder außerhalb des Krankenhauses erworben?
  - Welcher Fokus ist wahrscheinlich?
  - Welche Besonderheiten beim Pat. sind zu berücksichtigen, z. B. Nieren- und Leberfunktion?
- Nach Erhalt der Resistenzbestimmung Umsetzen der Antibiotika auf wirksamere und/oder preiswertere Substanzen, wenn möglich als orale Monother.
- Gleichzeitige Anwendung mehrerer nephro- bzw. ototoxischer Substanzen vermeiden.
- Bei der Gabe von Aminoglykosiden und Glykopeptiden Serumspiegelkontrollen erwägen (Toxizität, ausreichende Wirkspiegel).
- Antibiotika so lange wie nötig und so kurz wie möglich! I. d. R. können Antibiotika 3 d nach Entfieberung abgesetzt werden.
- Frühzeitige Umstellung von i. v. auf p. o. Applikation. Präparat mit geeigneter Galenik wählen.
- Falls Pat. 2–3 d nach Beginn der Antibiotikather. nicht entfiebert und Keimnachweis nicht gelingt: Alle Ursachen eines Therapieversagens (s. u.) erwägen. Ggf. wirkungslose Antibiotikather. absetzen und, falls der Zustand des Pat. dies erlaubt, nach mehrtägiger Antibiotikapause erneute Diagn. durchführen!

! **Therapieversagen**

Häufige Gründe für den Misserfolg einer Behandlung von Inf.:

- Falsches Antibiotikum (prim. oder – selten – erworbene Resistenz des Erregers)
- Unzureichende Konz. am Ort der Inf. (Pharmakokinetik der eingesetzten Arzneimittel, abszedierende Inf., Fremdkörperinf.)
- Antibiotikum trotz nachgewiesener In-vitro-Empfindlichkeit in vivo unwirksam (z. B. Chinolone bei Staph.-Inf.)
- Schwere Immundefizienz
- Schwer oder nicht anzüchtbarer Erreger (z. B. M. tuberculosis, Chlamydien)
- Virus- oder Pilzinfektion
- Keine mikrobiologische Ursache eines infektionsähnlichen Bilds (z. B. SIRS, Drug Fever, sonstige Fieberursachen ▶ 17)
- Unzureichende supportive oder organprotektive Ther. (Beatmung, Flüssigkeitssubstitution, Ausgleich von E'lytstörungen, Kreislaufstabilisierung)

18.1.2 Kalkulierte Antibiotikatherapie

Empirische Auswahl der Antibiotika. Setzt genaue Kenntnis des zu erwartenden Erreger- und Wirkspektrums sowie der verfügbaren Antibiotika voraus (▶ 17.1.2). Berücksichtigung der Schwere des Krankheitsbilds und der patientenbezogenen Gesamtsituation (Alter, Vorerkr., ambulante oder nosokomiale Inf.).

Indikationen

- Schwere Inf., bei der das Ergebnis der Erregerdiagn. nicht abgewartet werden kann. Lebenserhaltend bei vital bedrohten Pat., v. a. bei Sepsis, Pneumonie, Peritonitis, Wundinf., Meningitis, Pyelonephritiden, Osteomyelitis, Phlegmonen, Typhus und schweren Strept.-Inf.
- Inf., bei denen ein Erregernachweis nicht gelingt, nicht durchgeführt wurde oder nicht machbar ist.

> Mikroskopische Schnelldiagn. mit Grampräparat erlaubt oft orientierende Eingrenzung des Erregers, z. B. bei Pneumonie, Meningitis, Peritonitis, Osteomyelitis.

Vorgehen

- Monother. bei Einsatz eines Breitbandantibiotikums, z. B. Cephalosporin oder Carpapenem, möglich.
- Ggf. Kombinationsther., um Wirkungslücken der Antibiotika zu schließen.

! Klin. Ansprechen binnen weniger Tage zeigt Erfolg an.

18.1.3 Kalkulierte Antibiotikatherapie bei ausgewählten Krankheitsbildern

Die Therapievorschläge (▶ Tab. 18.1) gelten nur für die Initialther. **vor** Erregernachweis bei Erw. zur erregerspezifischen Ther. ▶ 17.

> **!** Krankenhausspezif. Resistenzen beachten, v. a. Inzidenz von methicillinresistenten Staph. (MRSA) und vancomycinresistenten Enterok. (VRE)!

Tab. 18.1 Kalkulierte Antibiotikatherapie bei ausgewählten Krankheitsbildern (Verweise zur Substanzbesprechung am Tabellenende)

Organinfektion, Diagnose	Häufigste Erreger	Initialther. 1. Wahl	Initialther. Alternativen
Fieber unklarer Genese, Sepsis			
Vor Erregernachweis	Grampos. Kokken, aerobe gramneg. Stäbchen, Anaerobier	Ureidopenicillin + β-Laktamasehemmer oder Carbapenem	Ceph. III bzw. IV ± Aminoglykosid + Metronidazol bzw. Clindamycin oder Ureidopenicillin ± Aminoglykosid
Bei Neutropenie ▶ 13.1.4	S. aureus, Enterobakt., Pseud., KNS, Pilze	Piperacillin/Tazobactam ± Vancomycin/ Aminoglykosid oder Pseud.-Ceph. ± Vancomycin ± Azol/Caspofungin	Carbapenem bzw. Ceph. III bzw. Ureidopenicillin + β-Laktamasehemmer, jeweils: + Aminoglykosid ± Vancomycin
Respirationstrakt			
Sinusitis	Pneumok., H. influenzae, S. aureus, A-Strept., M. catarrhalis, Anaerobier, Viren	Amoxicillin/Clavulansäure	Makrolid oder Ceph. II, Fluorchinolon[1] IV (Reserve)
Tonsillitis	Viren (30–40 %), A-Strept.	Oralpenicillin (nur A-Strept.)	Ceph. II oder Makrolid
Influenzavirus-Inf. (▶ 17.3.8)	Influenzavirus	Oseltamivir oral bei Risikopat. innerhalb von max. 48 h nach Symptombeginn, Antibiotikather. bei bakt. Superinfektion	Zanamivir inhalativ bei Risikopat. innerhalb von max. 48 h nach Symptombeginn
Akute Bronchitis	Mykoplasmen, meist Viren	Keine	Keine
Akute Exazerbation einer chron. Bronchitis			
Ohne Risikofaktoren für Pseud.-Inf.	H. influenzae, Pneumok., M. catarrhalis, Viren	Amoxicillin/Clavulansäure oder Ampicillin/Sulbactam. Bei schwerer Erkr. Ceftriaxon oder Cefotaxim i. v.	Levofloxacin, Moxifloxacin, neueres Makrolid. Je nach lokaler Resistenzlage evtl. auch Doxycyclin

Tab. 18.1 Kalkulierte Antibiotikatherapie bei ausgewählten Krankheitsbildern (Verweise zur Substanzbesprechung am Tabellenende) *(Forts.)*

Organinfektion, Diagnose	Häufigste Erreger	Initialther. 1. Wahl	Initialther. Alternativen
Mit Risikofaktoren für Pseud.-Inf. (GOLD IV, Bronchiektasen, CF, Malnutrition, Breitbandantibiotika im vorangegangenen Mon., Prednisolon > 10 mg/d, stationäre Ther. im vorangegangenen Mon.)	Wie oben, zusätzlich: gramneg. Stäbchen inkl. Pseud.	Piperacillin/β-Laktamasehemmer oder Cefepim oder Ceftazidim (letzteres + pneumokokkenwirksames Antibiotikum) oder Imipenem oder Meropenem	Ciprofloxacin (+ pneumokokkenwirksames Antibiotikum) oder Levofloxacin
Ambulant erworbene Pneumonie, ambulante Ther. (p. o.)			
Keine Risikofaktoren	Viren, Pneumok., M. pneumoniae, C. pneumoniae, H. influenzae, S. aureus, Klebs., Legionellen	Amoxicillin	Makrolid, Doxycyclin, Fluorchinolone
Risikofaktoren (> 65 J., Diab. mell., Z. n. Antibiotikather., strukturelle Lungenerkr., mögliche Aspiration)		Aminopenicillin + β-Laktamasehemmer	Levofloxacin, Moxifloxacin
Ambulant erworbene Pneumonie, stationäre Ther. (Sequenzther.)			
Ohne Risikofaktoren für Pseud.-Inf. (akute Exazerbation einer chron. Bronchitis)	Viren, Pneumok., M. pneumoniae C. pneumoniae, H. influenzae, S. aureus, Legionellen, gramneg. Keime inkl. Pseud.	Aminopenicillin + β-Laktamasehemmer, Ceftriaxon, Cefuroxim, Cefotaxim jeweils ggf. + Makrolid für 3 d	Levofloxacin oder Moxifloxacin (i. d. R. p. o.)
Risikofaktoren für Pseud.-Inf. (akute Exazerbation einer chron. Bronchitis)		Piperacillin/Tazobactam oder Meropenem oder Imipenem oder Cefepim jeweils ggf. + Makrolid für 3 d, Sequenzther.	Ciprofloxacin + Pneumok.- und Staph.-wirksame Substanz, Levofloxacin

Tab. 18.1 Kalkulierte Antibiotikatherapie bei ausgewählten Krankheitsbildern (Verweise zur Substanzbesprechung am Tabellenende) *(Forts.)*

Organinfektion, Diagnose	Häufigste Erreger	Initialther. 1. Wahl	Initialther. Alternativen
Nosokomiale Pneumonie	Enterobakt., Pseud., S. aureus, selten Legionellen	Kein erhöhtes MRE-Risiko: Aminopenicilline/ β-Laktamasehemmer, Ceph. IIIa und pneumokokkenwirksame Fluorchinolone	Erhöhtes MRE-Risiko: Piperacillin/Tazobactam, Cefepim, Imipenem, Meropenem
Aspirationspneumonie	Anaerobier, Enterobakt., Strept.	Aminopenicillin + β-Laktamasehemmer	Clindamycin 3 x 450 mg (< 70 kg) bzw. 3 x 600 mg (> 70 kg) plus Ceftriaxon oder Moxifloxacin
Lungenabszess	S. aureus, Enterobakt., A-Strept., Pseud., Anaerobier. **Cave:** Tbc!	Wie bei Aspirationspneumonie	Wie bei Aspirationspneumonie
Pleuraempyem	S. aureus, Enterobakt., Anaerobier, Pneumok., Strept., Legionellen; **Cave:** Tbc!	Aminopenicillin + β-Laktamasehemmer oder Ceph. II oder III ggf. + Makrolid Ind. für Drainage/OP prüfen	Moxifloxacin, Carbapenem
Herz			
Endokarditis			
Nativklappen, akut, ambulant erworben	Ohne initialen Erregernachweis	Flucloxacillin + Ampicillin + Gentamycin	Vancomycin + Gentamicin
Klappenprothese (> 12 Mon. postop.)		Flucloxacillin + Ampicillin + Gentamycin	Vancomycin + Gentamicin
Klappenprothese (< 12 Mon. postop.)		Vancomycin + Aminoglykosid + Rifampicin	
Nativklappen, nosokomial		Vancomycin + Aminoglykosid + Rifampicin	

Tab. 18.1 Kalkulierte Antibiotikatherapie bei ausgewählten Krankheitsbildern (Verweise zur Substanzbesprechung am Tabellenende) *(Forts.)*

Organinfektion, Diagnose	Häufigste Erreger	Initialther. 1. Wahl	Initialther. Alternativen
Abdominalorgane			
Cholangitis und Cholezystitis	Enterobakt., v. a. E. coli, Enterok., Anaerobier	Ceph. III, Moxifloxcacin	Ureidopenicillin oder Carbapenem
Gastroenteritis, vor Erregernachweis		Keine	
Salmonellose bei Senioren und Kindern	Salm.	Ceph. III, Co-trimoxazol, Ampicillin	Fluorchinolon[1]
Leberabszess	Anaerobier, Enterobakt., S. aureus, Enterok., Strept., Amöben	Ureidopenicillin + β-Laktamasehemmer, zusätzlich Drainage/Aspiration	Ceph. III + Metronidazol oder Carbapenem
Prim. Peritonitis	Enterobakt., v. a. E. coli, Pneumok., Enterok., Strept.	Ceph. III	Carbapenem
Sek. Peritonitis	Enterobakt., v. a. E. coli, Enterok., Anaerobier, Pseud.	Piperacillin/Tazobactam	Carbapenem oder Aztreonam
Peritonitis bei Peritonealdialyse	KNS, S. aureus, Enterobakt., Strept., Pseud., Pilze	Vancomycin oderTeicoplanin intraperitoneal, ggf. auch i. v.	Vancomycin + Pseud.-Ceph. i. p., ggf. auch i. v.
Infizierte Pankreasnekrose	Enterobakt., Enterok., Strept., S. aureus, KNS, Anaerobier	Piperacillin/Tazobactam	Carbapenem, Fluorchinolon[1] II

Tab. 18.1 Kalkulierte Antibiotikatherapie bei ausgewählten Krankheitsbildern (Verweise zur Substanzbesprechung am Tabellenende) *(Forts.)*

Organinfektion, Diagnose	Häufigste Erreger	Initialther. 1. Wahl	Initialther. Alternativen
Harnwege			
Pyelonephritis	Enterobakt., v. a. E. coli, Enterok., Pseud., S. aureus, B-Strept.	Fluorchinolone II, III	Ceph. III
Akute Zystitis	Enterobakt., v. a. E. coli, Enterok., S. saprophyticus	Fosfomycin p. o. Einzeitther. oder Nitrofurantoin über 5 Tage	Fluorchinolon[1] II
Urethritis	Zystitis, zusätzlich C. trachomatis, Ureaplasmen, Gonok.	Ceph. III + Makrolid	Ceph. III + Doxycyclin, bei Penicillinallergie: Azithromycin
ZNS-Infektionen			
Akute eitrige Meningitis	Meningok., Pneumok., Enterobakt., Listerien	Ceph. III + Ampicillin (Listerien)	Ampicillin + Chloramphenicol
Eitrige Meningitis bei Shunt	KNS, S. aureus, Strept., E. coli	Vancomycin + Meropenem	Vancomycin + Ceph. III
Postop. eitrige Meningitis	S. aureus, Pneumok., KNS, Enterobakt., Pseud.	Vancomycin + Meropenem	Vancomycin + Ceftazidim
Hirnabszess	Aerobe und anaerobe Strept., Bacteroides, Enterobakt., S. aureus, Nokardien	Ceph. III + Metronidazol	Penicillin G + Metronidazol ± Ceph. III

Tab. 18.1 Kalkulierte Antibiotikatherapie bei ausgewählten Krankheitsbildern (Verweise zur Substanzbesprechung am Tabellenende) *(Forts.)*

Organinfektion, Diagnose	Häufigste Erreger	Initialther. 1. Wahl	Initialther. Alternativen
Knochen und Gelenke			
Septische Arthritis	Gonok., S. aureus, Strept., Enterobakt.	Ceph. II	Amoxicillin/Clavulansäure oder Fluorchinolon[1] III
Postop. Arthritis	KNS, S. aureus, Enterobakt., Pseud.	Staph.-Penicillin + Aminoglykosid oder Ceph. II + Aminoglykosid	Vancomycin/Rifampicin + Fluorchinolon[1] III; Fosfomycin
Hämatogene Osteomyelitis	S. aureus, Strept.	Ceph. II/III	Clindamycin oder Fosfomycin oder Ampicillin/Clavulansäure
Postop. Osteomyelitis	S. aureus, KNS, Enterobakt., Anaerobier, Pseud.	Staph.-Penicillin + Pseud.-Ceph. oder Ureidopenicillin + β-Laktamasehemmer	Clindamycin + Pseud.-Ceph. oder Fluorchinolon[1] oder Carbapenem
Infizierter Venenkatheter	KNS, S. aureus	Vancomycin/Teicoplanin	Katheter entfernen, Reserve: z. B. Linezolid bei MRSA/VRSA

[1] Fluorchinolon I = Norfloxacin, Fluorchinolon II = Ofloxacin, Ciprofloxacin, Fluorchinolon III = Levofloxacin, Fluorchinolon IV = Moxifloxacin, Gatifloxacin.

Verweise: Aminobenzylpenicillin ▶ 18.2.1, Aminoglykoside ▶ 18.2.5, Amoxicillin/Clavulansäure ▶ 18.2.1, β-Laktamasehemmer ▶ 18.2.3, Ceph. ▶ 18.2.2, Clindamycin ▶ 18.2.6, Doxycyclin ▶ 18.2.4, Fluorchinolone ▶ 18.2.8, Fosfomycin ▶ 18.2.10, Linezolid ▶ 18.2.10, Metronidazol ▶ 18.2.10, penicillinasefestes Penicillin ▶ 18.2.1, Imipenem/Meropenem ▶ 18.2.3, Rifampicin ▶ 18.2.10, Sulfamethoxazol/Trimethoprim ▶ 18.2.10, Teicoplanin ▶ 18.2.9, Ureidopenicillin ▶ 18.2.1, Vancomycin ▶ 18.2.9.

18.2 Antibiotikatherapie

18.2.1 Penicilline

▶ Tab. 18.2

Tab. 18.2 Penicilline

	Spektrum	24-h-Dosis, Erw.[1]	NW, Bemerkungen
Penicillin G und Oralpenicillin			
Penicillin G = Aminobenzylpenicillin	Empfindlich: Strept., Pneumok., Meningok., Lues, Borreliose, Scharlach, Angina, Erysipel, rheumatisches Fieber, Corynebacterium u. a. grampos. Stäbchen, Spirochäten, Anaerobier Unempfindlich: B. fragilis **Cave:** vereinzelt penicillinresistente Gonok. und (selten) Pneumok.	Niedrige Dosis: 3–4 × 0,5–1,0 Mio. IE i. v. (z. B. Pneumonie) [$] Hohe Dosis: 4–6 × 5 Mio. IE i. v. (z. B. Erysipel) [$] Höhere Dosen: nicht sinnvoll	Anaphylaxie (1 : 104), Medikamentenfieber, Exantheme, hämolytische Anämie und Krämpfe (nur bei hohen Dosen und schneller i. v. Inj.), Herxheimer-Reaktion, selten interstitielle Nephritis (nur bei i. v. Gabe), Thrombopenie, Neutropenie; in D 1,5 %, in Mittelmeernähe bis 30 %, in Japan > 70 % penicillinresistente Pneumok.
Penicillin V		3–4 × 0,4–1,5 Mio. IE p. o. [$]	
Staphylokokkenpenicilline (penicillinasefeste Penicilline)			
Dicloxacillin	Empfindlich: Staph. (auch β-Laktamasebildner), Strept., Pneumok. Nicht empfindlich: oxacillinresistente Staph.	3–4 × (0,25–)1 g p. o., 1 h vor dem Essen [$]	Venenreizung bei i. v. Gabe häufig. GI-NW (Durchfall), Drug Fever, Exanthem, Hb-Abfall, Leukopenie, Transaminasenanstieg, selten Hämaturie, pseudomembranöse Kolitis, Neurotoxizität
Flucloxacillin	Staph., zur Oral- und Parenteralther. geeignet	3–4 × 1,0–2,0 g p. o. 1 h vor dem Essen [$] 4 × bis 2 g i. m., i. v. max. 10 g/d [$]	Anaphylaxie, Transaminasenanstieg, Neutropenie
Ampicillin und Ampicillinanaloga (Aminobenzylpenicilline)			
Amoxicillin	Wie Ampicillin; aktiver gegen Salmonella typhi, inaktiv bei Shigellen	3 x 0,5–1g p. o. [$] 4 × 1 (–5) g i. v. [$]	Wie Ampicillin; 2- bis 3-fach besser resorbiert als Ampicillin, deshalb weniger GI-NW Rel. KI: inf. Mononukleose und lymphatische Leukämie
Amoxicillin + Clavulansäure	Wie Amoxicillin, inkl. β-Laktamasebildner, Anaerobier	3 × 625–1 250 mg p. o. [$] 3–4 × 1,2–2,2 g i. v. [$]	Wie Ampicillin; häufig pos. Coombs-Test, GI-NW und Leberenzyme ↑ (in 10–20 %). Bei lebensbedrohlichen Inf. nicht als Monother. **Cave:** Niereninsuff. (unterschiedliche Pharmakokinetik der Inhaltsstoffe)

18

Tab. 18.2 Penicilline *(Forts.)*

	Spektrum	24-h-Dosis, Erw.[1]	NW, Bemerkungen
Ampicillin	Empfindlich: grampos. und gramneg. Bakterien, v.a. H. infl.; Enterok., Listerien, z.T. auch E. coli, P. mirabilis, Salm., Shigellen, Anaerobier (außer B. fragilis) Nicht empfindlich: β-Laktamasebildner	3–4 × 0,5–1 g p.o. [$] 150–200 mg/kg KG i.v. (bis 3 × 5 g) [$] Für orale Ther. ist Amoxicillin besser geeignet	GI-NW (Übelkeit, Diarrhö, pseudomembranöse Kolitis), allergische Reaktion, Exanthem, Drug Fever, selten GOT ↑; bei Überdos. Nephritis und hämolytische Anämie. **KI:** inf. Mononukleose (Exanthem in 75–100 %)
Ampicillin + Sulbactam	Wie Ampicillin. einschließlich β-Laktamasebildner, Anaerobier	3–4 × 0,75–3,0 g i.v. (0,75 g = 0,5 g Amp. + 0,25 g Sulb.) [$]	Wie Ampicillin, **KI:** bei lebensbedrohlichen Inf. keine Monother.
Piperacillin	Wie Mezlocillin, zusätzlich empfindlich: P. aeruginosa	3–4 × 2–4 g i.v. [$$]	Wie Mezlocillin, zusätzl. Thrombophlebitis, Nephropathie (selten)
Piperacillin + Tazobactam	Wie Mezlocillin, zusätzlich empfindlich: β-Laktam-bildende Pseud., Staph., Haemophilus, E. coli und B. fragilis, in Komb. mit Aminoglykosid Penicillin der Wahl bei Pseud.	3 × 4,5 g i.v. [$$]	Wie Piperacillin, selten Krampfanfälle und HRS, Gerinnungsstörungen und Leberwerte ↑ möglich. Alternative: freie Komb. von Piperacillin + Sulbactam [$$]
Acylamino-(Acylureido-)Penicilline (Breitspektrumpenicilline)			
Mezlocillin	Wie Ampicillin, stärker gegen gramneg. Keime, z.B. Entero- und Citrobacter; Anaerobier. **Cave:** β-Laktam-labil	3–4 × 2–5 g i.v., bei Gallenwegs- oder HWI [$$] 2–3 × 2 g i.v. [$$]	Allergische Reaktion (Exantheme, Urtikaria, Drug Fever, selten Anaphylaxie, Eosinophilie). Passagere Neutropenie, Transaminasen ↑, Hypokaliämie, GI-NW (Übelkeit, Diarrhö, pseudomembranöse Kolitis). Selten Blutgerinnungsstörungen (Blutungszeit ↑, Thrombos ↓), Geschmacksirritation, Krampfanfälle bei hoher Dosierung

[1] Zum Vergleich sind die Tagestherapiekosten (TTK) in Abhängigkeit von der Dosis für einen Erw. (70 kg) mit normaler Nierenfunktion dargestellt. Als Anhaltspunkt dient die Rote Liste. Durch Rabatte der Industrie für den individuellen Krankenhausbedarf können erhebliche Preisunterschiede entstehen; in solchen Fällen hauseigene Preisvergleiche beachten:
$ = preiswert (< 25 € TTK), $$ = mittel (25–50 € TTK), $$$ = teuer (50–100 € TTK)
$$$$ = sehr teuer (> 100 € TTK)

18.2.2 Cephalosporine

▶ Tab. 18.3

Tab. 18.3 Cephalosporine

	Spektrum	24-h-Dosis, Erw.[1]	NW, Bemerkungen
Parenterale Cephalosporine der I. Generation (Basis-Cephalosporin)			
Cefazolin	**Empfindlich:** grampos. und gramneg. Bakterien (insb. E. coli, P. mirabilis, Klebs.), Anaerobier, gut wirksam bei oxacillinsensitiven Staph. Einsatz in periop. Prophylaxe möglich **Nicht empfindlich:** Enterok., Pseud., Serratia, P. vulgaris, Enterobakt., Acinetobacter, Haemophilus, oxacillinresistente Staph., B. fragilis	2–3 × 0,5–2 g i. v. [$]	Exanthem, Thrombophlebitis, Fieber, Transaminasen ↑, passagere Leukopenie, Thrombozytopenie, GI-NW, selten Anaphylaxie, pos. Coombs-Test, Nephrotoxizität → Krea-Kontrolle, Komb. mit Furosemid vermeiden!
Oral-Cephalosporine der I. Generation			
Cefaclor	Wie Cefazolin, aber schwächer	3 × 0,5–1 g p. o. [$]	Wie Cefazolin, GI-NW (2–6 %), selten Arthritis
Cefadroxil	Wie Cefazolin, aber schwächer	1–2 × 1–2 g p. o. [$]	Wie Cefazolin, teurer als Breitspektrumpenicilline
Cefalexin	Wie Cefazolin, aber schwächer	3–4 × 0,5–1 g p. o. [$]	Wie Cefazolin, teurer als Breitspektrumpenicilline
Cephalosporine der II. Generation (Intermediär-Ceph.; Gruppe 2)			
Cefuroxim	**Empfindlich:** E. coli, Klebs., Proteus, H. influenzae (wirksamer als Cefazolin). Weitgehend β-Laktamase-stabil **Nicht empfindlich:** Enterok., Pseud., B. fragilis, oxacillinresistente Staph.	3–4 × 0,75–1,5 g i. m./i. v. [$]	Wie Cefazolin; Basis-Ceph. für nosokomiale Inf., preiswert. Bei schweren H.-influenzae-Inf. Wechsel auf Ceph. III. **KI:** ZNS-Inf. Dosisreduktion bei Krea-Clearance < 50 ml/Min.
Cefotiam	Wie Cefuroxim; in vitro wirksamer gegen gramneg. Erreger	2–3 × 1–2 g i. m./i. v. [$]	Wie Cefuroxim
Cefoxitin (gehört zur Gruppe der Cefamycine)	**Empfindlich:** Anaerobier inkl. B. fragilis (**Cave:** 20 % resistent), niedrigere Aktivität als Cefazolin bei grampos., höhere bei gramneg. Erregern **Nicht empfindlich:** Enterok., Pseud., H. influenzae	3–4 × 1–2 g i. v. [$]	Wie Cefazolin; geeignet zur Ther. von aerob-anaeroben Mischinf., periop. Prophylaxe (einziger Vertreter der Gruppe V)

Tab. 18.3 Cephalosporine *(Forts.)*

	Spektrum	24-h-Dosis, Erw.[1]	NW, Bemerkungen
Cefuroxim/ Axetil	Wie Cefuroxim	2 × 250–500 mg p.o. p.p. [$]	Wie Cefazolin, GI-NW
Loracarbef	Wie Cefuroxim	2 × 200–400 mg p.o. nüchtern [$]	Wie Cefazolin, GI-NW
Cephalosporine der III. Generation (Breitspektrum-Ceph.; Gruppe 3a = unzureichende Pseudomonaswirksamkeit)			
Cefotaxim	**Empfindlich:** grampos. Erreger (weniger wirksam als Cefazolin und Cefuroxim), gramneg. Keime, Haemophilus (wesentlich wirksamer als Cefazolin und Cefuroxim). **Cave:** bei Entero- und Citrobacter häufig Resistenzentwicklung **Nicht empfindlich:** Pseud., Enterok., B. fragilis, oxacillinresistente Staph., Listerien	2–3 × bis 2 g i.v., bis 12 g/d, i.m., bei schweren Inf. 3 × 2 g i.v. [$]	Wie Cefazolin; Initialther. bei schwerer Inf. mit unbekanntem Erreger in Komb. mit einem Aminoglykosid, lebensbedrohliche H.-influenzae-Meningitis Bei Krea-Clearance < 10 ml/Min. 1–2 g/d
Ceftriaxon	Wie Cefotaxim, Ther. der Wahl bei Meningitis	1 × 2 g i.v., i.m. (bis 1 × 4 g) [$]	Wie Cefazolin, „Sludge" i.d. Galle; lange HWZ → Einmaldosierung
Cephalosporine der III. Generation (Gruppe 3b)			
Ceftazidim	Breitspektrum-Ceph.; gramneg. Keime, v.a. P. aeruginosa, Proteus und Serratia (sehr gute Wirksamkeit), wenig aktiv gegen Staph., Enterok., B. fragilis	2–3 × 1–2 g i.v., i.m. [$$]	Wie Ceftriaxon. Initialther. bei unbekanntem Erreger, bei V.a. P. aeruginosa evtl. in Komb. mit Aminoglykosid. Bei V.a. Anaerobier Komb. mit Clindamycin oder Metronidazol, bei V.a. Staph. Komb. mit Flucloxacillin oder Glykopeptid
Oral-Cephalosporine der III. Generation			
Cefixim	Wie Cefotaxim; Staph. meist resistent; HWI durch gegen Ampicillin bzw. Co-trimoxazol resistente gramneg. Erreger	1 × 400 mg p.o. [$]	GI-NW, allergische Reaktionen, BB-Veränderungen, Transaminasen ↑, Kopfschmerzen, Schwindel
Cefpodoxim	Wie Cefixim	2 × 100–200 mg p.o. [$]	Wie Cefixim
Ceftibuten	Wie Cefixim, schlechtere Aktivität gegen Staph., Pneumok. und Strept.	1 × 400 mg p.o. [$]	Wie Cefixim, Übelkeit, Erbrechen, Diarrhöen

Tab. 18.3 Cephalosporine *(Forts.)*

	Spektrum	24-h-Dosis, Erw.[1]	NW, Bemerkungen
Cephalosporine der IV. und V. Generation			
Ceftobiprol [Zevtera®]	Wirksam auch bei **MRSA.** Zugelassene Ind. nosokomiale Pneumonie (außer Beatmungspneumonie), CAP	3 × 500 mg, Infusion über 2 h, Dosisreduktion bei Niereninsuff. [$$$$]	Wie Cefazolin
Cefepim	Wie Ceftazidim. Im grampos. Bereich ähnlich wirksam wie Cefotaxim. Komb. mit Aminoglykosid sinnvoll, nosokomiale Infektionen, Sepsis, bakt. Inf. bei Neutropenie	2 × 1–2 g i. v., Anpassung bei Niereninsuff. [$$$$]	Wie Cefazolin, in vitro hohe β-Laktamase-Stabilität, klin. mit Ceftazidim vergleichbar Dosisreduktion bei GFR < 50 ml/Min.
Ceftazidim/ Avibactam [Zavicefta®]	Spektrum wie Ceftazidim, bessere Wirksamkeit bei ESBL-Bildnern	3 × 2,5 g über 2 h i. v. [$$$$]	**NW:** wie Cefazolin. Dosisreduktion bei Niereninsuff.
Ceftolozan/Tazobactam [Zerbaxa®]	Spektrum wie Ceftazidim, bessere Wirksamkeit bei ESBL-Bildnern	3 × 1,5 g i. v. [$$$$]	**NW:** wie Cefazolin. Dosisreduktion bei Niereninsuff.

[1] Zum Vergleich sind die Tagestherapiekosten (TTK) in Abhängigkeit von der Dosis für einen Erw. (70 kg) mit normaler Nierenfunktion dargestellt. Als Anhaltspunkt dient die Rote Liste. Durch Rabatte der Industrie für den individuellen Krankenhausbedarf können erhebliche Preisunterschiede entstehen; in solchen Fällen hauseigene Preisvergleiche beachten:
$ = preiswert (< 25 € TTK), $$ = mittel (25–50 € TTK), $$$ = teuer (50–100 € TTK)
$$$$ = sehr teuer (> 100 € TTK)

18.2.3 Weitere β-Laktamantibiotika

▶ Tab. 18.4

Tab. 18.4 Weitere β-Laktamantibiotika

	Spektrum	24-h-Dosis, Erw.[1]	NW, Bemerkungen
Oral-Cephalosporine der III. Generation			
Imipenem/ Cilastatin	**Empfindlich:** grampos. und gramneg. Keime einschließlich Anaerobier (sehr gute Wirkung) **Unempfindlich:** S. maltophilia und B. cepacia	3–4 × 0,5–1,0 g i. v. [$$]	BB-Veränderungen, allergische Reaktionen, GI-NW, Transaminasen ↑, AP ↑, Krea ↑, Phlebitis. Monother. möglich, bei V. a. Pseud. Komb. mit Aminoglykosid Nur Imipenem: dosisabhängig Krämpfe, Verwirrtheit

Tab. 18.4 Weitere β-Laktamantibiotika *(Forts.)*			
	Spektrum	**24-h-Dosis, Erw.**[1]	**NW, Bemerkungen**
Meropenem	**Empfindlich:** gramneg. Stäbchen (etwas besser wirksam als Imipenem, z. B. B. cepacia), grampos. Kokken (etwas schwächer wirksam als Imipenem) **Unempfindlich:** S. maltophilia	3 × 0,5–2 g i. v. [$$]	Wie Imipenem/Cilastatin; auch bei Meningitis anwendbar
Aztreonam	**Empfindlich:** gramneg. Keime **Unempfindlich:** grampos. Keime und Anaerobier (Reserveantibiotikum)	2–3 × 1–2 g i. v., i. m., bis 4 × 2 g [$$$$]	NW: GI-NW, Anämie, Thrombozytopenie, Thrombophlebitis

[1] Zum Vergleich sind die Tagestherapiekosten (TTK) in Abhängigkeit von der Dosis für einen Erw. (70 kg) mit normaler Nierenfunktion dargestellt. Als Anhaltspunkt dient die Rote Liste. Durch Rabatte der Industrie für den individuellen Krankenhausbedarf können erhebliche Preisunterschiede entstehen; in solchen Fällen hauseigene Preisvergleiche beachten:
$ = preiswert (< 25 € TTK), $$ = mittel (25–50 € TTK), $$$ = teuer (50–100 € TTK)
$$$$ = sehr teuer (> 100 € TTK)

18.2.4 Tetrazykline

▶ Tab. 18.5

Tab. 18.5 Tetrazykline			
	Spektrum	**24-h-Dosis, Erw.**[1]	**NW, Bemerkungen**
Doxycyclin	Breitbandantibiotikum **Empfindlich:** viele grampos., gramneg. Erreger, Mykoplasmen, Chlamydien, Bruzellen, Borrelien, Rickettsien, Leptospiren **Unempfindlich:** Proteus, P. aeruginosa, Serratia. **Hohe Resistenzraten** bei Staph. und Strept.	100–300 mg/d p. o., i. v., dann 1 × 100–200 mg [$]	GI-NW, Fotosensibilisierung, allergische Reaktionen, irreversible Gelbfärbung der Zähne bei Kindern < 9 J., Hirndruck ↑, Harnstoff-N ↑, bei Überdos. hepatotoxisch. Bei Niereninsuff. einsetzbar. **Cave:** nicht geeignet zur Monother. schwerer Inf. vor Erregernachweis

[1] Zum Vergleich sind die Tagestherapiekosten (TTK) in Abhängigkeit von der Dosis für einen Erw. (70 kg) mit normaler Nierenfunktion dargestellt. Als Anhaltspunkt dient die Rote Liste. Durch Rabatte der Industrie für den individuellen Krankenhausbedarf können erhebliche Preisunterschiede entstehen; in solchen Fällen hauseigene Preisvergleiche beachten:
$ = preiswert (< 25 € TTK), $$ = mittel (25–50 € TTK), $$$ = teuer (50–100 € TTK)
$$$$ = sehr teuer (> 100 € TTK)

18.2.5 Aminoglykoside

▶ Tab. 18.6

Tab. 18.6 Aminoglykoside

	Spektrum	24-h-Dosis, Erw.[1]	NW, Bemerkungen
Amikacin	Wie Gentamicin, häufig bei Gentamicinresistenz noch aktiv → Reserveantibiotikum	15 mg/kg KG[2] in 2(–3) Dosen i. m., i. v. [$$$]	Komb. vorwiegend mit β-Laktamantibiotika; geringe ther. Breite → Drugmonitoring: Talspiegel. Ototoxizität (häufig irreversibel) und Nephrotox. (meist reversibel) v. a. bei: Talspiegel > 2 mg/l (G, N, T) bzw. > 10 mg/l (A) Ther. > 10 d. Gleichzeitig andere toxische Substanzen wie Vancomycin, Furosemid, Amphotericin B. Vergleich der NW-Raten: Nephrotox.: G = A > T = N; Ototox.: A > G = T > N. Allergische Reaktionen, neuromuskuläre Blockade Einmaldosierung gleich wirksam wie 3 ×/d, evtl. Tox. ↓. Ziel: Talspiegel < 2 mg/l (G, N, T) bzw. < 10 mg/l (A)
Gentamicin	**Empfindlich:** Enterobakt., Pseud. aerug., Staph. **Unempfindlich:** Enterok., Strept., Pneumok., S. maltophilia, Anaerobier	3–5 mg/kg KG[2] in 1–2 Dosen i. m., i. v. (als 30- bis 60-Min. Ki) [$]	
Netilmicin	Wie Gentamicin; aktiver gegen KNS und Enterobakt.	4–7,5 mg/kg KG[2] in 1(–3) Dosen i. m./i. v. [$$]	
Tobramycin	Wie Gentamicin, aktiver gegen Pseud. aerug. v. a. in Komb. mit Pseud.-Penicillinen und -Ceph.	3–5 mg/kg KG[2] in 1–2 Dosen i. m./i. v. [$$]	
Isepacin	Ähnlich wie Amikacin, wirksam gegen S. marcenscens, nicht gegen MRSA, H. influenzae, Enterok.	15 mg/kg/d 1 x tgl. i.v. über 30 Min.	

A: Amikacin; G: Gentamicin; N: Netilmicin; T: Tobramycin
[1] Zum Vergleich sind die Tagestherapiekosten (TTK) in Abhängigkeit von der Dosis für einen Erw. (70 kg) mit normaler Nierenfunktion dargestellt. Als Anhaltspunkt dient die Rote Liste. Durch Rabatte der Industrie für den individuellen Krankenhausbedarf können erhebliche Preisunterschiede entstehen; in solchen Fällen hauseigene Preisvergleiche beachten:
$ = preiswert (< 25 € TTK), $$ = mittel (25–50 € TTK), $$$ = teuer (50–100 € TTK)
$$$$ = sehr teuer (> 100 € TTK)
[2] Angabe als einmalige Tagesdosis → **Cave:** Toxizität.

18.2.6 Makrolide

▶ Tab. 18.7

Tab. 18.7 Makrolide

	Spektrum	24-h-Dosis, Erw.[1]	NW, Bemerkungen
Erythromycin	**Empfindlich:** Strept., Pneumok., oxacillinsensitive Staph., Neisserien, Legionellen, Myko- und Ureaplasmen, Chlamydien, B. pertussis, C. diphtheriae, Campylobacter, Borrelien, T. pallidum. Enterok. und H. influenzae nur mäßig **Unempfindlich:** Enterobakt., Pseud., S. aureus, M. hominis	4 × 500 mg p. o. [$], 3–4 × 500 mg i. v. [$$]	GI-NW, Phlebitis; sehr selten Allergie, Leberschäden bei Erythromycin-Estolat (cholestatischer Ikterus), Torsade-de-pointes-Arrhythmie, Ototoxizität
Roxithromycin	Wie Erythromycin	2 × 150 mg p. o. (nüchtern) [$]	Bessere Resorption als Erythromycin, geringere GI-NW, verlängerte HWZ; in D 10–15 % makrolidresistente Pneumok.
Clarithromycin	Wie Erythromycin; zusätzlich Mykobakterien	2 × 250–500 mg p. o. (nüchtern), 2 × 500 mg i. v. [$]	Wie Roxithromycin; in D 10–15 % makrolidresistente Pneumok.
Azithromycin	Etwas schwächer als andere Makrolide	1 × 500 mg p. o. (nüchtern) für 3 d; Chlamydienurethritis 1 × 1 g p. o. [$]	Wie Erythromycin; sehr gute Gewebepenetration, daher verkürzte Therapiedauer intrazellulär biologische HWZ > 14 d! In D 15–20 % makrolidresistente Pneumok.

[1] Zum Vergleich sind die Tagestherapiekosten (TTK) in Abhängigkeit von der Dosis für einen Erw. (70 kg) mit normaler Nierenfunktion dargestellt. Als Anhaltspunkt dient die Rote Liste. Durch Rabatte der Industrie für den individuellen Krankenhausbedarf können erhebliche Preisunterschiede entstehen; in solchen Fällen hauseigene Preisvergleiche beachten:
$** = preiswert (< 25 € TTK), **$$** = mittel (25–50 € TTK), **$$$ = teuer (50–100 € TTK)
$$$$ = sehr teuer (> 100 € TTK)

18.2.7 Ketolide und Lincosamide

▶ Tab. 18.8

Tab. 18.8 Ketolide und Lincosamide

	Spektrum	24-h-Dosis, Erw.[1]	NW, Bemerkungen
Telithromycin	Wie Erythromycin; inkl. makrolidresistente Strept. und H. influenzae	1 × 800 mg p. o. [$]	QT-Zeit ↑, Arrhythmien, GI-Unverträglichkeit, Interaktionen, Tendopathien
Clindamycin	Anaerobier (inkl. B. fragilis), Pneumok., Strept., oxacillinsensitive Staph.	3–4 × 150–450 mg p. o. [$] 3–4 × 300–600 mg i. v. [$$]	GI-NW, v. a. Durchfall, selten pseudomembranöse Kolitis, hepatotox. und allergische Reaktionen

[1] Zum Vergleich sind die Tagestherapiekosten (TTK) in Abhängigkeit von der Dosis für einen Erw. (70 kg) mit normaler Nierenfunktion dargestellt. Als Anhaltspunkt dient die Rote Liste. Durch Rabatte der Industrie für den individuellen Krankenhausbedarf können erhebliche Preisunterschiede entstehen; in solchen Fällen hauseigene Preisvergleiche beachten:
$ = preiswert (< 25 € TTK), $$ = mittel (25–50 € TTK), $$$ = teuer (50–100 € TTK)
$$$$ = sehr teuer (> 100 € TTK)

18.2.8 Chinolone

▶ Tab. 18.9

Tab. 18.9 Chinolone[1]

	Spektrum	24-h-Dosis, Erw.[2]	NW, Bemerkungen
Norfloxacin Fluorchinolon I	Nahezu alle grampos. und gramneg. Erreger von HWI inkl. Pseud., auch multiresistente Keime, Chlamydien	2 × 400 mg p. o. [$]	GI-NW, allergische Reaktionen, ZNS-Störungen: Schwindel, Kopfschmerzen, Krämpfe, psychotische Reaktionen, selten Leukopenie, Phototoxizität
Enoxacin Fluorchinolon II	Gramneg. Erreger, geringe Wirkung ggn. Staph., Strept., Pneumok.	2 × 200 mg [$]	Wie Norfloxacin, hat seine Bedeutung größtenteils verloren
Ofloxacin Fluorchinolon II	Wie Norfloxacin, v. a. Enterobakt., zusätzlich Haem., Neisserien, Chlamydien, Mykoplasmen, Legionellen, Mykobakterien	2 × 200 mg p. o. [$] oder i. v. [$$]	Wie Norfloxacin; ZNS-Störungen (in ~ 1 %). Reserveantibiotikum z. B. für komplizierte HWI, Prostatitis, Inf. durch multiresistente gramneg. Erreger. **Cave:** Resistenzentwicklung! Theophyllinspiegel ↑
Ciprofloxacin Fluorchinolon II	Wie Ofloxacin, wirksamer gegen P. aeruginosa, schwächer gegen S. aureus wirksam	2 × 500–750 mg p. o. [$] 2 × 200–400 mg i. v. [$$]	Wie Ofloxacin

Tab. 18.9 Chinolone[1] *(Forts.)*			
	Spektrum	**24-h-Dosis, Erw.**[2]	**NW, Bemerkungen**
Levo-floxacin Fluor-chinolon III	Wie Ofloxacin, enthält L-Isomer von Ofloxacin (= wirksame Substanz)	1 × 250–500 mg p. o. [$] und i. v. [$$$]	Wie Ofloxacin
Moxi-floxacin Fluor-chinolon IV	Grampos. und gramneg. Atemwegserreger, bei V. a. Pneumonie durch penicillinresistente Pneumok., Legionellen, Mykoplasmen und Chlamydien (gegenüber Ciprofloxacin erweitertes Spektrum)	1 × 400 mg p. o. [$] 1 × 400 mg i. v. über mind. 60 Min. [$$]	QT-Zeit ↑, GI-NW, psychotische Reaktionen, Theophyllinspiegel ↑, keine Dosisreduktion bei Niereninsuff., Phototoxizität

[1] **Cave:** keine Anwendung in Schwangerschaft, Stillzeit und bei Kindern in der Wachstumsphase (Gefahr von Knorpelschäden).
[2] Zum Vergleich sind die Tagestherapiekosten (TTK) in Abhängigkeit von der Dosis für einen Erw. (70 kg) mit normaler Nierenfunktion dargestellt. Als Anhaltspunkt dient die Rote Liste. Durch Rabatte der Industrie für den individuellen Krankenhausbedarf können erhebliche Preisunterschiede entstehen; in solchen Fällen hauseigene Preisvergleiche beachten:
$ = preiswert (< 25 € TTK), $$ = mittel (25–50 € TTK), $$$ = teuer (50–100 € TTK)
$$$$ = sehr teuer (> 100 € TTK)

18.2.9 Glykopeptide

▶ Tab. 18.10

Tab. 18.10 Glykopeptide			
	Spektrum	**24-h-Dosis, Erw.**[1]	**NW, Bemerkungen**
Vanco-mycin	**Empfindlich:** alle grampos. Keime einschl. oxacillinresistente Staph., E. faecium, C. jeikeium, C. difficile (Oralther. der pseudomembranösen Kolitis) **Unempfindlich:** gramneg. Keime	4 × 0,5 g oder 2 × 1 g i. v. [$] Bei pseudomembranöser Kolitis 4 × 125–250 mg p. o. für 10 d [$]	Exanthem, Phlebitis, BB-Veränderungen, Nephro- und Ototoxizität → Drugmonitoring: Talspiegel 5–10 mg/l, Bergspiegel 30–40 mg/l
Teico-planin	Wie Vancomycin, weniger aktiv gegen S. haemolyticus, aktiver gegen Enterok.	(1–)2 × 400 mg für 3 d i. v., i. m., dann 1 × (200–) 400 mg i. v., i. m. [$$]	Wie Vancomycin, besser verträglich als Vancomycin, HWZ 50 h Talspiegel 5–15 mg/l, Bergspiegel 30–60 mg/l

[1] Zum Vergleich sind die Tagestherapiekosten (TTK) in Abhängigkeit von der Dosis für einen Erw. (70 kg) mit normaler Nierenfunktion dargestellt. Als Anhaltspunkt dient die Rote Liste. Durch Rabatte der Industrie für den individuellen Krankenhausbedarf können erhebliche Preisunterschiede entstehen; in solchen Fällen hauseigene Preisvergleiche beachten:
$ = preiswert (< 25 € TTK), $$ = mittel (25–50 € TTK), $$$ = teuer (50–100 € TTK)
$$$$ = sehr teuer (> 100 € TTK)

18.2.10 Andere Antibiotika und Chemotherapeutika

▶ Tab. 18.11

Tab. 18.11 Andere Antibiotika und Chemotherapeutika

	Spektrum	24-h-Dosis, Erw.[1]	NW, Bemerkungen
Colistimethat	Multiresistente P. aeruginosa, Klebs., A. baumannii	z. B. 3 × 2 g i. v.	ANV, Porphyrie-Exazerbation, Dosisreduktion bei Niereninsuff.
Co-trimoxazol (Trimethoprim/Sulfamethoxazol)	Sulfonamidkomb. **Empfindlich:** gute Wirksamkeit bei Salm., Shigellen, anderen Enterobakt., S. maltophilia, B. cepacia, Listerien, Nokardien, Pneumocystis **Unempfindlich:** P. aeruginosa	2 × 960 mg p. o. nach dem Essen (pro Tbl. 160 mg TMP/800 mg SMZ) [$] Pneumocystis-Pneumonie 20/100 mg/kg KG in 4 Dosen [$]	Allergische Reaktionen (häufig Exanthem, selten Stevens-Johnson-Sy.), GI-NW, selten reversible KM-Depression. Krea ↑!
Fidaxomicin	C.-difficile-Inf. (Reserveantibiotikum)	2 × 200 mg p. o. für 10 d [$$$$]	Lokale Wirkung
Fosfomycin	Viele gramneg./grampos. Bakt., Anaerobier	3 × 2–5 g i. v. [$$$]	Exanthem, GI-NW, Phlebitis, AP ↑, GOT ↑, GPT ↑, hoher Na^+-Gehalt
Fusidinsäure	Inf. mit oxacillinresistenten Staph. alternativ zu Glykopeptiden	3 × 0,5 g p. o. (zur Mahlzeit) [$] 3 × 0,5 g i. v. (Infusion über 2–4 h) [$$$$]	GI-NW, Phlebitiden, nicht mit aminosäurehaltiger Lsg. mischen (fällt aus), häufig Resistenzentwicklung → nur in Komb. mit anderen Staph.-wirksamen Antibiotika
Linezolid	Grampos. Keime, inkl. MRSA, MRSE und VRE	2 × 600 mg i. v./p. o. [$$]	Zulassung für Pneumonie, Weichteil- und VRE-Inf. **NW:** GI-NW, Kopfschmerzen, BB-Veränderungen, Thrombopenie (→ ab 14 d Ther. wöchentlich BB!) **WW:** MAO-Hemmer, serotoninhaltige Lebensmittel Keine Dosisreduktion bei Niereninsuff.
Metronidazol	1.: Anaerobier, Gardnerella, Helicobacter	1. 3 × 500 mg p. o., i. v. [$]	GI-NW, periphere Neuropathie, Alkoholintoleranz
	2.: E. histolytica	2. 3 × 750 mg p. o. für 10 d [$$]	
	3.: G. lamblia	3. 3 × 250 mg p. o. für 6 d [$]	
	4.: T. vaginalis	4. 1 × 2 g p. o. [$]	

Tab. 18.11 Andere Antibiotika und Chemotherapeutika *(Forts.)*

	Spektrum	24-h-Dosis, Erw.[1]	NW, Bemerkungen
Quinupristin/Dalfopristin	Nahezu alle grampos. Erreger, v. a. MRSA, MRSE, VRE, multiresistente S. pneumoniae; Legionellen, Mykoplasmen, Chlamydien und einige Anaerobier	3 × 7,5 mg/kg KG i. v. [$$$]	Reserveantibiotikum für schwere Inf. durch grampos. Erreger, v. a. VRE **NW:** GI-NW, Transaminasen ↑, Phlebitis (ZVK empfohlen) **WW** (hemmt Cytochrom P450) Keine Dosisreduktion bei Niereninsuff.
Rifabutin	Mykobakterien, auch atypische (Prophylaxe bei AIDS-Pat.), grampos. Kokken, Legionellen, Mykoplasmen und Chlamydien	1 × 300–600 mg p. o. [$]	GI-NW, Transaminasen ↑, BB-Veränderungen. Keine Dosisreduktion bei Niereninsuff. Metabolisation P450-abhängig
Rifampicin	Mykobakterien (▶ 6.5.3), Staph. (komplizierte Inf., nur in Komb.), Strept., H. influenzae, Meningok.; Bruzellen, Chlamydien, Legionellen	1 × 10 mg/kg KG p. o./i. v. (als Infusion) max. 600 mg/d [$]	Transaminasen ↑, BB-Veränderungen, GI-NW, selten allergische Reaktionen, ZNS-Störungen, viele WW (▶ 19.3). Häufig Resistenzentwicklung → nur in Komb. mit anderen Staph.-wirksamen Antibiotika
Rifaximin	Nahezu alle darmpathogenen Bakt. inkl. Salm., C. difficile, Campylobacter, Yersinien, H. pylori sowie Strept., Staph., Enterok., Klebs.	2–3 × 200–400 mg p. o. [$$]	Verbleibt im Darm, wird nicht resorbiert (< 1 %). Ind.: Reisediarrhö
Tedizolid [Sivextro®]	Wirksam auch bei Linezolid-resistenten S. aureus; bakterizide Wirkung	1 x 200 mg i. v. [$$$$]	wie Linezolid
Tigecyclin	Glyzylzyklin (Tetrazyklinderivat) mit breitem Wirkspektrum inkl. MRSA und Anaerobier **Wirklücke:** P. aeruginosa, P. mirabilis	Loading-Dose 100 mg als Bolus i. v., dann 2 × 50 mg i. v. [$$$]	Übelkeit, Erbrechen

[1] Zum Vergleich sind die Tagestherapiekosten (TTK) in Abhängigkeit von der Dosis für einen Erw. (70 kg) mit normaler Nierenfunktion dargestellt. Als Anhaltspunkt dient die Rote Liste. Durch Rabatte der Industrie für den individuellen Krankenhausbedarf können erhebliche Preisunterschiede entstehen; in solchen Fällen hauseigene Preisvergleiche beachten:
$ = preiswert (< 25 € TTK), $$ = mittel (25–50 € TTK), $$$ = teuer (50–100 € TTK)
$$$$ = sehr teuer (> 100 € TTK)

18.2.11 Anaerobes Spektrum von Antibiotika und Chemotherapeutika

▶ Tab. 18.12

Tab. 18.12 Anaerobes Spektrum von Antibiotika und Chemotherapeutika

Spektrum	Antibiotika, Chemotherapeutika
Unwirksam gegen Anaerobier	Aztreonam, Aminoglykoside, Chinolone I–III (Ausnahmen: Moxifloxacin), Co-trimoxazol, Fosfomycin
Wirksam gegen Anaerobier außer B. fragilis (z. B. Oropharynx)	Penicillin G und V, Aminobenzylpenicilline, Ureido-(Breitspektrum-)Penicilline, Ceph. I–III
Wirksam gegen Anaerobier einschließlich B. fragilis (z. B. Abdomen)	Penicilline in Komb. mit β-Laktamasehemmern, Cefoxitin, Carbapeneme, Clindamycin, Metronidazol Reserveantibiotika: Chloramphenicol, Fluorchinolon IV
Wirksam gegen C. difficile (pseudomembranöse Kolitis)	Metronidazol, Vancomycin (Oralther.), Reserve: Fidaxomicin

18.3 Virustatika

18.3.1 Therapie der Herpesviridae

▶ Tab. 18.13

Tab. 18.13 Therapie der Herpesviridae

	Spektrum, Indikation	24-h-Dosis, Erw.[1]	NW, Bemerkungen
Aciclovir	HSV1, HSV2, VZV, EBV, CMV, systemisch relativ gut verträglich	Salbe und Trpf. 5 ×/d [$] Tbl.: 5 × 200–800 mg [$] i. v.: 3 × 5 (–10) mg/kg KG [$$]	Krea ↑, Leberenzyme ↑, Exanthem. Dosisreduktion bei Niereninsuff. Venenreizung (bei i. v. Gabe). Kein Effekt bei postherpetischen Schmerzen
Famciclovir	HSV, VZV	3 × 250 mg p. o. [$]	Kopfschmerz, Übelkeit, nur bei unkomplizierten Frühformen zugelassen
Valaciclovir	Unkomplizierter Herpes zoster	3 × 1 g p. o. [$] für 7 d	Zephalgien, Übelkeit und Erbrechen
Brivudin	Herpes zoster (immunsupprimierte Pat., bei Immunkompetenz nur Frühbehandlung günstig)	4 × 125 mg p. o. für 7 d	KI u. a. in Schwangerschaft/Stillzeit, 5-FU-Einnahme

[1] Zum Vergleich sind die Tagestherapiekosten (TTK) in Abhängigkeit von der Dosis für einen Erw. (70 kg) mit normaler Nierenfunktion dargestellt. Als Anhaltspunkt dient die Rote Liste. Durch Rabatte der Industrie für den individuellen Krankenhausbedarf können erhebliche Preisunterschiede entstehen; in solchen Fällen hauseigene Preisvergleiche beachten:
$ = preiswert (< 25 € TTK), $$ = mittel (25–50 € TTK), $$$ = teuer (50–100 € TTK)
$$$$ = sehr teuer (> 100 € TTK)

18.3.2 Therapie des Zytomegalievirus (CMV)

▶ Tab. 18.14

Tab. 18.14 Therapie des Zytomegalievirus (CMV)

	Spektrum, Indikation	24-h-Dosis, Erw.[1]	NW, Bemerkungen
Ganciclovir	CMV (bei Immunsuppression), z. B. Transplantation, AIDS	2 × 5 mg/kg KG i. v. für ca. 3–4 Wo. [$$$] Erhaltungsther.: 2 × 1,5 g p. o. Alternativ Valganciclovir Induktion: 2 × 900 mg, Erhaltungsther.: 2 × 900 mg	KM-Depression → BB-Kontrolle, GI-NW, Leberenzyme ↑, ZNS-Störungen, teratogen
Foscarnet	CMV-Inf., aciclovirresistente HSV-Inf., evtl. EBV, VZV, HHV-6, HHV-8	180 mg/kg KG über 2 h i. v. in 2 Dosen [$$$]	Nausea, Emesis → langsam infundieren, Ca^{2+} ↓, PO_4^{3-} ↑, Phlebitis (am besten über ZVK), Fieber; ZNS-Sympt., nephrotoxisch → Krea-Kontrollen. Volumen- und Natriumzufuhr!
Cidofovir	CMV-Retinitis bei Immunschwäche	1 × 5 mg/kg KG/Wo. (Infusion über 1 h) für 2 Wo., Erhaltungsther. alle 2 Wo. [$$$$] (375 mg à 1 115 €), vor Ther. Gabe von 1–2 l Ringer-Lsg.	Proteinurie, GI-NW, Exanthem, Nierenversagen, teratogen → Konzeptionsschutz für mind. 3 Mon. Zidovudin-Dosis um 50 % reduzieren. **Cave:** Komb. mit Indinavir oder Foscarnet

[1] Zum Vergleich sind die Tagestherapiekosten (TTK) in Abhängigkeit von der Dosis für einen Erw. (70 kg) mit normaler Nierenfunktion dargestellt. Als Anhaltspunkt dient die Rote Liste. Durch Rabatte der Industrie für den individuellen Krankenhausbedarf können erhebliche Preisunterschiede entstehen; in solchen Fällen hauseigene Preisvergleiche beachten:
$ = preiswert (< 25 € TTK), $$ = mittel (25–50 € TTK), $$$ = teuer (50–100 € TTK)
$$$$ = sehr teuer (> 100 € TTK)

18.3.3 Andere Virustatika

▶ Tab. 18.15

Tab. 18.15 Andere Virustatika

	Spektrum, Indikation	24-h-Dosis, Erw.[1]	NW, Bemerkungen
Ribavirin	**Inhalation:** Respiratory-Syncytial-Virus (RS-Virus) **i. v.:** Arenaviren; z. B. lymphozytische Choriomeningitis, Lassafieber, HCV u. a.	4 × 1 g initial i. v., danach 3 × 0,5 g für 6 d [$$$] HCV: 1 000–1 200 mg/d [$$$]	Pulmonal, hämolytische Anämie, Herz-Kreislauf-Insuff.

[1] Zum Vergleich sind die Tagestherapiekosten (TTK) in Abhängigkeit von der Dosis für einen Erw. (70 kg) mit normaler Nierenfunktion dargestellt. Als Anhaltspunkt dient die Rote Liste. Durch Rabatte der Industrie für den individuellen Krankenhausbedarf können erhebliche Preisunterschiede entstehen; in solchen Fällen hauseigene Preisvergleiche beachten:
$ = preiswert (< 25 € TTK), $$ = mittel (25–50 € TTK), $$$ = teuer (50–100 € TTK)
$$$$ = sehr teuer (> 100 € TTK)

18.3.4 Therapie des Influenzavirus

▶ Tab. 18.16

Tab. 18.16 Therapie des Influenzavirus

	Spektrum, Indikation	24-h-Dosis, Erw.[1]	NW, Bemerkungen
Zanamivir	Geringe Verkürzung der Symptomdauer, Influenza A/B	2 × 2 Hübe à 3,6 mg über 5 d	Beginn max. (!) 48 h nach ersten Symptomen
Oseltamivir	Geringe Verkürzung der Symptomdauer. Influenza A/B, Vogelgrippe	Prophylaxe: 75 mg/d p. o. Ther.: 2 x 75 mg/d p. o.	Beginn max. (!) 48 h nach ersten Symptomen
Amantadin	Influenza A, Parkinson-Sy.	2 × 100 mg p. o. für 10 d Ab 65 J. 1 × 100 mg	Herzfrequenzsenkung, Long-QT

18.3.5 HIV-Therapie

▶ Tab. 18.17

Tab. 18.17 HIV-Therapie

	Spektrum, Indikation	Orale 24-h-Dosis, Erw.	NW, Bemerkungen
Reverse-Transkriptase-Hemmer (Nukleosidanaloga; RTI)			
Abacavir	HIV, nur als Komb.-Ther.	2 × 300 mg	Kopfschmerzen, Übelkeit, hämatologische NW, Allergie bis zu Todesfällen!
Azidothymidin/Zidovudin, AZT	HIV (▶ 17.3.6)	1 × 600 mg + 300 mg	KM-Depression → BB-Kontrolle (Anämie in 25 %!), Kopfschmerzen, GI-NW, PNP, Folsäure- und Vit.-B_{12}-Mangel
Didanosin, DDI	HIV-Inf.	2 × 300 mg (> 75 kg) 2 × 200 mg (> 50 kg) 2 × 100 mg (< 50 kg) jeweils vor dem Essen	Pankreatitis, Diarrhö, periphere Neuropathie
Emtricitabin	HIV-Inf.	1 × 200 mg	Dosisreduktion bei Niereninsuff., Diarrhö, Zephalgien
Lamivudin, 3TC	HIV, nur als Komb.-Ther.; HBV	1 × 300 mg nüchtern; HBV 1 × 100 mg	GI-NW, Exanthem **Dosisreduktion** abhängig von Krea-Clearance: 1 x 150 mg/d (30–50 ml/Min.), 1 x 100 mg/d (15–30 ml/Min.), 1 x 50 mg/d (5–15 ml/Min.), 1 x 25 mg/d (< 5 ml/Min.)
Stavudin, D4T	HIV	2 x 30 mg (< 60 kg) 2 x 40 mg (> 60 kg) mind. 1 h vor dem Essen	Neuropathie, Schlafstörungen, Myalgien, Leberenzyme ↑. **KI:** schwere periphere Neuropathie

Tab. 18.17 HIV-Therapie *(Forts.)*			
	Spektrum, Indikation	**Orale 24-h-Dosis, Erw.**	**NW, Bemerkungen**
Nukleotidanaloga			
Tenofovir	HIV-Inf.	1 × 245 mg	**NW:** Übelkeit. **Cave:** Nephrotoxizität, Osteomalazie, Laktatazidose, hepatotoxisch
Efavirenz	HIV-Inf.	1 × 600 mg oder 3 x 200 mg	ZNS-Exzitation, Exanthem, WW bei Cytochrom-P450-abhängigem Metabolismus
Nevirapin	HIV	Tag 1–14: 1 × 200 mg Ab Tag 15: 2 × 200 mg	Exanthem (Stevens-Johnson-Sy.), Fieber, Transaminasen ↑
Etravirin	HIV, nur als Komb.-Ther.	2 × 200 mg zu den Mahlzeiten	Exanthem, Schwindel, Leberenzyme ↑, nur in Komb.
Proteaseinhibitoren (PI)			
Fosamprenavir	HIV	2 × 700 mg plus Ritonavir 2 × 100 mg	GI-NW, Exanthem
Indinavir	HIV, nur als Komb.-Ther.	3 × 800 mg nüchtern, 1 h vor einer fettfreien Mahlzeit, 2–3 l/d trinken; besser: 2 × 800 mg plus Ritonavir 2 × 100 mg	Bili ↑, Nierensteine, Juckreiz, trockene Haut., akute hämolytische Anämie, bei Komb. Rifabutindosis auf 50 % reduzieren **KI:** Komb. mit Benzodiazepinen, Kalziumantagonisten, Rifampicin
Proteaseinhibitoren CPD[1]			
Nelfinavir	HIV	3 × 750 mg zum Essen	GI-NW, Exanthem, ↑ BZ, ↑ Blutlipide, ↑ Transaminasen, bei Komb. Rifabutindosis 50 % reduzieren **KI:** Komb. mit Benzodiazepinen, Antihistaminika, Kalziumantagonisten, Rifampicin
Ritonavir	HIV, nur als Komb.-Ther.	(Früher 2 × 600 mg) Heute nur als „Booster" mit 2 × 100 mg	GI-NW, periorales Taubheitsgefühl, Triglyzeride ↑ ↑, Transaminasen ↑ **KI:** Komb. mit Benzodiazepinen, Antihistaminika, Antiarrhythmika, Rifampicin, Rifabutin
Saquinavir	HIV, nur als Komb.-Ther.	3 × 1200 mg plus Ritonavir 2 × 100 mg	GI-NW **KI:** Komb. mit Antihistaminika, Rifampicin, Rifabutin. Grapefruitsaft verbessert Resorption
Atazanavir	HIV, nur als Komb.-Ther.	1 × 300 mg plus Ritonavir 1 × 100 mg	Günstiges Resistenzprofil **NW:** weniger Lipodystrophie, Bili ↑, Arrhythmien, schweres Exanthem
Lopinavir/ Ritonavir	HIV, nur als Komb.-Ther.	2 × 400 mg	Günstigeres Resistenzprofil **NW:** Diarrhö, Kopfschmerzen, Exanthem **WW:** wie andere PI

Tab. 18.17 HIV-Therapie *(Forts.)*			
	Spektrum, Indikation	**Orale 24-h-Dosis, Erw.**	**NW, Bemerkungen**
(Aptivus) „Tipranavir"	HIV, nur als Komb.-Ther.	2 × 500 mg plus Ritonavir 2 × 200 mg	Hepatotoxisch, schwerer Ausschlag, Hirnblutung **NW:** wie andere PI
Darunavir	HIV	2 × 600 mg + Ritonavir 2 × 100 mg	Übelkeit, Diarrhö, schweres Exanthem, Makrohämaturie, Ikterus, Übelkeit, Erbrechen
Fusionsinhibitor			
Enfurvitide	HIV, nur als Komb.-Ther.	2 × 100 mg s.c.	Lokalreaktionen nach Injektion (sehr häufig), Hypersensitivitätsreaktionen
Integraseinhibitor			
Raltegravir	HIV, nur als Komb.-Ther.	2 × 400 mg p.o.	GI-NW, Fieber, Kopfschmerzen, hepatotoxisch
CCR5-Antagonist			
Maraviroc	Vorbehandelte Pat. mit CCR5-tropen HIV-Stämmen	2 × 300 mg p.o., Anpassung als Komb.-Präparat	Hepatotoxisch, Anaphylaxie, Hautreaktion

[1] Boosterung als „Doppel-PI ", z.B. Indinavir 400 mg + Ritonavir 400 mg oder Indinavir 800 mg + Ritonavir 100 mg. Vorteile: Wirkungsverstärkung, 2 Dosen/d, nahrungsunabhängig, NW ↓↓

18.4 Antimykotika

▶ Tab. 18.18

Tab. 18.18 Antimykotika			
	Spektrum, Indikation	**24-h-Dosis, Erw.**[1]	**NW, Bemerkungen**
Amphotericin B	C. albicans, Cryptococcus, Aspergillus, biphasische Pilze. Primärther. bei systemischen Mykosen	Lokale Ther., p.o., Infusion über 3–4 h in Glukose 5 %. Initial 0,1–0,25 mg/kg KG/d, steigern um 0,1–0,25 mg/kg KG. Normale Dosis: 1 × 0,6–1 mg/kg KG, max. 5 g/d [$$]	GI-NW, Fieber, Schüttelfrost, RR ↓ (vor Therapiebeginn Testdosis 2–5 mg i.v.), Schmerzen, meist reversibles Nierenversagen (für ausreichende NaCl-Zufuhr sorgen), Thrombophlebitis, Hypokaliämie, BB-Veränderungen. **Cave:** WW Cumarine **KI:** schwere Leber- oder Nierenfunktionsschäden

Tab. 18.18 Antimykotika *(Forts.)*

	Spektrum, Indikation	24-h-Dosis, Erw.[1]	NW, Bemerkungen
Liposomales Amphotericin B	Wie Amphotericin B. Bei Unverträglichkeit von konventionellem Amphotericin B	Initial 1 mg/kg KG, steigern um 1 mg/kg KG. Normale Dosis: 1 × 3–5 mg/kg KG, max. 16 g [$$$$]	Wesentlich weniger NW als konventionelles Amphotericin B, aber extrem teuer **KI:** Amphotericin B
Anidulafungin	Invasive Candidose, nicht bei Neutropenie	Initial 200 mg i. v., dann 100 mg i. v. [$$$$]	Nicht als Bolusinjektion (NW ↑), Leberenzyme ↑, GI-NW, Exanthem, Koagulopathie
Caspofungin	Reservemedikament **Empfindlich:** amphotericinazolresistente Candida und Aspergillus **Unempfindlich:** Cryptococcus!	Initial 70 mg i. v., dann 50 mg i. v. [$$$$]	Besser verträglich als Amphotericin **NW:** Fieber, lokale Venenreizung, Zephalgie, Transaminasen ↑. Keine Dosisreduktion bei Niereninsuff. **WW:** Ciclosporin
Clotrimazol	Candida, Dermatophyten, Schimmelpilze, dimorphe Pilze	Meist lokale Anwendung [$]	GI-NW
Fluconazol	**Empfindlich:** Candida spp., außer C. glabrata und C. krusei, Cryptococcus (Prophylaxe) **Unempfindlich:** Aspergillus	1 × 200 mg p. o. bei Schleimhautbefall bis 400 mg p. o. [$] Bei Systemmykose 400–800 mg i. v. [$$]	Gut verträglich. GI-NW, Hepatotoxizität, Hautaffektionen, periphere Neuropathie, Thrombopenie **WW:** Phenytoin, Cumarine, Ciclosporin, Sulfonylharnstoffe, Rifampicin
Flucytosin	Generalisierte Mykosen durch Candida, Cryptococcus und Aspergillus, Reservemedikament	4 × 25–50 mg/kg KG i. v. [$$$]	GI-NW, Leuko-, Thrombopenie, Allergie, Transaminasen ↑. Hohe Resistenzrate, daher nur in Komb. mit Amphotericin B **KI:** Gravidität, Niereninsuff.
Itraconazol	Candida (oropharyngeal, ösophageal, systemisch), Aspergillus, Histoplasma, Cryptococcus, (Para-)Coccidioides	1–2 × 200 mg p. o. nach dem Essen, bis 400 mg [$]	GI-NW, Allergie **WW:** Fluconazol, zusätzlich Digoxin, Terfenadin
Micafungin	Candida (ösophageal und systemisch)	1 × 100 mg i. v.	Leuko- + Thrombopenie, GI-NW, Exanthem
Posaconazol	Aspergillose, Fusaniose, Chromoblastomykose, Kokzidioidomykose, Reservemedikament	2 × 400 mg p. o. mit einer Mahlzeit [$$$$]	GI-NW, Kopfschmerzen, Exantheme, Transaminasen ↑

Tab. 18.18 Antimykotika (Forts.)			
	Spektrum, Indikation	**24-h-Dosis, Erw.**[1]	**NW, Bemerkungen**
Ketoconazol	Candida (außer C. krusei, C. glabrata), (Para-)Coccidioides, Histoplasma, Dermatophyten	Lokal. 1 × 200–600 mg p. o. vor dem Mittagessen, bis 400 mg [$]	Übelkeit, Exanthem, Hepatitis (ggf. Leberwerte überwachen), Impotenz, Gynäkomastie (NNR-Insuff.). Keine Liquorgängigkeit. **Cave:** keine Resorption bei Anazidität des Magens **WW:** Fluconazol
Miconazol	Wie Clotrimazol	Lokal. 4 × 250 mg p. o. [$]	Gut verträglich, GI-NW, Juckreiz, Exanthem
Nystatin	Candida spp.	Lokal. 4 × 500 000–1 Mio. IE p. o. [$]	GI-NW, Allergie
Voriconazol	Fluconazolresistente Candida, Cryptococcus, Fusarium spp., Aspergillose, Ther. der Wahl bei neutropenischem Fieber	Am 1. Tag 6 mg/kg KG i. v., dann 4 mg/kg KG alle 12 h [$$] Am 1. Tag 400 mg p. o., dann 2 × 200 mg [$$]	GI-NW, Sehstörungen, Fotophobie, 15 % Transaminasen ↑ **WW:** Sirolimus, Terfenadin, Pimozid, Rifampicin, Carbamazepin

[1] Zum Vergleich sind die Tagestherapiekosten (TTK) in Abhängigkeit von der Dosis für einen Erw. (70 kg) mit normaler Nierenfunktion dargestellt. Als Anhaltspunkt dient die Rote Liste. Durch Rabatte der Industrie für den individuellen Krankenhausbedarf können erhebliche Preisunterschiede entstehen; in solchen Fällen hauseigene Preisvergleiche beachten:
$ = preiswert (< 25 € TTK), $$ = mittel (25–50 € TTK), $$$ = teuer (50–100 € TTK)
$$$$ = sehr teuer (> 100 € TTK)

18.5 Anthelminthika

▸ Tab. 18.19

Tab. 18.19 Anthelminthika			
	Spektrum, Indikation	**Dosierung**[1]	**NW, Bemerkungen**
Mebendazol	Spulwurm, Maden- und Hakenwurm, Fadenwurm, Bandwurm	2 × 100 mg für 3 d [$]	Diarrhö, GI-Schmerzen, hepatotoxisch **KI:** Gravidität
Niclosamid	Rinder- und Schweinebandwurm, Fisch- und Zwergbandwurm	1 g p. o. nüchtern, 1 h später nochmals 1 g p. o. [$]	GI-NW (selten). Keine systemischen NW, da keine enterale Resorption
Praziquantel	Saugwürmer, Bandwürmer	Einmalgabe 5–10 mg/kg KG [$]	Kopf- und Bauchschmerzen, Schläfrigkeit, Benommenheit, Urtikaria **KI:** Gravidität. Rel. KI: Herz-, Nieren-, Leberinsuff., Arrhythmien

Tab. 18.19 Anthelminthika

	Spektrum, Indikation	Dosierung[1]	NW, Bemerkungen
Pyrantel	Breitband-Anthelminthikum: Oxyuren, Askariden, Haken-, Fadenwürmer	Einmalgabe 10 mg/kg KG [$]	GI-NW, Kopfschmerzen, Schwindel, Müdigkeit, Leberschädigung bei Soja- oder Erdnussallergie

[1] Zum Vergleich sind die Tagestherapiekosten (TTK) in Abhängigkeit von der Dosis für einen Erw. (70 kg) mit normaler Nierenfunktion dargestellt. Als Anhaltspunkt dient die Rote Liste. Durch Rabatte der Industrie für den individuellen Krankenhausbedarf können erhebliche Preisunterschiede entstehen; in solchen Fällen hauseigene Preisvergleiche beachten:
$ = preiswert (< 25 € TTK), $$ = mittel (25–50 € TTK), $$$ = teuer (50–100 € TTK)
$$$$ = sehr teuer (> 100 € TTK)

19 Problemfälle der Arzneimitteltherapie

Arno J. Dormann, Martin Lindig, Stephan Weise und Wolfgang Neukirchen

19

19.1 Nomogramme

Arno J. Dormann

19.1.1 Nomogramm zur Abschätzung der endogenen Kreatinin-Clearance

▶ Abb. 19.1

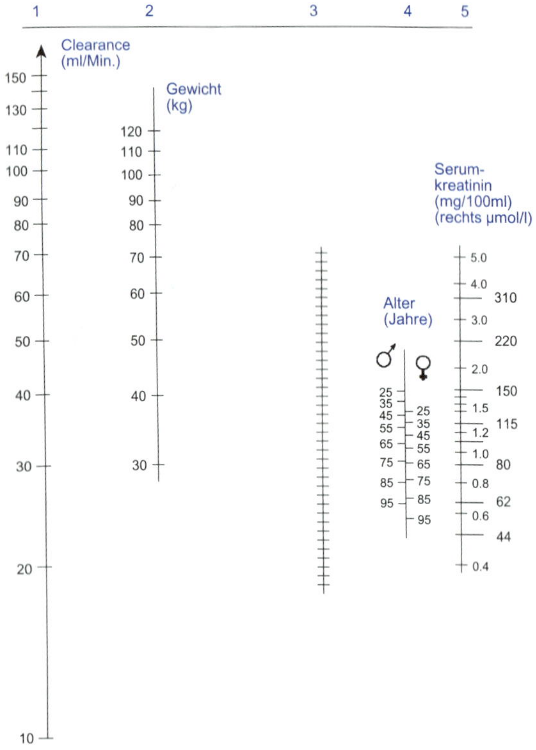

Abb. 19.1 Nomogramm zur Abschätzung der endogenen Kreatinin-Clearance. Mit Lineal Gewicht des Pat. (Skala 2) mit dem Alter (Skala 4) verbinden. Es resultiert ein Schnittpunkt mit Skala 3. Diesen Schnittpunkt durch Drehen des Lineals mit dem gemessenen Serum-Kreatininwert (Skala 5) verbinden. Die li Hälfte des Lineals schneidet dann Skala 1 → zugehöriger Clearancewert [L190]

19.1.2 Nomogramm zur Bestimmung der Körperoberfläche bei Erwachsenen

▶ Abb. 19.2

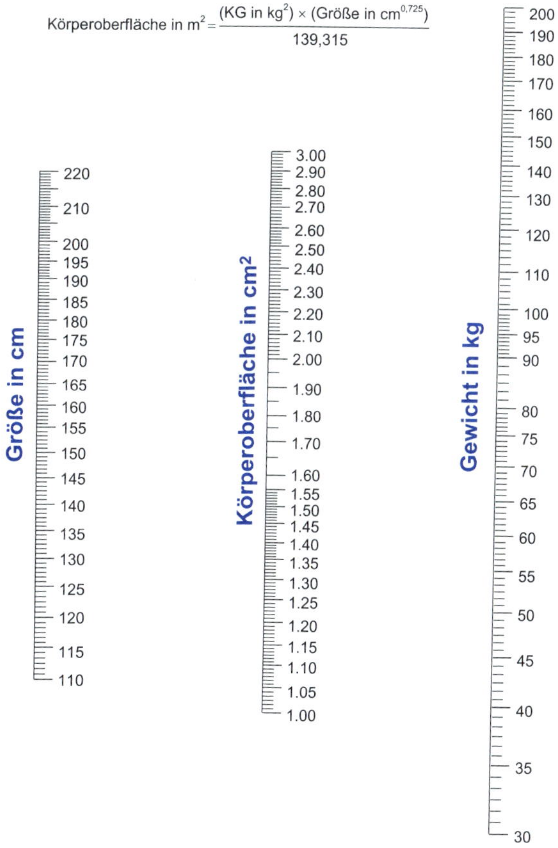

Abb. 19.2 Nomogramm zur Bestimmung der Körperoberfläche bei Erwachsenen. Größe und Gewicht mit einer Geraden verbinden, Körperoberfläche am Schnittpunkt ablesen [L190]

19.2 Plasmaspiegel und Referenzbereiche

Wolfgang Neukirchen und Arno J. Dormann

▶ Tab. 19.1, ▶ Tab. 19.2, ▶ Tab. 19.3

Therapeutisches Drug Monitoring (TDM) Bestimmung der Plasmakonz. von Medikamenten bzw. von deren aktiven Metaboliten unter Berücksichtigung von Komedikationen und evtl. genetischer Eigenschaften. V. a. sinnvoll geringer ther. Breite für Psychopharmaka und Immunsuppressiva. Zu beachten sind teils nach Literatur und Messmethode differierende Werte, weiterhin

- **Ther. Referenzbereich:** für das jeweilige Pharmakon empfohlener Bereich. Bei Überschreiten nicht zwangsweise Toxizität
- **Dosisbezogener Referenzbereich:** je nach Gewicht und Dosis zu erwartender Bereich

Tab. 19.1 Antiarrhythmika

Substanz	Ther. Referenzbereich		Umrechnungsfaktor
Ajmalin	0,01–1 mg/l	0,31–3,1 µmol/l	3,1
Amiodaron	0,7–2,5 µg/ml	1,09–3,875 µmol/l	1,55
Amiodaron, Desethyl-	0,5–3 µg/ml	800–4800 nmol/l	1,6
Chinidin	2–5 µg/ml	6,16–15,4 µmol/l	3,08
Digitoxin	10–30 µg/l	13,1–39,3 nmol/l	1,31
Digoxin	0,8–2 µg/l	1–2,56 nmol/l	1,28
Disopyramid	2–5 µg/ml	5,9–14,75	2,95
Dronedaron			
200 mg/d	10–40 ng/ml	17,9–71,8 µmol/l	1,79
400 mg/d	40–110 ng/ml	71,8–197,5 µmol/l	1,79
800 mg/d	100–290 ng/ml	179,5–520,8 µmol/l	1,79
Flecainid	0,3–1 mg/l	0,72–2,4 µmol/l	2,4
Lidocain	1,5–5 mg/l	6–21,4 µmol/l	4,27
Magnesium	15,8–25,5 µg/ml	649,4–1 048,01 µmol/l	41,1
Mexiletin	0,5–2 µg/ml	0,28–11,2 µmol/l	5,6
Procainamid	4–10 µg/ml	16,9–42,3 µmol/l	4,2
N-Acetyl-Procainamid	5–30 mg/l	18–108,2 µmol/l	3,7
Propafenon	0,05–1 µg/ml	0,145–2,9 µmol/l	2,9
Sotalol	0,5–3 mg/l	1,6–9,6 µmol/l	3,2
Tocainid	1–10 µg/ml	5,2–52 µmol/l	5,2
Verapamil	0,05–0,35 ng/ml	0,1–0,7 µmol/l	2

Tab. 19.2 Antibiotika, Antimykotika, antivirale Medikamente

Substanz	Ther. Bereich	Tox. Bereich	Umrechnungsfaktor
Amikacin	Spitzenspiegel: 15–25 mg/l (25,7–42,8 µmol/l)	> 30 mg/l (> 51,3 µmol/l)	1,71
	Talspiegel: 1–4 mg/l (1,7–6,8 µmol/l)	> 10 mg/l (> 17,1 µmol/l)	
4-Aminosalicylsäure	20–60 mg/l (130,6–391,8 µmol/l)		6,53
Amphotericin B	1,5–2 mg/l (1,6–2,2 µmol/l)	> 5 mg/l (> 5,5 µmol/l)	1,1
Anidulafungin	Spitzenspiegel: 7 mg/l (6,14 mmol/l)		0,88
	Talspiegel: 3 mg//l (2,63 mmol/l)		
Ceftazidim	Spitzenspiegel: 50–200 mg/l (91,5–365,9 µmol/l)		1,83
	Talspiegel: 2–5 mg/l (3,7–9,1 µmol/l)		
Chloramphenicol	Spitzenspiegel: 10–20 mg/l (31–62 µmol/)	> 25 mg/l (> 77,5 µmol/l)	3,09
	Talspiegel: 5–10 mg/l (5,5–31 µmol/l)	> 10 mg/l (30,9 µmol/l)	
Co-trimoxazol	Trimethoprim: 1–5 mg/l (3,44–17,2 µmol/l)	> 15 mg/l (> 51,6 µmol/l)	3,44
	Sulfamethoxazol: 10–60 mg/l (34,4–206,4 µmol/l)	> 200 mg/l (> 688 µmol/l)	
Fluconazol	200 mg/d: 4,7–11 mg/l (15,3–35,9 µmol/l)	> 50 µg/ml (> 163 µmol/l)	3,26
	400 mg/d: 6–7 mg/l (19,8–23,1 µmol/l)		
Flucytosin	Spitzenspiegel: 50–100 mg/l (390–780 µmol/l)	> 100 µg/ml (> 780 µmol/l)	7,8
	Talspiegel: 25–50 mg/l (195–390 µmol/l)		
Ganciclovir	Spitzenspiegel : 5–12,5 mg/l) (19,6–49 µmol/l)	> 20 mg/l (> 78,4 µmol/l)	3,92
	Talspiegel: 0,2–1 mg/l (0,8–3,9 µmol/l)	> 5 mg/l (19,6 µmol/l)	
Gentamicin	Spitzenspiegel: 5–10 mg/l (11–22 µmol/l)	> 12 µg/ml (> 25,1 µmol/l)	2,2
	Talspiegel: 0,5–2 (1–2,4 µmol/l)	> 2 mg/l (> 4,4 µmol/l)	
Griseofulvin	0,3–1,3 mg/l (0,84–3,6 µmol/l)		2,8
Isoniazid	Spitzenspiegel: 3–7 mg/l (21,9–51 µmol/l)	> 20 µg/ml (> 146 µmol/l)	7,3
	Talspiegel: 0,5–2 mg/l (3,6–14,6 µmol/l)		

Tab. 19.2 Antibiotika, Antimykotika, antivirale Medikamente *(Forts.)*

Substanz	Ther. Bereich	Tox. Bereich	Umrechnungsfaktor
Linezolid (oral)	Spitzenspiegel: 15–27 mg/l (44,5–80 µmol/l)		2,97
	Talspiegel: 3–9 mg/l (8,9–26,7 µmol/l)		
Mefloquin	Spitzenspiegel: 40–60 mg/l (115–174 µmol/l)	> 1500 mg/l (> 3965,1 µmol/l)	2,6
	Talspiegel: 20–500 mg/l (52,9–1321,7 µmol/l)		
Pyrazinamid	Spitzenspiegel: 40–60 mg/l (324,9–487,3 µmol/l)	Keine Toxizität in nennenswertem Maß	8,12
	Talspiegel: 20–30 mg/l (162,4–243,7 µmol/l)		
Rifampicin	Spitzenspiegel: 3–8 mg/l (3,6–9,7 µmol/l)	> 12 mg/l (1464 µmol/l)	1,2
	Talspiegel: 0,2–1 mg/dl (0,2–1,2 µmol/l)	> 2 mg/l (> 2,4 µmol/l)	
Streptomycin	Ther. Bereich: 15–40 mg/l (26–68 µmol/l)	> 40 mg/l (> 68 µmol/l)	1,7
	Talspiegel: < 5 mg/l (< 8,5 µmol/l)		
Teicoplain	5–15 mg/l (2,7–8,1 µmol/l)	> 300 mg/l (> 159,6 µmol/l)	0,54
Tobramycin	Spitzenspiegel: 4–10 mg/l (8,6–21,4 µmol/l)	> 12 mg/l (25,7 µmol/l)	2,14
	Talspiegel: 1–2 mg/l (2,15–4,3 µmol/l)	> 2 mg/l (4,28 µmol/l)	
Vancomycin	Spitzenspiegel: < 40 µg/ml (< 27,6 µmol/l)	> 40 µg/ml (27,6 µmol/l)	0,69
	Talspiegel: 5–10 µg/ml (3,45–6,9 µmol/l)	> 20 µg/ml (13,8 µmol/l)	
Voriconazol	2–5,5 mg/l (5,7–15,7 µmol/l)	> 5,5 mg/l (> 15,7 µmol/l)	2,85

Tab. 19.3 Weitere Arzneimittel

Substanz	Ther. Referenzbereich	Umrechnungsfaktor
Carbimazol (Thiamazol als Metabolit)	< 700 µg/l (< 3750 µmol/l)	5,36
Ciclosporin A (monoklonal)	100–400 µg/l (83,3–333,2 250 µmol/l)	0,83
Glibenclamid	50–200 ng/ml (101,2–404,8 µmol/l)	2,02
Ibuprofen	15–30 mg/l (72,7–145,4 µmol/l)	4,85
L-Dopa	0,2–4 mg/l (1–20 µmol/l)	5
Mycophenolat-Mofetil	1–3,5 mg/l (3,12–10,92 µmol/l)	3,12

Tab. 19.3 Weitere Arzneimittel (Forts.)		
Substanz	**Ther. Referenzbereich**	**Umrechnungsfaktor**
Paracetamol	10–20 mg/l (66,2–132,4 µmol/l)	6,62
Salizylat	150–300 mg/l (1,1–2,2 mmol/l)	7,24
Sirolimus	In den ersten 12 Mon.: 5–8 mg/l (5,45–8,72 nmol/l) Bis zu 10 mg/l (bis zu 10,9 nmol/l)	1,09
Triplether.	4–12 mg/l (4,4–13 µmol/l)	1,09
Dualther.	12–20 mg/l (13–22 µmol/l)	
Tacrolimus		
Htx	1–2 Mon.: 15–20 µg/l (18,3–24,4 nmol/l) > 6–9 Mon.: 5–10 µg/l (6–12,2 nmol/l)	1,22
Ltx	1 Mon.: 10–20 µg/l (12,2–24,4 nmol/l) > 3 Mon.: 5–10 µg/l (6,1–12,2 nmol/l)	
Ntx	≤ 3 Mon.: 10–15 µg/l (12,2–18,3 nmol/l), einzeln oder mit Mycophenolat) > 1 J.: 5–10 µg/l (6,1–12,2 nmol/l) Mmit IL-2R-Antikörper bzw. mTOR-Inhibitor 3–7 µg/l (3,7–8,5 nmol/l)	
Temsirolimus	30 mg/Wo.: 200–800 µg/l (200 – 800 nmol/l) 75 mg/Wo.: 9–14 µg/l (9–14 nmol/l)	1
Theophyllin	10–20 mg/l (55,5–111 µmol/l)	5,55

19.3 Arzneimittelinteraktionen

Arno J. Dormann und Wolfgang Neukirchen

W = Wirkung, PS = Plasmaspiegel

Inkompatibilitäten

- Keine Infusion mit Glukose: Furosemid, Ampicillin, Hydralazin, Chinin, Urokinase
- Keine Infusion mit NaCl: Amphotericin, Lidocain, Nitroprussid
- Keine Infusion mit $NaHCO_3$: Kalzium, Dobutamin, Dopamin, Piperacillin, Adrenalin, Noradrenalin
- keine Mischung verschiedener Medikamente in einer Infusion

Interferenzen

- Additive Wirkung und NW bei Anwendung verschiedener Pharmaka derselben Indikationsklasse (z. B. Antihypertensiva und Sedativa)
- Senkung der Plasmaspiegel oraler Kontrazeptiva durch veränderte Darmflora und Störung des enterohepatischen Kreislaufs bei Behandlung mit Antibiotika und Zytostatika

- **Apixaban:**
  - Blutungsrisiko ↑ in Komb. mit ASS und Ipilimumab
  - W ↓ durch Rifampicin, Carbamazepin, Phenobarbital und Phenytoin
- **Acarbose:**
  - W ↑ von u. a. Antazida, Colestyramin
  - PS ↑ von Digoxin
- **Acetazolimid:**
  - W ↑ von Antihypertensiva und Sulfonylharnstoffen
  - PS ↑ von Lithiumsalzen und Phenytoin
- **Acetylcystein:**
  - W ↓ von oralen Antibiotika, Einnahme daher etwa 2 h später (außer Amoxicillin, Erythromycin, Doxycyclin)
  - Antidot bei Paracetamolintoxikation (nach Spiegelbestimmung)
- **Acetylsalicylsäure und Derivate:** NSAR, Anthranilsäure, Arylessigsäure, Arylproprionsäure, Oxicame
  - W ↑ von Pharmaka mit verstärkter Blutungsneigung (Cumarine, Heparine, NSAR, Faktor-Xa-Inhibitoren, Throminantagonisten) und Sulfonylharnstoffen
  - W ↓ von Diuretika, Probenicid und Sulfinpyrazon
  - PS ↑ von Barbituraten, Digoxin, Lithium, Phenytoin und Valproat
  - Toxizität ↑ von Methotrexat
- **ACE-Hemmer** (z. B. Ramipril, Enalapril, Captopril):
  - Gesteigerte Hyperkaliämiegefahr mit kaliumsparenden Diuretika
  - W ↓ durch NSAR
  - W ↑ on oralen Antidiabetika
  - BB-Veränderungen ↑ durch Immunsuppressiva, Allopurinol. Zyostatika und Glukokortikoide
  - Lithiumausscheidung ↓
- **Aciclovir:**
  - PS ↑ durch Probenecid, Cimetidin
- **Aliskiren:**
  - Gesteigerte Hyperkaliämiegefahr mit kaliumsparenden Medikamenten
  - Resorption ↓ durch fettreiche Kost und Grapefruit
  - W ↓ von Digoxin, Verapamil und Furosemid
  - PS ↓ durch Irbesartan
  - RS ↑ durch Ketoconazol
- **Allopurinol:**
  - Häufigkeit ↑ von allergischen Reaktionen auf Ampicillin
  - W ↑ von Cumarinen und Theophyllin
  - W ↓ von Thiaziddiuretika und Etacrynsäure
  - PS ↑ von Mercaptopurin und Azathioprin (Dosisreduktion um 50–75 %)
- **Alpha-Methyldopa**
  - Toxizität ↑ von L-Dopa, Lithium und MAO-Hemmer
  - Blutdruck teils ↑ in Komb. mit Betablockern
  - Resorption ↓ durch Eisen
  - W ↓ durch trizyklische Antidepressiva und Barbiturate
  - W ↑ von Haloperidol und Antikoagulantien
- **Aluminiumhaltige Medikamente** (z. B. Aluminiumhydroxid):
  - Resorption ↓ von Tetrazyklinen, Chinolonen (bis zu 90 %), Digoxin, Theophyllin, Captopril, L-Dopa und Metoprolol

- **Amilorid**
  - Blutdruck ↓ mit Antihypertensiva, Barbituraten, Psychopharmaka und Vasodilatatoren
  - Hyperkaliämiegefahr ↑ durch Triamteren, ACE-Hemmer und Spironolacton
  - Kardio- und Neurotoxizität ↑ von Lithium
  - W ↓ von oralen Antidiabetika und Digitalispräparaten
- **Aminoglykoside (z. B. Gentamicin):**
  - Nephrotoxizität ↑ durch Cephalosporine, Methoxyfluran, Amphotericin B, Ciclosporin und Cisplatin
  - Ototoxizität ↑ durch Schleifendiuretika und Cisplatin
  - W (Muskelrelaxation) ↑ von Succinylcholin, Pancuronium und Halothan
- **Amphotericin B:**
  - Nephrotoxizität ↑ mit Cisplatin, Pentamidin, Aminoglykosiden, Ciclosporin, Ganciclovir, Foscarnet und Flucytosin
  - Leuko- und Thrombopenie in Komb. mit Foscarnet und Ganciclovir
  - Hypokaliämiegefahr in Komb. mit Steroiden
- **Anästhetika, halogenierte** (z. B. Halothan):
  - MAO-Hemmer: Risiko ↑ einer Herz-Kreislauf-Insuffizienz
  - Muskelrelaxation ↑ durch Aminoglykoside
  - Arrhythmien ra ↑ durch Katecholamine
  - Kardiodepression ↑ von Betablockern
  - W ↑ durch Ketamin
- **Angiotensinrezeptorblocker** (z. B. Valsartan, Candesartan, Losartan):
  - Hyperkaliämie ↑ in Komb. mit Kaliumsparern
  - Toxizität ↑ von Lithium
  - In-vitro-Interaktion mit Nifedipin, Tolbutamid, Warfarin
  - Fragliche Interaktion mit Enzyminduktoren (z. B. Rifampicin)
  - W ↑ von Antihypertensiva, insbesondere Diuretika
- **Anticholinergika:**
  - Tachykarde Wirkung ↑ von Sympathomimetika
  - W ↑ durch Amantadin, tri- und tetrazyklische Antidepressiva, H_1-Blocker, Chinidin, Dopaminantagonisten und Neuroleptika
- **Antidepressiva, tri- und tetrazyklisch** (z. B. Amitriptylin
- Clomipramin, Imipramin, Maprotilin, Mianserin, Trazodon):
  - Proarrhythmische W ↑ von Antiarrhythmika Kl I a und Digitalispräparaten
  - Zentral dämpfende W ↑ von Sedativa, Neuroleptika, Antihistaminika und Alkohol
  - W ↓ von Clonidin, Guanethidin und Reserpin
  - W ↑ von Anticholinergika, Katecholamaninen und Insulinen
  - PS ↓ durch Fluoxetin, Paroxetin, Ketoconazol und Makrolide
- **Antikonzeptiva, oral:**
  - W ↑ von einigen Benzodiazepinen, Griseofulvin, Imipramin, Metoprolol, Paracetamol und Vitamin C
  - PS ↓ durch Barbiturate, Breitbandantibiotika (z. B. Ampicillin, Tetrazyklin), Carbamazepin, Phenylbutazon, Phenytoin, Primidon, Rifampicin, Griseofulvin und Johanniskraut
- **Atovaquon + Proguanil:**
  - W ↑ von Cumarinen
  - PS ↓ durch MCP, Tetrazykline und Rifampicin
  - PS ↓ von Indinavir

- **Azathioprin:**
  - Leukopeniegefahr ↑ durch ACE-Hemmer
  - W ↓ von Allopurinol und Tubocurarin (oder ra)
  - W ↑ Suxamethonium, Trimethoprim und Sulfamethoxazol
- **Barbiturate, Primidon:**
  - Toxizität ↑ von Methotrexat
  - W ↓ von oralen Kontrazeptiva, Benzodiazepinen, Carbamazepin, Chloramphenicol, Cumarinen, Digitoxin, Dihydopyridinen, Doxycyclin, Gliptinen, Gliniden, Glukokortikoiden, Griseofulvin, L-Thyroxin, Opiaten, Phenytoin, Statinen und Zytostatika
  - W ↑ von und durch Antihypertensiva, Alkohol und zentral wirksame Pharmaka
  - W ↑ durch Valproat, MAO-Hemmer und ASS
- **Benzodiazepine:**
  - W ↑ von unddurch zentral wirksame Pharmaka, Alkohol und Makrolide
  - W ↓ von Muskelrelaxanzien, Analgetika, Lachgas, Digoxin und Antihypertensiva
  - W ↓ von L-Dopa
  - W ↑ durch Cimetidin und Amiodaron
  - W ↓ durch Steroide und Carbamazepin
  - W ↑ und ↓ mit zentral wirksamen Antihypertensiva, Betablockern und Cumarinderivaten
- **Betablocker** (auch Augentropfen):
  - Kardiodepressive W ↑ von Antiarrhythmika, Verapamil
  - Antihypertensive W ↑ durch zentral wirkende Antihypertensiva (z. B. Clonidin, Guanfacin, Methyldopa, Reserpin) und Alkohol
  - Hypoglykämische W ↑ von Insulin, Sulfonylharnstoffen und (gering) Biguaniden (Hemmung der Gegenregulation)
  - PS ↑ (z. B. Alprenolol, Metoprolol, Propranolol) durch Cimetidin, Ciprofloxacin und Dronedaron
- **Carbamazepin:**
  - Möglichst keine Komb. mit Antidepressiva (toxisches Serotoninsyndrom)
  - Neurotoxizität ↑ mit Lithium und Levetiracetam
  - Hepatotoxizität ↑ mit Isoniazid
  - PS ↓ durch Phenobarbital, Phenytoin, Primidon
  - PS ↑ durch Cimetidin, Diltiazem, Erythromycin, Isoniazid, Verapamil
  - PS ↓ von Apixaban, Aripriprazol, Bosutinib, Clonazepam, Cumarinen, Doxycyclin, Haloperidol, L-Thyroxin, Phenytoin, Steroiden und Voriconazol
- **Caspofungin:**
  - PS ↑ durch Ciclosporin
  - PS ↓ durch Efavirenz, Phenytoin
  - PS ↓ von Tacrolimus
- **Cephalosporine:**
  - Nephrotoxizität ↑ mit Aminoglykosiden, Schleifendiuretika, Polymoxin B, Colistin
  - Blutungsgefahr ↑ von Cumarinderivaten und ASS
  - W ↓ von oralen Kontrazeptiva
- **Chinidin:**
  - QT-Verlängerung in Komb. mit Chinolonen, Citalopram und Dronedaron (meiden!)
  - Hypoglykämiegefahr ↑ von Sulfonylharnstoffen und Insulinen

- W ↑ von Reserpin, Muskelrelaxanzien, Cumarinderivaten, Dabigatran und fraglich ASS
- W ↓ durch Rifampicin

- **Chinin:**
  - Komb. mit Makroliden und QT-verlängernden Pharmaka meiden!
  - W ↑ von Digitalispräparaten, Apixaban, Muskelrelaxanzien und Cumarinderivaten
  - PS ↓ durch Antazida
- **Chloramphenicol:**
  - Toxizität ↑ von Methotrexat
  - Polyneuropathiegefahr ↑ mit L-Dopa und HCT
  - Komb. mit hämatotoxischen Pharmaka meiden
  - W ↑ von Sulfonylharnstoffen, Amlodipin, Apixaban, Budesonid, Cumarinderivaten, Gliptinen, Isoniazid, Phenyotin, Rifampicin,
  - PS ↑ von Phenytoin
  - PS ↓ durch Barbiturate
- **Chloroquin:**
  - Komb. mit Antiarrhythmika Kl I a und III meiden!
  - QT-Verlängerung in Komb. mit Amitryptilin, Chinolonen und Clozapin
  - Myo- und Kardiomyopathierisiko ↑ in Komb. mit Glukokortikoiden
  - Resorption ↓ durch MAO-Hemmer
  - Resorption ↓ von Ampicillin
  - W ↑ von Digoxin
  - W ↓ von Methotrexat, Neostigmin, Pyridostigmin und Tollwutimpfung
  - PS ↑ von Ciclosporin
- **Clofibrat und Derivate:**
  - Komb. mit Statinen (Rhabdomyolyse) meiden!
  - Nephrotoxizität ↑ im Komb. mit Ciclosporin
  - W ↑ von Cumarinderivaten, Furosemid, oralen Antidiabetika und Insulin
- **Clonidin:**
  - Bei Komb. mit Betablockern diese zuerst ausschleichen!
  - Blutdruck ↑ in Komb. mit trizyklischen Antidepressiva
  - W ↑ von zentral dämpfenden Pharmaka, Alkohol, oralen Antidiabetika und Insulin
- **Clopidogrel:**
  - PS ↑ von Piglitazon, Loperamid,
  - Blutungsgefahr ↑ in Komb. mit Thrombozytenaggregationshemmern, Thrombininhibitoren, Cumarinderivaten, Ibrutinib
  - W ↓ in Komb. mit PPI, Fluoxetin
- **Colesevelam:**
  - Resorption ↓ von Vitamin K
  - W ↑ von Metformin
  - W ↓ von oralen Kontrazeptiva (20–40 %, daher Einnahme 4 h vor Colesevelam)
- **Colestipol, Colestyramin:**
  - Resorption ↓ von Cumarinderivaten, Digitalispräparaten, L-Thyroxin, Tetrazyklinen, Hydrochlorothiazid, Phenylbutazon, Phenobarbital, Statinen und Steroiden
- **Co-trimoxazol:**
  - Toxizität ↑ durch p-Aminosalizylsäure, Barbiturate, Diuretika (Thiazide), Methotrexat (**cave:** Folsäuremangel mit BB-Veränderungen), Phenytoin, Primidon

- Resorption ↓ von Mercaptopurin
- Nephrotoxizität ↑ von Ciclosporin
- Hyperkaliämiegefahr ↑ mit Kaliumsparern
- W ↑ von oralen Antidiabetika, Insulinen, Cumarinderivaten, Methotrexat, Phenytoin, Thiopental
- W ↓ von oralen Kontrazeptiva
- W ↑ durch Indometacin, Phenylbutazon, Probenecid, Salizylate, Sulfinpyrazon
- W ↓ durch Antazida, Paraaminobenzoesäureester (z. B. Procain), Rifampicin
- PS ↑ von Digoxin
- PS ↓ von Ciclosporin

• **Cumarinderivate**
  - W ↑ von Sulfonylharnstoffen
  - W ↑ durch Alkohol (akut), Allopurinol, Amiodaron, Anabolika, Androgene, Acarbose, Antibotika (Cephalosporine, Chloramphenicol, Co-trimoxazol, Makrolide, Chinolone, Metronidazol, Sulfonamide, Tetrazykline), Chinin, Chinidin, Cimetidin, Danazol, Dihydroergotamin, Dipyridamol, Disulfiram, Etacrynsäure, Fibrate, L-Thyroxin, NSAR, orale Kontrazeptiva, Plasminogenaktivatoren, PPI, Propafenon, Ramucirumab, Sulfinpyrazon, Statine, Steroide, Tamoxifen, Temsirolimus, trizyklische Antidepressiva, Valproat
  - W ↓ durch Alkohol (chron.), Antihistaminika, Antazida, Barbiturate, Carbamazepin, Chloralhydrat, Colestipol, Colestyramin, Glukokortikoide, Griseofulvin, Haloperidol, Mercaptopurin, orale Kontrazeptiva, Rifampicin, Thiouracil, Vitamin K
  - PS ↑ von Phenytoin

• **Dabigatran:**
  - Blutungsrisiko ↑ mit Serotoninreuptakeinhibitoren
  - W ↑ durch Chinidin, Clarithromycin, Johanniskraut, NSAR, Verapamil
  - W ↓ durch Rifampicin
  - PS ↑ durch Amiodaron

• **Digitalisglykoside:**
  - Toxizität ↑ durch Kalium- und Magnesiumverlusten durch Diuretika, Laxanzienabusus, Glukokortikoide, Carbenoxolon, Amphotericin B, Penicillin G, Salizylate, ACTH-Ther., PPI, Fingolimod
  - Arrhythmiegefahr ↑ durch PDE-Hemmer, Reserpin, Succinylcholin, Sympathomimetika und trizyklische Antidepressiva
  - W ↑ durch Kalziumsalze (KI), Captopril, Chinidin
  - W ↓ von Digoxin durch Metoclopramid, Neomycin, Phenytoin, Sulfasalazin
  - PS ↓ durch Aktivkohle, Kaolin-Pektin, Colestipol, Colestyramin, Rifampicin, Metoclopramid
  - PS ↑ von Digitoxin durch Enzyminduktoren (z. B. Phenobarbital, Phenytoin, Rifampicin)
  - PS ↑ von Digoxin durch Amiodaron, Dronedaron, ACE-Hemmer, Antibiotika, Erythromycin, Tetrazykline, Benzodiazepine, Chinidin, Flecainamid, Propafenon Rifampicin, Spironolacton, NSAR, Atorvastatin, Anticholinergika

• **Doxepin:**
  - W ↓ von Clonidin, Guanethidin
  - W ↑ von Anticholinergika, Alkohol, Katecholaminen, Neuroleptika, Sulfonylharnstoffen, Antihypertensiva

- NW ↑ von Amiodoron, Chinidin, Digitalisglykosiden, Chinolonen
- PS ↑ durch Haloperidol, Fluoxetin

- **Droperidol:**
  - Inzidenz ↑ von extrapyramidalen NW bei Komb. mit MCP und Neuroleptika
  - Inzidenz ↑ von QT-Verlängerungen bei Komb. mit QT-verlängernden Arzneimitteln (einschließlich Tyrosinkinaseinhibitoren)
  - Hyperkaliämiegefahr ra in Komb. mit Kaliumsenkern
  - W ↑ von Barbituraten, Opiaten, Benzodiazepinen, Antihypertensiva
  - W ↓ von Dopaminagonisten (KI: Selegilin)
  - PS ↑ durch CYP3A4-Hemmer (Azolantimykotika, Proteaseinhibitoren, Makrolide)
- **Entecavir:**
  - PS ↑ von und durch andere renal ausgeschiedene Pharmaka
- **Etoricoxib:**
  - Risiko von Nierenversagen ↑ durch ACE-Hemmer, AT-II-Antagonisten, Ciclosporin, Diuretika, Tacrolimus
  - W ↑ von Cumarinen
  - PS ↑ von Digoxin, Lithium, Minoxidil, Methotrexat, Salbutamol
- **Eplerenon:**
  - Hyperkaliämiegefahr ↑ in Komb. mit Kaliumsparern
  - Toxizität von Lithium ↑ in Komb. mit Diuretika und ACE-Hemmern
  - Nierenversagen in Komb. mit NSAR, Sirolimus, Tacrolimus
  - Symptomatische Hypotonien ↑ in Komb. mit Alphablockern, Baclofen, MAO-Inhibitoren, Neuroleptika, trizyklischen Antidepressiva
  - PS ↑ von Digoxin
  - PS ↑ durch CYP3A4-Induktoren (z. B. Amiodaron, Grapefruit, Itraconazol, Ketoconazol, L-Dopa, Ritonavir, Verapamil)
  - PS ↓ durch CYP3A4-Induktoren (z. B. Carbamazepin, Johanniskraut, Phenobarbital, Phenytoin, Rifampicin)
- **Ertapenem:**
  - W ↓ von Kontrazeptiva
  - PS ↓ von Valproinsäure
- **Exenatid:**
  - Resorption ↓ durch verlangsamte Magenentleerung (Einnahme von Pharmaka mit Mindestkonzentration daher 1 h zuvor)
  - W ↑ von Cumarinen
- **Ezetimib + Simvastatin:**
  - Resorption ↓ durch Colestyramin
  - Risiko von Rhabdomyolyse und Myopathie ↑ durch Amiodaron, Amlodipin, Ciclosporin, Diltiazem, Dronedaron, Fibrate, Fusidinsäure, Posaconazol (KI), PPI, Proteaseinhibitoren, Ranolazin
- **Ganciclovir:**
  - Neutropeniegefahr ↑ in Komb. mit Clozapin
  - Konvulsionsgefahr ↑ in Komb. mit Carbapenemen und Cilastatin
  - PS ↑ durch Probenecid, Trimetoprim
- **Glukokortikoide:**
  - Tendinitisgefahr ↑ in Komb. mit Chinolonen
  - Neutropenierisiko ↑ durch ACE-Hemmer
  - Myo- und Kardiomyopathierisiko ↑ in Komb. mit Chloroquin
  - Blutungsgefahr ↑ von NSAR und Deferasirox

- W ↓ von Antihypertensiva, Benzodiazepinen, Cumarinen, Isoniazid, oralen Antidiabetika, Thiazid- und Schleifendiuretika
- W ↑ von Digitalisglykosiden (durch Hypokaliämie)
- W ↓ durch Barbiturate, Carbamazepin, Phenytoin, Primidon, Rifampicin
- W ↑ (antiinflammatorisch und mineralokortikoid) und NW (Thrombosegefahr) ↑ durch Östrogene bzw. „Pille"
- PS ↑ von Phenytoin

• **Griseofulvin:**
  - W ↓ von Ciclosporin, Cumarinen, Diltiazem, Everolimus, Imatinib, oralen Kontrazeptiva
  - W ↑ von Alkohol
  - W ↓ durch Barbiturate
• **Gyrasehemmer bzw. Chinolone** (z. B. Ciprofloxacin, Levofloxacin):
  - Resorption ↓ durch Antazida
  - QT-Verlängerung in Komb. mit Antiarrhythmika Kl. I A und III
  - W ↑ von Amlodipin, oralen Antidiabetika, Insulinen, Cumarinen
  - PS ↑ von Ciclosporin, Koffein, Theophyllin
• **Haloperidol**
  - Risiko für Koma und Atemdepression ↑ in Komb. mit Opiaten, Benzodiazepinen
  - QT-Zeit ↑ in Komb. mit Antiarrhythmika Klasse I A und III, Lithium, Fluconazolen, Schleifendiuretika
  - Risiko ↑ für Torsades de pointes in Komb. mit β-Sympathomimetika
• **H_2-Blocker:**
  - Ausscheidung ↓ von Benzodiazepinen, Betablockern, Cumarinen, Lidocain, Phenytoin, Theophyllin
  - Resorption ↓ durch Antazida
  - Resorption ↓ von Ketoconazol
  - W ↑ oder von Dabigatran
  - PS ↑ von Carbamazepin, Chinidin, Midazolam, NSAR (oder ↓), Phenytoin, Sulfonylharnstofen
• **Heparin:**
  - Blutungsrisiko ↑ mit Abixaban, ASS, Cumarinen, Deferasirox, Dextranen, Fibrinolytika, Ramucirumab, Regorafenib
  - Hyperkaliämierisiko ↑ in Komb. mit ACE-Hemmern und Spironolacton
  - W ↑ von Propranolol
  - W ↓ von basischen Medikamenten, z. B. Chinin, Sekretagoga
  - W ↓ durch Nitroglyzerin iv
• **HMG-CoA-Reduktasehemmer:**
  - Myopathierisiko ↑ in Komb. mit Amiodaron, Diltiazem, Erythromycin, Fibraten, Immunsuppressiva, Lenalidomid, Nikotinsäure, Verapamil
  - W ↑ von Cumarinen, Digitalisglykosiden
• **Imipenem:**
  - Krampfanfallrisiko ↑ in Komb. mit Ganciclovir, Valganciclovir und Tramadol
  - PS ↑ durch Probenecid
  - PS ↓ von Valproat
• **Insuline:**
  - Alkoholtoleranz ↓
  - W ↑ durch ACE-Hemmer, Amphetamine, Anabolika, ASS, AT-II-Rezeptorantagonisten, Betablocker, Chinine, Chinolone, Citalopram, Clofibrat, MAO-Hemmer, Methyldopa, Reserpin, Tetrazykline

- W ↓ durch trizyklische Antidepressiva, Dabrafenib, Diuretika, Glukokortikoide, Heparin, orale Kontrazeptiva, Lithium, Nikotinsäure, Phenothiazine, Phenytoin, SD-Hormone, Sympathomimetika

- **Isoniazid:**
  - Hepatotoxizität ↑ in Komb. mit Alkohol, Carbamazepin, Leflunomid, Paracetamol, Rifampicin
  - Resorption ↓ durch Antazida und kohlenhydratreiche Ernährung
  - NW ↑ von Amiodaron, Atropin, Sympathomimetika, Theophyllin
  - W ↑ von Cumarinen
  - W ↓ durch Kortikoide
  - PS ↑ durch Betablocker, Chlorpromazin, Insuline, Salizylate
  - PS ↑ von Benzodiazepinen, Carbamazepin, Citalopram, Erlotinib, Haloperidol, Phenytoin, Primidon, Valproat, Theophyllin
  - PS ↓ von Azolen
- **Ivabradin**
  - QT-Zeit-Verlängerung und Risiko ↑ für Torsades de pointes in Komb. mit Amiodaron, Chinolonen, Risperidon
  - PS ↑ in Komb. mit CYP450 3A4-Inhibitoren (z. B. Clarithromycin)
- **Johanniskrautextrakte (Wirkstoff: Hyperforin):**
  - W ↓ von Ciclosporin, Warfarin (nicht Phenprocoumon!)
  - PS ↓ von Nifedipin
- **Kalziumantagonisten:**
  - **Nifedipintyp** (Amlodipin, Lercanidipin):
    - Antihypertensive W ↑ durch Cimetidin, L-Dopa, Ranitidin, Psychopharmaka
    - PS ↑ von Digoxin
    - PS ↓ von Chinidin
    - PS ↑ oder ↓ von Phenytoin, Theophyllin
  - **Verapamiltyp** (Verapamil, Diltiazem):
    - Kardiodepressive W ↑ durch Antiarrhythmika, Betablocker, Inhalationsanästhetika
    - W ↑ von Muskelrelaxanzien
    - PS ↑ durch Cimetidin
    - PS ↓ durch Enzyminduktoren (z. B. Carbamazepin, Phenobarbital, Phenytoin, Rifampicin)
    - PS ↑ von Carbamazepin Ciclosporin, Digoxin, Everolimus, Fentanyl, Simvastatin, Theophyllin
    - PS ↑ oder ↓ von Lithium
- **L-Dopa, Selegilin:**
  - Arrhythmogene NW ↑ von Guanethidin
  - W ↓ von Antihypertensiva und Katecholaminen
  - W ↓ durch Antihcholinergika, Benzodiazepine, Clonidin, Neuroleptika, Opiate, Phenytoin, Pyridoxin, trizyklische Antidepressiva
- **Lidocain:**
  - PS ↑ durch Cimetidin
  - PS ↓ durch Enzyminduktoren
- **Lincomycine** (Lincomycin, Clindamycin):
  - W ↑ von Muskelrelaxanzien (neuromuskuläre Blockade ↑)
  - W ↑ von und durch Makrolide (z. B. Erythromycin)

- **Lithiumsalze:**
  - Kardio- und Neurotoxizität ↑ durch Methyldopa, NSAR, Saluretika
  - QT-Verlängerung in Komb. mit Anagrelid, Chinolonen, Antiarrhythmika Kl. III
  - Strumigene Wirkung von Jodverbindungen
  - W ↑ von SSRI
  - W ↓ von Insulinen, oralen Antidiabetika
  - W ↑ durch ACE-Hemmer
  - W ↓ durch Acetazolamid
- **Makrolidantibiotika:**
  - Nephrotoxizität ↑ von Ciclosporin
  - Rhabdomyolyse ↑ von Lovastatin
  - Vasokonstriktion ↑ von Dihydroergotamin
  - Bioverfügbarkeit ↑ durch Omeprazol
  - Elimination ↓ von Alfentanil, Cumarinen, Methylprednisolon, Midazolam, Triazolam
  - QT-Verlängerung in Komb. mit Amiodaron, Chinidin
  - W ↑ von Insulinen, Metfomin, Sulfonylharnstoffen
  - W ↓ von Lincomycinen
  - PS ↑ von Amlodipin, Apixaban, Carbamazepin, Digoxin, Fentanyl, Nilotinib, Ticagrelor
- **MAO-Hemmer** (z. B. Trancylpromin, Moclobemid):
  - W ↑ von Alkohol, Antidepressiva, Antidiabetika, Antihypertensiva, Antiparkinsonmitteln, Opiaten, Sedativa, Sympathomimetika
- **Maraviroc:**
  - PS ↑ durch Amiodaron, Clarithromycin, Fluconazol, Itraconazol, Proteaseinhibitoren
  - RS ↓ durch Efavirenz, Johanniskraut, Phenobarbital, Phenytoin, Rifampicin
- **Mefloquin:**
  - Kardiotoxizität und Krampfneigung ↑ in Komb. mit Chindin, Chinin, Chloroqurin
  - W ↓ der Tetanusimpfung und attenuierter Lebendimpfungen
- **Meropenem:**
  - HWZ ↑ durch Probenecid
  - W ↑ von Warfarin
  - W ↓ von oralen Kontrazeptiva
  - PS ↓ von Valproat
- **Methotrexat:**
  - Toxizität ↑ durch ACE-Hemmer, Barbiturate, Chloramphenicol, Clozapin, Leflunomid, Metamizol, NSAR, Penicilline, Phenytoin, PPI, Probenecid, Sulfonamide, Tetraykline
- **Metoclopramid:**
  - Resorption ↓ von Cimetidin, Digoxin
  - Extrapyramidale NW ↑ in Komb. mit Neuroleptika, Phenothiazinen
  - Toxizität ↑ von MAO-Hemmern, Neuroleptika, Phenytoin, SSRI, trizyklischen Antidepressiva
  - W ↑ von Succinylcholin
  - W ↓ von Anticholinergika
  - PS ↑ von Lithium

- **Miconazol** (als Gel oder Lutschtablette):
  - NW ↑ von systemischen Antimykotika
  - W ↑ von Antiepileptika, Cumarinen, oralen Antidiabetika
  - W ↓ von Amphotericin B
  - PS ↑ von Alprazolam, Chinidin, Ciclosporin, CSE-Hemmern, trizyklischen Antidepressiva
- **Mirtazapin:**
  - W und NW ↑ von Alkohol, Anticholinergika, Clozapin, Digitalisglykosiden, MAO-Inbibitoren, Sympathomimetika
  - PS ↑ durch Cimetidin, Diltiazeem, Ketoconaozol, Neuroleptika
  - PS ↓ durch Carbamazepin, Phenytoin, Rifampicin
- **Naftidrofuryl:**
  - W ↑ von Antihypertensiva, Antiarrhythmika, Betablockern (neg. Dromotropie)
- **Neuroleptika** (Azaphenothiazin-, Butyrophenon-, Phenothiazin- und Thioxantenderivate):
  - Extrapyramidale NW ↑ mit Dopaminantagonisten (z. B. Metoclopramid, Domperidon)
  - QT-Verlängerung in Komb. mit QT-verlängernden Pharmaka
  - Agranulozytoserisiko ↑ in Komb. mit Thyreostatika
  - W ↑ von und durch Alkohol, Baclofen, zentral wirksame Pharmaka
  - W ↑ von Anticholinergika, Antihypertensiva, Phenytoin
  - W ↓ von Alphamethyldopa, Clonidin, Dopaminagonisten (z. B. Bromocriptin), Guanetidin, Insuline, orale Antidiabetika
  - W ↓ durch Enzyminduktoren (z. B. Barbiturate), Koffein
  - PS ↑ von und durch trizyklische Antidepressiva, Imatinib, Lithium, Propranolol
- **Nikotinsäure und -derivate:**
  - Hepatotoxizität ↑ in Komb. mit Leflunomid, Methotrexat
  - Rhabdomyolyserisiko ↑ in Komb. mit Statinen
  - W ↓ von Antidiabetika
- **Nitroglyzerin:**
  - W ↑ von Alkohol, ACE-Hemmern, Baclofen, Kalziumkanalantagonisten
  - W ↓ von Heparin (bei intravenöser Nitrogabe)
  - PS ↑ von Dihydroergotamin
- **Nitroimidazole** (Metronidazol, Ornidazol):
  - Alkoholunverträglichkeit
  - W ↑ von Cumarinen
  - W ↓ von oralen Kontrazeptiva
  - PS ↑ durch Cimetidin
  - PS ↓ durch Barbiturate, Phenytoin
- **Östrogene:**
  - W ↑ von Alkohol, Benzodiazepinen, Fentanyl, Imipramin, Kortikosteroiden, Metoprolol
  - W ↓ von Insulinen, oralen Antidiabetika, Lorazepam, Paracetamol, Temazepam, trizyklischen Antidepressiva
  - PS ↓ durch Ampicillin, Antiepileptika, Barbiturate, Griseofulvin, Rifampicin, Tetrazykline
  - PS ↑ durch Atorvastatin, Cimetidin, hoch dosiertes Vitamin C

- **Oxycodon + Naloxon:**
  - Zentralnervöse NW ↑ von MAO-Inhibitoren
  - W ↑ von nicht depolarisierenden Muskelrelaxanzien
  - W ↑ oder ↓ von Cumarinen
  - PS ↑ durch Amiodaron, Arbiraterone, Fluconazol
- **Paliperidon:**
  - Konvulsionsrisiko ↑ in Komb. mit entsprechenden Pharmaka
  - QT-Verlänerung in Komb. entsprechenden Pharmaka
  - Hyperthermierisiko ↑ in Komb. mit Topiramat
  - Parkinsonoidrisiko ↑ in Komb. mit MCP
  - W ↓ durch Rifampicin
  - W ↓ von Dopaminagonisten, Insulinen, L-Dopa, oralen Antidiabetika
- **Paracetamol:**
  - Hepatotoxizität ↑ durch Enzyminduktoren (z. B. Carbamazepin, Phenobarbital, Phenytoin, Rifampicin), Alkohol, Imatinib, Leflunomid
  - Toxizität ↑ von Chloramphenicol
  - Neutropenierisiko ↑ durch Zidovudin
  - Meiden von Langzeitkombinationen mit Cumarinen
  - W ↓ durch Kontrazeptiva
- **Penicillamin:**
  - Verträglichkeit ↓ durch Azathioprin
  - Myelotoxizität ↑ in Komb. mit Clozapin, Leflunomid
  - W ↓ von Digoxin
- **Penicilline:**
  - Resorption ↓ durch Antazida
  - Blutungsgefahr (bei iv. Hochdosis) durch Antikoagulanzien, Thrombozytenaggregationshemmer
  - Häufigkeit des Ampicillinexanthems ↑ (auf 20 %) durch Allopurinol
  - W ↓ von oralen Kontrazeptiva
  - PS ↓ von Methotrexat
- **Pentifyllin, Pentoxifyllin:**
  - W ↑ von Antidiabetika, Antihypertensiva, Antikoagulanzien
- **Phenytoin:**
  - Toxizität ↑ von Methotrexat
  - W ↓ durch Folsäure
  - PS ↑ durch Barbiturate (fraglich), Benzodiazepine, Chloramphenicol, Cimetidin, Cumarine, Disulfiram, Isoniazid, NSAR, Sulfonamide, trizyklische Antidepressiva, Valproat, Verapamil
  - PS ↓ durch Alkohol (chronisch), Antazida, Carbamazepin, Phenobarbital, Primidon
  - PS ↑ von Rifampicin
  - PS ↓ von Abixaban, Atorvastatin, Carbamazepin, Chinin, Ciprofloxacin, Cumarinen, Digoxin, Doxycyclin, Glukokortikoiden, Itraconazol, oralen Kontrazeptiva, trizyklischen Antidepressiva, Valproat, Verapamil
- **Posaconazol:**
  - W ↑ von Sulfonylharnstoffen,
  - PS ↑ durch UDP-Glukuronidaseinhibitoren (z. B. Chinidin, Ciclosporin Makrolide, Verapamil), Östrogene
  - PS ↓ durch UDP-Glukuronidaseinduktoren (z. B. Antiepileptika, Rifabutin, Rifampicin)
  - PS ↑ von Abixaban, Digoxin, Disopyramid, Everolimus, Fentanyl, HMG-CoA-Reduktasehemmer, Tacrolimus, Warfarin

- **Prasugrel:**
  - Blutungsrisiko ↑ in Komb. mit Thrombozytenaggregationshemmern, Thrombininhibitoren, Cumarinderivaten, NSAIDs, Ibrutinib
- **Pregabalin:**
  - Angioödemneigung ↑ in Komb. mit ACE-Hemmern und Sartanen
  - W ↑ von Ethanol, Lorazepam, Oxycodon
- **Protonenpumpenhemmer:**
  - Bioverfügbarkeit ↑ von Digoxin, Makroliden
  - Bioverfügbarkeit ↓ von Atazanavir, Bosutinib, Salizylaten
  - W ↑ von Diazepam, Phenytoin, Warfarin
- **Pyrazinamid:**
  - W ↑ von oralen Antidiabetika
  - W ↓ von Urikosurika
- **Pyrimethamin:**
  - Lebertoxizität ↑ durch Lorazepam
  - Folsäuremangel (megaloblastäre Anämie) ↑ durch Co-trimoxazol
  - Knochenmarksdepression ↑ in Komb. mit Warfarin
  - PS ↑ durch Chinin
- **Ranolazin:**
  - PS ↑ von Statinen, Edoxaban,
  - PS ↑ in Komb. mit CYP450 3A4-Inhibitoren (z. B. Verapamil)
- **Repaglinid:**
  - Hypoglykämiegefahr ↑ in Komb. mit Gemfibrozil
  - W ↑ durch ACE-Hemmer, ASS
  - W ↓ durch Aripiprazol
  - PS ↑ durch Clopidogrel
- **Retinoide** (z. B. Acitretin, Isoretinoin):
  - Hirndruck ↑ in Komb. mit Tetrazyklinen
  - W ↑ von Vitamin A
  - W ↓ von Warfarin
  - PS ↑ von Phenytoin
- **Rifampicin:**
  - W ↑ von Valsartan
  - W ↓ von Abixaban, Azathioprin, Barbituraten, Benzodiazepinen, Betablockern, Chloramphenicol, Chinidin, Ciclosporin, Cimetidin, Clofibrat, Cumarinen, Dabigatran, Dapson, Digitoxin, Disopyramid, Glukokortikoiden, Ketoconazol, Methadon, Mexiletin, oralen Kontrazeptiva, Phenytoin, Sulfonylharnstoffen, Theophyllin, Tigacyclin, Verapamil, Vitamin D, Warfarin
  - PS ↓ durch Antazida
- **Rivaroxaban:**
  - Blutungsrisiko ↑ in Komb. mit Anagrelid, ASS, Clopidogrel, Deferasirox, NSAIDs, Ruxolitinib, Ticagrelor
  - PS ↓ in Komb. mit Carbamazepin
- **Schilddrüsenhormone** (z. B. L-Thyroxin):
  - W ↑ von Cumarinen
  - W ↑ oder ↓ von oralen Antidiabetika
  - W ↓ von Digitoxin und Insulinen
  - PS ↑ durch Clofibrat, Furosemid (in hoher Dosis), Östrogene, Phenytoin, Salizylate

- **Schleifendiuretika:**
  - Oto- und Nephrotoxizität ↑ von Aminoglykosiden, Ceph., Cisplatin
  - W ↑ von Antihypertensiva (cave: ACE-Hemmer) curareähnlichen Muskelrelaxanzien, Digitalisgylkosiden, Glukokortikoiden, Laxanzien (Kalium- und/oder Magnesiummangel), Lithium, Warfarin
  - W ↑ oder ↓ von Theophyllin
  - W ↓ von Insulinen, oralen Antidiabetika (z. B. Epinephrin, Norepinephrin)
  - W ↓ durch NSA
- **SGLT2-Inhibitoren (z. B. Dapagliflozin, Empagliflozin)**
  - Hypoglykämierisiko ↑ in Komb. mit Insulin, Sulfonylharnstoffen (z. B. Metformin), DPP4-Inhibitoren, ACE-Hemmern, Fibraten, MAO-Inhibitoren, NSAIDs, Fluconazol, Ginseng und Aloe Vera
  - W ↓ in Komb. mit β-Sympathomimetika (z. B. Formoterol), Isoniazid
  - W ↑ oder ↓ in Komb. mit Lithium und Chinolonen
  - Plasmaspiegel ↑ von Substraten des CYP 450 2C9-Isoenzyms (z. B. Glimepirid)
  - Urinausscheidung ↑ in Komb. mit Diuretika (Hypotonierisiko)
- **Sildenafil:**
  - Symptomatische Hypotonie in Komb. mit Alphablockern, NO-Donatoren, Ethanol
  - Blutungsrisiko ↑ in Komb. mit Warfarin
  - PS ↑ durch CYP3A4-Inhibitoren (z. B. Amiodaron, Grapefruit, Imatinib, Itraconaozol, Ketoconazol, Makrolide, Ticagrelor, Verapamil)
  - PS ↓ durch CYP3A4-Induktoren (z. B. Carbamazepin, Johanniskraut, Phenobarbital, Phenytoin, Rifampicin)
- **Sitagliptin:**
  - W ↓ durch Clozapin, Estradiol, Isoniazid, Phenytoin
  - PS ↑ von Digoxin
- **Sitaxentan:**
  - Östrogenexposition ↑ in Komb. mit oralen Kontrazeptiva
  - W ↑ von Cumarinen
- **Spironolacton und Derivate:**
  - Hyperkaliämiegefahr ↑ in Komb. mit Kaliumsparern (ACE-Hemmern, Diuretika, NSAR, Sartane)
  - PS ↑ von Abixaban, Digoxin, Lithium
  - PS ↑ oder ↓ von Digitoxin
- **Strontium:**
  - Resorption ↓ durch Milchprodukte, sonst keine dokumentieren NW!
- **Sucralfat:**
  - Resorption ↓ von Ciprofloxacin, Chenodesoxycholsäure, Digitoxin, Digoxin, Phenytoin, Sulpirid, Tetrazyklinen, Warfarin
  - W ↓ von oralen Antidiabetika und Insulinen
- **Sulfonamide** (z. B. Sulfasalazin):
  - Resorption ↓ durch Antazida
  - Resorption ↓ von Eisen
  - W ↑ von Cumarinen, Methotrexat, oralen Antidiabetika, Phenytoin, Thiopental
  - W ↓ von Digoxin, Ethinyl, Estradiol
  - W ↑ durch NSAR, Probenecid
  - W ↓ durch Paraaminobenzoesäurederivate (z. B. Procain)
  - PS ↓ durch Anionentauscher (z. B. Colestipol, Colestyramin), orale Antidiabetika

- **Sulfonylharnstoffe** (z. B. Glimepirid, Tolbutamid):
  - W ↑ durch ACE-Hemmer, Anabolika, Betablocker, Chinidin, Chloramphenicol, Clonidin, Cumarine, Cyclophosphamid, Fenfluramin, Fibrate, Ibuprofen, Miconazol, Pentoxifyllin, Phenylbutazonverbindungen, Reserpin, Salizylate, Sulfonamide, Tetrazykline, trizyklische Antidepressiva
  - W ↓ durch Barbiturate, β_2-Mimetika, Chinidin, Chlorpromazin, Diuretika, Gestagene, Glukokortikoide, Östrogene, Phenytoin, Rifampicin, SD-Hormone
  - W ↑ oder ↓ durch Alkohol, Lithium, Pentamidin
- **Sunitinib:**
  - W. ↑ von QT-verlängernden Medikamenten
  - PS ↑ durch CYP3A4-Inhibitoren (z. B. Carbamazepin, Dexamethason, Grapefruitsaft, Itraconazol, Ketoconazol, Makrolide, Phenobarbital, Ritonavir)
  - PS ↓ durch CYP3A4-Induktoren (z. B. Carbamazepin, Johanniskraut, Phenobarbital, Phenytoin, Rifampicin)
- **Sympathomimetika:**
  - Arrhythmiegefahr ↑ in Komb. mit Digitalisglykosiden, Halothan
  - W ↓ von oralen Antidiabetika, Insulinen
  - W ↑ durch Amantadin, Antihistaminika, Guanethidin, MAO-Hemmer (**cave:** adrenerge Krise), Reserpin, SD-Hormone, Serotoninreuptakeinhibitoren, tri- und tetrazyklische Antidepressiva
  - W ↓ durch Alphablocker, Betablocker, Lithium, Phenothiazine
- **Tamoxifen:**
  - QT-Intervall ↑ in Komb. mit Antiarrhythmka Klasse I A (z. B. Chinidin, Procainamid) und III (z. B. Amiodaron, Sotalol)
  - W ↓ in Komb. mit CYP450 2D6-Inhibitoren (z. B. Fluoxetin, Sertralin, Chinidin, Ranolazin)
  - W ↑ von Coumarinen (Kontraindikation!)
  - PS ↑ von Edoxaban (Dosisreduktion)
- **Tetrazykline:**
  - Toxizität ↑ von Methotrexat
  - Nephrotoxizität ↑ von Aminoglykosiden, Ciclosporin, Diuretika, Methoxyfluran
  - Abbau ↑ durch Enzyminduktoren (z. B. Barbiturate, Carbamazepin, Phenytoin)
  - Resorption ↓ durch Adsorbenzien, Antazida, Eisenpräparate, Milch
  - W ↑ von Cumarinen, Insulinen, oralen Antidiabetika
  - PS ↑ von Digoxin, Methotrexat
- **Theophyllin:**
  - Arrhythmiegefahr ↑ in Komb. mit Halothan
  - W ↑ von Diuretika
  - W ↓ von Benzodiazepinen, Betablockern, Lithium
  - W ↑ durch β-Sympathomimetika, Koffein
  - PS ↑ durch Allopurinol, Amiodaron, Cimetidin, Gyrasehemmer, Isonikotinsäurehyrazid, Makrolide, orale Kontrazeptiva, Propafenon, Ranitidin, Ticlopidin
  - PS ↓ durch Barbiturate, Carbamazepin, Phenytoin, Primidon, Rifampicin, Rauchen

- **Thiaziddiuretika:**
  - Hyponatriämie ↑ in Komb. mit Carbamazpin, Citalopram
  - Hypokaliämie ↑ in Komb. mit Glukokortikoiden, Laxanzien
  - Hypotonie ↑ v. a. in Komb. mit ACE-Hemmern
  - ZNS-Toxizität ↑ von Salizylaten
  - Hämatotoxiziät ↑ von Zytostatika
  - W ↑ von curareähnlichen Relaxanzien
  - W ↓ von oralen Antidiabetika, Harnsäuresenkern, Sympathomimetika
  - W ↓ durch NSAR
  - PS ↑ von Chinidin, Fluconazol, Lithium
- **Thyreostatika (z. B. Carbimazol, Thiamazol, Thiouracil):**
  - Agranulozytosegefahr ↑ in Komb. mit Fluphenazin
  - W ↑ von Cumarinen, Digitalisglykosiden, Propranolol
  - W ↓ von Theophyllin
- **Ticagrelor**
  - Blutungsgefahr ↑ in Komb. mit Antikoagulanzien, Thrombozytenaggregationshemmern und NSAR
  - GIT-Blutungsrisiko (Ulzera) ↑ in Komb. mit Deferasirox
  - PS ↓ in Komb. mit CYP450 3A4-Induktoren (z. B. Carbamazepin, Enzalutamid, Rifampicin)
- **Tipranavir:**
  - Blutungsrisiko ↑ in Komb. mit ASS, Warfarin
  - NW ↑ in Komb. mit Ritonavir
  - W ↓ von Glimepirid
  - PS ↓ durch Antazida, Carbamazepin, Johanniskraut, Phenobarbital, Phenytoin
  - PS ↑ durch Atazanavir, Fluconazol, Itraconazol, Ketoconazol
  - PS ↑ von Atorvastatin
- **Topiramat:**
  - Hyperammoniämie in Komb. mit Valproinsäure
  - PS ↑ durch Diltiazem, HCT, Propranolol
  - PS ↓ durch Carbamazepin, Phenytoin
  - PS ↑ von Digoxin, Metformin, Phenytoin
  - PS ↓ von Glibenclamid, Pioglitazon, Risperidon
- **Tolvaptan:**
  - PS ↑ in Komb. mit CYP450 3A4-Inhibitoren (z. B. Clarithromycin)
  - PS ↓ in Komb. mit CY450 3A4-Induktoren (z. B. Carbamazepin)
  - PS ↑ von Edoxaban
- **Triamteren:**
  - Hyperkaliämiegefahr ↑ v. a. mit ACE-Hemmern
  - Lithiumtoxizität ↑
  - GFR ↓ durch Indometacin
  - W ↓ von oralen Antidiabetika
- **Valproat:**
  - Blutungsneigung ↑ in Komb. mit ASS
  - Resorption ↓ durch Colestyramin
  - PS ↑ durch Cimetidin, Erythromycin, Regorafenib
  - PS ↓ durch Carbapeneme, enzyminduzierende Antiepileptika (Carbamazepin, Phenobarbital, Phenytoin, Primidon), Mefloquin, Östrogene
  - PS ↑ von Carbamazepin, Benzodiazepinen, Lamotrigin, Phenobarbital, Phenytoin, Primidon, trizyklischen Antidepressiva

- **Venlafaxin:**
  - Wirksamkeit ↑ von Clozapin, Imipramin, Risperidon, Warfarin
  - Blutungsrisiko ↑ in Komb. mit Abixaban, ASS, Warfarin
  - Arrhythmiegefahr ↑ mit Katecholaminen, Alpha- und β-Sympathomimetika
- **Xipamid:**
  - Hypokaliämiegefahr ↑ mit Amphotericin B, Carbenoxolon, Glukokortikoide, Laxanzien, Penicillin G
  - ZNS-Toxizität ↑ von Salizylaten
  - W ↑ von curareähnlichen Relaxanzien, ACE-Hemmern
  - W ↓ von oralen Antidiabetika, Harnsäuresenkern, Sympathomimetika
  - W ↑ durch NSAR
  - PS ↑ ↑ ↑ von Chinidin, Lithium
- **Zolpidem:**
  - Atemdepressionsrisiko ↑ in Komb. mit Buprenorphin, Amitriptylin, Baclofen
  - W ↑ von Antihypertensiva

19.4 Arzneimittel in der Schwangerschaft

Wolfgang Neukirchen und Arno J. Dormann

▶ Tab. 19.4

Grundprobleme:

- Randomisierte kontrollierte Studien sind während einer Schwangerschaft untersagt. Empfehlungen zum entsprechenden Arzneimittelgebrauch beruhen daher auf Beobachtungen.
- Empfehlungen teils länderspezifisch

Tab. 19.4 Arzneimittel in der Schwangerschaft

Arzneimittel	SSW 1–12	SSW 13–39	Peripartalzeit	Stillperiode
Acetylsalicylsäure	(+)	(+)	–	(+)
Aciclovir	(+)	(+)	(+)	+
Aliskiren	(–)	–	–	–
Allopurinol	(–)	(–)	(–)	(–)
Ambroxol	(+)	+	+	+
Aminoglykoside	(–)	(–)	(–)	+
Amiodaron	–	–	–	–
Amitriptylin	+	+	+	+
Amlodipin	(+)	(+)	(+)	(–)
Amphotericin B (systemisch)	(+)	(+)	(+)	(–)
Amoxicillin	+	+	+	+
Ampicillin	+	+	+	+

Tab. 19.4 Arzneimittel in der Schwangerschaft *(Forts.)*

Arzneimittel	SSW 1–12	SSW 13–39	Peripartalzeit	Stillperiode
Anidulafungin	(–)	(–)	(–)	(–)
Apixaban	(–)	(–)	(–)	–
Ascorbinsäure	(+)	+	+	(+)
Atropin	(+)	(+)	(+)	(+)
Azathioprin	(+)	(+)	(+)	(+)
Barbiturate	–	(+)	(+)	(+)
Benzodiazepine	(–)	(–)	(–)	(+)
Betamimetika	+	+	+	+
Bisoprolol	(+)	(+)	(+)	(+)
Biperiden	(+)	(+)	(+)	(+)
Bromhexin	(+)	(+)	(+)	(+)
Bromocriptin	(–)	(–)	(–)	(–)
Buprenorphin	(+)	(+)	(+)	(+)
Butylscopolamin	(+)	(+)	(+)	(+)
Candesartan	(–)	–	–	–
Captopril	(–)	–	–	(+)
Carbamazepin	(–)	(–)	(–)	+
Carbimazol	–	(–)	(–)	(+)
Carvedilol	(+)	(+)	(+)	(+)
Cephalosporine	+	+	+	+
Chloroquin	+	+	+	(+)
Chlortalidon	–	–	–	–
Cimetidin	(+)	(+)	(+)	(+)
Ciprofloxacin	(+)	(+)	(+)	(+)
Citalopram	+	+	+	(+)
Clarithromycin	+	+	+	+
Clemastin	+	+	+	(+)
Clofibrat	(+)	(+)	(+)	–
Clomethiazol	–	–	(–)	(–)
Clonidin	(+)	(+)	(+)	(+)
Colesevelam	(–)	(–)	(–)	(–)
Clotrimazol	+	+	+	+

Tab. 19.4 Arzneimittel in der Schwangerschaft *(Forts.)*

Arzneimittel	SSW 1–12	SSW 13–39	Peripartalzeit	Stillperiode
Codein	(–)	(–)	(–)	(+)
Co-trimoxazol	(+)	(+)	(+)	(+)
Cromoglicinsäure	+	+	+	+
CSE-Hemmer	–	–	–	–
Cumarine	–	(–)	–	(+)
Dabigatran	–	–	–	–
Dapagliflozin	(-)	-	-	-
Dextran	(+)	(+)	(+)	(+)
Diazepam	(–)	(–)	(–)	(+)
Diclofenac	(+)	(–)	–	(+)
Digitoxin/Digoxin	+	+	+	(+)
Dihydralazin	(+)	(+)	(+)	+
Dihydroergotamin	(–)	(–)	(–)	(+)
Diltiazem	(–)	(–)	(–)	(–)
Dimetidin	+	+	+	+
Diphenhydramin	(+)	(–)	(–)	(+)
Doxycyclin	(+)	–	–	(+)
Doxylamin	(+)	(+)	(+)	(+)
Dronedaron	–	–	–	–
Droperidol	(–)	(–)	(–)	(–)
Enalapril	(–)	–	–	(+)
Entecavir	–	–	–	–
Eplerenon	(–)	(–)	(–)	–
Ergotamin	–	–	–	(+)
Ertapenem	(–)	(–)	(–)	(–)
Erythromycin	+	+	+	+
Ethambutol	+	+	+	+
Etilefrin	–	(+)	(+)	–
Etomidate	(–)	(–)	(–)	(–)
Exenatide	–	–	–	–
Ezetimib +/– Simvastatin	(–)	(–)	(–)	(–)
Felodipin	(–)	(–)	(–)	–

Tab. 19.4 Arzneimittel in der Schwangerschaft *(Forts.)*

Arzneimittel	SSW 1–12	SSW 13–39	Peripartalzeit	Stillperiode
Fentanyl	+	+	+	+
Fluconazol	(+)	(+)	(+)	(+)
Furosemid	(–)	(–)	(–)	(+)
Fusidinsäure	(+)	+	+	+
Ganciclovir	(–)	(–)	(–)	(–)
Glibenclamid	(+)	(+)	(–)	(+)
Glukokortikoide	(+)	(+) min	(+) min	(+) min
Glyzeroltrinitrat	(+)	+	+	(+)
Griseofulvin	–	–	–	(+)
HAES	(+)	(+)	(+)	(+)
Haloperidol	(+)	(+)	(+)	(+)
Halothan	(+)	(+)	(+)	+
Heparin	+	+	+	+
Ibuprofen	+	(–)	(–)	+
Imipenem	(–)	(–)	(–)	(–)
Imipramin	(+)	(+)	(–)	+
Indometacin	+	(–)	(–)	(–)
Insuline, humane	+	+	+	+
Isoniazid + Vit. B_6	+	+	+	+
Itraconazol	(–)	(–)	(–)	(–)
Ivabradin	–	–	–	–
Jodid (Substitution)	+	+	+	(+)
Johanniskraut	(+)	(+)	(+)	(+)
Ketoconazol	–	–	–	(+)
Lamotrigin	+	+	+	– bzw. (+) als Antikonvulsivum
Levetiracetam	(–)	(–)	(–)	(–)
Levofloxacin	(–)	(–)	(–)	(–)
Lidocain	(–)	(–)	–	+
Lithium	(–)	(–)	(–)	–
Maraviroc	(–)	(–)	(–)	–
Mebendazol	+	+	+	+

Tab. 19.4 Arzneimittel in der Schwangerschaft *(Forts.)*				
Arzneimittel	**SSW 1–12**	**SSW 13–39**	**Peripartalzeit**	**Stillperiode**
Meclozin	+	+	+	+
Mefloquin	(+)	(+)	(+)	(+)
Melperon	(–)	(–)	(–)	(–)
Meprobamat	–	(+)	(+)	(–)?
Meropenem	(–)	(–)	(–)	(–)
Mesalazin	+	+	(+)	(+)
Metamizol	(–)	(–)	(–)	(–)
Metoprolol	+	+	+	+
Methoxyfluran	(+)	(+)	(+)	(+)
Alpha-Methyldopa	+	+	+	+
Metoclopramid	(+)	(+)	(+)	(+)
Metronidazol	(+)	(+)	(+)	(–)
Miconazol (i. v.)	+	+	+	+
Mircera	(–)	(–)	(–)	(–)
Mirtazapin	(+)	(+)	(+)	(+)
Moxifloxacin	(–)	(–)	(–)	(–)
Moxonidin	(–)	(–)	(–)	(–)
Nalidixinsäure	(–)	(–)	(–)	(–)
Naloxon	(–)	(–)	(–)	(–)
Nifedipin	(+)	(+)	(+)	+
Nystatin	+	+	+	+
Olmesartan	(–)	–	–	–
Omalizumab	(–)	(–)	(–)	(–)
Oxytocin	–	–	(–) min	(+)
Pantoprazol	(+)	(+)	(+)	(+)
Paracetamol	+	+	+	+
Penicillamin	(–)	(–)	(–)	–
Penicilline	+	+	+	+
Pentazocin	(+)	(+)	(+)	(+)
Pethidin	(+)	(+)	(+)	(+)
Phenobarbital	(–)	(–)	(–)	(–)
Phenylbutazon	(–)	(–)	–	(+)

19

Tab. 19.4 Arzneimittel in der Schwangerschaft (Forts.)				
Arzneimittel	**SSW 1–12**	**SSW 13–39**	**Peripartalzeit**	**Stillperiode**
Phenytoin	(+)	(+)	(+)	–
Piritramid	(–)	(–)	(–)	(–)
Posaconazol	(–)	(–)	(–)	(–)
Prasugrel	(–)	(–)	(–)	(–)
Prazosin	(–)	(–)	(–)	(–)
Primaquin	–	(–)	(+) (–)	–
Primidon	(–)	(–)	(–)	(–)
Probenecid	–	–	–	–
Proguanil	(+)	(+)	(+)	–
Promethazin	(+) (–)	(+)	(+)	(+)
Propofol	(+) -	(+) –	(+) –	–
Propylthiouracil	(+) min	(–) min[1]	(–) min[1]	–
Prostaglandine	(–)	(–)	(–)	–
Pyrimethamin	(+)	(+)	-	(+)
Ramipril	(–)	-	-	(+)
Ranitidin	(–)	(–)	(–)	(+)
Repaglinid	-	-	-	-
Reserpin	(–)	(–)	(–)	–
Rifampicin	+	+	+	+
Roxithromycin	(+)	(+)	(+)	(+)
Sildenafil	(–)	(–)	(–)	(–)
Simvastatin Cave: Pravastatin	– –	– –	– –	– (+)
Sitagliptin	(–)	(–)	(–)	(–)
Sitaxentan	–	–	–	–
Spironolacton	(–)	(–)	(–)	(+)
Streptokinase	(–)	(–)	(–)	+
Sulfasalazin	(+)	(+)	(+)	(+)
Sulfonamide	(–)	(–)	(–)	(+)
Tetrazykline	(+)	–	–	(+)
Thiamazol	–	(+)	(+)	(+)
Thyroxin (L–)	+	+	+	+
Ticagrelor	–	–	–	–

Tab. 19.4 Arzneimittel in der Schwangerschaft *(Forts.)*

Arzneimittel	SSW 1–12	SSW 13–39	Peripartalzeit	Stillperiode
Tipranavir	(–)	(–)	(–)	–
Topiramat	(–)	(–)	(–)	(+)
Tramadol	(+)	(+)	(–)	(–)
Tranexamsäure	–	–	–	–
Valganciclovir	(+)	(+)	(+)	–
Valproinsäure	(–)	(–)	(–)	+
Vasopressin	(–)	(–)	(–)	(–)
Venlafaxin	(–)	(–)	(–)	(+)
Verapamil	(+)	(+)	(+)	(+)
Vildagliptin	(–)	(–)	(–)	(–)
Vitamin D	+	+	+	+
Vitamin K	–	(–)	(+)	+
Zoledronat	–	–	–	–
Zolpidem	(–)	(–)	(–)	(+)
Zopiclon	(–)	(–)	(–)	(+)
Zyvoxid	–	–	–	–

[1] Umstellung auf Carbimazol
– nicht empfohlen oder kontraindiziert (ggf. Stillpause), (–) Verordnung nur im Ausnahmefall, (–) min Verordnung in Minimaldosis möglich, (+) bei strenger Indikationsstellung, + keine Bedenken

19.5 Glukokortikoide

Arno J. Dormann

Substanzauswahl ▶ Tab. 19.5

- **Entzündungshemmung:**
  - **Systemisch:** oral Prednisolon, potentere Glukokortikoide bieten keine Vorteile, Steroide mit starker mineralokortikoider Wirkung vermeiden, NW s. u. (z. B. RA ▶ 11.3, P. nodosa ▶ 11.6.7, SLE ▶ 11.6.1, chron. aktive Hep. ▶ 8.3, Colitis ulcerosa ▶ 7.6.3, Enteritis regionalis Crohn ▶ 7.6.3, rheumatisches Fieber ▶ 11.5.1)
  - **Lokal:** hochpotente Glukokortikoide bevorzugen, auf optimale Darreichungsform (Trpf., Gel, Creme, Inhalation) achten. Zur Hautther. Hydrokortison bevorzugen, v. a. um Schäden bei Überdosierung zu minimieren (z. B. Hauterkr., Gelenkentzündungen)
- **Substitution** bei Hypokortizismus (Addison-Krankheit, nach Adrenalektomie), bei Stress, nach Trauma, postop., bei Inf. (in 2- bis 3-facher Tagesdosis geben)

- Unterdrückung allergischer Reaktionen (z. B. Atopie, Anaphylaxie).
- Förderung von Remissionen bei hämolyt. Anämien, Nierenerkr., Leukämien u. a.
- Hirnmetastasen zur Reduktion des intrazerebralen Drucks.

Tab. 19.5 Übersicht Glukokortikoide

Substanz	Biologische HWZ (h)	Glukokortikoide Potenz	Mineralokortikoide Potenz	Cushing-Schwellendosis (mg)
Prednison ~ Prednisolon	12–36	4	0,6	7,5
Methylprednisolon ~ Fluocortolon ~ Triamcinolon	12–36	5	–	6
Dexamethason	36–72	30	–	1,5
Betamethason	36–72	35	–	1
Fludrokortison	8–12	10	125	–
Aldosteron	–	–	700	–

(Relative) Kontraindikationen

! Magen-Darm-Ulzera inkl. Ulkusanamnese, Osteoporose, Psychosen, akute Chemother. oder Chemother. bei hämatolog. Erkr., HSV, Herpes zoster, Varizellen; vor und nach Schutzimpfungen, Glaukom, Hypertonie, Diab. mell., Kindesalter, Stillen (→ Abstillen), 1. Trimenon Schwangerschaft (umstritten).

Faustregeln für das klinische Management

- Routine-Diagn. vor Ther.-Beginn: BB, E'lyte, Nüchtern-BZ, Rö-Thorax. Bei Dauerther. regelmäßig wiederholen.
- Wenn möglich, lokale Therapeutika einsetzen (inhalativ bei Asthma, intraartikulär bei Gelenkentzündung, Einlauf bei Kolitis).
- Tagesdosis immer morgens geben (Ausnahme Atemwegsobstruktion).
- Chron. Erkr.: auch bei schweren Sympt. (z. B. RA, Bechterew-Krankheit) so sparsam wie möglich (Reduktionsversuche) und möglichst nicht langfristig über der Cushing-Schwelle dosieren, um schwere, z. T. irreversible NW zu vermeiden.
- Verringerung der NNR-Suppression: intermittierende oder Alternate-Day-Gabe (jeden 2. Morgen 1,5- bis 2-fache Tagesdosis). „NNR-schonende" parenterale ACTH-Ther. z. B. bei MS möglich – für nichtstationäre Pat. aber ungeeignet.
- Notfälle: großzügig dosieren und i. v. verabreichen, z. B. Prednison 100–250 mg. NW bei Kurzzeitther. gering. Bei vitaler Ind. (z. B. Hirnödem, Leukämie, Pemphigus, exfoliative Dermatitis) ebenfalls hoch dosieren.
- Bei Ther.-Dauer über der Cushing-Schwelle > 1 Wo. Dosis über mehrere Wo. bis Mon. stufenweise reduzieren.

Nebenwirkungen

- Diabetogene Wirkung: Hyperglykämie, Glukosurie, Steroiddiab.
- Fettstoffwechselstörung: Stammfettsucht, Vollmondgesicht, Fettsäurespiegel ↑

- Osteoporose: 50 % bei Langzeitther. (▶ 11.10.1). Prophylaxe:
  - Kalziumsubstitution: 1–1,5 g/d p. o. (1 l Milch = 1 g)
  - Substitution von Östrogen bei F in der Postmenopause oder mit glukokortikoidinduzierter Amenorrhö (z. B. Kliogest® 1 × 1 Tbl./d p. o.)
  - Einsatz eines Thiazids und kaliumsparenden Diuretikums bei Hyperkalziurie
  - Substitution von 1α, 25-Dihydroxycolecalciferol = Kalzitriol, z. B. 0,25 µg/d oder Cholecalciferol = Vit. D_3 3 × 1 000 mg/d
- BB-Veränderung: Thrombos ↑, Erys ↑, Neutrophile ↑ (Eselsbrücke: „TEN plus"); Eosinophile ↓, Basophile ↓, Lymphos ↓
- Immunschwäche: Infektgefährdung
- Katabole Wirkung: neg. Stickstoffbilanz, Wachstumshemmung, Osteoporose, Muskelschwäche und -ermüdbarkeit
- Magenschleimhautgefährdung: evtl. Prophylaxe mit Ranitidin 300 mg/d p. o. z. N., alternativ Misoprostol 2 × 200 µg/d p. o.
- Endokrines Psychosy.: Euphorie, Depression, Verwirrung, Halluzination
- Auge: „nach 1 Wo. Hornhautulkus, nach 1 Mon. akuter Glaukomanfall, nach 1 J. Katarakt" → Katarakt bei 20 % nach 1 J. Ther. über Cushing-Schwelle
- Kapillarbrüchigkeit: Petechien, Purpura, Ekchymosen
- Haut: Atrophie (auch bei Lokalther.), Akne, Striae rubrae
- NNR-Atrophie: Kortisonentzugssy. (Schwäche, Schwindel, Schock bei Belastung); vor Absetzen der Dauerther. Kortisolprofil (endogene Kortisolproduktion?)
- Wasserretention, Hypertonie, Hypokaliämie, metabolische Alkalose (Mineralokortikoidwirkung), Myopathie, Atrophie der Hüft- und OS-Muskulatur (CK ↑ !)

19.6 Schmerztherapie

Martin Lindig

19.6.1 Schmerzanamnese

Lokalisation, Charakter (stechend, dumpf, einschießend, brennend), Intensität (Zahl auf der Numerischen Rating-Skala (NRS) von 0 = kein Schmerz bis 10 = max. Schmerz), Beginn und Verlauf der Sympt., Beeinflussungsfaktoren (z. B. Bewegung, Nahrungsaufnahme), Begleitsympt. Vorbestehende Schmerzproblematik (z. B. Migräne, chron. Rückenschmerzen).

- Vor sympt. Schmerzbekämpfung erst Ausschluss kausal therapierbarer Ursachen, soweit dem Pat. zeitlich zumutbar.
- Unterschiedliche Schmerztypen führen zu sehr verschiedenen Therapiestrategien. Daher möglichst genaue Symptomanalyse.

19.6.2 Schmerztypen

Akutschmerz

Ätiologie Bsp.: postop. oder posttraumatischer Schmerz, Zosterneuralgie. Erkennbarer Bezug zum auslösenden Ereignis, kann vom Pat. und seiner Umwelt nachvollzogen und akzeptiert werden.

Klinik Nimmt mit der Zeit an Intensität ab. Korreliert mit dem Heilungsverlauf. Zeitliches Ende des Akutschmerzes ist absehbar. Schmerzempfindung variiert stark von Pat. zu Pat. Schmerz ist gut therapierbar.

Therapie Rasche Schmerzausschaltung oder -linderung durch vorwiegend parenteral (oder rektal) applizierte Analgetika oder durch regionale Schmerzausschaltung mit Lokalanästhetika. Dosis häufig standardisiert, Verabreichung nach Bedarf des Pat. Alternative: patientenkontrollierte Analgesie (s. u.) mit Möglichkeit der selbst verabreichten individuellen Dosis.

Chronischer Schmerz

Klinik Bsp.: Kopfschmerzen, Rückenschmerzen, Gelenkschmerzen, Phantomschmerzen, Narbenschmerzen. Schmerz hat Warnfunktion verloren, Entwicklung eines eigenständigen komplexen Krankheitsbildes. Länger als ~ 6 Mon. bestehende Beschwerden. Nimmt an Intensität mit der Zeit oft zu, geht häufig mit physischem und psychischen Verfall, sozialer Isolation, Passivität einher, Sinn des Schmerzes nicht erkennbar, von der Umwelt oft nicht ernst genommen. Schmerz schwer beeinflussbar.

Therapie Multimodal (analgetische und adjuvante systemische Medikamente, Nervenblockaden, transkutane elektrische Nervenstimulation, Psychother., Physiother.) und interdisziplinär (Ärzte der individuell zuständigen Fachgebiete, andere Therapeuten). Analgetika meist oral und streng nach Zeitplan, ergänzende Schmerzmittel zusätzlich bei phasenweisen Schmerzspitzen, Dosis individuell angepasst. Laufende Evaluation von Verlauf und Ther.

Schmerzen nichtmalignen Ursprungs oder tumorbedingter Schmerz
Pat. mit akuten oder chron. Schmerzen kann ursächlich ein Malignom haben (z. B. metastatische Wirbeldestruktion zusätzlich zu lang bekannten chron. Rückenschmerzen). Andererseits können Pat. mit bekanntem Krebsleiden akute und chron. Schmerzen, unabhängig vom Tumorgeschehen aufweisen (z. B. Migräne zusätzlich zum Malignom).

Nozizeptorschmerz

Pathophysiologie Intakte Schmerzrezeptoren werden durch freigesetzte Entzündungsmediatoren (z. B. Prostaglandine, Serotonin, Histamin, Substanz P, Bradykinin) stimuliert.

Klinik Bsp.: postop. Schmerz, Wundschmerz, Stumpfschmerz, Spasmen, Entzündungsschmerz.

Therapie Antipyretische Analgetika, Opioide, Lokalanästhesie.

Neuropathischer Schmerz

Pathophysiologie Dir. Reizung der Neurone in ihrem Verlauf durch mechanische oder metabolische Schäden.

Klinik Bsp.: Nervenkompression, diab. Neuropathie, (Post-)Zosterneuralgie, Trigeminusneuralgie.

Therapie Sympathikusblockaden, bestimmte Antidepressiva (z. B. niedrig dosiertes Amitriptylin, Duloxetin). Opioide nur mäßig wirksam. Antiepileptika (z. B. Gabapentin, Pregabalin).

Deafferenzierungs-/Phantomschmerz

Pathophysiologie Überschießende Erregung von zentralen Neuronen nach Verlust der sensorischen Zuflüsse.

Klinik Beispiele: Phantomschmerz nach Amputation, Schmerzen nach Nervendurchtrennung.

Therapie Kalzitonininfusionen i.v. oder frühzeitige Sympathikusblockaden. Prophylaktisch gute analgetische Abschirmung vor und während Nervendurchtrennungen mittels Lokalanästhesie, bestimmte Antidepressiva, Antiepileptika.

Schmerzen durch Störungen der Sympathikusfunktion

Klinik Bsp.: sympathische Reflexdystrophie = complex regional pain syndrome CRPS, atypischer Gesichtsschmerz.

Therapie Sympathikusblockaden, bestimmte Antidepressiva, Antiepileptika, psychother. Mitbehandlung.

Psychosomatischer Schmerz

Körperlicher Ausdruck seelischer Belastung. Ther.: psychother. (Mit-)Behandlung.

Oft liegt eine Komb. dieser Mechanismen vor.

19.6.3 Analgetisches Stufenschema

▶ Abb. 19.3

Allgemeine Regeln

- Keine Mischmedikation von Substanzen derselben Wirkgruppe (z. B. keine Komb. mehrerer Opioide), da sonst Konkurrenz um denselben Angriffsort (z. B. Opioidrezeptoren).
- Vor einem Substanzwechsel zunächst Dosissteigerung bis zur Höchstmenge und ausreichend lange Verabreichung, um Wirkung und NW verlässlich zu beurteilen. Übergang auf anderes Medikament erst, wenn Präparat „austherapiert“ wurde oder gravierende, schlecht beeinflussbare NW bestehen.
- Bei Dauerther. stets Begleitmedikation zur Prophylaxe oder Ther. von NW (z. B. Laxanzien zur opioidbedingten Obstipationsbekämpfung, Magenschutz bei Prostaglandinsynthese-Hemmern) einsetzen.
- Gute Schulung von Pat. und Personal verbessert Compliance bei der praktischen Umsetzung.
- Beginn der Ther. entweder mit der 1. Stufe und bis zur ausreichenden Analgesie steigern oder gleich auf höherer Stufe einsetzen.
- Ther. nach pathophysiologischen Mechanismen: nozizepzive Schmerzen vorwiegend mit antipyretischen und Opioidanalgetika, neuropathische Schmerzen mit Antikonvulsiva und/oder Antidepressiva
- Bei Akutschmerz Bedarfsmedikation i. v., p. o. oder rektal. Bei chron. Schmerz fest nach Zeitschema, Dosierintervalle nach Pharmakokinetik. Applikation oral (oder rektal), nur ausnahmsweise parenteral, i. m. Injektion möglichst immer vermeiden.

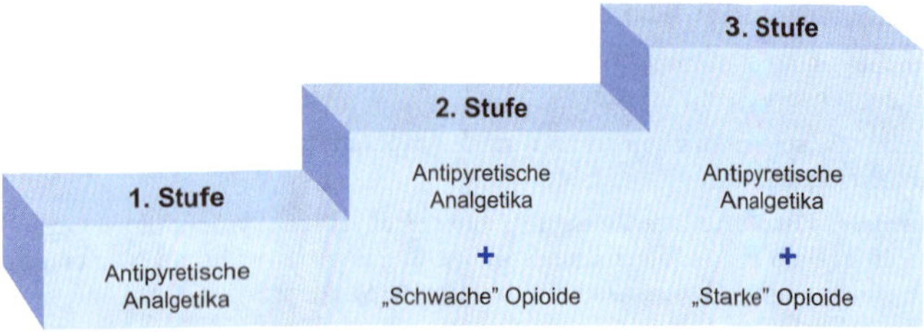

Abb. 19.3 Stufenschema der WHO zur Therapie von Tumorschmerzen (auch anwendbar bei Schmerzen nichtmalignen Ursprungs) [L157]

1. Stufe: antipyretische Analgetika

Paracetamol

Wirkung Wirkt analgetisch und antipyretisch, nicht antiphlogistisch. Keine Hemmung der Prostaglandinsynthese. Insgesamt schwächstes Analgetikum. Gute Verträglichkeit.

Indikationen Mittel der 1. Wahl bei Kindern (Einzeldosis 20 mg/kg KG) sowie in Schwangerschaft und Stillzeit.

Dosierung Bis zu 6 × 500–1 000 mg/d (= je 1–2 Supp., 25 ml Saft, 1–2 Tbl. oder Kps.); als i. v. Infusion über 15 Min.

Nichtsteroidale antiinflammatorische Substanzen (NSAID)

Wirkung Gute analgetische, antipyretische und antiphlogistische Wirkung.

Indikationen Besonders wirksam bei Kopfschmerz, Skelett- und Muskelschmerzen, Thrombophlebitiden, Abszessen, Tumorschmerzen (Periostschmerz, Kapselspannungsschmerz, entzündliche Begleitreaktionen).

Kontraindikationen Magenulzera, renale Funktionseinschränkung, COX-2-Inhibitoren zusätzlich kardiovaskuläre Risikopat.

Nebenwirkungen Magenbeschwerden, Ulzera, Induktion oder Verstärkung einer Niereninsuff.

Präparate und Dosierung:
- **Ibuprofen** 4–6 × 400 mg/d p. o.; Retard 3 × 800 mg/d p. o. Günstigstes Wirkungs-/NW-Verhältnis aller NSAID
- **Diclofenac** 3 × 50 mg/d p. o.
- **Acetylsalicylsäure** 3–6 × 500–1 000 mg/d p. o. Weitere NW: irreversible Thrombozytenaggregationshemmung, pseudoallergisches Asthma
- **Selektive COX-2-Inhibitoren:** Celecoxib 1–2 × 100–200 mg/d p. o., Etoricoxib 60–120 g/d p. o.

Metamizol

Wirkung Wirkt analgetisch, antipyretisch und spasmolytisch.

Indikationen Besonders geeignet bei kolikartigen Schmerzen.

Dosierung 4–6 × 500–1 000 mg/d p. o Bei i. v. Gabe langsam injizieren, sonst starke RR-Senkung durch dir. Relaxation der Gefäßmuskulatur, Anaphylaxie. Kurzinfusion bevorzugen.

Nebenwirkungen Seltene, aber schwere NW ist Agranulozytose (Inzidenz 1 : 10^6), häufiger bei i. v. als anderen Applikationsformen.

2. Stufe: „schwache" Opioide

Tramadol

Dosierung 4 × 50–100 mg/d p. o. oder i. v. Retard 3 × 200 mg/d. 50 mg Tramadol entsprechen etwa 10 mg Morphin. Maximaldosis 600 mg/d.

Wirkkinetik Wirkdauer 1–3 h bzw. 6–8 h (retardiertes Tramadol).

Nebenwirkungen Häufig Übelkeit und Erbrechen.

Tilidin-Naloxon

Dosierung Bis zu 4 × 100 mg/d p. o. 50 mg Tilidin entsprechen etwa 10 mg Morphin. Maximaldosis 600 mg/d.

Wirkkinetik Schneller Wirkbeginn, Wirkdauer 1–3 h.

! Durch Zusatz des Antagonisten Naloxon geringeres Missbrauchspotenzial. Tilidin-Trpf. sind seit 1.1.2013 BtmVV-pflichtig!

Kodein

Dosierung Bis zu 2 × 120 mg/d p. o. 100 mg DHC entsprechen etwa 10 mg Morphin.

Wirkkinetik Wirkdauer 8–12 h.

Nebenwirkungen Verursacht von allen Opioiden am ausgeprägtesten Obstipation.

3. Stufe: „starke" Opioide

Unterliegen der BtmMVV, besondere Rezeptformulare!

Piritramid

Indikationen Sehr häufig postop. eingesetztes Analgetikum.

Dosierung 6 × 15–30 mg/d i. m. oder i. v. 15 mg Piritramid entsprechen etwa 10 mg Morphin.

Wirkkinetik Wirkdauer 4–6 h.

Pethidin

Indikationen Beseitigt auch postop. „Shivering", dadurch deutliche Senkung des Sauerstoffverbrauchs. (Hierfür bessere Alternative: Catapresan)

Dosierung Bis zu 5 × 100 mg/d p. o., rektal oder i. v. 75–100 mg Pethidin entsprechen etwa 10 mg Morphin.

Wirkkinetik Wirkdauer 3–4 h.

Nebenwirkungen Der aktive Metabolit von Pethidin, das Norpethidin wirkt exzitatorisch auf das ZNS und kann Krampfanfälle auslösen, besonders gefährdet sind Pat. mit Niereninsuff. Deshalb immer seltener in Anwendung.

Buprenorphin

Indikationen Gute Anwendung bei Pat. mit Schluckstörungen wegen sublingualer Resorption bei oraler Gabe.

Dosierung

- Bis zu 4 × 0,4 mg p. o., bis zu 4 × 0,3 mg i. m., i. v. 0,3–0,4 mg Buprenorphin entsprechen 10 mg Morphin.
- Transdermal: in den ersten 12 h bisherige Schmerzmedikation beibehalten. Nach Wirkdauer von 3–4 d je nach erforderlicher Gesamttagesmenge an zusätzlichen Analgetika ggf. Dosisanpassung des Pflasters
- Zusatzmedikation bei Bedarf s. l. verabreichen

Wirkkinetik

- Oral: Wirkdauer 4–6 h.
- Transdermal: Anflutung und Abklingen des Wirkstoffs jeweils über 12 h nach Aufbringen bzw. Entfernen des Pflasters!

> Im Gegensatz zu anderen Opioiden schlecht mit Naloxon antagonisierbar (höhere Naloxondosis erforderlich).

Morphin

Dosierung Je nach Schmerzintensität titrierend bis zur Schmerzfreiheit bzw. geringer, tolerabler Intensität verabreichen. Keine Obergrenze der analgetischen Wirksamkeit (kein Ceiling-Effekt), Limitierung nur durch auftretende NW.

Fentanyl

Indikationen Tumorschmerzen und Probleme mit oralem/rektalem Applikationsweg, als Alternative zu anderen Substanzen der Stufe 3 (WHO-Schema).

Dosierung

- Bsp.: PCA-Pumpe mit Fentanyl oder Morphin i. v. oder retardiertes orales Morphin plus schnell wirksames Morphin bei Schmerzspitzen. Dosisfindung über mind. 3 d, dann Umrechnung: ermittelte Tagesdosis von retardiertem oralem Morphin (mg) × 0,01 = Tagesdosis Fentanyl TTS (mg). Fentanyl i. v. × 1,5 = Fentanyl TTS. Dann Auswahl des geeigneten Pflasters. **Oder:**
- Sofort Fentanyl-Pflaster nach Umrechnung der bisherigen Morphindosis oder kleinstmögliche Größe auswählen und aufkleben. In den ersten 12 h bisherige Schmerzmedikation beibehalten. Zusatzmedikation bei Bedarf verabreichen (Fentanyl, Morphin). Nach 3–4 d je nach erforderlicher Gesamttagesmenge an Analgetika beim Pflasterwechsel ggf. Dosisanpassung des Pflasters

Wirkkinetik Anfluten über 12 h, dann gleichmäßige Wirkspiegel im Plasma. Wirkdauer 72 h, bei 10 % aller Pat. jedoch nur 48 h.

Therapie von Durchbruchschmerzen Intraorale und nasale transmukosale Fentanyl-Applikationen. Individuell zu titrierende Dosierungen. Vorteil: Anschlagzeiten ähnlich schnell wie bei i. v. Gabe, Nachteil: psychotroper Effekt stärker ausgeprägt als bei GI-Resorption möglich.

> **Anwendungshinweise Fentanyl- und Buprenorphinpflaster**
> - Pflaster auf unbehaartes Gebiet von Brust oder Rücken kleben.
> - Baden, Duschen, Schwimmen mit Pflaster möglich.
> - Hitze steigert die Resorption.
> - Mehrere Pflaster sind gleichzeitig möglich, Zerschneiden und Verkleinern der Pflaster jedoch nicht.
> - Alle 3 d Pflasterwechsel, bei 10 % aller Pat. mit Fentanylpflaster bereits alle 2 d Wechsel erforderlich (früherer Wirkverlust)

Ersteinstellung auf Morphin bei chronischem Schmerz

Orale Gabe Individuellen Analgetikabedarf mit schnell wirkender oraler Morphin-Lsg. austitrieren: je nach Vormedikation Titrationsdosis abschätzen. Bei Pat. ohne Opioide als Vormedikation alle 10–15 Min. je 10 mg Morphin verabreichen. **Alternative:** unretardierte Morphin-Tbl. à 10 mg alle 2–4 h applizieren. Therapiekontrolle durch wiederholtes Abfragen der Schmerzintensität (subjektive Zahl auf der Numerischen Rating-Skala (NRS) von 0 = kein Schmerz bis 10 = max. Schmerz) und NW, bis Pat. schmerzfrei oder zumindest tolerabel reduziert oder bis störende NW auftreten.
Nach 24–48 h Erstellen des Analgetikazeitplans mit Retardpräparaten etwa ⅔ der austitrierten Gesamtdosis als Einzeldosis ansetzen. Intervalle nach Wirkdauer (z. B. MST, Capros, Wirkdauer je 8–12 h). Für phasenweise durchbrechende Schmerzen etwa diese Einzeldosis als Zusatzmedikation in Form der schnell wirksamen oralen Morphin-Lsg. vorsehen.

Parenterale Gabe Beginn häufig mit fraktionierten 1 mg i. v. Gaben von je 10 mg Morphin in NaCl 0,9 % auf 10 ml verdünnt. Anschließend entweder weiter mit Bolusgaben alle 4 h oder kontinuierlich via Perfusor: 1 Amp. à 100 mg Morphin in NaCl 0,9 % auf 50 ml (2 mg/ml) mit zunächst 1–4 ml/h (= 2–8 mg/h). Subkutan zunächst je 10–30 mg Morphin alle 4 h oder kontinuierlich à 5–25 mg/h.

Alternativen bei Schluckproblemen bzw. Sondengaben

- MST 20/30® Retard-Granulat à 20/30 mg Morphin, löslich in Flüssigkeiten, Retardeffekt von 4–6 h. Wirkung bleibt erhalten (preiswert!).
- Capros® Kps. öffnen, enthaltene Mikropellets in Flüssigkeit bringen und entweder oral oder via Ernährungssonde applizieren. Retardeffekt bleibt erhalten.
- MSR 10/20/30® Supp. à 10/20/30 mg Morphin. Wirkdauer 2–4 h.
- Fentanyl-TTS oder Buprenorphin-Pflaster.

Wirkungen und Nebenwirkungen von Opioiden

- **Zentral:** Analgesie, Sedierung, antitussive Wirkung, Atemdepression, Miosis, Übelkeit und Erbrechen, Senkung des zentralen Sympathikotonus, indir. Steigerung des Liquordrucks durch Hypoventilation.
- **Peripher:** spasmogene Wirkung auf die glatte Muskulatur des GIT und der ableitenden Harnwege (verzögerte Magenentleerung, spastische Obstipation, Harnverhalt, Sekretstau in Galle- und Pankreaswegen), insb. bei Morphin Histaminfreisetzung mit Bronchospasmus und Vasodilatation.

Auswahl adjuvanter Medikamente (auf jeder Stufe einsetzbar)

Mittel der 1. Wahl

- **Amitriptylin:** Antidepressivum mit eigener analgetischen Wirkung in niedriger Dos. (10–75 mg/d p. o.). Hilfreich insb. bei brennend empfundenen Schmerzen (neuropathischer Schmerz). **Dos.:** einschleichend beginnen, wegen sedativer Eigenschaft Gabe zur Nacht. Wirkung ist erst nach kontinuierlicher Einnahme über 1–2 Wo. in Verbindung mit anderen Analgetika beurteilbar.
- **Gabapentin:** Antiepileptikum, geeignet bei neuropathischem Brennschmerz. **Dos.:** einschleichender Dosisbeginn von 3 × 100 mg bis auf 3 × 800 mg/d p. o. **Cave:** Wird nicht hepatisch metabolisiert, aber renal eliminiert. Krea-Kontolle! Weniger NW als Carbamazepin

- **Pregabalin:** Antiepileptikum, geeignet bei neuropathischem Brennschmerz. **Dos.:** einschleichender Dosisbeginn von 2 × 75 mg auf 2 × 300 mg/d p. o. **Cave:** schnellere Aufdosierung als bei Gabapentin
- **Carbamazepin:** Antiepileptikum. Bei „stromschlagähnlich" empfundenen, einschießenden Schmerzattacken (oft bei Nervenläsion durch Tumorinfiltration oder Trigeminusneuralgie). **Dos.:** einschleichender Dosisbeginn von 200 mg bis auf 400–600 mg/d p. o. **Cave:** Kontrolle der Leberfunktionsparameter und des Carbamazepinspiegels i. S.

Mittel der 2. Wahl nach Gabapentin oder Pregabalin

- **Dexamethason:** Glukokortikoid zur Reduktion entzündlicher Komponenten mit Schwellung (z. B. Leberkapselspannung, Knocheninfiltration bei Metastasen) und damit verbundenen Schmerzen. Wirkt auch unspezifisch stimmungsaufhellend und appetitfördernd. **Dos.:** 1,5–4 mg morgens p. o. über mind. 1–2 Wo.
- **Spasmolytika:** z. B. N-Butylscopolamin 3–5 × 10–20 mg p. o., als Supp. oder i. m. bei Spannungsschmerzen von Hohlorganen.
- **Bisphosphonate:** bei Immobilisation, Glukokortikoidbehandlung, osteolytischen Metastasen.
  - **Zoledronat:** 4 mg in 100 ml i. v. alle 3–4 Wo. oder
  - **Alendronat:** 1 × 70 mg/Wo. 70 mg p. o.
  - **Ibandronat:** 2–6 mg/d i. v oder 50 mg/d p. o
  - **Pamidronsäure:** Gesamtdosis eines Behandlungsganges 30–60 mg in Abhängigkeit von Serumkalzium und Krea. Langsame Infusion mit 15 mg/h und Konz. von 15 ml/125 ml nicht überschreiten.

> ! Kieferosteonekrosen treten unter parenteraler Gabe von Bisphosphonaten mit einer Inzidenz von 1–4 % auf.

- **Kalzitonin:** alternativ zu Bisphosphonaten. **Dos.:** anfangs 100–200 IE/d i. v. als Dauerinfusion, dann Reduktion auf Erhaltungsdosis. **NW:** Übelkeit, Flush.

Weitere Hinweise zur Schmerztherapie

- Statt Kombinationspräparaten besser Monosubstanzen einsetzen, um die jeweiligen Wirkungen und NW besser beurteilen zu können.
- Bei postop. Wundschmerzen wegen des unterschiedlichen Schmerzempfindens individuelle und rechtzeitige Analgetikagabe, bei Verlangen auch möglich mit pumpengesteuerter On-Demand-Analgesie (Patient Controlled Analgesia, PCA).
  - **Vorteil:** Pat. weiß am besten um seine Schmerzen und verabreicht sich selbst innerhalb eines vorprogrammierten Rahmens (Sperrintervall, Höhe der jeweiligen Einzeldosis, max. Gesamtdosis) das Analgetikum (z. B. Piritramid 1,5 mg/ml, Bolus à 3 mg, max. Boluszahl 3/h = Sperrintervall von 20 Min.).
  - **Nachteil:** nur für kooperationsfähige und -willige Pat.

> **Fehlerquellen bei der Therapie chronischer Schmerzen**
>
> - **Therapeut:** Verschreibung nur „nach Bedarf", Standarddosis, zu schwaches Analgetikum, Unterschätzung der Schmerzintensität, bürokratische Hemmnisse der BtMVV, Angst vor Suchterzeugung und unzureichendes Wissen über adjuvante Medikamente.

- **Pat.:** Annahme, Tumorschmerzen seien nicht therapierbar, Analgetika dürften nur genommen werden, wenn „absolut notwendig", Furcht vor Sucht, Nichteinnahme der verordneten Medikamente, Absetzen der Medikamente wegen NW ohne Rücksprache mit dem Arzt.

Weiterführende Adressen
Schmerztherapie

- Deutsche Schmerzgesellschaft e. V. (früher: Deutsche Gesellschaft zum Studium des Schmerzes für Deutschland, Österreich und die Schweiz, DGSS) Geschäftsstelle Alt-Moabit 101 b, 10559 Berlin, Tel. 030 39409689–0, Fax 030 39409689–9, *und* Obere Rheingasse 3, 56154 Boppard, Tel.: 06742 800121, Fax.: 06742 800122, E-Mail: info@dgss.org, www.dgss.org.
- Deutsche Interdisziplinäre Vereinigung für Schmerztherapie (DIVS), Sekretariat Frau Monika Wübbels, Klinik für Anästhesiologie, Universität Bonn, Sigmund-Freund-Str. 25, 53105 Bonn, Tel 0228 2871–4149, Fax 0228 2871–4147, Graf-Baumann@t-online.de, www.divs-ev.de.
- Deutsche Gesellschaft für Schmerzmedizin (früher: Schmerztherapeutisches Kolloquium), Geschäftsstelle: Lennéstraße 9, 10785 Berlin, Tel.: 030 85 62 188 0, FAX: 030 22185342, E-Mail: info@dgschmerzmedizin.de, www.schmerz-therapie-deutschland.de.
- Für Pat.: Deutsche Schmerzliga, Postfach 740123, 60570 Frankfurt/M, Tel.: 069 13828022, Fax.: 0700 37537538, E-Mail info@schmerzliga.de, www.schmerzliga.de und Bundesverband Deutsche Schmerzhilfe (DSH), Geschäftsstelle: Sietwende 20, 21720 Grünendeich, Tel.: 04142 810434, Fax.: Fax 04142 810435 www.schmerzhilfe.org.

Palliativstationen und Hospize
Hospize und Hausbetreuungsdienste für die symptomorientierte interdisziplinäre palliative Versorgung inkurabler Tumor- und AIDS-Pat. Aktuelle Adressen zu erfragen bei Deutscher Hospiz- und PalliativVerband e. V., Aachener Straße 5, 10713 Berlin, Tel. 030 82007580, Fax: 030–820075813, E-Mail: info@dhpv.de, www.dhpv.de.
Weitere Informationen und Adressen über: Deutsche Gesellschaft für Palliativmedizin e. V., Geschäftsstelle: Aachener Str. 5, 10713 Berlin, Tel.: 030/30101000, Fax.: 030/301010016, E-Mail: dgp@dgpalliativmedizin.de, Internet: www.dgpalliativmedizin.de.

19.7 Psychopharmaka

Arno J. Dormann

19.7.1 Neuroleptika

Potente Psychopharmaka mit „antipsychotischem" Effekt. Wirksam in der Akut- und Langzeitther. gegen psychomotorische Erregtheit, affektive Spannung und (schizophrene) Ich-Störungen, zusätzlich sedierende und schlafanstoßende Wirkung.

Indikationen bei nichtpsychiatrischen Pat.

- Zustände psychomotorischer Erregtheit und Angst (▶ 15.4.4), z. B.:
  - Alkoholentzugsdelir (▶ 15.4.1).
  - Hirnorganisches Psychosy. (oft des älteren Pat.), das sich z. B. in Selbstschädigung, „Verhaltensstörungen“ oder Aggressivität gegenüber dem Pflegepersonal äußern kann.
  - Andere akute organische Psychosy., z. B. massive SD-Funktionsstörung oder Exsikkose.
  - Erregtheit und Angst während der Intensivther. oder nach Intubationsnarkosen.
  - Erregtheit bei akuten Trauerreaktionen oder Suizidalität.
  - Akute psychotische Sy., v. a. paranoid-halluzinatorische Phänomene, schizophrene Denk- und Ich-Störungen sowie Sperrung von Antrieb und Affekt. Produktive „Plus-Symptome“ werden besser ausgeglichen als „Minus-Symptome“ wie Antriebsarmut.
- In niedriger Dosierung zur Sedierung und als Einschlafhilfe.
- Zur Wirkungsverstärkung von zentralen oder peripheren Analgetika (▶ 19.6). Der „Einsparungseffekt“ von Schmerzmitteln durch Neuroleptika (wie auch von Antidepressiva) ist jedoch individuell unterschiedlich und bedarf sorgfältiger klin. Beobachtung.

Substanzauswahl Möglichst in Absprache mit Psychiater oder Neurologen! Steht die Erregtheit im Vordergrund, sind niederpotente Neuroleptika zu bevorzugen (▶ Tab. 19.6).

- Neuroleptika stärkerer Potenz: akute psychotische Bilder mit deutlicher „produktiver“ Symptomatik
- Stark potente Neuroleptika: wenn Sedierung unerwünscht (Akutmedizin)

Bei Agitiertheit: Komb. von stark potentem mit schwach potentem Neuroleptikum zur zusätzlichen Sedierung

- Ther. nie mit Depotmedikation beginnen, da Gefahr eines malignen neuroleptischen Sy. (MNS)!
- Obwohl keine „individuellen“ Wirkprofile der einzelnen Substanzen nachweisbar, individuelle (Un-)verträglichkeiten einzelner Neuroleptika und „Therapieversager“ → bei Beschwerden oder Unwirksamkeit Präparatewechsel erwägen.
- Interindividuelle Empfindlichkeit schwankt mind. um den Faktor 10 → korrekte Dosierung ist schwierig. Möglichst mit der minimalen Tagesdosis (▶ Tab. 19.6) beginnen, verteilt auf 3–4 Einzeldosen. Bei geriatrischen Pat. ggf. weitere Reduktion (Dosis in eckigen Klammern in ▶ Tab. 19.6).
- Zusatzmedikation mit Anticholinergika wie Biperiden, erst bei Auftreten extrapyramidal-motorischer NW, wenn eine zwingende Ind. zur Fortführung der Medikation besteht.

Nebenwirkungen

- **Frühdyskinesien:** Stunden bis Tage nach Therapiebeginn paroxysmale Dyskinesien mit Blickkrampf und Verkrampfungen von Mund- und Halsmuskulatur. **Ther.:** akut Biperiden 5 mg i. v., sonst 6 mg/d p. o.
- **Nach Wo.:** Parkinsonoid (Hypokinese, Rigor, Ruhetremor, Speichelfluss) und Akathisie (innere Unruhe mit Nichtsitzenkönnen und Trippeln). Abgren-

zung zu psychotischen Sympt. oft schwierig. **Ther.:** Biperiden, Dosisreduktion oder Umsetzen des Neuroleptikums! Bei Akathisie Versuch mit Propranolol in niedriger Dosierung, z. B. 3 × 10 mg/d p. o.

- **Spätdyskinesien:** einem Tic ähnliche, sich wiederholende Hyperkinesien v. a. im Kopfbereich (z. B. Schmatz- und Kaubewegungen), aber auch der Extremitäten. Oft irreversibel. **Ther.:** in Zusammenarbeit mit Psychiater Dosis reduzieren oder steigern (beides kann helfen), evtl. Tiaprid 300–600 mg/d

Tab. 19.6 Übersicht gebräuchlicher klassischer Neuroleptika

	24-h-Dosis[1]
Schwach potente Neuroleptika (vorwiegend sedierend)	
Chlorprothixen	[25] 25–500 mg
Levomepromazin	[50[2]] 75–300 mg
Promethazin[3]	[30] 50–150 mg
Thioridazin	[20] 50–200 mg
Mittelstarke Neuroleptika	
Perazin	[25] 50–500 mg
Pipamperon	[10] 20–300 mg
Stark potente Neuroleptika (vorwiegend antipsychotisch)	
Flupentixol	[2,5] 5–20 mg
Fluphenazin	[1,5] 3–9 mg
Haloperidol	[1] 2–50 mg
Pimozid	[2] 2–10 mg
Depotpräparate[4]	
Flupentixoldecanoat	20–100 mg (Wirkdauer 2–4 Wo.)
Fluphenazindecanoat	12,5–100 mg (Wirkdauer 2–4 Wo.)
Fluspirilen	2–10 mg (Wirkdauer 1–2 Wo.)
Depotpräparate[4]	
Haloperidoldecanoat	25–300 mg (Wirkdauer 4 Wo.)
Perphenazindecanoat	50–200 mg (Wirkdauer 2 Wo.)

1 24-h-Dosis auf 3–4 Einzeldosen verteilen;
2 Dosis in eckiger Klammer z. B. als Initialdosis für geriatrische Pat.;
3 Mittel der Wahl, wenn ausschließlich Sedierung gewünscht wird;
4 Dosis und Applikationsintervall können individuell erheblich variieren.

Malignes neuroleptisches Syndrom

Klinik Meist 2 Wo. nach Beginn der Ther., Steigerung der Sympt. über 24–72 h; v. a. Männer < 40 J., bei Lithiumbegleitmedikation erhöhtes Risiko. In 20 % tödlich (bei Depotmedikamenten höher). Sek. KO: Nierenversagen, Ateminsuff., Herz- und Kreislaufversagen.

19

Diagnostik
- Mind. 2 Hauptsymptome: Fieber, Rigor und CK-Erhöhung **und**
- Mind. 4 Nebensymptome: Tachykardie, Blutdrucklabilität, Tachypnoe, Schwitzen, Leukozytose und Bewusstseinsstörung. Zusätzlich möglich: extrapyramidale Störungen (Akinesie), teilweise Dys- und Hyperkinesien bis Stupor. Wechselnde Vigilanz bis zum Koma. Autonome Funktionsstörungen (Hautrötung oder Blässe, Speichelfluss, Harninkontinenz), metabolische Azidose, selten erhöhte Leberenzyme und Myoglobinurie.

Differenzialdiagnosen Febrile Katatonie, Enzephalitis, maligne Hyperthermie, Lithiumintox.

Therapie Absetzen der Medikamente, Intensivmonitoring, Kühlen, Volumengabe, ggf. Ther. (nach Rücksprache mit Fachabteilung) mit z. B. Dantrolen und Bromocriptin.

19.7.2 Hypnotika (Schlafmittel)

Mehr als 50 % der stationären Pat. klagen über Schlafstörungen, was allein jedoch noch keine Ind. zur Pharmather. darstellt:
- Ruhestörungen beim Ein- oder Durchschlafen (evtl. Zimmerwechsel).
- Pat. ist nicht müde (fehlende Bewegung, Medikamente, Alkohol).
- Pat. schläft wegen somatischer Grunderkr. nicht, z. B. Herzinsuff., Hyperthyreose, Angina pect., Hypertonie, Husten, Verdauungs- oder Blasenentleerungsstörung → kausale Ther. verbessern.
- Ist Pat. depressiv (zur Erinnerung: keine Depression ohne Schlafstörung)? → Antidepressivum versuchen.
- Ist die Schlafstörung Bestandteil eines hirnorganischen Psychosy. mit Teilschlaf tags und Unruhe nachts? → „Rhythmisierung" des Tages verstärken: intensive Mobilisierung, Schlafentzug tagsüber und evtl. zentralnervöse Stimulation (z. B. mit Bohnenkaffee) am Tag hilft oft mehr als Hypnotika nachts.

Indikationen zur medikamentösen Therapie
- Vorübergehende Schlafstörung durch äußere Belastung (Hospitalisierung, präop., auf Intensivstation).
- Akute Belastungssituationen wie krankheitsbedingte seelische Krisen.
- Chron. Schlafstörungen, die auf andere Maßnahmen (s. o.) nicht ansprechen und/oder wo ein Schlafmittelentzug dem Pat. nicht zumutbar erscheint.

Substanzauswahl
- Benzodiazepine mit mittlerer HWZ: bei ausschließlicher Ther. der Schlafstörung bevorzugen (▶ Tab. 19.7).

Möglichst vermeiden: Triazolam (Halcion®) → Albträume. Alle Benzodiazepine mit hoher Anflutungsgeschwindigkeit wie Flunitrazepam (z. B. Rohypnol®). Lormetazepam (z. B. Noctamid®), Lorazepam (z. B. Tavor®) → erhöhtes Abhängigkeitspotenzial; anterograde Amnesie mit Gefahr des Kontrollverlusts.
- Benzodiazepine mit langer HWZ (40–100 h) bei tagsüber erwünschter Dämpfung. Ausnahme geriatrische Pat. (→ Akkumulationsgefahr!).

Alternative Substanzen

- Pflanzliche Medikamente, z. B. Sedariston® 20 Trpf. (bei Alkoholikern meiden, da häufig in alkoholischer Lsg.).
- Antihistaminika mit sedierenden Eigenschaften wie Diphenhydramin 25–100 mg oder Doxylamin 25–50 mg.
- Antidepressiva in niedriger Dos., z. B. Amitriptylin 10–25 mg wirken initial (mind. 2–3 Wo.) ausgeprägt sedativ, v. a. für depressive Pat. geeignet.
- Neuroleptika wirken ebenfalls „schlafanstoßend" (▶ 19.7.1). Bei geriatrischen Pat. z. B. Melperon 5–10 ml p. o. **Cave:** wegen Gefahr z. T. irreversibler extrapyramidaler NW kein Routineeinsatz als Hypnotika.

Barbiturate sind als Tranquilizer und Hypnotika obsolet!

Tab. 19.7 Als Hypnotika geeignete Benzodiazepine

	Substanz	Abendliche Dosis[1] (mg)
Mittlere HWZ	Bromazepam	3–6
	Oxazepam	5–20[2]
	Lormetazepam	0,5–2
Lange HWZ	Diazepam	2–15
	Flurazepam	7,5–30
	Chlordiazepoxid	5–30

[1] **Cave:** Zusätzlich genossener Alkohol potenziert Wirkung. Bei alten Pat. vorsichtig dosieren!;
[2] „Flutet" langsam an → Rechtzeitig geben!

Schlafmittelgewöhnung

Pat. mit Abhängigkeitsproblematik Benzodiazepine zu verordnen ist ein Kunstfehler!

- Gewöhnung je nach Kinetik der Substanz nach 1–2 Wo. Max. sinnvolle Therapiedauer 1 Mon. Bei abruptem Absetzen Entzugssy. mit Einschlafstörungen, Unruhe, gesteigerter Angst und Albträumen (→ Pat. aufklären!).
- Zum Entzug stufenweise Dosisreduktion in 25 %-Schritten oder intermittierende Gabe jede 2. oder 3. Nacht. Weitere Alternative: übergangsweise Neuroleptikamedikation, z. B. Promethazin z. N.

19.7.3 Antidepressiva

Eigenschaften Pharmaka zur Behandlung endogener und nichtendogener depressiver Zustände mit stimmungsaufhellenden, aktivierenden oder dämpfenden Wirkkomponenten. Ausgeprägte anticholinerge NW (HRS, Orthostase; geringer bei neuen „atypischen" Antidepressiva). Kein Missbrauchspotenzial, da euphorisierende Wirkung fehlt. **Cave:** Lebensgefahr auch bei mäßiger suizidaler Überdosierung (Intensivmonitoring).

19

- Vor Ther. Ausschluss von somatischen Erkr. mit hohem Anteil an depressiven Sympt. (oft als Altersdepression missdeutet), da hier primär die Grunderkr. therapiert werden muss, z. B. Parkinson-Sy., MS, Tumoren des ZNS, Dünndarm und Kolon, Hydrozephalus, SD-Funktionsstörungen, HIV-Inf. und arzneimittelassoziierte oder toxische Depression wie bei Alkohol-, Tabletten- und Drogenabhängigkeit.
- Vor Ther. Kontrolle von BB, Harnstoff, Krea, EKG und EEG, Verlaufskontrollen.
- Interaktionen beachten (▶ 19.3).

Substanzauswahl Zyklische Antidepressiva vom Amitriptylin-Typ (v. a. sedierend-anxiolytisch), Imipramin-Typ (v. a. stimmungsaufhellend) oder Desipramin-Typ (v. a. aktivitätssteigernd). Außerhalb der Psychiatrie werden v. a. zyklische Antidepressiva verordnet, da deren sedierende Eigenschaften (Amitriptylin-Sy.) meist erwünscht sind oder zumindest in Kauf genommen werden können.

Kontraindikationen Akuter Harnverhalt, Engwinkelglaukom, paralytischer Ileus, Pylorusstenose. Rel. KI: Prostatahypertrophie (Restharn?), Hypotonie, Störung der Blutbildung, schwere Leber- und Niereninsuff.

- Therapieversuch nicht vor 14 d abbrechen, da Antidepressiva innerhalb dieser Zeit nur bei 60–80 % der Pat. wirksam sind. Pat. ohne Melancholiesympt. (Tagesschwankungen, psychomotorische Agitation oder Retardation, starke Anhedonie) sprechen eher schlechter auf Antidepressiva an.
- Suizidgefahr bei Antriebssteigerung (Desipramin-Typ) und noch vorhandener Depression!

Tab. 19.8 Wirkungen und Nebenwirkungen von Antidepressiva

Wirksubstanz	Sedierung	Anticholinerge NW	Orthostase, RR ↓	Kardiale NW	Tagesdosis [mg]
Trizyklische Antidepressiva					
Amitriptylin	+++	++++	++	++	[50*] 75–150
Clomipramin	+	+	+	+	[10*] 25–150
Trizyklische Antidepressiva					
Doxepin	+++	++	++	+	[30*] 75–150
Imipramin	++	++	+++	+	[50*] 100–225
Maprotilin	++	++	+	(+)	[50*] 75–200
Nortriptylin	++	++	(+)	+	[30*] 50–200
Trimipramin	+++	++	++	+	[50*] 150–450
Serotonin-Wiederaufnahmehemmer					
Fluoxetin	+	+	+	(+)	[10*] 20–80
Fluvoxamin	+	+	+	(+)	[50*] 100–300

Tab. 19.8 Wirkungen und Nebenwirkungen von Antidepressiva *(Forts.)*

Wirksubstanz	Sedierung	Anticholinerge NW	Orthostase, RR ↓	Kardiale NW	Tagesdosis [mg]
Paroxetin	+	+	+	(+)	[10*] 10–50
Sertralin	+	+	+	(+)	100–200
MAO-Hemmer					
Moclobemid	+	–	+	–	[150*] 300–600
Tranylcypromin	+	–	+++	–	[5*] 5–30
Noradrenerg-spezifisch serotonerg wirkende Antidepressiva (NaSSA)					
Mirtazapin	++	+	+	(+)	15–60
Serotonin-Noradrenalin-Wiederaufnahmehemmer (SNRI)					
Venlafaxin	+	+	+	+	150–450
Sonstige					
Mianserin	++	+	+	(+)	[10*] 30–60
Trazodon	++	(+)	++	–	[100*] 200–400

* Reduzierte Initialdosis bei geriatrischen Pat.

Nebenwirkungen ▶ Tab. 19.8 Anticholinerg → Mundtrockenheit, Obstipation, Schwitzen, Müdigkeit, Schlafstörungen, Miktionsstörung, akutes Durchgangssy., RR ↓, Brady- oder Tachykardie. Orthostatische Dysregulation mit Schwindel. **Ther.:** Dihydroergotamin 2 × 2,5–5 mg/d.

19.8 Antikoagulation und Thrombolyse

Stephan Weise

19.8.1 Einleitung

▶ Tab. 19.9
(www.antikoagulation-aktuell.de)

Indikationen Bei mittlerem oder hohem Thrombembolierisiko. Bei Pat. mit niedrigem Risiko überwiegt die Gefahr unerwünschter Wirkungen den möglichen Nutzen.

Allgemeine Maßnahmen/Faktoren zur Vermeidung thrombembolischer Ereignisse

- Kritische Überprüfung der Notwendigkeit einer Immobilisation
- Ausreichende Volumen-, Kreislauf- und Atemther.
- Physikalische Ther. und konsequente Bewegungsübungen (Anleiten des Pat. zum z. B. „Bettfahrradfahren", aktive und passive Sprunggelenkbewegung)
- Bei KI gegen eine medikamentöse Ther. oder evtl. zusätzlich bei sehr hohem thrombembolischen Risiko intermittierende pneumatische Kompressionsther. und/oder sorgfältig angepasste Kompressionsstrümpfe (Andruck am distalen Unterschenkel 15–30 mmHg; **Cave:** Hautläsionen an ischämischen und/oder paretischen Beinen)

Tab. 19.9 Abschätzung des allgemeinen thrombembolischen Risikos[1]

Dispositionelles thrombembolisches Risiko	
Hohes Risiko	Thrombophilie mit früherem thrombembolischen Ereignis, Hemiplegie, muzinöses Adeno-Ca, paroxysmale nächtliche Hämoglobinurie, Sichelzellanämie
Mittleres Risiko	Früheres thrombembolisches Ereignis, hereditäre Thrombophilie (AT-III-Mangel, quantitative oder qualitative Defekte von Protein C oder S, APC-Resistenz, Prothrombinmutation G20210A u. a.), Antiphospholipid-AK; schwere Inf., Sepsis; maligne Erkr. und deren Ther. (z. B. Chemother., Strahlenther.); myeloproliferative Sy., Polyglobulie; Thrombozytose; respiratorische oder kardiale Insuff.; Dehydratation, forcierte Diuretikather.; entzündliche Darmerkr., exsudative Gastroenteropathie; nephrotisches Sy.; schwere Adipositas (BMI > 30 kg KG/m²) oder Kachexie; ausgeprägte Varikosis; Schwangerschaft, postpartal, orale Kontrazeptiva
Niedriges Risiko	Bettlägerigkeit, Nikotinabusus
Abschätzung des perioperativen thrombembolischen Risikos	
Hohes Risiko	Intraabdom. OP sowie alle OPs > 45 Min. bei Pat. > 40 J. mit früherem thrombembolischen Ereignis, maligner Begleiterkr. und/oder Hyperkoagulabilität oder anderen zusätzlichen Risikofaktoren oder bei Pat. > 60 J. auch ohne zusätzliche Risikofaktoren; elektive größere Eingriffe an der Wirbelsäule, Becken, Hüft- oder Kniegelenk oder Schlaganfall oder Beinparese oder Polytrauma oder Rückenmarkverletzung; Pat. nach größerem Trauma oder Verbrennung oder mit geringerem Trauma und zusätzlichem Risikofaktor, praktisch alle Intensivpat. Neurochir. Eingriffe (KI beachten wie z. B. intrakranielle Eingriffe)
Mittleres Risiko	Chir. Eingriffe bei Pat. zwischen 40 und 60 J. ohne zusätzl. Risikofaktoren; Intraabdom. OP sowie alle OPs > 45 Min. bei Pat. ≤ 40 J. ohne zusätzl. Risikofaktoren; gelenkübergreifende Immobilisation der unteren Extremität im Hartverband OP mit niedrigem Risiko und zusätzlichem dispositionellem Risiko
Niedriges Risiko	Kleine chir. Eingriffe ≤ 45 Min. (inkl. laparoskopische, transurethrale oder andere urolog. Eingriffe mit geringem Thrombembolierisiko, unkomplizierte Kniearthroskopien) bei Pat. < 40 J. ohne Risikofaktoren

[1] In der Schwangerschaft und postpartal risikoadaptierte Thrombembolieprophylaxe. Jugendliche werden wie Erw. behandelt, bei Kindern nur ausnahmsweise medikamentöse Prophylaxe.

Medikamentöse Thrombembolieprophylaxe

- Heparine
- Selektive Faktor-Xa-Inhibitoren (Fondaparinux)
- NOAKs: Dabigatran, Rivaroxaban, Apixaban und Edoxaban
- Andere dir. und indir. Thrombinantagonisten: Argatroban und Danaparoid bei HIT II
- Vit.-K-Antagonisten (Cumarinderivate): zur Langzeitantikoagulation.

! Thrombozytenaggregationshemmer (z. B. ASS, Clopidogrel, Praugrel, Ticagrelor) und Dextrane sind aufgrund geringerer Wirksamkeit im venösen System **nicht** zu empfehlen.

19.8.2 Direkte und indirekte Thrombininhibitoren

Heparin

Durch Bindung des Mukopolysaccharids Heparin an AT III ca. 1 000-fache Verstärkung der Thrombin-AT-III-Reaktion. Der Heparin-AT-III-Komplex hemmt mehrere aktivierte Gerinnungsfaktoren, v. a. Faktor IIa (Thrombin) und Xa. Das durch Fragmentierung des Heparins gewonnene niedermolekulare Heparin (NMH) besitzt eine deutlich niedrigere „Anti-Faktor-IIa-Wirkung".

Prophylaktische Heparinisierung („Low Dose")

Indikationen Bei mittlerem und hohem Thrombembolierisiko.

Kontraindikationen

- Absolut: HIT II, Heparinallergie, akute zerebrale Blutung, Abortus imminens.
- Relativ: akut blutende GI-Ulzera, subakute Endokarditis, Thrombozytopenie < 40/nl, OP am ZNS, frisches SHT, Glaskörperblutung, schweres Polytrauma, Spinal- oder Periduralanästhesie.

Substanzauswahl (▶ Tab. 19.10) **Niedermolekulare Heparine,** Certoparin, Dalteparin, Enoxaparin, Nadroparin und Tinzaparin sind aufgrund der unzureichenden Wirkung von unfraktionierten Heparinen (UFH) in der periop. Thrombembolieprophylaxe bei hohem Risiko diesen vorzuziehen. **Vorteile:** Einmalgabe aufgrund längerer HWZ, geringere Gefahr einer heparininduzierten Thrombozytopenie (HIT), geringeres Osteoporosepotenzial und geringere lipolytische Aktivität. **Nachteil:,** teurer als UFH, schlechter zu antagonisieren.

Tab. 19.10 Heparine (Beispiele) zur Thrombembolieprophylaxe und Therapie der tiefen Venenthrombose (TVT)

Wirkstoff	Dosierung zur Thrombembolieprophylaxe		Therapie der TVT
	Mittleres Risiko	Hohes Risiko	
Heparin	3 × 5 000 IE/d s. c.	3 × 5 000–7 500 IE/d s. c.; bei Adipositas 3 × 10 000 IE/d s. c. (nach Hüft- und Kniegelenkersatz nicht empfohlen)	i. v. (s. u.) oder 2 × ~ 17 500 IE/d s. c. nach aPTT!
Certoparin	1 × 3 000 IE/d s. c.	1 × 3 000 IE/d s. c. Beginn 2 h vor OP	2 × 8 000 IE/d s. c.
Dalteparin	1 × 2 500 IE/d s. c.	2 h vor und 6–10 h nach OP 2 500 IE s. c. oder 12 h vor und 12 h nach OP 5 000 IE s. c.; dann 1 × 5 000 IE/d s. c.	2 × 100 IE/kg KG/d s. c. (max. 2 × 10 000 IE)
Enoxaparin	1 × 2 000 IE/d s. c.	1 × 4 000 IE/d s. c. Beginn 12 h vor OP	2 × 100 IE/kg KG/d s. c.
Nadroparin	1 × 2 850 IE/d s. c.	12 h vor und 12 h nach OP 0,2 ml (< 50 kg), 0,3 ml (50–69 kg) bzw. 0,4 ml (≥ 70 kg) s. c., danach 1 ×/d, ab 4. Tag 0,3 ml (< 50 kg), 0,4 ml (50–69 kg), 0,6 ml (≥ 70 kg) 1 ×/d s. c.	2 × 85 IE/kg KG/d s. c.
Tinzaparin	1 × 3 500 IE/d s. c.	–	1 × 175 IE/kg KG/d s. c.

Vorgehen

- Beginn: UFH ≥ 2 h vor OP; NMH, sofern nicht anders angegeben, 2 h vor OP. Die Dauer der periop. Antikoagulation ist umstritten, meist bis zum 7.–10. postop. Tag bzw. bis zur vollständigen Mobilisation empfohlen, bei Ruhigstellung von Extremitäten ggf. auch ambulant. Prolongierte poststationäre Thrombembolieprophylaxe nach Hüft- und Kniegelenkersatz, evtl. auch bei viszeralchir. Eingriffen mit hohem Risiko bis zum 28. bzw. 35. postop. Tag.
- Bei Polytraumen Beginn der Antikoagulation erst nach Ausschluss einer Hirnblutung, bei größeren Insulten wegen Einblutungsgefahr nicht in den ersten 48 h.
- Bei zu erwartender Resorptionsstörung, z. B. im Schock, bei Polytrauma, ausgedehnten Verbrennungen: 300–600 IE/h UFH i. v.

Therapiekontrolle Nur bei Kindern oder schwerer Leber- oder Niereninsuff. (Krea-Clearance < 30 ml/Min.). Bei Verwendung von UFH Kontrolle der aPTT, bei NMH Anti-F-Xa-Aktivität (Blutentnahme 3–4 h nach s. c. Gabe; Ziel: Anti-F-Xa-Spiegel < 0,4 IE/ml). Aufgrund der Gefahr einer HIT BB (Thrombozytenzahl) vor und kurz nach Therapiebeginn, dann 2–3 ×/Wo.

> Spinal- oder Periduralanästhesie sollten bei einer Thromboseprophylaxe erst 4 h nach letzter Gabe eines UFH bzw. 12 h nach letzter Gabe eines NMH durchgeführt werden, erneute Injektion von UFH frühestens nach 1 h, von NMH frühestens 2–4 h nach Beendigung der Regionalanästhesie bzw. Entfernung des Epiduralkatheters.

Therapeutische Heparinisierung („High Dose")

Indikationen

- Thrombembolische Erkr.: z. B. frische Venenthrombose, Lungenembolie
- Herzinfarkt (mit und ohne nachfolgende Lyse), instabile Angina pect., als initiale Embolieprophylaxe z. B. bei Vorhofflattern bzw. -flimmern
- Nach Herzklappenersatz, intrakoronarer Stenteinlage u. a.
- Akuter art. Verschluss bei pAVK ohne chir. Interventionsmöglichkeit (umstritten)
- Extrakorporale Zirkulation: z. B. Dialyse, Herz-Lungen-Maschine
- DIC: Ind. und Dosierung s. u.

Kontraindikationen

- **Absolute KI:**
  - HIT II, Heparinallergie
  - Hämorrhagische Diathese (Ausnahme: DIC), manifeste Blutung
  - Floride GIT-Ulzera, Kolitis, Ösophagusvarizen
  - Lungenerkr. mit hohem Blutungsrisiko (kavernöse Tbc, Bronchiektasen)
  - Hirnverletzungen, Hirnarterienaneurysmen, ZNS-OP < 10 d, frisches SHT, Spinal- und Periduralanästhesie, Lumbalpunktion
  - Abortus imminens, Glaskörperblutung
- **Relative KI:**
  - OP vor < 10 d (je nach Schwere der OP und Möglichkeit der lokalen Blutstillung), ZNS-OP < 3–6 Mon.
  - Floride bakt. Endokarditis
  - Sympt. Nephrolithiasis, akute Pankreatitis
  - Nichtembolischer zerebraler Insult (< 6 Mon.)

- Therapierefraktärer art. Hypertonus ($RR_{syst.}$ ≥ 180 mmHg, $RR_{diast.}$ ≥ 110 mmHg)
- Schwere Leber-, Niereninsuff. (schlecht steuerbar), Kooperationsmangel, Uterus myomatosus
- Vor geplanten Arterien- oder Organpunktionen (z. B. auch Angio, Spinal-, Periduralanästhesie, Lumbalpunktion). Hierzu sollten Quick > 50 %, aPTT < 40 Sek. und Thrombozyten > 40/nl sein

Vorgehen und Dosierung

- **Unfraktioniertes Heparin (UFH):** gewichtsadaptierte i. v. Bolusgabe mit anschließender kontinuierlicher, nach aPTT gesteuerter Infusion (▶ Tab. 19.11) unter Berücksichtigung von Gerinnungsstatus und Thrombozytenzahl. Verstärkte Wirkung u. a. bei gleichzeitiger Gabe von Digitalisglykosiden, Tetrazyklinen, Antihistaminika, Nikotin. Therapieziel: aPTT 1,5- bis 2,5-fach und TZ 2- bis 4-fach verlängert. Bei Langzeitther. evtl. höherer Heparinbedarf. Blutentnahme zur aPTT-Bestimmung nicht aus Zugang oder Extremität der Heparininfusion. HWZ dosisabhängig 1–2,5 h (–5 h). Häufigster Fehler: ungenügende aPTT-Verlängerung. Bei sehr hohen Heparindosen ohne Erreichen einer ther. aPTT (sog. heparinresistente Pat.) Steuerung mittels Anti-Xa-Spiegel.
- **Niedermolekulare Heparine (NMH):** s. c. Gabe entsprechend den Angaben zur Ther. der TVT ▶ Tab. 19.11. Therapieziel: abhängig von Präparat und Verabreichung. Anti-F-Xa-Aktivität (Blutentnahme 3–4 h nach s. c. Gabe):
  - Bei zweimaliger s. c. Gabe 0,6–1,0 IE/ml
  - Bei Einmalgabe 1,0–2,0 IE/ml

Tab. 19.11 Therapeutische Heparinisierung mit unfraktioniertem Heparin nach aPTT

	aPTT	Unfraktioniertes Heparin	Kontrolle der aPTT
Beginn	Normal	80 U/kg KG Bolus, dann 18 IE/kg KG/h	Nach 6 h
Dann nach aPTT	< 35 Sek.	80 U/kg KG Bolus, dann um 4 IE/kg KG/h erhöhen	Nach 6 h
	35–45 Sek.	40 U/kg KG Bolus, dann um 2 IE/kg KG/h erhöhen	Nach 6 h
	46–70 Sek.	Unverändert	Am nächsten d
	71–90 Sek.	Infusion um 2 IE/kg KG/h vermindern	Am nächsten d
	> 90 Sek.	1 h pausieren, dann um 3 IE/kg KG/h vermindern	Nach 6 h
Beispiel für 70 kg	Normal	Initialer Bolus 5600 IE, dann 10000 IE/50 ml NaCl 0,9 % mit 6 ml/h	Nach 6 h, weiter nach aPTT

Vorgehen bei DIC

- Initial- oder Aktivierungsphase: 2000–5000 IE UFH-Bolus i. v., dann 300–500 IE/h i. v., bei Thrombozytopenie < 50/nl ½ Dosis (umstritten)
- Frühe Verbrauchsphase: AT-III-Substitution (Ziel: ≥ 80 %) und/oder FFP-Gabe; evtl. 100–400 IE/h UFH i. v. (umstritten)
- Späte Verbrauchsphase und reaktive Fibrinolyse: kein Heparin! AT-III-Substitution und FFP-Gabe, evtl. Fibrinogen und TK (**Cave:** Verstärkung der DIC möglich)

- In schweren Fällen oder nicht kontrollierbaren Blutungen: nach Rücksprache mit Hämostaseologen ggf. Gabe von rF VIIa (NovoSeven®) oder Aprotinin (Trasylol®)

> !
> - Heparin nicht mit anderen Pharmaka in einer Infusion mischen.
> - Bei AT III < 70 % verminderte Wirksamkeit (UFH höher dosieren, bis gewünschte aPTT erreicht wurde), ggf. AT III substituieren (kurze HWZ, teuer).

Vorgehen bei Blutungen unter Heparin Lokale Blutstillung, ggf. Antidot Protamin langsam i. v. (max. 50 mg über 10 Min.):
- UFH: 1 mg Protamin pro 100 IE
- NMH: 1 mg Protamin pro 100 Anti-Xa-Einheiten, die in den letzten 8 h verabreicht wurden (bei Gabe vor mehr als 8 h Dosis reduzieren!). Bei persistierender Blutung evtl. erneute Gabe von 0,5 mg Protamin pro 100 Anti-Xa-Einheiten (Protamin antagonisiert nur 25–50 % der Anti-Xa-Wirkung der NMH).

> **Nebenwirkungen von Protamin**
> Anaphylaktoide Reaktion, Hypotonie, pulmonale Hypertonie, Bronchokonstriktion. Wegen der fibrinpolymerisationshemmenden Eigenschaften bei Überdosierung Verlängerung der aPTT möglich.

Nebenwirkungen der therapeutischen Heparinisierung Blutungen (schwer in 2–5 % während High-Dose-Heparinisierung), allergische Reaktion, HIT, Hemmung von Wundheilung und Kallusbildung, reversibler Haarausfall, Anstieg der Leberenzyme und LDH, Osteoporose (nach Anwendung > 2 Mon.), Hautnekrosen, vegetative Störungen, Hypoaldosteronismus, Interaktionen mit anderen Pharmaka.

Heparininduzierte Thrombozytopenie (HIT) Typ I

Wahrscheinlich vermehrte Thrombozytensequestration durch heparininduzierte Hemmung der Adenylatzyklase mit gesteigerter Plättchenaggregation.

Inzidenz 1–5 % bei Gabe von UFH, unter NMH seltener.

Diagnostik Akut oder 2–4 d nach Heparingabe milde, komplikationslose Thrombozytopenie (100–150/nl).

Therapie Keine. Oftmals spontane Rückbildung selbst unter (kritisch zu überdenkender) Fortführung der Heparingabe nach 1–5 d. **Cave:** engmaschige Bestimmung der Thrombozyten zum Ausschluss einer beginnenden HIT Typ II.

Heparininduzierte Thrombozytopenie (HIT) Typ II

Zumeist passagere Immunreaktion, bei der AK zumeist an den Heparin-PF4-Komplex und das Gefäßendothel binden und über den thrombozytären Rcγ-IIA-Rezeptor zur Plättchenaktivierung, Endothelaktivierung und erhöhten Thrombo-Clearance durch das RES führen. Die AK verschwinden meist nach 40–100 d und treten bei Reexposition erneut auf. In 20–77 % venöse oder art. Gefäßverschlüsse („white clot syndrome"), Blutungen < 5 %.

Inzidenz 0,1–1 % bei Gabe von UFH i. v., seltener bei s. c. Gabe oder unter NMH. Variiert mit Patientenklientel (gefäßchir. > chir. > internistisch > gyn.).

Diagnostik

- Zunächst klin. Diagnose! 4–14 d nach Heparingabe Thrombozytenabfall > 50 % (zumeist auf < 100/nl) ohne andere Ursache, Auftreten bzw. Progredienz einer Thrombose unter Heparingabe oder Auftreten entzündlicher Reaktionen an Stellen der Heparininjektion
- Als Screening Plättchenaggregationstest (PAT) sowie Nachweis von heparinassoziierten antithrombozytären AK mittels ELISA (alleiniger Nachweis von AK reicht für die Diagnose einer HIT nicht aus). Zur Bestätigung heparininduzierter Plättchenaktivierungsassay (HIPAA) oder ^{14}C-Serotoninfreisetzungstest. Darüber hinaus Farbduplex-Sono zum Nachweis einer tiefen Beinvenenthrombose

Therapie

- Sofortiges Absetzen des Heparins (Normalisierung der Thrombozytenzahl nach 5–7 d). Entfernung heparinbeschichteter Katheter, keine Gabe heparinhaltiger Medikamente (auch einige PPSB- oder AT-III-Präparate).
- Aufgrund des hohen thrombembolischen Risikos auch nach Absetzen des Heparins zunächst weitere Antikoagulation , bei Niereninsuff. mittels Argatroban (Agatra®) oder bei fehlender Kreuzreaktion Danaparoid-Natrium (Orgaran®), zumindest bis zur vollständigen Normalisierung der Thrombozytenzahl. Das alleinige Absetzen von Heparin reicht nicht aus. Prinzipiell auch geeignet wären Fondaparinux, Dabigatranetexilat sowie Bivalirudin, diese sind jedoch in Deutschland bei HIT II nicht zugelassen.
- Nach thrombembolischen KO später überlappende Umstellung auf Cumarine zur Sekundärprophylaxe. Beginn erst nach ≥ 2 d konstanter, möglichst normalisierter Thrombozytenzahl mit der Erhaltungsdosis (ansonsten gehäuftes Auftreten von Cumarin-Nekrosen). Absetzen des vorherigen Antikoagulans erst wenn INR 2 d > 2,0; Ziel: INR (2,0–)2,5–3,0.
- Frühzeitige Plasmaseparation bei schweren thrombembolischen KO, Immunglobuline von fraglichem Nutzen.
- Information des Pat. und Ausstellen eines Allergiepasses.

Prognose Letalität nach sofortigem Absetzen 12–23 %.

Selektive Faktor-Xa-Inhibitoren

Präparat Fondaparinux Natrium. Synthetisches Pentasaccharid, das AT-III-vermittelt selektiv Faktor Xa und damit indir. die Thrombinbildung inhibiert.

Indikationen Prophylaxe und Ther. tiefer Beinvenenthrombosen und von Lungenembolien. Behandlung der instabilen Angina pect. oder NSTEMI ohne invasiven Eingriff (PCI) < 120 Min. oder STEMI mit Thrombolytika oder initial keiner anderen Reperfusionsbehandlung.

Kontraindikationen Ähnlich Heparin, bei HIT einsetzbar (für diese Ind. nicht zugelassen), schwere Niereninsuff. (Krea-Clearance < 30 ml/Min.; in der prophylaktischen Anwendung erst bei Krea-Clearance < 20 ml/Min.), bei mittelgradiger Niereninsuff. (Krea-Clearance 30–50 ml/Min.) nur mit Vorsicht anzuwenden, Schwangerschaft, Stillzeit, in der Prophylaxe bei Pat. < 50 kg.

Dosierung

- **Prophylaktisch:** 1 × 2,5 mg/d s. c. (HWZ 18 h, bei Krea-Clearance 20 bis < 50 ml/Min. 1 × 1,5 mg/d s. c.), Beginn 6–8 h postop. (keine präop. Gabe!), nicht bei Pat. < 50 kg.
- **Therapeutisch:** gewichtsadaptiert 1 × 5 mg (bei < 50 kg), 1 × 7,5 mg (bei 50–100 kg) bzw. 1 × 10 mg/d (bei > 100 kg) s. c. **Cave:** Wirkungsverlängerung bei Niereninsuff., ggf. Steuerung anhand Faktor-Xa-Aktivität.

Nebenwirkungen Blutung (kein spezif. Antidot, ggf. Gabe von FFP), Anstieg der Transaminasen, allergische Hautreaktionen, Ödeme, Purpura, gelegentlich: Schwindel, epigastrische Beschwerden.

> Bei Spinal- oder Periduralanästhesie: keine kontinuierliche Regionalanästhesie, Single-Shot-Epiduralanästhesien erst 20–22 h nach letzter Gabe von Fondaparinux (bei Niereninsuff. noch später), erneute Gabe frühestens 2–4 h nach Entfernung des Epiduralkatheters.

Heparinoide

Präparat Danaparoid-Natrium. Heparinfreies Heparinoid, das AT-III-vermittelt überwiegend F Xa, in geringem Maße auch F IXa und F IIa inhibiert.

Indikationen Prophylaxe tiefer Venenthrombosen oder Ther. thromboembolischer Erkr. bei bestehender oder anamnestisch bekannter HIT II. Wegen Kreuzreaktionen in ca. 10 % (klin. relevant in < 3 %) vor Gabe Austestung empfohlen.

Kontraindikationen Ähnlich Heparin, in Schwangerschaft und Stillzeit einsetzbar, wenn keine alternative antithrombotische Ther. zur Verfügung steht.

Dosierung
- **HIT II und thromboembolisches Ereignis < 5 d:** 2 250 IE Bolus i. v. (1 500 IE bei < 55 kg, 3 750 IE bei > 90 kg), dann 400 IE/h i. v. für 4 h, dann 300 IE/h i. v. für 4 h, dann Erhaltungsdosis von 150–200 IE/h für 5–7 d (Ziel: Anti-Xa-Spiegel 0,5–0,7 E/ml 5–10 Min. nach Bolusgabe, danach 0,5–0,8 E/ml; nicht > 1 E/ml), später 2–3 × 1 250 IE/d s. c.
- **HIT II und thromboembolisches Ereignis ≥ 5 d:** 1 250 IE Bolus i. v., dann 2–3 × 1 250 IE/d s. c. (Ziel: Anti-Xa-Spiegel 0,5–0,7 E/ml 5–10 Min. nach Bolusgabe, danach 0,3–0,5 E/ml; Blutentnahme 6 h nach s. c. Gabe).
- **HIT II ohne thromboembolisches Ereignis oder Thromboembolieprophylaxe bei anamnestisch bekannter HIT II:** 2–3 × 1 250 IE/d s. c., Beginn 2 h präop. (Ziel: Anti-Xa-Spiegel 0,2–0,4 E/ml; Blutentnahme 6 h nach s. c. Gabe). **Cave:** Steuerung bei Niereninsuff. (Zunahme der HWZ von 24,5 h auf mehrere d), bei > 90 kg und bei Kindern anhand Faktor-Xa-Aktivität (die antikoagulatorische Wirkung von Danaparoid und NMH ist bei gleicher Anti-Xa-Aktivität verschieden).

Nebenwirkungen Blutung (kein spezif. Antidot, ggf. Gabe von FFPs, wenn therapierefraktär evtl. Plasmapherese), allergische Hautreaktion (insb. bei Sulfit-Überempfindlichkeit), Fieber, Obstipation.

> Eine Spinal- oder Periduralanästhesie sollte unter Danaparoid-Gabe vermieden werden.

Hirudin

Früher aus Blutegel (Hirudo medicinalis), heute gentechnisch hergestellter spezifischer, AT-III-unabhängiger direkter Inhibitor von freiem und fibringebundenem Thrombin durch Blockade des aktiven Zentrums.

Bivalirudin

Indikationen Zur Ther. des akuten Koronarsy. (ACS), d. h. instabile AP, NSTEMI und STEMI, bei Notfalleingriff oder frühzeitiger Intervention; Anwendung zusammen mit ASS und Clopidogrel; ggf. auch zusammen mit GPIIb/IIIa-Inhibitoren.

Kontraindikationen Ähnlich Heparin außer HIT Typ II, schwere unkontrollierte Hypertonie, subakute bakt. Endokarditis, schwere Niereninsuff. (GFR < 30 ml/Min.), strenge Indikationsstellung in der Schwangerschaft.

Dosierung
- **Bei ACS:** 0,1 mg/kg KG Bolus i. v., danach 0,25 mg/kg KG/h i. v. bis zu 72 h, bei zwischenzeitl. perkutaner Koronarintervention oder Bypass-OP ohne HLM zusätzlich 0,5 mg/kg KG Bolus i. v. und Erhöhung der Infusionsrate auf 1,75 mg/kg KG/h (bei NI mit GFR 30–59 ml/Min. 1,4 mg/kg KG/h) während des Eingriffs, anschließend 0,25 mg/kg KG/h i. v. für 4–12 h, bei geplanter Bypass-OP mit HLM bis 1 h vor OP, anschließend UFH. Bei PCI 0,75 mg/kg KG Bolus i. v., danach 1,75 mg/kg KG/h bis Ende des Eingriffs, ggf. bis 4 h nach PCI

! **Cave:** vor Anwendung Absetzen von Heparin, Beurteilung der Wirksamkeit mittels aktivierter Gerinnungszeit (ACT) Ziel > 225 Sek. 5 Min. nach Bolusgabe, ggf. zusätzlich 0,3 mg/kg KG Bolus i. v. sowie erneute Bestimmung der ACT nach 5 Min.

Nebenwirkungen Blutung (kein spezif. Antidot, prinzipiell hämodialysierbar), relativ rasche Normalisierung der Gerinnungsparameter (HWZ 35–40 Min.). Entfernung eines art. Schleusensystems 2 h nach Beendigung der i. v. Gabe möglich; gelegentlich Zephalgien, Übelkeit/Erbrechen, allergische Überempfindlichkeitsreaktionen.

Andere direkte Thrombininhibitoren

Argatroban

Indikationen Gerinnungshemmung bei Erw. mit HIT Typ II, die einer parenteralen antithrombotischen Ther. bedürfen (bevorzugt bei Pat. mit Niereninsuff.).

Kontraindikationen Ähnlich Heparin außer HIT Typ II, schwere Leberfunktionsstörung, Schwangerschaft, Stillzeit (Ausnahme: bei HIT Typ II und Kreuzallergie gegen Danaparoid). **Cave:** Arzneimittel enthält Ethanol (50 Vol.-%; Pat. mit 70 kg; max. Tagesdosis enthält ca. 4 g/d Ethanol).

Dosierung Vor Gabe sind alle parenteralen Antikoagulanzien abzusetzen und das Abklingen der Wirkung abzuwarten (d. h. Beginn nach Heparin i. v. nach 1–2 h). Initial Dauerinfusion von 2 µg/kg KG/Min. (auch bei älteren Menschen und Niereninsuff., max: 10 µg/kg KG/Min.), danach Steuerung nach aPTT (erste Kontrolle sowie bei jeder Änderung der Infusionsrate nach 2 h, danach mind. 1 ×/d), Ziel: Verlängerung der aPTT auf das 1,5- bis 3-Fache der Norm (**Cave:** nicht > 100 Sek., sonst Unterbrechung der Infusion bis zum Erreichen des gewünschten Bereichs [meist innerhalb 2 h], danach Wiederaufnahme mit der Hälfte der vorherigen Dosierung). Empfohlene Behandlungsdauer max. 14 d.

Nebenwirkungen Blutung (kein spezif. Antidot), ggf. Filtration mittels High-Flux-Filter (> 30 ml/kg KG/h), ggf. Versuch mit Desmopressin (DDVAP, Minirin®), Gabe von FFP, ggf. rF VIIa (90 µg/kg KG NovoSeven®) oder FEIBA®. **Cave:** bei Antagonisierung evtl. schwere Thrombembolien, Normalisierung der Gerinnungsparameter binnen 4 h (bei Leberinsuff. später).

- Geringe ther. Breite; deutlich erhöhtes Blutungsrisiko ab aPTT ≥ 2,5-fach (d. h. ca. 70 Sek.), erhebliche Dosisanpassung bzw. Wirkungsverlängerung bei Leberinsuff. (bei mäßiger Leberinsuff. Anfangsdosis 0,5 µg/kg KG/Min.).
- Bei Umstellung auf Cumarinderivate additiver Effekt auf INR-Wert, gleichzeitige Gabe der Cumarinderivate für mind. 5 d, wobei der INR vor Beendigung der Argatroban-Infusion 2–3 d im ther. Bereich liegen sollte, erneute INR-Kontrolle 4–6 h nach Beendigung der Infusion.

Dabigatranetexilat

Indikationen Primärprävention venöser thrombembolischer Ereignisse nach elektivem Hüft- oder Kniegelenkersatz, nichtvalvuläres Vorhofflimmern (paroxysmal oder permanent) mit einem CHA_2DS_2VASc-Score von ≥ 2 Punkten, (lebenslang), in Abhängigkeit vom Blutungsrisiko ggf. auch bei einem CHA_2DS_2VASc-Score von 1 Punkt. Behandlung tiefer Venenthrombosen (TVT) und Lungenembolien (LE) sowie Pravention von rezidivierenden TVT und LE bei Erwachsenen.

Kontraindikationen Ähnlich Heparin außer HIT Typ II, schwere Niereninsuff. (GFR < 30 ml/Min.), gleichzeitige Behandlung mit Chinidin oder Dronedaron, strenge Indikationsstellung in der Schwangerschaft und Stillzeit, die Anwendung bei einer GPT > 2 × N sowie Komb. mit anderen Antikoagulanzien sollte vermieden werden.

Dosierung ▶Tab. 19.12

- **Primärprävention venöser thrombembolischer Ereignisse:** 110 mg p. o. 1–4 h postop. (bei GFR 30–59 ml/Min. und Pat. > 75 J. 75 mg), danach 220 mg 1 ×/d p. o. (bei GFR 30–59 ml/Min. und Pat. > 75 J. 150 mg) für 10 d nach Kniegelenkersatz bzw. 28–35 d nach Hüftgelenkersatz; Beginn erst nach gesicherter Hämostase und 2 h nach Entfernung eines Epiduralkatheters, ansonsten Aufschiebung der Behandlung und Beginn mit 220 bzw. 150 mg. **Cave:** Dosisreduktion auf 150 mg/d bei gleichzeitiger Gabe von Amiodaron
- **Vorhofflimmern:** 2 × 150 mg p. o., Reduktion auf 2 × 110 mg bei Pat. > 80 J. und bei einer Komedikation mit Verapamil, die Reduktion auf 2 × 110 mg sollte erwogen werden bei potenziell erhöhtem Blutungsrisiko, Pat > 75 und < 80 J. mit niedrigem thromboembolischen und hohem Blutungsrisiko, bei Gastritis, Ösophagitis oder gastroösophagealem Reflux, bei mäßig eingeschränkter Nierenfunktion (CCR 30–50 ml/min) und hohem Blutungsrisiko, bei Komedikation mit ASS, Clopidogrel oder NSAR
- **Behandlung TVT und Lungenembolie, Prävention von rezid. TVT und Lungenembolien bei Erw.:** 2 × 150 mg p. o. im Anschluss an eine mind. 5-tägige Behandlung mit einem parenteralen Antikoagulans. Therapiedauer: mind. 3 Monate bei vorübergehenden Risikofaktoren (z. B. vorausgegangene Operation, Trauma, Immobilisierung), bei permanenten Risikofaktoren oder einer idiopathischen TVT oder LE längere Therapiedauer

Wechselwirkungen Evtl. stärke Wirkung durch P-Glykoprotein-Inhibitoren (z. B. Verapamil, Clarithromycin), Abschwächung der Wirkung durch P-Glykoprotein-Induktoren (z. B. Rifampicin, Johanniskraut).

Nebenwirkungen Blutung (spezifisches Antidot Idarucizmab 2 × 2,5 mg; HWZ 7–11 h), gelegentlich Thrombozytopenie, Transaminasenerhöhung Dyspepsie (ca 11 % der Pat).

Tab. 19.12 Regeln für das Absetzen von Dabigatran vor invasiven oder chirurgischen Eingriffen

Nierenfunktion (CrCl in ml/min)	Geschätzte HWZ (h)	Zeitpunkt für das Absetzen von Dabigatran vor einem elektiven Eingriff	
		Hohes Blutungsrisiko oder größerer Eingriff	Normales Blutungsrisiko
> 80	~13	2 d vorher	24 h vorher
≥ 50 bis < 80	~15	2–3 d vorher	1–2 d vorher
≥ 30 bis < 50	~18	4 d vorher	2–3 d vorher (> 48 h)

Rivaroxaban

Indikationen Primärprävention venöser thrombembolischer Ereignisse nach elektivem Hüft- oder Kniegelenkersatz. Nichtvalvuläres Vorhofflimmern (paroxysmal oder permanent) mit einem CHA_2DS_2VASc-Score von ≥ 2 Punkten, (lebenslang), in Abhängigkeit vom Blutungsrisiko ggf. auch bei einem CHA_2DS_2VASc-Score von 1 Punkt, TVT und Prophylaxe rez. TVT und Lungenembolie, Lungenembolie. Prophylaxe atherothrombotischer Ereignisse nach einem ACS mit erhohten kardialen Biomarkern (zusätzlich eingenommen zu ASS und ggf. Clopidogrel)

Kontraindikationen Ähnlich Heparin außer HIT Typ II, schwere Leberinsuff., GFR < 15 ml/Min., Schwangerschaft und Stillzeit, die Komb. mit anderen Antikoagulanzien und Thrombozytenaggregationshemmern sowie mit Dronedaron sollte vermieden werden.

Dosierung
- **Thromboseprophylaxe:** 1 × 10 mg/d p. o., Beginn 6–10 h postop., für 2 Wo. nach Kniegelenkersatz bzw. 5 Wo. nach Hüftgelenkersatz; Beginn erst nach gesicherter Hämostase und 6 h nach Entfernung eines Epiduralkatheters
- **TVT/Lungenembolie:** Tag 1–21: 2 × 15 mg, ab Tag 22: 1 × 20 mg (bei eingeschränkter Nierenfunktion (CCR 15–49 ml/min) 1 × 15 mg)
- **Vorhofflimmern:** 1 × 20 mg, bei eingeschränkter Nierenfunktion (CCR 15–49 ml/min) 1 × 1 5 mg
- **ACS:** 2 × 2,5 mg
- **Nach PCI mit Stent bei Vorhofflimmern:** 1 × 15 mg + P2Y12-Hemmer (z.B. Clopidogrel) für max. 12 Mon., bei eingeschränkter Nierenfunktion (CCR 30–49 ml/min) 1 × 10 mg Rvaroxaban

! Vor invasiven Eingriffen mit geringem Blutungsrisiko mind. 24 h, vor invasiven Eingriffen mit hohem Blutungsrisiko mind. 48 h vorher pausieren.

Wechselwirkungen Verstärkte Wirkung durch CYP3A4- u. P-gp-Inhibitoren (z. B. Ketoconazol, Itraconazol etc., Ritonavir), Abschwächung der Wirkung durch CYP3A4- und P-gp-Induktoren (z. B. Rifampicin, Phenytoin, Carbamazepin, Phenobarbital, Johanniskraut).

Nebenwirkungen Blutung (kein spezif. Antidot, nicht hämodialysierbar, ggf. Gabe von Aktivkohle, ggf. rF VIIa (90 μg/kg KG NovoSeven®), HWZ 7–11 h), Transaminasenerhöhung, Übelkeit, gelegentl. Thrombozytopenie, Schwindel, Synkope, GIT.

Apixaban

Indikationen Primärprävention venöser thrombembolischer Ereignisse nach elektivem Hüft- oder Kniegelenkersatz. Nichtvalvuläres Vorhofflimmern (paroxysmal oder permanent) mit einem CHA_2DS_2VASc-Score von ≥ 2 Punkten, (lebenslang), in Abhängigkeit vom Blutungsrisiko ggf. auch bei einem CHA_2DS_2VASc-Score von 1 Punkt. Behandlung von tiefen Venenthrombosen (TVT) und Lungenembolien (LE) sowie Prophylaxe von rezidivierenden TVT und LE bei Erwachsenen.

Kontraindikationen Ähnlich Heparin außer HIT Typ II, schwere Leberinsuff., GFR < 15 ml/Min., Schwangerschaft und Stillzeit. Komb. mit anderen Antikoagulanzien und Thrombozytenaggregationshemmern sollte vermieden werden.

Dosierung

- **Thromboseprophylaxe:** 2 × 2,5 mg/d p. o., Beginn 12–24 h postop., für 2 Wo. nach Kniegelenkersatz bzw. 5 Wo. nach Hüftgelenkersatz; Beginn erst nach gesicherter Hämostase und 6 h nach Entfernung eines Epiduralkatheters.
- **Vorhofflimmern:** 2 × 5 mg p. o., Reduktion auf 2 × 2,5 mg bei schwer eingeschränkter Nierenfunktion (CCR 15–30 ml/min), sowie bei Pat. mit mind. 2 der folgenden Kriterien: Alter > 80 J., KG < 60 kg, Serum-Krea ≥ 1,5 mg/dl. Keine Dosisanpassung bei weniger starken CYP3A4- und P-gp-Inhibitoren (z. B. Diltiazem, Naproxen, Amiodaron, Verapamil und Chinidin)
- **TVT/Lungenembolie:** Tag 1–7: 2 × 10 mg, ab Tag 8: 2 × 5 mg (keine Dosisanpassung bei GFR > 30 ml/min, bei einer GFR von 15–29 ml/Min. Anwendung nur mit entsprechender Vorsicht)
- **Prophylaxe von rezidivierenden TVT/Lungenembolie:** 2 × 2,5 mg bei entsprechender Indikation erst nach Abschluss einer 6 monatigen Behandlung (mit entweder 2 L 5 mg Eliquis oder einem anderen Antikoagulanz).
- Vor invasiven Eingriffen mit geringem Blutungsrisiko mind. 24 h, vor invasiven Eingriffen mit hohem Blutungsrisiko mind. 48 h vorher pausieren.

Wechselwirkungen Verstärkte Wirkung durch CYP3A4- und P-gp-Inhibitoren (z. B. Ketoconazol, Itraconazol usw., Ritonavir), Abschwächung der Wirkung durch CYP3A4- und P-gp-Induktoren (z. B. Rifampicin, Phenytoin, Carbamazepin, Phenobarbital, Johanniskraut).

Nebenwirkungen Blutung (kein spezif. Antidot, nicht hämodialysierbar, ggf. PPSB, Gabe von Aktivkohle, ggf. rF VIIa (90 µg/kg KG NovoSeven®), HWZ 7–11 h), Transaminasenerhöhung, Übelkeit, gelegentlich Thrombozytopenie, Schwindel, Synkope, GIT.

Edoxaban

Indikationen Nicht valvuläres Vorhofflimmern (paroxysmal oder permanent) mit einem CHA_2DS_2VASc-Score ≥ 2 Punkten (lebenslang), abhängig vom Blutungsrisiko ggf. auch bei CHA_2DS_2VASc-Score von 1 Punkt, tiefe Venenthrombose und Prophylaxe rezid. tiefer Venenthrombosen und Lungenembolien, Lungenembolie.

Kontraindikationen Ähnlich Heparin außer HIT Typ II, schwere Leberinsuff., GFR < 15 ml/Min., Schwangerschaft und Stillzeit. Komb. mit anderen Antikoagulanzien sowie mit Dronedaron vermeiden.

Dosierung

- **Tiefe Venenthrombose/Lungenembolie:** 1 × 60 mg nach Behandlung mit parenteralem Antikoagulanz für mind. 5 d
- **Vorhofflimmern:** 1 × 60 mg

- **Dosireduktion:** 1 x 30 mg bei eingeschränkter Nierenfunktion, (Krea-Clearance 15–49 ml/Min.), KG < 60 kg und/oder gleichzeitiger Anwendung der P-Glykoprotein (P-gp)-Inhibitoren Ciclosporin, Dronedaron, Erythromycin oder Ketoconazol

! Vor invasiven Eingriffen mit geringem Blutungsrisiko mind. 24 h, vor invasiven Eingriffen mit hohem Blutungsrisiko mind. 48 h vorher pausieren.

Wechselwirkungen Verstärkte Wirkung durch CYP3A4- und P-gp-Inhibitoren (z. B. Ciclosporin, Dronedaron, Erythromycin, Ketoconazol, Chinidin, Verapamil), Abschwächung der Wirkung durch CYP3A4- und P-gp-Induktoren (z. B. Phenytoin, Carbamazepin, Phenobarbital, Johanniskraut).

Nebenwirkungen Blutung (kein spezifisches Antidot, nicht hämodialysierbar, ggf. Gabe von Aktivkohle, ggf. rF VIIa 90 µg/kg KG, HWZ 7–11 h), Anämie, Hautausschlag, Erhöhung der Cholestasewerte, Übelkeit, Kopfschmerzen, selten Schwindel.

19.8.3 Cumarinderivate

Wirkmechanismus Kompetitive Hemmung der Vit.-K-abhängigen Carboxylierung der präformierten Gerinnungsfaktoren Faktor II, VII, IX, X, Protein C und S in der Leber.

Indikationen Langzeitantikoagulation. Wegen der Blutungsrisiken wird die periop. Thromboembolieprophylaxe nicht mit Cumarinderivaten durchgeführt (effiziente Prophylaxe durch Heparin), ist aber grundsätzlich möglich, z. B. 14 d präop. begonnene Cumarinther. mit INR-Werten (▶ Tab. 19.13) um 2,5 (2,0–3,0) bei orthopädischen OP mit höchstem Risiko.

- Bei Vorhofflimmern (paroxysmal oder permanent) mit einem CHA_2DS_2VA-Sc-Score von ≥ 2 Punkten, (lebenslang), in Abhängigkeit vom Blutungsrisiko ggf. auch bei einem CHA_2DS_2VASc-Score von 1 Punkt, bei Nachweis intrakardialer Thromben.
- Nach prothetischem Herzklappenersatz mit biolog. Klappen in den ersten 3 Mon. (INR 2,0–3,0), bei biolog. Klappen in Aortenposition ohne Risikofaktoren ASS 80–100 mg/d ausreichend.
- Nach prothetischem Herzklappenersatz mit Kunstklappe lebenslang: z. B. bei St. Jude, CarboMedics oder Medtronic-Hall-Klappen in Aortenposition ohne zusätzliche Risikofaktoren INR 2,0–3,0; bei Klappen in Mitralposition oder Klappen der 2. Generation INR 2,5–3,5; bei zusätzlichen Risikofaktoren (z. B. Vorhofflimmern, Myokardinfarkt, vergrößerter linker Vorhof, schlechte EF), Thrombembolien trotz ausreichender INR oder Kugel-Käfig- bzw. Scheiben-Käfig-Klappen INR 2,5–3,5 in Komb. mit ASS 80–100 mg/d; bei infektiöser Endokarditis INR auf 2,0–3,0 reduzieren.
- Nach erster TVT mit reversiblem Risikofaktor 3 Mon., nach idiopathischer Phlebothrombose vom Becken-/OS-Typ und/oder Lungenembolien 6–12 Mon., bei Rezidiven oder Hyperkoagulabilität aufgrund z. B. homozygoter APC-Resistenz, AT-III-, Protein-C- oder Protein-S-Mangel evtl. lebenslang (unter wiederholter Nutzen-Risiko-Abwägung).
- Bei Malignom und tiefer Beinvenenthrombose und/oder Lungenembolie zunächst NMH für 3–6 Mon., danach orale Antikoagulation lebenslang oder bis zur Heilung.
- Schwere pAVK oder Z. n. rekonstruktiver Arterien-OP (v. a. femoropoplitealem Bypass) lebenslang, Ind. umstritten.
- Nach ischämischem zerebralen Insult kardialer Ursache lebenslang nach Ausschluss einer Hämorrhagie im CCT, Ind. umstritten.

19

Tab. 19.13 INR (International Normalized Ratio)

INR-Wert	Quick-Wert*	
1,0	100 %	ISI: International Sensitivity Index
1,5–2,5	ca. 50–30 %*	
2,0–3,0	ca. 35–25 %*	
3,0–4,5	ca. 25–15 %*	

* Angabe unter Vorbehalt, da Quick-Wert aufgrund unterschiedlicher Qualität der in verschiedenen Test-Kits benutzten Thromboplastine schwankt und daher die exakte Umrechnung von Quick in INR nur in Kenntnis des verwendeten Testsystems möglich ist; ggf. im Hauslabor erfragen.

Kontraindikationen

- **Absolute KI:**
  - HämorrhagischeDiathese, DIC, manifeste Blutung
  - Floride GIT-Ulzera, Kolitis, Ösophagusvarizen
  - Lungenerkr. mit hohem Blutungsrisiko (kavernöse Tbc, Bronchiektasen)
  - Hirnverletzungen, Hirnarterienaneurysmen, ZNS-OP < 10 d, frisches SHT, Spinal- und Periduralanästhesie, Lumbalpunktion
  - Abortus imminens, Glaskörperblutung
  - Quick < 60 % vor Therapiebeginn (evtl. abklärungsbedürftiger Leberschaden)
  - Vor und während Lysether.
- **Relative KI:**
  - Schwangerschaft (sehr strenge Indikationsstellung, da teratogen; wenn notwendig Warfarin), Stillzeit
  - Epilepsie, chron. Alkoholismus, Nephrolithiasis, mangelnde Compliance

Substanzauswahl

- **Phenprocoumon** (HWZ ca. 5 d): Tag 1: 3–4 Tbl. (9–12 mg), Tag 2 und 3: 2–3 Tbl. (6–9 mg), Tag 4: nach INR-Wert ca. ¾–1¾ Tbl./d
- **Warfarin** (HWZ ca. 40 h): Tag 1–4: 2–3 Tbl./d (10–15 mg), dann nach INR-Wert, Erhaltungsdosis ¾–2 Tbl./d, im Gegensatz zu Phenprocoumon kein Übertritt in die Muttermilch

Vorgehen ▶ Tab. 19.14

- Therapiebeginn: ab 3.–6. postop. Tag (Voraussetzung: keine Blutungs-KO, keine Makrohämaturie); bei distalen venösen Thrombosen ab 1. Tag, bei massiver iliofemoraler Thrombose oder Lungenembolien Therapiebeginn ab 3.–7. Tag (falls keine Lyse)
- Überlappend mit ther. Heparinisierung oder anderen Antikoagulanzien, da initial prokoagulatorischer Effekt aufgrund frühzeitigen Absinkens des Protein-C-Spiegels.
- Gabe am besten abends (Reduktion der Initialdosis bei Quick < 90 %, ebenso bei leichtgewichtigen Pat. oder schwerer Allgemeinerkr., KI: Quick < 60 %)
- Die „intermediäre" Antikoagulation (INR 2,0–3,0) scheint für die meisten Ind. auszureichen. Ausnahmen: Prävention von Thrombembolien bei Kunstherzklappen und zusätzlichem Thrombembolierisiko (z. B. Vorhofflimmern, Myokardinfarkt, Linksherzdilatation, geringe EF; INR 2,5–3,5). Initiale Dosis heute niedriger empfohlen (geringere Gefahr der Überdosierung und evtl. auch der Cumarinnekrose)

Dosierung

- Tägl. nach Gerinnungskontrolle bis angestrebter INR-Bereich für 2 d erreicht ist, dann Absetzen des Heparins und Dosierung nach INR-Wert (Kontrolle ab 2.–3. Tag zunächst alle 1–2 d, nach Ermittlung der Erhaltungsdosis 1–2 ×/Wo., bei guter Compliance evtl. 2 ×/Mon.). Engmaschigere Kontrollen z. B. bei interkurrenten Infekten oder Verordnung interferierender Pharmaka
- Patientenaufklärung (dokumentieren), Ausstellen eines „Antikoagulanzien-Passes", wenn möglich Selbstbestimmung der INR mittels Kapillarblutmethode (z. B. CoaguCheck®), keine Selbstmedikation mit rezeptfreien Medikamenten, Beachten der nahrungsabhängigen Vit.-K-Aufnahme (Informationsbogen), Vorsicht mit Alkohol, ASS u. a.
- Von einigen Autoren ausschleichende Beendigung empfohlen (⅓ Reduktion/Wo.)
- Bei KI gegen Cumarinderivate dauerhafte Gabe von Heparinen s. c. erwägen

Nebenwirkungen Blutung (schwere Blutungen 1,7–2,4 %/J., letale Blutungen 0,2–0,7 %/J.), Allergie, Cumarinnekrose (s. u.), Übelkeit, Erbrechen, Diarrhö, Ikterus („Cumarinhepatitis"), Haarausfall, Exanthem, NNR-Insuff. (selten). Zahlreiche Interaktionen mit anderen Pharmaka.

Elektive OP bei oraler Antikoagulation mit Cumarinen
Cumarinderivate 4–6 d vor geplanter OP absetzen, INR engmaschig kontrollieren, wenn INR ca. 2,0 periop. Umstellung auf Heparin (letzte NMH-Gabe ≥ 12 h präop.; bei hohem thrombembolischen Risiko ggf. UFH als Infusion bis [2–]5 h präop. [z. B. bei thrombembolischem Ereignis < 3 Mon., Kunstklappe in Mitralposition, älteren Modellen von Herzklappen]). Nach größeren Eingriffen erneute Marcumarisierung überlappend z. B. mit Heparin erst nach Abschluss der Wundheilung. Bei kleinen Eingriffen mit geringer Blutungsgefahr Cumarinderivate 4–5 d vor OP reduzieren, OP bei INR von 1,3–1,5. Zahnextraktionen durch Mundspülungen mittels Tranexamsäure oder ε-Aminocapronsäure zumeist ohne Unterbrechung der Antikoagulation möglich.

Tab. 19.14 Komplikationsmanagement bei oraler Antikoagulation

Situation	Vorgehen	Wirkungseintritt
INR erhöht, aber < 5,0, keine Blutung	Nächste Gaben aussetzen, Dosis reduzieren	
INR 5,0– < 9,0, keine Blutung	Vit. K_1 1–2 mg p. o. (1–2 Trpf. Konakion®) oder Vit. K_1 1–2 mg langsam (10–20 Min.) i. v. (Konakion® MM), nächste Gaben aussetzen, Dosis reduzieren	Nach > 8–16 h, signifikanter (sign.) Effekt auf INR nach 24 h
INR ≥ 9, keine Blutung	Vit. K_1 5–10 mg p. o. oder Vit. K_1 3 mg langsam i. v., Kontrolle der INR alle 6 h, ggf. erneut Vit. K_1, nächste Gaben aussetzen, Dosis reduzieren	Nach > 8–12 h, sign. Effekt auf INR nach 24–48 h
INR > 20, keine Blutung	Vit. K_1 10 mg wiederholt alle 12 h langsam i. v., evtl. PPSB[1] i. v., INR alle 6 h kontrollieren, nächste Gaben aussetzen, Dosis reduzieren	Nach > 8–12 h, sign. Effekt auf INR nach 24–48 h, bei PPSB-Gabe sofort

Tab. 19.14 Komplikationsmanagement bei oraler Antikoagulation *(Forts.)*

Situation	Vorgehen	Wirkungseintritt
Elektive OP, keine Blutung	Siehe oben. Wenn vorheriges Absetzen versäumt: Vit. K_1 1–2 mg p. o. oder langsam (10–20 Min.) i. v., INR-Kontrolle vor OP und alle 6 h	Nach > 8–16 h, sign. Effekt auf INR nach 24 h
Relevante Blutung oder Notfall-OP	PPSB[1] i. v. und Vit. K_1 10 mg wiederholt alle 12 h i. v., INR alle 6 h kontrollieren, nächste Gaben aussetzen	Sofort

[1] 1 E PPSB/kg KG i. v. hebt Quick-Wert um ca. 1 %, falls nicht verfügbar 10–20 ml/kg KG FFP.

Cumarinnekrose („Marcumarnekrose")

Ätiologie Hautnekrose infolge hämorrhagischer Infarzierung durch hyaline Thromben infolge initialer Hyperkoagulabilität meist am 3.–5. Tag der Cumarinderivat-Gabe. Inzidenz 0,01–0,1 %, v. a. bei Frauen 60–70 J., Protein-C-Mangel, Adipositas, Östrogenmangel, Infekt.

Klinik Schmerzhafte, überwärmte und derb infiltrierte Rötung (Stadium I, DD: Phlegmone), später prall-elastisch und scharf begrenzt mit petechialen Einblutungen und livider Verfärbung (Stadium II, DD: Einblutung), blasige Epidermolyse mit hämorrhagischer, z. T. tiefblau-schwarzer Nekrose (Stadium III). Prädilektionsstellen: Mammae, Hüfte, Gesäß, Oberschenkel.

Therapie Keine Standardther.: evtl. Antikoagulation (High-Dose-Heparinisierung), Fibrinolyse, Lokalther., OP. Bei strenger Indikationsstellung später erneute vorsichtige einschleichende Gabe von Cumarinderivaten möglich.

Prognose Letalität bis 15 %, Rezidiv in 20 %.

19.8.4 Thrombozytenaggregationshemmer

Acetylsalicylsäure (ASS)

Prinzip Irreversible Acetylierung der Cyclooxygenase 1, somit Hemmung der Thromboxan-A_2-Synthese und damit der Plättchenaggregation.

Indikationen Akuter oder abgelaufener Herzinfarkt, instabile und stabile Angina pect., koronarer Bypass und Koronarangioplastie, , periphere art. Gefäßerkr., nach nichtkardiogenem zerebralen Insult oder TIA. Bei Gefäßop. (z. B. Karotis-TEA oder femoropoplitealem Bypass), Thrombophlebitis, Schmerzen, Fieber, bei (geplanter) Schwangerschaft und bekanntem Antiphospholipid-Sy.

Kontraindikationen Allergie, Vorsicht bei Asthma („ASS-Asthma" mit Exazerbation bei ca. 5 % der Asthmatiker), hämorrhagische Diathese, Magen-Darm-Ulzera, schwere Leberfunktionsstörung, in Schwangerschaft (v. a. im 3. Trimenon): Wehenhemmung, verfrühter Verschluss des Ductus arteriosus Botalli.

Dosierung

- Bei OP: koronarer Bypass Beginn > 6 h nach OP, 75–160 mg/d, bei OP wegen akuter myokardialer Ereignisse ohne ST-Hebungen zusätzlich ein ADP-Rezeptorantagonist (Clopidogrel, Prasugrel oder Ticagrelor) für 9–12 Mon., bei Koronarangioplastie Beginn ≥ 2 h vor Eingriff.

- Bei nichtkardiogenem zerebralen Insult oder TIA evtl. ASS in Komb. mit retardiertem Dipyridamol 2 × 25/200 mg/d p. o.
- Prophylaxe: 75–325 mg, zumeist 100 mg/d p. o. (bei akutem Myokardinfarkt initial ≥ 160 mg). In ca. 5 % der Fälle „ASS-Resistenz“ (klin. Relevanz unklar), in ca. 25 % unzureichende Wirkung nach längerer Therapiedauer

> - Bei größeren Eingriffen ASS ca. 7 d präop. absetzen.
> - Bei kleineren OPs Absetzen von ASS > 2 d präop. zumeist ausreichend, da eine weitgehend normale Thrombozytenaggregation bei normaler Knochenmarkfunktion innerhalb von 3 d erreicht wird.

- **Cave:** Bei Pat. mit PTCA mit Stent sollte die duale Plättchenhemmung bei unbeschichtetem Stent in den ersten 4 Wo. bzw. bei medikamentenfreisetzenden Stents in den ersten ca. 3–6 Mon. nicht abgesetzt werden, bei unaufschiebbaren OPs, die eine Unterbrechung der duale Plättchenhemmung erfordern, ggf. präop. Gabe von Glykoprotein-IIb/IIIa-Inhibitoren mit kurzer HWZ bei Patienten mit hohem koronarem Risiko (Individualentscheidung – keine gesicherte Datenlage).

Nebenwirkungen GI-Störungen (ca. 4 %), Magen-Darm-Ulzera, ZNS-Störungen, GI-Blutung (1–2 schwere Blutungen auf 1 000 Pat.-J.), allergische Reaktionen, Bronchospasmus, Ekzeme, selten Thrombozytopenie. Bei intraop. Blutung ggf. Gabe von Thrombozytenkonzentraten.

Thienopyridine

Clopidogrel und Ticlopidin

Wirkmechanismus Inhibition der thrombozytären $P2Y_{12}$-Rezeptoren, dadurch nicht kompetitive und irreversible Hemmung v. a. der ADP-induzierten Plättchenaggregation.

Indikationen Reduzierung atherosklerotischer Ereignisse bei Pat. mit bekannter symptomatischer Atherosklerose wie ischämischen Insult (7 d bis 6 Mon. zurückliegend), Myokardinfarkt (wenn Prasugrel oder Ticagrelor nicht verfügbar oder kontraindiziert sind) oder pAVK. Bei Ind. für Thrombozytenaggregationshemmung und ASS-Unverträglichkeit. Bei NSTEMI für 9–12 Mon. in Komb. mit ASS (Ausnahme: Bypass-OP innerhalb von 5 d). Nach koronarem Ereignis und intrakoronarer Stentimplantation für 9–12 Mon. in Komb. mit ASS 100 mg zur Verhinderung von Stentverschlüssen (bei niedrigem Restenoserisiko wie isolierter Koronarstenose). Nach Implantation eines reinen Metallstents für 4 Wo., bei medikamentenfreisetzenden Stents für 6–12 Mon. Aufgrund des gehäuften Auftretens einer Neutropenie und einer TTP unter Ticlopidin wird Clopidogrel bevorzugt (BB-Kontrollen in den ersten 12 Wo.).

Kontraindikationen Allergie, akute Blutung, schwere Leberinsuff., BB-Veränderungen, frischer hämorrhagischer Insult, hämorrhagische Diathese, Organverletzungen, Magen-Darm-Ulzera, Schwangerschaft, Stillzeit. Die gleichzeitige Anwendung mit Cumarinderivaten wird nicht empfohlen. Keine Gabe bei Notwendigkeit einer Bypass-OP (5- bis 10-fach erhöhtes Blutungsrisiko).

Dosierung
- Clopidogrel 75 mg/d p. o., bei instabiler Angina pect. oder NSTEMI 300 mg Loading Dose (Wirkungseintritt nach ca. 6 h, stabiler Effekt nach 4–7 d)

- Ticlopidin 2 × 250 mg/d p. o. (Wirkungseintritt nach 2 d, stabiler Effekt nach 5–8 d). Bei elektiv geplanter PTCA 300 mg Loading Dose ≥ 6 h vor Eingriff (bei Erstgabe < 6 h vor PTCA Loading Dose 600 mg).

Absetzen von Ticlopidin ≥ 10 d, von Clopidrogel ≥ 7 d vor OP bzw. Spinal- oder Periduralanästhesie.

Nebenwirkungen U. a. GI-Störungen (v. a. Diarrhö), GI-Ulzera (50 % seltener als unter ASS), Hautveränderungen, allergische Reaktionen, Zephalgien, Schwindel, Blutungen (ca. 1,4 % schwer, bei intraop. Blutung ggf. Gabe von Thrombozytenkonzentraten), selten BB-Veränderungen (v. a. unter Ticlopidin Neutropenie, Agranulozytose, TTP und aplastische Anämie), Leberfunktionsstörung.

Prasugrel

Prinzip Inhibition der thrombozytären $P2Y_{12}$-Rezeptoren durch irreversible Bindung an den ADP-Rezeptor.

Indikationen In Komb. mit ASS bei instabiler AP, NSTEMI sowie STEMI mit prim. oder verzögerter perkutaner Koronarintervention.

Kontraindikationen Ähnlich Clopidrogrel. TIA/Schlaganfall in der Anamnese. Gleichzeitige Anwendung mit Cumarinderivaten wird nicht empfohlen. KG < 60 kg und Pat. ≥ 75 J. strenge Indikationsstellung.

Dosierung Initial 60 mg p. o., danach 10 mg/d p. o. bis zu 12 Mon. (bei Pat. < 60 kg und/oder ≥ 75 J. initial 60 mg p. o., danach 5 mg/d p. o.) zusammen mit ASS 75–325 mg/d.

Nebenwirkungen Ähnlich Clopidogrel.

Ticagrelor

Prinzip Ein Cyclo-Pentyl-Triazolo-Pyrimidin mit dir., reversibler und rasch einsetzender Wirkung am P2Y12-Rezeptor.

Indikationen In Komb. mit ASS bei instabiler Angina pect., NSTEMI sowie STEMI mit prim. perkutaner Koronarintervention oder medikamentös konservativem Vorgehen, auch bei Pat., bei denen eine ACB-OP durchgeführt wird.

Kontraindikationen Ähnlich Clopidrogrel. Intrakranielle Blutungen in der Anamnese. Die gleichzeitige Anwendung mit Cumarinderivaten wird nicht empfohlen.

Dosierung Initial 180 mg p. o., danach 2 × 90 mg/d p. o. bis zu 12 Mon. zusammen mit ASS 75–325 mg/d.

Nebenwirkungen Ähnlich Clopidogrel, zusätzlich Dyspnoe (meist zu Beginn der Ther.), Bradykardie.

Cangrelor

Prinzip Selektive, reversible und rasch einsetzender Wirkung am P2Y12-Rezeptor zur i. v. Anwendung.

Indikationen In Komb. mit ASS zur Reduktion thrombotischer kardiovaskulärer Ereignisse bei Pat. mit KHK, die vor der PTCA keine oralen $P2Y_{12}$-Hemmer erhalten haben und bei denen eine orale Ther. mit $P2Y_{12}$-Hemmern nicht möglich oder wünschenswert ist.

Kontraindikationen Ähnlich wie Clopidrogrel. Intrakranielle Blutungen in der Anamnese.

Dosierung Initial 30 µg/kg i.v. als Bolus, dann 4 µg/kg über 2–4 h.

Nebenwirkungen Ähnlich wie Clopidogrel.

Glykoprotein-IIb-/-IIIa-Inhibitoren

Blockade des Glykoprotein-IIb-/-IIIa-Rezeptors der Thrombozyten, dadurch Verhinderung der Fibrinogenbindung und damit der Thrombozytenaggregation.

Monoklonale Antikörper

Präparate Bsp.: Abciximab. Monoklonales Fab-Fragment mit irreversibler, nichtselektiver Bindung an den GPIIb-/-IIIa-Rezeptor des Thrombozyten und dadurch Inhibition der Aggregation (für Tage).

Indikationen Zusätzlich zu Heparin und einer dualen antithrombozytären Ther. bei NSTEMI und STEMI mit Hochrisiko-PTCA (Bail-out-Situationen oder thrombotische KO) und niedrigem Blutungsrisiko.

Kontraindikationen Aktive innere Blutungen, zerebrovaskuläre Ereignisse in den letzten 2 J., intrakranielle oder intraspinale OP oder Trauma innerhalb der letzten 2 Mon., größere OP während der letzten 2 Mon., intrakranielle Tumoren, a.v. Fehlbildung oder Aneurysma, bekannte Blutungsneigung oder schwerer, nicht ausreichend einstellbarer Hypertonus, vorbestehende Thrombozytopenie, Vaskulitis, hypertensive oder diab. Retinopathie, schwere Leber- oder Nierenfunktionseinschränkung. Überempfindlichkeit gegen murine monoklonale AK.

Dosierung Abciximab einmalig 0,25 mg/kg KG Bolus i.v. 10 Min. vor PTCA, dann 0,125 µg/kg KG/Min. (max. 10 µg/Min.) i.v. für 12 h zusammen mit Low-Dose-Heparinisierung und ASS. Bei akuter Notwendigkeit einer OP (z.B. Bypass-OP nach Koronarintervention) Zufuhr von Abciximab schnellstmöglich beenden.

Nebenwirkungen Blutungskomplikationen in den ersten 36 h (KI beachten, ggf. wiederholte Gabe von TK), akute Thrombozytopenien in 2–3 % (zumeist nach 1 h), Hypotonie, Übelkeit, Erbrechen, Bradykardie, Fieber.

Wechselwirkungen Bei gleichzeitiger Gabe von Heparin Anstieg der Blutungshäufigkeit. Inkompatibilitäten beachten, nicht mit anderen Arzneimitteln mischen.

Parenterale Fibane

Präparate Bsp.: Eptifibatid, Tirofiban, Lamifiban. Kleine Moleküle mit selektiverer Bindung an den GPIIb-/-IIIa-Rezeptor des Thrombozyten. Im Gegensatz zu Abciximab reversible und damit sehr viel kürzer anhaltende Wirkung (h) nach Beendigung der Medikamentenzufuhr.

Indikationen Zusätzlich zu Heparin und einer dualen antithrombozytären Ther. bei NSTEMI und STEMI mit Hochrisiko-PTCA (Troponin ↑, sichtbarer Thrombus) und niedrigem Blutungsrisiko.

Kontraindikationen Wie Abciximab (abgesehen von: Überempfindlichkeit gegen murine monoklonale AK).

Dosierung und Nebenwirkungen Siehe Herstellerangaben. Möglichst Beendigung der Gabe ≥ 48 h präop., bei Blutung ggf. Gabe von TK.

19.8.5 Thrombolyse

Prinzip Intravasale Auflösung eines Thrombus bzw. Embolus durch Aktivierung des fibrinolytischen Systems, z. B. durch Streptokinase, ultrahoch dosierte Streptokinase (UHSK), APSAC (**A**zetylierter **P**lasminogen-**S**treptokinase-**A**ktivator-**K**omplex), Urokinase, Pro-Urokinase, rtPA (**r**ecombinant **T**issue-type **P**lasminogen **A**ctivator), Reteplase, Staphylokinase, Tenecteplase u. a.
Trend zur frühzeitigeren Lyse, schnelleren und sichereren Rekanalisierung und zur Verminderung der Blutungskomplikationen durch neuere Thrombolytika bzw. andere Begleitmedikation.

Indikationen

- **Myokardinfarkt:** wenn perkutane koronare Interventionsmöglichkeit verfügbar und Symptombeginn ≤ 12 h vor Lysebeginn (in Einzelfällen z. B. hämodynamische Insuff., LSB bis 24 h). Signifikante Senkung der Mortalität (bis zu 50 % bei frühem Beginn, bei Symptombeginn ≤ 6 h rtPA oder Tenecteplase bevorzugt vor Streptokinase)
- **Phlebothrombose vom OS- und/oder Beckentyp oder gesamter US-Querschnitt:** evtl. zur Verminderung postthrombotischer Sy. bei Pat. ≤ 50–60 J. mit geringem Blutungsrisiko und ausgedehnter Thrombose mit hohem Risiko der Entwicklung eines postthrombotischen Sy., Therapiebeginn ≤ 10–14 d nach Ereignis. Lyseerfolg (> 50 % Rekanalisation): UHSK 75–80 % nach 3 d, Urokinase 50–55 % nach 12 d Lyse. Isolierte Unterschenkel- oder Subklaviathrombose keine Lyse-Ind. NW: intrazerebrale Blutung 0,7 %, Lungenembolierisiko wie bei Heparin. Meist nicht indiziert
- **Lungenembolie:** nur bei hämodynamischer Instabilität (hohes Risiko). Senkung der Gesamtmortalität durch Lyse bei submassiver Lungenembolie (mittleres Risiko) statistisch nicht signifikant (aufgrund hoher Spontanlyserate von ca. 70 %). Ziel: rasche Senkung des pulmonalen Widerstands. Ob pulmonale Hypertonie günstig beeinflusst werden kann, bleibt fraglich. Gleiche Effizienz der Fibrinolytika, Trend zur Kurzzeitlyse
- **Akuter art. Verschluss:** Ziel ist Rekanalisierung des verschlossenen Gefäßes. Therapiebeginn sobald wie möglich, bis zu > 6 Mon. Wiedereröffnungsraten (je nach Lage, Alter, Langstreckigkeit) 60–90 %, Reokklusionsrate ca. 20 %. Heute zumeist lokale Katheterthrombolyse (mit besseren Ergebnissen als systemische Lyse)
- **Andere Ind.:** z. B. Shunt-Verschluss, Basilaristhrombose, akuter thrombotischer Hirninfarkt (≤ 3 h, intraart. Thrombolyse bis ≤ 6 h; rtPA) mit deutlichem neurolog. Defizit ohne große Abnormalitäten im CCT, Zentralgefäßverschluss des Auges, Blutungen in vordere Augenkammer oder Glaskörper

Kontraindikationen

- **Absolute KI:**
  - Akute Blutung
  - Aortendissektion; akute Perikarditis
  - Zerebraler Insult > 6 h ohne Ausschluss von Ischämiezeichen im CCT, ZNS-Operation < 10 d, zerebrale Gefäßfehlbildungen oder ZNS-Tumor
  - Bei Streptokinase- und APSAC-Lyse: vorausgegangener Strept.-Infekt oder Streptokinase/APSAC-Lyse > 4 d bis < 6–12 Mon., Vorsicht bei ASL-Titer > 200 IE/ml
- **Relative KI:**
  - Frisches Polytrauma; OP, Organ- oder Liquorpunktion < 6–10 d, je nach Schwere und Lokalisation des Eingriffs; i. m. Injektion < 7 d; nichtkompri-

mierbare Organ- oder Arterienpunktion < 10 d; Zahnextraktion < 14 d, GI-Blutung < 10 d, Hirnblutung in Anamnese
- A. v. Fehlbildungen; therapierefraktäre Hypertonie ($RR_{syst.} \geq 180$ mmHg, $RR_{diast.} \geq 110$ mmHg), Fundus hypertonicus IV.°, schwere diab. Retinopathie
- Hämorrhagische Diathese, path. Gerinnungsstatus und Thrombos < 100/nl vor Heparinisierung
- Malignome, Leber- und Nierenerkr., floride bakt. Endokarditis, Aortenaneurysma, Pankreatitis, Sepsis, V. a. Thrombus im li Herzen, kavernöse Lungen-Tbc
- Z. n. kardiopulmonaler Reanimation
- Gravidität (v. a. erste 18 SSW) bis 14 d nach Geburt, starke Menstruation
- Bei antikoagulierten Pat. aufgrund 5- bis 7-fach gesteigerten Blutungsrisikos vor Lysebeginn Gabe von Vit. K_1, evtl. PPSB

Vorgehen

- **Diagnostik vor Lyse:** BB, Gerinnung mit AT III, Krea, E'lyte, GOT, γ-GT, Lipase, CHE, Bili, Blutgruppe, Rö-Thorax, EKG, ggf. Doppler-Sono (zur Verlaufsbeurteilung) und evtl. Augenfundusbeurteilung (KI)
- Erheben und ggf. Abklären von KI
- Aufklärung und Einverständnis des Pat.
- Kleinlumige Venenverweilkanüle an gut komprimierbarer Stelle legen. „Geplatzte" Venen mit Druckverband versorgen
- **Allg. Maßnahmen:** Bettruhe, keine rektale Temperaturmessung, keine art. Punktion oder i. m. Injektion, Schonkost, Stuhlregulierung
- Laborkontrollen: 2 ×/d Kontrolle von aPTT, Quick, TZ, Fibrinogen, 1 ×/d Kontrolle von BB, Stuhl und Urin auf Blut (bei UHSK modifiziert)
- Begleitmedikation beachten

Dosierung der Fibrinolytika

Phlebothrombose vom Oberschenkel- und/oder Beckentyp oder gesamter Unterschenkelquerschnitt (Indikationen werden zunehmend strenger gestellt).

- **Streptokinase:**
  - **Standarddosierung:** initial 250 000 IE i. v. über 30 Min. als Testdosis Tag 1, dann 100 000 IE/h i. v. bis zum Lyseerfolg (normalerweise Tag 1–3, in Ausnahmefällen bis 5 d)
  - **UHSK-Lyse:** initial 250 000 IE i. v. über 30 Min. als Testdosis Tag 1, dann 1,5 Mio. IE/h i. v. über 6 h/d bis zum Lyseerfolg (normalerweise Tag 1–3, in Ausnahmefällen bis 5 d)
  - **Cava-Schirm:** möglichst passagerer V.-cava-inf.-Filter bei Streptokinase-Lysen von tiefen Beckenvenen- und Cavathrombosen aufgrund relativ hoher Inzidenz von Lungenembolien (bis 5 %)
- **Urokinase:**
  - **Mittelhohe Dosierung:** initial 250 000 IE i. v. über 10–20 Min., dann 2 200 IE/kg KG/h i. v. bis zum Lyseerfolg (Dosisanpassung nach Fibrinogen), Dauer: 7–14 d, im Mittel 12 d, in Ausnahmen bis 4 Wo.
  - **Hohe Dosierung:** initial 600 000 IE i. v. über 10–20 Min., weiter wie oben

Lungenembolie:

- **Streptokinase:** Kurzlyseprotokoll 1,5–3 Mio. IE über 5 Min. i. v.
- **Urokinase:** initial 2 Mio. IE i. v. über 10–20 Min., alternativ 1 Mio. IE als Bolus, dann 2 Mio. IE über 2 h i. v.
- **rtPA:** Bolus 10 mg i. v., dann 90 mg i. v. über 2 h; Studien: 0,6 mg/kg KG i. v. über 2 Min.

Ischämischer Insult: rtPA: 0,9 mg/kg KG (max. 90 mg), davon 10 % als Bolus über 1 Min. i. v., dann 90 mg i. v. über 1 h.
Akuter art. Verschluss: zahlreiche Lyseverfahren, heute v. a. lokale Katheterlysen z. B. Infiltrationsthrombolyse, Pulsed-Spray-Thrombolyse, lokale Infusionsthrombolyse.

Begleittherapie

- **Heparinisierung vor Urokinase- und rtPA-Lyse:** 80 IE/kg KG UFH i. v. als Bolus, dann ca. 15–20 IE/kg KG/h i. v. nach aPTT und TZ bis > 24–72 h nach Lyseende
- **Heparinisierung bei Streptokinase-Lyse:** bei Myokardinfarkten nur empfohlen bei hohem kardioembolischen Risiko (z. B. anteriorer Myokardinfarkt, Herzinsuff., Vorhofflimmern, Z. n. Embolie). Je nach aPTT beginnend ≥ 4 h nach Lyse. Während UHSK-Lyse z. B. 400 IE/h UFH i. v. 2 h vor bis ca. 2 h nach Lyse, dann High-Dose-Heparinisierung nach aPTT.
- In klin. Studien dir. und indir. Thrombininhibitoren (z. B. Hirudin, Hirulog, TAP) z. T. besser als Heparin, hohe Kosten.
- **Medikation vor Streptokinase-Lyse:** zur Verminderung unerwünschter NW, z. B. Methylprednisolon 250 mg/d i. v., Clemastin 2 mg i. v. und Ranitidin 50 mg i. v. ca. 20 Min. vor Lysebeginn.

Nebenwirkungen

- **Allg.:** Blutungen (ca. 10 % schwer, ≤ 1 % mit letalem Ausgang, v. a. durch Hirnblutungen), Unverträglichkeitsreaktionen, in 10–20 % Rethrombosierung
- **Streptokinase und APSAC:** allergisch-anaphylaktische Reaktion (2–4 %). Sehr oft Kopf-, Rücken- und Muskelschmerzen, Flush, Fieber, AK-Bildung; Embolien, v. a. bei UHSK-Lyse.

Therapie bedrohlicher Blutungen unter Fibrinolysetherapie
Fibrinolytikum und Antikoagulation absetzen, evtl. Protamingabe. Lokale Blutstillung mit Druckverband.

- **Antifibrinolytika:**
  - Aprotinin initial 1–2 Mio. Kallikrein-Inaktivator-Einheiten (KIE) über 10–20 Min. i. v., dann 70 000–100 000 KIE/h i. v. oder
  - Tranexamsäure 1–2 g als i. v. Bolus, dann 5 mg/kg KG/h i. v. oder
  - ε-Aminocapronsäure 2–4 g als i. v. Bolus, dann 1 g/h i. v.
- **Blutderivate:**
  - EK und TK, Humanalbumin.
  - Evtl. FFP oder Fibrinogen (**Cave:** evtl. Fibrinolyseaktivierung).

19.9 Dosierung von Medikamenten über Perfusor

Arno J. Dormann und Wolfgang Neukirchen

▶ Tab. 19.15

Die Verdünnungen wechseln von Klinik zu Klinik! Im Zweifel nachfragen. Grundsätzlich die Verdünnung mit einem Kleber auf der Perfusorspritze vermerken!

Tab. 19.15 Perfusordosierungen

Wirkstoff	Verdünnung = Dosis pro 50 ml = Dosis pro ml	Dosierung, Hinweise
Abciximab (ReoPro®)	10 mg/50 ml = 0,2 mg/ml	Bolus 0,25 mg/kg KG über 10–60 Min., dann 0,125 µg/kg KG/h über 12 h
Adrenalin (= Epinephrin) (z. B. Suprarenin®)	4 Amp. (1 ml) à 1 mg auf 50 ml NaCl = 0,08 mg/ml	Nach Wirkung: 0,01–0,4 µg/kg KG/Min.; ggf. höher Bsp.: 70-kg-Pat.: 5–10 ml/h
Ajmalin (Gilurytmal®)	5 Amp. à 10 ml à 50 mg pur = 250 mg/50 ml = 5 mg/ml	1 Amp. über 5 Min. dann 20–50 mg/h
Alfentanil (Rapifen®)	5 Amp. à 5 mg (10 ml) = 25 mg/50 ml = 0,5 mg/ml	1–3 mg/h
Altinsulin (z. B. Actrapid®)	1 ml à 40 IE auf 40 ml NaCl 0,9 % = 1 IE/ml	Unter (2-stündl.) BZ-Kontrolle 1–6 IE/h = 1–6 ml/h. Adsorption an Plastik → evtl. die ersten 10 ml verwerfen
Amiodaron (Cordarex®)	2 Amp. à 3 ml = 150 mg in 44 ml Glukose 5 %	Zur Einleitung 5 mg/kg KG über 20–120 Min. i. v. Bsp.: 70-kg-Pat.: 25–150 ml/h, Erhaltungsdosis 10–20 mg/kg KG/24 h (70 kg: 5–10 ml/h); ZVK
Argatroban (Argatra®)	1 Amp. à 250 mg verdünnen auf 1 mg/ml = 50 mg/50 ml	0,12 mg/kg KG/h, dann Anpassung nach PTT
Bronchospasmin	20 Amp. à 1 ml à 0,09 mg + 30 ml Nacl = 1,8 mg/50 ml = 0,036 mg/ml	0,012 mg/kg KG/h, Steigerung nach Wirkung bis 0,12 mg/kg KG/h (begrenzt durch Anstieg der Herzfrequenz)
Clonidin (z. B. Catapresan®)	3 Amp. à 1 ml = 0,15 mg auf 47 ml NaCl 0,9 %	Initial 1 Amp. langsam i. v. Perfusor 1–5 ml/h = 9–45 µg/h
Danaparoid (Orgaran®)	4 Amp. à 750 E auf 50 ml NaCl = 3 000 E/50 ml = 60 E/ml	Ggf. gewichtsadaptierter Bolus 1 500–3 500 E400 E/h für 4 h = 6,7, dann 300 E/h für 4 h = 5 ml/h, dann 200 E/h = 3,3 ml/h Weitere Anpassung über tägl. Anti-Xa-Spiegel
Dihydralazin (z. B. Nepresol®)	3 Amp. à 25 mg auf 50 ml NaCl = 1,5 mg/ml	Initial 1 Amp. auf 10 ml NaCl verdünnt unter RR-Kontrolle fraktioniert über 20 Min., dann Perfusor 1–5 ml/h
Dobutamin (z. B. Dobutrex®)	1 Inj.-Flasche à 250 mg auf 50 ml Glukose 5 % = 5 mg/ml	Nach Wirkung. Richtwert (initial): 2,5–12 µg/kg KG/Min. = 0,03–0,12 ml/kg KG/h Bsp.: 70-kg-Pat.: 2–8 ml/h
Enoximon (Perfan®)	Inj.-Lsg. 100 mg/20 ml = 5 mg/ml	Bolus 0,5 mg/kg KG als KI, dann 300–600 µg/kg KG/h

19

Tab. 19.15 Perfusordosierungen *(Forts.)*

Wirkstoff	Verdünnung = Dosis pro 50 ml = Dosis pro ml	Dosierung, Hinweise
Eptifibatid (Integrillin®)	½ Amp. à 100 ml à 75 mg = 37,5 mg/50 ml = 0,75 mg/ml	0,18 mg/kg KG als Bolus, dann 0,12 mg/kg KG/h, Reduktion wenn Krea-Clearance < 50 ml/Min.
Esketamin (Ketanest-S®)	5 Amp. à 250 mg (je 10 ml) = 1 000 mg/50 ml = 20 mg/ml	Narkoseaufrechterhaltung: 0,5–3 mg/kg KG/h Analgosedierung: 0,2–0,5 mg/kg KG/h
Esmolol (Brevibloc®)	1 Amp. à 2 500 mg in 40 ml NaCl = 2 500 mg/50 ml = 50 mg/ml	Einleitungsdosis: 0,5 mg/kg KG über 1 Min. Erhaltungsdosis: 0,05 mg/kg KG/Min.
Fentanyl	5 Amp. à 0,5 mg (10 ml) in 50-ml-Perfusorspritze = 2,5 mg/50 ml = 0,05 mg/ml	Nach Wirkung 0,1–0,4 mg/h
Furosemid (z. B. Lasix®)	2 Amp. à 250 mg/25 ml = 10 mg/ml	Bei hochgradiger Niereninsuff. bis 50–100 mg/h = 5–10 ml/h. Max. 1 000 mg/d = 8 ml/h
Heparin (z. B. Liquemin®)	1 Amp. à 10 000 IE auf 50 ml NaCl 0,9 % = 200 IE/ml **oder** 1 Amp. à 25 000 IE/5 ml mit 45 ml NaCl 0,9 % = 500 IE/ml	Vollheparinisierung: initial Bolus 5 000–10 000 IE, dann 1 000–1 400 IE/h unter TZ- bzw. aPTT-Kontrolle „Low Dose": 600 IE/h, aPTT-Kontrolle (▶ 19.8.2)
Hydrokortison	2 Amp. à 2 ml à 100 mg + 46 ml G5 % = 200 mg/50 ml = 4 mg/ml	
Kalium (ZVK, über Braunüle max. 40 mmol/l)	2,5 Amp. à 20 mmol auf 50 ml NaCl 0,9 % = 0,4 mmol/ml	Max. 20 mmol/h = 20 ml/hMax. 240 mmol/24 h. Bei Alkalose KCl, bei Azidose Kaliumbikarbonat verwenden
Ketamin (Ketanest®)	5 Amp. à 100 mg (je 2 ml) in 40 ml NaCl = 500 mg/50 ml = 10 mg/ml	Narkoseaufrechterhaltung: 2–6 mg/kg KG/hAnalgosedierung: 0,2–1,5 mg/kg KG/h Nicht als Monotherapeutikum verwenden!
Levosimendan (Simdax®)	1 Amp. à 12,5 mg auf 50 ml G5 % = 250 µg/ml	In Deutschland Off-Label-Use, da verfügbar, aber nicht zugelassen! Initialdosis von 6–12 µg/kg KG über 10 Min., danach: • bei normaler Nierenfunktion: 0,1 µg/kg KG/min • bei eingeschränkter Nierenfunktion: Dosis ggf. halbieren Empfohlene Maximaldauer der Infusion: 24 h

Tab. 19.15 Perfusordosierungen *(Forts.)*

Wirkstoff	Verdünnung = Dosis p… 50 ml = Dosis pro ml	
Lidocain (z. B. Xylocain®, Lidocain Braun®)	1 Amp. (5 ml) à 1 0… (20-prozentig) = … = 1 mmol/ml	
Magnesium	5 Amp. à 10 ml à 486 mg Mg-Sulfat (= 20 mmol/ Amp. = 20 mval/Amp.) pur aufziehen = 100 mmol/50 ml = 2 mmol/ml	… 800 m… **Cave:** Lähm…
Metamizol (Novalgin®)	2 Amp. à 2,5 g (je 5 ml) in 40 ml NaCl = 5 g/50 ml = 100 mg/ml	200 mg/h
Midazolam (Dormicum®)	100 mg/50 ml = 2 mg/ml	0,05–0,2 mg/kg KG/h
Milrinon (Corotrop®)	1 Amp. à 10 mg (10 ml) in 40 ml NaCl = 10 mg/50 ml = 0,2 mg/ml	Bolus 50 µg/kg KG, dann 22,5–45 µg/kg KG/h Gesamtdosis max. 1,13 mg/kg KG/d Bolus über 10 Min. geben
Morphin	1 Amp. à 100 mg (5 ml) in 45 ml NaCl = 100 mg/50 ml = 2 mg/ml	1–2 ml/h, nach Wirkung
Natrium-Thiosulfat	6 ml einer 10 % Amp. à 10 ml + 44 ml G5 % = 60 mg/50 ml = 1,2 mg/h	Immer gleiche Flussrate wie Nitroprussid-Natrium
Nifedipin (z. B. Adalat®)	1 Amp. à 5 mg auf 50 ml beigefügte Trägerlsg. = 0,1 mg/ml	6,3–12,5 ml/h = 0,63–1,25 mg/h. Zuvor Bolus 0,5–1 mg über 5 Min. Anwendung nur unter Lichtschutz Bsp. 70-kg-Pat.: 6–12 ml/h
Nimodipin (Nimotop S®)	10 mg/50 ml = 0,2 mg/ml	Initial 15 µg/kg KG/h für 2 h, nach Wirkung dann 30 µg/kg KG/h
Nitroglyzerin (z. B. Nitrolingual®, Nitro Pohl®)	1 Amp. à 50 mg auf 50 ml NaCl 0,9 % = 1 mg/ml	Initial 2 ml/h. Nach Wirkung 1–6 mg/h = 1–6 ml/h
Nitroprussid-natrium (Nipride®, nipruss®-Infusion)	1 Amp. Trockensubstanz à 60 mg in 0,9 % Na^+-Zitrat auflösen und auf 50 ml Glukose auffüllen = 1,2 mg/ml	Nach Wirkung. Testdosis 1 ml/h langsam bis 30 ml/h titrieren unter minütlichem RR. Anwendung nur unter Lichtschutz. Unbenutzte Lsg. nach 4 h verwerfen, Spezielle Information beachten! → Beipackzettel **Cave:** Zyanidintox. Parallel Natriumthiosulfat, 10-prozentig, geben! (s. dort)

[illegible]ordosierungen *(Forts.)*

[illegible]	Verdünnung = Dosis pro 50 ml = Dosis pro ml	Dosierung, Hinweise
[illegible]n ([illegible]®)	3 Amp. à 1,0 mg auf 50 ml NaCl 0,9 % = 0,06 mg/ml	Dosierung nach Wirkung Initial ⅓ Amp., Perfusor: 0,05–0,3 µg/kg KG/Min., max. 1,5 mg/h = 25 ml/h, ggf. ↑ Bsp. 70-kg-Pat.: 5–20 ml/h
[illegible]ciprenalin ([illegible]lupent®)	2 Amp. à 5 mg (je 10 ml) in 30 ml NaCl = 10 mg/50 ml = 0,2 mg/ml	600–1 800 µg/h
Piritramid (Dipidolor®)	5 Amp. à 2 ml à 15 mg auf 50 ml NaCl = 60 mg/50 ml = 1,2 mg/ml	Nach Bolusgabe und erreichter Schmerzfreiheit: 4–8 mg/h, nach Wirkung ggf. auch mehr
Propafenon (z. B. Rytmonorm®)	1 Amp. à 20 ml = 70 mg 2,5 Amp. = 175 mg in 50 ml Perfusorspritze	0,5–1 mg/kg KG über 3–5 Min.; evtl. erneute Gabe; Perfusor: 12–30 mg/h = 3,4–8,5 ml/h; Max. Tagesdosis: 560 mg
Propofol (Disoprivan®)	500 mg/50 ml = 10 mg/ml	Analgosedierung: 0,3–4 mg/kg KG/hNarkosefortführung: 9–15 mg/kg KG/h
Remifentanil (Ultiva®)	Inj.-Lsg. 5 mg (10 ml) in 40 ml NaCl = 5 mg/50 ml = 0,1 mg/ml	3–24 µg/kg KG/h
Somatostatin	1 Amp. à 3 mg in 50 ml NaCl = 3 mg/50 ml = 60 µg/ml	3,5 µg/kg KG/h
Sufentanil (Sufenta®)	2 Amp. à 0,25 mg (5 ml) in 4 ml NaCl = 0,5 mg/50 ml = 0,01 mg/5 ml	0,15–1 µg/kg KG/h
Theophyllin (z. B. Euphylong®)	3 Amp. à 0,24 g auf 50 ml NaCl 0,9 % = etwa 15 mg/ml	Bsp. 70-kg-Pat.: „Loading Dose" über 10 Min. bei vorheriger Nullther. mit 0,24 g (bei Vorbehandlung 0,12–0,24 g). Danach 0,5 mg/kg KG/h (~ 2,5 ml/h bei 70-kg-Pat.)
Tirofiban (Aggrastat®)	50 ml à 2,5 mg pur = 0,05 mg/ml	0,024 mg/kg KG/h über 30 Min., dann 0,006 mg/kg KG/h
Urapidil (z. B. Ebrantil®)	3 Amp. à 50 mg auf 50 ml = 3 mg/ml	Nach Wirkung 9–30 mg/h = 3–10 ml/h. Nur beim liegenden Pat. anwenden
Verapamil (z. B. Isoptin®)	2 Amp. à 50 mg auf 50 ml NaCl 0,9 % = 2 mg/ml	Initial 5 mg i. v. über 3 Min. Dann 4–8 mg/h = 2–5 ml/h. Max. 10 mg/h = 5 ml/h, 100 mg/d

19.10 Medikamentendosierung bei Niereninsuffizienz

Wolfgang Neukirchen und Arno J. Dormann

▶ Tab. 19.16

- Anpassung der Medikamentendosis bei Niereninsuff.
- Abschätzen der GFR (z. B. anhand des Nomogramms ▶ 19.1.1).
- Applikation der normalen Initialdosis entsprechend der erhöhten HWZ reduzieren.
- Bei Medikamenten mit geringer ther. Breite (z. B. Aminoglykoside) Serumspiegel kontrollieren (▶ 19.2), Dosis anpassen.
- Einen Anhaltspunkt für mittlere Dosierung und Intervalle gibt ▶ Tab. 19.16. Die angegebenen Dosisreduktionen sind Richtwerte für eine idealerweise proportionale Dosisreduktion in Abhängigkeit von der GFR.

Tab. 19.16 Medikamentendosierungen bei Niereninsuffizienz*

Substanz	Dosis in % Normaldosis bei Glomerulumfiltrat von			HWZ in h bei normaler GFR
	> 50 %	10–50 %	< 10 %	
Acarbose	100	ab GFR < 25: KI	–	10
Acebutolol	100	25	15	3
Aciclovir	100	50	15	2
Alfentanil	100	100	100	1,5
Aliskiren (Rasilez)	100	100	100	20–40
Alizaprid	100	50	25	3
Allopurinol	100	50–75	10–30	0,8
Alprazolam	100	100	100	13
Amantadin	50	15–30	5–10	12
Amikacin	30–60	15–30	10–15	1,8 (Spiegelkontrollen)
Amilorid	100	–	–	8
Amiodaron	100	100	100	~800
Amitriptylin	100	100	100	15
Amlodipin	100	100	100	40
Amoxicillin	100	50	25	1,1
Amphotericin B	100	100	50–75	~300
Ampicillin	100	50	10–20	1,1
Anidulafungin	100	100	100	24
Aprepitant	100	100	100	11

19

Tab. 19.16 Medikamentendosierungen bei Niereninsuffizienz* *(Forts.)*

Substanz	Dosis in % Normaldosis bei Glomerulumfiltrat von			HWZ in h bei normaler GFR
	> 50 %	10–50 %	< 10 %	
ASS	100	100	100	0,25
Atenolol	100	50	25	4,2
Atorvastatin	100	100	100	16
Atracurium	100	100	100	0,33
Azacitidin	100	100	100	1
Azathioprin	100	100	75	0,2
β-Azetyldigoxin	75–100	30–60	20–30	24
Aztreonam	100	50	25	1,7
Bacampicillin	100	50	25	1,0
Baclofen	100	30–60	–	3,5
Bisoprolol	100	100	100	11
Bleomycin	100	10–50 nach GFR	≤ 10 nach GFR	3
Bromocriptin	Titrieren	3	+	+
Butylscopolamin	100	100	100	5
Candesartan	100	100	50	9
Captopril	100	100	25–75	2
Carbamazepin	100	100	100	15
Carbimazol	100	100	100	0,5
Carvedilol	100	100	100	8
Caspofungin	100	100	100	10
Cefaclor	100	50–75	25–50	0,8
Cefadroxil	100	50	25	1,4
Cefalexin	100	50–75	25	1,5
Cefmenoxim	30–80	30	10–20	1,1
Cefoperazon	100	100	100	2
Cefotaxim	100	50	25	1,1
Cefotiam	50–75	20–50	10–20	0,75
Ceftazidim	100	50	25	1,8
Ceftizoxim	100	50	25	1,5
Ceftriaxon	100	100	100	7

Tab. 19.16 Medikamentendosierungen bei Niereninsuffizienz* *(Forts.)*

Substanz	Dosis in % Normaldosis bei Glomerulumfiltrat von			HWZ in h bei normaler GFR
	> 50 %	10–50 %	< 10 %	
Cefuroxim	100	50	15–25	1,1
Cefuroximaxetil	100	50	25	1,1
Celecoxib	100	100 (< 30%: -)	-	13
Chinidin	100	100	100	5
Chloramphenicol	100	100	100	4
Chloralhydrat	100	–	–	10
Chloroquin (Resochin)	100	40–60	–	1220
Chlorpromazin	100	100	–	25
Cilastatin	100	50–75	25–50	0,8
Cimetidin	100	75	50	3,8
Ciprofloxacin	100	50–75	50	3–5
Citalopram	100	100	100	33
Clarithromycin	100	50	50	3–7
Clavulansäure	100	100	50–75	1
Clemastin	100	100	100	378
Clindamycin	100	100	100	3
Clofibrat	100	50	25	18
Clomethiazol	100	100	100	7
Clonazepam	100	100	100	40
Clonidin	100	100	50–75	8
Clopidogrel	100	100	100	8
Clozapin	100	100	100	16
Cromoglicinsäure	100	100	100	1,4
Cyclophosphamid	100	100	75	8
Dabigatran	100	–	–	12
Dapagliflozin	100 (GFR < 60 %: –)	–	–	12,9
Diazepam	100	100	100	50–70
Diazoxid	100	100	100	48
Digitoxin	100	100	100	180
Digoxin	100	50	25	40

Tab. 19.16 Medikamentendosierungen bei Niereninsuffizienz* *(Forts.)*

Substanz	Dosis in % Normaldosis bei Glomerulumfiltrat von			HWZ in h bei normaler GFR
	> 50 %	10–50 %	< 10 %	
Dihydralazin	100	100	75–100	3
Dihydroergotamin	100	100	100	7–9
Diltiazem	100	100	100	6
Diphenhydramin	100	100	100	7
Disopyramid	100	50	25	6
Dobutamin	100	100	100	2,4 Min.
Donepezil	100	100	100	87
Doxepin	100	100	100	17
Doxorubicin	100	100	75	30
Doxycyclin	100	100	100	20
Dronedaron	100	Ab GFR < 30: KI	–	25
Duloxetin	100	100 (GFR < 30%: –)	–	12
Enalapril	100	75	50	11
Enoxaparin, low dose	100	GFR 30–50 %: 100 GFR 15–30 %: 50	–	7
Enoxaparin, high dose	100	GFR 30–50 %: 100 GFR 15–30 %: Gabe alle 24 h	–	7
Entecavir (Baraclude®)	100	20–60	–	135
Eplerenon	100	–	–	5
Ertapenem	100	KI bei GFR < 30	–	4
Erythromycin	100	100	100	2,0
Esomeprazol	100	100	100	1,3
Ethambutol	100	50	25	3,1
Etoposid	100	?	?	6
Etoricoxib	100	GFR 30–50 %: 100 GFR < 30 %: –	-	22
Exenatide (Byetta®)	100	KI bei GFR < 30	–	2
Famciclovir	100	50	–	2,2
Famotidin	100	50	25	3

Tab. 19.16 Medikamentendosierungen bei Niereninsuffizienz* *(Forts.)*				
Substanz	**Dosis in % Normaldosis bei Glomerulumfiltrat von**			**HWZ in h bei normaler GFR**
	> 50 %	10–50 %	< 10 %	
Felodipin	100	ab GFR < 30:KI	–	10
Fentanyl	100	100	100	3
Fidaxomicin	100	100	100	10
Flecainid	100	50–75	25–50	15
Flucloxacillin	50–100	50	20–40	0,9
Fluconazol	100	50	25	35
Flucytosin	100	50	10–25	4
Fluorouracil	100	100	100	0,2
Flurazepam	100	100	100	70–100
Fosfomycin	100	20–50	5–10	2
Fulvestrant	100	GFR 30–50 %: 100 GFR < 30 %: strenge Ind.	Strenge Ind.	50 d
Furosemid	100	100	100	0,9
Gabapentin	50	5–25	5	6
Ganciclovir	50	25–50	25	3
Gefitinib	100	100	100	41
Gentamicin	30–70	15–30	10	2,5 (Spiegel)
Glibenclamid	100	KI bei GFR < 30	–	10
Gliquidon	100	100	100	17
Glyzeroltrinitrat	100	100	100	0,5
Griseofulvin	100	100	100	15
Guanethidin	100	50	25	130
Haloperidol	100	100	100	20
Heparin	100	100	100	1,5
Hydralazin	100	75	50	1
Hydrochlorothiazid	100	100	–	2,5
Ibuprofen	100	100	100	2
Iloprost	100	100	100	0,5
Imatinib	100	100	100	18
Imipenem	100	50–75	25–50	1,0

19

Tab. 19.16 Medikamentendosierungen bei Niereninsuffizienz* *(Forts.)*

Substanz	Dosis in % Normaldosis bei Glomerulumfiltrat von			HWZ in h bei normaler GFR
	> 50 %	10–50 %	< 10 %	
Imipramin	100	100	100	12
Indometacin	100	100	100	4
Isoniacid	100	100	25–50	2
Isosorbitdinitrat	100	100	100	0,4
Itraconazol	100	100	100	30
Ivabradin	100	100	100	2
Ketamin	100	100	100	3
Ketoconazol	100	100	100	5
Lamivudin	100	10–50	3–10	3–7
Lamotrigin	100	100	100	30
Levetiracetam	66	30–50	–	6–8
Levodopa	Titrieren	+	+	1,3
Levofloxacin	100	50	–	7
Lidocain	100	100	100	2
Linezolid	100	100	100	6
Lisinopril	50	10–25	–	12
Lithium	100	50–75	25– 0	20
Lorazepam	100	100	100	16
Losartan	100	100	100	1,6
Mebendazol	100	100	100	?
Mefloquin	100	100	100	500
Melperon	100	100	100	6
Meropenem	100	100	50	1
Metamizol	100	100	100	2,5
Metformin	100	–	–	5
Methotrexat	100	Spiegelkontrolle	+	7,2
Methyldigoxin	75–100	30–60	20–30	40
Methyldopa	100	100	50–75	1,8
Metoclopramid	100	75	50	6
Metoprolol	100	100	100	3,5

Tab. 19.16 Medikamentendosierungen bei Niereninsuffizienz* *(Forts.)*

Substanz	Dosis in % Normaldosis bei Glomerulumfiltrat von			HWZ in h bei normaler GFR
	> 50 %	10–50 %	< 10 %	
Metronidazol	100	100	25–50	7
Mexiletin	100	100	50–75	10
Mezlocillin	75	40–50	25	0,8
Milrinon	100	30–50	25	2,3
Minoxidil	100	100	100	3,1
Mirtazapin	100	66	50	20–40
Morphin	100	75	50	2,5
Moxifloxacin	100	100	100	12
Moxonidin	100	100	100	2,5
Nadolol	100	50	25	17
Naloxon	100	100	100	1,3
Naproxen	100	100	100	14
Nebivolol	100	100	100	10–50
Nifedipin	100	100	100	3
Norfloxacin	100	75	50	3,5
Nortriptylin	100	100	100	35
Ofloxacin	70–100	50–70	10–30	5
Olmesartan	100	50	–	12
Omeprazol	100	100	100	1
Ondansetron	100	100	100	4
Oxacillin	100	100	50–75	0,5
Oxazepam	100	100	100	16
Pantoprazol	100	100	100	1
Paracetamol	100	100	100	2,3
Penicillin-G	100	75	15–50	0,5
Pentamidin	100	100	50	6 (i. v.)
Pentazocin	100	100	100	2,5
Pethidin	100	100	100	6
Phenobarbital	100	100	100	80
Phenprocoumon	100	100	100	144
Phenytoin	100	100	100	20

19

Tab. 19.16 Medikamentendosierungen bei Niereninsuffizienz* *(Forts.)*

Substanz	Dosis in % Normaldosis bei Glomerulumfiltrat von			HWZ in h bei normaler GFR
	> 50 %	10–50 %	< 10 %	
Pindolol	100	100	100	3,5
Pioglitazon	100	100	100	7
Piperacillin	75	40–50	10–20	1,4
Piritramid	100	100	100	6
Posaconazol	100	100	100	35
Prasugrel	100	100	100	7,4
Prazosin	100	100	100	2,5
Prednisolon	100	100	100	2,2
Prednison	100	100	100	3,5
Pregabalin	100	10–50	10	6
Primidon	100	75	–	12
Procainamid	100	50	25	2,0
Proguanil + Atovaquon	100	Ki bei GFR < 30	–	18
Promethazin	100	100	100	12
Propafenon	100	75–100	50–75	3
Propranolol	100	100	100	3,5
Propylthiouracil	100	100	100	1,5
Protionamid	100	100	75	1,5
Pyrazinamid	100	100	75	12
Ramipril	100	50	–	15
Ranitidin	100	75	50	2,5
Rifampicin	100	100	100	3,5
Rivaroxaban	100	GFR 30–50 %: 100 GFR 15–29 %: „mit Vorsicht"	GFR < 15 %: –	8,3
Roxithromycin	100	100	100	10
Salizylate	100	50–75	–	15
Sildenafil	100	100	100	4
Simvastatin (u. a. CSE-Hemmer)	100	100	50	2
Sirolimus	100	100	100	60

Tab. 19.16 Medikamentendosierungen bei Niereninsuffizienz* *(Forts.)*

Substanz	Dosis in % Normaldosis bei Glomerulumfiltrat von			HWZ in h bei normaler GFR
	> 50 %	10–50 %	< 10 %	
Sitagliptin	100	–	–	12
Sitaxentan	100	100	100	10
Sorafenib	100	100	100	36,5
Sotalol	100	30	15–30	7
Spironolacton	100	–	–	20
Streptomycin	100	50–75	25–50	2,5
Sufenta	100	100	100	2,7
Sulbactam	100	50–75	25–50	1,2
Tacrolimus	100	100	100	13
Tamoxifen	100	100	100	143
Tamsulosin	100	100	100	12
Tazobactam	100	50	50	1,0
Teicoplanin	150	25–50	10	52
Telmisartan	100	100	50	24
Temazepam	100	75	75–50	13
Terbutalin	100	50	KI	3,5
Theophyllin	100	100	100	8
Ticagrelor	100	100	100	7
Tigecyclin	100	100	100	42
Timolol	100	100	100	5
Tobramycin	30–70	15–30	10	2 (Spiegel)
Tocainid	100	100	50	12
Topiramat	100	50	50	35
Torasemid	100	100	100	4
Tramadol	100	100	100	6
Triamteren	100	–	–	15
Trimethoprim/ Sulfamethoxazol	75	50	KI	10
Urapidil	100	100	100	2,7
Valproinsäure	100	100	75	12
Valaciclovir	100	50–75	–	3

Tab. 19.16 Medikamentendosierungen bei Niereninsuffizienz* *(Forts.)*

Substanz	Dosis in % Normaldosis bei Glomerulumfiltrat von			HWZ in h bei normaler GFR
	> 50 %	10–50 %	< 10 %	
Valsartan	100	100	100	7
Vancomycin	50–100	10–50	10	6
Vardenafil	100	GFR 30–50 %: 100 GFR 10–30 %: 25–100	Kontraindiziert laut Fachinfo	5
Venlafaxin	100	100–50	50	5
Verapamil	100	100	50–75	5
Vigabatrin	100	10–50	10	7
Voriconazol	100	100	100	8
Zidovudin	100	100	75	1,8
Zolpidem	100	100	100	2,5
Zopiclon	100	100	100	5

* Modifiziert nach J. Girndt: Nieren- und Hochdruckkrankheiten. Stuttgart: Schattauer, 1990, S. 397–402 und Braun J, Preuss R. (Hrsg.). Klinikleitfaden Intensivmedizin. 8. Aufl. München: Elsevier, Urban & Fischer 2012.

19.11 Arzneimitteltherapie bei Leberschädigung

Wolfgang Neukirchen und Arno J. Dormann

Folgende Faktoren erschweren die Arzneitherapie bei Leberschädigung (▶ Tab. 19.17).

- Eingeschränkter Metabolismus.
- Hypoproteinämie: erhöhte Toxizität von Pharmaka mit hoher Proteinbindung.
- Hämorrhagische Diathese → Vorsicht bei Antikoagulation und antiphlogistischer Ther.
- Hepatische Enzephalopathie: Sympt. können durch zentral wirksame Pharmaka, aber auch durch Diuretika (→ Hypokaliämie) verstärkt werden.
- Flüssigkeitsretention: evtl. verstärkt durch Glukokortikoide und Antiphlogistika.

Mechanismen der Hepatotoxizität

1. Obligate Hepatotoxizität: vorhersehbar und dosisabhängig, z. B. bei Paracetamol-Intox.
2. Fakultative Hepatotoxizität (metabolische oder immunolog. Idiosynkrasie): von individuellen Faktoren abhängig und damit nicht vorhersehbar, z. B. aufgrund von Enzymmängeln oder -induktion, AK-Bildung, Hypersensibilitätsreaktion.

3. Häufigkeiten medikamenteninduzierter Hepatotoxizität: etwa 1 % der exponierten Pat. (akut in 55,4 % der Fälle medikamentös induziert, davon 22,5 % durch verschreibungspflichtige Arzneimittel, 77,5 % durch Paracetamol)
4. Meldepflicht: bei Verdacht und gesichertem Kausalzusammenhang an Bundesamt für Arzneimittel und Medizinprodukte (BfArM) oder Arzneimittelkommission der deutschen Ärzteschaft (AkdÄ)

Tab. 19.17 Lebertoxische Medikamente

Risiko	Substanzen
Hohes Risiko: Medikament vermeiden oder Dosis reduzieren unter engmaschiger Überwachung	Allopurinol[2], Alprazolam, Amiodaron[1], Androgene[1], Bosentan, Chlorpromazin[2], Clarithromycin, Clomethiazol, Clozapin, Dabigatran, Danaparoid, Demipramin, Dihydralazin, Doxorubicin, Dronedaron, Erythromycin[1], Glyzeroltrinitrat, Halothan[2], Imipramin, INH[1], Labetalol, Lidocain, MAO-Hemmer[2], Metformin, Methyldopa, Metoprolol, Mexitil, Nortriptylin, Östrogene[1], Pentazocin, Pethidin, Phenacetin, Phenytoin[2], Posaconazol, Prazosin, Probenecid, Propranolol, Pyrazinamid, Statine, Tetrazykline[1], Tocainamid, Sulfonamide[2], Sulfonylharnstoffe[2], Valproinsäure[1], Voriconazol
Mittleres Risiko: Dosis reduzieren	Amlodipin, ASS, Baclofen, Barbiturate, Carbamazepin, Carbimazol, Caspofungin, Chinidin, Chloramphenicol, Chloroquin, Clindamycin, Diazepam, Digitoxin, Esomeprazol, Fusidinsäure, Glibenclamid, Indometacin, Itraconazol, Lamivudin, Lamotrigin, Linezolid, Losartan, Malarone, Metamizol, Metronidazol, Na^+-Nitroprussid, Ondansetron, Pantoprazol, Paracetamol (in hoher Dosis[1]), Procainamid, Roxithromycin, Sartane, Ticagrelor, Verapamil, Zolpidem, Zopiclon
Geringes Risiko: Normale Dosis kann unter engmaschigen Kontrollen gegeben werden	Anidulafungin, Captopril, Clopidogrel, Diclofenac, Digoxin, Furosemid, Lorazepam, Meropenem, Naproxen, Nifedipin, Oxazepam, PAS[2], Penicillin, Phenylbutazon[2], Piroxicam. Spironolacton, Sulfasalazin, Sunitinib, Thiazide

[1] Mögliche toxische Medikamente (dosisabhängig);
[2] Mögliche allergieauslösende Medikamente (dosisunabhängig).

19.12 Arzneimitteltherapie bei älteren Patienten

Arno J. Dormann

Die Pharmakotherapie im Alter (> 70 J.) gewinnt durch den wachsenden Anteil älterer Pat. an Bedeutung (80-Jährige nehmen im Mittel 1 200 Einzeldosen Medikamente/J.).

Richtlinien für die Pharmakotherapie von älteren Pat.

- Jede Ther. sollte mit der Gabe von etwa 50 % der angestrebten Dosis eingeleitet werden, im Verlauf Dosis adäquat anpassen.
- Engmaschige Kontrollen von Serumspiegeln (Drug-Monitoring ▶ 19.2).
- Bestimmung der Nierenfunktion vor jeder Ther.

- Auf typische medikamentös ausgelöste klin. Bilder achten, v. a. bei neuen Pharmaka anticholinerges Sy., akute Verwirrtheitszustände, Synkopen, Stürze und Exsikkose.
- Kritische Therapiekontrolle und, falls möglich, regelmäßige Auslass- oder Reduktionsversuche.

Fehleinnahme von Medikamenten

Besonders bei älteren Pat. ist häufig davon auszugehen, dass Medikamente nicht wie verordnet eingenommen werden:

- Max. 4 Medikamente verordnen. Das Risiko für Fehleinnahme, NW und WW steigt exponentiell. Einfache Therapieschemata und ggf. Retardpräparate zur Minimierung der Tablettenanzahl.
- Falsches Verständnis und Überbewertung der NW im Beipackzettel → gute Aufklärung.
- Fehler bei der Medikamentenapplikation: Blisterverpackungen, kleine Tbl. und schwer zu öffnende Verschlüsse meiden.
- Ausführliche Medikamentenanamnese bei Selbstmedikation und Komb. von Medikamenten durch verschiedene Fachärzte.

19.12.1 Organveränderungen

- **GIT:** Achlorhydrie + Perniziosa bewirken verlangsamte Ös.-, Magen- und Darmperistaltik. Häufig Gastroparese und Obstipation mit verlangsamter Resorption. Durch Abnahme der Albuminkonz. verminderte Plasmaeiweißbindung. Erhöhte Plasmaspiegel und erhöhter Fettanteil bewirken vergrößertes Verteilungsvolumen.
- **Leber:** Leberdurchblutung, Metabolismus und Abbau von Medikamenten mit hohem „First-Pass-Effekt" vermindert (z. B. Nitrate, Kalziumantagonisten, Betablocker, Theophyllin, Benzodiazepine, Tolbutamid, Indometacin, Prednisolon, Ergotamin).
- **Niere:** altersabhängige Einschränkung der GFR. Bei verminderter Muskelmasse kann die Nierenfunktion auch bei normaler GFR eingeschränkt sein.

19.12.2 Wichtigste Nebenwirkungen von Arzneimittelgruppen

- **Trizyklische Antidepressiva:** häufig Blutdruckabfall, Harnverhalt, Verwirrtheitszustände, Tachykardien, KI für MAO-Hemmer (→ hypertensive Krise, Tremor, Ataxie).
- **Antikoagulanzien:** Niedermolekulare Heparine und OAD kumulieren zzt. bei Dehydratation und/oder Niereninsuff. **Cave:** Blutungen
- **Barbiturate:** kontraindiziert, da paradoxe Reaktionen bis Psychosen.
- **Benzodiazepine:** veränderte Clearance erhöht HWZ, deshalb besser kurz wirkende Benzodiazepine verwenden (z. B. Oxazepam, Lorazepam, Temazepam, Triazolam). NW-Risiko: Frakturen durch Stürze, paradoxe Reaktionen bis zu Psychosen möglich.
- **Neuroleptika:** häufig orthostatische Kreislaufstörung, extrapyramidal-motorische Sy. (Phenothiazine), hierdurch hohes Sturzrisiko. Niedrige Dosis wählen.

- **Glykoside:** sorgfältige Indikationsstellung; 70 % der Dauerther. sind unnötig! Erhöhte Gefahr der Intox. bei eingeschränkter GFR. Hypokaliämie mit erhöhter Digitaliswirkung bei Komb. mit Diuretika, Laxanzien.
- **Betablocker:** verminderte Wirkung bei verminderter Rezeptorzahl, strenge Ind.!
- **Antihypertensiva** (▶ 5.3.1): Ther. schrittweise und langsam einleiten. Bei chron. Hypertonie (Arteriolosklerose) RR-Ziel 160 mmHg systolisch, da bei zu schneller Senkung Orthostase (Frakturgefahr, apoplektischer Insult, Myokardinfarkt).
- **Diuretika:** strenge Ind. bei Komb. mit Glykosiden (Hypokaliämie), Risiko der Dehydratation und Thrombose oder Embolie.
- **Antibiotika:** Verlangsamte Resorption führt zur Schädigung der Darmflora mit bakt. Fehlbesiedlung (Staph., Pseud., Proteus), Candidose, Pruritus vulvae und ani.

19.12.3 Typische Nebenwirkungssyndrome

Anticholinerges Syndrom

Klinik Mydriasis, Tachykardie, Mundtrockenheit, Harn- und Stuhlverhalt, Unruhe- und Verwirrheitszustände, Delir, Krampfanfälle, Koma.

Auslösende Medikamente (Auswahl)
- Antidepressiva: Amitriptylin, Clomipramin, Imipramin, Doxepin
- Parkinsonmedikamente: Trihexyphenidyl, Biperiden
- Neuroleptika: Haloperidol, Thioridazin, Fluspirilen
- Sedativa, Antihistaminika: Promethazin, Clemastin, Diphenhydramin
- Spasmolytika: Butylscopolamin
- Kardiaka: Ipratropiumbromid

20 Referenzbereiche und Differenzialdiagnosen pathologischer Laborparameter

Arno J. Dormann

- Die mit + bis +++ bezeichneten Laborwerte sollen zur Orientierung dienen, ob es sich um einen Standardlaborwert oder um sehr spezielle diagn. Verfahren für sehr seltene Erkr. oder teure Untersuchungen handelt. Differenzen von Klinik zu Klinik sind möglich.
- +: Basisdiagnostik für internistische Pat.
- ++: weitergehende Diagnostik, speziell internistische Pat.
- +++: sehr spezielle Diagnostik.
- Alle Enzyme werden bei 37 °C angegeben (meist IFCC-Methode 37 °C).
- Sortierprinzip: alphabetisch, griechische Buchstaben sowie Ziffern ignorierend. Nur eine Namensangabe. Weitere Synonyme im Index nachschlagen.
- Liquorwerte ▶15.2.2

ACTH (adrenokortikotropes Hormon)+++	EDTA-Plasma, Li-Heparinat-Plasma , rascher Transport ins Labor (Kühlung) 8-9 Uhr: 5–60 ng/l 24 Uhr: < 10 ng/l	
	▶12.2.2	
ADH (antidiuretisches Hormon) +++	EDTA-Plasma (rasch verarbeiten), immer auch Serumosmolalität bestimmen. Methodenabhängig ≤ 6,7 pg/ml	
	↑: akute intermittierende Porphyrie, Lungenerkr., Hirnerkr., paraneoplastisch, v. a. bei Bronchial-Ca, (SIADH), auch anderen Malignomen	↓: zentraler Diab. insipidus, Alkoholismus, nephrotisches Sy.
AFP (α-Fetoprotein) +++	Serum ≤ 10 IU/ml (14,3 ng/ml)	
	Tumormarker für hepatozelluläres Ca, Keimzelltumoren (Hoden, Ovar), Lebermetastasen bei GI-Tumoren.. **DD:** cholangiozelluläres Ca und die meisten Lebermetastasen	
	Nicht ↑: andere Lebertumoren, benigne Lebererkr. **Unregelmäßig** ↑: Hep., Leberzirrhose, Hämochromatose	
Albumin i. S. +	Serum: 58,0–70,0 % bzw. 38,2–50,4 g/l (Serumeiweiß) (Urin < 20 mg/l)	
	Stark ↑: Hyperproteinämie (Ges.-Eiweiß) **Mäßig** ↑: Hypoglobulinämien. Falsch hohe Werte durch Hämoglobin, Lipide	**Stark** ↓: Hypoproteinämie (Ges.-Eiweiß) **Mäßig** ↓: Hyperglobulinämien (Serum-E'phorese)
Aldosteron, freies +++	Serum (gefroren). Bettruhe mind. 2 h vor Blutentnahme, 2- bis 6-facher Anstieg nach 2 h Orthostase (auch Bestimmung unter Orthostase möglich). Wenn nicht kontraindiziert, 8 d vor dem Test Antihypertensiva, Diuretika, Betablocker, Laxanzien, NSAID, Heparin, Digitalis, Pille, Glukokortikoide, Antidepressiva und 3 Wo. vorher Aldosteronantagonisten absetzen. **Liegend in Ruhe:** 12–150 ng/l **Stehend:** 40–310 ng/l **Captopril-Suppressionstest:** 2 h nach Gabe von 25 mg Captopril beim prim. keine und beim sek. Hyperaldosteronismus deutliche Abnahme der Aldosteronkonz. (▶12.2.4)	
	↑: prim. und sek. Hyperaldosteronismus (zur DD Renin i. S.), Schwangerschaft, Bartter-Sy., ACTH-Überproduktion (▶12.2.4),	↓: prim. NNR-Insuff., Hypopituitarismus

Alkalische Phosphatase (AP) +	Serum **Erw.:** 30–120 U/l, jeweils Ges.-AP **Kinder:** bis 12 Mon. 89–370 U/l, bis 3 J. 91–334 U/l, bis 6 J. 97–316 U/l, bis 11 J. 120–340 U/l, bis 18 J. 49–328 U/l	
	↑: Cholestase jeder Ursache (▶8.1.1, z. B. Hep., Verschlussikterus, biliäre Zirrhose, Ther. mit Antiepileptika, Chlorpromazin, Thiamazol, Östrogenen, Gestagenen), ossär z. B. Knochenmetastasen, Rachitis, Osteomalazie, Paget-Krankheit, Osteomyelosklerose, Marmorknochenkrankheit, Frakturheilung, Neoplasien mit Knochenbeteiligung. Hyperparathyreoidismus, Cushing-Sy., Sarkoidose, Mononukleose, Niereninsuff., Nieren-Ca	↓ **(selten):** hereditär, Anämie, Proteinmangel, Hypophosphatämie, Hypothyreose, hypophysärer Kleinwuchs, Achondroplasie. ✗Erniedrigung meist ohne klin. Relevanz
AMA (antimitochondriale AK) +++	Serum ▶8.10.5 < 1 : 40	
	↑↑: fast 100 % der Fälle von PBC (M2-Fraktion hochspezifisch) ↑: Lues II (M1-Fraktion), SLE (M5-Fraktion), medikamenteninduzierter LE (M3-Fraktion), Überlappungssy. von prim. biliärer Zirrhose und chron. aktiver Hep. (M4-Fraktion), Kardiomyopathie (M7-Fraktion) ✗Bei unklaren Fällen Subtypisierung	
δ-Aminolävulinsäure +++	20 ml 24-h-Sammelurin (Gesamtmenge angeben), lichtdichtes Gefäß (Labor nachfragen) 250–6 400 µg/24 h (2–49 µmol/24 h)	
	↑: Porphyrien, Bleivergiftung	
Ammoniak ++	EDTA- oder Heparinplasma (in gekühltem Röhrchen oder gefroren) **M** 25–94 µg/dl = 14,7–55,3 µmol/l **F** 19–82 µg/dl = 11,2–48,2 µmol/l	
	↑: portosystemische Enzephalopathie, bei Leberausfallkoma höher als bei Leberzerfallskoma, hereditare Hyperammonamien, hoch dosierte Chemother.	
α-Amylase +	Serum oder Herparinplasma 40–130 U/l, laborabhängig. ✗Zur DD pankreasspezifische Lipase bestimmen!	
	↑: Pankreatitis, Pankreasaffektionen, Parotitis, Parotisaffektionen, Makroamylasämie, Niereninsuff., chron. entzündliche Darmerkr. Bei unklaren Veränderungen → Amylase ggf. auch i. U. bestimmen	
ANA (= ANF) (antinukleäre Antikörper) +++	Serum < 1 : 160 ✗Unter Immunsuppression falsch neg. Ergebnisse ✗Weitere Differenzierung durch Fluoreszenzmuster!	
	Pos. (auch ▶11.2.3): SLE (in 100 %), medikamenteninduzierter LE (100 %), diskoider LE (20–50 %), Sharp-Sy. (100 %), Sklerodermie (30–90 %), CREST-Sy. (95 %), Sjögren-Sy. (50–95 %), RA (10–60 %), Uveitis (60 %), autoimmune chron. aggressive Hep. (45–100 %), prim. biliäre Zirrhose (40 %), andere (chron.) Lebererkr. (~ 30 %)	

ANCA (antineutrophile zytoplasmatische AK) +++	Serum ▶ 11.2.3	
	↑: **cANCA** (= zytoplasmatisch betont): bei Granulomatose mit Polyangiitis (hochspezif.), mikroskopischer Polyarteriitis, Churg-Strauss-Sy. **pANCA** (= perinukleär betont): z. B. bei mikroskopischer Panarteriitis, RPGN, Churg-Strauss-Sy., Polyangiitis nodosa. **Atypische ANCA:** Enteritis regionalis Crohn, Colitis ulcerosa, PBC, PSC, Autoimmunhepatitis	
ACE (Angiotensin Converting Enzyme) +++	Serum. 15–80 mU/ml (methodenabhängig)	
	↑: Sarkoidose und andere. Granulomatosen, Hyperthyreose, HIV-Inf., chron. Lungenerkr., Myelom, Speicherkrankheiten	↓: Ther. mit ACE-Hemmern, nicht bei AT-II-Rezeptorantagonisten (keine Relevanz)
Antistreptokokken-AK +++(ASL)	Serum ADNase < 1 : 80	
	↑: Inf. mit β-hämolysierenden Strept. meist Serotyp A, z. B. Endokarditis, akute GN, Scharlach, Erysipel	
Anti-Xa	Zitratblut Norm (keine Ther.): 0 IE/ml	
	Kontrolle der Ther. mit NMH. Therapiebereich laborspezifisch	
α_1-Antitrypsin +++	Serum 190–350 mg/dl, Kinder 150–400 mg/dl	
	↑: auf das 2- bis 3-Fache erhöht im Rahmen von Akute-Phase-Reaktionen (CRP)	↓: homozygot (PiZZ) oder heterozygt (PiMZ, PiSZ). **Klin.:** Leberzirrhose, Lungenemphysem. Xα_1-Antitrypsinmangel ist unwahrscheinlich, wenn α_1-Fraktion in E'phorese normal
APC-Resistenz (Resistenz gegen aktiviertes Protein C = Faktor-V-Leiden) +++	Zitratblut > 1,9 (herstellerabhängig)	
	APC-Ratio	**Bewertung**
	1,5–2,3	V. a. heterozygote Faktor-V-Mutation
	< 1,5	V. a. homozygote Faktor-V-Mutation
	Diagn. der Thrombophilie bei jüngeren Pat. mit Thrombosen oder Thromboembolien. Häufigste hereditäre Störung mit Thrombophilie. Interferenz mit Lupusantikoagulans möglich. Bei pos. Test Nachweis der Punktmutation durch PCR	
AT III (Antithrombin III) ++	Zitratblut (Versand und Bestimmung innerhalb von 4 h) 80–120 % = 0,19–0,31 g/l.	
	↑: Kumarinther., Cholestase	↓: sehr früher Marker der DIC, Ther. mit Heparin, Ovulationshemmer, Lebersynthesestörung, nephrotisches Sy., hereditärer AT-Mangel

Bence-Jones-Proteine +++	50 ml 24-h-Sammelurin Negativ	
	↑: monoklonale Gammopathie, selten bei Leukämien und Tumorerk	
Bilirubin im Urin (= konjugiertes Bili, da freies Bili nicht nierengängig) +	Urin	
	Nachweis immer path. Erkr. mit erhöhtem konjugiertem Serum-Bili, z. B. Leberparenchymschäden, Hep., Zirrhose, Cholestase (Verschlussikterus). ✗Kein Urobilinogen nachweisbar bei totalem Verschluss der Gallenwege	
Bilirubin, indirektes (= unkonjugiertes, = Ges.-Bili – dir. Bili) ++	Serum	
	↑: **Hämolytische Ursachen:** hämolytische Anämie, Blutzerfall (Hämatomresorption, Lungeninfarkt, intestinale Blutung), Polycythaemia vera, Shunt-Hyperbilirubinämie **Hepatozelluläre Ursachen:** wie beim dir. Bili. Außerdem Icterus juvenilis intermittens, Hyperthyreose, portokavaler Shunt, Rifampicin, Glukokortikoide, Rö-KM **Cholestatische Ursachen:** wie beim dir. Bili (hier dir. Bili weitaus stärker erhöht)	
Gesamt-Bilirubin +	Serum (lichtgeschützt) < 1,2 mg/dl (< 21 µmol/l), Bili, dir. (konjugiert) ++ < 0,2 mg/dl (< 3 µmol/l) ✗ Ikterus sichtbar, wenn Ges.-Bili > 2 mg/dl = > 34 µmol/l	
	↑: **Hepatozelluläre Ursachen:** Hep., Zirrhose, tox. Schädigung, schwere Inf., Rechtsherzinsuff. **Cholestatische Ursachen:** Fettleber, Leberabszess, Lebertumoren, Schwangerschaft, idiopathisch, Verschlussikterus **Medikamentös:** Indometacin, Methyldopa, Tetrazykline, Phenothiazine, Östrogene, anabole Steroide, Zytostatika und Antituberkulotika (**DD** Ikterus ▶8.1.1)	
Blutkörpersenkungsgeschwindigkeit (BSG) +	Zitratblut Nach Westergreen nach 1 h: **M** (< 50 J.) < 15 mm, (> 50 J.) < 20 mm **F** (< 50 J.) < 20 mm, (> 50 J.) < 30 mm	
	↑: Entzündungen, Inf. (v. a. bakt.), Nekrosen, Schock, postop., Anämie, Leukämie, Dys-und Paraproteinämie, Schwangerschaft **Stark** ↑ (Sturzsenkung): Plasmozytom, Niereninsuff., Metastasen, rheumatische Erkr., Thyreoiditis, Sepsis	↓: Polycythaemia vera, Polyglobulie, Herzinsuff., allergische Krankheiten, Sichelzellanämie
BNP (Brain natriuretic Peptide)/ **NT-proBNP** (N-terminales Propeptid BN)	Serum. Werte laborabhängig	
	↑: Herzinsuff., Niereninsuff. (GFR < 30 ml/Min.), DD akute Dyspnoe (kardial ↔ pulmonal), diast. Herzinsuff.	

	…rstellerabhängig) (Nüchternwert = Basalwert)	
	…ab. mell. Typ 2, Insulinom	↓: immer bei Diab. mell. Typ 1, auch bei Diab. mell. Typ 2, pankreatoprivem Diab.
	…/ml (HWZ 5 d) …ch hohe Werte bei Aszites/Leberzirrhose, Peritonitis, Endometrio- … Menstruation und Schwangerschaft	
	↑: Tumormarker für Ovarial-Ca. Bei anderen Malignomen Erhöhungen möglich (bei 65 % der Pankreas-Ca, 70 % der Leberzell-Ca)	
CA 15–3 +++	Serum < 20 U/ml	
	↑: bei Mamma-Ca bis 50 % der Falle pos., Erkennung von Metastasen in bis zu 90 %, aber auch in 70 % pos. bei Ovarial-Ca	
CA 19–9 +++	Serum < 37 U/ml ✗Bei Cholestase und Lewis-a/b-neg. Pat. (bis zu 8 % der Bevolkerung) nicht nachweisbar	
	↑: Adenokarzinome von Pankreas, Gallenwegen, Magen und Kolon/Rektum bis 90 % der Fälle, Ergänzung von CEA möglich. Teilweise pos. bei entzündlichen Darmerkr., prim. biliärer Zirrhose, chron. Hep. (bis zu 30 %) und Tbc	
CEA (karzinoembryonales Antigen)+++	Serum < 5,0 ng/ml, Raucher bis 10 ng/ml. HWZ bis 8 d	
	↑: Adeno-Ca von Pankreas, Magen, Kolon/Rektum, Lunge, Mamma, Ovar, Zervix in bis zu 60 %, Werte > 50 ng/ml Hinweis auf mögliche Fernmetastasierung. Auch pos. bei entzündlichen GIT-Erkr., Leberzirrhose, Lungenemphysem, hierbei Werte meist < 15 ng/ml	
Chlorid +	Serum 98–110 mmol/l	
	↑: renal-tubuläre Azidose, enteraler Bikarbonatverlust, nach Ureterosigmoidostomie	↓: Erbrechen, Hyperaldosteronismus, Hyperkortisolismus, exzessiver Lakritzgenuss, diuretische Ther.
Cholesterin +	Serum < 5,17 mmol/l (< 200 mg/dl) ✗Auch HDL- und LDL-Chol.	
	↑: Hypothyreose, Cholestase, nephrotisches Sy., polygene/monogene Hypercholesterinämie, familiäre komb. Hyperlipidämie = Überproduktion von Apolipoprotein B100, orale Kontrazeptiva (außer Minipille)	↓: Hyperthyreose, Malassimilationssy., Malnutrition, hereditäre Stoffwechselstörungen, längerfristige Medikation mit Vit. C (= In-vitro-Fehler)

Cholinesterase (CHE) +	Serum/Plasma Normwert stark methodenabhängig **M** 3,5–7,4 kU/l, **F** 2,5–7,4 kU/l	
	↑: Eiweißverlust: nephrotisches Sy., exsudative Enteropathie, Diab. mell., Hypertriglyzeridämie, unkomplizierte Fettleber, Adipositas	↓: schwere Lebererkr. (hier meist auch Albumine ↓ und Quick ↓), Malnutrition, Malabsorption, Gravidität bis 6 Wo. postpartal, Kontrazeptiva, Ther. oder Intox. mit ChE-Hemmern, schwere Erkr.: Inf. und Entzündungen, Malignome, Herzinfarkt, postop., Hypothyreose, schwere Anämien, Urämie
α_2-Coeruloplasmin +++	Serum 20–55 mg/dl	
	↑: Entzündungen als Akute-Phase-Protein, Schwangerschaft, Einnahme oraler Kontrazeptiva	↓: Wilson-Krankheit, exsudative Enteropathie, nephrotisches Sy., Proteinverlust anderer Ursache
Coombs-Test ++	**Direkt:** Vollblut → Nachweis inkompletter Ery-AK +: Transfusionszwischenfall, autoimmunhämolytische Anämie, pos. bei Morbus haemolyticus neonatorum, Autoimmunhämolyse, Transfusionszwischenfall **Indirekt:** Serum → Nachweis inkompletter Serum-AK +: inkomplette Auto-AK bei hämolytischen Anämien, Fremdblutreaktion, z. B. Rh^+ Fetus, Rh^- Mutter	
C-reaktives Protein (CRP) +	Serum ≤ 5 mg/dl	
	↑: akute und chron. entzündliche Erkr., normales CRP schließt eine wesentliche bakt. Inf. praktisch aus! Anstieg im Rahmen der Akutphasereaktion Bei Immunsuppression, z. B. durch Kortikoidmedikation, kann der Anstieg supprimiert sein. ✗Bei vielen Autoimmunerkr. auch bei hoher entzündlicher Aktivitat normales oder leicht erhöhtes CRP, aber fast immer BSG beschleunigt.	
CYFRA 21-1 +++	Serum < 7 U/ml	
	↑: nicht kleinzelliges Bronchial-Ca in bis zu 80 % pos. Erhöhte Werte auch bei Ovarial-, Zervix-, Blasen-Ca	
Differenzialblutbild – Übersicht (EDTA-Blut) (▶ Abb. 20.1)		
Neutrophile +	1,8–7,7/nl, 59 % der Leukos	
	↑ und evtl. Nachweis von jugendlichen Formen („Linksverschiebung“, ggf. mit Stabkernigen): akute Inf., weniger bei viralen Erkr., entzündliche Erkr., nach Myokardinfarkt, Ketoazidose, Urämie, Thyreotoxikose, myeloische Leukämie, nach Splenektomie (bis zu Jahren), akute Blutung, physische Belastung, Schwangerschaft	↓: Agranulozytose (medikamentös, toxisch, Bestrahlung, Knochenmarkverdrängung), Inf. (z. B. Masern, Röteln, Influenza, Typhus, Malaria), schwere Sepsis, Hypersplenismus

Lymphozyten +	1,5–4,0/nl, 34 % der Leukos Diff.: +++ B-Lymphos 70–350/ml (3–12 %), T-Lymphos 750–2400/ml (55–80 %), CD4-Zellen/Helferzellen 550–1350/ml (30–50 %), CD8-Zellen/Suppressorzellen 200–850/ml (20–35 %), CD4/CD8-Ratio = 0,7–1,9, Natural-Killer-Zellen (NK) 30–320/ml (5–10 %)	
	↑: verschiedene Inf., z. B. Keuchhusten, infektiöse Mononukleose, Zytomegalie, Hepatitis	↓: HIV, Tbc, Chemo-, Strahlenther., Kortikoidexzess, SLE, Urämie, Hodgkin-Lymphom, Malignome, z. T. bei myeloproliferativen Erkr.
Eosinophile Granulozyten +	< 0,45/nl, 2–4 % der Leukos	
	↑: allergische Erkr., verschiedene Dermatosen, parasitäre Erkr., maligne Erkr. (Lymphome, Leukämien, metastasierende Karzinome), abklingende akute Inf. (Morgenröte der Heilung), NNR-Insuff.	↓: Kortikoidexzess (Kortikosteroidther., Cushing-Sy.)
Basophile Granulozyten +	< 0,2/nl, < 0,5 % der Leukos	
	↑: allergische Reaktion vom Soforttyp, myeloproliferative Erkr.	
Monozyten +	< 0,8/nl, 4 % der Leukos	
	↑: abklingende akute Inf., chron.-entzündliche Darmerkr., Endocarditis lenta, Tbc, myeloproliferative Erkr., Hodgkin-Lymphom, verschiedene parasitäre Erkr., Glukokortikoidther.	
Retikulozyten ++	EDTA-Blut 0,5–2 %(mikroskopisch)	
	↑: nach Hypoxie, Blutverlust, bei hämolytischer Anämie (z. B. bei Zieve-Sy.), Leberzirrhose (Myelosuppression), Thalassämie, Monitoring nach Substitution von Eisen, Vit.-B_{12}, Folsäure, Erythropoetin („Retikulozytenkrise")	↓: aplastische Anämie, megaloblastäre Anämie, sideroblastäre Anämie, KM-Infiltration, Ery-Bildungsstörungen, Leberzirrhose, jede Mangelanämie. Nach Zytostatika, Bestrahlung
Thrombozyten +	EDTA-Blut 140 000–400 000/µl (geräteabhängig) ✗Um eine Pseudothrombozytopenie auszuschließen, immer initial einmalig Thrombos aus Zitratblut (idealerweise direkt ins Labor gebracht) bestimmen. Auch Thrombo-Exact-Rohrchen (Sarstedt) ist möglich.	
	↑: reaktiv nach Blutverlust, bei Entzündung, Polyzythämie, Leukämie, nach Splenektomie, Inf. (Tbc)	↓: **Verbrauch:** Blutung, Inf., Sepsis (DIC), medikamentös-tox., HIT (▶ 19.8.2), Hypersplenie-Sy., Auto-Auto-AK-Bildung, TMA **Verminderte Bildung:** nach Zytostase/Radiatio, Aplasie oder Infiltration des KM, medikamentös-tox., Vit.-B_{12}-/Folsäure-/Fe-Mangel. Selten: Fanconi-Sy., Wiskott-Aldrich-Sy.

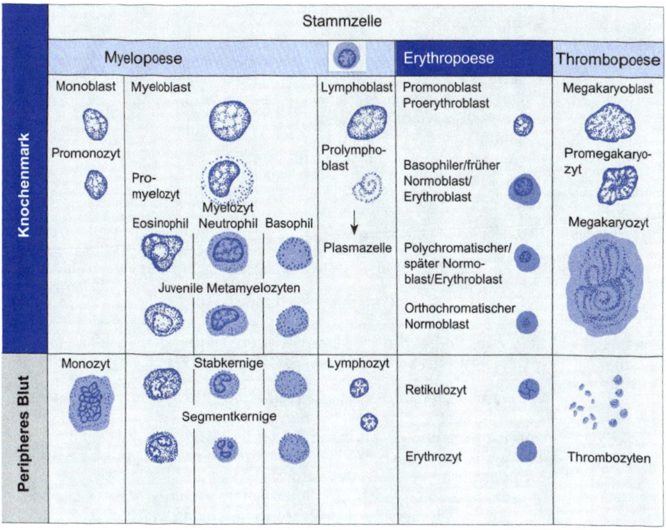

Abb. 20.1 Blutbild [L190]

D-Dimere	Zitratblut < 0,5 mg/l Höhere Grenzwerte bei Pat. > 50 J.: Lebensalter in J. x 0,01 mg/l	
	↑: Gerinnungs- und sek. Fibrinolyse, DIC (meist stark erhöht), Thrombose oder Lungenembolie. Auch bei anderen Erkr., z. B. hepatogener Koagulopathie, Entzündungen, Tumoren. ✗Hoher neg. Vorhersagewert für Thrombose (gut zur Ausschlussdiagnostik geeignet), wegen geringer Spezifität nicht zum Thrombosenachweis geeignet	
Eisen ++ (Fe^{2+})	Serum **M** 35–168 µg/dl (6,3–30,1 µmol/l), **F** 23–165 µg/dl (4–29,5 µmol/l)	
	DD Ferritin und Transferrin ▶ 13.2.1	
	↑ mit Ferritin ↑, Transferrin ↓: prim./sek. Hämochromatose, sideroblastische Anämie, Hämolyse, ineffektive Erythropoese (Thalassämie, megaloblastäre Anämie), Porphyrie, Blei-Intox., Leberschädigung, Östrogenmedikation	**↓ mit Ferritin ↓, Transferrin ↑:** blutungsbedingter Eisenverlust, Resorptionsstörung nach Magen-/Dünndarmresektion, Malnutrition, Malabsorption, Schwangerschaft, Dialysepat. **↓ mit Ferritin ↑, Transferrin ↓** (Verteilungs- oder Verwertungsstörung): Malignome, chron. Entzündung

Erythro-poetin +++	Serum **M** 3,7–18,8 U/l, **F** 3,3–15,8 U/l	
	↑: nicht renale Anämie, Polyglobulien, hypernephroides Ca, Hämangioblastom, Hepatom, Medulloblastom, Myome, 2. Trimenon, auch bei chron. Niereninsuff. und Höhenaufenthalt	↓: chron. Niereninsuff., Polycythaemia vera
Erythro-zyten (Erys) +	EDTA-Blut **M** 4,2–6,0/pl, **F** 3,9–531/pl	
	↑: Dehydratation, Polyglobulie, Polycythaemia vera	↓: 6 h nach einer akuten Blutung. Alle Ursachen der Anämie (▶ 13.1.1)
Erythro-zyten-indizes +	**MCV** = mittleres korpuskuläres Volumen (Hkt/Erys): 83–95 fl **MCH** = mittleres korpuskuläres Hb (Hb/Erys): 27–34 pg	
	Die Erythrozytenindizes erlauben eine morphologische Klassifizierung von Anämien: **Normozytäre und normochrome Anämie** (MCV und MCH ↔): Blutverlust und Hämolyse, chron. Zweiterkr., Knochenmarkhypoplasie und Myelophthise **Mikrozytäre und hypochrome Anämie** (MCV ↓ und MCH ↓): Eisenmangel und Eisenverwertungsstörungen, Thalassämie, Sphärozytose, Blei-Intox. **Makrozytäre und hyperchrome Anämie** (MCV ↑, MCH ↔): Vit.-B_{12}- und Folsäuremangel. C_2H_5OH-Konsum ✗ DD Anämie ▶ 13.2	
Ferritin ++ Vorwiegend intrazellulär lokalisiertes, eisenspeicherndes Protein (▶ 13.1.1 und ▶ 13.2.1)	Serum **M** 4–665 mg/l, **F** 13–651 mf/l	
	↑ **mit Serumeisen** ↑ **oder** ↔: Hämochromatose, Transfusionshämosiderose, ineffektive Erythropoese, Lebererkr., multiples Myelom, maligne Lymphome ↑ **trotz Serumeisen** ↓: Malignome, chron. Entzündung	↓: latenter und manifester Eisenmangel (bei letzterem Ferritin < 15 µg/l). Proteinverlust, Schwangerschaft, akuter Blutverlust (Ferritin sinkt nach 2 Wo.)
Fibrinogen ++	Zitratblut 150–450 mg/dl	
	↑: Akutphasereaktion, nephrotisches Sy.	↓: Fibrinogenmangelzustände, Verbrauchskoagulopathie, Lebersynthesestörung
Folsäure +++	Serum, EDTA-Blut Im Serum 3,6–16,9 ng/ml (8,2–38,3 nmol/l) Im Ery 175–700 ng/ml (396,6–586,2 nmol/l) ✗ Bestimmung aus Erys sensitiver bei Diagn. des Folsäuremangels, da weniger nahrungsabhängige Schwankungen	
	↓: megaloblastäre Anämie, Malassimilationssy., Malnutrition, Alkoholismus, Schwangerschaft, Laktation, Hämodialyse, chron. Hämolyse, Lymphome, Leukämien, Psoriasis, Ther. mit Carbamazepin, Valproat, Primidon, Methotrexat, Trimethoprim, Triamteren	

FSP (Fibrinspaltprodukte) ++	Zitratblut 2 mg/l	
	↑: akute DIC, Thrombosen/Lungenembolie, Hyperfibrinolyse, Leberzirrhose, Spätschwangerschaft, Medikamente (Furosemid, ADH-Analoga, Nikotinsäurederivate)	
Gastrin +++	Serum (tiefgefroren versenden) ≤ 115 pg/ml ✗ Wenn keine KI, H_2-Blocker, Antazida, Anticholinergika mind. 24 h, PPI mind. 3–4 d vorher absetzen	
	↑↑↑: Gastrinom, verbliebener Antrumrest nach Magenresektion, atrophische Gastritis (Typ-A-Gastritis) ↑↑: hoch dosierte PPI-Ther., nach Vagotomie, G-Zell-Hyperplasie, Hyperthyreose ↑: H_2-Blocker, Antazida, Insulin, Koffein, Katecholamine	
Gesamt-Eiweiß +	Serum 6,6–8,6 g/dl (66–86 g/l) ✗Blutentnahme im Liegen, keine lange Stauung, Hämolyse vermeiden	
	↑: komp. Leberzirrhose, Sarkoidose, Paraproteinämien (γ-Globuline), Dehydrierung („Pseudohyperproteinämie": bei absolutem Eiweißverlust und Dehydratation erhöhte Eiweißwerte möglich!)	↓: Malnutrition, Malabsorption, Maldigestion, Leberzirrhose, nephrotisches Sy., exsudative Enteropathie, mechanischer Ileus; chron. Blutung, großflächige Verbrennungen, Amyloidose, Peritonitis, Hyperthyreose, Hyperhydratation
GLDH (Glutamatdehydrogenase) ++	Serum, Plasma **M** ≤ 4,0 U/l, **F** ≤ 3,0 U/l	
	↑↑: Lebernekrose, Verschlussikterus, Stauungsleber; toxisch: Halothan, Tetrachlorkohlenstoff , Arsen, Aflatoxin. ↑: hepatozelluläres Ca, diffuse Lebermetastasierung, Leberzirrhose, unkomplizierte Hep., Alkoholabusus, Fettleber, Ketoazidose	
Gliadin-AK +++	Serum Nicht nachweisbar ✗Wegen geringerer Sensitivität und Spezifität nicht zur Erstliniendiagn. der Zöliakie empfohlen, oft falsch-pos. bei anderen GIT-Erkr.	
	↑: glutensensitive Enteropathie, in 90 % bei Dermatitis herpetiformis Duhring mit Dünndarmbeteiligung	
α-Globuline ++	Serum α_1-Globuline: 1,5–4,04 % des Ges.-Eiweißes (1,3–3,9 g/l) α_2-Globuline: 5,0–10,0 % des Ges.-Eiweißes (5,4–9,3 g/l)	
	↑: akute Entzündung, postop., posttraumatisch, Myokardinfarkt (α_1, α_2), Malignom (α_1, α_2), , Gallenwegsverschluss, nephrotisches Sy. (α_2)	↓: Hypoproteinämien (Ges.-Eiweiß), α_1-Antitrypsinmangel (α_1), Wilson-Krankheit (α_2), Haptoglobinmangel (α_2), akute Virushep., chron. aktive Hep.

β-Globuline ++	Serum 8,0–13,0 % (5,9–11,9 g/l), enthält β-Lipoproteine, Transferrin, z. T. IgM und IgA	
	↑: Paraproteinämien (γ-Globuline), nephrotisches Sy., Hyperlipidämie, Amyloidose, Verschlussikterus, Septikämie, Bechterew-Krankheit, Panarteriitis nodosa, Schwangerschaft	↓: chron. Lebererkr., AK-Mangelsy., Defektdysproteinämien
γ-Globuline (IgG) ++	Serum 10,0–19,0 % des Ges.-Eiweißes (5,8–15,2 g/l)	
	↑: Paraproteinämien (E'phorese: schmalbasige, spitze γ-Zacke, ▶Abb. 20.2) bei Makroglobulinämie Waldenström, multiplem Myelom, Schwerkettenerkr., chron. Entzündung, Ca, Verschlussikterus, HIV-Inf., chron. Hep., Leberzirrhose	↓: kongenitale Agammaglobulinämie, erworbene Hypogammaglobulinämie, nephrotisches Sy., exsudative Enteropathie, Amyloidose, Sepsis, Cushing-Sy., Benzolintox., Glukokortikoide, ACTH, Immunsuppressiva, Strahlenther.

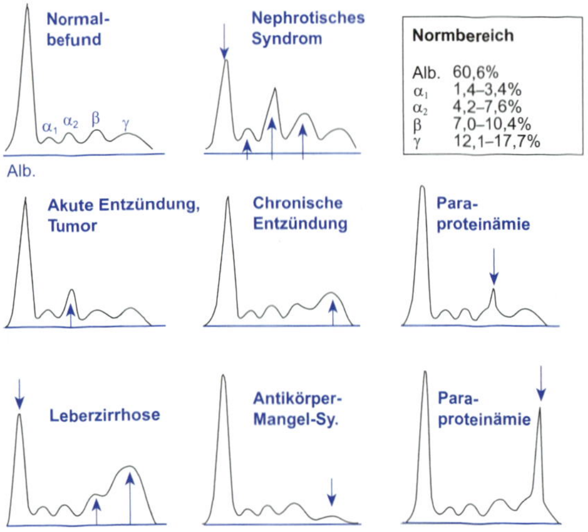

Abb. 20.2 Serumelektrophorese [M538]

Glomeruläre Basalmembran-AK (Anti-GBM-AK) +++	Serum < 1 : 40
	↑: Goodpasture-Sy.

Glukose i.S. +	Natriumfluorid-Zitrat-Blut oder Kapillarblut **Nüchtern** (unter Belastung ▶ 16.1.2): Plasma venös oder kapillär: < 100 mg/dl (< 5,6 mmol/l). Vollblut: < 100 mg/dl (< 5,6 mmol/l). **Abnorme Nüchternglukose** (IFG): Plasma venös oder kapillär: ≥ 100 bis < 125 mg/dl (≥ 5,6 bis < 6,9 mmol/l). Vollblut: ≥ 100 bis < 125 mg/dl (≥ 5,6 bis < 6,9 mmol/l). ✗In Vollblut ohne Glykolyseinhibitor (NaF, NaF-Zitrat) fallt der Glukosewert um ca. 6 mg/h.	
	↑: Diab. mell., endokrine Pankreasinsuff., schwere Leberschädigung, Cushing-Sy., Glukokortikoidther., Akromegalie, Hyperthyreose	↓: NNR-Insuff., Insulinom, Glukagonmangel, Antidiabetika-Überdosierung, schwere Leberschädigung; postprandial: Spätdumping; frühe Phase des Diab. mell. Typ 2, vegetativ bedingt
Glukose i.U. +	Urin Spontanurin: ≤ 15 mg/dl (< 0,83 mmol/l) 24-h-Sammelurin: ≤ 0,3 g/d (≤ 16,65 mmol/d)	
	↑ **mit Hyperglykämie:** alle Hyperglykämien mit Überschreitung der Nierenschwelle (~150 mg/l = 10 mmol/l) ↑ **ohne Hyperglykämie:** Fanconi-Sy., Pyelonephritis, idiopathisch, Tubulusschäden der Niere (chron. interstitielle Nephritis, toxische Nephropathie, Schockniere), Blei-Intox., Schwangerschaft	
Glutamat-Oxalacetat-Transferase (GOT, AST) +	Serum **M** < 10–50 U/l, **F** < 10–35 U/l	
	↑↑↑: akute Hep., akut tox. Schädigung ↑↑: Myokardinfarkt, Muskeltrauma, neurogene Muskelatrophie, Muskeldystrophie, Leberstauung, akute Pankreatitis, Lungenembolie, Hirninfarkt ↑: hoch dosierte Ther. mit Salizylaten, Heparin, Leberzirrhose, inf. Mononukleose, nach CPR, Defibrillation, i.m. Injektion	
Glutamat-Pyruvat-Transaminase (GPT, ALT) +	Serum **M** < 10–50 U/l, **F** < 10–35 U/l	
	↑↑↑: akute Hep., akut tox. Schädigung ↑↑: inf. Mononukleose, Zirrhose, Leberstauung, chron. aktive Hep. ↑: akute Pankreatitis, Myokardinfarkt, hepatozelluläres Ca, diffuse Lebermetastasierung, hoch dosierte Ther. mit Salizylaten, Heparin	
γ-Glutamyltransferase (γ-GT) +	Serum **M** 12–64 U/l, **F** 9–36 U/l ✗Unter Fibratther. ↓, falsch niedrig bei Zitrat oder Fluorid als Antikoagulans	
	↑↑↑: Verschlussikterus, cholestatische Hep., akute schwere tox. Leberschädigung ↑↑: akute und chron. aktive Hep. (Viren, Alkohol, autoimmun), PBC, alkoholtox. Zirrhose, hepatozelluläres Ca, diffuse Lebermetastasierung, Pankreatitis, Ther. mit Antikonvulsiva, Sedativa, Rifampicin u.a. ↑: unkomplizierte akute Hep., Stauungsleber, Fettleber, chron. Alkoholabusus	
Hämatokrit (Hkt) +	EDTA-Blut **M** 42–50 %, **F** 36–45 %	
	↑: Dehydratation (▶ 10.1.3), Polyglobulie, Polycythaemia vera	↓: Anämien (▶ 13.2), Hyperhydratation (▶ 10.1.2)

20

Hämoglobin (Hb) +	EDTA-Blut **M** 14–17,5 g/dl, **F** 12,3–15,3 g/dl	
	↑: Dehydratation (▶ 10.1.3), Polyglobulie, Polycythaemia vera. ZNS-Insulte, -tumoren, Enzephalitis	↓: Anämien (▶ 13.2), SLE, Enteritis regionalis Crohn, chron. Niereninsuff., chron. GN, paroxysmale nächtliche Hämoglobinurie, Hyperhydratation (▶ 10.1.2), KM-Infiltration und -Verdrängung
Hämoglobin, glykosyliertes (HbA_{1c}) ++	EDTA-Blut Nichtdiabetiker: < 39 mmol/mol Hb (< 5,7 %) Graubereich: 39–47 mmol/mol Hb (5,7–6,4 %) Diab. Mell.: > 48 mmol/mol Hb (> 6,5 %) Maß für die Serum-Glukosekonz. der letzten 6–8 Wo. ✗Ein „guter" HbA_{1c} kann durch häufige Hypoglykämie-Episoden bedingt sein. Falsch hohe Werte bei Niereninsuff. und Hyperlipoproteinämie	
	↑: Hyperglykämie	↓: verkürzte Lebenszeit der Erys (z. B. Hämolyse, Hypersplenismus, Hämoglobinvarianten)
Haptoglobin ++	Serum 30–200 mg/dl	
	↑: Akutphasereaktion , Cholestase, maligne Tumoren, nephrotisches Sy., Eisenmangelanämie	↓: intravasale Hämolyse, bei schwerem Verlauf nicht nachweisbar, infektiöse Mononukleose, Lebersynthesestörung, Haptoglobinämie, extravasale Hämolyse
Harnsäure +	Serum **M** 2,0–7,0 mg/dl (119,2–417,3 µmol/l), **F** 2,0–5,7 mg/dl (119,2–339,8 µmol/l)	
	↑: familiäre Hyperurikämie, purinreiche Kost (Innereien, Fleischbrühe, Hülsenfrüchte), Niereninsuff., Alkoholabusus, kalorienreduzierte Kost, erhöhter Zellumsatz (Polycythaemia vera, Leukämien, Radiatio, Zytostatika), Medikation mit Thiazid- und Schleifendiuretika, Pyrazinamid, Nikotinsäureester, Ciclosporin, niedrig dosierten Salicylaten und anderen sauren Pharmaka	↓: durch Allopurinol, Xanthinoxidasehemmer, Urikase, Fibrate, Phenylbutazon, Azlocillin
Harnstoff (Urea) +	Serum 10–50 mg/dl (1,64–8,18 mmol/l)	
	↑: Niereninsuff., proteinreiche Kost, Blutresorption im GIT, Katabolie (Postaggressionsstoffwechsel, Glukokortikoidther., postop., schwere Herzinsuff., Exsikkose)	↓: schwere Lebererkr., metabolische Azidose
Hepatitisserologie ++	▶ 8.2, Hep. A, B, C, D, E	

β-HCG (humanes Choriongonadotropin) +++	Serum ≤ 5 U/l (postmenopausal ≤ 10 U/l) ✗Bei Tumordiagn. immer HCG **und** β-HCG anfordern	
	↑: Schwangerschaft ab 10. Tag post conceptionem, Gemini-Gravidität, dialysepflichtige Niereninsuff. postmenopausaler Frauen, Blasenmole, Chorionkarzinom, Keimzelltumoren des Hodens und extragonadaler Gewebe	↓: ektope Gravidität, gestörte Frühschwangerschaft (gemessen an der Schwangerschaftsdauer zu niedrige Werte)
HDL-Cholesterin ++	Serum **M** > 0,9 mmol/l (35 mg/dl), **F** > 1,2 mmol/l (45 mg/dl) Etwa 25 % des Ges.-Chol.	
HLA-B27 (humanes Leukozyten-Ag) +++	EDTA-Blut (andere HLA-Typen) ✗Etwa bei 6 % der Gesunden nachweisbar	
	Pos.: Bechterew-Krankheit (87 %), reaktive Arthritis, Psoriasisarthritis, enteropathische Arthritis, juvenile RA	
5-Hydroxyindolessigsäure i. U. (5-HIES) +++	20 ml Aliquot eines 24-h-Sammelurins 2–10 mg/d (10–50 µmol/d) ✗2 d vor und während der Sammelperiode keine Beeren, Bananen, Ananas, Nüsse, Melonen, Pflaumen, Tomaten, Mirabellen, Nikotin, Koffein. Wenn nicht kontraindiziert, vorheriges Absetzen von Katecholaminen, Methyldopa, Reserpin, Fluorouracil, Antikonvulsiva, Serotonin-Wiederaufnahmehemmern	
	↑: Karzinoidsy. (nicht obligat), paraneoplastisch bei verschiedenen Ca	
IgA ++	Serum 90–450 mg/dl	
	↑: monoklonale Gammopathie	↓: häufigstes AK-Mangelsy. (gehäuft „schleimhautvermittelte" Infekte), chron. lymphatische Leukämie, Immunsuppression
INR (International Normalized Ratio)	▶ 19.8.3	
Insulin +++	▶ 16.1.3	
Insulin-AK +++	Serum < 12 IE/ml	
	↑: Bildung von Ak gegen exogenes Insulin im Rahmen einer Diabetesther., früher bei Verwendung von Schweine- oder Rinderinsulinen häufiger	
Interleukin 6 (IL 6)	Serum oder Drainagen, Lavagen, Punktate < 10 pg/ml (laborabhängig) ✗Früher, aber sehr kurzfristiger Entzündungsmarker. Nie alleine bewerten!	
	↑: in den Flüssigkeiten entzündeter Körperhöhlen, im Serum Frühdiagn. von akuten Inf., Hypoxie, systemischen Entzündungen, neonataler Sepsis und intrauterinen Inf.	

Kalium (K^+)+	Serum 3,7–5,1 mmol/l ✗Falsch hohe Werte durch zu langes Stauen, Hämolyse und Thrombozytose	
	↑: **Verminderte renale Ausscheidung:** Niereninsuff., kaliumsparende Diuretika, Hypoaldosteronismus, NNR-Insuff. **Verteilungsstörung:** Azidose, massive Hämolyse, Zellzerfall, Succinylcholin	↓: **Renale Verluste:** Diuretika, Glukokortikoide, Hyperaldosteronismus, Cushing-Sy. **Enterale Verluste:** Diarrhö, Erbrechen, Fisteln, Laxanzien **Verteilungsstörung:** metabolische Alkalose, perniziöse Anämie, Anbehandlung des diab. Komas
Kalium i. U. ++	Urin 2–4 g/24 h (25–100 mmol/24 h), zur DD: Na^+, BGA	
	↑: polyurische Phase des ANV, interstitielle Nephritis, renal tubuläre Azidose, Fanconi-Sy., Bartter-Sy., Hyperaldosteronismus, Cushing-Sy., Conn-Sy., Hyperkalzämie-Sy., Diab. mell., metabolische Azidose und Alkalose, Diuretika, ACTH, Glukokortikoide, Aminoglykoside, Katabolie	↓: Erbrechen, Durchfall, GI-Drainagen, Sonden, Fisteln, oligurische Nephropathien (GN, Pyelonephritis, Nephrosklerose, Salzverlustniere), Addison-Krankheit, extrarenale Urämie, Laxanzienabusus
Kalzitonin (hCT) +++	Serum (rasch verarbeiten) < 10 ng/l, Graubereich 10–100 ng/l	
	↑: zur Diagn. und Verlaufskontrolle des medullären Schilddrüsen (C-Zell)-Ca, C-Zell-Hyperplasie im Rahmen eines MEN, paraneoplastisch bei anderen Tumoren (Mamma, Prostata, neuroendokrines System, z. B. kleinzelliges Bronchialkarzinom), terminale Niereninsuff., Hypergastrinämie	
Kalzium (Ca^{2+}) +	Serum Gesamtkalzium: 2,15–2,58 mmol/l Ionisiertes Kalzium: 1,12–1,32 mmol/l ✗Albuminabweichung → gleichsinnige Kalziumabweichung ▸ 10.3 **Falsch hohe Werte** durch langes Stauen bei Blutabnahme	
	↑: paraneoplastisch, endokrin, v. a. prim. und tertiärer Hyperparathyreoidismus, Immobilisation, Sarkoidose, Paget-Krankheit, Thiazide, Vit. D, Vit. A, Lithium, Kationenaustauscher	↓: Vit.-D-Stoffwechselstörungen, Hypoproteinämie (nephrotisches Sy., Leberzirrhose), Hypoparathyreoidismus, Hyperphosphatämie, akute nekrotisierende Pankreatitis, Ther. mit Furosemid, Antiepileptika, Glukokortikoiden, Lithium, Propranolol
Kardiolipin-AK +++	Zitratplasma Negativ	
	Positiv: Antiphospholipidsy. mit rezid. art. oder venösen Thrombosen und/oder rezid. (habituellen) Aborten, nicht infektiöser Endokarditis, Thrombozytopenie, Hämolyse (prim. oder sek. Antiphospholipidsy. Bei anderer Autoimmunerkr.)	

Katecholamine i. U. +++	20 ml eines 24-h-Sammelurins, angesäuert mit 10 ml Eisessig oder Salzsäure 10 %, Rücksprache Labor Urin vor Entnahme des Aliquots gut mischen. Schwere körperliche Aktivität meiden, möglichst keine Barbiturate, Salizylate, Antihypertonika mit Beeinflussung der Adrenalinausschüttung (8 d Therapiepause). Keine Rö-KM, die während der Sammelperiode über die Niere ausgeschieden werden. Diät mit Verzicht auf Alkohol, Kaffee, Tee, Vit. B, Bananen Adrenalin 4–20 µg/24 h Noradrenalin 23–105 µg/24 h Dopamin ≤ 450 µg/24 h Vanillinmandelsäure < 6,6 mg/24 h Homovanillinmandelsäure ≤ 10 mg/d	
	↑↑: Phäochromozytom, Neuroblastom, schwere art. Hypertonie ↑: Karzinoid, Cushing-Sy., akuter Myokardinfarkt ✗ Bei krisenhafter Hypertonie kann der Befund auch bei Vorliegen eines Phäochromozytoms normal sein, wenn nicht während einer Blutdruckkrise gesammelt wurde.	
Kohlendioxid-Partialdruck (pCO_2) + (BGA ▶ 10.5, ▶ 6.2.4)	Art. oder arterialisiertes (Kapillar-)Blut **M** 35–46 mmHg (4,7–6,1 kPa), **F** 32–43 mmHg (4,3–5,7 kPa)	
	↑: respir. Azidose, kompensatorisch bei metabolischer Alkalose, alveoläre Hypoventilation, z. B. Pneumonie, Vitien, Schock, Pickwick-Sy.	↓: respir. Alkalose, Hyperventilation, kompensatorisch bei metabolischer Azidose, Hitzschlag, Höhenkrankheit
Komplement +++	Serum Ges.-Komplement 19,5–60 mg/dl C1-Esteraseinhibitor 0,15–0,35 g/l quantitativ bzw. 70–130 % enzymatische Aktivität C3-Faktor 0,82–1,7 g/l C2-Faktor 2,2–3,4 mg/dl	
	↑: Akutphase entzündlicher Erkr.. Autoimmunerkr., rheumatologische Erkr., akute und chron. Inf.	↓: Synthesestörung, Erkr. des retikulären Systems C1-Esteraseinhibitor: angioneurotisches Ödem C3: rezid. Infekte, GN, Kryoglobulinämie C2: angeboren, Verbrauch bei Immunkomplexerkr., z. B. SLE, Kryoglobulinämie, GN
Kreatinin +	Serum **M** 0,81–1,25 mg/dl (71–111 µmol/l) (> 50 Jahre bis 1,44 mg/dl, 127 µmol/l), **F** 0,66–1,09 mg/dl (58–96 µmol/l). Alters- und geschlechtsabhängig sowie methodenabhängig (Jaffe bzw. enzymatisch).	
	↑: chron. Niereninsuff. (erst bei Reduktion der Nierenleistung um > 50 %), ANV, akuter Muskelzerfall (Trauma, Verbrennung, akute Muskeldystrophie), Akromegalie, durch Cimetidin, Cotrimoxazol, Ciclosporin, Mefaminsäure	↓: verminderte Muskelmasse, Schwangerschaft, vermehrte Nierendurchblutung z. B. bei juvenilem Diab. mell.

20

Kreatinin-Clearance ++	Serum + Urin Normwert altersabhängig ▶9.2.1/▶9.2.2 **Jaffe-Methode: M** > 95–160 ml/Min./1,73 m² (> 1,54–2,60 ml/s) (Methode: Jaffe). **F** > 98–156 ml/Min./1, 73 m² (> 1,59–2,54 ml/s). **Enzymatische Methode: F** und **M** > 110 ml/Min./1,73 m²
	↓: Minderung der GFR z. B. bei Niereninsuff. im Stadium der vollen Kompensation, auch bei normalem Serum-Krea. Bei Serum-Krea > 3 mg/dl (> 260 µmol/l) wenig aussagekräftig
Kreatin-phosphokinase (CK) gesamt+	Serum/Plasma Ges.-CK: **M** ≤ 80 U/l, **F** ≤ 70 U/l **Isoenzyme:** CK-BB (Gehirn): ≤ 0,1 % CK-MB (Herzmuskel): ≤ 5 % CK-MM (Skelettmuskel): > 95 % CK-MiMi (Mitochondrien). Hinweis auf Myokardschädigung: eindeutig erhöhte Ges.-CK plus CK-MB-Anteil ≥ 6 % ✗Bei einem Anteil der CK-MB ≥ 6 % bei eindeutig erhöhter Gesamt-CK bzw. einer Aktivität ≥ 10 U/l Myokardschädigung
	↑↑: Traumen, Muskelnekrosen, Myositis, Krampfanfall, Rhabdomyolyse ↑: schwere körperliche Anstrengung, Myokardinfarkt, entzündliche Herzerkr., Muskeldystrophien, Hypothyreose, maligne Tumoren, ausgedehnter, nichtmuskulärer Gewebsuntergang
Kupfer (Cu^{2+}) ++	Serum 70–140 µg/dl (11–22 µmol/l) **M** 56–11 µg/dl, **F** 68–169 µg/dl
	↑: Leberzirrhose, Hämochromatose, Verschlussikterus, akute und chron. Entzündung, Anämie, Nekrose, Malignome, v. a. Leukämien, Hodgkin-Lymphom, Mamma-Ca, 3. Trimenon ↓: Wilson-Krankheit (Urin-Kupferausscheidung auf > 100 mg/24 h erhöht, Coeruloplasmin ↓), nephrotisches Sy., Malabsorption, längerfristige parenterale Ernährung, Bechterew-Krankheit, Kwashiorkor
Laktat ++	Natriumfluoridblut oder Liquor Plasma: 5–15 mg/dl (0,6–1,7 mmol/l) Liquor: 11–19 mg/dl (1,1–2,1 mmol/l)
	↑ **Liquor:** bakt. Meningitis > 30 mg/dl, korreliert mit Ausmaß des zerebralen Ödems und der Bewusstseinstrübung beim Hirninfarkt ↑ **Serum:** Gewebshypoxien (wichtiger Frühindikator z. B. bei Mesenterialinfarkt), bakt. Sepsis, Schock, metabolische Azidose (sek. bei dekompensierter Diab. mell., postop.), Sport
LBP (Lipopolysaccharid-bindendes Protein)	Serum 2,1–12,2 µg/ml. Vorwiegend in der Leber synthetisiertes Akutphaseprotein, Bestimmung zur Differenzierung von Infektionen
	↑: bei bakt. Inf. nach einigen h. Bei nicht wesentlich erhöhtem IL-6 lokal begrenzt (z. B. Pneumonie), bei erhöhtem IL-6 mit systemischer Entzündung; abd. Infektionen, TMA

<table>
<tr><td rowspan="2">LDH (Laktatdehydrogenase) +</td><td colspan="3">Serum
120–240 IE/l = Summe der 5 Isoenzyme</td></tr>
<tr><td colspan="3">Gesamt-LDH ↑: Myokardinfarkt Spätdiagn. (spezifischer: Erhöhung von HBDH unten), Myokarditis, Myopathie, kardiale Leberstauung, Hep., Mononukleose, tox. Leberschäden, Gallenwegserkr., Malignome, Lungeninfarkt, perniziöse und hämolytische Anämien
Isoenzym-Diff. selten notwendig und teuer +++:
LDH1 (= HBDH) + LDH2 ↑: Hämolyse, Myokardinfarkt, gestörte Erythropoese, Keimzelltumor
LDH3 ↑: Thrombozytenzerfall, Lungenembolie, Tumoren (v.a. hämatologische)
LDH4 + LDH5 ↑: Leber-, Gallenwegs- und Skelettmuskelerkr.</td></tr>
<tr><td rowspan="2">LDH/HBDH-Quotient (= LDH/LDH1-Quotient) ++</td><td colspan="3">Serum
1,38–1,64</td></tr>
<tr><td colspan="2">↑: Leberparenchymschäden</td><td>↓: Myokardinfarkt (Spätdiagn.: Quotient bis 20. Tag < 1,3), Hämolyse, DIC</td></tr>
<tr><td rowspan="6">LDL-Cholesterin ++</td><td colspan="3">Serum
< 150 mg/dl (< 3,9 mmol/l). Großteil des Ges.-Chol.</td></tr>
<tr><td>SCORE*-Risiko</td><td>LDL-Chol.</td><td>Weitere Faktoren</td></tr>
<tr><td>5–10 %</td><td>≤ 115 mg/dl
(≤ 3,0 mmol/l)</td><td></td></tr>
<tr><td>5–10 %</td><td>≤ 100 mg/dl
(≤ 2,6 mmol/l)</td><td>1 schwerwiegender Risikofaktor, z. B. Gesamtcholesterin > 310 mg/dl, schwere art. Hypertonie</td></tr>
<tr><td>≥ 10 %</td><td>≤ 70 mg/dl
(≤ 1,8 mmol/l)</td><td>KHK oder Äquivalente, Diab. mell. mit Endorganschädigung</td></tr>
<tr><td colspan="3">*SCORE: Systematic Coronary Risk Estimation (10- Jahres-Risiko)</td></tr>
<tr><td rowspan="2">Leukozyten (Leukos) +</td><td colspan="3">EDTA-Blut
Diff-BB 4–10/nl
✗Veränderungen der Leukos insgesamt spiegeln meist Verschiebung bei Neutrophilen wider (s. dort).</td></tr>
<tr><td colspan="2">↑: Entzündungsreaktionen, hämatologische Systemerkr, Differenzierung obligat!</td><td>↓: Knochenmarkschädigung, virale Inf., Immunopathien.</td></tr>
<tr><td rowspan="2">Lipase +</td><td colspan="3">Serum
< 190 U/l</td></tr>
<tr><td colspan="3">↑: akute/chron. Pankreatitis (Ausmaß der Lipaseerhöhung korreliert nicht mit Schwere der Erkr.), Colitis ulcerosa, Enteritis regionalis Crohn. Verlaufskonkrolle nach ERCP
✗Bei akuter Pankreatitis ist die Lipase (HWZ 6 h) länger erhöht als die Amylase (HWZ 3–6 h). Bei Niereninsuff. (Dialyse) sind erhöhte Werte ohne klinische Relevanz, da die Lipase renal eliminiert wird</td></tr>
<tr><td rowspan="2">Lupusantikoagulans ++</td><td colspan="3">Zitratplasma
✗Funktionelle Untersuchung unter Antikoagulation mit Heparin oder Vit.-K-Antagonisten nicht möglich</td></tr>
<tr><td colspan="3">↑: Antiphospholipidsy. mit rezid. art. oder venösen Thrombosen, nicht infektiöse Endokarditis, rezid. (habituelle) Aborte, Thrombozytopenie, Hämolyse (prim. oder sek. Antiphospholipidsy. Bei anderen Autoimmunerkr.), Infektionen, v.a. in der Pädiatrie (Bakterien, Viren, Protozoen)</td></tr>
</table>

Magnesium (Mg^{2+}) +	Serum **M** 0,73–1,06 mmol/l (1,8–2,6 mg/dl), **F** 0,77–1,03 mmol/l (1,9–2,5 mg/dl)	
	↑: Oligurie, Niereninsuff., Mg^{2+}-haltige Infusionen, orale Mg^{2+}-„Substitution", Laxanzien und Antazida	↓: parenterale Ernährung, Alkoholismus, Magensaftverlust, Diarrhö, Pankreatitis, Plasmozytom, Schwangerschaft, Hyperparathyreoidismus, Hyperthyreose, Hyperaldosteronismus, Diab. mell., Diuretika, Cisplatinther., idiopathisch
Met-Hb (Methämoglobin) +++	EDTA-Blut < 1 %	
	↑: Raucher, hereditäre Methämoglobinämie (Met-Hb-Reduktase-[Diaphorase]-Mangel), tox. Methämoglobinämie: Analgetika, Chinin, Sulfonamide, Aniline und Nitrate **Klinik:** < 15 % asympt., 16–45 % zunehmende Zyanose, 45–70 % schwere Zyanose, > 70 % fakultativ letal	
β_2-Mikroglobulin +++	Serum, Urin Serum: < 2,5 mg/l (< 60 J.), < 3,0 mg/l (> 60 J.) Urin: < 0,4 mg/dl ✗**Serum:** konstante Nierenfunktion für Verlaufsbeurteilung wichtig, da β_2-Mikroglobulin bei Niereninsuff. retiniert wird (falsch hohe Werte). ✗**Urin:** bei Serumwerten > 6 mg/dl Überlaufphänomen, Werte nicht mehr verwertbar. pH mitbestimmen, da bei pH < 5,5 instabil, ggf. mit NaOH neutralisieren	
	Serum ↑: Hodgkin-, Non-Hodgkin-Lymphome, multiples Myelom, HIV-Inf., Autoimmunerkr., GN, unter Hämodialyse, Abstoßungsreaktion nach allogener KMT **Urin** ↑: renale tubuläre Schädigung, v. a. durch Schwermetalle (Cadmium, Quecksilber usw.)	
Myoglobin ++	Serum **M** < 75 µg/l, **F** < 65 µg/l ✗Geringe Spezifität, zum Nachweis eines Myokardinfarkts nicht geeignet. Stellenwert in der Reperfusionsanalytik nach Koronarintervention oder Thrombolyse	
	↑: Myokardinfarkt, mit meist schon 1,5–2 h nach dem Ereignis, Crush-Niere, Skelettmuskelerkr. (auch Ischämie), Nierenversagen (akut), maligne Hyperthermie.	
Natrium (Na^{+}) +	Serum 135–144 mmol/l Für DD auch ▶ 10.1.2, ▶ 10.1.3	
	↑: Diarrhö, Fieber, Schwitzen, mangelnde Wasserzufuhr, Polyurie, Diab. insipidus, zentrale Osmoregulationsstörung, Hyperaldosteronismus, Glukokortikoide, Diuretikather.	↓: Erbrechen, Durchfall, renale Salzverluste, Verbrennungen, Trauma, osmotische Diurese (Diab. mell.), Hypoaldosteronismus, SIADH, Porphyrie, Diuretika, Antidiabetika, Zytostatika, Sedativa, trizyklische Antidepressiva

Natrium (Na^+) i. U. ++	Urin 50–200 mmol/24 h. Beim Fasten ↓ bis nahe 0	
	↑: Nierenversagen, Salzverlustniere, Schwartz-Bartter-Sy., Fanconi-Sy., Hypoaldosteronismus, SIADH (Na^+ auch i. S. ↓), Wasserintox., Alkalose, Ketoazidose, alimentär	↓: alimentär, Erbrechen, Diarrhö, Pankreatitis, nephrotisches Sy., verminderte GFR, dekomp. Leberzirrhose, dekomp. Herzinsuff., Cushing-Sy., prim. Hyperaldosteronismus, Stress (auch postop.), hepatorenales Sy., Wasserintox.
NSE (neuronenspezifische Enolase) +++	Serum < 12 ng/ml	
	↑: bei kleinzelligem Bronchial-Ca (bis zu 90 % positiv), Neuroblastom, Inselzell-Ca, Phäochromozytom, intestinalen Karzinoiden (insbes. kleinzelligen neuroendokrinen Karzinomen). Auch erhöht bei schwerer Hirnschädigung	
Osmolalität +	Serum, Urin Serum: 280–300 mosmol/kg KG Urin: 50–1 200 mosmol/kg KG Maß für den Gehalt an gelösten osmotisch „aktiven" Stoffen. Faustregel zur Abschätzung der Serumosmolalität = 2 × Na^+ + Glukose + Harnstoff-N (Konz. in mmol/l). Regel gilt nicht, wenn andere osmotisch wirksame Substanzen stark erhöht sind, z. B. bei hyperosmolarem Koma!	
	Serumosmolalität ↑ und Na+ ↑: Hypernatriämie **Serumosmolalität ↑ und Na+ ↓:** „Water-Shift-Hyponatriämie", größere Mengen osmotisch aktiver Substanzen i. P. (z. B. Alkohol, retentionspflichtige Substanzen, Glukose) **Urinosmolalität ↑:** Diarrhö, Fieber, Volumenmangel	**Serumosmolalität ↓ und Na+ ↓:** Erkr. mit Hypervolämie und Hyponatriämie, wie Herzinsuff., Leberzirrhose, prim. Polydipsie **Serumosmolalität ↔, Na+ ↓:** Pseudohyponatriämie (z. B. Hyperlipoproteinämie, Makroglobulinämie) **Urinosmolalität ↓:** Diab. insipidus centralis und renalis, osmotische Diurese, z. B. Glukose
PAP (= PSP, prostataspezif. saure Phosphatase) +++	Serum < 5 ng/ml	
	↑: Marker für Erkennen und Progression des Prostata-Ca, spezifischer ist jedoch PSA (PSA) **DD:** Prostataadenom (meist < 8 µg/l). Bei Manipulation an der Prostata erhöht, deshalb 48 h vor PAP-Bestimmung keine rektale Untersuchung	
Paraproteine i. U. (monoklonale Immunglobuline) +++	↑: **Obligat** bei Makroglobulinämie Waldenström, multiplem Myelom (▶ 13.5.3), Schwerkettenkrankheit **Symptomatisch** in niedrigen Titern: Ca, Sarkome, Kälteagglutininkrankheit, Lebererkr. Bei Jüngeren immer path.	

<table>
<tr><td rowspan="7">Parat-hormon (PTH) +++</td><td colspan="4">Serum (rasch verarbeiten)
Intaktes PTH: 15–65 ng/l (1,5–6,5 pmol/l)
Optional gleichzeitige Bestimmung der längerlebigen Fragmente C-terminal- und mittelregionales Parathormon, um Sensitivität und Spezifität zu erhöhen. Meist Rücksprache mit Labor notwendig</td></tr>
<tr><td>Parathormon/ Fragmente</td><td>Phosphat i. S.</td><td>Ca^{2+} i. S.</td><td>DD</td></tr>
<tr><td>↑↑</td><td>↑</td><td>↓</td><td>Sek. Hyperparathyreoidismus bei Niereninsuff.</td></tr>
<tr><td>↑</td><td>↓</td><td>↓↑</td><td>Prim. Hyperparathyreoidismus</td></tr>
<tr><td>↑</td><td>(↓)</td><td>↓</td><td>Sek. Hyperparathyreoidismus bei Malabsorptionssy.</td></tr>
<tr><td>↑</td><td>↑</td><td>↓</td><td>Pseudohypoparathyreoidismus</td></tr>
<tr><td>↓</td><td></td><td>↑</td><td>Tumorhyperkalzämien, Sarkoidose, Vit.-D-Überdosierung</td></tr>
<tr><td rowspan="2">Partielle Thrombo-plastinzeit + (aPTT)</td><td colspan="4">Zitratblut
25–45 Sek., methodenabhängig. Maß für intrinsisches System der Gerinnung ▶ 13.1.2</td></tr>
<tr><td colspan="4">↑: Hämophilie A und B, Hyperfibrinolyse, schwere Lebererkr., DIC, angeborenes Faktormangelsy. Monitoring der Heparinther., Ther. mit Vit.-K-Antagonisten (Monitoring üblicherweise jedoch über INR ▶ 19.8.3), Antiphospholipidsy.</td></tr>
<tr><td rowspan="2">pH + (BGA ▶ 10.5)</td><td colspan="4">Art. Blut oder arterialisiertes Kapillarblut
7,36–7,42</td></tr>
<tr><td colspan="2">↑: dekompensierte Alkalose
Metabolisch: enteraler oder renaler Säureverlust, Hypokaliämie, medikamentös
Respiratorisch: Hyperventilation</td><td colspan="2">↓: dekompensierte Azidose
Metabolisch: Diab. mell., Laktatazidose, Alkaliverlust
Respiratorisch: Hypoventilation</td></tr>
<tr><td rowspan="2">Phosphat (anorganisch) ++</td><td colspan="4">Serum, Heparinplasma
2,6–4,5 mg/dl (0,84–1,45 mmol/l)</td></tr>
<tr><td colspan="2">↑: Niereninsuff., wenn GFR < 25 ml/Min., Hypoparathyreoidismus, sek. Hyperparathyreoidismus bei Dialyse-Pat., katabole Zustände, Tumorlysesy., Crush-Sy., phosphathaltige Laxanzien und Infusionen, Vit.-D-Zufuhr</td><td colspan="2">↓: Sepsis, Alkoholismus, Vit.-D-Mangel, Malabsorption, Erbrechen, Diarrhö, renal-tubuläre Defekte, Azidose, prim. Hyperparathyreoidismus, respir. Alkalose, Anorexia nervosa, Ther. Coma diab.</td></tr>
<tr><td rowspan="2">Plasma-thrombin-zeit (PTZ, TZ) +</td><td colspan="4">Zitratblut
17–24 Sek., methodenabhängig. Maß für „gemeinsame Endstrecke" der Gerinnung</td></tr>
<tr><td colspan="4">↑: DIC durch Hyperfibrinolyse, Hypo- und Dysfibrinogenämie, Heparinther. (Therapieziel: 2- bis 3-fach verlängerte TZ). Gerinnungsdiagn. ▶ 13.1.2</td></tr>
</table>

Porphyrine i. U. +++

Urin
Ges.-Porphyrine (G): < 100 µg/24 h (< 120 nmol/24 h)
δ-Aminolävulinsäure (A) s. dort
Porphobilinogen (P): 100–1700 µg/24 h (0,5–7,5 µmol/24 h)
Uroporphyrine (U): 3–24 µg/24 h (< 60 nmol/24 h)
Koproporphyrine (K): 14–78 µg/24 h (21–119 nmol/24 h)

Ges.-Porphyrine	δ-Aminolävulinsäure	Porphobilinogen	Porphyrieform
↑↑	↔	↔	Kongenitale erythropoetische Porphyrie
x	↔	↔	Protoporphyrie
(↑↑)	(↑↑↑)	(↑↑↑)	Akute intermittierende Porphyrie
(↑↑)	(↑↑↑)	(↑↑)	Hereditäre Koproporphyrie
(↑↑)	(↑↑↑)	(↑↑↑)	Porphyria variegata
↑↑	x	↔	Porphyria cutanea tarda
↑↑	↑↑	x	Akute Blei-Intox.
↑	↑	↔	Chron. Blei-Intox.

x = variabel, () = nur im Anfall ↑

Prokalzitonin +++

Serum
< 0,5 ng/ml

↑: Sepsis, schwere bakt. oder pilzbedingte Inf.
↔: Fieber nichtbakt. Ursachen oder nicht durch Pilzinf. bedingt.
✗Sollte primär in der Intensivmedizin eingesetzt werden.

Prolaktin +++

Serum (Entnahme morgens, Pat. nicht gestresst, zuvor keine Brustpalpation)
M 3,0–14,7 mg/l (72–353 mU/l), **F** 3,8–23,2 mg/l (91–557 mU/l)

↑↑ **(> 5.000 mIU/l):** Makroadenom der Hypophyse
↑ **(> 500 mIU/l):** Mikroadenom der Hypophyse, Amenorrhö u. a. Zyklusstörungen, paraneoplastisch, hypernephroides Ca, Bronchial-Ca, Einnahme von Neuroleptika, Antiemetika, Dopaminantagonisten, Östrogenen, in der Stillzeit, Hypothyreose, direkt nach generalisiertem Krampfanfall

↓: Postmenopause, generalisierte Hypophyseninsuff.

Thyroxin (T_4) ++ Freies Thyroxin (fT_4) ++	Serum T_4: 56–123 µg/l (72–158 nmol/l), bei Schwangeren bis 50 % ↑ fT_4: 9,9–16 ng/l (12,7–20,8 pmol/l)	
	↑: Hyperthyreose, aber in 5–10 % isolierte T_3-Hyperthyreose, frühes Stadium einer Hashimoto-Thyreoiditis, hoch dosierte Thyroxinmedikation **TBG-Vermehrung:** Schwangerschaft, Östrogenther.	↓: Hypothyreose, Z. n. Strumektomie
Thyroxin-bindendes Globulin (TBG) +++	Serum 14–28 mg/l (220–510 nmol/l)	
	↑: Hypothyreose, chron. Lebererkr., akute Hep., Schwangerschaft, östrogenproduzierender Tumor, Östrogenther., Kontrazeptiva	↓: Hyperthyreose, chron. Lebererkr., Malnutrition, nephrotisches Sy., Akromegalie, Cushing-Sy., androgenproduzierender Tumor, Thyreostatika, Lithium, Androgene, Anabolika, Glukokortikoide
TPA (Tissue Polypeptide Antigen) +++	Serum < 90 IE/l	
	↑: „markiert" 80 % aller fortgeschrittenen Malignome (unspezifisch) **DD:** Hep., Pneumonie u. a. Inf., Diab. mell., Dialysepat. ✗Bleibt 4–8 Wo. postop. erhöht.	
Transferrin + +	Serum 2,0–4,0 g/l	
	↑: Eisenmangelanämie, Schwangerschaft, Hormonther. (Östrogene/Gestagene)	↓: chron./akuter Eiweißmangel (z. B. Leberzirrhose), Entzündungen, Hämochromatose, Hämosiderose, Tumorleiden
Triglyzeride +	Serum (Blutprobe nach 12 h Nahrungskarenz abnehmen) ≤ 150 mg/dl (< 1,71 mmol/l) ✗Bei ausgeprägter Lipämie zahlreiche Laborfehler (Volumenfehler, Photometrie, Turbidimetrie)	
	↑: meist sek. bei Diab. mell., Adipositas, Lebererkr., Hypothyreose, Gravidität, Kortisol-, Östrogenther., bei Medikation mit Glukokortikoiden, manchen Betablockern, Thiaziden und chron. Alkoholkonsum	↓: schwere Anämien, konsumierende Erkr., Marasmus, Hunger, Hyperthyreose, Verbrennung, exsudative Enteropathie, αβ-Lipoproteinämie
Trijodthyronin (T_3) ++ Freies Trijodthyronin (fT_3) ++	Serum, Plasma T_3: 0,8–1,8 µg/l (1,2–2,8 nmol/l) fT_3: 2,5–4,4 pg/ml (3,9–6,7 pmol/l	
	↑: Hyperthyreose, in 5–10 % ohne erhöhtes fT_4	↓: (schwere) Hypothyreose, Low-T_3-Syndrom, Konversionshemmung

Troponin T (kardiales Troponin) ++	Serum hs-TnT: < 14 ng/l hs-TnI: < 14 pg/ml (assayabhängig, 99. Perzentil Gesunder) ✗Troponinanstieg ist bei Mikroinfarkten wesentlich sensitiver als CK-MB-Verlauf. Falsch pos. (0,2–3 %) durch analytische Interferenzen (Fibringerinnsel, Mikropartikel)	
	↑: Myokardinfarkt (50 % pos. nach 4 h, 100 % nach 6–8 h, bleibt bis 3 Wo. erhöht), auch bei akuter kardialer Belastung (z. B. bei Lungenarterienembolie mit Rechtsherzbelastung) oder anderen kardialen Erkr. (z. B. Myokarditis) erhöht	
TZ (Thrombinzeit) ++	▶ 13.1.2	
VIP (vasoaktives intestinales Polypeptid) +++	Serum < 100 pg/ml	
	↑: VIPom (Verner-Morrison-Sy., ▶ 12.5.3), geeignet zur Verlaufskontrolle	
Vitamin B_{12} (Cobalamin) +++	Serum 200–600 pg/ml (145–440 pmol/l)	
	↓: Magenaffektionen: Z. n. Gastrektomie, A-Gastritis (Atrophie der Schleimhaut), Intrinsic-Faktor-Mangel, Intrinsic-Faktor-AK, chron. entzündliche Darmerkr. mit Befall des terminalen Ileums (Enteritis regionalis Crohn), bakt. Fehlbesiedlung z. B. nach Antibiotikather., Sprue, perniziöse Anämie mit oder ohne funikuläre Myelose, Parasitenbefall (Fischbandwurm)	
Vitamin D_3 (25-OH-Cholecalciferol) +++	Serum **Erw.:** 25–70 pg/ml **Kinder:** 40–100 pg/ml	
	↑: Substitutionsther., Hyperparathyreoidismus (prim.), granulomatöse Erkr. (Sarkoidose, Hyperkalzämie), Lymphome, Vit.-D-abhängige Rachitis Typ 2	↓↓: erbliche Vit.-D-abhängige Rachitis Typ I ↓: Niereninsuff., nephrotisches Sy., Hypophosphatämie
Zink (Zn) +++	Serum 0,6–1,2 mg/l (9–18 µmol/l)	
	↑: Polyzythämie, iatrogen, Selbstmedikation	↓: Akrodermatitis enterohepatica, mehrwöchige parenterale Ernährung, chron. Diarrhö, chron.-entzündlich, Darmerkr., Sprue, Alkoholismus, Systemerkr., Nephropathien
Zirkulierende Immunkomplexe +++	Serum (frisch/gefroren) < 0,01 g/l	
	↑: SLE, RA (▶ 11.2.3), Inf. (CMV, Toxoplasmose, Hepatitis, Malaria), auch bei Enteritis regionalis Crohn, Colitis ulcerosa	

Index

B

W

ELSEVIER **ESSENTIALS**

Das Wichtigste für Ärzte aller Fachrichtungen

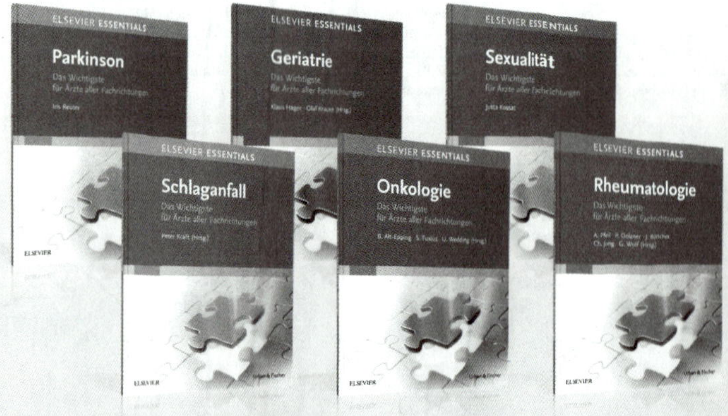

ELSEVIER **ESSENTIALS**

Die Buchreihe für alle Ärzte, die sich in ein Fachgebiet einarbeiten möchten, ohne dabei zu sehr ins Detail zu gehen. Kurz und prägnant liefert jeder Band das Faktenwissen, das „Nicht-Spezialisten" brauchen:

- **Kernaussagen am Kapitelanfang** – ein schneller Überblick über die behandelten Themen des Kapitels
- **Leitlinienempfehlungen und Evidenzangaben** – zur Absicherung Ihrer Entscheidungen
- **Patientenberatung** – wichtige Tipps auf einen Blick
- **Interdisziplinäre Zusammenarbeit** – garantiert die ganzheitliche Versorgung des Patienten

Folgende Titel sind erschienen bzw. in Vorbereitung:

- **Onkologie**
- **Geriatrie**
- **Parkinson**
- **Sexualität**
- **Rheumatologie**
- **Schlaganfall**
- **Schlafmedizin**
- **Arbeitsmedizin**
- **Demenz**

Diese und viele weitere Titel wie auch die aktuellen Preise finden Sie in Ihrer Buchhandlung vor Ort und unter **shop.elsevier.de**

/IER

Maßnahmen bei Kammerflimmern, Asystolie und EMD

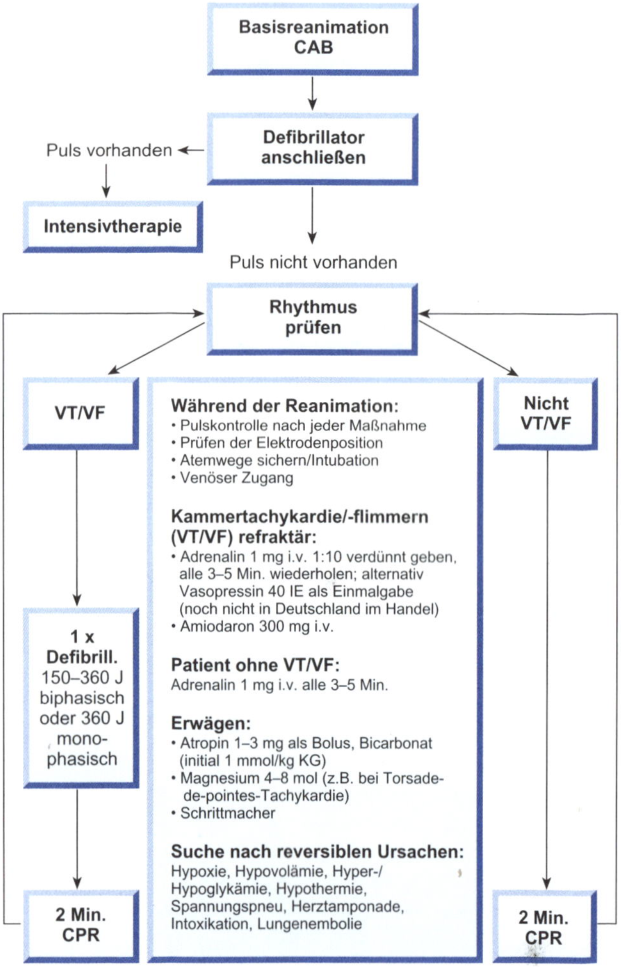

[L157/M104]